Manual de Endocrinologia e Metabolismo no Adulto e na Criança

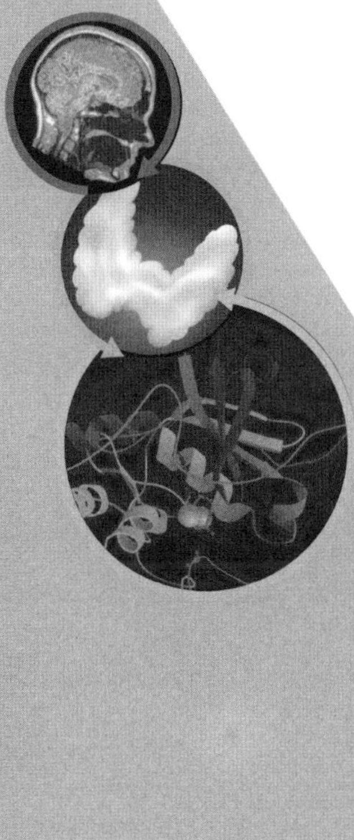

Manual de Endocrinologia e Metabolismo no Adulto e na Criança

Terceira Edição

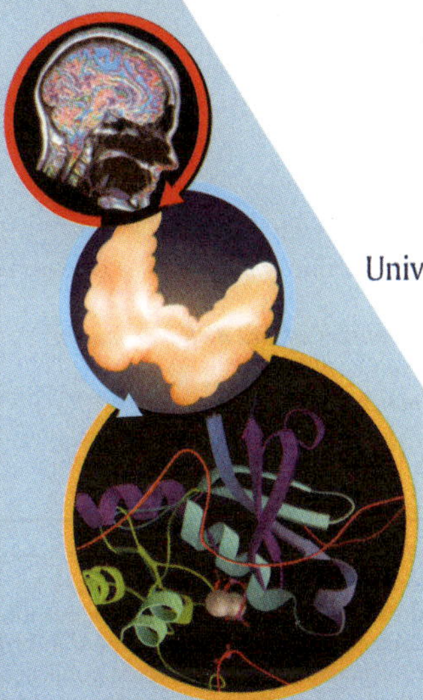

Norman Lavin, M.D., F.A.A.P., F.A.C.E.
Clinical Professor of Endocrinology and Pediatrics
University of California, Los Angeles School of Medicine
Los Angeles;
Director of Diabetes Care Center
Director of Medical Education
Encino-Tarzana Regional Medical Center
Tarzana, California

Revisão Técnica:
Luiz Augusto Tavares Russo
Professor Assistente do Curso de Pós-Graduação em Endocrinologia, Nutrição e Diabetes da Pontifícia Universidade Católica do Rio de Janeiro
Mestrado em Endocrinologia pela Pontifícia Universidade Católica do Rio de Janeiro
Diretor-Médico da Densso Clínica de Densitometria Óssea, RJ
Delegado Regional da Sociedade Brasileira de Climatério (SOBRAC)

REVINTER

Manual de Endocrinologia e Metabolismo no Adulto e na Criança, Terceira Edição

ISBN 85-7309-957-7

Tradução:
LEONI CARVALHO (Caderno 0 ao Cap. 11)
Médico, RJ

DENIZA OMENA FUTURO (Caps. 12 ao 55 + Apêndice)
Mestrado em Cardiologia pela Universidade Federal do Rio de Janeiro
Médica do Setor de Emergência do Instituto Estadual de Cardiologia Aloysio de Castro, RJ

Revisão Técnica:
LUIZ AUGUSTO TAVARES RUSSO
Professor Assistente do Curso de Pós-Graduação em Endocrinologia, Nutrição e Diabetes da Pontifícia Universidade Católica do Rio de Janeiro
Mestrado em Endocrinologia pela Pontifícia Universidade Católica do Rio de Janeiro
Diretor-Médico da Densso Clínica de Densitometria Óssea, RJ
Delegado Regional da Sociedade Brasileira de Climatério – SOBRAC

Nota: A medicina é uma ciência em constante evolução. À medida que novas pesquisas e experiências ampliam os nossos conhecimentos, são necessárias mudanças no tratamento clínico e medicamentoso. Os autores e o editor fizeram verificações junto a fontes que se acredita sejam confiáveis, em seus esforços para proporcionar informações acuradas e, em geral, de acordo com os padrões aceitos no momento da publicação. No entanto, em vista da possibilidade de erro humano ou mudanças nas ciências médicas, nem os autores e o editor nem qualquer outra parte envolvida na preparação ou publicação deste livro garantem que as instruções aqui contidas são, em todos os aspectos, precisas ou completas, e rejeitam toda a responsabilidade por qualquer erro ou omissão ou pelos resultados obtidos com o uso das prescrições aqui expressas. Incentivamos os leitores a confirmar as nossas indicações com outras fontes. Por exemplo e em particular, recomendamos que verifiquem as bulas em cada medicamento que planejam administrar para terem a certeza de que as informações contidas nesta obra são precisas e de que não tenham sido feitas mudanças na dose recomendada ou nas contra-indicações à administração. Esta recomendação é de particular importância em conjunto com medicações novas ou usadas com pouca freqüência.

Título original:
Manual of Endocrinology and Metabolism, Third Edition

Livraria e Editora REVINTER Ltda.
Rua do Matoso, 170 – Tijuca
20270-131 – Rio de Janeiro – RJ
Tel.: (21) 2563-9700 – Fax: (21) 2563-9701
livraria@revinter.com.br – www.revinter.com.br

Dedicatória

A Lena e Meyer Lavin, meus pais maravilhosos, e a meu irmão Sheldon, cuja ausência eterna sinto demais.

A meus filhos, Arye e Jonah, que chegaram a este mundo com força total, projetando vozes robustas, espirituosas, graciosas, inesperadas, mas que nunca, jamais, incomodam. Eles são como silhuetas contra o horizonte, ressoando sabedoria enquanto anunciam um triunfo de corpo e alma. Com eles, aprendi a viver com amor e a amar a vida e a eles, desejo a felicidade continuada e a realização de todos os seus sonhos. Amo vocês fervorosamente.

A minha esposa, Michele, o centro moral da nossa família, que eleva os nossos corações com sua enorme sabedoria intelectual e emocional e sua esperança e integridade espiritual inesgotáveis. Seu respeito por todas as formas de vida é encantador e confortante, enquanto sua sensualidade fulgurante e beleza enternecedora me preenchem de um sentimento de possibilidades estimulantes e ilimitadas. A você, o meu amor imensurável e infinito.

N.L.

AGRADECIMENTOS

Ao preparar a terceira edição, agradeço a meus colegas – todos grandes amigos – pelo apoio, as opiniões capacitadas, as críticas, as contribuições e o aconselhamento. São eles: Dr. Ben Fass, Dr. Bernard Cohen e Dr. Al Sils.

Pelo soberbo apoio técnico, agradeço a Leya Booth e Susan Pines. Sou grato pelas contribuições exemplares dos nossos distintos autores.

Agradeço a Barbara Felton e editores da Lippincott Williams & Wilkins, por seu aconselhamento ao longo deste projeto desafiador.

Finalmente, agradeço a Miya, meu *husky* siberiano, que celebra o seu décimo aniversário e está, acredito, extremamente feliz de me ver finalmente completar este projeto.

N.L.

PREFÁCIO

A terceira edição do *Manual de Endocrinologia e Metabolismo* mantém a tradição de apresentar os desenvolvimentos clínicos mais avançados no campo da endocrinologia. Enfatizei a avaliação, a administração e o tratamento, assim como a fisiopatologia, em um texto simplificado, porém relativamente completo. Enquanto a maioria dos livros de endocrinologia é limitada no seu escopo, meu enfoque envolve o bebê e a criança assim como os adultos, permitindo que o leitor selecione os capítulos relevantes necessários à sua especialidade.

O manual detalha a investigação diagnóstica na maioria dos distúrbios endócrinos, ao mesmo tempo que destaca condutas práticas na administração das opções terapêuticas. Ele junta uma gama de endocrinologistas que apresenta as suas visões clínicas em um estilo lúcido, minimizando verbalizações e referências freqüentes à pesquisa esotérica. Esta edição integra uma fisiopatologia mínima, porém relevante, com protocolos práticos e linhas de conduta para a avaliação e o tratamento.

A audiência-alvo é qualquer um que interaja clinicamente com um paciente endócrino, incluindo endocrinologistas certificados, diabetólogos, *Fellows*, residentes, estudantes de medicina e enfermeiras. Mantive a maioria dos capítulos das edições anteriores, com o foco em novos conceitos e programas de tratamento, incluindo a síndrome X (síndrome de resistência insulínica), o diabetes tipo 2 em crianças, novas drogas tanto para o diabetes melito tipo 1, quanto para o tipo 2, e as teorias mais recentes relativas ao desenvolvimento da aterogênese. Por causa da relação íntima entre a insulina e a doença cardíaca, uma nova linha pode emergir – possivelmente chamada de endocardiologia.

Para manter o livro sucinto, porém atualizado, excluí alguns capítulos por necessidade, ao mesmo tempo em que adicionei novas áreas de interesse. Todos os outros capítulos foram reescritos e atualizados e incluem referências selecionadas. Para o acesso fácil à informação, novamente dividi o livro em dez partes, combinando assuntos intimamente relacionados em seções. A Parte I descreve algumas das ciências básicas da prática endócrina, com foco nos estados de resistência hormonal, na genética e na biologia molecular. Um novo capítulo sobre endocrinologia molecular laboratorial também foi incluído. Distúrbios do hipotálamo e das glândulas hipofisárias são descritos na Parte II, com um novo enfoque na utilização do hormônio do crescimento em crianças e adultos. A Parte III engloba problemas da glândula supra-renal, focalizando uma avaliação diagnóstica e os tratamentos claramente definidos. É destacada a nova base molecular para o entendimento da hiperplasia supra-renal congênita. Para maior compreensão, foram acrescentados capítulos separados sobre feocromocitoma e neuroblastoma. Tendo em vista o grande interesse recente na endocrinologia reprodutora, a Parte IV aborda o inter-relacionamento dos hormônios do hipotálamo, da hipófise e dos ovários ou testículos, dos quais evoluiu uma conduta mais nova para o diagnóstico e a terapia dos distúrbios reprodutores. A Parte V engloba o entendimento mais recente do metabolismo do cálcio, enfatizando tratamento imediato, assim como o de longo prazo.

Condições tireoidianas, cobertas na Parte VI, são divididas em vários capítulos – do recém-nascido ao idoso – para uma referência fácil. Um capítulo separado sobre testes de função tireoidiana possibilita que o leitor selecione o método diagnóstico apropriado de forma simples e freqüentemente econômica. A Parte VII incorpora distúrbios metabólicos, com uma atualização de hipoglicemia em crianças e adultos, e um foco na patogênese da aterosclerose expressa em capítulos sobre obesidade e dislipidemia. Ainda consta uma breve visão geral dos erros inatos do metabolismo mais comuns na Parte VIII, com dois capítulos fornecendo um método passo a passo para avaliar estes raros distúrbios.

Com a epidemia emergente do diabetes melito tipo 2 em adultos e, especialmente, em crianças, a Parte IX contém vários capítulos que abordam a etiologia e as condutas mais recentes para o seu tratamento. Gerald Reaven, quem descobriu primeiramente esta entidade no final da década de 1980, assina um capítulo sobre a síndrome X. Uma seção separada sobre a síndrome X em crianças tenta ligar esta entidade na infância precoce a um fator de risco para eventual aterogênese na idade adulta. A Parte X apresenta tópicos especiais em endocrinologia, incluindo novos capítulos sobre a gravidez e o envelhecimento, assim como a pesquisa mais recente sobre câncer hormônio-dependente, escrita pelo vencedor do Prêmio Nobel, Andrew Schally. Protocolos para testes comuns de estímulo e supressão são encontrados no Apêndice A.

Portanto, o *Manual de Endocrinologia e Metabolismo* reflete as condutas terapêuticas e diagnósticas mais recentes, escritas por um grupo de endocrinologistas que engloba vencedores do Prêmio Nobel, professores, pesquisadores e clínicos. Seu estilo lúcido possibilita que o leitor obtenha rapidamente as informações pertinentes para a melhora do tratamento do paciente, que é, essencialmente, o objetivo principal deste manual.

N.L.

Colaboradores

Anthony Bae, M.D.
Fellow, Department of Endocrinology, Harbor-University of California, Los Angeles School of Medicine, Torrance, California

Shalender Bhasin, M.D.
Professor, Department of Internal Medicine, Charles R. Drew University; Chief, Division of Endocrinology, Metabolism, and Molecular Medicine, King Drew Medical Center, Los Angeles, California

Avrum Bluming, M.D., M.A.C.P.
Clinical Professor, Department of Medicine, University of Southern California, Los Angeles, California

George A. Bray, M.D., M.A.C.P., M.A.C.E.
Professor, Department of Medicine, Pennington Center/LSU, Baton Rouge, Louisiana

Arnold S. Brickman, M.D.
Professor of Medicine, Department of Medicine, University of California, Los Angeles, Los Angeles, California

Stuart J. Brink, M.D.
Associate Clinical Professor of Pediatrics, Tufts University School of Medicine, Boston; Senior Endocrinologist, New England Diabetes and Endocrinology Center, Waltham, Massachusetts

Harold E. Carlson, M.D.
Professor of Medicine and Head, Division of Endocrinology, Department of Medicine, Stony Brook University; Attending Physician, Department of Medicine, University Hospital Stony Brook, Stony Brook, New York

Stephen D. Cederbaum, M.D.
Professor and Chief, Division of Genetics, Department of Pediatrics and Psychiatry; Attending Pediatrician, University of California, Los Angeles Medical Center, Los Angeles, California

M. Arthur Charles, M.D., Ph.D.
Professor Emeritus, University of California, Irvine, Irvine; Medical Director, Diabetes Research Center, Tustin, California

William W. Chin, M.D.
Professor of Medicine, Harvard Medical School, Boston, Massachusetts; Vice President, Gene Regulation, Bone and Inflammation Research, Eli Lilly and Company, Indianapolis, Indiana

ORLO H. CLARK, M.D.
Professor and Vice Chair, Department of Surgery, University of California, San Francisco; Chief, Department of Surgery, University of California, San Francisco/ Mt. Zion Medical Center, San Francisco, California

ANA MARIA COMARU-SCHALLY, M.D., F.A.C.P.
Professor of Medicine, Department of Medicine, Tulane University School of Medicine; Director, Hutchinson Endocrine Clinic – Tulane University School of Medicine; Consultant in Endocrinology, The Veterans Affairs Medical Center, New Orleans, Louisiana

ALFRED M. DASHE, M.D.
Clinical Professor, Department of Medicine-Endocrinology, University of California, Los Angeles School of Medicine, Los Angeles; Consultant, Department of Medicine-Endocrinology, Ventura Hospital and Clinic, Ventura, California

MAYER B. DAVIDSON, M.D.
Professor of Medicine, Department of Medicine, University of California, Los Angeles School of Medicine; Director, Clinical Trials Unit, Department of Internal Medicine, Charles R. Drew University, Los Angeles, California

ALAN H. DeCHERNEY, M.D.
Professor and Chair, Department of Obstetrics and Gynecology, University of California, Los Angeles, Los Angeles, California

RICHARD A. DICKEY, M.D.
Instructor, Department of Internal Medicine (Endocrinology), Wake Forest University School of Medicine, Winston-Salem, North Carolina

STEVEN EDELMAN, M.D.
Professor, Department of Medicine, University of California, San Diego; Staff, Division of Endocrinology, University of San Diego Veterans Affairs Medical Center, San Diego, California

GEORGE S. EISENBARTH, M.D., Ph.D.
Director, Barbara Davis Center, University of Colorado, Denver, Colorado

CALVIN EZRIN, M.D., F.A.C.P.
Clinical Professor, Department of Medicine, University of California, Los Angeles; Attending Physician, Department of Medicine, Encino-Tarzana Medical Center, Tarzana, California

RENA ELLEN FALK, M.D.
Professor, Department of Pediatrics, University of California, Los Angeles School of Medicine; Medical Director, Cytogenetics Laboratory, Steven Spielberg Pediatric Research Center, Cedars-Sinai Medical Center, Los Angeles, California

BENJAMIN FASS, M.D.
Assistant Clinical Professor of Pediatrics, Department of Pediatrics, University of California, Los Angeles School of Medicine; Staff Pediatrician/Pediatric Endocrinologist, Department of Pediatrics, Southern California Permanente Medical Group, Los Angeles, California

LAURENCE GAVIN, M.D.
Clinical Professor, Department of Medicine, University of California, San Francisco, San Francisco, California

MITCHELL E. GEFFNER, M.D.
Professor, Department of Pediatrics, University of Southern California School of Medicine; Director of Fellowship Training, Department of Pediatric Endocrinology, Children's Hospital of Los Angeles, Los Angeles, California

JOSEPH M. GERTNER, M.D., M.R.C.P.
Vice President, Department of Clinical Development, Serono, Incorporated, Rockland; Attending Physician, Department of Medicine, Children's Hospital, Boston, Massachusetts

JAMES R. GIVENS, M.D.
Atlanta, Georgia

DENNIS GRIFFIN, M.D.
Retired

WAYNE W. GRODY, M.D., Ph.D.
Professor, Department of Pathology and Laboratory Medicine, University of California, Los Angeles; Director, Diagnostic Molecular Pathology Laboratory, University of California Medical Center, Los Angeles, California

THEODORE J. HAHN, M.D.
Director, Geriatric Research Education and Clinical Center; Chief, Division of Geriatric Medicine, Veterans Affairs West Los Angeles Healthcare Center; Professor, University of California, Los Angeles, Los Angeles, California

JEROME M. HERSHMAN, M.D.
Professor, Department of Medicine, University of California, Los Angeles School of Medicine; Chief, Division of Endocrinology and Metabolism, Department of Medicine, Veterans Affairs Greater Los Angeles Healthcare System, Los Angeles, California

RAYMOND L. HINTZ, M.D.
Professor, Department of Pediatrics, Stanford University, Stanford, California

STANLEY H. HSIA, M.D., F.R.C.P.C.
Assistant Professor, Department of Medicine, Charles R. Drew University of Medicine and Science; Attending Physician, Division of Endocrinology and Metabolism, Department of Medicine, King/Drew Medical Center, Los Angeles, California

DENNIS D. KIM, M.D.
Assistant Clinical Professor, Department of Medicine, University of California, San Diego; Faculty Staff, Department of Medicine/Endocrinology and Metabolism, University of California, San Diego VA, San Diego, California

JOHN L. KITZMILLER, M.D.
Medical Director, Regional Diabetes and Pregnancy Program, Good Samaritan Hospital, San Jose, California

STEPHEN LaFRANCHI, M.D.
Professor, Department of Pediatrics, Oregon Health and Sciences University, Doernbecher Children's Hospital, Portland, Oregon

NORMAN LAVIN, M.D., F.A.A.P., F.A.C.E.
Clinical Professor of Endocrinology and Pediatrics, University of California, Los Angeles School of Medicine, Los Angeles; Director of Diabetes Care Center, Director of Medical Education, Encino-Tarzana Regional Medical Center, Tarzana, California

PETER A. LEE, M.D., Ph.D.
Professor, Department of Pediatrics, Pennsylvania State University; Chief, Division of Pediatric Endocrinology, Milton S. Hershey Medical Center, Hershey, Pennsylvania

LENORE S. LEVINE, M.D.
Professor Department of Pediatrics, Columbia University College of Physicians and Surgeons; Director, Division of Pediatric Endocrinology, Department of Pediatrics, Children's Hospital of New York-Presbyterian, New York, New York

LOUIS C. K. LOW, B.Sc., M.B.Ch.B., F.R.C.P., F.R.C.P.C.H., F.H.K.A.M.
Professor, Department of Pediatrics, The University of Hong Kong, Queen Mary Hospital, Hong Kong, SAR

ANNE W. LUCKY, M.D.
Volunteer Professor, Department of Dermatology, University of Cincinnati College of Medicine, Cincinnati, Ohio

ARISTIDES K. MANIATIS, M.D.
Resident, Department of Pediatrics, Children's Hospital of Denver, Denver, Colorado

JORGE H. MESTMAN, M.D.
Professor of Obstetrics and Gynecology, Department of Medicine, University of Southern California, Keck School of Medicine, Los Angeles, California

JOHN E. MORLEY, M.B., B.Ch.
Dammert Professor of Gerontology, Department of Internal Medicine, St. Louis University Health Sciences Center; Director, Division of Geriatric Medicine, Geriatric Research, Education, and Clinical Centers, St. Louis University Hospital and St. Louis Veterans Affairs Medical Center, St. Louis, Missouri

JON NAKAMOTO, M.D., Ph.D.
Assistant Professor, Department of Pediatrics, Mattel Children's Hospital at the University of California, Los Angeles, Los Angeles, California

MARIA I. NEW, M.D.
Professor and Chair, Department of Pediatrics, Weill Medical College of Cornell University; Chief, Division of Pediatric Endocrinology, The New York Hospital, New York, New York

GERALD M. REAVEN, M.D.
Professor, Department of Medicine, Stanford University School of Medicine, FALK – LURC, Stanford University School of Medicine, Stanford, California

LINEA L. RYDSTEDT, M.D.
Associate Professor, Department of Endocrinology and Metabolism, Wayne State University, Detroit, Michigan

ANDREW V. SCHALLY, M.D., Ph.D., M.D.h.c., D.Sc.h.c.
Professor of Medicine, Head, Section of Experimental Medicine, Department of Medicine, Tulane University School of Medicine; Chief, Endocrine, Polypeptide and Cancer Institute, The Veterans Affairs Medical Center, New Orleans, Louisiana

PETER A. SINGER, M.D.
Professor of Clinical Medicine, Department of Medicine, University of Southern California, Los Angeles, California

JAY S. SKYLER, M.D.
Professor of Medicine, Pediatrics and Psychology, and Director, Division of Endocrinology, Diabetes and Metabolism, University of Miami School of Medicine, Miami, Florida

JAMES R. SOWERS, M.D., F.A.C.P.
Professor of Medicine and Cell Biology, Director, Endocrinology, Diabetes and Hypertension, State University of New York Health Science Center at Brooklyn, Brooklyn, New York

KURT M. SOWERS, B.S.
State University of New York Health Science Center at Brooklyn, Brooklyn, New York

RICHARD F. SPARK, M.D., F.A.C.E.
Associate Professor, Department of Clinical Medicine, Harvard Medical School; Senior Attending Physician, Beth Israel Deaconess Medical Center, Boston, Massachusetts

PHYLLIS W. SPEISER, M.D.
Professor of Clinical Pediatrics, Department of Pediatrics, New York University School of Medicine, New York; Director of Pediatric Endocrinology, Department of Pediatrics, Schneider Children's Hospital of North Shore Long Island Jewish Hospital, New Hyde Park, New York

MARK A. SPERLING, M.D.
Professor of Pediatrics and Chair Emeritus, Department of Pediatrics, University of Pittsburgh School of Medicine; Professor, Department of Pediatric Endocrinology, Children's Hospital of Pittsburgh, Pittsburgh, Pennsylvania

NAFTALI STERN, M.D.
Professor of Medicine, Sackler Faculty of Medicine, Tel Aviv University; Director, Institute of Endocrinology, Metabolism, and Hypertension, Tel Aviv-Sourasky Medical Center, Tel Aviv, Israel

RONALD S. SWERDLOFF, M.D.
Professor, Department of Medicine, University of California School of Medicine, Los Angeles; Chief, Division of Endocrinology, Harbor-University of California, Los Angeles Medical Center, Torrance, California

MICHAEL L. TUCK, M.D.
Professor, Department of Medicine, University of California, Los Angeles; Veterans Affairs Medical Center, Sepulveda, California

ANDRE J. VAN HERLE, M.D.
Professor, Department of Medicine, University of California, Los Angeles Center for Health Sciences, Los Angeles, California

WILFRED M. VICTORINA, M.D.
Previous Fellow, Division of Endocrinology, Wayne State University, Detroit Medical Center, Detroit, Michigan; Private Practice, Appalachia Health Services, Williamsburg, Kentucky

ERIC VILAIN, M.D., Ph.D.
Assistant Professor, Department of Human Genetics, University of California, Los Angeles School of Medicine; Assistant Professor, Department of Pediatrics, University of California, Los Angeles Children's Hospital, Los Angeles, California

CHRISTINA WANG, M.D.
Professor, Department of Medicine, University of California, Los Angeles School of Medicine; Program Director, General Clinical Research Center, Harbor-University of California, Los Angeles Medical Center, Torrance, California

DAVID A. WEINSTEIN, M.D.
Instructor in Pediatrics, Harvard Medical School; Assistant in Endocrinology, Children's Hospital Boston, Boston, Massachusetts

THOMAS A. WILSON, M.D.
Associate Professor, Department of Pediatrics, State University of New York; Chief, Department of Pediatrics, University Hospital, Stony Brook, New York

SELMA F. WITCHEL, M.D.
Associate Professor, Department of Pediatrics, Children's Hospital of Pittsburgh, University of Pittsburgh, Pittsburgh, Pennsylvania

JOSEPH I. WOLFSDORF, M.B., B.Ch.
Chief, Charles A. Janeway Medical Firm; Senior Associate in Medicine, Children's Hospital Boston; Associate Professor of Pediatrics, Harvard Medical School, Boston, Massachusetts

SING-YUNG WU, M.D., Ph.D.
Professor, Departments of Radiological Sciences and Medicine, University of California, Irvine, Orange; Staff Physician and Investigator, Diagnostic Imaging and Endocrine Services, Veterans Affairs Healthcare System, Long Beach, California

HAIPENG XIAO, M.D., Ph.D.
Associate Professor, Department of Endocrinology, Sun Yat-sen University; Associate Professor, Department of Endocrinology, First Affiliated Hospital, Sun-Yat-sen University, Guangzhou PR, China

Sumário

I. CIÊNCIA BÁSICA DA ENDOCRINOLOGIA CLÍNICA

II. DISFUNÇÃO HIPOTALÂMICA HIPOFISÁRIA

III. DISTÚRBIOS SUPRA-RENAIS

IV. DISTÚRBIOS DO SISTEMA REPRODUTOR

V. DISTÚRBIOS MINERAIS

VI. DISTÚRBIOS DA TIREÓIDE

VII. DOENÇAS METABÓLICAS

VIII. ERROS INATOS DO METABOLISMO

IX. DIABETES MELITO

X. TÓPICOS ESPECIAIS EM ENDOCRINOLOGIA CLÍNICA

APÊNDICES

Manual de Endocrinologia e Metabolismo no Adulto e na Criança

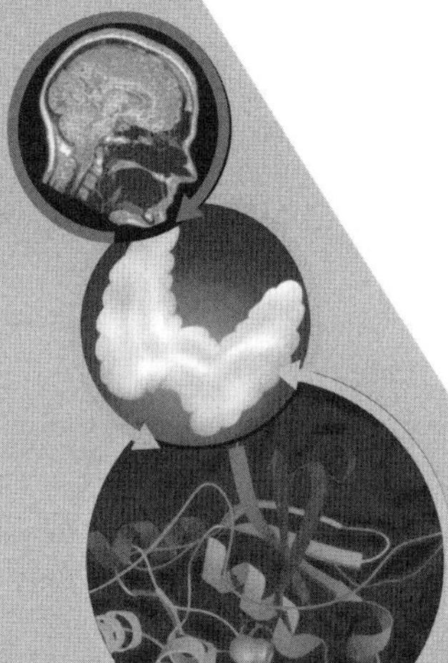

I. Ciência Básica da Endocrinologia Clínica

1. ENDOCRINOLOGIA MOLECULAR LABORATORIAL

Jon Nakamoto e Wayne W. Grody

Embora, estritamente, proteínas e metabólitos circulantes também sejam moléculas, o termo **diagnóstico molecular** se refere especificamente ao teste do ácido desoxirribonucléico (DNA) para alterações na estrutura ou na seqüência genética associadas à doença. Técnicas para estudar ácido ribonucléico (RNA) e proteína são ferramentas importantes em laboratórios de pesquisa molecular.

I. **Futuro.** O crescimento rápido da tecnologia de "*chip* genético" pode levar, no futuro próximo, ao diagnóstico pelo estudo do perfil de expressão genética: o padrão de variação dos níveis de RNA mensageiro (RNAm) deve ajudar a distinguir células e tecidos normais de doentes. Após o término do Projeto do Genoma Humano, provavelmente surgirão também estudos sobre a interação de múltiplos produtos genéticos (os chamados proteônicos).

II. **Presente.** Por agora, todas as aplicações de diagnósticos moleculares têm em comum a mesma gama de técnicas laboratoriais básicas, isto é, maneiras de manipular o DNA com o propósito de detectar seqüências de nucleotídeos particulares de significado clínico ou jurídico. Essas seqüências são tipicamente detectadas por **hibridização** (pareamento específico de base de nucleotídeos) com fragmentos de DNA e RNA (chamados de **sondas**) contendo a seqüência complementar. Com a identificação e o isolamento (**clonagem**) de uma gama cada vez maior de genes e seqüências específicos de doença, o leqüe de testes diagnósticos moleculares disponíveis está crescendo quase semanalmente.

III. **Diagnóstico endócrino molecular.** Os testes genéticos moleculares mais úteis oferecidos em uma base clínica de rotina tendem a procurar distúrbios cujos genes e mutações foram bem caracterizados, incluindo fibrose cística, síndrome do X frágil, distrofia muscular de Duchenne e doença de Huntington. O objetivo primário deste capítulo não é fornecer uma lista exaustiva de todos os testes endócrinos moleculares disponíveis (são descritos exemplos na seção V), mas, em vez disso, o de equipar o endocrinologista prático com conhecimentos e recursos suficientes para decidir (a) se um teste molecular é apropriado para determinada situação clínica; (b) qual técnica molecular específica deve ser a mais informativa; (c) como e onde o teste pode ser obtido; e (d) que assuntos-chave técnicos, éticos e regulatórios provavelmente surgirão.

IV. **Considerações únicas.** O teste diagnóstico com base em DNA para doenças genéticas apresenta um grupo de considerações bem diferente das de outras áreas de diagnóstico molecular, incluindo alguns problemas técnicos e éticos que não têm precedentes na medicina laboratorial. Diferentemente do teste de DNA para doenças infecciosas ou neoplásicas, por exemplo, o teste genético molecular, uma vez que revela aspectos da construção genética mais fundamental do paciente, levanta muitos assuntos problemáticos relativos à invasão de privacidade, confidencialidade, estigmatização, impacto em outros membros da família, diferenças étnicas e raciais, e discriminação. Alguns dos testes genéticos moleculares mais novos podem ser usados para prever ou identificar predisposição à doença muitos anos ou décadas antes de seu verdadeiro início. No lado oposto do ciclo de vida, a capacidade dos testes de DNA de diagnosticar doenças genéticas pré-natais, mesmo em um feto que, por todos os outros parâmetros, pareça normal, levanta assuntos controversos envolvendo aborto e eugenia.

V. **Conduta para diagnóstico genético molecular**

   A. **Classificação de doença genética.** Embora em nível clínico tentemos classificar as doenças genéticas por seu modo mendeliano de herança, a conduta para o diagnóstico em nível molecular requer, além disso, a classificação de cada distúrbio baseada no que atualmente se sabe sobre o gene causador e sobre quais agentes de DNA estão disponíveis para acessá-lo. Em ordem crescente de dificuldade diagnóstica, as classes moleculares de doença genética são:

1. Aquelas para as quais tanto o gene quanto a mutação causal são conhecidas.
2. Aquelas para as quais o gene é conhecido, porém não a mutação.
3. Aquelas para as quais nem o gene nem a mutação são conhecidos.
4. Aquelas causadas por mais de um gene interagindo com fatores ambientais (distúrbios poligênicos/multifatoriais).

O diagnóstico molecular de doença genética geralmente se preocupa com a detecção de mutações herdadas (**linhas germinativas**) em vez de adquiridas (**somáticas**).

B. **Tipos de aplicações clínicas para a genética molecular.** Testes genéticos moleculares podem ser realizados por várias razões clínicas, cada uma com sua própria população-alvo, suas próprias necessidades de amostras, suas próprias estratégias técnicas e implicações éticas/sociais:

1. **Diagnóstico/confirmação clínica.**
2. **Rastreamento de portador.**
3. **Diagnóstico pré-natal.**
4. **Rastreamento de recém-nascido.**
5. **Diagnóstico pré-sintomático/rastreamento de predisposição.**

C. **Tipos de mutação e métodos de detecção.** A escolha da técnica laboratorial ideal depende da natureza da(s) mutação(ões) a ser(em) testada(s). Mecanismos de mutação a ser analisados em nível molecular incluem os seguintes:

1. **Mutações em ponto** são alterações de nucleotídeo único, causando alterações *missense* ou *nonsense*, ou defeitos de *splicing* do RNA.
2. **Microdeleções ou inserções** de um ou poucos nucleotídeos causando perda ou adição de aminoácidos, ou (se a alteração não for um múltiplo de três nucleotídeos) uma mutação *frameshift*.
3. **Deleções** de um gene inteiro ou grandes porções de um gene causam eliminação de um grande trecho de seqüência de códigos.
4. **Expansões de repetição de trinucleotídeos** são um tipo particular de mutação, que envolve aumento no número de uma repetição aleatória de três nucleotídeos, dentro de um éxon, um íntron, ou de região promotora.

É importante ter em mente que muitas doenças genéticas podem ser causadas por mais de uma mutação, por mais de um mecanismo mutacional ou até por mais de um gene. Esse fenômeno é chamado de **heterogenicidade genética** e torna os testes de triagem genética molecular, que de outra forma seriam simples, em testes muito mais difíceis, caros e trabalhosos.

Algumas técnicas são mais adequadas para detectar alterações genéticas particulares do que outras. Em geral, a reação em cadeia da polimerase (PCR) é vantajosa por causa de sua sensibilidade extrema, sua habilidade de detectar pequenos segmentos de um gene complexo, seu pouco custo em trabalho e em reagente (freqüentemente não necessitando de isótopo radiativo) e sua fácil adaptação para análise de grande quantidade de amostras. No entanto, ela não é confiável para examinar regiões muito grandes de DNA (uma aplicação para a qual a hibridização de *Southern blot* ainda é freqüentemente necessária). Nenhuma dessas técnicas sozinhas é adequada para identificar muitas mutações possíveis em grandes genes com heterogenicidade genética marcante; para isso, a seqüência do DNA normalmente é necessária.

D. **Métodos de detecção direta de mutação.** Os seguintes métodos precisam de identificação prévia e da clonagem de um gene (ou genes) candidato(os):

1. ***Southern blot*** é um método complexo e trabalhoso envolvendo a purificação do DNA do paciente, a clivagem seqüência-específica por endonuclease de restrição bacteriana, a separação dos fragmentos resultantes por eletroforese de gel agarose, a transferência *(blotting)* dos fragmentos de DNA, do gel para uma membrana filtro, a hibridização da membrana com uma sonda de DNA, que é complementar à seqüência do gene em questão, e a detecção de sinais de hibridização por auto-radiografia (se a sonda for radiativamente marcada) ou outro método. O *Southern blot* pode revelar a estrutura geral de um gene e dizer se este contém deleções, rearranjos ou outros defeitos grosseiros. Espere um tempo de duas a quatro semanas para obter resultados.

2. *Dot blot* é uma hibridização simples, de passo único, de uma sonda de DNA marcado em uma amostra de DNA do paciente, que é colocada em uma membrana de filtro sem qualquer eletroforese ou transferência. Esta técnica é relativamente crua porém útil para determinar rapidamente se uma seqüência ou mutação em particular está presente na amostra clínica, especialmente quando são usadas **sondas de oligonucleotídeos alelo-específicas** (ASO) complementares a várias seqüências de mutações.
3. ***Dot blot* reverso** envolve hibridização do DNA do paciente (normalmente amplificado primeiro e marcado por uma PCR) em uma série de sondas ASO imobilizadas em uma única membrana de filtro, para triagem simultânea de várias mutações. Um *Dot blot* reverso é, na verdade, um grupo de DNA, uma versão primitiva de um *microarray* ou um "***chip* de DNA**" que pode conter centenas ou milhares de sondas.
4. **PCR** é uma técnica amplamente usada envolvendo amplificação repetitiva da seqüência gênica de interesse por DNA polimerase, que é direcionada ao alvo por hibridização de *primers* de oligonucleotídeos complementares a essa seqüência. Usando um par de *primers*, é montada uma reaplicação bidirecional que leva a uma amplificação exponencial da seqüência-alvo. Os produtos amplificados podem, então, ser analisados por hibridização de sondas de DNA específica, por eletroforese com gel ou por seqüenciamento de DNA. Testes de PCR são as aplicações diagnósticas moleculares tipicamente menos caras, mais sensíveis e mais rápidas (tempo de um a dois dias para resultados).
5. **PCR multiplex** é o desempenho de PCR de vários ensaios em um único tubo de reação, usando *primers* específicos para várias regiões genéticas e/ou mutações. São usadas muitas variações de estratégias multiplex envolvendo grupos diferentes de *primers* e/ou sondas ASO para o ensaio simultâneo de um grupo de mutações encontradas em uma doença em particular.
6. **Rastreamento de mutações** denota um grupo de técnicas, incluindo **eletroforese por gel de desnaturação de gradiente (DGGE), análise de polimorfismo de conformação de banda única** (SSCP) e o **teste de truncação de proteínas (PTT)**, planejadas para detectar alterações de seqüência em qualquer ponto de uma seqüência de DNA pelas alterações que elas causam na estrutura topológica do DNA ou por sua inabilidade de transcrever e traduzir um produto protéico completo. Essas técnicas são muito trabalhosas e não são altamente sensíveis ou muito específicas; no entanto, elas são úteis em alguns ambientes de pesquisa, como triagem inicial de um grande gene para possíveis defeitos, que vão, então, precisar de confirmação e caracterização por métodos mais específicos.
7. **Seqüência de DNA** permite identificação da ordem das bases de nucleotídeos em um gene, tipicamente aplicando uma reação de replicação de polimerase de DNA, usando derivados de nucleotídeos de terminação de cadeias (didesoxi-). Os fragmentos resultantes são vistos por eletroforese com gel de poliacrilamida ou por sistemas de eletroforese capilar automáticos. O seqüenciamento é considerado "padrão ouro" para detectar praticamente qualquer mutação possível em um gene, embora ele ainda seja relativamente trabalhoso e caro e perca mutações em regiões menos acessíveis dos genes, tais como os íntrons e os promotores.

E. **Análise de ligação.** Em doenças para as quais os genes candidatos não foram ainda identificados, mas foram pelo menos mapeados a um cromossomo em particular, é necessária uma técnica mais indireta. Marcadores de DNA polimórficos são usados para acompanhar a segregação do cromossomo mutante em um grupo familiar, normalmente por *Southern blotting* ou por análise de PCR. Uma vez que os padrões de polimorfismo de DNA observados não são, por si só, patológicos, o teste de ligação requer a análise de amostra de DNA não apenas do probando, mas também de múltiplos membros da família afetados e não afetados por duas a três gerações, para determinar qual padrão é associado à doença naquela família em particular. Dependendo do número de indivíduos afetados disponíveis e da dinâmica social peculiar da família, essa conduta pode não ser sempre viável ou informativa. A técnica é também sujeita a resultados falso-positivos e falso-negativos potencialmente perigosos por causa do fenômeno meiótico do *crossing over*, em que a fase cromossômica do gene da doença e o polimorfismo ligado podem se inverter, fazendo com que a interpretação correta do padrão de DNA pareça o oposto de como eles deveriam ser. Por essas razões, laboratórios diagnósticos preferem usar testes de mutação direta quando forem disponíveis.

F. **Fontes de erros técnicos e de interpretação.** Embora os testes genéticos moleculares geralmente sejam considerados extremamente precisos, erros e más interpretações podem ocorrer. As fontes mais comuns de resultados falso-positivos, falso-negativos ou indeterminados são:

1. **Quantidade e pureza subótimas do DNA.**
2. **Digestão incompleta da endonuclease de restrição.**
3. **Contaminação do amplicon do PCR.**
4. **Amostra não marcada e erros de escrita.**
5. **Paternidade falsa.**
6. **Recombinação** entre o local de hibridização da sonda e o gene ligado à doença (para análise de ligação, apenas).
7. **Penetrância incompleta ou correlações inconsistentes de genótipo-fenótipo** comprometendo o valor preditivo clínico.

Este último talvez seja o mais problemático porque está fora do controle do laboratório; lidar com isso requer mais conhecimento sobre a biologia da doença e seu gene, um processo que pode levar décadas. Com tais considerações, aconselhamento genético sobre certos resultados preditivos ou pré-sintomáticos pode ser muito difícil.

VI. Exemplos específicos de doenças endócrinas diagnosticadas por teste de genética molecular

A. **Neoplasia endócrina múltipla (NEM).** Uma vez que se trata de um distúrbio dominante de início mais tardio (infância tardia ou idade adulta jovem), o teste pode ser oferecido para prognóstico assim como diagnóstico. Tanto em um caso quanto em outro, um resultado positivo pode alertar o médico para a necessidade de supervisão mais cuidadosa e/ou cirurgia.

1. **NEM1.** O gene da NEM1, identificado em 1997, é mapeado no cromossomo 11q13. Ele codifica uma proteína, designada menin, cuja função não é conhecida, embora pensemos que tenha algumas propriedades de regulação do crescimento celular como os produtos de outros genes supressores de tumores. A região de código do gene tem 2,9 kilobases (kb) de comprimento, e foi relatado um grande número de mutações (aproximadamente 200 na última contagem). Exceto por alguns pequenos *hot spots* de mutações recorrentes em vários códons, as mutações observadas eram extremamente heterogêneas e distribuídas ao longo do comprimento do gene. Isso torna o teste de mutação direta praticamente impossível, exceto para o caso de parentes testados por uma mutação familiar conhecida já identificada no probando. Em vez disso, a análise compreensiva requer o seqüenciamento completo do DNA, possivelmente precedido por técnicas de rastreamento de mutação, tal como SSCP. Para complicar ainda mais, alguns polimorfismos benignos foram encontrados, e estes também, junto com outros não previamente relatados, podem ser descobertos durante análise de DNA de um paciente. Até hoje, correlações genótipo-fenótipo têm sido inconsistentes, tanto que não existe um sentido clínico particular ligado à identificação de uma mutação ou outra em um paciente.

   Sem a presença de um *locus* único de letalidade na NEM1 (tal como a tireóide na NEM2), e porque a maioria dos tumores que surgem na síndrome NEM1 pode ser triada por testes endócrinos/metabólicos tradicionais, o valor do teste genético molecular preditivo para esse distúrbio é menos estabelecido do que para NEM2. Por outro lado, a identificação de uma mutação de NEM1 em um paciente que apresenta adenoma de paratireóide, por exemplo, deve alertar o médico para a necessidade de vigilância aumentada para tumores em outros sistemas endócrinos e em outros membros da família. O teste de DNA é mais bem realizado em uma amostra de sangue, porque as mutações somáticas no gene da *NEM1* foram encontradas em alguns tumores endócrinos esporádicos.

2. **NEM2.** NEM2A, NEM2B e o distúrbio relacionado, o carcinoma medular familiar de tireóide (CMFT), são todos causados por mutações no proto-oncogene *RET* que, apesar de seu nome, funciona, na verdade, neste cenário como um gene supressor de tumor. Ele foi identificado e caracterizado em 1987 e mapeado no cromossomo 10q11.2. A região de código tem 4,7 kb, e o produto de proteína, RET, é um receptor de tirosina cinase. Em contraste com a heterogenicidade mutacional do NEM1, apenas 16 mutações no gene *RET* respondem por quase todos os casos de NEM2 e CMFT. Além disso, eles são localizados em *hot spots* de cinco códons de cisteína (códons 609, 611, 618 e 620 no éxon 10 e códon 634 no éxon 11). Cada códon é sujeito a várias substituições diversas de nucleotídeos, que respondem pelo número total de mutações vistas. O NEM2B é ainda mais uniforme, como todos os casos relatados até hoje, mostrando a mesma mutação, uma alteração *missense* no códon 918 do éxon 16. Por outro lado, o CMFT é levemente mais heterogêneo, com mutações adicionais encontrados nos éxon 13 e 14, também. Como essa lista demonstra, existem correlações genótipo/fenótipo na NEM2/CMFT, tanto para definir as próprias síndromes quanto na previsão de uma apresentação clínica; por exemplo, mutações no códon 634 são altamente associadas ao desenvolvimento de feocromocitoma.

   Com um número limitado de mutações bem definidas e localizadas, o teste diagnóstico e a triagem preditiva para as síndromes NEM2/CMFT são bem viáveis e práticos usando tanto sondas ASO quanto seqüenciamento de DNA de regiões limitadas do gene *RET*. Uma vez que certa mutação é identificada no probando, outros membros da família podem ser testados para aquele alelo em vez de para todo o quadro de mutação. Além disso, uma vez que as mutações são praticamente 100% penetrantes, um resultado de teste em paciente assintomático é altamente preditivo de início tardio. E uma vez que a característica mais letal da NEM2 é o carcinoma medular da tireóide, que é normalmente metastático na hora da detecção clínica, o achado de uma mutação *RET* em tal indivíduo é justificativa para realização de tireoidectomia profilática. De forma inversa, um resultado de teste negativo pode descartar a necessidade de rastreamento com estímulo com pentagastrina anual, embora alguma vigilância clínica deva ser continuada prudentemente por algum tempo para cobrir a remota possibilidade de o paciente ter uma mutação *RET* rara em outra parte do gene (assumindo que a mutação na família ainda não é conhecida). Também, conforme observado anteriormente, a idade precoce de início desses tumores justifica o teste preditivo de DNA em crianças, algo que geralmente é considerado tabu para a maioria dos distúrbios dominantes de início adulto.

   Deve ser mencionado que o gene *RET* é implicado em uma quarta síndrome clínica além da NEM2A, NEM2B e CMFT, cujo nome é doença de Hirschsprung familiar. As mutações associadas à doença de Hirschsprung são diferentes daquelas que causam NEM2 e são dispersas ao longo do gene.

B. **Deficiência de 21-hidroxilase.** Em contraste com as maiores aplicações diagnósticas do teste de DNA para NEM, a utilidade clínica da genotipagem para detectar a deficiência de 21-hidroxilase está atualmente restrita ao diagnóstico pré-natal. Por agora, a mensuração de 17-hidroxiprogesterona é superior à genotipagem para triagem neonatal e diagnóstico pós-natal. No entanto, a deficiência de 21-hidroxilase representa um estudo de caso bem instrutivo no desenvolvimento de testes baseados em DNA.

1. **Fatores que favorecem a utilidade clínica de testes de DNA na deficiência de 21-hidroxilase:**

   a. Com uma incidência mundial de mais ou menos 1 em 14.000 (muito maior em alguns grupos étnicos), a deficiência de 21-hidroxilase é bem comum.

   b. **Manifestações clínicas graves,** principalmente aquelas que são tratáveis/evitáveis, também aumentam a utilidade do teste de DNA. Por exemplo, o risco de virilização genital desfigurante em mulheres e de choque por glicocorticóides e, freqüentemente, a deficiência de mineralocorticóide podem ser reduzidos por um tratamento pré-natal precoce (bem antes de dez semanas de gestação), possibilitado pela genotipagem pré-natal para detectar a deficiência de 21-hidroxilase.

c. **Menor heterogenicidade genética** do que em muitos outros distúrbios, em razão do mecanismo único pelo qual a maioria das mutações é introduzida no gene da 21-hidroxilase (*CYP21A2B*). Uma vez que a maioria das mutações surge de um evento de conversão de gene entre o gene ativo e um pseudogene altamente similar porém inativo (*CYP21A2A*), essas mutações representam alterações na seqüência de DNA que já existem no pseudogene. Como resultado, a triagem para as oito, ou quase mutações mais comuns (tipicamente usando hibridização de sondas de oligonucleotídeos alelo-específicas para um DNA amplificado por PCR), mais o *Southern blot* para detectar grandes deleções, pode detectar pelo menos 95% das mutações que causam deficiência de 21-hidroxilase.

d. **Sensibilidade aumentada** de análise de genótipo baseada em PCR permite o teste diagnóstico em quantidades muito pequenas de tecido fetal obtido durante amostragem de vilo coriônico ou amniocentese precoce.

2. **Fatores que limitam a utilidade clínica do teste de DNA para a deficiência de 21-hidroxilase:**

a. A pronta **disponibilidade de teste bioquímico** (níveis de 17-hidroxiprogesterona) retardou a aceitação clínica do teste baseado em DNA para o diagnóstico primário da deficiência de 21-hidroxilase, exceto para a triagem pré-natal. No entanto, estudos mais recentes sugerem que o teste baseado em DNA pode complementar esforços de triagem neonatal com base bioquímica, aumentando tanto a sensibilidade quanto a especificidade. Para o diagnóstico do início tardio, formas menos graves de deficiência 21-hidroxilase (hiperplasia supra-renal não clássica), a análise de genótipo molecular pode ser mais confiável para detecção de heterozigoto. No entanto, condutas de teste baseado no DNA têm obrigação de mostrar quando e onde eles são complementares ou superiores a testes bioquímicos mais estabelecidos.

b. **O fenótipo nem sempre se correlaciona previsivelmente com o genótipo**, reduzindo a utilidade diagnóstica do teste de DNA na deficiência de 21-hidroxilase. Famílias portadoras de alelos normalmente associados à doença leve tiveram membros expressando uma doença mais grave. Até que fatores modificadores atualmente desconhecidos sejam identificados, permanece um grau de incerteza inerente no diagnóstico baseado no DNA na deficiência de 21-hidroxilase.

c. **Estudos familiares são críticos para a eficácia do teste baseado em DNA.** Saber o espectro das mutações existentes em uma família (pais ou probandos) permite um alvo mais preciso do estudo de genotipagem. Isso é particularmente verdadeiro para um distúrbio recessivo, tal como a deficiência de 21-hidroxilase, em que a heterozigose composta (dois alelos mutantes diferentes no *locus* do *CYP21A2B*) ou a heterozigose múltipla (aglomerados de mutações do mesmo alelo) podem ocorrer.

VII. **Assuntos éticos no teste genético molecular.** São listados aqui brevemente alguns dos principais assuntos e controvérsias que surgem em situações de teste genético molecular. Muitos destes dilemas não têm uma simples resposta certa ou errada, mas devem ser tratados conforme cada caso individual. Até haver uma legislação definitiva na área, a responsabilidade de servir como o guardião dos direitos e interesse dos pacientes recai para o médico.

A. **Eugênicos** tradicionalmente se referem à melhora da espécie humana por meio de reprodução coerciva ou seletiva, esterilização mandatória ou genocídio; o advento da medicina molecular agora levanta a possibilidade de formas mais sutis de eugenias baseadas no acesso diferencial de certos grupos ao diagnóstico pré-natal, fertilização *in vitro*, terapia genética e, potencialmente, clonagem humana.

B. **Aborto** permanece um assunto de debate religioso, ético, legal e constitucional nos Estados Unidos. Ele é importante no contexto do teste pré-natal, no qual ele deve ser legal e disponível para justificar o gasto e o risco potencial ao feto de procedimentos diagnósticos pré-natais. O teste pré-natal para início tardio ou doenças tratáveis, tal como NEM, levanta seu próprio grupo de questões éticas, centradas na questão se a história natural e o prognóstico da doença são de gravidade suficiente para justificar o término da gravidez. No entanto, não importando o resultado do teste no feto, os pais nunca devem se sentir pressionados pelos médicos ou por conselheiros genéticos para escolher ou não escolher o término da gravidez.

C. **Predisposição e teste pré-sintomático,** conforme feito para a NEM, apresenta riscos potenciais de impacto psicossocial adverso, assim como discriminação para aqueles nos quais o teste é positivo. Incertezas sobre a utilidade de intervenções clínicas e cirúrgicas à face de uma penetrância e uma expressividade variáveis das mutações adicionam dilemas às decisões a serem tomadas.

D. **Seguro e discriminação empregatícia** sempre um risco na ausência de proteções legislativas vigentes. Embora ainda não disseminados, casos foram documentados tanto em situações de triagem de portador quanto de diagnósticos pré-sintomáticos.

E. **Estigma** surge quando a pessoa identificada como portadora de uma mutação, mesmo se assintomática, a vê como um ferimento à auto-imagem e/ou às perspectivas conjugais e empregatícias.

F. **Testar crianças** que são assintomáticas geralmente deve ser evitado por causa do estigma e de assuntos de consentimento informado, a não ser que seja uma intervenção clínica ou cirúrgica benéfica que deve ser iniciada na infância. A NEM2 é um dos melhores contra-exemplos para o qual o teste de DNA preditivo na infância precoce é justificado.

G. **Privacidade e confidencialidade** devem ser mantidas em todas as situações de teste genético, a fim de prevenir discriminação ou estigma inadvertido. Em alguns casos, os pacientes podem não querer que seus resultados sejam colocados no prontuário médico ou relatados a outros médicos ou membros da família.

H. **Consentimento informado** é algumas vezes apropriado antes de iniciar certos tipos de testes genéticos moleculares, especialmente para testes preditivos ou para aqueles cuja utilidade clínica ainda não é inteiramente entendida.

VIII. **Recursos da Internet.** Um progresso extremamente rápido na identificação de genes e mutações candidatas em uma grande variedade de doenças metabólicas e endócrinas condena tabelas impressas de mutações de doenças – as correlações são obsoletas mesmo antes da publicação. Portanto, os melhores recursos para informações atuais no diagnóstico endócrino molecular são geralmente encontrados na Internet. Os seguintes sites são estabelecidos, bem mantidos e gratuitos (embora alguns possam requerer registro):

A. **Para encontrar laboratórios que oferecem teste genético para uma determinada doença/condição:** GeneTests (anteriormente conhecido como Helix), em www.genetests.org. Este recurso lista tanto laboratórios clínicos certificados (onde os resultados podem ser usados para diagnóstico clínico) quanto laboratórios de pesquisas para uma grande variedade de condições, que podem ser comuns (p. ex., fibrose cística) ou raras (p. ex., leprechaunismo). As pesquisas podem ser realizadas por nome da doença, sistema orgânico ou símbolo do gene. Também se pode procurar por tipos de serviços ancilares especializados oferecidos, tais como teste de paternidade, genética de pré-implantação, dissomia uniparental, estudo de inativação de X ou detecção de cromossomo Y. Um mínimo de informações são fornecidas sobre a pessoa a ser contactada no laboratório, citações bibliográficas e metodologia usada; *links* de e-mail ou de Internet são disponíveis para aqueles que procuram mais detalhes. Embora o site avise que a cobertura não é abrangente porque a participação laboratorial na lista é voluntária (formulários são disponíveis para registro do seu laboratório), existe pelo menos um laboratório listado para quase toda condição para a qual a análise do DNA é potencialmente útil.

B. **Para descobrir quais genes foram implicados em uma determinada doença:** GeneCards, no site bioinformatics.weizmann.ac.il/cards/. A partir do ano 2000, mais de 1.400 "genes de doença" são incluídos na lista. A pesquisa pode ser feita por nome de doença; por exemplo, o termo de procura "diabetes insipidus" produz uma lista que inclui *AVPR2, AVP, WSF1, AQP2* e *CLCNKA*, com descrições de cada gene, uma lista de clones disponíveis e *links* para o *human gene mutation database* (ver a seguir).

C. **Para encontrar sinônimos para um nome de um determinado gene:** O *genome database* (GDB) no site www.gdb.org/. Um obstáculo para navegar no campo do diagnóstico molecular está nos muitos nomes diferentes de genes usados na literatura científica. Uma pessoa pode não perceber que um nome de gene anteriormente comum (tal como *SUR* para o receptor da sulfoniluréia) é agora obsoleto (é substituído por *SUR1* ou *ABCC8*). Neste site, procurar segmentos genômicos por nome/GDB trará uma lista de nomes de genes obsoletos, menos comuns e preferidos. O uso de termos preferidos irá ajudar na procura por literatura mais recente.

D. **Para ver uma lista de mutações específicas catalogadas para uma determinada doença humana:** *Human Gene Mutation Database*, no site www.uwcm.ac.uk/uwcm/mg/hgmd0.html. Apesar do aparecimento de datas mais antigas nas *home pages*, este site é mantido atualizado, com mais de 20.000 mutações listadas em 976 genes a partir do início do ano 2000.

E. **Para ler uma visão geral de pesquisas e descobertas clínicas em doenças hereditárias específicas:** *Online Mendelian Inheritance in Man* (OMIM), no site www.nxvi.nlm.nih.foc/Omim/, permanece o recurso clássico para informações gerais. GeneClinics, no site www.geneclinics.org., é uma coletânia de informações revistas (atualizadas pelo menos anualmente) sobre um grupo menor de doenças genéticas, mas é mais orientado para guiar leitores nas medidas diagnósticas apropriadas do que é tipicamente encontrado na OMIM.

F. **Para entrar em contato com um pesquisador ou médico específico:** para doenças endócrinas extremamente raras ou recentemente descritas, os recursos citados podem não ser suficientes. Em tais casos, uma breve pesquisa com um autor ou um artigo de revista pertinente pode ser justificado, usando a informação de contato fornecida no papel. O e-mail é uma via razoavelmente eficiente para estabelecer correspondência e é menos invasivo do que o telefone; se nenhum endereço de e-mail estiver disponível, existem sites em que se pode procurar múltiplas listas de e-mail de uma vez só. Por exemplo, http://my.email.address.is cobre as listas mais populares dos Estados Unidos (Yahoo, Four11, Internet Address Finder, Infospace e três mais), enquanto o MESA (http://mesa.rrzn.uni-hannover.de) procura BigFoot e inclui três outras listas com um sabor mais europeu. No entanto, a cobertura é ainda incompleta e não existe garantia de que qualquer endereço de e-mail encontrado seja o verdadeiro usado pela pessoa em questão.

Referências Selecionadas

Board of Directors, American Society of Human Genetics and American College of Medical Genetics. Points to consider: ethical, legal, and psychosocial implications of genetic testing in children and adults. *Am J Hum Genet* 1995;57:1233-1241.

Eng C, Clayton D, Schuffenecker I, et al. The relationship between specific RET protooncogene mutations and disease phenotype in multiple endocrine neoplasia type 2: International RET Mutation Consortium analysis. *JAMA* 1996;276:1575-1579.

Gregg JP, Grody WW. Diagnostic molecular genetics: current applications and future technologies. *Pediatr Ann* 1997;26:553-561.

Grody WW, Pyeritz RE. Report card on molecular genetic testing: room for improvement? *JAMA* 1999;281:845-847.

Holtzman NA, Watson MS, eds. *Promoting safe and effective genetic testing in the United States: final report of the Task Force on Genetic Testing.* Baltimore: The Johns Hopkins University Press, 1998.

Martin-Campos JM, Catasus L, Chico A, et al. Molecular pathology of multiple endocrine neoplasia type I: two novel germline mutations and updated classification of mutations affecting MEN1 gene. *Diag Mol Pathol* 1999;8:195-204.

McKinnon WC, Baty BJ, Bennett RL, et al. Predisposition genetic testing for late-onset disorders in adults. *JAMA* 1997;278:1217-1220.

Wilson RC, Mercado AB, Cheng KC, et al. Steroid 21-hydroxylase deficiency: genotype may not predict phenotype. *J Clin Endocrinol Metab* 1995;80:2322-2329.

2. Estados de Resistência Hormonal

Mitchell E. Geffner

I. **História.** O conceito de que a resistência hormonal poderia causar disfunção endocrinológica foi primeiramente sugerida por Fuller Albright *et al.* em 1942 com mecanismo para a falta de resposta do hormônio paratireóideo (PTH) no pseudo-hipoparatireoidismo. Até hoje, as síndromes clínicas de resistência hormonal têm sido descritas para quase todos os hormônios.

II. **Princípios gerais**

A. **Hormônios** eram primeiramente considerados atuantes apenas em locais distantes de suas glândulas de origem (ação **endocrinológica**). Agora se sabe bem que os hormônios podem agir em células adjacentes ao seu local de origem (ação **parácrina**) e até mesmo diretamente nas suas células de origem (ação **autócrina**). Mais recentemente, foi mostrado que certos hormônios/fatores de crescimento (veja a seguir) podem agir dentro de suas células de origem sem jamais sair destas células (ação **intrácrina**). Na teoria, a resistência à ação do hormônio pode envolver qualquer uma ou todas estas vias.

B. **Fatores de crescimento,** tais como fator de crescimento nervoso (NGF), fator de crescimento derivado das plaquetas (PDGF) e fator de crescimento epidérmico (EGF), foram tradicionalmente considerados distintos dos hormônios; no entanto, esta separação é artificial, porque muitos hormônios, tais como insulina e hormônio de crescimento (GH), têm tanto atividade metabólica quanto promotora do crescimento (mitogênica).

C. **Mecanismos de resistência hormonal.** Um esquema mais antigo divide a resistência hormonal em três componentes: **pré-receptor** (fatores séricos), **receptor** (ou, mais precisamente, ligação do hormônio) e **pós-receptor** (ligação pós-hormonal). Este sistema é muito simples e confuso, porque fatores circulantes podem afetar tanto a função de receptor quanto a de pós-receptor. Uma proposta alternativa divide as causas de resistência hormonal em duas categorias.

1. **Defeitos intrínsecos ou primários** tendem a ser raros, são geneticamente mediados dentro da célula-alvo e persistem em modelos de cultura de células. Por exemplo, mais de 50 mutações de ponto de ocorrência natural no gene do receptor na insulina foram descritas, o que, dependendo da mutação, pode afetar a ligação da insulina ao receptor, a internalização do complexo insulina-receptor da insulina ou a autofosforilação subseqüente da subunidade beta do receptor (veja a seguir) e a fosforilação de outros substratos de proteínas.

2. **Defeitos extrínsecos ou secundários** resultam de fatores séricos circulantes que são reversíveis após perturbações terapêuticas que removem o fator causador de resistência da corrente sanguínea. Estes defeitos não persistem em células de cultura. Usando a resistência insulínica como paradigma, fatores extrínsecos que reduzem a ação da insulina incluem estados de excesso de hormônio contra-regulatório, anticorpos bloqueando o receptor de insulina e uremia.

D. **Caracterização molecular da codificação de genes para hormônios e seus receptores.** Na última década, a decodificação de genes para numerosos hormônios e fatores de crescimento, seus receptores correspondentes e partes de seus mecanismos de sinalização pós-ligação, foram localizados, clonados e expressos (Tabela 2.1). Estas descobertas e outros trabalhos experimentais esclareceram três mecanismos genéricos de sinalização peptídeo-hormônio e o modo geral de ação do hormônio esteroidal, e facilitaram o agrupamento de receptores em superfamílias.

1. **Mecanismos genéricos de sinalização peptídeo-hormônio**

a. **Autofosforilação de receptor** nos resíduos de tirosina (as chamadas atividades da tirosina cinase) e a fosforilação da tirosina de outros substratos de proteína intracelular. Este é o mecanismo pelo qual a sinalização da insulina, o fator de crescimento insulina-*like* tipo 1 (IGF 1) a EGF e PDGF começam.

Tabela 2.1 Localizações genéticas de receptores hormonais

Localização do cromossomo	Receptor hormonal	Distúrbio genético
1p31	Receptor da leptina	Obesidade mórbida
2p13-q13	Receptor α_{2B}-adrenérgico	
2p21	Receptor de LH/CG	Pseudo-hermafroditismo masculino/amenorréia primária em mulheres
2p21-p16	Receptor de FSH	Síndrome do "ovário resistente"
3p22-p21.1	Receptor de PTH/PTHRP	?pseudo-hipoparatireoidismo 1B
		Osteocondodisplasia letal de Blomstrand
3p24.3	Receptor β de hormônio tireoidiano	Resistência de hormônio tireoidiano dominante negativa
3q21-q24	Receptor sensível ao cálcio	Hipercalcemia benigna (hipercalcemia hipercalciúrica familiar)
3q21-q25	Receptor da angiotensina II tipo 1	
4p16	Receptor α_{2C}-adrenérgico	
4q21.2	Receptor de GnRH	Hipogonadismo hipogonadotrófico
4q31.1	Receptor de mineralocorticóide	Pseudo-hipoaldosteronismo tipo 1 autossômico dominante
5p13-p12	Receptor de GH	Síndrome da insensibilidade acentuada ao GH (nanismo de Laron)
5q23-q32	Receptor α_{1B}-adrenérgico	
5q31	Receptor de glicocorticóide	Resistência hereditária generalizada ao cortisol
5q31-q32	Receptor β_2-adrenérgico	
6q25.1	Receptor de estrogênio	Alta estatura com osteoporose em um homem
7p14	Receptor de GHRH	Deficiência recessiva de GH
7p21-p15	Receptor de CRF	
8p12-p11.2	Receptor β_3-adrenérgico	
8p21-p11.2	Receptor α_{1C}-adrenérgico	
8q23	Receptor de TRH	Hipotireoidismo central
10q24-q26	Receptor α_{2A}-adrenérgico	
10q24-q26	Receptor β_1-adrenérgico	
11q22-q23	Receptor de progesterona	
12q12-q14	Receptor de vitamina D	Raquitismo familiar com alopecia (resistente à vitamina D)
12q12-q13	Receptor de aquaporina-2	Diabetes insípido nefrogênico autossômico recessivo
12q13	Receptor de AMH	Síndrome do ducto mülleriano persistente
14q31	Receptor de TSH	Hipotireoidismo familiar sem bócio
15q25-q26	Receptor de IGF tipo 1	
16p12.2-p12.1	Canal de sódio epitelial sensível à amilorida	Pseudo-hipoaldosteronismo tipo 1 autossômico recessivo
17q11.2	Receptor α de hormônio tireoidiano	
17q12-q22	Receptor de CRF	
18p11.2	Receptor de ACTH (melanocotina-2)	Deficiência familiar de glicocorticóide
19p13.3-p13.2	Receptor de insulina	Síndrome tipo A, síndrome de Rabson-Mendenhall, leprechaunismo
20	Receptor α_1-adrenérgico	
20p13	Receptor α_{1D}-adrenérgico	

Tabela 2.1 Localizações genéticas de receptores hormonais *(Continuação)*

Localização do cromossomo	Receptor hormonal	Distúrbio genético
Xq11.2-q12	Receptor de androgênios	Síndrome de insensibilidade parcial ou completa ao androgênio (testículo feminilizante)
Xq28	Receptor de ADH	Diabetes insípido nefrogênico ligado ao X

LH/CG, hormônio luteinizante/gonadotrofina coriónica; FSH, hormônio foliculo estimulante; PT HRP, proteína relacionada ao hormônio da paratireóide; GnRH hormônio liberador de gonadotrofina; GH, hormônio do crescimento; GHRH, hormônio liberador do hormônio do crescimento; CRF, fator liberador de corticotrofina; TRH, hormônio liberador da tireotrofina; AMH, hormônio antimileriano; TSH, hormônio estimulante da tireóide; IGF, fator de crescimento insulina-símile; ACTH, hormônio adrenocorticotrófico ADH, hormônio antidiurético.

Além disso, a insulina e o IGF-1 parecem transmitir informações por meio de um mensageiro de inositol fosfato glicano.

b. **A subunidade α da proteína G estimulante (α-Gs) da adenil ciclase,** que serve como um interruptor que liga-desliga, necessário para a ação de vários hormônios peptídeos (p. ex., PTH) que usam adenosina cíclica 3',5'-monofosfato (AMPc) como um segundo mensageiro intracelular e causa a fosforilação da proteína e a desfosforilação de numerosos alvos, freqüentemente alvos célula-específicos.

c. **Estímulo da hidrólise dos lipídios inositol.** Os receptores ligados à proteína G regulam atividades de todas as células no corpo, fazendo a ligação das proteínas G e ativando efetores tais como adenil ciclase, canais de íon ou fosfolipase C, que causam aumentos (ou diminuições) nas moléculas mediadoras intracelulares, tais como AMP cíclico, íons de cálcio, inositol 1,4, 5-trifosfato,e 1,2-diacilglicerol.

2. **Ação do hormônio esteróide.** Os hormônios esteróides entram nas células por difusão após a qual eles se ligam às proteínas receptoras tanto no citoplasma quanto no núcleo. Tal ligação leva a alterações conformacionais do complexo esteróide–receptor de esteróide que resultam na sua ativação e afinidade aumentada aos elementos regulatórios do DNA no núcleo. Esta ativação de genes-alvo leva a uma síntese da proteína apropriada, que, por sua vez, altera a função celular, os crescimentos e/ou a diferenciação.

3. **Superfamílias.** Estudos moleculares nos ajudaram a entender a evolução dos receptores e a facilitar o agrupamento dos receptores em superfamílias, dividindo uma homologia significativa na seqüência de aminoácidos. Além disso, estudos moleculares conduziram à caracterização de defeitos genéticos específicos em vários receptores responsáveis por certos estados de resistência hormonal. (Tabela 2.1).

a. **Receptores de tirosina cinase da proteína receptora** incluem receptores estruturalmente relacionados para insulina e IGF-1. Tanto os receptores de insulina quanto de IGF-1 são heterotetrâmeros que possuem atividade de tirosina cinase intrínseca. (veja a seguir).

b. **Receptores de citocina classe 1** dividem domínios extracelulares estruturalmente relacionados e incluem um grupo diverso de proteína, incluindo os receptores para GH, prolactina, interleucina 2 (IL-2), IL-3, IL-4, IL-6, IL-7, eritropoetina e fator estimulante de colônia granulócito macrófago. (GM-CSF).

c. **Sete transmembranas-hélices, receptores ligados à proteína G,** representam a maior superfamília de receptores conhecida até hoje e incluem três subfamílias (rodopsina/receptores β_2 adrenérgica, calcitonina/PTH/receptores relacionados com PTH e glutamato betabotrópico/receptores sensíveis ao cálcio). Mutações de perda de função envolvendo receptores ligados a proteína G foram descritos para o hormônio adrenocorticotrófico (ACTH, adrenocorticotrofina), angiotensina II, hormônio antidiurético (ADH), receptor sensível ao cálcio, catacolaminas, hormônio liberador da corticotrofina (CRH), hormônio foiculoestimulante (FSH), hormônio liberador da gonadotrofina (GnRH), hormônio liberador do hormônio de crescimento (GHRH), hormônio luteinizante (LH), PTH, hormônio liberador da tirotrofina (TRH) e hormônio estimulante de tireóide (TSH). Estes receptores consistem em uma única cadeia de polipeptídio, que é prevista para envolver a membrana plasmática sete vezes (*i. e.*, heptaelical), formando três alças extracelulares e três de quatro alças intracelulares, e uma cauda citoplasmática carboxiterminal.

d. **Reguladores de transcrição responsivos ao ligando** são representados por proteínas receptoras de androgênio intracelular de baixa abundância, que estão relacionadas com o ácido retinóico, ao hormônio tireoidiano e receptores de vitamina D. Apesar de tradicionalmente se pensar que estes receptores residem no núcleo da célula, informações mais recentes sugerem que os receptores de superfície celular também podem existir. O domínio de ligação a hormônio destes receptores ativa o receptor e possibilita que um domínio de ligação ao DNA reconheça e se ligue a elementos específicos de resposta ou de regulação hormonal nos genes-alvo.

e. **Receptores de transmembrana serina/treonina cinase** são de três subtipos. Eles mediam respostas aos fatores de crescimento/diferenciação de peptídeos incluindo um fator β de crescimento transformador, ativinas e hormônios antimileriano (AMH).

E. ***Spillover* de especificidade.** Em estados de resistência à ação tradicional de hormônio, a concentração sérica do hormônio normalmente se torna elevada, às vezes por ordem de magnitude, em uma base de ***feedback* negativo**. Em alguns casos pensa-se que estas altas concentrações séricas de hormônio podem efetuar certas ações hormonais por uma via receptor-efetor diferente da, porém homóloga, via natural de receptor hormonal-efetor (*i. e.,* via **spillover de especificidade** por meio de "**receptores desregrados**"). Por exemplo, no modelo de resistência insulínica, hiperinsulinemia resultante pode induzir ao hiperandrogenismo e à doença ovariana policística, a alterações cutâneas de acantoses nigricantes e à cardiomiopatia hipertrófica, todas as quais podem ser mediadas por um mecanismo funcionante homólogo de receptores de IGF-1/efetor. Este fenômeno também tem sido implicado em certos estados hormônios *sensíveis* (p. ex., a insulina estimula macrossomia no bebê da mãe diabética por meio do receptor de IGF-1, o IGF-II secretado de certos tumores de não ilhota induz a hipoglicemia por meio do receptor da insulina, e o GH em excesso na acromegalia produz galactorréia por meio do receptor de prolactina).

III. Distúrbios específicos relacionados com a resistência hormonal: receptores que têm atividade intrínseca da tirosina cinase

A. Insulina

1. **Geral.** A insulina exerce suas ações principalmente no fígado, no músculo e no tecido adiposo após sua ligação aos receptores de superfície de insulina. O gene do receptor da insulina é localizado no cromossomo 19p13.3-13.2, contém 22 éxons e codifica duas proteínas levemente diferentes, compostas de uma subunidade α externa, contendo 723 ou 735 aminoácidos, e uma subunidade β transmembrana de 620 aminoácidos, contendo domínios extracelulares e transmembranosos e um domínio intracelular. A ligação da insulina a subunidades β extracelulares resulta na ativação da atividade da tirosina cinase da subunidade β, que parece ser o primeiro passo para as modificações intracelulares que conduzem às ações na insulina. Duas vias principais parecem ser reguladas pela insulina, uma envolvendo a fosforilação intracelular de proteínas, incluindo, mas não limitado a substrato 1 do receptor de insulina (IRS-1), e a outra envolvendo mensageiros secuandários, tais como os glicolipídios ou o diacilglicerol. Estas vias ultimamente levam à ativação do transportador de glicose insulina-dependente, GLUT4, e também de múltiplas enzimas, tais como a glicocinase, a glicogênio sintase, a fosfofrutocinase, a piruvato cinase, e a piruvato desidrogenase.

2. **Resistência à insulina de etiologia incerta**

a. **Obesidade e diabetes tipo 2.** A resistência insulínica ocorre em indivíduos obesos e em indivíduos tanto magros quanto obesos com diabetes tipo 2 (este último grupo tendo também um defeito secundário na secreção de insulina). No diabetes tipo 2, há resistência à habilidade de insulina de inibir o débito hepático de glicose e de estimular a capacitação e uso da glicose pela gordura e músculo. Esta resistência periférica à insulina é maior em pacientes com diabetes tipo 2 do que naqueles apenas com obesidade. Níveis elevados com fatores circulantes, tais como fator α de necrose tumoral (TNF α) ou ácidos graxos livres, foram sugeridos como causas possíveis de resistência insulínica da obesidade. Um número reduzido de receptores de insulina não responde pela resistência insulínica observada, mas provavelmente reflete uma *down-regulation* fisiológica, que ocorre no evento de uma hiperinsulinemia concomitante. Quando a concentração de insulina circulante é normal ou baixa em pacientes com diabetes tipo 2, o número de receptor de insulina é normal. Tanto pacientes com obesidade quanto aqueles com diabetes tipo 2 têm um defeito irreversível na atividade de tirosina cinase de seus receptores de insulina no músculo esquelético. Um transporte prejudicado de glicose estimulado pela insulina tem sido demonstrado no músculo e nos adipócitos tanto de pacientes obesos quanto de pacientes com diabetes tipo 2. No entanto, o número de transportadores de glicose responsiva à insulina (GLUT-4) no músculo esquelético de pacientes com diabetes tipo 2 é normal. A procura por defeitos de genes candidatos óbvios que poderiam predispor ao diabetes tipo 2, tais como os genes que codificam a própria insulina, o receptor de insulina (IRS-1) e GLUT-4 em pacientes com diabetes tipo 2, tem sido geralmente pouco produtiva.

b. **Resistência à insulina, hipertensão, hiperlipidemia e aterosclerose ("síndrome X").** Originalmente descrita em adultos em 1988, esta síndrome é associada à resistência insulínica, junto com uma série de anormalidades metabólicas relacionadas consistindo em hiperinsulinemia, intolerância à glicose, lipoproteína colesterol de densidade muito baixa (VLDL) aumentada, lipoproteína colesterol de alta densidade (HDL) diminuída, hipertensão e obesidade. Digno de nota, este conjunto pode ter sua origem na infância. Evidências epidemiológicas recentes em várias populações sugerem que a hiperinsulinemia (secundária à resistência insulínica) é um fator de risco independente para doença cardiovascular. Este inter-relacionamento pode surgir da habilidade da insulina de promover a proliferação do músculo liso diretamente dentro dos vasos sanguíneos, de melhorar a retenção renal de água e sódio, de amplificar o tono da simpático e de aumentar o colesterol VLDL e reduzir o colesterol HDL. O mecanismo pelo qual a insulina induz estas alterações no evento de uma resistência insulínica adjacente é desconhecido.

c. **Síndrome do ovário policístico (PCOS).** Esta condição é associada ao hiperandrogenismo e à anovulação crônica em conjunto com a resistência insulínica. O início da PCOS pode ser ligado a uma história de adrenarca prematura (desenvolvimento precoce de pêlos pubianos e axilares) na infância ou uma falência de estabelecer padrões menstruais regulares, começando na menarca, seguida do desenvolvimento de hirsutismo e acne. A resistência insulínica é encontrada tanto em mulheres obesas quanto magras com PCOS, e associada a uma fosforilação serina excessiva do receptor, um defeito aparentemente único da PCOS. Pensa-se que a hiperinsulinemia resultante tem um papel primário na indução de hiperandrogenismo ovariano (e, talvez, supra-renal) por um mecanismo ainda não completamente definido.

d. **Outras associações**

(1) Uma história de retardo do crescimento intra-uterino (que pode predispor a um futuro diabetes tipo 2).

(2) Síndrome genética (p. ex., síndromes Turner, Klinefelter e Prader-Willi e progéria).

(3) Doenças neuromusculares degenerativas (p. ex., distrofia miotônica e ataxia de Friedreich).

e. **Defeitos celulares intrínsecos (primários) associados à resistência insulínica**

(1) **Diabetes do jovem com início na maturidade (MODY)**

(a) **Características clínicas.** Familiar, leve forma de diabetes tipo 2 caracterizado por uma idade precoce de início e uma transmissão autossômica dominante com alta taxa de penetrância.

(b) **Mecanismo.** Alguns poucos pacientes afetados tiveram mutações tanto no gene que codifica enzima, glicocinase, quanto no gene que codifica um dos quatro fatores de transcrição: fator 4 α nuclear de hepatócito, fator 1 α nuclear de hepatócito, fator 1 promotor de insulina e fator 1β nuclear de hepatócito, que se alinham àqueles membros da família que têm hiperglicemia.

(2) **Síndrome de resistência insulínica tipo A e acantose *nigricans***

(a) **Características clínicas.** Acantose *nigricans* e hiperandrogenismo ovariano em mulheres.

(b) **Mecanismo.** Mutações no gene receptor insulina, em muitos casos.

(3) **Síndrome de Rabson-Mendenhall**

(a) **Características clínicas.** Similares àquelas da síndrome de resistência insulínica tipo A e acantose *nigricans* junto com displasia dentária e ungueal, hiperplasia penial, pseudopuberdade precoce e crescimento linear acelerado.

(b) **Mecanismo.** Mutações do gene de receptor insulínico, em todos os casos.

(4) **Pseudo-acromegalia**

(a) **Características clínicas.** Similares àquelas com síndrome de resistência insulínica tipo A e acantose *nigricans*, junto com alargamento acral, hipertrofia muscular, cãibras musculares, dente largamente espaçado e outras características de acromegalia. Digno de nota, os níveis de GH são normais ou baixos.

(b) **Mecanismo.** Têm sido descritos defeitos intermediários de sinalização além do receptor da insulina, envolvendo as ações metabólicas, porém não mitogênicas da insulina, tais como o prejuízo da atividade estimulada por insulina da fosfoinositol 3 cinase.

(5) **Leprechaunismo (síndrome de Donohue)**

(a) **Características clínicas.** Herança autossômica recessiva, produto de pais consangüíneos, retardo no crescimento intra-uterino e pós-natal, face dismórfica, lipoatrofia, perda muscular, acantose *nigricans*, hiperandrogenismo ovariano em mulheres, puberdade precoce, cardiomiopatia hipertrófica e morte precoce.

(b) **Mecanismo.** Mutações do gene de receptor insulínico, em todos os casos.

(6) **Lipodistrofia generalizada congênita**

(a) **Características clínicas.** Similares àquelas da síndrome de resistência insulínica tipo A e acantose *nigricans* junto com infiltração gordurosa hepática causando, em alguns casos, cirrose; cardiomiopatia hipetrófica, acromegaloidismo e hipertrigliceridemia.

(b) **Mecanismo.** Nenhuma mutação do gene do receptor insulínico foi identificada, embora evidências recentes mostrem ligação a uma região do cromossomo 9q34, que codifica o receptor α retinóide X.

(7) **Lipodistrofia parcial**

(a) **Características clínicas.** Tecido gorduroso afetado por lipoatrofia ou lipoipertrofia, com outras características similares àquelas da síndrome de resistência insulínica tipo A e acantose *nigricans*, junto com a hepatoesplenomegalia, cardiomiopatia hipetrófica e acromegaloidismo e hipertrigliceridemia.

(b) **Mecanismo.** Desconhecido.

f. **Defeitos celulares extrínsecos (secundários) associados à resistência insulínica**

(1) **Estados fisiológicos.** Sexo (feminino > masculino), raça (afro-americanos, hispânicos e americanos nativos > caucasianos), puberdade (talvez secundária a uma secreção aumentada de GH), gravidez e idade avançada.

(2) **Estados fisiológicos anormais.** Infecção (incluindo HIV-1), drogas (p. ex., glicocorticóides e GH) estresse, fome, uremia, cirrose e cetoacitose.

(3) **Causas endocrinológicas.** Glicocorticóides (síndrome de Cushing), GH (acromegalia), catecolaminas (feocromocitoma), glucagon (glucagonoma), hipertireoidismo, hipotireoidismo e hiperparatireoidismo.

(4) **Anticorpos que bloqueiam o receptor de insulina.** Ocorre no evento de uma diátese auto-imune generalizada em pacientes com a **síndrome de resistência insulínica tipo B e acantose *nigricans***, e em pacientes com **ataxia-telangiectasia.**

B. Fator de crescimento insulina-símile I

1. **Geral.** O dogma tradicional ensinou que o IGF-1, secretado do fígado, é o maior efetor da ação GH no sentido endocrinológico clássico. No entanto, o IGF-1, as proteínas de ligação do IGF-1 e os receptores de IGF-I são expressos por muitos tecidos diferentes, sugerindo que a atividade autócrina-parácrina pode ser mais fisiologicamente relevante. O IGF-I e IGF-II se ligam e estimulam o receptor de IGF-I, o receptor de IGF-II (IGF-II/receptor de manose 6 fosfato) e, em um grau menor, o receptor de insulina. O receptor de IGF-I codificado por uma gene localizado no cromossomo 15q25-q26, é homólogo ao receptor de insulina e é composto de subunidades α inteiramente extracelulares, que contêm domínio rico em cisteína, e duas subunidades β transmembrana contendo um domínio de tirosina cinase na sua porção citoplasmática. Quase todas as IGF I e IGF II circulantes são ligados a proteínas específicas, das quais a mais prevalente é a IGFBP-3. Essa proteína, junto com a subunidade ácido lábil (ALS), constitui um complexo ternário dependente de 150-kDa GH. O papel dos IGFBPs ainda não é completamente entendido; embora tradicionalmente se pense que elas regulam a distribuição e ação do IGF, elas emergiram como reguladoras independentes do IGF do crescimento celular normal e anormal.

2. **Defeitos intrínsecos**

a. **Pigmeus africanos**

(a) **Características clínicas.** Pensa-se que a baixa estatura significativa nesta população seja adaptativa na natureza como um meio de sobrevivência na vegetação densa e na alta umidade na floresta; períodos intermitentes de pobre nutrição podem também ter um papel. Dependendo do estado nutricional, os níveis aleatórios de GH podem ser normais ou levemente elevados, e os níveis de IGF-I e GHPB podem ser normais ou baixos.

(b) **Mecanismo.** Embora estudos precoces tenham sugerido que a resistência GH era responsável pela baixa estatura de pigmeus africanos, trabalhos mais recentes demonstraram resistência combinada de GH e IGF-I geneticamente reguladas em pigmeus Efe africanos. A variação subjacente parece ser uma resistência ao IGF-I com a resistência secundária ao GH. Os africanos Lese vizinhos, cujo *pool* genético é misturado àquele dos Efe, mostram respostas intermediárias (entre Efe e controle) tanto no GH quanto no IGF-I. Até hoje, nenhuma mutação foi encontrada no gene receptor de IGF-I dos pigmeus Efe.

b. Foram relatadas várias crianças com baixa estatura isolada que continham resistência aparente ao IGF-I em associação com concentrações séricas elevadas de IGF-I, conforme medido tanto por radioimunoensaio quanto por ensaio de radiorreceptor ou bioensaio. Uma dessas crianças manifestaram uma redução de 50% da ligação de IGF-I aos seus fibroblastos, enquanto os fibroblastos de outra criança eram resistentes à IGF-I por causa de produção anormal e associação celular anormal dos IGFBPs.

c. Foram descritas algumas crianças com retardo de crescimento intra-uterino e pós-natal em associação a deleções distais tanto de **cromossomo 15q** quanto de **cromossomo em anel 15**, que, pensamos, talvez envolva o gene para o receptor de IGF-I.

3. **Defeitos extrínsecos**

a. **Infecção por HIV** é associada à evidência *in vitro* e *in vivo* de (presumivelmente) resistência adquirida combinada de IGF-I e GH tanto em adultos sintomáticos quanto em crianças. Tal resistência pode contribuir para os distúrbios de crescimento vistos em crianças HIV positivo sintomáticas e a síndrome consuntiva vista tanto em crianças quanto em adultos com AIDS.

b. **Má nutrição** é associada à deficiência e resistência reversível de IGF-I; tanto a resistência ao IGF-I quanto ao GH foram observadas em má nutrição protéica experimentalmente induzida em ratos.

c. O retardo de crescimento da **insuficiência renal crônica** deriva, em parte, das elevações de IGFBPs, causando resistência ao IGF-I, que pode ser superada com o tratamento de altas doses de GH.

d. **Diabetes.** A detecção de bioatividade inibitória de IGF-I no soro de crianças com **diabetes tipo 1** sugere que a resistência ao IGF-I pode estar subjacente ao retardo de crescimento algumas vezes visto nestas crianças (**síndrome de Mauriac**).

IV. Distúrbios específicos associados à resistência de hormônio: receptores de citocina classe 1

A. Hormônio de crescimento

1. **Geral.** O gene do receptor do GH humano é localizado no cromossomo 5p13-p12, engloba 87 pares de kilobase (codificando 620 aminoácidos) e inclui 9 éxons (numerados de 2 a 10) dos quais o éxon 2 codifica uma seqüência de sinal de secreção, os éxons 3 a 7, um grande domínio extracelular de ligação de GH (246 aminoácidos), éxon 8, um único domínio de membrana (24 aminoácidos) e éxons 9-10, o domínio citoplasmático (350 aminoácidos). A seqüência aminoterminal da **proteína ligada ao GH circulante (GHBP)** parece ser o produto proteolítico do domínio de ligação extracelular do receptor de GH. A ação do GH é mediada pela dimerização induzida por ligando (GH) do receptor de GH seguido de ativação da tirosina cinase JAK2 associada ao receptor e das proteínas citoplasmáticas Stat.

2. **Defeitos intrínsecos**

a. **Síndrome de insensibilidade acentuada ao hormônio de crescimento (nanismo de Laron)**

(1) **Características clínicas.** Caracterizada por baixa estatura pós-natal moderada a acentuada, um fenótipo dismórfico específico (incluindo fonte proeminente, pequena face com nariz em sela, mãos e pés pequenos, cabelos esparsos, voz aguda, escleras azuis e micropênis em meninos), altas concentrações circulantes de GH na infância, baixos níveis séricos de IGF-I e nenhuma resposta de crescimento à terapia com GH exógeno, porém com uma melhora significativa no crescimento após tratamento com IGF-I.

(2) **Mecanismos.** Pacientes afetados têm mutações *nonsense, frameshift, splice* ou *missense* do gene do receptor de GH. Pelos menos 38 mutações diferentes foram descritas, a maioria das quais é de mutações em ponto de homozigotos ou deleções complexas de gene, e o restante é de heterozigotos compostos. Três diferentes relações genótipo/fenótipo foram descritas.

(a) Autossômica recessiva, produto de pais consanguíneos, com baixa estatura e fenótipo acentuado, e níveis de GHBP circulantes tanto tipicamente ausentes quanto baixos, porém ocasionalmente normais ou até mesmo aumentados.

(b) Forma dominante negativa (veja a seguir) com uma moderada baixa estatura e um fenótipo ausente ou leve, e nível sérico elevado de GHBP.

(c) Defeitos de transdução do receptor GH-GH com insuficiência de crescimento moderada a grave, fenótipo variável e níveis normais de GHBP.

b. **Insensibilidade parcial a GH.** Foram descritas algumas crianças que manifestam baixa estatura leve a moderada e o fenótipo biótipo do nanismo de Laron (incluindo baixos níveis de GHBP sérico), mas que não têm as características dismórficas habituais. Foi descoberto que algumas dessas crianças tinham mutações heterozigotas do gene do receptor de GH, cuja relevância etiológica permanece obscura até o momento.

c. A resistência genética ao GH também foi relatada em um paciente único com acentuada baixa estatura com base em uma **deleção de gene de IGF-I.**

3. **Defeitos extrínsecos.** Formas reversíveis de resistência a GH ocorrem nos eventos de **má nutrição, doença hepática** (especialmente **síndrome de Alagille,** que é caracterizada por diminuição de ductos biliares intra-hepáticos em associação com colestase, doença cardíaca, anormalidades esqueléticas e oculares e face característica), **diabetes melito** pobremente controlado, insuficiência renal crônica e na presença de anticorpos inibidores de GH (que se desenvolvem em algumas crianças com deleções do gene do GH que são então tratadas com GH).

B. **Leptina**

1. **Geral.** O receptor de leptina contém ligação extracelular, transmembranas e domínios intracelulares de comprimento variável. O gene do receptor da leptina humana foi localizado no cromossomo 1p31. A leptina é produzida no tecido adiposo, age em receptores específicos no sistema nervoso central e parece agir como no sinal sacietógeno aferente em uma alça de *feedback* que aparentemente regula o apetite e os centros de saciedade no hipotálamo. A leptina também parece ter um papel estimulante na secreção de gonadotrofina e na fertilidade.

2. **Defeitos intrínsecos.** Embora a estrutura do gene do receptor da leptina tenha sido normal em estudos populacionais, uma mutação homozigota, resultando em perdas tanto dos domínios transmembrana quanto intracelulares, foi descrita em paciente único com obesidade mórbida de início precoce, falta de puberdade e níveis séricos *marcadamente* elevados de leptina.

3. **Defeitos extrínsecos.** Humanos obesos têm maiores níveis séricos de leptina do que indivíduos de peso normal, e estes níveis se correlacionam com seu grau de adiposidade. Com a perda de peso, os níveis de leptina sérica caem.

V. **Distúrbios específicos associados à resistência hormonal: receptores ligados à proteína G**

A. **Hormônio adrenocorticotrófico**

1. **Geral.** O gene do receptor do ACTH humano (também conhecido como melanocortina-2), junto com o gene para o receptor do hormônio melanócito estimulante, são localizados no cromossomo 18p11.2. O receptor de ACTH é um dos menores membros desta superfamília de receptores, tendo apenas 297 resíduos de comprimento com peso molecular previsto de 33 kDa na sua forma não glicosilada.

2. **Defeitos intrínsecos**

a. **Deficiência familiar de glicocorticóide**

(1) **Características clínicas.** Este distúrbio familiar raro é caracterizado por herança autossômica recessiva, hiperpigmentação da pele e da mucosa, e sinais de insuficiência de glicocorticóide, mas, em geral, tem uma função mineralocorticóide preservada. Bioquimicamente, isso se manifesta como hipoglicemia e hiponatremia, mas sem hipercalemia.

(2) **Mecanismo.** Pelo menos 13 diferentes mutações de perda de função *missense, nonsense* e *frameshift* homozigota ou heterozigota composta do gene do receptor do ACTH foram encontradas em aproximadamente 50% de indivíduos afetados.

b. **Síndrome triplo A**

(1) **Características clínicas.** Esta é outra forma rara, familiar, autossômica recessiva de **insuficiência adrenocortical** primária, com as características clínicas de deficiência familiar de

glicocorticóide, junto com **acalasia** (uma inabilidade do esfíncter esofágico inferior de relaxar, causando dificuldade na deglutição), **alácrima** (ausência de lagrimas), neuropatia (neuropatia motora mista superior e inferior, prejuízo sensorial, neuropatia autônoma e retardo mental) e, em alguns pacientes, hiperceratose das palmas e solas. A acalasia e a alácrima presumivelmente resultam de uma neuropatia autônoma subjacente ou associada.

(2) **Mecanismo.** Embora nenhuma mutação do gene do receptor do ACTH tenha sido encontrada, a ligação a um gene no cromossomo 12q13, perto do grupo dos genes de ceratina do tipo 2, foi relatada.

B. **Angiotensina II**

1. **Geral.** A angiotensina II é um vasoconstritor potente, cujos receptores são localizados no cérebro, no rim e no músculo liso vascular. O receptor tipo 1 da angiotensina II humana é o subtipo predominante no músculo liso vascular, cujo gene foi mapeado no cromossomo 3q21-q25.

2. **Defeitos intrínsecos.** Nenhuma mutação patológica do gene do receptor da angiotensina II, afetando o sistema endocrinológico, foi relatada, embora um polimorfismo particular tenha sido ligado a uma hipertensão essencial.

3. **Defeitos extrínsecos: a síndrome de Bartter** foi originalmente descrita em dois pacientes que apresentaram hipocalemia, alcalose metabólica, hiperaldosteronismo com normotensão, **resistência à ação pressora da angiotensina II** e hiperplasia do aparelho justaglomerular dentro do rim. O termo síndrome de Bartter é agora usado para englobar uma variedade de distúrbios que envolvem o transporte de eletrólitos que são associados ao quadro bioquímico de alcalose metabólica hipereninêmica hipocalêmica. Vários defeitos moleculares foram descritos, envolvendo tanto a codificação genética do co-transportador de cloro-potássio-sódio sensível à bumetanida quanto a codificação do gene para o canal de potássio sensível à ATP retificante interno (na síndrome de Bartter antenatal ou neonatal); deleções ou mutações na codificação genética para o canal de cloreto renal (síndrome de Bartter clássica que se apresenta na infância); e mutações na codificação genética para o co-transportador de cloreto de sódio sensível a tiazídicos (em crianças e adultos com síndrome de Gitelman). Portanto, a falta de resposta vascular observada à angiotensina II não é o defeito primário na síndrome de Bartter e parece ter uma base extrínseca ou secundária.

C. **Hormônio antidiurético**

1. **Geral.** A ação antidiurética do ADH ou da arginina vasopressina é mediada por receptores V_2, dependentes de AMPc, enquanto sua ação vasoconstritora é mediada por receptores V_1, dependentes de fosfatidilinositol. O gene para o receptor V_2 de ADH humano foi localizado no cromossomo X na banda Xq28 e codifica uma proteína de receptores de 371 aminoácidos. Em resposta ao ADH, as vesículas intracelulares, contendo canais de água funcionais, também conhecidas com proteínas de aquaporina-2, são inseridas na membrana apical normalmente impermeável do ducto coletor, portanto aumentando a permeabilidade à água. O gene da aquaporina-2 é localizado no cromossomo 12q12-q13.

2. **Defeitos intrínsecos**

a. **Diabetes insípido nefrogênico ligado ao X**

(1) **Características clínicas.** Este raro distúrbio é associado à resistência tubular renal ao ADH. Em famílias afetadas, 50% dos homens são sintomáticos e normalmente completamente não responsivos ao ADH. Respostas extra-renais ao ADH sintético (DDAVP), incluindo prejuízo da coagulação, efeitos fibrinolíticos e vasodilatadores, também são ausentes nestes pacientes. O tratamento com ADH ou seus análogos é ineficaz. As medidas terapêuticas são não-específicas; elas incluem hidratação e o uso de restrição de sal e diuréticos tiazídicos, cuja combinação é usada para reduzir o volume urinário.

(2) **Mecanismo.** Descobriu-se que o defeito é causado por mutações que envolvem o gene do receptor V_2 ou o processo de transdução do receptor V_2 ou ambos.

b. **Diabetes insípido nefrogênico autossômico recessivo.** Esta forma ainda mais rara foi relatada nos filhos de pais consanguíneos e é associada à responsividade extra-renal normal ao DDAVP e um gene de receptor ADH normal. Em contraste, mutações do gene da **aquaporina-2** foram relatadas. As terapias recomendadas são similares àquelas usadas para tratar a forma ligada ao X de diabetes insípido.

3. **Defeitos extrínsecos.** Formas secundárias de diabetes insípido nefrogênico podem ser causadas por:

a. **Fatores farmacológicos:** uso de lítio, demeclociclina e diuréticos.

b. **Diurese osmótica:** diabetes melito e população de néfrons reduzida (nefrite).

c. **Distúrbios eletrolíticos:** hipercalcemia e hipocalemia.

d. **Doença renal:** diurese pós-obstrutiva, acidose tubular renal, pielonefrite, necrose papilar e doença falciforme.

e. **Hemodinâmica:** hipertireoidismo.

D. **Receptor sensível ao cálcio**

1. **Geral.** O gene do receptor sensível ao cálcio é localizado no cromossomo 3q21-3q24 e codifica uma proteína de superfície celular de l.078 aminoácidos, que é expressa nas glândulas paratireóides e nos rins. O receptor regula a secreção de PTH e a reabsorção de cálcio pelos túbulos renais em resposta a flutuações na concentração sérica de cálcio.

2. **Defeitos intrínsecos.** Mutações de perda de função causam **hipercalcemia benigna** familiar (autossômica dominantemente hereditária), também conhecida com **hipercalcemia hipercalciúrica familiar.** Indivíduos afetados são geralmente assintomáticos, têm elevações leves a moderadas por toda a vida de concentrações séricas de cálcio, e têm baixa excreção urinária de cálcio. Mais raramente, estas mutações podem causar hiperparatireoidismo neonatal grave, com hipercalcemia marcante. Quando ambos estão presentes na mesma família, o primeiro parece representar a forma heterozigota, e o último, a forma homozigota do mesmo defeito genético. Funcionalmente, estas mutações se manifestam como uma falência de supressão das concentrações de PTH em níveis esperados de hipercalcemia, assim como uma reabsorção renal inapropriadamente alta de cálcio, apesar da hipercalcemia.

E. **Catecolaminas**

1. **Geral.** Os receptores de catecolaminas são funcionalmente divididos nos tipos e β-adrenérgico e α_1-, α_2- adrenérgicos, cada um dos quais pode ser dividido em pelo menos três subtipos. Os genes para os receptores β-adrenérgico e α_1-, α_2- adrenérgicos foram localizados em lugares cromossômicos específicos (Tabela 2.1). As respostas α-adrenérgicas representativas incluem vasoconstrição, relaxamento intestinal, contração uterina e dilatação pupilar. As respostas β-adrenérgicas representativas incluem estímulo cardíaco, lipólise e relaxamento intestinal.

2. **Defeitos intrínsecos**

a. Um polimorfismo que converte arginina em glicina no códon 16 do receptor β_2-adrenérgico tem uma alta prevalência em pacientes com **asma noturna.**

b. Um polimorfismo que causa conversão de triptofano em arginina no códon 64 do receptor β_3-adrenérgico, quando expressado de forma homozigota, ocorre com freqüência inesperada em certas populações **obesas mórbidas.**

3. **Defeitos extrínsecos**

a. A *down-regulation* de receptores β_1-adrenérgicos (secundária a altas concentrações circulantes e/ou locais de norepinefrina) e a sensibilidade reduzida de respostas β-adrenérgicas têm sido encontradas em **corações humanos com falência.**

b. Dessensibilização das respostas β-adrenérgicas e a perda acompanhante de responsividade da terapia β-agonista ocorrem **na asma, no parto prematuro e no choque.**

F. **Fator liberador de corticotropina** (CRF)

1. **Geral.** Genes para o receptor de CRF são localizados nos cromossomos 7p21-p15 e 17q12-q22. A ativação deste receptor nos corticotrofos hipofisários pelo CRF regula a secreção de ACTH.
2. **Defeitos intrínsecos.** Nenhuma mutação patológica do gene do receptor de CRF associada à resistência a CRF foi relatada.
3. **Defeitos extrínsecos.** Pacientes com **depressão** manifestam um estado falso Cushing em que há uma disfunção reversível do eixo hipotalâmico-hipofisário-supra-renal, elevação dos níveis séricos basais de cortisol, resistência à ação de *feedback* negativo da dexametasona na secreção de cortisol e níveis elevados de CRF no líquido cefalorraquidiano. Além disso, indivíduos deprimidos manifestaram uma resposta sérica de cortisol prejudicada ao CRF administrado, compatível com a presença de resistência a CRF, cujo significado clínico ainda não é claro.

G. **Hormônio foliculoestimulante**

1. **Geral.** O gene para o receptor de FSH é localizado no cromossomo 2p21-p16 e consiste em 10 éxons, o último dos quais, assim como nos genes dos receptores TSH e LH, codifica todos os domínios transmembrana e intracelular do receptor. A ativação do receptor pelo FSH no ovário estimula o desenvolvimento folicular e, nos testículos, estimula a espermatogênese pelas células de Sertoli.
2. **Defeitos intrínsecos.** Mutações do gene do receptor de FSH são incomuns. Mulheres que têm uma mutação inativante do gene do receptor de FSH têm um fenótipo mais acentuado do que aquelas com mutações do gene de receptor de LH (*i. e.*, elas têm células ovarianas não responsivas e produção de esteróide sexual feminino quase completamente ausente, resultando em características sexuais secundárias subdesenvolvidas – freqüentemente referidas como "**síndrome do ovário resistente**"), em conjunto com níveis séricos elevados de gonadotrofina e amadurecimento folicular interrompido, porém não ausente. Recentemente, as mutações somáticas do gene do receptor de FSH foram descritas em uma série de tumores de cordão sexual e carcinomas de pequenas células do ovário; seu papel na formação do tumor ou no crescimento é desconhecido. Homens afetados são normalmente virilizados e têm pequenos testículos, indicando espermatogênese ausente ou pobre, em conjunto com FSH sérico moderadamente elevado, LH sérico normal ou levemente elevado e níveis de testosterona normais.

H. **Hormônio liberador da gonadotrofina**

1. **Geral.** O gene do receptor GnRH humano é localizado no cromossomo 4q21.2 e compreende 3 éxons. A ligação do GnRH a seu receptor estimula a atividade da fosfolipase C e do cálcio intracelular por meio das proteínas G_q/G11. A ativação deste receptor nos gonadotrofos hipofisários pelo GnRH estimula tanto a secreção de LH quanto de FSH.
2. **Defeitos intrínsecos.** Poucas famílias com mutações *missense* inativantes heterozigotas compostas, que resultam em hipogonadismo hipogonadotrófico, têm sido descritas. Indivíduos afetados apresentam tanto evidência de puberdade quanto desenvolvimento puberal incompleto, amenorréia em mulheres e/ou infertilidade. Conforme esperado, o tratamento com administração pulsátil de GnRH é ineficaz, enquanto o tratamento com gonadotrofinas pode induzir ovulações em mulheres.

I. **Hormônio liberador do hormônio do crescimento**

1. **Geral.** O gene do receptor do GHRH humano é localizado no cromossomo 7p14 e codifica uma proteína de 423 aminoácidos. A ativação deste receptor nos somatotrofos hipofisários por GHRH estimula secreção de GH.
2. **Defeitos intrínsecos.** Dois grupos talvez relacionados de indivíduos de irmãos consanguíneos, na Índia e no Sindh, Paquistão, e outro do Brasil, foram descritos com nanismo não dismórfico pro-

porcional; ausência de microfalo e hipoglicemia; e microcefalia, em associação com a deficiência de GH recessivamente herdada, mas um gene de GH normal. Estes pacientes têm uma mutação *nonsense* do gene do receptor GHRH que, pensamos, codifica uma proteína GHRH acentuadamente truncada, que não tem os domínios e o local de ligação da proteína G. Nenhuma mutação do gene do receptor GHRH foi encontrada em pacientes "típicos" com deficiência de GH.

J. Hormônio luteinizante

1. **Geral.** O gene para o receptor de LH/corionogonadotrofina (CG) é localizado no cromossomo 2p21 e consiste em 11 éxons, o último dos quais, assim como os genes do receptor do FSH e do TSH, codifica todos os domínios transmembrana e intracelular do receptor. A ativação deste receptor pelo LH estimula a produção gonadal de esteróides pelos folículos ovarianos e pelas células de Leydig dos testículos.

2. **Defeitos intrínsecos.** Mutações inativantes do gene do receptor do LH são raras e podem se apresentar em homens como um pseudo-hermafroditismo 46,XY masculino (secundário a uma inabilidade do LH/CG fetal de induzir virilização fetal adequada), em conjunto com hipoplasia de célula de Leydig, ou como um fenótipo mais leve, caracterizado por subvirilização e micropênis. Recentemente, foi descrita uma mulher 46,XX com uma mutação homozigota do gene do receptor de LH inativante, que apresentou um fenótipo relativamente leve, consistindo em amenorréia primária com desenvolvimento sexual primário e secundário normais.

K. Hormônio da paratireóide

1. **Geral.** Um receptor comum para PTH e o peptídeo relacionado com o PTH (PTHrP), também conhecido com receptor PTH/PTHrP do tipo 1, foram localizados no cromossomo 3p22-p21.1. A ativação do receptor de PTH mobiliza cálcio do osso e aumenta a reabsorção de cálcio pelo rim.

2. **Defeitos intrínsecos**

   a. **Pseudo-hipoparatireoidismo (PHP)** é definido com resistência ao PTH e é mais comumente herdado em uma forma autossômica dominante. Pacientes afetados têm hipocalcemia, hiperfosfatemia e níveis elevados de PTH, e nenhum aumento no AMPc urinário ou da fosfatúria em resposta a um PTH injetado. Várias formas de PHP foram descritas, e pensa-se que todas são devidas a anormalidades celulares intrínsecas.

   (1) **Pseudo-hipoparatireoidismo tipo IA**

   (a) **Características clínicas.** Pacientes afetados têm expressão ou função reduzida de α-G_s no evento de resistência a PTH e a múltiplos hormônios (p. ex., TSH, glucagon e gonadotrofinas). Estes pacientes também têm o fenótipo característico (**osteodistrofia hereditária de Albright ou AHO**), caracterizado por baixa estatura, obesidade, face redonda, pescoço curto, metacarpos e metatarsos encurtados, calcificação ou ossificação subcutânea heterotópica e defesa mental. Foi recentemente sugerido que a obesidade vista no AHO pode ser o resultado de resistência à lipose normal mediada por epinefrina.

   (b) **Mecanismo.** Na maioria dos pacientes com PHP-IA, mutações heterozigotas de células germinativas com perda de função herdada por via paterna no gene α-G_s foram identificadas. Entre elas estão as substituições-base em um local de junção *splice*, mutações de codificação *frameshift*, *stop codons* prematuros, deleções grandes e, até mesmo, uma deleção comum de 4 bp *("hot-spot")* no éxon 7 em múltiplos irmãos não relacionados. Além disso, mutações *missense* também foram descritas.

   (2) **Pseudo-hipoparatireoidismo tipo IB**

   (a) **Características clínicas.** Pacientes afetados têm atividade normal do α-G_s, apenas evidência ocasional de fenótipo de AHO e nenhuma característica de resistência multiormonal.

(b) **Mecanismo.** Embora se pense que o defeito seja devido a uma anormalidade do gene do receptor do PTH, nenhuma deficiência ou anormalidade foi descrita ainda. Portanto, a base molecular desta doença permanece indefinida.

(3) **Pseudo-hipoparatireoidismo tipo IC**

(a) **Características clínicas.** Pacientes afetados têm atividade normal de α-G_S, ocasional evidência de fenótipo de AHO e características de resistência multiormonal.

(b) **Mecanismo.** Pensa-se que a variante seja causada por um defeito pós-receptor envolvendo a ação do PTH.

b. **Osteocondodisplasia letal de Blomstrand.** Esta displasia esquelética fatal e rara, caracterizada por ossificação endocondral intramembranosa acelerada, mostrou ser causada por uma mutação inativante do receptor 1 PTH/PTHrP tipo 1.

L. **Hormônio liberador da tirotrofina**

1. **Geral.** O gene do receptor do TRH é localizado no cromossomo 8q23. A ativação destes receptores em tirotrofos hipofisários por TRH resulta em secreção de TSH.

2. **Defeitos intrínsecos.** Foi descrito um único paciente com hipoparatireoidismo central, diagnosticado com 9 anos de idade, em que houve ausência completa de resposta de TSH e prolactina após administração de TRH sintético. Isso levou à análise molecular do gene do receptor de TRH do paciente que revelou uma mutação heterozigota composta afetando a ligação celular de TRH e sinalização *dowmstream.*

M. **Hormônio estimulante da tireóide**

1. **Geral.** O gene do receptor de TSH foi mapeado no cromossomo 14q31 e tem dois segmentos: nove éxons codificando o término do amino do domínio extracelular e um grande único éxon codificando o lado carboxiterminal do domínio extracelular, a porção transmembrana em serpentina e o domínio intracelular. O receptor de TSH é principalmente ligado a um α-G_s provocando a estimulação da via de AMPc, que medeia os efeitos de TSH no crescimento da glândula tireoidiana na secreção de hormônio tireoidiano.

2. **Defeitos intrínsecos.** Foram descritos casos raros de hipotireoidismo congênito familiar devidos a mutações de perda de função heterozigotas ou homozigotas compostas do gene do receptor do TSH. O fenótipo presente varia de resistência a TSH, apesar do desenvolvimento do primórdio da tireóide e sua migração normal para o meio do pescoço, hipotireoidismo congênito com hipoplasia profunda de glândula tireoidiana. Fenótipos intermediários foram descritos, também.

VI. **Distúrbios específicos associados à resistência hormonal: hormônios esteróides**

A. **Aldosterona (mineralocorticóide)**

1. **Geral.** O gene para o receptor mineralocorticóide humano foi mapeado no cromossomo 4q31.1. Ele codifica uma proteína de 984 aminoácidos. A aldosterona liga-se a receptores mineralocorticóides localizados nos túbulos renais distais, nas glândulas sudoríparas e salivares e na mucosa colônica, estimulando a retenção de sódio e a excreção de potássio. A secreção de aldosterona é fisiologicamente regulada pelo sistema renina-angiotensina.

2. **Defeitos intrínsecos**

a. **Pseudo-hipoaldosteronismo tipo 1**

(1) **Características clínicas.** Esta forma é caracterizada por perda de sal na infância, falência de desenvolvimento, hiponatremia e hipercalemia, e é responsiva ao tratamento suplementar com sódio, mas não à terapia com mineralocorticóide. Este distúrbio é herdado tanto de forma autossômica dominante, afetando apenas os rins, quanto de forma autossômica recessiva, e é associado à não-resposta multifocal dos órgãos-alvo a mineralocorticóides que envolvem os rins, o cólon, as glândulas sudoríparas e salivares e os pulmões. Níveis marcadamente elevados de aldosterona sérica são presentes em todos os casos, e a

atividade da renina plasmática é normalmente aumentada. A suplementação com sal pode ser interrompida muitas vezes após a infância, apesar de a ausência persistente do receptor de aldosterona, e na idade adulta na forma autossômica dominante. Portanto, é presumível, nesta forma, que haja um amadurecimento progressivo nos mecanismos conservadores proximais de sódio tubular.

(2) **Mecanismo.** Descobriu-se recentemente que a variante autossômica dominante do pseudo-hipoaldosteronismo era causada por mutações no gene do receptor mineralocorticóide. A forma autossômica recessiva foi ligada a mutações no gene, codificando o canal de sódio epitelial sensível à amilorida (localizado no 16p12.2-12.1). Estes canais, normalmente localizados na membrana apical, controlam a reabsorção de sódio nos rins e cólon e regulam a secreção dos fluidos nos pulmões.

b. **Pseudo-hipoaldosteronismo tipo 2**

(1) **Características Clínicas.** Esta forma é associada à não-resposta parcial dos túbulos renais à aldosterona, provocando a excreção inadequada de potássio, acidose metabólica, hipertensão, nenhuma perda renal de sal, atividade básica da renina plasmática e concentrações normais ou levemente elevadas de aldosterona sérica. Esta forma de pseudo-hipoaldosteronismo é caracterizada por hipercalemia e hipertensão mineralocorticóide resistentes.

(2) **Mecanismo.** Desconhecido.

3. **Defeitos extrínsecos**

a. Bebês com hiperplasia supra-renal congênita secundária à deficiência de 21-hidroxilase e *sem* deficiência associada de mineralocorticóide freqüentemente ainda se apresentam com crises de perda de sal e hiponatremia, e leve hipercalemia. No estado não tratado, níveis séricos elevados de 17α-hidroxiprogesterona e outros precursores de esteróides antagonizam a ação mineralocorticóide e podem ter um papel significativo no estado de perda de sal em bebês afetados.

b. Além disso, uma forma transitória de pseudo-hipoldosteronismo foi relatada em conjunto com **uropatia obstrutiva**, cujo mecanismo é desconhecido.

B. **Androgênio**

1. **Geral.** O gene do receptor do androgênio humano engloba mais de 90 kb e foi mapeado na região q11.2-q12 do cromossomo X. Ele compreende 8 éxons que codificam uma proteína contendo 910 aminoácidos. O receptor contém um terminal carboxi que confere propriedades específicas de ligações a esteróides (codificado por éxons 4-8) e um domínio de ligações de DNA codificado pelos éxos 2 e 3 rico em cisteína e altamente conservado (dentro da família de receptores de esteróides). A ativação do receptor do androgênio é necessária para mediar as ações biológicas da testosterona e da diidrotestosterona.

2. **Defeitos intrínsecos**

a. **Características clínicas.** Este distúrbio que causa pseudo-hermafroditismo masculino (cariótipo 46,XY) se manifesta tanto na forma completa quanto na parcial e é conhecido como **insensibilidade ao androgênio** ou, em sua forma completa, **testículo feminilizante**. A forma completa normalmente se apresenta na faixa de idade adolescente como amenorréia primária, pouco ou nenhum pelo axilar ou púbico e mamas normais (secundária à conversão periférica de androgênio em estrogênio) em uma mulher fenotipicamente normal. Esta condição ocasionalmente se apresenta na criança mais nova em virtude da presença de hérnias inguinais que contêm testículos em crianças do sexo feminino com aparência normal. Com qualquer uma das apresentações existe uma vagina cega e não existem ductos genitais internos (por causa da produção de ação fetal normal de AMH, que causa regressão dos derivados mullerianos e resistência à ação local do androgênio, impedindo a formação do ducto wolffiano). Os testículos contêm células de Leydig normais ou aumentadas e túbulos seminíferos, mas não existe espermatogênese. Por causa do risco de desenvolvimento de tumor gonadal (e carcinoma *in situ* no testículo pré-púbere), orquiectomias profiláticas precoces são indicadas. Formas parciais de insensibilidade a androgênio têm expressão fenotípica que varia de hipospadias penoescrotais, desenvolvimento de mama puberal e azospermia a um fenótipo predominante feminino com fusão labial parcial, clitoromegalia e um desenvolvimento normal de mama e pêlo pubiano. Hipospadias isoladas, e talvez micropênis idiopático, podem ser considerados expressões da resistência a androgênio.

b. **Mecanismo.** Defeitos da função do receptor de androgênio são dispostos em duas categorias. A primeira causa uniformemente uma resistência androgênica completa e inclui mutações que rompem a seqüência primária do receptor, resultando em, por exemplo, *stop codons* prematuros; mutações *frameshift*, deleções ou inserções; ou alterações de *splicing* de RNA. A segunda e mais comum causa é associada a um fenótipo variável e é devida a substituições de um único aminoácido dentro da proteína do receptor do androgênio que tipicamente ocorre tanto no domínio de ligação hormonal (a causa mais comum de resistência a androgênio) quanto no domínio de ligação ao DNA.

C. **Cortisol**

1. **Geral.** Os DNAc que codifica o receptor de glicocorticóides prevêem duas formas de proteína de 777 e 742 aminoácidos, diferindo do seu terminal carboxi. O gene foi mapeado no cromossomo 5q31. A ativação deste receptor é necessária para efetuar as ações dos glicocorticóides.

2. **Resistência fisiológica a glicocorticóides.** Nos néfrons distais do rim, ocorre resistência ao cortisol. Mais especificamente, o receptor mineralocorticóide humano pode ser ativado pelo cortisol, cujas concentrações séricas excedem aquelas da aldosterona, o ligando natural, em até 1.000 vezes. Para evitar a ativação contínua do receptor mineralocorticóide por estes níveis de cortisol, o cortisol é convertido no rim pela enzima 11 β-hidroxilase em cortisona, que não ativa o receptor mineralocorticóide. Esta resistência localizada ao cortisol previne o desenvolvimento de hipertensão mediada por cortisol e hipocalemia em pacientes normais.

3. **Defeitos intrínsecos**

a. **Características clínicas. Resistência hereditária generalizada ao cortisol** é um distúrbio autossômico dominante raro que foi relatado em várias famílias cujos membros afetados se apresentaram com hipercortisolemia, mas sem características cushingóides. As resistências hipofisária e periférica são equilibradas para que nenhuma característica de hiper ou hipocortisolismo surja. Características clínicas resultam de androgênio supra-renais circulantes aumentados, que se manifestam com hirsutismo, irregularidades menstruais e precocidade sexual; e níveis séricos aumentados de desoxicorticosterona, que se apresentam como hipertensão e hipocalemia. Estas características clínicas respondem à terapia com dexametasona. Duas irmãs foram relatadas recentemente com resistência a glicocorticóides, mineralocorticóides e androgênio, possivelmente devida a um defeito co-ativador comum; elas tinham uma sensibilidade normal à vitamina D e a hormônios tireoidianos.

b. **Mecanismo.** Associado a anormalidades do receptor humano de glicocorticóide, incluindo afinidade diminuída por glicocorticóides, número diminuído de receptores, ligação diminuída do receptor ao DNA e termolabilidade aumentada ao receptor.

4. **Defeitos extrínsecos**

a. **Distúrbios psiquiátricos,** incluindo depressão, anorexia nervosa e certos tipos de psicose, são associados à concentração sérica de cortisol tão alta quanto aquelas, que ocorrem em pacientes com síndrome de Cushing; no entanto, estes pacientes não têm nenhuma das características físicas associadas a síndrome de Cushing, sugerindo um estado de resistência a glicocorticóide.

b. **AIDS.** Níveis séricos elevados de cortisol com evidência clínica de insuficiência glicocorticóide foram descritos em alguns adultos com síndrome da imunodeficiência adquirida (AIDS), nos quais emagrecimento, diarréia e hipercalemia são sugestivos de insuficiência supra-renal. Ao mesmo tempo em que receptores diminuídos de glicorticóides foram encontrados em linfócitos circulantes destes pacientes, o significado mecanístico deste achado não é claro.

c. **Doença de Cushing.** A doença de Cushing hipofisária pode ser causada por resistência a glicocorticóide localizada no hipotálamo e/ou hipófise. A doença ectópica de Cushing freqüentemente é associada à produção de ACTH que não é suprimida por glicocorticóides.

D. **1,25-Diidroxivitamina D_3 [1,25$(OH)_2D_3$]**

1. **Geral.** O receptor da vitamina D humana é o produto de um único gene no cromossomo 12q12-q14. Ele contém 9 éxons que codificam um domínio de ligação hormonal C-terminal [com especificidade esteroidal de alta afinidade para 1,25$(OH)_2D_3$], uma região de articulação e um domínio de ligação de DNA rico em cisteína (contendo dois "dedos de zinco"). A ativação deste receptor pela 1,25$(OH)_2D_3$ resulta em uma absorção intestinal aumentada de cálcio e uma formação de osso osteóide aumentada.

2. **Defeitos intrínsecos: raquitismo resistente a 1,25-diidroxivitamina-D hereditário**

a. **Clínica.** Pacientes afetados com esta forma rara de raquitismo apresentam uma constelação de sintomas, incluindo raquitismo de início precoce, retardo de crescimento, hipocalcemia, hipofosfatemia, fosfatase alcalina elevada, hiperparatireoidismo secundário e **níveis séricos elevados de 1,25$(OH)_2D_3$.** Além disso, cáries dentárias graves, hipoplasia dentária e pêlos esparsos, ou, até mesmo, **alopecia** total e corporal, freqüentemente ocorrem. A doença pode ocorrer em múltiplos membros da família de ambos os sexos, com uma alta incidência de consanguinidade parental, sugerindo herança autossômica recessiva. Pacientes afetados normalmente não respondem ao tratamento com 1,25$(OH)_2D_3$ mesmo em doses suprafisiológicas. A terapia oral com cálcio em altas doses supera o defeito de receptor, normaliza o cálcio sérico e mantém a remodelagem e aposição mineral óssea. A melhora espontânea com a idade também ocorre em algumas crianças afetadas.

b. **Mecanismo.** Mais de 50 mutações do gene do receptor da 1,25$(OH)_2D_3$ foram descritas. Estes defeitos moleculares tipicamente afetam tanto a região de ligação hormonal quanto a ligação de DNA em regiões com mutações "dedo de zinco" identificadas em seqüências conservadas entre a superfamília de receptores esteroidais-tireoidianos.

E. **Estrogênio**

1. **Geral.** O gene para o receptor do estrogênio humano é localizado no cromossomo 6q25.1 e codifica uma proteína que contém 595 aminoácidos. A ativação deste receptor efetua as ações do estrogênio no sistema reprodutor feminino e no osso.

2. **Defeitos intrínsecos**

a. **Características clínicas.** Um único caso de **resistência genética a estrogênio** devido à mutação provada no gene do receptor do estrogênio foi descrito em um homem de 28 anos de idade (produto de um casamento consanguíneo) com estatura muito alta, fechamento epifisial incompleto, densidade mineral óssea diminuída e desenvolvimento puberal normal. Os níveis séricos de estradiol, estrona, LH e FSH estavam todos aumentados, enquanto as concentrações séricas de testosterona estavam normais. O paciente não tinha resposta física ou bioquímica detectável à administração de estrogênio, apesar de um aumento de 10 vezes na concentração de estradiol livre sérico.

b. **Mecanismo.** No caso único citado, a seqüência direta do éxon 2 revelou uma transição de cistina para timidina no códon 157 de ambos os alelos, resultando em um *stop codon* prematuro. Os pais do paciente eram portadores heterozigotos desta mutação.

F. **Progesterona**

1. **Geral.** O gene que codifica o receptor da progesterona humana foi localizado no cromossomo 11q22-q23 e codifica uma proteína contendo 984 aminoácidos. A ativação deste receptor medeia os efeitos da progesterona no útero.

2. **A resistência à progesterona** foi apenas raramente relatada. Foi proposto que ela explica os achados de duas mulheres estéreis com níveis circulantes normais de estrogênio e progesterona e amadurecimento histológico inadequado do endométrio da fase lútea. Neste caso estudado, existiam menos receptores de progesterona endometriais no dia 14 da fase lútea do ciclo menstrual. Deve ser observado que não havia aumento óbvio na concentração sérica de progesterona nestes pacientes, como seria esperado com base em um *feedback* negativo e conforme ocorre em outros estados de resistência esteroidal. A resistência adquirida à progresterona (por meio de alterações nos elementos de resposta genética) também foi sugerida como razão para a insuficiência progressiva (ao longo do tempo) do câncer endometrial em responder a altas doses de progesterona exógena.

G. **Hormônios tireoidianos**

1. **Geral.** Existem dois genes receptores de hormônio tireoidiano (T_3), designados de α e β, que são localizados nos cromossomos 17q11.2 e 3p24.3, respectivamente. Existem padrões de desenvolvimento e tissulares específicos de expressão de um RNAm de receptor de T_3. A ativação deste receptor efetua as várias ações metabólicas dos hormônios tireoidianos.

2. **Defeitos intrínsecos**

   a. **Características clínicas.** Até recentemente, as pacientes que achávamos ter resistência ao hormônio tireoidiano eram classificados como tendo resistência hipofisária tanto generalizada quanto seletiva, dependendo da ausência ou presença de sintomas de hipertireoidismo. O termo **resistência generalizada ao hormônio tireoidiano** foi aplicado a uma síndrome caracterizada por níveis séricos elevados de hormônios tireoidianos livres, resistência à ação do hormônio tireoidiano e níveis séricos de TSH inapropriadamente normais ou elevados e responsivos a TRH. Pacientes afetados também podem ter distúrbios de déficit de atenção (60%), epífises curtas, estatura pequena e anormalidades somáticas múltiplas. Enquanto os pacientes com resistência generalizada ao hormônio tireoidiano são clinicamente eutireoidianos ou até mesmo hipotireoidianos, aqueles com a **resistência hipofisária seletiva aos hormônios tireoidianos**, que é mais rara, são clinicamente hipertireodianos. Esta variante tende a ser herdada de forma autossômica dominante e também é associada a níveis séricos de TSH inapropriadamente altos e a TRH responsivos. A classificação algo arbitrária dos pacientes em formas generalizada e hipofisária de resistência ao hormônio tireoidiano sugere que o exame físico e as medidas bioquímicas de rotina juntas permitem uma distinção clara entre a presença e ausência de hipertireoidismo. No entanto, é claro que em ambas as formas pode haver refratariedade variável à ação do hormônio tireoidiano em diferentes tecidos, incluindo osso, cérebro (refletidos como graus de déficit mental permanente), fígado, coração e glândula hipófise.

   b. **Mecanismo.** Estas síndromes são normalmente transmitidas de forma autossômica dominante. Em muitos irmãos com resistência ao hormônio tireoidiano, uma mutação intrínseca do gene β do receptor de T_3, envolvendo seu domínio de ligação do ligando, foi identificada. Estas mutações caem na classe de **mutações dominantes-negativas** na qual a forma mutante é co-expressa com um receptor normal, porém rompe a atividade do receptor normal. Esta inibição dominante negativa por receptores mutantes pode ser corrigida em certos tecidos por um aumento compensatório nos níveis de hormônios tireoidianos circulantes.

VII **Distúrbios específicos associados à resistência hormonal: peptídeos de crescimento/fatores de diferenciação que agem via receptores transmembrana de serina/treonina cinase**

A. **Hormônio antimülleriano**

1. **Geral.** O gene do receptor AMH é localizado no cromossomo 12q13. O AMH, também conhecido como substância inibidora mülleriana (MIS) ou fator inibidor mülleriano (MIF), é um hormônio produzido por células de Sertoli imaturas cuja principal ação é prevenir o desenvolvimento das tubas uterinas, do útero e da vagina superior em fetos do sexo masculino antes de 10 semanas de gestação. As células granulosas ovarianas pós-natais também produzem AMH, embora uma função distinta não tenha sido reconhecida em mulheres.
2. **Defeitos intrínsecos**
   a. **Características clínicas.** A **síndrome do ducto mülleriano persistente** é uma forma rara de pseudo-hermafroditismo masculino, caracterizado pela presença de um útero e de tubas uterinas em um homem normalmente virilizado. Esta condição é mais freqüentemente descoberta incidentalmente durante o reparo de uma hérnia inguinal quando se descobre que o saco hernial contém remanescentes müllerianos.
   b. **Mecanismo.** Alguns meninos com esta condição não têm AMH detectável imunorreativo ou bioativo em seu soro em conjunto com uma mutação de seu gene de AMH. Em contraste, outros meninos afetados que expressam quantidades normais de AMH no seu soro descobriram ter mutações no seu gene do receptor de AMH.

Referências Selecionadas

Brown EM, Pollak M, Seidman CE, et al. Calcium-sensing cell-surface receptors. *N Engl J Med* 1995;333:234-240.

Caron P, Chauvin S, Christin-Maitre S, et al. Resistance of hypogonadic patients with mutated GnRH receptor genes to pulsatile GnRH administration. *J Clin Endocrinol Metab* 1999;84:990-996.

Clément K. Leptin and the genetics of obesity. *Acta Paediatr Suppl* 1999;428:51-57.

Collu R, Tang J, Castagné J, et al. A novel mechanism for isolated central hypothyroidism: inactivating mutations in the thyrotropin-releasing hormone receptor gene. *J Clin Endocrinol Metab* 1997;82:1361-1365.

Duprez L, Parma J, Van Sande J, et al. Pathology of the TSH receptor. *J Pediatr Endocrinol Metab* 1999;12(Suppl 1)295-302.

Farfel Z, Bourne HR, Iiri T. The expanding spectrum of G protein diseases. *N Engl J Med* 1999;340:1,012-1020.

Huebner A, Elias LLK, Clark AJL. ACTH resistance syndromes. *J Pediatr Endocrinol Metab* 1999;12(Suppl 1):277-293.

Insel PA. Adrenergic receptors-evolving concepts and clinical implications. *N Engl J Med* 1996;334:580-585.

Jain S, Golde DW, Bailey RB, et al. Insulin-like growth factor-I resistance. *Endocr Rev* 1998;19:625-646.

Levine MA. Pseudohypoparathyroidism: from bedside to bench and back. *J Bone Min Res* 1999;14:1255-1260.

Malchoff CD, Malchoff DM. Glucocorticoid resistance in humans. *Trends Endocrinol Metab* 1995;6:89-95.

Malloy PJ, Pike JW, Feldman D. The vitamin D receptor and the syndrome of hereditary 1,25-dihydroxyvitamin D-resistant rickets. *Endocr Rev* 1999;20:156-188.

McPhaul MJ, Griffin JE. Male pseudohermaphroditism caused by mutations of the human androgen receptor. *J Clin Endocrinol Metab* 1999;84:3435-3441.

Moller DE, Bjørbaek C, Vidal-Puig A. Candidate genes for insulin resistance. *Diabetes Care* 1996;19:396-400.

Oksche A, Rosenthal W. The molecular basis of diabetes insipidus. *J Mol Med* 1998;76:326-337.

Phillips JA, Prince MA. Applications of new genetic approaches to growth hormone-releasing hormone receptor defects. *Growth Hormone IGF Res* 1999;9:45-49.

Rey R, Picard JY. Embryology and endocrinology of genital development. *Bailliere's Clin Endocrinol Metab* 1998;12:17-33.

Rosenbloom AL. Growth hormone insensitivity: physiologic and genetic basis, phenotype, and treatment. *J Pediatr* 1999;135:280-289.

Shim ML, Geffner ME. Insulin resistance in children. *Endocrinologist* 1999;9:270-276.

Smith EP, Korach KS. Oestrogen receptor deficiency: consequences for growth. *Acta Paediatr* 1996;417(Suppl):39-43.

Spiegel AM. Hormone resistance caused by mutations in G proteins and G protein-coupled receptors. *J Pediatr Endocrinol Metab* 1999;12(Suppl 1):303-309.

Themmen APON, Martens JWM, Brunner HG. Gonadotropin receptor mutations. *J Endocrinol* 1997;153:179-183.

Weiss RE. Management of patients with resistance to thyroid hormone. *Thyroid Today* 1999;23:1-11.

White PC. Disorders of aldosterone biosynthesis and action. *N Engl J Med* 1994;331:250-258.

3. Genética da Endocrinologia

Rena Ellen Falk

A doença genética pode ser dividida em quatro áreas: distúrbios citogenéticos (*i. e.*, anormalidades sexuais cromossômicas e autossômicas), distúrbios de gene único, distúrbios multifatoriais e condições com herança não tradicional.

I. **Citogenética.** Aproximadamente 0,7% de nascidos vivos, 5% de natimortos e 50% dos fetos espontaneamente abortados têm uma anormalidade cromossômica. O número modal de cromossomos em humanos é 46, incluindo 22 pares de autossomos e um complemento de cromossomos sexuais XX ou XY. Uma grande variedade de aberrações citogenéticas foi descrita, muitas delas com uma disfunção endócrina associada (Tabela 3.1). Anormalidades cromossômicas podem ser numéricas, estruturais ou disfuncionais e podem envolver tanto os autossomos quanto os cromossomos sexuais. Um indivíduo com duas ou mais linhas celulares cromossomicamente distintas é denominado **mosaico**, uma situação que freqüentemente envolve os cromossomos sexuais. O Sistema Internacional de Nomenclatura Citogenética Humana (ISCN, 1995) permite descrições precisas de cada cromossomo heterogeneamente corado de acordo com seu número, braço (**p** designando braço curto; **q** designando braço longo), região, banda e até mesmo sub-banda. Por exemplo, a notação **2p12** se refere ao cromossomo número 2, braço curto, região 1, banda 2.

A. **Técnicas de bandeamento.** Um número de procedimentos de coloração é disponível para produzir um padrão específico de bandas ao longo do comprimento de cada cromossomo. Os padrões de cromossomos homólogos (pareados) são idênticos, com exceções de regiões específicas em que variantes hereditárias ou polimorfismos ocorrem na população normal, aparentemente sem significado clínico.

1. **Bandeamento Q.** A primeira técnica de coloração heterogênea, desenvolvida por Cassperson, envolveu o uso de corante fluorescente, mostarda de quinacrina, para produzir regiões de intensidade variadas chamadas de **Bandas Q.** Esta técnica é útil em determinar rapidamente o sexo genotípico, em fazer uma triagem de trocas X-Y de autossomo-Y (**translocação**) e em avaliar um grande número de células quando existe uma preocupação de que o mosaico de cromossomo sexual possa ter uma linha celular Y. No entanto, a tecnologia FISH (hibridização *in situ* por fluorescência) (veja a seguir) substituiu amplamente o bandeamento Q para estes propósitos.
2. **Bandeamento G.** Após um rigoroso pré-tratamento, freqüentemente usando a enzima tripsina, cromossomos corados com Giemsa desenvolvem um padrão de bandeamento consistente, que é similar ao padrão visto com o bandeamento Q. O bandeamento G é mais sensível e **substituiu o bandeamento Q** como procedimento padrão de coloração. O bandeamento G é particularmente útil em (a) identificar pequenas anormalidades estruturais e identificar cromossomos de marcadores (aqueles que obviamente não combinam com o padrão de bandeamento de um cromossomo normal) e (b) definir os pontos de quebra de rearranjos estruturais. Bandas de coloração escura (G-positivas) geralmente contêm menos regiões de codificação (genes ativos) do que regiões de coloração clara (G-negativas). Portanto, pequenas anormalidades estruturais de bandas G-negativas podem ter efeitos fenotípicos mais profundos do que anormalidades similares das bandas escuras.
3. **Bandeamento R.** O bandeamento R, um método de coloração reverso que geralmente envolve o uso de Giemsa ou do corante fluorescente acridina laranja, é mais útil em elucidar não-homologia (padrões de bandeamento não combinantes) nas regiões de colorações negativa ou fosca dos cromossomos de bandeamento G ou Q.
4. **Bandeamento C.** Este procedimento cora regiões centroméricas compostas de heterocromatinas constitutivas, assim como a porção distal variável brilhantemente fluorescente do cromossomo Y.
5. **Bandeamento T.** O bandeamento T, que cora regiões teloméricas ou terminais de cromossomos, e o corante **AgNOR**, que usa nitrato de prata para corar regiões ativas organizadoras de nucléolo

Tabela 3.1 Anormalidades endócrinas em distúrbios cromossômicos

Distúrbio cromossômico[a]	Anormalidade endócrina
Síndrome de Down	Hipogonadismo, hiper ou hipotireoidismo
Síndrome de Turner (45, X e variantes)	Hipogonadismo, hipotireoidismo, diabetes melito
Síndrome de Klinefelter (XXY e variantes)	Hipogonadismo, diabetes melito
Trissomia 13	Hipo-hipofisarismo, hipogonadismo
Trissomia 18	Hipoplasia ocasional de tireóide ou supra-renal
Triploidia	Hipoplasia supra-renal
del(4p) - Síndrome de Wolf-Hirschhorn	Hipogonadismo
del (18p)	Holoprosencefalia, hipo-hipofisarismo
Del (7q11.23) - Síndrome de Williams	Hipercalcemia na infância
Del (11p13) - Associação de tumor de Wilms com aniridia	Genitália ambígua, gonadoblastoma
Del (15q11q13) - Síndrome de Prader-Willi[b]	Hipogonadismo, diabetes melito
Del (22q11.2) - VCFS	Seqüência de DiGeorge

[a] Um número de raras trissomias parciais ou monossomias foram associadas a hipogonadismo com ou sem uma anomalia genital.
[b] A síndrome de Prader-Willi é também causada por *UPD15* materno e defeitos de metilação nesta região.
del, deleção.

(NORs), podem ser aplicados em problemas interpretativos específicos como um adjunto para procedimentos de rotina.

B. **Técnicas de cultura.** A variação no meio de crescimento, no tempo de cultura celular e no uso de aditivos específicos para sincronizar o ciclo celular ou para inibir certos processos metabólicos influenciam grandemente a avaliação citogenética resultante.

1. **Análise de metáfase.** A maioria das análises citogenéticas de rotina precisa de cultura de 72 a 96 horas de linfócitos sanguíneos periféricos estimulados por fitoemaglutinina (PHA). Uma preparação de metáfase de excelente qualidade deve levantar pelo menos 500 a 550 bandas por conjunto de haplóides. Quando resultados mais rápidos são necessários, uma cultura de 48 horas de linfócitos ou a preparação direta da medula óssea é necessária. Ambas estas técnicas são adequadas para identificação de anormalidades numéricas, mas nenhuma é geralmente sensível o suficiente para distinguir pequenas anormalidades estruturais.
2. **Análise de alta resolução.** Usando técnicas de sincronização celular e variando o tempo de cultura, podemos observar cromossomos de metáfase precoce ou de prófase tardia que são mais alongados e têm mais bandas do que as preparações-padrão. Embora esta técnica seja bem sensível, revelando 800 ou mais bandas por conjunto de haplóides, análise de alta resolução deve ser reservada para situações em que um defeito estrutural ou uma não-homologia já tenha sido encontrada ou para o diagnóstico em que uma alteração estrutural muito pequena tenha sido observada (ver Seção **I.B.3**).
3. **Outras técnicas** úteis para o endocrinologista incluem as seguintes:
   a. Técnicas de quebra, em que a cultura é exposta a um clastogênio e um grande número de células é marcado para quebra e rearranjo cromossômico.
   b. Cultura de célula na presença de inibidores de ácido fólico ou outros indutores para elucidar locais cromossômicos frágeis. Estas técnicas não são usadas amplamente no ambiente clínico.
   c. Cultura da pele ou outros tecidos sólidos, que podem ser particularmente úteis na avaliação de anomalias cromossômicas sexuais.

C. **Citogenética molecular.** Nova tecnologia permitiu a implementação de técnicas para observação de cromossomos específicos ou parte de cromossomos por meio de sondas moleculares.

1. **Hibridização por fluorescência *in situ* (FISH).** Sondas de oligonucleotídeos, que são complementares para uma seqüência de DNA repetitivo ou único, podem ser hibridizadas para cromossomos de interfase ou metáfase. As sondas são ligadas a um corante fluorescente que permite a visibilidade de um grande ponto fluorescente representando cada região cromossômica para qual a sonda se hibridizou. Isso é particularmente útil para detecção de aneuploidia em células de interfase, para determinação sexual rápida ou confirmação de trissomia (incluindo diagnóstico pré-natal) e na citogenética do câncer.
2. **Pintura de cromossomos.** Um conjunto de sondas para vários marcadores ao longo do comprimento de um cromossomo pode ser aplicado às células usando a técnica FISH. As sondas "pintam" um cromossomo específico, não importando sua posição na célula ou sua integridade estrutural. Esta técnica é especialmente útil para confirmar a origem de pequenas translocações e cromossomos marcadores.
3. **Sondas de cópia única.** Sondas moleculares que hibridizam para uma seqüência de DNA única específica podem ser usadas para detectar mutações conhecidas associadas a um fenótipo definido. Esta técnica é particularmente útil em detectar **deleções submicroscópicas,** tais como aquelas relatadas na síndrome de Prader-Willi ou recentemente descritas em associação com a seqüência de DiGeorge em pacientes com síndrome velocardiofacial. Esta sonda é normalmente vista por microscopia fluorescente.
4. **M-FISH.** Técnicas de FISH *multiplex* (M-FISH) permitem visibilidade de todos ou partes de todos os cromossomos simultaneamente. M-FISHs com um conjunto de sondas subteloméricas podem ser úteis em detectar deleções submicroscópicas em crianças com retardo mental não diagnosticado de outra forma. Dados recentes sugerem que pelo menos 6% das crianças cuja avaliação-padrão não detectou a causa de seu retardo mental têm deleções subteloméricas detectáveis por M-FISH.
5. **Hibridização genômica comparativa (CGH):** a CGH é outra técnica molecular útil em detectar rearranjos cromossômicos crípticos e está sendo introduzido no arsenal do diagnóstico clínico. É particularmente útil na citogenética do câncer.

II. **Distúrbios autossômicos.** Monossomia completa para um autossomo é geralmente letal, mais comumente reconhecida em fetos espontaneamente abortados. Em nascidos vivos, o efeito da trissomia é geralmente devastador. O mosaicismo para uma anormalidade autossômica geralmente resulta em um fenótipo mais leve e pode ser associado à sobrevivência em condições que de outra forma seria letal. Com o refinamento das técnicas de bandeamento cromossômicos, pequenas deleções e duplicações foram reconhecidas com freqüência crescente. Estudos parentais devem ser realizados para excluir rearranjo equilibrado sempre que uma anormalidade estrutural for encontrada.

A. **Síndrome de Down** ocorre com a incidência de 1 em 670 nascimentos vivos e é o mais comum distúrbio que produz malformação e retardo mental. Em aproximadamente 97% dos casos, a causa é trissomia 21 (incluindo cerca de 3% com mosaicismo para uma linha celular normal). O restante é o resultado de translocação esporádica ou hereditária envolvendo o cromossomo número 21, mais comumente ocorrendo como resultado da fusão do centrômero do cromossomo 21 e outro cromossomo acrocêntrico. Muitos dos achados fenotípicos de síndrome de Down foram atribuídos à trissomia da porção distal do braço longo, segmento 21q22. O risco de recorrência é cerca de 1% para trissomia 21 e significativamente mais alto para portadores de uma translocação equilibrada. A idade materna avançada é o único fator de risco claramente associado à recorrência de trissomia 21. **Anormalidades endócrinas** na síndrome de Down incluem hipogonadismo (100% em homens), hipotireoidismo atirótico e adquirido e hiperfunção tireoidiana.

B. **Trissomia 18** é variavelmente relatada como ocorrendo em cerca de 1 em 3.300 a 1 em 10.000 nascimentos vivos. Mulheres afetadas excedem homens por uma razão de pelo menos 3:1; o tempo gestacional é freqüentemente alterado (incluindo prematuridade e pós-maturidade). O fenótipo na trissomia 18 é mais acentuado do que na síndrome de Down; apenas 50% sobrevivem até os 2 meses de idade e 10% sobrevivem por 1 ano. Além de um padrão característico de grandes e pequenas malformações, os sobreviventes de trissomia 18 são profundamente retardados mental e fisicamente. Além do crescimento deficiente e da hipoplasia do tecido adiposo subcutâneo, anormalidades endócrinas são relativamente incomuns, com hipoplasia adrenal e tireoidiana ocorrendo em menos de 10% dos pacientes.

C. **Trissomia 13** ocorre em cerca de 1 em 5.000 nascimentos vivos e é normalmente associada a um largo espectro de malformações, muitas das quais são defeitos da linha média. Características faciais típicas incluem microftalmia, junto com lábio leporino, fenda palatina ou agenesia do pré-maxilar, que é o concomitante habitual da holoprosencefalia. Um número de **anormalidades endócrinas** pode ocorrer, incluindo hipo-hipofisarismo, pâncreas ectópico e hipoplasia gonadal.

D. Outras anormalidades autossômicas, tais como **triploidia** (número modal = 69), **síndrome de Wolf-Hirschhorn** (deleção do braço curto 4) e **deleção do braço curto 18**, foram associadas à probabilidade aumentada de disfunção endócrina. Digno de nota são várias síndromes bem definidas associadas a deleções muito pequenas, muitas vezes necessitando de estudos de alta resolução ou moleculares para demonstração do defeito. Estas incluem a **síndrome de Prader-Willi** de hipotonia, obesidade, pés e mãos pequenos e hipogonadismo, em que a região 15q11-13 está deletada em cerca de 70% dos indivíduos afetados. A **neoplasia endócrina múltipla tipo 2** (NEM2a; veja Capítulo 49); que normalmente segrega como uma autossômica dominante em famílias afetadas, se apresenta com carcinoma medular da tireóide, feocromocitoma e envolvimento paratireoidiano variável. Uma pequena deleção intersticial de 20p foi descrita em membros de várias famílias afetadas. A **seqüência de DiGeorge** também foi descrita em associação à **síndrome velocardiofacial**, que é normalmente devida à deleção submicroscópica de 22q11.2. Alguns pacientes com associação **aniridia - tumor de Wilms** (tumor de Wilms, aniridia, anormalidades geniturinárias e retardo mental; WAGR) têm uma deleção da banda 11p13. Retardo mental, genitália ambígua, gônadas em fita, outras formas de hipogonadismo e gonadoblastoma também foram relatadas nesta condição. Um *locus* do tumor de Wilms (WTI) é mapeado nesta região e parece ser mutado em pacientes com **síndrome de Drash** (disgenesia gonadal XY, glomerulopatia crônica e tumor de Wilms). Finalmente, a **síndrome de Williams** de retardo mental, baixa estatura, face de elfo, estenose aórtica supravalvular e hipercalcemia persistente é causada por uma deleção do cromossomo 7q11.23. É importante pedir análise citogenética em pacientes com suspeita de ter um destes distúrbios e procurar estudos moleculares (FISH) em casos sugestivos clinicamente quando a análise cromossômica é normal.

III **Anormalidades de cromossomo sexual.** Monossomia ou trissomia dos cromossomos sexuais é significativamente mais benigna do que anormalidades autossômicas e podem ser associadas a fenótipo normal, assim como em algumas mulheres triplo X. Achados fenotípicos são limitados, e algumas anormalidades de cromossomo sexual podem ser diagnosticadas apenas com falência do início normal da puberdade, reconhecimento de desenvolvimento sexual secundário aberrante ou avaliação de infertilidade ou perda fetal. Procedimentos de triagem, tal como determinação da cromatina sexual (esfregaço bucal), podem ser enganosos. Isso é particularmente importante quando existe uma linha celular Y em gônadas disgenéticas, que implica um risco aumentado de desenvolvimento de gonadoblastoma. Se uma anormalidade de cromossomos sexuais é suspeitada, a análise citogenética deve ser realizada com avaliação de um número adequado de células para excluir a possibilidade de um mosaicismo de baixa freqüência. Em casos nos quais há um alto índice de suspeita para um distúrbio de cromossomo sexual e a análise de linfócito sanguíneo periférico é normal, a avaliação de um segundo tecido, normalmente fibroblastos cutâneos, deve ser considerada.

A. **Síndrome de Turner,** mais comumente associada ao cariótipo 45,X (monossomia X), ocorre em 1 em 5.000 nascimentos vivos (1:2.500 mulheres) produzindo um padrão variável de malformações craniofaciais e viscerais. Embora o fenótipo possa ser distinguido com base em faces dismórficas, pescoço em teia, tórax alargado, cúbito valgo e outros estigmas, os achados mais consistentes e importantes são baixa estatura e disgenesia gonadal. Apesar do fenótipo relativamente leve em bebês nascidos vivos, 98% dos fetos 45,X são espontaneamente abortados.

1. Mais de 50% dos pacientes com síndrome de Turner têm cariótipo 45,X. O cromossomo X perdido é geralmente paterno na origem; não existe efeito da idade materna. Vários achados citogenéticos são associados ao fenótipo de Turner, incluindo mosaicismo para 46,XX, 46,XY ou linhas celulares de polissomia-X. O fenótipo é modificado pela presença de outra linha celular, assim como achados ocasionais de translocação de autossomos X. Quando um cromossomo Y está presente, ambigüidade sexual pode ocorrer. Anormalidades estruturais do cromossomo X inclui isocromossomo do braço longo [i(Xq)], raro isocromossomo do braço curto [i(Xp)], deleção do braço longo [del(Xq)], deleção do braço curto [del(Xp)], rearranjo terminal [46,X,ter rea(X;X)] e anel (r)X [46X,r(X)]. Na maioria dos casos, a inativação do cromossomo X anormal resulta em algum grau de compensação de dosagem genética. Mosaicismo para uma linha celular 45,X é um associado comum de uma anomalia estrutural. No caso de um rearranjo de autossomo X, o cariótipo pode ser equilibrado ou não equilibrado. Mesmo quando a troca parece ser equilibrada, a malformação ou o retardo mental ocorrem com freqüência aumentada. O X normal é geralmente inativado no rearranjo de autossomo X. Raramente, a síndrome de Turner ocorre em associação a um cromossomo Y estruturalmente anormal, com ou sem uma linha celular 45,X ou com mosaicismo 45,X/46,XY. O risco de recorrência é geralmente baixo, exceto em situação de uma translocação de autossomo X hereditária e em filhos de mãe com uma linha celular 45,X.

2. A síndrome de Turner deve ser suspeitada em qualquer recém-nascidó com estigmas típicos e freqüentemente realçada por um linfedema surpreendente ou uma doença cardíaca congênita (cerca de 20% têm um defeito cardíaco; 75% deles são defeitos septais ventriculares ou coarctação aórtica). Qualquer garota com baixa estatura não explicada deve ser avaliada mesmo na ausência de outros estigmas. Finalmente, meninas com falência de desenvolvimento sexual secundário normal, amenorréia, menstruações persistentemente erráticas, infertilidade inexplicada, perda fetal recorrente (três ou mais episódios) ou menopausa prematura devem também ser estudadas. Embora os níveis de gonadotrofina possam ser avaliados na infância precoce e durante a faixa de idade pré-púbere, o único estudo definitivo é a análise citogenética. Idealmente, tal análise deve incluir avaliação de pelo menos 30 a 50 células.

3. **O manejo** de um paciente jovem com síndrome de Turner inclui a avaliação cuidadosa para condições associadas (especialmente malformação cardíaca, gastrointestinal ou renal, e perda de audição) e terapia específica apropriada conforme necessário. **Distúrbios auto-imunes** são mais comumente associados ao isocromossomo Xq, mas ocorrem em indivíduos 45,X, também. Tireoidite auto-imune, doença inflamatória intestinal, diabetes melito e hipertensão arterial são comuns em crianças mais velhas e adultos e precisam de tratamento em longo prazo. A dissecção aórtica foi relatada. Administração de **hormônio de crescimento** com ou sem esteróides anabólicos resultou em taxa de crescimento acelerada e altura adulta aumentada. Tal tratamento pode ser aumentado tão precocemente quanto 2 anos e deve ser considerado quando o crescimento cai abaixo do 5º percentil. O metabolismo de carboidrato deve ser avaliado periodicamente especialmente durante o tratamento com hormônio do crescimento. A **reposição estrogênica** em baixas doses deve começar quando o fechamento epifisial for documentado, mais cedo quando o estado psicológico do paciente necessitar da instituição de alterações puberais. A reposição hormonal deve geralmente começar em torno dos 14 anos de idade. O desenvolvimento sexual secundário freqüentemente permanece incompleto. Embora a infertilidade seja provável, vários pacientes com síndrome de Turner atingem ovulação espontânea e gravidez. A possibilidade de fertilidade é sugerida pelo início espontâneo de menstruações ou por níveis normais de gonadotrofina antes da terapia de reposição cíclica ser iniciada. Os dados limitados disponíveis sugerem uma probabilidade aumentada de malformação nos filhos de pacientes férteis com síndrome de Turner. Tais pacientes devem ser aconselhadas cuidadosamente sobre o risco aumentado de abortos instantâneos e menopausa precoce e devem receber diagnóstico pré-natal. Finalmente, assim como em outras situações com uma gônada disgenética com cromossomo Y, pacientes com síndrome de Turner com uma linha celular mosaica ou não mosaica conten-

do um cromossomo Y devem sofrer remoção dos ovários em fita por causa do risco aumentado de gonadoblastoma.

B. **Trissomia X** (47,XXX) ocorre em cerca de 1 em 1.000 garotas nascidas vivas, é comumente associada a um fenótipo na faixa normal e é diagnosticada apenas raras vezes na infância precoce.

1. Embora dados de estudos prospectivos e longitudinais sejam limitados, a mulher XXX parece ter uma tendência para alta estatura, epilepsia, inteligência normal, aquisição atrasada de linguagem, disfunção menstrual e infertilidade. A idade materna avançada é bem estabelecida em associação a populações triplo X. Digno de nota, os filhos de mulheres férteis triplo-X provavelmente não terão aneuploidia cromossômica, sugerindo um mecanismo protetor contra o desenvolvimento ou sobrevivência do gameta ou zigoto aneuploidal.
2. Quando a polissomia X ocorre com **mais de três cromossomos X** (p. ex., 48,XXXX, 49,XXXXX), existe uma probabilidade crescente de retardo mental significativo, características dismórficas e malformações esqueléticas ou viscerais. Estas síndromes são raras e geralmente esporádicas.

C. **Síndrome de Klinefelter** é normalmente associada a cariótipo 47,XXY e é encontrada em aproximadamente 1 em 700 homens. Cariótipos mais raros, freqüentemente associados a polissomia X o Y (com ou sem mosaicismo), também ocorrem. A síndrome de pelo menos dois cromossomos X e um cromossomo Y constitui a causa mais comum de hipogonadismo masculino.

1. **Mosaicismo** ocorre em cerca de 10% de homens com Klinefelter e é mais comumente associado ao cariótipo 46,XY/47,XXY. Uma vez que a linha celular normal pode alterar o fenótipo significativamente, mosaicos 46,XY/47,XXY podem ter função gonadal normal e fertilidade normal. O cromossomo X adicional é freqüentemente derivado da origem materna (60%) e é também associado à idade materna avançada. Em pacientes cujo cromossomo X adicional é derivado da origem paterna, a distribuição da idade paterna é normal.
2. **Variabilidade fenotípica** é típica da síndrome de Klinefelter. As características mais comuns são leve aumento na estatura devido ao crescimento desproporcional das extremidades inferiores e pequenos testículos (normalmente menos de 2 cm) sem evidência de desenvolvimento wolffiano anormal. A biópsia testicular pode ser normal na infância, porém se torna progressivamente mais anormal perto ou após a puberdade. Achados clínicos incluem hialinização tubular, hiperplasia de células de Leydig, células de Sertoli ausentes ou diminuídas e espermatogênese ausente. Mesmo quando a ausência de espermatogênese é presente, a fertilidade é rara. Características sexuais secundárias são freqüentemente anormais, com pêlos faciais raros, ginecomastia e um padrão feminino de distribuição de gordura e cabelo. Assim como no paciente 47, XXX, a inteligência é freqüentemente normal. A habilidade cognitiva é diminuída em comparação com os irmãos, embora o grau de prejuízo intelectual seja leve. Um processamento auditivo e habilidades expressivas de linguagem são especialmente prejudicados. Distúrbios de comportamento ocorrem mais freqüentemente, assim como anormalidades eletroencefalográficas (EEG) ou francos distúrbios convulsivos. Outras condições associadas à síndrome de Klinefelter incluem câncer de mama, diabetes melito, disfunção tireoidiana, doença respiratória crônica e deficiência de hormônio de crescimento.
3. Até o momento não existe tratamento viável para fertilidade na síndrome de Klinefelter. A reposição de testosterona pode ser implementada entre as idades de 11 e 14 anos e é particularmente útil em atingir uma virilização mais completa no paciente deficiente de androgênio. Pacientes adultos relatam libido aumentada após a instituição da terapia por testosterona. A ginecomastia pode precisar de atenção cirúrgica. Aconselhamento psicológico ajuda a atingir um ajuste normal em pacientes com Klinefelter, assim como em outros indivíduos com anormalidades de cromossomo sexual.

D. De todas as anormalidades de cromossomo sexual, o **cariótipo 47,XYY** levantou a maior parte da controvérsia de interesse público.

1. Ocorrendo em 1 em 800 homens, este achado citogenético é freqüentemente acompanhado por um fenótipo completamente normal e é raramente percebido na infância. A origem do cromossomo adicional Y é claramente paterna, geralmente ocorrendo com resultado de má segregação da meiose II. A idade paterna não é avançada.

2. Dados prospectivos são limitados, porém apóiam o achado inicial de alta estatura com estirão de crescimento relativamente precoce até o meio da infância. Pequenas malformações podem ocorrer com freqüência aumentada, porém associação de grandes malformações não é estabelecida. Similarmente, anormalidades eletrocardiográficas, acne cística graves e veias varicosas foram descritas, no entanto, o risco aumentado delas não é confirmado. A inteligência está geralmente dentro da faixa normal, com um desvio para baixo em comparação com os irmãos e a população geral. A aquisição da linguagem é particularmente afetada. O desenvolvimento psicossocial aberrante e distúrbios de comportamento ocorrem com freqüência aumentada, assim como o comportamento criminal ordinário (*i. e.*, não apenas atos altamente agressivos). Embora o desenvolvimento e a função da gônada sejam normais na maioria dos homens XYY, a ocorrência de pequenos testículos, subfertilidade ou infertilidade é conhecida.
3. Nenhum tratamento específico é indicado em homens 47,XYY. Um aconselhamento realista e rigoroso deve ser oferecido quando o cariótipo XYY é descoberto ou na hora do diagnóstico pré-natal. Adultos que são recentemente diagnosticados como XYY devem receber aconselhamento e conforto. Embora o diagnóstico pré-natal possa ser oferecido a parceiras de homens XYY, seus filhos normalmente têm um comportamento cromossômico normal.

IV. Distúrbios de gene único

A. A Tabela 3.2 lista um número de distúrbios multissistêmicos unifatoriais (mendelianos) em que as anormalidades endócrinas são comuns. Embora os termos sejam inicialmente usados para descrever o genótipo (complementos inteiros de genes carregados pelos cromossomos 46), o conceito de herança dominante recessiva é agora mai sbem aplicado para o fenótipo. Além de superpor distúrbios ambientais, multifatoriais e cromossômicos, distúrbios unifatoriais freqüentemente exibem heterogeneidade genética considerável. Por exemplo, tanto a **deficiência do hormônio de crescimento** isolada quanto o **pan-hipo-hipofisarismo** podem ser herdados de forma autossômica dominante, autossômica recessiva ou recessiva ligada ao X. Talvez o melhor exemplo de heterogeneidade

Tabela 3.2 Distúrbios unifatoriais multissistêmicos selecionados com anormalidades endócrinas

Acantose nigricante (diabetes melito resistente à insulina)
Acondroplasia (intolerância relativa à glicose)
Acrodissostosia (hipogonadismo)
Osteodistrofia hereditária de Albright (hipocalcemia, hipotireoidismo, hipogonadismo)
Ataxia-telangiectasia (hipogonadismo)
Síndrome de Beckwith-Wiedemann (hipoglicemia)
Síndrome de De Sanctis-Cacchione (disfunção hipotalâmica, hipogonadismo)
Síndrome de Johanson-Blizzard (hipotireoidismo)
Síndrome de Kenny (hipocalcemia infantil transitória)
Síndrome de Laurence-Moon-Biedl (hipogonadismo, diabetes insípido)
Distúrbios de armazenamento lisossômico (baixa estatura, hirsutismo pode indicar o encaminhamento)
Síndrome de McCune-Albright (puberdade precoce)
Síndrome de múltiplos lentígenos (hipogonadismo)
Distrofia muscular miotônica (diabetes melito, disfunção tireoidiana)
Neurofibromatose (puberdade precoce, acromegalia)
Síndrome de Noonan (hipogonadismo)
Síndrome de Robinow (hipogonadismo)
Síndrome de Russel-Silver (hipoglicemia em jejum na infância)
Síndrome de Smith-Lemli-Opitz (hipogonadismo, reversão sexual, hipertrofia supra-renal, células da ilhota gigantes)
Esclerose tuberosa (puberdade precoce, hipotireoidismo, adenomas de tireóide)
Síndrome de Werner (diabetes melito, hipogonadismo, hipertireoidismo, atrofia supra-renal)

genética ocorra nos numerosos distúrbios associados ao **diabetes melito insulinodependente (DMID, ou tipo 1)** e **diabetes melito não-insulinodependente (DMNID, ou tipo 2)**. Embora tanto o diabetes **tipo 1** quanto o **tipo 2** ocorram em associação a distúrbios mendelianos específicos e pelo menos uma apresentação do diabetes do tipo 2 – o **diabetes do jovem com início na maturidade** (MODY) – ocorra como um distúrbio autossômico dominante, tanto o **diabetes isolado tipo 1 quanto o tipo 2** parecem ser altamente heterogêneos, com modos autossômicos recessivos e multifatoriais propostos (incluindo dois ou mais locais de gene).

1. Um gene é considerado dominante se apenas uma cópia dele for suficiente para resultar em uma manifestação de um traço ou distúrbio; o gene é recessivo se duas cópias são necessárias para expressão do fenótipo. Exemplos de co-dominância são conhecidos, particularmente na herança de grupos sanguíneos. Por exemplo, os genes da hemoglobina S e hemoglobina A são co-dominantes, porém a expressão clínica da anemia falciforme é recessiva.
2. Um gene pode ser autossômico ou ligado ao X com diferenças resultantes no padrão de herança. Menos de 30 condições ligadas ao Y são conhecidas, incluindo várias relacionadas com o desenvolvimento do sexo e a fertilidade.
3. Os cromossomos, e seus genes constituintes, ocorrem em pares. Se um indivíduo tem um gene idêntico no mesmo local em cada um de dois cromossomos pareados, ele ou ela é *homozigoto* para o traço determinado por este gene. Se o indivíduo tem duas formas alternativas do gene no mesmo local em cromossomos pareados, ele ou ela é *heterozigoto* para o traço. Tais formas alternativas, denominadas **alelos**, podem resultar em polimorfismo normal ou em uma variação de um fenótipo anormal. Uma vez que homens têm apenas um cromossomo X, eles são hemizigotos para a maioria dos genes ligados ao X.

B. **Herança autossômica dominante** (AD) foi implicada em mais de 4.500 distúrbios, a maioria dos quais resulta da ação de um gene mutante raro.

1. Em geral, distúrbios dominantes incluem anormalidades da proteína estrutural ou da regulação do gene.
2. **Distúrbios autossômicos dominantes** afetam ambos os sexos igualmente, exceto em condições influenciadas por sexo ou limitadas por sexo (p. ex., síndrome de Opitz e síndrome de Opitz-Frias, ambas as quais são diagnosticadas principalmente por causa do achado de hipospadias).
3. **Distúrbios dominantes** são caracterizados pela variação em expressão (fenótipo clínico) mesmo dentro de famílias. Indivíduos ocasionais que carregam o gene podem não ter achados fenotípicos, em cujo caso o gene é não penetrante. Embora a penetrância seja geralmente usada como conceito de genética populacional, tanto a não-penetrância quanto a expressão mínima podem resultar em um "pulo de geração" aparente ou imitar uma nova mutação em uma família em particular.
4. Uma **nova mutação** para um gene dominante geralmente resulta em uma expressão do traço. Portanto, a mutação é importante na gênese dos distúrbios dominantes. O efeito da idade paterna foi demonstrado em alguns distúrbios dominantes, sugerindo que a idade paterna aumentada é um fator predisponente para novas mutações.
5. Distúrbios dominantes geralmente seguem um padrão vertical dentro das famílias, exceto no caso letal verdadeiro ou genético (aqueles distúrbios em que a fertilidade é grandemente reduzida ou ausente). O risco de transmissão do gene de um indivíduo afetado para seu filho é de 50%, não importando o sexo do bebê ou o grau de gravidade no pai. Similarmente, o fenótipo parental não prevê o grau de gravidade no filho. O risco de recorrência para pais aparentemente não afetados de uma criança com distúrbio dominante conhecido é geralmente baixo.
6. Distúrbios de hiperplasia e neoplasia endócrinas, assim como outras síndromes de câncer familiar, geralmente ocorrem como condições autossômicas dominantes. Portanto, as síndromes de neoplasia endócrina múltipla (NEM1, 2A e IIIB; veja Capítulos 48 e 49), as facomatoses e a síndrome de Gorlin (síndrome do *nevus* celular basal) são herdadas como traços autossômicos dominantes.

C. Em mais de 1.730 distúrbios, a **herança autossômica recessiva** é estabelecida ou suspeitada. A expressão de um distúrbio recessivo requer ausência do alelo normal; o indivíduo afetado deve ser homozigoto para o traço ou heterozigoto para duas cópias dos genes mutantes. Genes recessivos deletérios ocorrem raramente na população.

1. **Distúrbios recessivos** geralmente envolvem genes que determinam proteínas enzimáticas e incluem os clássicos erros inatos de metabolismo.
2. Ambos os sexos podem ser afetados embora limitação sexual não ocorra.
3. Penetrância diminuída e expressão extremamente variável dentro de uma família são improváveis.
4. Embora uma nova mutação possa ter um papel na ocorrência de distúrbios autossômicos recessivos, tais mutações são demonstráveis apenas quando teste heterozigoto específico é disponível. Se o teste específico não é disponível, os pais de uma criança afetada são considerados **heterozigotos obrigatórios.**
5. Linhagens de famílias com distúrbios autossômicos recessivos geralmente mostram um relacionamento horizontal entre membros afetados. Irmãos afetados geralmente têm pais normais e filhos normais. A consanguinidade pode aumentar a possibilidade de que os pais dividam o mesmo alelo recessivo raro. O risco de recorrência para pais heterozigotos obrigatórios é de 25%. Aproximadamente dois terços de seus filhos normais serão portadores da mutação. Exceto no caso de uma união consanguínea ou um gene mutante relativamente comum (p. ex., fibrose cística ou fenilcetonúria), o risco de recorrência para filhos de pais afetados é baixo; tais filhos são heterozigotos obrigatórios (portadores).
6. A maioria dos distúrbios de deficiência endócrina, erros inatos do metabolismo da proteína da glicogênese e distúrbios de armazenamento lisossômico ocorrem em condições autossômicas recessivas. Os erros inatos da biossíntese tireoidiana e o grupo de distúrbios que produz hiperplasia supra-renal congênita são exemplos de distúrbios recessivos (largamente autossômicos) em que a hiperplasia glandular ocorre como um evento secundário devido à interrupção de uma alça de *feedback* de inibição normal. A terapia específica, se necessária, depende de um diagnóstico preciso. O teste de heterozigotos (portadores) e o diagnóstico pré-natal são disponíveis para muitos destes distúrbios.

D. **Distúrbios ligados ao sexo** são normalmente igualados à mutação de genes ligados ao X. Embora os genes associados ao desenvolvimento testicular, produção de esperma e altura sejam reconhecidamente ligados ao Y, a faixa de funções da maioria dos genes de cromossomo Y não foi caracterizada definitivamente. O fator testicular determinante (SRY) foi mapeado na região 1a no braço curto do cromossomo Y (Yp). O gene, que tem sido altamente conservado durante a evolução de mamíferos, consiste em 900 pares base. Ele codifica uma proteína ligadora ao DNA que inicia a cascata de desenvolvimento envolvida na formação de testículos a partir da gônada não diferenciada. Genes autossômicos (p. ex., *SOX9*) têm, também, um papel no desenvolvimento gonadal masculino. Também, deleções visíveis ou submicroscópicas de cromossomos Y foram implicadas como uma grande causa de azoospermia e subfertilidade. Pelo menos 495 distúrbios ligados ao X conhecidos ou suspeitos foram catalogados. Em geral, distúrbios ligados ao X afetam homens que se relacionan uns com os outros por meio de mulheres relativamente não afetadas [no caso de recessivo ligado ao X (XR)] ou levemente afetadas [ligada ao X dominante (XD)]. Uma vez que o homem é hemizigoto para a maioria dos genes ligados ao X, as diferenças sexuais na conexão com gravidade são esperadas. **Ausência de transmissão homem para homem é o pilar de um distúrbio ligado ao X,** porque um homem afetado deve passar seu cromossomo Y para cada filho.

1. **Distúrbios XR** variam em gravidade de letais genéticos (p. ex., **síndrome de Lesch-Nyhan**), em que homens afetados não podem reproduzir, para condições relativamente benignas (p. ex., calvície no padrão masculino). Um terço dos casos geneticamente letais surgem como resultado de uma nova mutação, um fato que complica o aconselhamento de mulheres com uma história familiar aparentemente negativa. Distúrbios XR letais para os quais o gene não foi mapeado ao cromossomo X por técnicas citogenéticas, bioquímicas ou moleculares não podem ser distinguidos de distúrbios AD (autossômico dominante) com limitação sexual masculina (p. ex., **testículo feminilizante**). Em média, a metade das filhas de mulheres heterozigotas (portadoras) também é

portadora, e metade dos filhos é afetada. Homens férteis afetados com um distúrbios XR têm apenas filhas portadoras e filhos normais. Exemplos de **distúrbios endócrinos XR** incluem leucodistrofia supra-renal (um distúrbio peroxissomal que demonstra variabilidade clínica surpreendente), pan-hipo-hipofisarismo familiar, formas raras de deficiência de vasopressina, hipoparatireoidismo não sindrômico, hipoplasia adrenocortical e insensibilidade completa ou parcial a androgênio.

2. **Distúrbios XD** são relativamente raros e podem ser letais pré-natalmente em homens hemizigotos. Tal efeito foi proposto em vários estudos, incluindo incontinência pigmentar e hipoplasia dermal focal, em que aumentos em abortos espontâneos e uma exigüidade de homens nascidos vivos são bem documentados. Nos distúrbios XD não letais permanece um excesso de mulheres afetadas, porque uma mulher heterozigota irá passar o gene para metade dos seus filhos de ambos os sexos, enquanto que um homem hemizigoto passará o gene para todas as suas filhas e nenhum de seus filhos. Exemplos de **distúrbios XD com manifestações endócrinas** incluem diabetes insípido nefrogênico e osteodistrofia hereditária de Albright (pseudo-hipoparatireoidismo).
3. **Modalidades específicas de tratamento,** detecção heterozigota e diagnóstico pré-natal são disponíveis para alguns distúrbios ligados ao X. Quando o teste pré-natal específico não é disponível, o diagnóstico pré-natal é limitado à determinação de sexo ou análise de ligação. No primeiro caso, casais em risco de distúrbios XR devem optar em continuar ou terminar a gravidez apenas com base no risco de 50% de que um feto masculino será afetado. Nesta última situação, os marcadores moleculares são usados para determinar qual X materno carrega o gene defeituoso ou se este X ou seu homólogo foi passado para o feto. A análise de ligação também é útil em diagnosticar condições autossômicas dominantes.

V. **Herança multifatorial**

A. **Princípios gerais.** Um número de distúrbios demonstra a agregação familiar sem um padrão claro de herança unifatorial. A análise de dados de estudos gêmeos e pesquisas populacionais revela que a concordância entre gêmeos ou risco de recorrência familiar é maior do que o esperado de forma aleatória, porém menor que o previsto para um traço unifatorial, mesmo um com penetrância reduzida. O modelo multifatorial é uma construção matemática que prevê que dois ou mais genes independentes (não alélicos e não ligados) irão interagir de forma aditiva para criar uma possibilidade genética de expressão de um traço específico. A interação do genótipo suscetível com efeitos ambientais específicos pode, então, exceder um limiar, resultando na expressão do traço. Embora o limiar possa ser visto a todo custo, a gravidade da expressão é variável e pode ser modificada por outros fatores de risco genético, por fatores ambientais ou ambos.

1. Traços multifatoriais muitas vezes demonstram uma proporção sexual alterada.
2. O risco de recorrência varia com o sexo do indivíduo afetado; com a gravidade do defeito; entre famílias, porque uma família pode ter uma probabilidade genética maior do que outra; com o número de membros da família afetados; e com a incidência do traço na população.

B. **Herança multifatorial** foi implicada em um número de malformações comuns, incluindo lábio leporino (com ou sem fenda palatina), fenda palatina isolada e a seqüência mielomeningocele-anencefalia. Os papéis relativos dos genótipos e do meio-ambiente na patogênese da displasia septo-óptica, da holoprosencefalia, da regressão caudal e do hipotireoidismo atirótico são menos claros apesar do progresso de genes envolvidos na patogênese destas condições (especialmente holoprosencefalia). As últimas condições geralmente ocorrem como eventos esporádicos em uma família outrora normal, e o risco de recorrência parece ser menor do que aquele observado para as malformações multifatoriais comuns. No entanto, irmãos ocasionalmente afetados ou pais são descritos, realçando a necessidade de um exame cuidadoso dos parentes próximos de indivíduos afetados. Agregação familiar é bem conhecida nas **endocrinopatias auto-imunes.** A doença de Graves e a tireoidite de Hashimoto são particularmente associadas à aglomeração de membros da família sintomáticos e assintomáticos com anticorpos positivos.

C. **Distúrbios ambientais com manifestações endócrinas** são bem conhecidos. A embriopatia da rubéola pode ser associada ao hipo-hipofisarismo, à deficiência de hormônio do crescimento isolada, ao diabetes melito e ao hipotireoidismo. A síndrome da hidantoína fetal pode resultar em hipogenitalismo ou ambigüidade. Hidantoínas, retinóides e exposição ao álcool são associadas à deficiência de crescimento pré-natal e pós-natal. Agentes com ação endócrina que têm um efeito adverso direto no resultado fetal incluem hormônios sexuais e agentes antitireoidianos, tais como iodeto, iodo 131, propiltiouracil e metimazol. Finalmente, os distúrbios metabólicos maternos, tais como o hiperparatireoidismo e a hiperfunção ou hipofunção supra-renal ou tireoidiana, podem influenciar seriamente a viabilidade fetal ou a homeostase neonatal. O diabetes melito materno (tipo 1) é uma causa bem conhecida de perda fetal e claramente aumenta o risco de grande malformação. O sistema nervoso central e as malformações cardíacas, os defeitos do primeiro e do segundo arcos branquiais, regressão caudal e a seqüência mielomeningocele-anencefalia são principalmente proeminentes em bebês de mães diabéticas.

VI. **Herança não tradicional**

A. **Mosaicismo.** Tanto mutações cromossômicas quanto de gene único podem ser distribuídas em um subgrupo de células em todos os tecidos corporais, em tecidos derivados de uma única camada embrionária ou apenas em células germinativas (**mosaicismo gonadal**). A expressão da anormalidade depende do número e da distribuição das células na linha celular mosaica.

1. **Inativação de X,** que ocorre muito precocemente no desenvolvimento embrionário, fornece a compensação da dosagem gênica para a maioria dos genes ligados ao X. Mulheres têm expressão mosaica de todos os genes ligados ao X, exceto aqueles que escaparam à inativação de X primariamente na região pseudo-autossômica de Xp.

2. **Mosaicismo cromossômico** é especialmente comum nos distúrbios de cromossomo sexual e normalmente produz um fenótipo mais leve. O crescimento assimétrico ou a pigmentação variável é um marcador de mosaicismo cromossômico, particularmente quando um autossomo é envolvido. A biópsia de pele para a cultura e análise de fibroblastos é útil em confirmar tais diagnósticos. O mosaicismo placentário confinado pode responder pelo retardo do crescimento intra-uterino em fetos cromossomicamente normais.

3. **Mutação somática** com mosaicismo resultante generalizado ou tissular em um único *locus* pode responder pela distribuição em faixas de um gene disfuncional e expressão não uniforme da condição (p. ex., neurofibromatose segmentar). Uma nova mutação dominante aparente pode voltar, apesar de fenótipos parentais normais, por causa de **mosaicismo gonadal** em um dos pais.

B. **Na dissomia uniparental (DUP),** ambas as cópias de um par de cromossomos em particular vêm de um dos pais (*i. e.,* a contribuição de outro pai é perdida). Tais casos podem ocorrer quando um feto trissômico perde cromossomo extra (chamado resgate de trissomia), porém exclui a única cópia de cromossomo derivada de um gameta normal.

1. A dissomia uniparental foi descrita na fibrose cística, em que ambas as mutações foram herdadas do mesmo pai, portanto imitando a herança autossômica recessiva.

2. Em 25 a 30% dos pacientes com síndrome de Prader-Willi com estudos FISH e de citogenética normais, a dissomia materna 15 foi demonstrada por técnica moleculares. A análise molecular demonstra dois cromossomos 15 derivados de mãe e nenhuma cópia do pai.

3. A DUP para o cromossomo 7 foi associada a um fenótipo clínico que se superpunha à **síndrome de Russel-Silver,** embora a UPD7 não responda pela maioria dos casos.

4. A DUP é também uma causa sugerida de retardo de crescimento intra-uterino não específico, retardo mental e microcefalia, embora dados adicionais sejam necessários para confirmar este conceito e avaliar a extensão pela qual ele contribui com estas condições.

C. **Impressão genômica.** Alguns genes ou regiões de cromossomos podem ser modificados na meiose; portanto, a expressão de um traço é alterada e depende da derivação parental do gene ou da região cromossômica.

1. Síndromes de **deleção cromossômica** podem mostrar defeitos da impressão. Na síndrome de Prader-Willi, a deleção 15q11-q13 é sempre vista no cromossomo paterno 15. A deleção de uma região aparentemente similar do 15 materno produz a síndrome de Angelman, que pode facilmente ser distinguida da síndrome de Prader-Willi, apesar de alguma superposição de fenótipo.
2. A **expressão desigual do gene** dos cromossomos homólogos pode resultar em um "silêncio" genético ou expressão anormal em um *locus* particular se o alelo normal não for expresso e o alelo homólogo for defeituoso. Por exemplo, além da deleção ou do DUP15 materno, a mutação na cópia materna do gene 3A da ubiquitina *(UBE3A)* no cromossomo 15q-13 resulta em síndrome de Angelman, uma vez que o gene normal não é expresso pelo cromossomo 15 herdado do pai.

D. Outros mecanismos respondem por alguma herança não tradicional.

1. A herança **mitocondrial** responde por algumas condições raras que são variáveis entre famílias, afetam homens e mulheres, mas são sempre derivadas da mãe. Exemplos incluem atrofia óptica hereditária de Leber e as encefalopatias mitocondriais. Um número de famílias demonstra transmissão materna de alguma combinação de **diabetes**, perda de audição sensorineural, miopatia, disfunção de SNC e retinopatia com base na mutação mitocondrial.
2. **Distúrbios de repetição de trigêmeos** ocorrem por causa da expansão de uma repetição de trigêmeos instável que interrompe o funcionamento do gene. A expressão destas condições pode depender de qual dos pais transmitiu o gene (p. ex., a doença de Huntington de início juvenil ocorre apenas em bebês de pais afetados, enquanto a **distrofia miotônica congênita** é limitada aos filhos de mães afetadas); assim, algumas repetições são instáveis na meiose masculina, enquanto outras são instáveis durante a meiose na mulher. Também, estas condições demonstram antecipação, em que o fenótipo se torna mais acentuado e/ou a idade do início é mais precoce em gerações tardias dentro de uma família.

VII Diagnóstico pré-natal

A. **Princípios gerais.** Técnicas de diagnóstico pré-natal agora permitem o diagnóstico da maioria das anormalidades cromossômicas e de muitos distúrbios genéticos específicos. O uso da ultra-sonografia antes e durante a amniocentese reduziu grandemente o risco do procedimento. **Amostra de vilo coriônico** e a **amniocentese precoce (13 a 14 semanas)** fornecem acesso ao tecido fetal durante o primeiro trimestre/segundo trimestre precoce. Estes procedimentos são particularmente úteis quando o feto está em alto risco de uma condição genética que é diagnosticável por técnicas citogenéticas, bioquímicas ou moleculares. A ultra-sonografia também tem sido cada vez mais útil na avaliação de morfologia fetal e de parâmetros de crescimento. O risco geral de grandes complicações após amniocentese direcionada por ultra-sonografia é menor que 1 em 200. Riscos associados à amostragem de vilo coriônico e à amniocentese precoce não são significativamente maiores em mãos experientes, embora a aminiocentese não seja mais recomendada antes da 13ª semana em virtude de um risco aumentado de ruptura espontânea de membranas, assim como de pés chatos em fetos sobreviventes.

B. **Indicações para amniocentese** variam entre programas de diagnóstico pré-natais, porém geralmente incluem o seguinte:

1. Idade materna maior (35 anos no parto).
2. Criança anterior com uma anormalidade cromossômica.
3. Um dos pais que é um portador de um rearranjo cromossômica balanceado.
4. Um dos pais que é afetado com uma anormalidade cromossômica.
5. História familiar de não-disjunção.
6. Pais que são heterozigotos para um distúrbio autossômico recessivo detectável ou um dos pais que é afetado por um distúrbio dominante detectável.

7. Mãe que é portadora de um distúrbio detectável ligado ao X ou um distúrbio ligado ao X não detectável (sexo fetal).
8. História significativa de perda fetal (pelo menos três episódios) ou uma criança anterior com anomalias congênitas múltiplas não explicadas quando houver tempo inadequado para estudar os pais.
9. Filho anterior ou pais afetados com defeito do tubo neural ou outra história familiar significativa deste distúrbio.
10. Teste de análise materna anormal (mais comumente α-fetoproteína, estriol não conjugado, gonadotrofina coriônica humana-β, inibina ou proteína A-plasmática associada à gravidez).
11. Lucência nucal fetal aumentada (espessura da prega no pescoço) na avaliação ultra-sonográfica no fim do primeiro trimestre ou no início do segundo trimestre.

Referências Selecionadas

Buyse ML. *Birth defects encyclopedia.* Cambridge, UK: Blackwell Scientific, 1990.

Gorlin RJ, Cohen MM, Hennekam RCM. *Syndromes of the head and neck,* 4th ed. New York: Oxford University Press, 2001.

Hall JG, Froster-Iskenius UG, Allanson JE. *Handbook of normal physical measurements.* New York: Oxford University Press, 1989.

Jones KL. *Smith's Recognizable patterns of human malformation,* 5th ed. In: Markowitz M, series ed. *Major problems in clinical pediatrics,* Vol. 7. Philadelphia: WB Saunders, 1997.

King RA, Rotter JI, Motulsky AG. *The genetic basis of common disease,* 2nd ed. New York: Oxford University Press, 2002.

McKusick V. *Mendelian inheritance in man,* 12th ed. Baltimore: The Johns Hopkins University Press, 1998.

Milunsky A. *Genetic disorders and the fetus,* 4th ed. Baltimore: The Johns Hopkins University Press, 1998.

Rimoin DL, Connor JM, Pyeritz RE, et al. *Emery and Rimoin's Principles and practice of medical genetics,* 4th ed. Edinburgh: Churchill Livingstone, 2001.

Scriver CR, Beandet AL, Sly WS, Valle D. *The metabolic and molecular bases of inherited disease,* 8th ed. New York: McGraw-Hill, 2001.

Taybi H, Lachman RS. *Radiology of syndromes, metabolic disorders, and skeletal dysplasias,* 4th ed. St. Louis: Mosby, 1996.

Vogel. F, Motulsky AG. *Human genetics: problems and approaches,* 3rd ed. New York: S Karger, 1997.

Wiedmann H-R, Kunze J. *Clinical syndromes,* 3rd ed. London: Mosby-Wolfe, 1997.

Wynne-Davis R, Hall CM, Apley AG. *Atlas of skeletal dysplasias.* Edinburgh: Churchill Livingstone, 1985.

4. BIOLOGIA MOLECULAR E CELULAR

William W. Chin

Técnicas de DNA recombinantes, biologia molecular e condutas genéticas revolucionaram a investigação das funções celular e subcelular. Como resultado, nosso entendimento dos detalhes moleculares da biossíntese das macromoléculas e seus papéis na fisiologia celular e orgânica aumentou significativamente. Em particular, grande progresso foi atingido na área da endocrinologia e do metabolismo, que continua a ter grande impacto tanto no conhecimento fundamental quanto na clínica prática nestes campos.

I. **Transferência de informação.** Todas as informações presentes nas células somáticas humanas são codificadas por 2 ou 3 bilhões de pares bases de DNA no genoma haplóide. Este DNA engloba aproximadamente 30.000 genes arranjados em 23 pares de cromossomos. A informação presente no gene é transferida do DNA para o RNA mensageiro (RNAm) no núcleo durante o processo de **transcrição**; por sua vez, os dados presentes no RNAm são transformados em informações protéicas no citoplasma durante o processo de **tradução** (Fig. 4.1). **Modificações pós-tradução** adicionais resultam em proteínas maduras e funcionais, tais como hormônios polipeptídeos, receptores hormonais, uma membrana de limpeza ou proteína esquelética.

II. **Expressão gênica**

A. Cada gene consiste em uma unidade transcricional, que contém regiões **estrutural e regulatória**, como mostrado na Fig. 4.2. O componente estrutural contém regiões de DNA que são todas inicialmente transcritas em um RNA precursor (RNA heteronuclear). Eles incluem o RNAm (éxons), assim como regiões que são interpostas (íntrons) e rapidamente eliminadas durante o processamento nuclear do RNA precursor. Também, uma capa de 7-metilguanosina pirofosfato é adicionada ao primeiro ribonucleotídeo ou final extremo 5', e a cauda de poliadenilato se liga ao extremo 3' do RNAm. O próprio RNAm contém uma única região codificadora de proteína cercada por regiões não traduzidas 5' e 3'.

B. O polipeptídeo codificado é por si só uma molécula precursora que pode ser sujeita à clivagem proteolítica regulada e local-específica, assim como derivações aminoácidas, tais como fosforilação e glicosilação. Como uma característica especial de proteínas destinadas para secreção, tais como hormônios polipeptídeos, um líder ou peptídeo sinalizador que consiste em 20 a 30 resíduos aminoácidos largamente hidrofóbicos estão presentes na ponta N-terminal do precursor. Este apêndice, embora de vida curta, permite a interação do precursor com as membranas reticulares endoplasmáticas e a translocação da proteína nascente do espaço intracelular para o extracelular. Portanto, um tema recorrente na via biossintética de quase todas as proteínas é que as moléculas precursoras são geradas em cada estágio. O papel "fisiológico" para estas moléculas não terminadas ainda é desconhecido, porém pode permitir variações sintéticas que assegurem uma adversidade crescente de produtos. Claro, até mesmo alterações de um único nucleotídeo em um gene podem resultar em quantidade e qualidade alteradas de qualquer das formas precursoras e maduras. Portanto, distúrbios endócrinos e metabólicos hereditários podem derivar de alterações sutis no DNA genômico.

III. **Regulação da expressão gênica**

A. A região estrutural de uma unidade transcricional não tem atividade na ausência de uma região regulatória (Fig. 4.2). A região regulatória é geralmente localizada no final 5' do gene, onde ela serve para direcionar seu nível de expressão conforme manifestado pela quantidade do seu produto de RNAm. Muito se aprendeu recentemente sobre este componente crítico do gene, que é composto de várias partes. O promotor proximal, normalmente situado dentro de 100 a 150

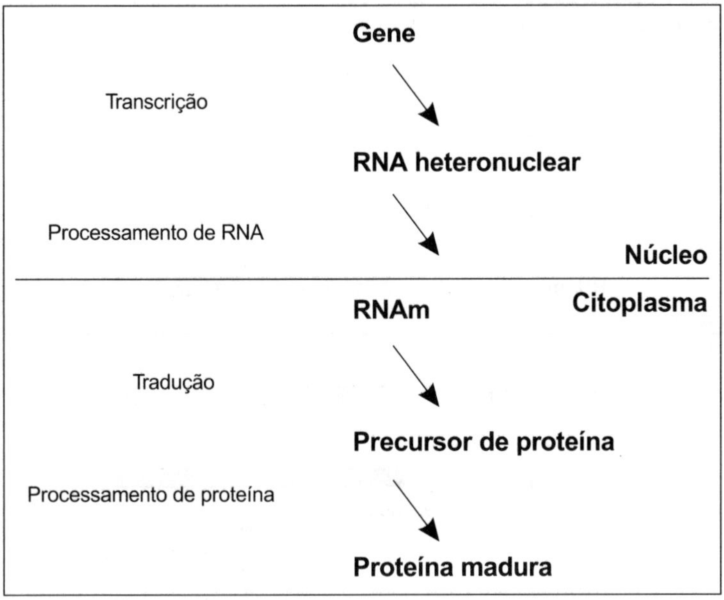

FIG. 4.1. Fluxo de informação genética do gene para o RNAm para proteína. O fluxo de informação envolve a transdução de dados no DNA para o RNA para linguagens protéicas via passos de transcrição, processamento de RNA, tradução e processamento de proteínas. Observe que tanto os precursores de RNA (RNA heteronuclear) quanto de polipeptídios (precursor de proteína) são observados.

nucleotídeos do início da transcrição na região de flanco 5', contém várias importantes seqüências curtas de DNA conhecidas como elementos cis. Estas seqüências determinam a ligação de proteínas nucleares específicas (**fatores trans**), conhecidas como proteínas de ligação de DNA seqüência-específicas.

B. O primeiro é a caixa timina-adenina-timina-adenina (TATA) que liga a proteína ligadora à TATA, uma interação que estimula a síntese de RNA e é associada à formação de um complexo transcricional basal que inclui RNA polimerase II. A caixa TATA é uma região rica em A-T que é dependente de orientação e é localizada 25 a 35 nucleotídeos do início da transcrição.

C. O segundo elemento cis no promotor proximal freqüentemente inclui tais elementos como a caixa citosina-adenina-adenina-timina (CAAT) e o local Spl. Cada um liga um fator de transcrição distinto que influencia ainda mais a expressão basal do gene.

D. Elementos realçadores são presentes em localizações e orientações variáveis relativas ao promotor proximal. Estes fatores de ligação que modulam ainda mais o nível da transcrição, tanto por estímulo quanto por repressão. Dados recentes indicam que um grande mecanismo envolvido neste processo é a remodelagem da cromatina via enzimas associadas a um realçador de fator de ligação, tais com histona acetilases. Exemplos de tais fatores trans incluem esteróide ativado ou receptores de hormônio tireoidiano, e fatores mensageiros terciários fosforilados/desfosforilados induzidos por ação hormonal na superfície celular. Juntos, estes elementos de DNA e suas interações com fatores cognatos ditam um potencial contínuo das respostas que englobam a regulação hormonal tissular e desenvolvimento específicos por meio de uma "resposta cruzada" molecular. Finalmente, a expressão gênica pode ser regulada em nível pós-transcricional pelo controle da estabilidade e translação de DNA.

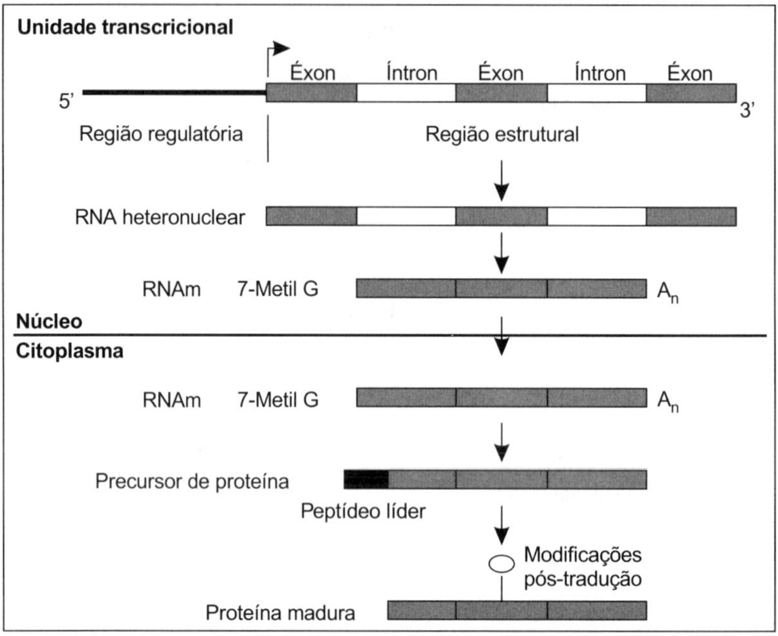

FIG. 4.2. Estrutura do gene, RNA heteronuclear, RNAm, precursor de proteína e proteína madura. A unidade transcricional (gene) é composta de regiões regulatórias e estruturais. A região estrutural contém éxons e íntrons; a região regulatória (mostrada na seção de flanco 5' da unidade por razões ilustrativas) contém uma caixa timina-adenina-timina-adenina (TATA), elementos *upstream* e realçadores. A seta curva mostra o início da transcrição. O RNA heteronuclear é rapidamente processado por *splicing* de RNA, pela poliadenilação (Na) e capeamento de 5'(7-metil G). O RNAm entra no citoplasma do núcleo para engajar a maquinária sintética de proteínas. Aqui o precursor da proteína é feito (um peptídeo líder no terminal N da proteína é mostrado) e processado ainda mais para a proteína madura, como mostrado pela remoção da seqüência líder e a adição de características pós-tradução (estrutura em pirulito).

IV. Defeitos genéticos e distúrbios endócrinos hereditários

A. Um entendimento da via complexa da síntese de um hormônio, seu receptor ou componentes no seu processo de sinalização celular é essencial para uma apreciação das muitas maneiras em que até mesmo alterações de um único nucleotídeo podem produzir grandes alterações na função endócrina. A Tabela 4.1 ilustra algumas doenças endócrinas bem conhecidas e suas bases genéticas e fisiopatológicas. Como exemplos, duas síndromes de resistência hormonal são discutidas com mais detalhes.

B. As síndromes clínicas de resistência insulínica, normalmente herdadas como um traço autossômico recessivo, incluem a síndrome tipo A e o lepreuchaunismo, e são resultados de mutações no receptor de insulina. Mutações em ponto na subunidade α do receptor da insulina causam uma variedade de anormalidades, incluindo afinidades do ligante diminuída, transporte de superfície celular diminuído e quantidades diminuídas de subunidades secundárias à truncação e a uma estabilidade diminuída do RNAm. Mutações em ponto na subunidade β geralmente alteram a atividade da tirosina cinase.

C. A resistência generalizada ao hormônio tireoidiano é uma síndrome rara herdada como um traço autossômico dominante. Ela é caracterizada por níveis elevados de hormônio tireoidiano livre, associado a um hormônio estimulante da tireóide (TSH) sérico inapropriadamente normal ou elevado, e geralmente mínimos sintomas clínicos. O defeito genético é normalmente mutação em ponto no

Tabela 4.1 Bases genéticas e fisiopatológicas de alguns distúrbios endócrinos

Distúrbios endócrinos		Hormônio-alvo/receptor/proteína de ligação	Defeito molecular
Hipotireoidismo congênito		Subunidade TSH-β	Subunidade anormal; associação defeituosa com a subunidade α
Hipotireoidismo congênito		Fator de transcrição Pit-1	Ausente; desenvolvimento de célula por TSH defeituoso
Hipotireoidismo congênito		Receptor de TSH	Resposta defeituosa ao TSH
Nanismo de Laron		Receptor de hormônio de crescimento	Receptor diminuído/ausente
Resistência à insulina		Receptor de insulina	Número de afinidade diminuído
Hiperplasia supra-renal congênita (deficiência de 21-hidroxilase)		21-hidroxilase	Ausente; conversão de gene
Resistência hormonal			
	TH	Receptor de TH	Afinidade diminuída por TH
	VD	Receptor de VD	Afinidade diminuída por ligação de DNA
	Androgênio	Receptor de androgênio	Defeitos múltiplos
Pseudo-hipoparatireoidismo		Proteína G, subunidade α	Número diminuído

TSH, hormônio estimulante da tireóide; TH, hormônio da tireóide; VD, vitamina D.

domínio de ligação do hormônio tireoidiano da isoforma do receptor β do hormônio tireoidiano, que leva a uma ligação diminuída do ligante e, portanto, a uma atividade deficiente.

D. Mutações no receptor de TSH podem causar uma etiologia genética de um nódulo tireoidiano hiperfuncionante isolado, hipotireoidismo ou hipertireoidismo. Evidências recentes sugerem que a mutação somática do gene do receptor de TSH pode levar a um receptor ativo constitutivo que confere função autônoma a um nódulo solitário ou uma mutação de linha germinativa do mesmo gene e pode resultar em hipertireoidismo hereditário. Por contraste, mutações inativantes do gene do receptor de TSH podem provocar hipotireoidismo hereditário.

V. **Patogênese molecular dos tumores endócrinos**

A. Outra área da endocrinologia que lucrou com o valor da análise molecular é a oncologia endócrina. Ao longo das últimas décadas os papéis dos oncogenes e os mecanismos de múltiplos passos na patogênese dos tumores, incluindo aqueles do sistema endócrino, foram bem estabelecidos.

B. Como exemplo, a causa molecular de alguns tumores produtores de hormônio de crescimento é a aparência somática de uma proteína G mutante. As proteínas G são importantes fatores que ligam sistemas de sinalização intracelular hormonais das proteínas de superfície. Um defeito comum converte a subunidade α do tipo selvagem G_s em um mutante inibidor de GTPase que serve como um componente de ligação não regulado. Portanto, a célula com as proteínas mutantes está constantemente "ligada". Esta alteração, com outras possíveis, provoca a proliferação de somatotrofos e conseqüente supersecreção de hormônios de crescimento e acromegalia.

C. Outro avanço é a localização do *locus* genético da síndrome de neoplasia endócrina múltipla tipo 1 (NEM) no braço longo do cromossomo humano 11. A análise de polimorfismo de comprimento de um fragmento de restrição, uma forma de mapeamento genético de DNA de indivíduos em linhagem afetados pela NEM1, recentemente levou à identificação do gene culpado como sendo a menina.

VI. **Hormônios recombinantes.** Uma chave e um benefício precoce do DNA recombinante para a endocrinologia e o metabolismo foi a produção de grandes quantidades de hormônios anteriormente escassos, tais como hormônio do crescimento humano, insulina, lutrofina, folitrofina e tirotrofina. A clonagem molecular de DNAs que codificam estes hormônios e técnicas de transferência genética que usam células de mamíferos como fábrica de proteínas permitiram a síntese de quantidades quase ilimitadas destes hormônios. Eles agora permitem opções terapêuticas e investigativas para o endocrinologista, que podem também abrir portas para novas condutas e tratamentos.

VII **Direções futuras.** O advento de condutas moleculares e genéticas forneceu oportunidades novas e excitantes tanto para o endocrinologista básico quanto para o clínico. Na frente investigativa, nosso conhecimento dos hormônios, seus receptores e sistemas de sinalização expandiu-se, permitindo uma visão mais clara dos mecanismos envolvidos na síntese e na ação hormonal. Estas informações irão, sem dúvida, oferecer amplas oportunidades para se descobrir novos agonistas hormonais e antagonistas, descobrir condutas novas para o diagnóstico e a terapia endócrinos e identificar genes envolvidos nos distúrbios endócrinos e metabólicos, tais como diabetes melito e hipertensão. Tais informações irão permitir a detecção precoce da predisposição com oportunidades de atendimento para uma intervenção segura.

Referências Selecionadas

Beato M. Gene regulation by steroid hormones. *Cell* 1989;56:335.

Chin WW. Biosynthesis and secretion of peptide hormones. In: Becker KL, ed. *Principles and practice of endocrinology and metabolism.* Philadelphia: JB Lippincott Co, 1995:8-20.

Chin WW, Yen PM. Molecular mechanisms of nuclear thyroid hormone action. In: Braverman LE, ed. *Contemporary endocrinology: diseases of the thyroid.* Totowa, NJ: Humana Press, 1997:1-15.

Kahn CR, Smith RJ, Chin WW. Mechanism of action of hormones that act at the cell surface. In: Wilson JD, Foster DW, eds. *Williams' Textbook of endocrinology.* Philadelphia: WB Saunders, 1998:95-143.

Lewin BM. *Genes VII.* New York: John Wiley and Sons, 2000.

Lin RJ, Kao HY, Ordentlich P, et al. The transcriptional basis of steroid physiology. *Cold Spring Harb Symp Quant Biol* 1998;63:577-585.

Marx SJ, et al. Multiple endocrine neoplasia type 1: clinical and genetic features of the hereditary endocrine neoplasias. *Rec Prog Horm Res* 1999;54:397-438.

Mitchell PJ, Tjian R. Transcriptional regulation in mammalian cells by sequence DNA binding proteins. *Science* 1989;245:371.

II. Disfunção Hipotalâmica Hipofisária

5. Doenças da Hipófise Anterior

Harold E. Carlson

I. Fisiologia da hipófise anterior normal

A. Hormônios hipofisários anteriores. A glândula hipófise anterior normal secreta seis hormônio bem caracterizados.

1. Hormônio adrenocorticotrófico (ACTH). O ACTH tem atividade estimulante de melanócitos moderada e pode responder pela maior parte da pigmentação na síndrome de Nelson e na doença de Addison.
2. Tireotrofina [hormônio estimulante da tireóide (TSH)].
3. Hormônio luteinizante (LH).
4. Hormônio foliculoestimulante (FSH).
5. Hormônio de crescimento (GH).
6. Prolactina (Prl).

Um sétimo hormônio, **β-lipotrofina**, é sintetizado junto com ACTH e nos corticotropos como parte de uma grande molécula precursora chamada **proopiomelanocortina.** A fisiologia da β-lipotrofina é ainda pouco entendida.

B. Sistema de *feedback*. TSH, ACTH e as duas gonadotrofinas, LH e FSH, estimulam glândulas em órgãos-alvo para secretar hormônios, que, por sua vez, exercem um efeito de *feedback* negativo restritivo nas suas células tróficas hipofisárias respectivas. Portanto, a secreção de ACTH é largamente controlada pelos efeitos de *feedback* inibitório do cortisol circulante na hipófise; relações similares existem para o TSH e os hormônios tireoidianos e para o LH-FSH e os esteróides gonadais. O fator de crescimento insulina-*like* tipo I (IGF-I; também conhecido como somatomedina C), um peptídeo promotor do crescimento dependente de GH, pode inibir a secreção de GH. Em contraste, a Prl não tem um produto periférico bem definido que exerça um efeito de *feedback.*

C. Hormônios liberadores hipotalâmicos. Além do sistema de *feedback*, o hipotálamo também contribui para regulação da hipófise por meio da liberação e da inibição de hormônios secretados na circulação hipotalâmica hipofisária portal. Vários hormônios como esses foram identificados.

1. A protirelina, ou o hormônio liberador da tireotrofina (TRH), libera TSH e prolactina da hipófise.
2. O hormônio liberador da gonadotrofina (GnRH) libera tanto LH quanto FSH.
3. O hormônio liberador de corticotropina (CRH) estimula a secreção de ACTH de lipotrofina.
4. O hormônio liberador de hormônio de crescimento (GHRH) estimula a liberação de GH.
5. A somatostatina inibe GH e, até certo ponto, a secreção de TSH.
6. Dopamina, um potente inibidor da liberação de Prl, é provavelmente o principal fator que regula fisiologicamente este hormônio.

Os hormônios-alvo exercem seus efeitos de *feedback* no hipotálamo, assim como diretamente na hipófise, embora os efeitos diretos na hipófise sejam provavelmente mais importantes.

II. Hipo-hipofisarismo

A. Princípios gerais. A hipofunção da hipófise pode resultar da doença da própria hipófise ou do hipotálamo (Tabela 5.1). Em ambos os casos existem uma secreção diminuída de hormônios hipofisários, com efeitos conseqüentes na função do restante do organismo. Portanto, a deficiência de TSH produz hipotireoidismo sem bócio; as deficiências de LH e FSH produzem hipogonadismo; a deficiência de ACTH causa hipossupra-renalismo e um bronzeamento pobre da pele; a deficiência de Prl resulta em falência da lactação pós-parto; e a deficiência de GH produz baixa estatura, rugas faciais finas e, ocasionalmente, hipoglicemia de jejum em crianças; em adultos, a deficiência de GH pode provocar gordura abdominal aumentada, pouca energia, massa muscular e força reduzida, dislipidemia e bem-estar psicológico prejudicado. Tanto a deficiência de GH quanto o hipogonadismo podem contribuir para o enrugamento fino da face.

Tabela 5.1 Causas de hipo-hipofisarismo

Infarto
  Necrose pós-parto (síndrome de Sheehan)
  Doença vascular (no diabetes melito)
  Trauma cefálico
Infecções
  Tuberculose
  Fungos
  Piogênicas
  Sífilis
  Toxoplasmose
Granulomas
  Sarcoidose
  Histiocitose de células de Langhans
Hipofisite linfocítica auto-imune
Neoplasias envolvendo a hipófise
  Adenoma hipofisário
  Craniofaringioma
  Carcinoma primário ou metastático (raro)
Aneurisma da artéria carótida interna
Hemocromatose
Distúrbios genéticos ou idiopáticos
  Produção deficiente de hormônio hipofisário
  Síntese hormonal anormal
Distúrbios hipotalâmicos primários
  Tumores (p. ex., craniofaringioma, glioma)
  Granulomas (sarcoidose, histiocitose de células de Langhans)
  Anomalias estruturais do sistema nervoso central médio do hipotálamo
  Deficiência de liberação hormonal genética ou idiopática
  Trauma cefálico
Fatores iatrogênicos
  Secção de tronco
  Radiação
  Hipofisectomia

B. **Diagnóstico.** Com alguns hormônios (ACTH, TSH, LH e FSH), o diagnóstico de hipofunção secundária de órgão-alvo (*i. e.,* devido a causas hipotalâmicas-hipofisárias) pode facilmente ser estabelecido pela demonstração de níveis séricos baixos do hormônio hipofisário apropriado concomitante com baixos níveis do hormônio do órgão-alvo. Portanto, o achado de gonadotrofinas séricas baixas na presença de hipogonadismo clínico com níveis séricos baixos de testosterona ou estrogênio sugere o diagnóstico de hipogonadismo secundário, e não primário. Para separar causas hipotalâmicas de hipofisárias da hipofunção, assim como para diagnosticar deficiência de GH ou Prl, testes de estímulo hipofisários específicos são necessários. No entanto, em muitos casos, não existe uma importância prática em distinguir hormonalmente os distúrbios hipotalâmicos dos hipofisários, porque a terapia endócrina é a mesma. A deficiência de prolactina normalmente não tem importância terapêutica em adultos; portanto, testes de estímulo de prolactina podem freqüentemente ser omitidos na avaliação do hipo-hipofisarismo. No entanto, a documentação da reserva diminuída de Prl é ocasionalmente útil para apoiar o diagnóstico de hipo-hipofisarismo em adultos.

C. **Teste de estímulo hipofisário** (Tabela 5.2)

1. **GH.** Níveis séricos de GH são normalmente baixos durante a maior parte do dia em adultos, elevando-se durante exercício, sono, estresse e pós-prandialmente. Os teste de estímulo mais úteis são hipoglicemia induzida por insulina, infusão de arginina ou ingestão de L-dopa, com ou sem a

Tabela 5.2 Testes de estímulo hipofisário

Hormônio	Agente do teste	Resposta normal
GH	Insulina, 0,05-0,15 U/kg EV, ou arginina, 30 g EV	GH sérico > 3-5 ng/ml em qualquer momento em adultos; > 10 ng/ml em crianças
	L-dopa, 250-500 mg VO, com ou sem propranolol, 40 mg VO	
Prl	TRH, 100-500 μg EV, ou medoclopramida 5-10 mg	O dobro do nível de base com pico > 12 ng/ml
TSH	TRH, 500 μg EV	Valor de pico > 5 μU/ml
LH e FSH	GnRH, 100 μg EV	O dobro do LH de base, com pico > 10 mlU/ml; aumento de 0-30% no FSH
	Clomifeno, 100-200 mg/d VO por 5-10 d	Aumento de 50% no LH; aumento de 30% no FSH
ACHT	Insulina, 0,05-0,15 U/kg EV	Cortisol sérico de pico > 20 μg/dL, com incremento > 10 μg/dL
	Metirapona, 2-3 g VO na hora de dormir	Nível de 11-desoxicortisol sérico > 7 μg/dL na manhã seguinte
	Cortrosina, 1-250 μg EV (teste indireto)	Cortisol sérico de pico > 20 μg/Dl

GH, hormônio de crescimento; Prl, prolactina; TRH, hormônio liberador de tirotrofina; TSH, hormônio estimulante da tireóide; LH, hormônio luteinizante; FSH, hormônio foliculo estimulante; GnRH, hormônio liberador de gonadotrofina; ACTH, hormônio adrenocorticotrófico.

ingestão concomitante de propranolol (40 mg VO). Todos estes três agentes agem aumentando a secreção de hormônio liberador de GH do hipotálamo e, em alguns momentos, inibindo a liberação de somatostatina. O consenso sobre os critérios para diagnosticar deficiência de GH em adultos é incompleto. Diferentes *kits* de ensaios podem produzir resultados amplamente discordantes quando a mesma amostra sérica é testada, e as respostas do GH a testes provocativos não são inteiramente reproduzíveis em pacientes individuais. No entanto, a maioria dos pacientes adultos normais atinge valores séricos de pico de GH de pelo menos 3 a 5 ng/mL em resposta a testes de estímulo; a hipoglicemia induzida por insulina é provavelmente o estímulo mais consistente. Em crianças, o diagnóstico de deficiência de GH está na combinação de baixa estatura (mais de 2,5 desvios-padrão abaixo da média para a idade), baixa velocidade de crescimento, idade óssea atrasada e concentrações séricas de GH estimulado de menos de 10 ng/mL. Níveis séricos da proteína 3 ligadora de IGF (IGFBP-3) e de IGF-I são baixos em alguns pacientes com GH e não devem ser usados como critério único de secreção de GH insuficiente deficiência. Pacientes hipotireoidianos ou obesos freqüentemente têm respostas prejudicadas a todos os agentes provocativos de GH.

2. **Prl.** A secreção de Prl é normalmente baixa na maior parte do dia, elevando-se durante o sono ou estresse e pós-prandialmente. Testes provocativos clinicamente úteis de liberação de Prl incluem:
   a. **TRH IV**, que estimula diretamente o lactótrofo.
   b. **Antagonistas da dopamina** (p. ex., metocloparmida), que bloqueiam a dopamina endógena, o principal fator inibidor de Prl.

   Uma resposta normal mínima de Prl em qualquer destes testes consiste no dobro dos valores de base com pico de pelo menos 12 ng/mL. A resposta do Prl é melhorada pela administração de estrogênio e é, portanto, geralmente maior em mulheres. Pacientes com hipo-hipofisarismo terão níveis basais séricos baixos de Prl que não aumentam apropriadamente após o TRH ou outros estímulos. Em contraste, pacientes com a doença hipotalâmica pura terão hiperprolactinemia basal, porque os lactótropos intactos estarão liberados do efeito inibitório tônico da dopamina hipotalâmica; a resposta do Prl pode ser prejudicada ou normal em tais pacientes.

3. **TSH.** Com a doença hipofisária pura (p. ex., pós-hipofisectomia), os níveis séricos de TSH são baixos e não aumentam após administração intravenosa de TRH, que estimula diretamente os tireotrofos. Pacientes com doença hipotalâmica pura podem ter TSH sérico baixo, normal ou até mesmo levemente elevado na presença de hipotireoidismo, com um pico de TSH de tamanho normal, porém retardado, após administração de TRH (veja Capítulo 26), presumivelmente refletindo deficiência de TRH. A adjacente ocorrência paradoxal de hipotireoidismo, apesar de níveis séricos normais ou elevados de TSH pelo radioimunoensaio, é explicado pelo achado de que a bioatividade sérica do TSH é baixa em tais pacientes; o TRH endógeno parece ser necessário para conferir uma bioatividade plena à molécula de TSH.
4. **Gonadotrofinas**
   a. **GnRH sintético,** um estimulador direto de gonadotrofos, é injetado por via intravenosa, e as respostas de LH e FSH são avaliadas. Pacientes com destruição completa de hipófise mostram níveis de LH e FSH séricos de base baixos sem aumento após injeção de GnRH. Pacientes com doença hipotalâmica geralmente respondem ao GnRH embora doses "plenas" de GnRH possam ser necessárias (400 μg IM diariamente por 5 dias) para demonstrar completamente a resposta.
   b. A **reserva de gonadotrofina** pode também ser avaliada pelo teste com clomifeno oral, um antagonista competitivo do estrogênio. Em homens e mulheres adultos normais, a administração de clomifeno produz um aumento tanto no LH quanto no FSH por meio do bloqueio dos efeitos de *feedback* inibitórios dos esteróides gonadais no hipotálamo. Embora útil como ferramenta de pesquisa, o teste de clomifeno tem aplicações práticas apenas ocasionalmente.
5. **ACTH.** A avaliação do ACTH é tradicionalmente indireta por causa da dificuldade e do custo da medida de ACTH plasmático.
   a. Avanços recentes nas técnicas de radioimunoensaio de ACTH tornaram o uso clínico das determinações plasmáticas de ACTH muito mais disponíveis. Avaliações indiretas utilizaram medidas de cortisol plasmático, que é paralelo ao ACTH plasmático na maioria das circunstâncias, ou cortisol livre urinário ou metabólitos de corticosteróides (p. ex., 17-hidroxicorticosteróides). Em pacientes com insuficiência supra-renal óbvia, a insuficiência supra-renal primária e secundária (hipotalâmica-hipofisária) pode ser distinguida medindo o ACTH plasmático na manhã (8 a 10 horas), quando os níveis são normalmente maiores. Na presença de concentrações séricas baixas de cortisol, o ACTH plasmático será elevado em pacientes com insuficiência supra-renal primária, enquanto níveis baixos ou normais-baixos são vistos em pacientes com insuficiência supra-renal secundária.
   b. O **teste de estímulo** com hipoglicemia induzida por insulina (conforme descrito para teste de GH; veja Seção **II.C.I**) ou metirapona pode ser usado para documentar defeitos menores na reserva de ACTH.
      (1) Após a hipoglicemia induzida por insulina, o cortisol plasmático deve normalmente subir para níveis maiores que 20 μg/dL, geralmente com um incremento de pelo menos 10 μg/dL acima da linha de base.
      (2) O teste curto de metirapona noturno pode ser realizado dando metirapona oral (3 g se o peso corporal > 60 kg; 2 g se < 60 kg) na hora de dormir, com um lanche para evitar náuseas, e medindo o 11-desoxicortisol sérico às 8 horas da manhã seguinte. Uma resposta normal consiste em um nível sérico de 11-desoxicortisol maior ou igual a 7 μg/dL. Se um aumento subnormal no 11-desoxicortisol for visto, o cortisol sérico deve ser medido na mesma amostra para avaliar a adequação do bloqueio enzimático. Um nível de cortisol sérico maior que 5 μg/dL sugere pobre absorção da metirapona, e o teste pode ser repetido com uma dose maior da droga ou a resposta à hipoglicemia deve ser avaliada.
   c. O **teste de cosintropina** tem sido usado para avaliar indiretamente a secreção de ACTH; uma deficiência **crônica** da secreção de ACTH causa respostas prejudicadas de cortisol sérico com 30 e 60 minutos após a injeção de cosintropina [ACTH sintético (aminoácidos 1-24), 250 μg

IV em *bolus*]. Os resultados deste teste se correlacionam bem com aqueles que usam a hipoglicemia induzida por insulina, mas o teste de cosintropina é realizado mais facilmente. Os níveis séricos de picos de cortisol são maiores de 20 μg/dL em pacientes normais. O teste de cosintropina não é útil para avaliar a deficiência **aguda** de ACTH, porque a atrofia de supra-renal leva várias semanas para se desenvolver. Vários relatos recentes sugeriram que uma dose de cosintropina de 1 μg pode fornecer maior sensibilidade na detecção de uma reserva prejudicada de ACTH, mas este assunto ainda está sob debate.

6. **Indicações clínicas** para testes de estímulo hipofisário detalhado:
   a. Para auxiliar no diagnóstico de doença hipofisária ou hipotalâmica obscura.
   b. Para avaliar a necessidade de terapia de reposição por GH.
   c. Possivelmente para determinar a viabilidade de tratar pacientes com hipo-hipofisarismo hipotalâmico com GnRH ou GHRH.

   Observe que, com exceção de gonadotrofinas para infertilidade e terapia com GH, a necessidade de terapia hormonal é determinada somente pelo estado clínico e pela medida de produtos de órgão-alvo (cortisol, tiroxina e testosterona) em vez de hormônios hipofisários.

D. **Tratamento de hipo-hipofisarismo**

1. Na maioria dos casos, as deficiências hormonais de hipo-hipofisarismo são tratadas suprindo os hormônios-alvo necessários (Tabela 5.3). A terapia de reposição de Prl é raramente necessária e não é disponível em qualquer caso. Mulheres com insuficiência supra-renal secundária podem se beneficiar de reposição com diidroepiandrosterona (DHEA).
2. Hormônios hipofisários substitutos são dados em apenas duas circunstâncias.
   a. O GH humano é dado para pacientes com deficiência de GH e baixa estatura, e epífises não fundidas (veja Capítulo 8).
   b. As gonadotrofinas exógenas podem ser dadas para estimular a função gonadal em pacientes hipohipofisários que desejam fertilidade. Nesta situação, a gonadotrofina coriônica humana (HCG) é usada como um substituto prontamente disponível para LH; a atividade de FSH pode ser fornecida tanto pela urofolitropina quanto por preparações de FSH humano recombinante biossintético.

Tabela 5.3 Tratamento do hipo-hipofisarismo

Hormônio deficiente	Terapia
TSH	L-tiroxina, 0,05-0,2 mg/d VO
ACTH	Glicocorticóide oral, p. ex., prednisona, 5 mg pela manhã e 2,5 mg no início da noite, ou hidrocortisona, 20 mg pela manhã, 10 mg no início da noite. Mineralocorticóides normalmente não são necessários. DHEA, 50 mg pela manhã, pode beneficiar mulheres adultas
LH e FSH	Homens: enantato ou cipionato de testosterona, 200-300 mg IM a cada 2 a 3 semanas, ou adesivo transdérmico de testosterona, 2,5 a 5, mg por dia
	Mulheres: estrogênio cíclico e progesterona, p. ex., estrogênios eqüinos conjugados, 0,625 mg VO diariamente nos dias 1 a 25 de cada mês do calendário, com adição de acetato de medroxiprogesterona, 10 mg VO nos dias 16 a 25. Alternativamente, um anticoncepcional oral pode ser dado
	Para restauração da fertilidade em ambos os sexos, o FSH humano e o HCG são dados por injeção, normalmente por períodos de vários meses
GH	3-25 μg/kg subcutâneos diariamente em adultos (veja Capítulo 8 para doses em crianças)

TSH, hormônio estimulante da tireóide; ACTH, hormônio adrenocorticotrófico; LH, hormônio luteinizante; FSH, hormônio foliculoestimulante; HCG, gonadotrofina coriônica humana; GH, hormônio de crescimento; DHEA, deidroepiandrosterona.

Tabela 5.4 Freqüência de tumores hipofisários

Tipo do tumor	Freqüência relativa de ocorrência (%)
Secretor de Prl	26
Clinicamente não funcionante (a maioria secreta gonadotrofinas ou subunidades de gonadotrofina)	30
Secretor de ACTH	15
Secretor de GH	15
Pluriormonal	12
Secretor de TSH	2

Prl, prolactina; GH, hormônio de crescimento; ACTH, adrenocorticotróficos; TSH, hormônio estimulante da tireóide.

3. Pacientes com hipo-hipofisarismo devem carregar um cartão ou usar um bracelete identificando seu estado hormonal. Tanto os pacientes quanto suas famílias devem ser capazes de administrar glicocorticóides extras tanto por via parenteral quanto por via oral em caso de doença ou lesão grave.

III. Tumores hipofisários

A. Considerações gerais

1. Tipos de tumores

a. **Tumores hipofisários,** quase sempre benignos, ocorrem em cerca de 10% dos adultos; na maioria, são tumores pequenos, achados incidentais em estudos radiológicos. A aparência de um tumor hipofisário no corante de hamatoxilina e eosina tem pouca relação com seu estado funcional.

b. **Tumores secretores de Prl** são as neoplasias únicas mais comuns, seguidas de **tumores não funcionantes** (Tabela 5.4).

c. **Tumores "cromófobos"** freqüentemente secretam Prl, GH ou outros hormônios. Muitos tumores clinicamente silenciosos, não associados a qualquer estado de hipersecreção hormonal reconhecido, na verdade contêm ou secretam pequenas quantidades de gonadotrofinas ou suas subunidades α e β.

2. **Sinais e sintomas.** Tanto tumores secretores quanto não secretores podem produzir sinais e sintomas devidos às suas características de ocupação de espaço e suas localizações. Estas características, tais como cefaléia, dano visual (tipicamente hemianopsia bitemporal devida à compressão do quiasma óptico), paralisia extra-ocular, hidrocefalia, convulsões e rinorréia de líquido cefalorraquidiano (LCR), são todos mais comuns com tumores maiores (macroadenomas, maiores que 1 cm de diâmetro) e tumores com extensão extra-selar do que com microadenomas intra-selares (menores que 1 cm de diâmetro). Hipo-hipofisarismo e diabetes insípido são também mais freqüentemente encontrados em pacientes com grandes tumores destrutivos.

Hemorragia espontânea em um tumor hipofisário ocorre em até 15 a 20% dos pacientes; cerca de um terço deles é clinicamente reconhecível (apoplexia hipofisária) e apresenta cefaléia, visão diminuída, paralisias extra-oculares e outros achados neurológicos. A drenagem do hematoma pode ser necessária em vários casos, junto com administração de líquidos e suplementos de glicocorticóides.

B. Radiologia de tumores hipofisários

1. **Ressonância magnética (RM)** é atualmente o procedimento preferencial para documentar a presença e a extensão de neoplasias hipofisárias; ela é mais sensível do que a tomografia computadorizada (TC) em detectar pequenos tumores. A RM é particularmente útil para mostrar efeitos de massa no quiasma óptico e extensão extra-selar. Um exame normal não exclui a presença de um pequeno tumor.

C. Manejo dos tumores hipofisários

1. **Princípios gerais.** Em alguns pacientes com pequenos tumores hipofisários assintomáticos nenhum tratamento, além da observação e da terapia hormonal de órgãos-alvos é indicado. No entanto, muitos pacientes precisam de terapia específica para diminuir a hipersecreção hormonal, se presente, e para corrigir ou prevenir os efeitos de massa da lesão intracraniana. A Tabela 5.5 lista as indicações e contra-indicações de vários métodos.

2. **Cirurgia.** Em geral, a cirurgia tem historicamente sido preferida quando sérias complicações anatômicas existem (p. ex., defeitos do campo visual) ou quando a correção imediata da hipersecreção hormonal é desejada. A cirurgia ocasionalmente danifica estruturas adjacentes ou resulta em hipo-hipofisarismo.

3. **Radiação.** A radioterapia administrada com fótons de supervoltagem tanto de cobalto 60 ou aparelhos aceleradores lineares quanto com partículas pesadas (prótons em Boston, Massachusetts e partículas α em Berkeley, Califórnia) têm um início mais lento de efeito do que a cirurgia, geralmente levando 6 a 24 meses para que o benefício inicial seja visto, com melhora progressiva ao longo de 2 a 5 anos. O hipo-hipofisarismo é visto em até 50% dos pacientes 10 a 20 anos após a radioterapia. A radioterapia estereotática usando cobalto 60 ("radiocirurgia com gama-bisturi") está recebendo uso crescente; até hoje, ela não parece ser mais eficaz do que os métodos-padrão.

4. **Terapia clínica.** Agonistas dopaminérgicos, tais como **bromocriptina, pergolida e cabergolina,** mostraram diminuir a Prl sérica e encolher rapidamente muitos adenomas secretores de Prl; estas drogas são freqüentemente recomendadas como monoterapia ou terapia adjunta para tais tumores (veja Seção V). Ocasionalmente, pacientes com acromegalia ou tumores clinicamente não funcionantes também demonstram regressão tumoral com a terapia com bromocriptina; em alguns pacientes acromegálicos, a bromocriptina diminuiu significativamente o GH, também. Octreotídeo, um análogo sintético da somatostatina, foi usado com sucesso para reduzir a secreção de GH e TSH de tumores hipofisários produtores destes hormônios e, também, freqüentemente encolhe parcialmente tais tumores. Antagonistas sintéticos do GnRH foram usados experimentalmente para inibir a secreção de LH-FSH de tumores produtores de gonadotrofinas.

5. **Avaliação pré-operatória.** Pacientes com cirurgia hipotalâmica hipofisária marcada não devem ser submetidos a uma avaliação hormonal pré-operatória exaustiva rotineiramente, porque os testes precisam ser repetidos pós-operatoriamente. Em vez disso, as medidas do índice de tireoxina livre sérica (T_4) (uma vez que hipotireoidismo grave não tratado pode aumentar os riscos de anestesia geral), IGR-1 e Prl (para detectar hipersecreção oculta de GH e Prl) devem ser obtidas. Em vez de avaliar a reserva de ACTH pré-operatoriamente, a maioria dos médicos fornece glicocorticóide suplementar no período perioperatório e durante procedimentos diagnósticos cansativos.

6. **Avaliação pós-operatória.** Em pacientes pós-operatórios e naqueles que recebem terapia radiativa ou clínica sozinhas, a necessidade de reposição hormonal deve ser avaliada medindo a testosterona sérica (em homens) e o índice de T_4 livre sérico, e avaliando o eixo hipofisário supra-renal com hipoglicemia induzida por insulina, metirapona ou, indiretamente, com cosintropina. A presença de menstruações regulares em uma mulher pré-menopáusica normalmente indica secreção estrogênica relativamente normal e outros testes que não são necessários, a não ser que a paciente seja estéril. Crianças devem ter testes estimulatórios de secreção de GH (veja Capítulo 8), assim como adultos com sintomas de deficiência de GH.

7. **Acompanhamento.** Após um tratamento inicial, pacientes são vistos a cada 3 a 4 meses por 1 ano e depois a cada 6 a 12 meses. Durante cada visita, sinais e sintomas de deficiência hormonal ou de excesso devem ser procurados. O índice de T_4 livre sérico e a testosterona sérica (em homens) devem ser testados a cada 1 a 2 anos, e a reserva de ACTH, avaliada a cada 2 a 3 anos. Pacientes com tumores hipofisários devem ter TC ou RM de acompanhamento dentro de 6 meses do tratamento, para avaliar alterações anatômicas precoces, e depois a cada 1 a 3 anos.

Tabela 5.5 Escolha de terapia para tumores hipofisários

Radioterapia

Apropriada para:

- Tumores pequenos ou médios com extensão supra-selar mínima ou modesta
- Pacientes em quem a cirurgia é contra-indicada ou recusada
- Terapia adjunta pós-operatória em pacientes com tumores invasivos ou incompletamente removidos

Contra-indicada como monoterapia em:

- Pacientes com grandes extensões supra-selares
- Pacientes com grandes defeitos de campo visual
- Pacientes acromegálicos com níveis séricos de hormônio de crescimento > 50 ng/mL antes do tratamento
- Pacientes com prolactinoma que desejam restaurar a fertilidade

Cirurgia: conduta transfrontal

Apropriada para:

- Grandes extensões supra-selares, especialmente se forem em formato de sino com constrição no diafragma da sela, ou com extensão lateral supra-selar
- Pacientes em quem a conduta transesfenoidal para a sela é relativamente contra-indicada (pacientes com sinusite crônica ou um seio esfenoidal incompletamente pneumatizado)

Contra-indicada em:

- Geralmente não necessária para pequenos tumores intra-selares

Cirurgia: conduta transesfenoidal

Apropriada para:

- Microadenomas (< 1 cm de diâmetro)
- Tumores associados à extensão para o seio esfenoidal ou associado à rinorréia de líquido cefalorraquidiano
- Tumores associados à apoplexia hipofisária
- Macroadenomas (> 1 cm de diâmetro) com extensão supra-selar mínima ou modesta

Contra-indicada em:

- Tumores com grandes extensões em sino ou supra-selares laterais
- Pacientes com sinusite crônica ou seios esfenoidais incompletamente pneumatizados (contra-indicações relativas, não absolutas)

Terapia clínica com agonistas dopaminérgicos

Apropriada para:

- Tratamento primário de tumores secretores de prolactina
- Correção rápida de seqüelas neurológicas de grandes tumores secretores de prolactina
- Encolhimento de tumores secretores de prolactina para facilitar a terapia ablativa
- Pacientes grávidas com tumores secretores de prolactina que experimentam crescimento tumoral gestacional
- Terapia adjunta em pacientes com acromegalia ou tumores secretores de TSH

Contra-indicada em:

- Tumores não funcionantes (embora alguns pacientes possam responder)
- Tratamento primário de acromegalia, exceto quando a terapia ablativa é recusada

Terapia clínica com octreotídeo

Apropriada para:

- Terapia adjunta em pacientes com acromegalia ou tumores secretores de TSH
- Terapia primária em pacientes com acromegalia quando a terapia ablativa é recusada

Contra-indicada em:

- Outros tipos de tumores

TSH, hormônio estimulante da tireóide.

IV. **Acromegalia e gigantismo**

A. **Características clínicas.** Hipersecreção de GH produz a aparência típica de acromegalia, com alargamento das características faciais, mãos e pés, na maioria dos pacientes. A presença de excesso de GH antes do fechamento das epífises de ossos longos na puberdade tardia causa uma estatura aumentada; o gigantismo pode resultar se o processo começar na infância. Outros sintomas comuns incluem:

1. Sudorese excessiva, talvez causada por glândulas sudoríparas alargadas ou hipermetabolismo.
2. Síndrome do túnel do carpo, resultando da compressão do nervo mediano por tecido fibrocartilaginoso hipertrofiado do punho.
3. Artrite degenerativa, secundária a supercrescimento ósseo e deformidade ao longo de grandes articulações.
4. Hipertensão, talvez relacionada com os efeitos retentores de sal de GH.
5. Intolerância à glicose ou diabetes melito, refletindo as propriedades antagonistas de insulina do GH.
6. Hipercalciúria, talvez secundária ao estímulo da produção de 1-25 diidroxivitamina D_3 pelo GH.
7. Galactorréia, tanto devida a propriedades lactogênicas intrínsecas de GH quanto à presença de adenoma misto, produzindo tanto GH quanto Prl.
8. Apnéia do sono, tanto obstrutiva quanto central.

Mortalidade aumentada na acromegalia é atribuída a doenças cerebrovasculares, cardiovasculares e pulmonares. Adicionalmente, parece haver uma incidência aumentada de pólipos de cólon e de câncer de cólon nestes pacientes.

B. **Diagnóstico de acromegalia.** Em um paciente com uma história clínica compatível e aparência compatível, um diagnóstico de acromegalia é normalmente fácil de confirmar.

1. O teste mais confiável envolve a avaliação das respostas de GH à glicose oral. Em pacientes normais, o GH sérico é suprimido para níveis baixos (< 2 ng/mL; freqüentemente indetectável) 60 a 120 minutos após ingestão oral de 50 a 100 g de glicose em solução. Quase todos os pacientes com acromegalia não mostram tal supressão e podem demonstrar um aumento no GH, em vez disso.
2. Na ausência de uma doença séria concomitante, os níveis séricos de IGF-1 são uniformemente elevados em pacientes com acromegalia ativa.
3. Além do teste dinâmico, duas ou três medidas aleatórias de GH sérico devem também ser obtidas para fornecer um valor médio de base pré-tratamento.
4. A Prl sérica de base também deve ser medida em todos os pacientes com acromegalia, uma vez que até 40% têm um adenoma hipofisário "misto", secretando tanto GH quanto Prl, normalmente por dois tipos celulares separados no mesmo tumor.
5. Após um diagnóstico hormonal ter sido feito, pacientes com acromegalia devem, também, sofrer uma avaliação anatômica do seu conteúdo selar com RM e podem necessitar de um exame formal de campo visual se o tumor parecer tocar o quiasma óptico.

C. **Administração da acromegalia**

1. A cirurgia hipofisária produz melhores resultados em longo prazo do que a radiologia, com aproximadamente 50 a 60% dos pacientes atingindo valores séricos de GH menores que 2 ng/mL e IGF-1 sérico normal. A cirurgia também oferece a vantagem de obter uma diminuição imediata de GH. Além disso, pacientes com valores séricos de GH pré-tratamento maiores que 50 ng/mL são freqüentemente deixados com hipersecreção residual de GH após radioterapia e são provavelmente mais bem tratados com cirurgia como terapia inicial. Fatores tais como defeitos de campo visual e grande extensões supra-selares também podem influenciar a escolha de tratamento (Tabela 5.5).
2. Embora numerosos tratamentos clínicos para acromegalia tenham sido propostos, as únicas terapias práticas até hoje envolvem administração oral crônica de bromocriptina ou a injeção de octreotide, um análogo da somatostatina.

   a. **Agonistas de dopamina** diminuem significativamente o GH e o IGR-1 séricos em uma minoria de pacientes (10 a 40%). Infelizmente, não existe um meio de prever quais pacientes irão atingir uma supressão significativa de GH com a terapia com agonistas da dopamina, embora respostas à cabergolina possam se correlacionar com a presença de hiperprolactinemia. Além disso, o encolhimento do tumor hipofisário pode ocorrer em pacientes acromegálicos que recebem agonistas de dopamina; o encolhimento do tumor parece ser menos comum do que em prolactinomas. Até hoje, os agonistas da dopamina são usados primariamente como tratamento adjunto na acromegalia, após cirurgia ou radiação. A cabergolina parece ser o mais útil dos agonistas dopaminérgicos e é normalmente iniciada em doses de 0,25 mg uma ou duas vezes por semana, com doses aumentadas até 1 a 2 mg por semana conforme necessário. Raramente, benefícios adicionais são ganhos aumentando a dose diária total em níveis acima de 3 mg/dia. A cabergolina é atualmente o mais caro dos agonistas dopaminérgicos disponíveis nos Estados Unidos, e a pergolida é o mais barato.

b. **Octreotida,** um análogo sintético da somatostatina, tem maior eficácia do que a bromocriptina no manejo da acromegalia, embora a necessidade de injeção subcutânea torne-o muito menos conveniente. As doses geralmente começam com 50 μg três vezes por dia e são aumentadas para o máximo de 200 μg três vezes por dia, se necessário. Os efeitos colaterais comuns incluem cólicas abdominais, diarréia, tolerância à glicose prejudicada e colelitíase. O octreotídeo normalmente proporciona encolhimento parcial de adenomas secretores de GH. Uma forma em depósito de longa ação de octreotida (Sandostatina LAR) está agora disponível nos Estados Unidos e é dada com uma injeção intramuscular mensal de 20 ou 30 mg; esta forma de longa ação parece ser pelo menos tão eficaz quanto a octreotida subcutâneo em suprimir o IGF-1 e o GH séricos, mas sem menos efeitos colaterais-gastrointestinais. Em ambas as formas, a terapia com octreotida é cara, na faixa de 10.000 a 20.000 dólares/ano.

c. O tratamento bem-sucedido da acromegalia restaura o IGF-1 e o GH séricos para o normal e freqüentemente resulta em regressão de alargamento de tecido mole, melhora na síndrome do túnel do carpo e na tolerância à glicose, energia aumentada e diminuição de sudorese excessiva. Alterações ósseas e osteoartrite normalmente não melhoram, porém podem estabilizar.

3. **Acompanhamento.** Após o tratamento, pacientes com acromegalia devem ter o GH e o IGF-1 séricos medidos em uma amostra sanguínea aleatória a cada seis meses por 2 ou 3 anos e depois em intervalos anuais. A avaliação radiológica do tumor hipofisário e a medida do Prl sérico (se previamente elevada) devem ser realizadas em intervalos similares. O índice de T_4 livre sérico, a testosterona (em homens) e a reserva de ACTH devem ser testados a cada 1 a 2 anos. Muitos pacientes, especialmente aqueles com secreção residual de GH, precisam de terapia continuada para diabetes melito, hipertensão, doença cardiovascular e artrite, e vigilância periódica para pólipos e câncer de cólon.

V. Tumores secretores de Prl

A. **Características clínicas.** Adenomas que secretam Prl (prolactinomas) são os tumores hipofisários mais comuns. A hiperprolactinemia em mulheres comumente causa amenorréia, com ou sem galactorréia. Ocasionalmente, mulheres com prolactinomas têm menstruações espontâneas, elas normalmente manifestam infertilidade ou uma fase lútea curta do ciclo menstrual. Homens normalmente manifestam libido e potência diminuídas ou sintomas ligados à lesão de massa intracraniana. A galactorréia é incomum em homens, talvez porque a mama masculina não tenha sido "preparada" com estrogênio endógeno. As manifestações de hipogonadismo em ambos os sexos parecem resultar principalmente da inibição de liberação de GnRH do hipotálamo pela Prl, com secreção resultante diminuída de LH e FSH. Algumas mulheres com tumores secretores de Prl também manifestam *hirsutismo* e androgênios séricos elevados; a evidência de estímulo pelo Prl da produção de androgênio supra-renal ainda é controversa. O uso de anticoncepcionais orais não parece fazer com que as prolactinomas se desenvolvam ou aumentem.

Tabela 5.6 Causas de hiperprolactinemia

Estados fisiológicos alterados
Sono
Estresse
Pós-prandial, especialmente em mulheres
Coito
Gravidez, incluindo pseudociese
Amamentação ou estímulo do mamilo
Lesões de medula espinhal torácica ou de parede torácica
Hipoglicemia
Hipotireoidismo
Insuficiência supra-renal
Insuficiência renal crônica
Cirrose
Secreção de prolactina de alto peso molecular com bioatividade reduzida (macroprolactinemia)
Medicações
Fenotiazídicos
Butirofenonas (p. ex., haloperidol)
Tioxantinas (p. ex., tiotixeno)
Buspirona
Olanzapina
Risperidona
Metoclopramida
Domperidona
Sulpirida
Labetalol
Inibidores da monoamino oxidase
Amoxapina
Reserpina
α-metildopa
Cimetidina intravenosa
Estrogênios
Opiáceos
Verapramil
Distribuição diminuída de fator inibidor de prolactina para hipófise
Pressão no tronco hipofisário por massa selar ou parasselar
Secção de tronco
Destruição hipotalâmica
Tumores hipofisários secretores de prolactina
Secreção ectópica de prolactina por tumores não hipofisários (raro)
Idiopática

B. Diagnóstico

1. **Etiologia.** Além dos tumores hipofisários, a hiperprolactinemia ocorre em uma grande variedade de outras circunstâncias (Tabela 5.6). Uma história medicamentosa cuidadosa é de suma importância na investigação da hiperprolactinemia. Hipotireoidismo, gravidez e insuficiência renal podem ser excluídas pelo exame físico e simples testes laboratoriais.
2. **Estudos radiológicos** são usados para separar pacientes com lesões hipotalâmicas ou hipofisárias daqueles com hiperprolactinemia "funcional" presumida. A RM pode revelar uma massa intra-selar ou supra-selar.
3. **Estudos laboratoriais.** É útil obter três determinações separadas ou juntas de Prl sérica para responder por flutuações espontâneas ou induzidas por estresse no nível de hormônio. Um nível

sérico de Prl persistentemente mais alto do que 200 ng/mL é quase sempre associado a tumor hipofisário (níveis masculinos normais são menores do que 15 ng/mL; níveis femininos normais são menores do que 20 ng/mL). Uma vez que o nível sérico de Prl é grosseiramente proporcional à massa do tumor, pequenos tumores podem causar elevações do Prl sérico menores que aqueles valores comumente vistos com a hiperprolactinemia por outras causas (p. ex., 30 a 50 ng/mL).

C. Tratamento

1. **Terapia clínica** com agonistas dopaminérgicos é agora o tratamento preferencial para muitos pacientes com tumores secretores de prolactina. Derivados de Ergot, tais como bromocriptina, pergolida e cabergolina, são potentes supressores da secreção de Prl; eles diminuem rapidamente o Prl sérico, abolem a galactorréia e restauram a função gonadal normal na maioria dos pacientes com hiperprolactinemia de qualquer causa. Bromocriptina e drogas relacionadas também causam encolhimento anatômico dos prolactinomas em 60 a 80% dos pacientes, embora freqüentemente isso seja incompleto. Estas drogas podem então diminuir a necessidade de cirurgia hipofisária ou, ao encolher parcialmente grandes tumores, tornar a cirurgia mais fácil.

2. **Terapia ablativa**, tanto cirúrgica quanto radiológica, não é mais o modo primário preferido de tratamento para muitos pacientes. Uma vez que os efeitos benéficos da radioterapia são graduais e podem necessitar de anos para sua expressão completa, esta forma de tratamento não é mais a preferida para pacientes típicos com prolactinoma (*i. e.*, uma mulher jovem que deseja fertilidade). Embora a adenomectomia transesfenoidal possa ser atingida em muitos pacientes com microadenomas, um número substancial de tais pacientes (15 a 50%) experimentam hiperprolactinemia recorrente dentro de 5 anos pós-operatoriamente; mesmo a taxa de "cura" inicial é baixa em pacientes com macroadenoma (10 a 30%).

3. Preocupações iniciais sobre os efeitos do uso da bromocriptina durante a *gravidez* foram diminuídas pela falta de evidências, até hoje, de um aumento em abortos espontâneos, natimortos ou anomalias fetais. Uma vez que a bromocriptina é normalmente interrompida assim que a gravidez é confirmada, existe, também, a possibilidade de um crescimento renovado do tumor durante a gestação. Embora a produção aumentada de estrogênio durante a gravidez induza à hiperplasia de lactotrofos hipofisários, a incidência de crescimento clinicamente significativo de pequenos prolactinomas durante a gravidez parece ser baixa (aproximadamente 3 a 5%). No entanto, pacientes com macroadenomas têm um risco algo maior de complicações; aquelas que têm crescimento significativo do tumor durante a gravidez, com cefaléias e problemas de campo visual, podem ser tratadas com parto prematuro ou com reinstituição de bromocriptina durante a gestação, se necessário.

   Portanto, mulheres com microprolactinomas que desejam engravidar são liberadas para fazê-lo, com o claro conhecimento de que existe um risco pequeno, porém definitivo, de crescimento tumoral significativo durante a gravidez. O uso profilático de radioterapia hipofisária antes da concepção não parece indicado em pacientes com microadenomas mas, pode ser útil em pacientes com grandes tumores. A radioterapia não causa prejuízo da resposta subseqüente da bromocriptina.

4. **Bromocriptina** é normalmente iniciada em uma baixa dosagem (1,25 a 2,5 mg/d, normalmente na hora de dormir, com um lanche, para minimizar náuseas e hipotensão ortostática), com incrementos de 1,25 ou 2,5 mg a cada 3 ou 4 dias, até uma dosagem total de 5 a 10 mg/d ser atingida (dadas em 2 ou 3 doses divididas com refeições). Alguns pacientes precisam de doses maiores.

   O **mesilato de pergolida** é normalmente iniciado em doses de 25 μg uma vez por dia na hora de dormir e aumentado para 500 μg por dia ou menos.

   A **cabergolina** é normalmente iniciada com 0,25 mg uma vez por semana e aumentada como necessário para 0,5 mg uma ou duas vezes por semana.

   A terapia com agonista dopaminérgico deve ser cuidadosamente reduzida a cada 2 a 3 anos para avaliar a necessidade de terapia continuada. Um pequeno número de pacientes parece estar curado da hiperprolactinemia após vários anos de tratamento.

5. Em homens com prolactinomas ou em mulheres, que não desejam fertilidade, tanto a radioterapia quanto a cirurgia podem também ser usadas (Tabela 5.5). Em homens, libido diminuída e impotência resultantes da hiperprolactinemia podem não ser completamente revertidas por administração de testosterona e podem, também, requerer a diminuição da prolactina para o normal por medicação ou outras modalidades. Pacientes com tumores secretores de Prl devem receber acompanhamento conforme delineado para acromegalia (veja Seção **IV.C**).

VI. **Tumores secretores de TSH.** Adenomas hipofisários secretores de TSH são incomuns, respondendo por menos de 2% dos tumores hipofisários. Tipicamente, pacientes com tais tumores demonstram hipertireoidismo com TSH sérico elevado ou detectável. O TSH sérico freqüentemente mostra pouca resposta ao TRH (veja Capítulo 28); níveis séricos de subunidades α de hormônio de glicoproteína e a razão molar da subunidade α para TSH são freqüentemente elevados. Cerca de um terço dos tumores secretores de TSH produzem hormônios adicionais, geralmente GH ou Prl. A ablação do tumor por cirurgia ou radiação tem sido o tratamento preferido; muitos pacientes respondem a octreotida com uma diminuição no TSH sérico e encolhimento do tumor, mas apenas alguns poucos respondem à bromocriptina.

VII. **Tumores secretores de gonadotrofinas.** Em anos recentes, foi reconhecido que a maioria dos tumores hipofisários clinicamente não funcionantes na verdade sintetizam e secretam LH, FSH ou as subunidades (α ou β) destes hormônios glicoprotéicos. Estes tumores são normalmente grandes macroadenomas quando descobertos; cefaléias, alterações visuais e, ocasionalmente, hipo-hipofisarismo são as características típicas apresentadas. Alargamento testicular foi observado em poucos homens com tumores secretores de FSH. Concentrações séricas de FSH e, ocasionalmente, LH são elevadas na maioria dos casos, porém mais freqüentemente são normais; O LH sérico pode aumentar em resposta ao TRH intravenoso, um achado não observado em indivíduos normais. O tratamento primário é cirúrgico, freqüentemente com radioterapia adjunta. A hipersecreção de gonadotrofina foi suprimida com a administração de um antagonista do GnRH (Nal-glu GnRH) em alguns poucos casos, porém sem efeito no tamanho tumoral. Em alguns pouco pacientes, um encolhimento parcial do tumor foi obtido com octreotida ou administração de antagonista da dopamina.

VIII. **Tumores secretores de ACTH.** A maioria dos pacientes com síndrome de Cushing hipofisária dependente (doença de Cushing; hiperplasia supra-renal bilateral) parece ter pequenos (menos de 10 mm) tumores hipofisários secretores de ACTH como causa de seu hipercortisolismo. Muitos são curados por adenectomia transesfenoidal seletiva. Em pacientes com doença de Cushing, a supra-renalectomia bilateral sem terapia direcionada à hipófise pode causar alargamento progressivo do tumor hipofisário acompanhado de hiperpigmentação intensa (síndrome de Nelson) em 5 a 10% dos casos. Isso presumivelmente ocorre porque doses fisiológicas de glicocorticóides de reposição exercem um efeito de *feedback* restritivo inadequado no tumor pré-existente. Os tumores secretores de ACTH da síndrome de Nelson podem se comportar agressivamente e podem ser difíceis de extirpar cirurgicamente. Por esta razão, o melhor tratamento é a prevenção, consistindo em terapia para a doença de Cushing primariamente direcionada à hipófise, em vez da supra-renal. Ocasionalmente, pacientes com tumores secretores de ACTH respondem à bromocriptina ou à ciproeptadina.

IX. **Hiperplasia de hipófise.** Pacientes com insuficiência de órgão-alvo endócrino primária não tratada (p. ex., da tireóide ou das gônadas) manifestam hipersecreção do hormônio trófico apropriado (TSH, LH e FSH). Em alguns casos, a hipersecreção hormonal de longa data é acompanhada de hiperplasia suficiente da hipófise para produzir alargamento selar. É importante reconhecer esta condição para evitar investigação e tratamento não indicados para uma neoplasia hipofisária presumida. O nível de hormônio hipofisário elevado prontamente retorna ao normal após a reposição de hormônio de órgão-alvo (T_4 ou esteróide gonadal), e a sela pode gradualmente retornar ao tamanho normal em um período de anos.

X. **Síndrome da sela vazia**

A. **Patogênese.** Quando a glândula hipófise não preenche a sela túrcica, o espaço remanescente é freqüentemente ocupado por LCR, como uma extensão do espaço subaracnóideo; tal situação foi chamada de **sela vazia.** A sela pode também ser alargada. Uma sela vazia pode surgir de duas maneiras:

1. Uma sela vazia secundária é encontrada após infarto, encolhimento (p. ex., por bromocriptina) ou destruição (por cirurgia ou radiação) de uma hipófise hiperplásica ou adenomatosa. Neste caso, qualquer alargamento selar foi presumivelmente causado por expansão inicial do tumor hipofisário. A hipófise remanescente pode funcionar normalmente ou mostrar prejuízo residual relacionado com o processo patológico primário ou sua terapia.

2. Mais freqüentemente, uma sela vazia é encontrada sem evidência de tumor preexistente. Nesta situação, denominada **sela vazia primária**, acredita-se que uma sela diafragmática congenitamente incompleta (vista em 10 a 40% das pessoas normais) permite que o LCR entre na sela. Pressões pulsáteis normais de LCR então comprimem a hipófise e gradualmente expandem a sela túrcica. Se a pressão intracraniana estiver elevada (p. ex., em pseudotumor cerebral), o alargamento selar é mais provável de ocorrer. A sela vazia primária é freqüentemente encontrada em mulheres obesas de meia-idade, talvez porque estes indivíduos têm, mais comumente, uma elevação da pressão de LCR.

   A função hipofisária é geralmente normal em pacientes com a sela vazia primária; uma minoria de pacientes demonstra secreção diminuída de gonadotrofina ou GH, mas estas diminuições podem ser devidas à obesidade, e não à disfunção hipofisária. Exemplos ocasionais de hipo-hipofisarismo ocorrem com a sela vazia primária, provavelmente causados por compressão do tronco hipofisário, com distribuição resultante diminuída de hormônios liberadores hipotalâmicos para a hipófise.

B. **Diagnóstico.** Muitos casos de sela vazia são agora detectados como um achado incidental durante a realização de TC ou RM para outras indicações; em alguns poucos pacientes, uma sela túrcica alargada é encontrada em radiografias rotineiras de crânio realizadas para sinusite, trauma cefálico ou outras razões. A demonstração de LCR dentro da sela é prontamente feita por RM ou TC; a glândula hipófise é normalmente vista comprimida contra a parede posterior ou inferior da sela. A investigação endócrina de pacientes com suspeita de sela vazia primária deve ser mantida em um mínimo. Em um paciente sem sintomas ou sinais endócrinos, a medida da Prl sérica, do índice do T_4 livre e da testosterona (em homens) deve ser suficiente; pacientes com sintomas endócrinos ou com uma história que sugira um distúrbio hipofisário prévio podem precisar de uma avaliação mais detalhada.

C. **Tratamento.** Normalmente, nenhum tratamento além do conforto é necessário para pacientes com sela vazia primária. A reposição hormonal pode ocasionalmente ser necessária, porém seria comumente necessária em pacientes com sela vazia secundária relacionada com um tumor hipofisário.

   Raramente, o quiasma óptico cai para a abertura na sela diafragmática, colocando pressão nas vias ópticas e produzindo defeitos do campo visual. A rinorréia de LCR facilitada por aberturas nas suturas ósseas do assoalho selar pode também ocorrer. Estas duas complicações raras são as únicas indicações de cirurgia em pacientes com sela vazia primária. O tratamento do tumor hipofisário residual pode ser necessário em pacientes com sela vazia secundária.

XI. **Craniofaringioma.** Craniofaringiomas são tumores que têm origem no desenvolvimento, surgindo da bolsa de Rathke; porém, podem ser clinicamente não reconhecidos por muitos anos. O pico de incidência é na segunda década. Cerca de 55 a 60% dos craniofaringiomas são císticos, 15% são sólidos e 25 a 30% são combinados. O tumor se origina acima da sela; conforme ele se alarga, a pressão é exercida no quiasma óptico, no hipotálamo e na hipófise, provocando uma pressão intracraniana elevada, defeitos visuais, hipofunção endócrina (p. ex., deficiência de GH em crianças), hiperprorlactinemia e alterações mentais. Radiografia de crânio de rotina pode mostrar alargamento ou erosão da sela; 80% das crianças e 40% dos adultos têm calcificação supra ou intra-selar grosseiramente visíveis. O tumor é normalmente bem definido na TC ou na RM. A cirurgia é útil em desbridar o tumor e em aliviar a compressão nas estruturas adjacentes. A radioterapia controla permanentemente o tumor em 70 a 90% dos pacientes; terapias cirúrgicas e radiativas são freqüentemente combinadas. A reposição hormonal é dada conforme necessária (Tabela 5.3).

Referências Selecionadas

Abdu TAM, et al. Comparison of the low dose short synacthen test (1 μg), the conventional dose short synacthen test (250 μg), and the insulin tolerance test for assessment of the hypothalamo-pituitary-adrenal axis in patients with pituitary disease. *J Clin Endocrinol Metab* 1999;84:838-843.

Abe T, Ludecke DK. Recent primary transnasal surgical outcomes associated with intraoperative growth hormone measurement in acromegaly. *Clin Endocrinol* 1999;50:27-35.

Abs R, et al, Cabergoline in the treatment of acromegaly: a study in 64 patients. *J Clin Endocrinol Metab* 1998;83:374-378.

Arlt W, et al. Dehydroepiandrosterone replacement in women with adrenal insufficiency. *N Engl J Med* 1999;341:1013-1020.

Asa SL. The pathology of pituitary tumors. *Endocrinol Metab Clin North Am* 1999;28:13-43.

Bertholon-Gregoire M, et al. Mono- and plurihormonal thyrotropic pituitary adenomas: pathological, hormonal and clinical studies in 12 patients. *Eur J Endocrinol* 1999;140:519-527.

Brucker-Davis F, et al. Thyrotropin-secreting pituitary tumors: diagnostic criteria, thyroid hormone sensitivity, and treatment outcome in 25 patients followed at the National Institutes of Health. *J Clin Endocrinol Metab* 1999;84:476-486.

Carroll PV, et al. Growth hormone deficiency in adulthood and the effects of growth hormone replacement: a review. *J Clin Endocrinol Metab* 1998;83:382-395.

Colombo P, et al. Effects of long-term treatment with the gonadotropin-releasing hormone analog nafarelin in patients with non-functioning pituitary adenomas. *Eur J Endocrinol* 1994;130:339-345.

Daneshdoost L, et al. Identification of gonadotroph-adenomas in men with clinically nonfunctioning adenomas by the luteinizing hormoneβ subunit response to thyrotropin-releasing hormone. *J Clin Endocrinol Metab* 1993;77:1352-1355.

Duncan E, Wass JAH. Investigation protocol: acromegaly and its investigation. *Clin Endocrinol* 1999;50:285-293.

Edwards OM, Clark JDA. Post-traumatic hypopituitarism. *Medicine* 1986;65:281-290.

Erturk E, Jaffe CA, Barkan AL. Evaluation of the integrity of the hypothalamicpituitary-adrenal axis by insulin hypoglycemia test. *J Clin Endocrinol Metab* 1998;83:2350-2354.

Fahlbusch R, et al. Surgical treatment of craniopharyngiomas: experience with 168 patients. *J Neurosurg* 1999;90:237-250.

FitzPatrick M, et al. Imaging of sellar and parasellar pathology. *Radiol Clin North Am* 1999;37:101-121.

Freda PU, Wardlaw SL. Diagnosis and treatment of pituitary tumors. *J Clin Endocrinol Metab* 1999;84:3859-3866.

Freda PU, et al. Long-term treatment of prolactin-secreting macroadenomas with pergolide. *J Clin Endocrinol Metab* 2000;85:8-13.

Heseltine D, et al. Testicular enlargement and elevated serum inhibin concentrations occur in patients with pituitary macroadenomas secreting follicle stimulating hormone. *Clin Endocrinol* 1989;31:411-423.

Honegger J, Buchfelder M, Fahlbusch R. Surgical treatment of craniopharyngiomas: endocrinological results. *J Neurosurg* 1999;90:251-257.

Hunter SJ, et al. Comparison of monthly intramuscular injections of Sandostatin LAR with multiple subcutaneous injections of octreotide in the treatment of acromegaly; effects on growth hormone and other markers of growth hormone secretion. *Clin Endocrinol* 1999;50:245-251.

Ishikawa S, et al. Empty sells, in control subjects and patients with hypopituitarism. *Endocrinol Jpn* 1988;35:665-674.

Jackson IMD, Noren G. Role of gamma knife therapy in the management of pituitary tumors. *Endocrinol Metab Clin North Am* 1999;28:133-142.

Laws ER Jr, Vance ML. Radiosurgery for pituitary tumors and craniopharyngiomas. *Neurosurg Clin North Am* 1999;10:327-336.

Melmed S, et al. Current treatment guidelines for acromegaly. *J Clin Endocrinol Metab* 1998;83:2646-2652.

Molitch ME. Medical treatment of prolactinomas. *Endocrinol Metab Clin North Am* 1999;28:143-169.

Morita A, Meyer FB, Laws ER Jr. Symptomatic pituitary metastases. *J Neurosurg* 1998;89:69-73.

Naidich MJ, Russell W. Current approaches to imaging of the sellar region and pituitary. *Endocrinol Metab Clin North Am* 1999;28:45-79.

Plowman PN. Pituitary adenoma radiotherapy-when, who and how? *Clin Endocrinol* 1999;51:265-271.

Randeva HS, et al. Classical pituitary apoplexy: clinical features, management and outcome. *Clin Endocrinol* 1999;51:181-188.

Ross RJM, Trainer PJ. Endocrine investigation: Cushing's syndrome. *Clin Endocrinol* 1998;49:153-155.

Sarlis NJ, et al. MRI-demonstrable regression of a pituitary mass in a case of primary hypothyroidism after a week of acute thyroid hormone therapy. *J Clin Endocrinol Metab* 1997;82:808-811.

Shalet SM. Radiation and pituitary dysfunction. *N Engl J Med* 1993;328:131-133.

Shomali ME, Katznelson L. Medical therapy for gonadotroph and thyrotroph tumors. *Endocrinol Metab Clin North Am* 1999;28:223-240.

Tsigos C, Chrousos GP. Differential diagnosis and management of Cushing's syndrome. *Annu Rev Med* 1996;47:443-461.

Tyrrell JB, et al. Transsphenoidal microsurgical therapy of prolactinomas: initial outcomes and long-term results. *Neurosurg* 1999;44:254-261.

Vance ML. Hypopituitarism. *N Engl J Med* 1994;330:1651-1662.

Vance ML, Mauras N. Growth hormone therapy in adults and children. *N Engl J Med* 1999;341:1206-1216.

Webb SM, et al. Recovery of hypopituitarism after neurosurgical treatment of pituitary adenomas. *J Clin Endocrinol Metab* 1999;84:3696-3700.

6. Distúrbios Clínicos da Vasopressina

Wilfred M. Victorina, Linea L. Rydstedt e James R. Sowers

O funcionamento ótimo do corpo humano requer um ambiente interno contínuo, incluindo uma tonicidade constante. Uma grande parte da estabilidade deste ambiente interno depende da adequação e da confiança do metabolismo hídrico. Apesar da grande variação na ingesta de água e/ou solutos, uma faixa relativamente estreita de osmolalidade (282 a 298 mOsm/kg) é mantida. Este objetivo depende de fatores múltiplos, incluindo o funcionamento de osmorreceptores, os neurônios magnicelulares na área paraventricular que são capazes de produzir tanto vasopressina funcional (arginina vasopressina, AVP) quanto neurofisinas; a presença de vasopressinas funcionais no rim; o funcionamento das células tubulares, que são capazes de produzir uma aquaporina funcional e intacta; e a manutenção de uma osmolaridade medular adequada dentro do rim. O hormônio antidiurético (ADH) não apenas é envolvido na conservação de água pelo rim quando necessário, mas é um componente importante do mecanismo da sede. Menos importante, porém essencial, é a interação da glândula tireoidiana e supra-renal.

I. Regulação da secreção de vasopressina

A. O ADH é um nonapeptídeo sintetizado pelos núcleos supra-óptico e paraventricular. O ADH é transportado do corpo dos núcleos supra-óptico e paraventricular para o hipofisário posterior pelas neurofisinas. Embora anteriormente considerado-as simplesmente um meio de transporte dos nonapeptídeos ADH e oxitocina, as neurofisinas são agora reconhecidas como partes do precursor deste dois nonapeptídeos. Elas são codificadas no braço curto do cromossomo 20 (20p13). A interrupção da estrutura das neurofisinas pode ter dois efeitos principais no metabolismo do ADH. Primeiro, pode haver um declínio no sítio de ligação e, portanto, na atividade da endopeptidase responsável pela clivagem de AVP. Segundo, pode também haver uma alteração no padrão de polimerização da neurofisina e sua ligação à vasopressina, que, por sua vez, pode resultar em uma degradação enzimática específica do hormônio. Estes dois mecanismos podem teoricamente causar deficiência na quantidade de vasopressina disponível.

B. Estímulos para a secreção de ADH

1. **Osmolalidade plasmática.** A osmolalidade plasmática é o mais importante determinante da secreção de ADH. Alterações na osmolalidade plasmática de até mesmo 1 a 2% são detectadas pelos neurônios magnocelulares especializados nos órgãos circunventriculares. Os sinais são transmitidos para os núcleos supra-óptico e paraventricular onde o ADH é sintetizado. Os axônios destas células nervosas terminam na hipófise posterior e liberam ADH na circulação, não ligado ao plasma. A relação entre osmolalidade plasmática e concentrações de ADH é linear. No adulto saudável, a osmolalidade plasmática limiar para a liberação de vasopressina é cerca de 284.3 mOsm/kg. Abaixo deste nível a secreção da vasopressina é suprimida, permitindo o aumento no *clearance* de água livre, conforme evidenciado pela excreção de uma urina maximamente diluída. Acima deste limiar, o nível de vasopressina aumenta de forma linear e atinge o máximo em uma osmolalidade plasmática de 295 mOsm/kg em cujo ponto a urina é maximamente concentrada (*i. e.,* uma osmolalidade urinária maior do que 800 mOsm/kg). No entanto, durante o ato de beber, esta relação próxima entre vasopressina e osmolalidade plasmática é perdida. O ato de beber diminui a concentração plasmática de ADH antes da osmolalidade do plasma ter diminuído. Pensa-se que isso seja mediado por receptores na faringe. Podemos imaginar as implicações práticas se isto não fosse o caso. Menos bem estabelecida é a neuroanatomia da projeção dos receptores para o córtex cerebral que causam sede e ingesta de líquidos (osmorreceptores para percepção da sede podem ser diferentes daqueles envolvidos na liberação de vasopressina).

Tabela 6.1 Drogas que influenciam a secreção de hormônio antidiurético

DROGAS QUE ESTIMULAM A SECREÇÃO DE ADH	
Acetilcolina	Histamina
Agentes anestésicos	Hipercapnia
Angiotensina II	Hipóxia
Barbitúricos	Metoclopramida
Agonistas β-adrenérgicos	Morfina e outros narcóticos
Carbomazepina	Nicotina
Clofibrato	Prostaglandina E_2
Ciclofosfamida	Vincristina
DROGAS QUE SUPRIMEM A SECREÇÃO DE ADH	
Álcool	Peptídeo natriurético atrial
Agonistas α-adrenérgicos	Fenitoína

ADH, hormônio antidiurético.

2. **Subpreenchimento arterial.** Os ventrículos do coração, o arco aórtico e os seios carotídeos abrigam mecanorreceptores de alta pressão que, sob condições normais, inibem tonicamente a liberação de ADH via ramos aferentes dos nervos vago e glossofaríngeo. Qualquer situação de subpreenchimento arterial (sangramento, resistência vascular sistêmica diminuída, perda para terceiro espaço) causaria perda desta inibição tônica e provocaria retenção de água. Situações em que isso acontece incluem insuficiência cardíaca de baixo débito, cirrose hepática com ascite, sangramento e gravidez. No entanto, este sistema é menos sensível do que o sistema de osmorreceptores e requer uma redução de 5 a 10% no volume sanguíneo intratorácico antes que possa ser ativado. Apesar disso, ele pode ultrapassar este último e causar hiponatremia, quando estimulado. Além do mais, estes dois sistemas não funcionam de forma completamente independente um do outro. Uma diminuição no preenchimento arterial irá diminuir o limiar osmótico da secreção de vasopressina; de forma inversa, um aumento na pressão atrial esquerda eleva o limiar osmótico para a supressão de vasopressina.

3. **Outros estímulos não osmóticos.** Existem múltiplos estímulos não osmóticos para a secreção da vasopressina. Um muito potente é a náusea, que pode aumentar a vasopressina 100 a 1.000 vezes os níveis basais instantaneamente, mesmo quando não é acompanhada de vômitos ou alterações na pressão sanguínea. Ela pode ser pelo menos parcialmente responsável pelo aumento na liberação de vasopressina que tem sido visto tanto com drogas quanto em uma situação na qual uma resposta emética é provocada (*i. e.,* ciclofosfamida, cetoacidose, enjôo de movimento, hipóxia aguda e reações vasovagais). A fisiologia da vasopressina é também influenciada por múltiplas drogas (Tabela 6.1). Vale a pena ser mencionada a habilidade das citocinas, especialmente interleucina-6 (IL-6), de causar a liberação de vasopressina. Esta última pode ser importante na fisiopatologia da síndrome da secreção inapropriada de hormônio antidiurético (SIADH).

II. Efeito de ADH no rim

A. O rim é de suma importância na regulação do equilíbrio hídrico e no metabolismo. Isso é atingido graças ao efeito da vasopressina nos túbulos coletores. Aqui o AVP se liga ao seu receptor de subtipo V_2 no ducto coletor e estimula o seu efeito na concentração de urina, aumentando a permeabilidade do ducto coletor tanto à água quanto à uréia. O efeito na permeabilidade à água é atingido de duas formas – curta ação e longa ação – ambas as quais são atingidas através de uma família de canais de água chamados de aquaporinas.

B. **Efeito na permeabilidade à água**

1. **Efeito em curto prazo.** A regulação em curto prazo do transporte de água é feita por meio da fusão de vesículas intracitoplasmáticas contendo aquaporina-2 com membranas apicais, portanto, aumentando a permeabilidade do ducto coletor à água. Este efeito é rápido no seu início (dentro de poucos minutos), assim como é rapidamente reversível.
2. **Efeito em longo prazo.** A regulação em longo prazo requer pelo menos 24 horas de exposição à vasopressina e é atingida aumentando a abundância citoplasmática de aquaporina-2 e 3. Este último efeito é diferente do efeito de curta ação do ADH, que não é rapidamente reversível.

C. **Efeito do ADH na permeabilidade à uréia.** A uréia é de suma importância na habilidade de concentração da medula interna do rim. O ADH aumenta a permeabilidade à água ao longo de todos os túbulos coletores do rim, mas um assunto freqüentemente esquecido é o efeito que o ADH tem no metabolismo da uréia na medula do rim. O ADH facilita sua própria ação na concentração de água, fazendo, também, com que o ducto coletor distal seja permeável à uréia, portanto, melhorando a concentração da uréia na medula do rim e mantendo o alto gradiente osmótico intersticial medular. Podemos certamente imaginar como isso pode afetar a habilidade de concentração do rim, caso de uma deficiência de ADH de longa data de qualquer etiologia. Isso, junto com o efeito em longo prazo da expressão do AP nas células ductais coletoras, deve ser considerado ao se interpretar a resposta "inadequada" de um paciente poliúrico ao ADH ou seu análogo (Tabela 6.2).

Tabela 6.2 Efeitos dos tipos diferentes do diabetes insípido no metabolismo da aquaporina

Doença	Etiologia	Efeito na aquaporina	
DI Central	Produção diminuída de ADH	Diminuída	Habilidade de concentração prejudicada mesmo quando feito o teste com ADH ou DDAVP
DIN ligado ao X	Mutação no receptor V2	Diminuída	
DIN autossômico recessivo	Mutação no gene da aquaporina-2	Produto anormal	
DIN adquirido	Lítio: expressão diminuída da AP-2 e translocação prejudicada da AP-2 para a membrana plasmática (reverte muito lentamente)	Diminuída	
	Hipocalemia: abundância diminuída de AP-2 pode ser secundária à diminuição na sensibilidade da adenilciclase ao ADH (nenhuma conseqüência no efeito em curto prazo do ADH)		
	Obstrução ureteral pós-bilateral: abundância de AP diminuída (translocação intacta)		
	Hipercalcemia		

DI, diabetes insípido; DIN, diabetes insípido nefrogênico; ADH, hormônio antidiurético; AP, aquaporina; DDAVP, 1-deamino-8-D arginina vasopressina.

III. **Regulação da sede.** A integração da sede e do metabolismo hídrico renal resulta em uma faixa estreita de osmolalidade plasmática sob condições normais. Assim com a secreção de AVP, o mecanismo da sede é principalmente controlado pela osmolalidade plasmática. Embora anatomicamente muito próximos, os dois conjuntos de osmorreceptores são diferentes. O limiar osmótico da sede é um pouco maior que aquele da liberação de ADH. Assim como a secreção de ADH, a sede também é desencadeada por subpreenchimento arterial mesmo quando a osmolalidade estiver normal.

IV. **Diabetes insípido**

A. **Definição.** O diabetes insípido (DI) é a passagem de um grande volume de urina diluída, em geral mais de 30 mL/kg/24 horas, com osmolalidade urinária menor que 300 mOsm/kg e densidade específica menor que 1.010). Isso contrasta com a poliúria causada pela diurese osmótica no diabetes melito. O DI pode ser devido tanto a uma inabilidade de produzir ADH funcional suficiente para uma conservação apropriada de água (DI central) quanto por uma inabilidade do rim de responder apropriadamente a uma quantidade adequada de ADH circulante (DI nefrogênico) e também à supressão fisiológica da liberação de ADH devida a uma sobrecarga hídrica (polidipsia primária).

B. **Tipos de DI**

1. **DI central** (craniano, neurogênico, central ou DI responsivo à vasopressina).

a. **Definição.** Estado de poliúria hipotônica devido a uma secreção inadequada ou ausente de ADH, apesar de estímulos adequados e uma responsividade normal renal ao ADH.

b. **Classificação**

(1) DI central completo: caracterizada por uma inabilidade de sintetizar ou liberar ADH.

(2) DI central parcial: caracterizada por uma inabilidade de sintetizar e/ou liberar uma quantidade suficiente de ADH.

c. **Etiologia**

(1) **DI central familiar:** Um raro distúrbio herdado de forma autossômica dominante com expressão variável entre membros afetados da família.

DI central adquirido: Existem múltiplas condições que podem levar potencialmente a uma DI central, conforme visto na Tabela 6.3. Devemos lembrar que tumores hipofisários anteriores raramente causam DI.

(2) **Fisiopatologia.** A poliúria surge em virtude da inabilidade do paciente de secretar ADH suficiente para manter uma homeostase hídrica normal.

d. O fato anteriormente mencionado não ocorre até que a redução da capacidade secretória de ADH seja maior que 75%. Na presença de um mecanismo de sede intacto, isso causa um aumento na ingesta de água para normalizar a osmolalidade plasmática.

e. **Apresentação clínica.** Os pacientes apresentam poliúria e polidipsia, freqüentemente tanto durante o dia quanto à noite. Existe freqüentemente uma predileção para bebidas geladas. O débito urinário pode variar de poucos litros até 20 litros por dia. A osmolalidade sérica e o balanço eletrolítico são determinados pelo *status* do mecanismo da sede e pelo acesso do paciente à água. Na verdade, complicações metabólicas podem se desenvolver muito rapidamente. Quando o DI é resultado de uma lesão cirúrgica ou traumática na área hipotalâmica posterior hipofisária, ela pode ter uma **resposta trifásica.** A primeira fase é aquela de DI transitório, se apresenta dentro de 24 horas da lesão e pode se resolver dentro de dias. Isso pode ser seguido de uma fase de SIADH por 5 a 7 dias (a segunda fase). Ultimamente, pode haver um componente do DI que pode ou não melhorar ou resolver com o tempo.

f. **Diagnóstico.** O diagnóstico do DI central envolve descartar outras causas de poliúria. A responsividade à vasopressina *não* constitui um diagnóstico de DI central, porque pacientes com polidipsia primária e aqueles pacientes pós-operatórios com balanço hídrico positivo também respondem à vasopressina com uma diminuição no débito urinário, embora com o risco significativo de se intoxicar por água. O quadro clássico inclui poliúria hipotônica com osmolalidade plasmática normal a levemente aumentada e uma concentração inapropriadamente baixa de ADH (veja Seção IV.B.5). Isso contrasta com a polidipsia primária, em que a osmolalidade sérica não é alta e pode até mesmo ser baixa.

Tabela 6.3 Causas de diabetes insípido central

Causas primárias (não adquiridas)
- Familiar (autossômica dominante)
- Idiopática

Causas secundárias (adquiridas)
- **Traumáticas**
  Acidental (*i. e.*, trauma craniano)
  Iatrogênica (*i. e.*, cirurgia)
- **Tumores**
  Craniofaringioma
  Tumores hipofisários primários
  Doença metastática (câncer de mama; câncer de pulmão)
  Leucemia aguda
  Granulomatose linfomatóide
  Cisto da bolsa de Rathke
  Tumores de células germinativas mistas (raro)
- **Doenças granulomatosas**
  Sarcoidose
  Histiocitose
  Tuberculose
- **Doenças infecciosas**
  Meningite
  Encefalite
- **Vasculares**
  Aneurisma
  Síndrome de Sheehan
  Encefalopatia hipóxica
- **Drogas**
  Álcool
  Difenildantoína
- **Auto-imune**
  Hipofisite linfocítica (raro; normalmente afeta adenoipófise anterior)

2. **DI nefrogênico**

   a. **Definição.** O DI nefrogênico é um estado poliúrico hipotônico que resulta de insensibilidade renal à ação do ADH. Isso é caracterizado pela poliúria hipotônica persistente na presença de níveis adequados de ADH e pela falência do ADH exógeno para diminuir significativamente o volume urinário ou aumentar osmolalidade urinária, a não ser que o defeito seja parcial.

   b. **Etiologia.** Assim como o DI central, esta condição também pode ser familiar ou adquirida (Tabela 6.4). No entanto, diferente desta última, o DI nefrogênico familiar se apresenta muito precocemente na infância. De longe, a forma familiar mais comum é herdada de forma ligada ao X recessiva; portadoras do sexo feminino heterozigotas podem ter um leve prejuízo do metabolismo hídrico com nictúria, nocestidipsia e habilidade de concentração urinária subnormal.

   c. **Classificação**
   - Completa: caracterizada por uma inabilidade completa de responder à vasopressina mesmo em doses farmacológicas.
   - Parcial: caracterizada pela responsividade à vasopressina em doses farmacológicas.

   d. **Fisiopatologia.** A anormalidade básica no DI nefrogênico é uma incapacidade dos ductos coletores de aumentar sua permeabilidade à água em resposta à vasopressina e, portanto, um prejuízo na conservação hídrica. O defeito no DI ligado ao X familiar é uma mutação no receptor de ADH no subtipo V_2. Esta forma genética de DI nefrogênico é, de longe, a mais

Tabela 6.4 Causas de diabetes insípido nefrogênico

Hereditária

- Familiar ligada ao X recessiva (mutação no receptor V_2)
- Autossômica recessiva (mutação no gene da aquaporina)
- Autossômica dominante (mutação no gene da aquaporina)

Adquirida

- Drogas: terapia com lítio (inibe a produção de AMPc? Ruptura da regulação em curto e longo prazo do AP), demeclociclina, metoxiflurano
- Metabólica: Hipocalemia (sensibilidade diminuída da adenilciclase ao ADH, afeta apenas a regulação em longo prazo do AP-2), hipercalcemia-hipercalciúria (modula a regulação de AP-2 induzida por ADH via receptor do sensor de cálcio apical)
- HPB com obstrução ureteral pós-bilateral e bexiga neurogênica (regulação de AP-2 prejudicada em longo prazo, apenas)
- Vascular: doença falciforme ou traço falciforme
- Infiltrativa: amiloidose
- Dieta hipoprotéica

AMPc, adenosina 3', 5'-monofosfato cíclica; AP, aquaporina, ADH, hormônio antidiurético; HPB, hipertrofia prostática benigna.

comum. Nas outras formas, a anormalidade está no gene da aquaporina, causando anormalidade nos canais de aquaporina e incapacidade do ducto coletor de aumentar sua permeabilidade à água em reposta ao ADH. Existem muitas condições que prejudicam a habilidade de concentração da urina do rim, incluindo hipocalemia, hipercalcemia, drogas e distúrbios vasculares. Estes prejudicam a habilidade de concentração do rim por vários mecanismos, incluindo diminuição da produção de AMPc ou diminuição do gradiente de concentração do interstício medular do rim.

e. **Apresentação clínica.** O DI nefrogênico familiar apresenta-se muito precocemente na infância, com poliúria hipotônica e desequilíbrios eletrolíticos. Pode haver uma história familiar de outros homens afetados. Obviamente, o reconhecimento desta doença é imperativo para a sobrevivência do paciente. O tempo de apresentação do tipo adquirido obviamente depende do processo subjacente de doença.

3. **Polidipsia primária**

   a. **DI dipsogênico.** Indivíduos com DI dipsogênico têm um limiar osmótico normal para liberação de ADH, porém um limiar osmótico para sede que está abaixo daquele para liberação de ADH. Esta anormalidade causa poliúria hipotônica constante, porque a osmolaridade sérica é mantida em um nível abaixo do limiar para liberação de vasopressina.

   b. **Polidipsia psicogênica.** Esta é uma condição de ingesta compulsiva de água, vista em indivíduos com distúrbios psicológicos ou psiquiátricos subjacentes. Diferentemente do caso de pacientes com polidipsia dipsogênica, estes indivíduos não têm uma alteração no limiar da sede; em vez disso, sua polidipsia vem de seu prejuízo cognitivo devido à sua psicopatologia subjacente.

4. **DI na gravidez.** Durante a gravidez normal, a meia-vida do ADH é marcantemente diminuída em virtude da vasopressina circulante. Isso pode exacerbar ou desmascarar um DI central previamente não reconhecido (veja Seção IV.9.c).

5. **Testes diagnósticos para estados poliúricos.** O diagnóstico da etiologia dos estados poliúricos pode, algumas vezes, ser simples, mas outras vezes pode ser muito difícil. A poliúria hipotônica na presença de osmolalidade sérica baixa e doença psiquiátrica é quase certamente devida à polidipsia primária (*i. e.,* polidipsia psicogênica). Na mesma nota, a poliúria hipotônica em face de uma osmolalidade plasmática aumentada e ao sódio sérico aumentado exclui o diagnóstico de polidipsia primária. Por outro lado, o desenvolvimento súbito de poliúria após um trauma cirúrgico ou

não cirúrgico na área hipofisária hipotalâmica é muito sugestivo de DI central. Em outros casos, devemos recorrer a um teste provocativo. O método mais comum usado na avaliação de estados poliúricos é a privação de água e a administração de ADH. Em estado saudável, a privação de água resulta em desidratação e liberação máxima de ADH e, portanto, uma concentração urinária máxima. A administração de ADH exógeno sob estas circunstâncias não deve resultar em uma alteração significativa em uma urina já maximamente concentrada.

6. **Teste de privação de água**

a. **Método.** Durante o teste de privação de água todos os líquidos são suspensos, a fim de causar desidratação e fornecer um estímulo potente para a secreção máxima de ADH (*i. e.,* osmolalidade plasmática maior do que 295 mOsm/kg). A duração da privação de líquido depende da apresentação clínica e pode variar de 4 a 18 horas. Durante este período de tempo, a osmolalidade urinária é determinada de hora em hora. Isso é continuado até que três osmolalidades de amostra de urina consecutivas variem em menos de 30 mOsm/kg ou o paciente perca 5% do peso corporal total. Se a osmolalidade da urina neste momento não for maior do que aquela do plasma, a resposta renal ao ADH ou a seus análogos deve ser avaliada. Isso é obtido pela administração de vasopressina (5U) ou DDAVP (1μg) subcutaneamente, com subseqüente medida da osmolalidade urinária em 30, 60 e 120 minutos após a injeção. O maior valor é usado para avaliar a resposta do paciente ao ADH. Para que o exame seja completo, a osmolalidade plasmática deve ser medida no início do teste, novamente antes da administração da vasopressina ou do DDAVP, e após a administração da droga. Em indivíduos com poliúria grave (débito urinário de mais de 10 L/d), a privação de água deve ser iniciada de manhã cedo sob supervisão cuidadosa. Em pacientes com poliúria menos grave, a privação de água pode ser iniciada na noite anterior (22 horas), porque 12 a 18 horas de privação de líquido podem ser necessárias.

b. **Precauções.** Drogas que influenciam a secreção de vasopressina ou sua ação devem ser interrompidas, se for possível. Bebidas que contêm cafeína devem ser evitadas no dia do teste, e álcool e tabaco devem ser evitados por pelo menos 24 horas antes do teste. Durante o teste, indivíduos devem ser monitorados para condições que possam fornecer estímulos não osmóticos para secreção de vasopressina (*i. e.,* náusea, hipotensão ou reações vasovagais).

c. **Interpretação**

(1) **Pacientes saudáveis.** Em pacientes saudáveis, a privação de água forneceria um estímulo para secreção máxima de vasopressina e concentração urinária máxima. Portanto, a administração de ADH adicional ou seus análogos não levaria a um aumento maior que 10% na osmolalidade de uma urina já maximamente concentrada.

(2) **Polidipsia primária.** A ausência de um aumento da osmolalidade urinária acima daquela da osmolalidade plasmática praticamente exclui polidipsia primária, contanto que uma ingesta sub-reptícia seja excluída. Nesta última circunstância, nem a osmolalidade sérica nem a urinária iriam aumentar adequadamente durante o teste de privação de água. Outra pista para a ingesta sub-reptícia de água durante um teste de privação hídrica é um grau incongruente de perda de peso em comparação com o que seria esperado, com base no débito urinário durante o teste.

(3) **DI completo.** Tanto no DI central quanto no nefrogênico completo, a osmolalidade urinária não aumenta acima daquela do plasma. As duas formas podem ser diferenciadas ainda mais pela resposta do indivíduo à administração de vasopressina ou DDAVP. Embora possa haver algum aumento na osmolalidade urinária no DI nefrogênico, esta é normalmente menor que 50% do nível atingido após a desidratação. Pacientes com DI central normalmente respondem à administração de ADH com um aumento maior que 50% na osmolalidade urinária.

(4) **DI parcial.** Indivíduos com DI parcial (tanto central quanto nefrogênico) podem ter osmolalidades urinárias maiores do que suas osmolalidades plasmáticas após a privação de água. No DI central, no entanto, o ADH medido deve estar mais baixo do que o esperado para a osmolalidade plasmática, enquanto que no DI nefrogênico parcial ele seria apropriado. O ADH plasmático pode ser estimado com base na osmolalidade sérica; ou seja, AVP = 0,38 × (osmolalidade plasmática –280) ng/L.

7. **Infusão de soro fisiológico hipertônico.** Este método diferencia claramente o DI parcial da polidipsia primária.

   a. **Método e interpretação.** Durante este teste provocativo, NaCl a 3% é infundido a 0,1 mL/kg por minuto por 1 a 2 horas; subseqüentemente, o ADH plasmático é medido uma vez que a osmolalidade sérica e o sódio estejam acima de 295 mOsm/kg e 145 mEq/L, respectivamente. Precauções devem ser tomadas em indivíduos que podem não ser capazes de lidar com aumentos de volume apropriadamente (p. ex., pacientes com insuficiência congestiva cardíaca). Quando colocado em um normograma, pacientes com DI central parcial podem ser distinguidos daqueles com DI nefrogênico parcial ou polidipsia primária. Em pacientes com DI nefrogênico ou polidipsia primária, a liberação de ADH em resposta à hipertonicidade é normal, enquanto pacientes com DI central não iriam exibir nenhum aumento ou aumentos subnormais na secreção de ADH.

8. **Teste terapêutico de DDAVP.** Este procedimento é um outro método pelo qual o DI central parcial pode ser separado do DI nefrogênico parcial.

   a. **Método e interpretação.** Nesta conduta, um teste terapêutico de DDAVP (10 a 25 μg intranasais ou 1 a 2 μg subcutâneos) é feito por 2 a 3 dias. Isso melhoraria o DI central enquanto não afetaria o paciente com DI nefrogênico. Cautela deve ser exercida para evitar intoxicação hídrica. Embora isso seja mais provável na polidipsia primária, ocasionalmente pacientes com DI central podem também continuar a beber grandes quantidades de água fora de hábito.

9. **Tratamento.** A administração do DI inclui manter o metabolismo e o equilíbrio hídricos apropriados, educar o paciente para ajustar o tratamento, se necessário, e evitar situações potencialmente perigosas. A identificação e, se possível, a correção da patologia adquirida subjacente, quando presente, deve sempre ser considerada no tratamento de indivíduos com DI.

   a. **Manter o metabolismo hídrico.** Felizmente, a maioria dos pacientes com DI tem um mecanismo de sede intacto e podem servir como monitores de suas próprias necessidades hídricas. O problema surge nos poucos pacientes que não pertencem a este grupo. Sob estas circunstâncias, deve haver uma monitoração contínua da ingesta hídrica e um equilíbrio cuidadoso da ingesta de água e das intervenções antidiuréticas.

   b. **Água.** A água é o principal agente para a administração do DI. Em qualquer paciente, uma quantidade adequada de água corrigiria e preveniria qualquer distúrbio metabólico que poderia potencialmente ser causado pelo DI. Freqüentemente isto ocorre em pacientes hospitalizados; uma simples manobra, como manter água à beira do leito, pode prevenir conseqüências da desidratação. As modalidades farmacológicas de tratamento subseqüente devem ser vistas como medidas que iriam tornar a quantidade de ingesta hídrica necessária mais tolerável e prevenir nictúria e privação de sono.

   c. **Agonistas de ADH.** Estes agentes devem ser titulados para minimizar o distúrbio do sono causado pela nictúria e para minimizar crises durante o dia.

   (1) **L-arginina vasopressina.** Este é o ADH de ocorrência natural em humanos. Geralmente administrado por via subcutânea, ele tem o início de ação dentro de 1 a 2 horas e uma duração de ação entre 4 e 8 horas. Por causa de seu efeito potencial pressor, a administração intravenosa deve ser evitada.

(2) **DDAVP [1-(3-ácido mercaptopropiônico)-8-D-arginina vasopressina].** Este é um análogo sintético do ADH. As modificações da molécula resultam em uma meia-vida plasmática prolongada ao mesmo tempo em que reduz a atividade pressora. Uma outra grande vantagem do DDAVP é sua relativa resistência à degradação pela vasopressinase, que o torna o tratamento preferencial durante a gravidez. O agente é cerca de 2.000 vezes mais específico para antidiurese do que a substância de ocorrência natural. Ele é disponível para uso clínico de forma oral, parenteral e em *spray* nasal.

(a) **Aplicação intranasal.** O início de ação da droga aplicada por via nasal é rápido, com uma duração de ação de 6 a 24 horas.

(i) ***Spray* nasal.** É disponível na concentração de 0,1 mg/mL e distribui uma dose fixa de 0,1 mL (10 μg) por *spray*. A dose normal é de 1 a 4 *sprays* por dia em dose única ou em 2 a 3 doses divididas. É aconselhável dar a medicação na hora de dormir para prevenir a interrupção do sono em virtude da nictúria e para ajustar a dose conforme necessário.

(ii) **Rino tubo (frasco de multidose).** Vem em uma concentração de 1 mg/mL e pode distribuir 5 a 20 μg em um reino cateter pelo qual a droga é distribuída para o nariz.

(b) **Administração parenteral.** É 5 a 20 vezes mais potente do que a aplicação intranasal. Disponível em uma solução de 4 μg/mL; a dose normal é 1 a 2 μg (0,25 a 0,50 mL) dada por via subcutânea ou intravenosa duas vezes ao dia.

(c) **Administração oral.** Disponível em tabletes de 0,1 e 0,2 mg. O início da ação, diferentemente das formas nasal e parenteral, é de 30 a 60 minutos. Por outro lado, esta apresentação tem a vantagem de não precisar de refrigeração. Pode ser iniciada em 0,1 mg ao dormir ou dividido em duas vezes ao dia. Isso é titulado conforme necessário até um total de 1,2 mg/dia em 2 ou 3 doses divididas.

(d) **Outros agentes**

(i) **Clorpropamida.** Melhor atividade do ADH e, portanto, é útil em pacientes com DI central parcial com capacidade residual para secretar ADH. A dose normal é de 100 a 500 mg VO por dia, e a atividade antidiurética máxima será notada após 4 dias. O risco de hipoglicemia é mínimo e sua principal vantagem é o custo.

(ii) **Carbamazepina.** Este agente causa a liberação de ADH. Ele pode ser usado na DI central parcial em doses variando de 200 a 600 mg/dia.

(iii) **Clofibrato.** Estimula a liberação do ADH. Pacientes podem responder a uma dose de 500 mg a cada 6 horas. No entanto, por causa de seus efeitos colaterais potentes, ele não pode ser recomendado para uso rotineiro.

(iv) **Diuréticos tiazídicos.** Causando uma leve contração de volume, estes agentes reduzem a quantidade de ultrafiltrados glomerulares e aumentam a reabsorção proximal de sal e água. Estes agentes podem ser usados na administração do DI nefrogênico. A dose eficaz normal é entre 50 e 100 mg/dia. Por causa do risco de hipocalemia, os pacientes devem ser avaliados para níveis de potássio e receber suplementos de potássio se necessário.

(v) **Indometacina.** Este agente diminui a prostaglandina E medular renal e, portanto, aumenta a responsividade do túbulo coletor ao ADH. Pode ser considerado para terapia adjunta em pacientes selecionados.

(e) **Administração do DI nefrogênico.** Por causa da anormalidade subjacente, a administração do DI nefrogênico primário não deve ser baseada no ADH. O tratamento mais eficaz envolve diuréticos tiazídicos e uma leve depleção de sal.

(f) **Administração da polidipsia primária.** O tratamento primário deve ser modificação de comportamento. O tratamento medicamentoso com o ADH, e seus análogos, ou outros agentes que aumentam sua secreção ou ação não apenas *não* são indicados como podem, até mesmo, ser perigosos, tendo em vista a sua tendência de causar intoxicação hídrica em indivíduos que sofrem destes distúrbios.

(g) **Tratamento durante a gravidez.** Durante a gravidez, o DDAVP é a droga preferencial, porque a meia-vida da potressina é reduzida como resultado da vasopressinase plasmática aumentada. O DDAVP é mais resistente a esta quebra e deve ser usado preferencialmente.

(h) **Tratamento do paciente com mecanismo da sede alterado.** Esta situação indica avaliação cuidadosa e freqüente do paciente e o desenho de um plano de ingesta fixa de líquidos e tratamento medicamentoso antidiurético para manter um estado de metabolismo hídrico balanceado. No evento de doença febril intercorrente, devemos manter cuidadosamente um equilíbrio hídrico adequado.

(i) **Tratamento no estágio pós-operatório.** Durante o estágio pós-operatório, cautela especial deve ser tomada quando se tratar o paciente.

- Primeiro, deve haver uma avaliação cuidadosa do equilíbrio hídrico, porque a poliúria pós-operatória não incomumente representa diurese do líquido previamente administrado durante a cirurgia, que pode não ser óbvia se prestarmos atenção apenas ao balanço hídrico atual.
- O DI verdadeiro resultante da intervenção neurocirúrgica freqüentemente tem um padrão trifásico. O componente inicial do DI é seguido após dois dias pela segunda fase caracterizada pela liberação descontrolada de ADH, à medida que as células danificadas morrem, o que cria um quadro de SIADH. Durante esta fase, o paciente é sujeito à intoxicação hídrica se administração de líquidos e de antidiuréticos não forem apropriadamente ajustáveis. A terceira fase é caracterizada pelo retorno do DI se as células estiverem irreversivelmente danificadas. O paciente pode ou não recuperar a função com o tempo.

(j) **Tratamento do paciente hipernatrêmico.** Em algumas ocasiões, pacientes com DI podem apresentar-se com hipernatremia por causa da doença que prejudica sua ingesta de água livre. Sob estas condições, o tratamento inicial de escolha é a correção do déficit de líquidos com solução fisiológica normal. Uma vez que a hipovolemia é corrigida, o déficit de água livre deve ser calculado e corrigido.

(k) **Evitar situações potencialmente perigosas.** Um outro problema aparece quando o paciente com um mecanismo de sede outrora intacto fica inconsciente ou incapaz de administrar sua própria ingesta de líquido em virtude de uma doença ou outros fatores. Por esta razão, pacientes com DI devem carregar um cartão médico ou um bracelete indicando sua doença potencialmente ameaçadora à vida.

(l) **Correção de patologia subjacente.** A correção de patologia subjacente na DI central raramente corrige o problema do metabolismo de água. No entanto, este diagnóstico ainda indica a avaliação por imagens e laboratorial do resto do hipotálamo-hipofisária. A ressonância magnética é a modalidade diagnóstica de imagem preferencial. A hipófise normal geralmente mostra um lobo posterior hiperintenso em T_1 que se pensa ser secundário a neurovesículas na terminação axonal. No entanto, a ausência de um ponto brilhante não faz um diagnóstico de DI central.

V. SIADH

A. **Definição.** SIADH é uma condição de hiponatremia euvolêmica com urina submaximamente diluída em virtude de um ADH inadequadamente suprimido cuja secreção não é regulada por estímulos osmóticos ou não osmóticos. É uma causa comum de hiponatremia.

B. **Fisiopatologia.** A hiponatremia se desenvolve em resposta a uma liberação continuada de ADH (ou de uma substância semelhante ao ADH), apesar de uma osmolalidade sérica baixa. Candidatos para isso, pelo menos sob condições inflamatórias, podem ser as citocinas, especialmente IL-6. Estes compostos mostraram ter um papel importante na resposta do eixo hipotalâmico-hipofisário à doença e ao estresse; na verdade, o IL-6 estimula a secreção de ADH quando injetada em humanos. Por definição, a SIADH não pode ser diagnosticada até que estímulos não osmóticos para secreção de ADH ou outras patologias que iriam prejudicar o *clearance* de água livre (tais como insuficiência supra-renal ou hipotireoidismo) tenham sido excluídas. O volume levemente expandido devido à retenção anormal de água causa natriurese, que é mediada pela secreção de peptídeo natriurético atrial pelo átrio. Comumente, existe também um elemento de perda de ácido úrico urinário que causa o achado comum de hipouricemia visto na SIADH.

C. **Etiologia** (Tabela 6.5)

1. **Distúrbios de SNC.** Quase qualquer distúrbio de sistema nervoso central pode ser associado à SIADH, incluindo eventos vasculares, infecções e doenças metabólicas.
2. **Condições pulmonares.** Muitas condições pulmonares podem ser associadas à SIADH. Enquanto que na ventilação por pressão positiva isso é devido à ativação de barorreceptores cardiopulmonares de baixa pressão, o mecanismo em outras condições ainda não é completamente entendido. Conforme observado anteriormente, um candidato muito plausível é o IL-6, porque ele produz secreção de ADH tanto *in vitro* quanto *in vivo.*
3. **Neoplasias.** Talvez o mecanismo mais bem entendido de SIADH na doença neoplásica é aquele visto no câncer pulmonar de pequenas células no qual as células cancerígenas podem produzir e secretar ADH e substâncias semelhantes ao ADH que possuem características tanto imunológicas quanto biológicas do ADH.
4. **Agentes farmacológicos.** Sabemos que várias drogas melhoram a secreção de ADH e/ou melhoram o seu efeito renal.

D. **Manifestações clínicas.** Os sintomas clínicos quando se apresentam são devidos principalmente a edema cerebral. Este último é principalmente dependente da taxa de diminuição do sódio sérico. A presença de edema cerebral deve ser interpretada como a falência da auto-regulação do volume cerebral em acompanhar uma osmolalidade sérica de queda rápida. Estes sintomas são normalmente vagos e incluem cefaléias, anorexia, náuseas e vômitos e câibras abdominais. Nem se precisa dizer, que um alto índice de suspeita é necessário para a identificação apropriada. Embora não exclusivamente assim, os sintomas ocorrem mais comumente quando o sódio sérico cai abaixo de 125 mEq/L.

E. **Achados laboratoriais.** A hiponatremia hiposmolar com urina submaximamente diluída concomitante é o pilar da SIADH. Freqüentemente, existe um componente de perda de ácido úrico urinário com hipouricemia. Por definição, doenças que iriam prejudicar o *clearance* de água livre são ausentes (*i. e.,* hipossupra-renalismo ou hipotireoidismo). Se medidos, os níveis de ADH plasmático seriam inapropriadamente altos para o grau de hiposmolaridade.

F. **Diagnóstico.** O diagnóstico de SIADH inclui um estado de hiponatremia hiposmolar em um paciente euvolêmico e a ausência de hipotireoidismo e/ou hipossupra-renalismo, bem como disfunção hepática, renal e cardíaca. Portanto, estados hipervolêmicos e hipovolêmicos devem ser descartados. Embora possa ser relativamente fácil identificar o paciente hipervolêmico (edema, ascites), distinguir o paciente euvolêmico do hipovolêmico com perda de sal renal concomitante pode ser um desafio, porque tanto a concentração de sódio urinário quanto a excreção fracional de sódio são idênticas nestas duas condições (Tabela 6.6). Uma forma de fazer esta distinção é administrar 1 L de NaCl a 0,9% por via intravenosa em 24 horas por 2 dias. Se isso melhorar a hiponatremia em mais

Tabela 6.5 Causas de SIADH

Distúrbios do sistema nervoso central
Lesão na cabeça
Infecções: meningite, encefalite, abscesso
Acidente cerebrovascular
Trombose de seio cavernoso
Neoplasia do SNC
Síndrome de Guillain-Barré
Epilepsia
Porfiria
Hidrocefalia
Síndrome de Shy-Drager
Esclerose múltipla
Psicose, *delirium tremens*
Distúrbios pulmonares
Infecciosos: pneumonia, tuberculose, abscesso, empiema
Asma
Pneumotórax
Cavitação
Ventilação com pressão positiva
Fibrose cística
Neoplasias
Carcinoma: pulmão (especialmente câncer de pulmão de células pequenas), pâncreas, duodeno, bexiga e próstata
Linfoma, leucemia
Sarcoma de Ewing, mesotelioma
Timoma (carcinóide)
Agentes farmacológicos
Carbamazepina
Clorpropamida
Clofibrato
Ciclofosfamida
Desmopressina
Inibidores seletivos da recaptação da serotonina (especialmente no idoso)
Haloperidol
Inibidores da monoamino oxidase
Nicotina
Fenotiazina
Diuréticos tiazídicos
Antidepressivos tricíclicos

SIADH, síndrome da secreção inapropriada de hormônio antidiurético; SNC, sistema nervoso central.

Tabela 6.6 Comparação de vários estados hiponatrêmicos

Diagnóstico	Estado do volume	Conc. de sódio urinário (meq/L)	Excreção fracional de sódio (%)
SIADH	Normovolêmico	> 20	> 1
Perda de sal			
• Renal	Hipovolêmico	> 20	> 1
• Extra-renal	Hipovolêmico	< 10	< 1
Hiponatremia dilucional	Hipervolêmico	< 10	< 1

SIADH, síndrome da secreção inapropriada de hormônio antidiurético.

de 5 mEq/L, o paciente mais provavelmente é hipovolêmico. Em pacientes com SIADH esta manobra não altera a concentração sérica de sódio ou a aumenta em menos de 5 mEq/L. Por outro lado, a restrição hídrica de 600 a 800 mL/dia por 2 a 3 dias melhora a hiponatremia na SIADH, porém não a hiponatremia na perda renal em sal. Outra consideração no paciente euvolêmico hiponatrêmico é a síndrome de perda de sal cerebral. Atualmente, existem muitas controvérsias em relação à existência desta entidade clínica. Este diagnóstico diferencial é principalmente pensado em pacientes com lesão neurológica que descobrimos ser hiponatrêmicos e natriuréticos. Teoricamente, a existência de tal síndrome indicaria suplementação de sal em vez da restrição hídrica, como sua modalidade primária de tratamento. No entanto, como mencionado anteriormente, a existência desta síndrome é pelo menos controversa e não será discutida aqui.

G. **Tratamento.** O tratamento da SIADH inclui a correção da patologia subjacente que causou a aberração metabólica, se for possível, e a administração da hiponatremia. A conduta terapêutica para o paciente hiponatrêmico depende dos seguintes fatores: presença de sintomas, velocidade do início do estado e presença de fatores de risco para complicações devidas à correção da hiponatremia. A doença sintomática provavelmente será encontrada quando houver uma diminuição aguda do sódio sérico (*i. e.*, diminuição de pelo menos 0,5 mEq/L/h) e é mais comumente vista quando o sódio sérico cair abaixo de 125 mEq/L. A duração da hiponatremia também deve ser levada em consideração. Enquanto que a hiponatremia crônica (mais de 48 horas) é associada a uma maior chance de desmielinização cerebral, se corrigida muito rapidamente, a hiponatremia aguda é muito mais provável de levar ao desenvolvimento de edema cerebral se não for corrigida rapidamente. Outras populações em risco de desenvolvimento de edema cerebral incluem mulheres pré-menopáusicas em pós-operatórias, crianças, mulheres idosas que iniciaram recentemente diuréticos tiazídicos (normalmente dentro de 2 semanas, embora 33% ocorram dentro de 5 dias), pacientes hipoxêmicos e pacientes psiquiátricos com polidipsia primária. Pacientes em risco de desenvolvimento de síndrome de desmielização incluem alcoólicos, indivíduos mal nutridos, mulheres idosas que usam diuréticos tiazídicos, pacientes queimados, hipocalemia, hiponatremia crônica e aqueles com sódio sérico menor que 120 mEq/L.

1. **Hiponatremia sintomática aguda.** O objetivo da terapia deve ser elevar o sódio sérico em uma razão de menos de 0,5 mEq/L por hora até 125 mEq/L, então a restrição hídrica é aplicada. No entanto, em mulheres jovens com hiponatremia sintomática grave, uma taxa maior de correção é freqüentemente usada (1-2 mEq/L por hora até que o sódio atinja 125 mEq/L). A correção total deve ser menor do que 15 mEq por dia. Soro fisiológico hipertônico (NaCl a 3%) em uma taxa de 1 a 2 mL/kg por hora é recomendada. A adição de um diurético de alça melhora a correção da hiponatremia, melhorando a excreção de água livre. Não precisamos dizer que tais pacientes precisam de uma monitoração neurológica e eletrolítica rigorosa e devem ser administrados em uma unidade de terapia intensiva.

2. **Hiponatremia assintomática crônica.** Múltiplas opções de tratamento estão disponíveis para administração deste distúrbio. Destas, a mais simples e menos cara é diminuir a disponibilidade de água de restrição líquida de 800 a 1.000 mL/dia. O ponto fraco deste método é a alta probabilidade de falência do paciente em aderir ao regime. A interferência na ação renal do ADH e o aumento do *clearance* de água livre permitem aos pacientes o livre acesso à água e são bem atraentes, mas existem desvantagens. A demeclociclina (1.200 mg/d inicialmente seguida por 300 a 900 mg/d) ou lítio (900 a 1.200 mg/d) foi usada. Ambos estes agentes têm suas desvantagens, incluindo uma janela terapêutica estreita e toxicidade para lítio e fotossensibilidade e toxicidade para demeclociclina – esta última especialmente na presença de disfunção hepática. Além disso, a demeclociclina precisa de 3 a 6 dias antes que o seu início de ação seja observado. Outra forma de aumentar o *clearance* de água livre é pela administração de um diurético de alça suplementado com 2 a 3 g/d de NaCl e a monitoração para hipocalemia. Existe a opção de induzir uma diurese osmótica administrando uréia (30 a 60 g/d).

No entanto, esta última opção tem a desvantagem de poder ser impalatável e pode causar sintomas gastrointestinais. Atualmente, uma nova classe de drogas, antagonistas do receptor V_2, está sendo avaliada e promete ser promissora. Finalmente, o entendimento do papel do IL-6 e outras citocinas na patogênese da SIADH irá, esperamos, abrir novas portas para a administração desta doença.

Referências Selecionadas

Bankir L, Trinh-Trang-Tan MM. Urea excretion revisited: physiology and transporters. *Adv Nephrol* 1998;28:83-135.

Bohus B, de Wied D. The vasopressin deficient Brattleboro rats: a natural knockout model used in the search for CNS effects of vasopressin. *Prog Brain Res* 1998;119:555-573.

Bourque CW. Osmoregulation of vasopressin neurons: asynergy of intrinsic and synaptic processes. *Prog Brain Res* 1998;119:59-76.

Chan TYK. Drug-induced syndrome of inappropriate antidiuretic hormone secretion, causes, diagnosis, and management. *Drugs Aging* 1997;11:27-44.

Dibas AI, Mia AJ, Yorio T. Aquaporin (water channels): role in vasopressin-activated water transport. *Proc Soc Exp Biol Med* 1998;219:183-199.

Donald RA, Bailey RR, Hart D, et al. The plasma interleukin-6 and stress hormone responses to acute pyelonephritis. *J Endocrinol Invest* 1994;17:263-268.

Hebert SC, Brown EM, Harris W Role of the Ca^{2+}-sensing receptor in divalent mineral ion homeostasis. *J Exp Biol* 1997;200:295-302.

Jard S. Vasopressin receptors. A historical survey. *Adv Exp Med Biol* 1998;449:1-13.

Knepper MA, Inoue T. Regulation of aquaporin-2 water channels trafficking by vasopressin. *Curr Opin Cell Biol* 1997;9:560-564.

Knepper MA, Verbalis JG, Nielsen S. Role of aquaporin in water balance disorders. *Curr Opin Nephrol Hypertens* 1997;6:367-371.

Kovacs L, Robertson GL. Syndrome of inappropriate antidiuresis. *Endocrinol Metab Clin N Am* 1992;21:859-875.

Lauriat SM, Berl T. The hyponatremia patient: practical focus on therapy. *J Am Soc Nephrol* 1997;8:1599-1607.

Legros JJ, Geenen V. Neurophysin in central diabetes insipidus. *Hormone Res* 1996;45:182-186.

Leng G, Brown C, Russel JA. Physiological pathways regulating the activity of magnocellular neurosecretory cells. *Prog Neurobiol* 1999;57:625-655.

Maesaka JK. An expanded view of SIADH, hyponatremia, and hypouricemia. *Clin Nephrol* 1996;46:78-83.

Marynger B, Hensen J. Nonpeptide vasopressin antagonists: a new group of hormone blockers entering the scene. *Exp Clin Endocrinol Diabetes* 1999;107:157-165.

Masrorakos G, Weber JS, Magiakou MA, et al. Hypothalamic-pituitary-adrenal axis and stimulation of systemic vasopressin secretion by recombinant interleukin-6 in humans: potential implications for the syndrome of inappropriate vasopressin secretion. *J Clin Endocrinol Metabol* 1994;79:934-939.

McKenna K, Thompson C. Osmoregulation in clinical disorders of thirst appreciation. *Clin Endocrinol* 1998;49:139-152.

Meier CA. Molecular pathology of familial central diabetes insipidus. *Eur J Endocrinol* 1996;134:683-684.

Miller M. Inappropriate antidiuretic hormone secretion. *Curr Ther Endocrinol Metabol* 1997;6:206-209.

Milles JJ, Spruce B, Baylis PH. A comparison of diagnostic methods to differentiate diabetes insipidus from primary polyuria: a review of 21 patients. *Acta Endocrinol* 1983;104:410-416.

Moses AM. Editorial: Comments on some clinical implications of the release of adrenocorticotropin and vasopressin by interleukin-6 and other cytokines. *J Endocrinol Metabol* 1994;79:932-933.

Moses AM, Streeten DH. Differentiation of polyuric states by measurement of response to changes in plasma osmolality induced by hypertonic saline infusions. *Am J Med* 1967;42:368-377.

Oiso Y, Iwasaki Y. Vasopressin and related disorders. *Intern Med* 1998;37:213-225.

Oiso Y. Hyponatremia: how to approach this confusing abnormality. *Intern Med* 1998;37:907-908.,

Price JDE, Lauener RW. Scrum and urine osmolalities in the differential diagnosis of' polyuric states. *J Clin Endocrinol* 1966;26:143-148.

Ray JG. DDAVP use during pregnancy: an analysis of its safety for mother and child. *Obstet Gynecol Surv* 1998;53:450-455.

Schrier RW, Fassett RG, Ohara M, et al. Vasopressin release, water channels and vasopressin antagonism in cardiac failure, cirrhosis, and pregnancy. *Proc Assoc Am Phys* 1998;110:407-411.

Schrier RW, Ohara M, Rogachey B, et al. Aquaporin-2 water channels and vasopressin antagonists in edematous disorders. *Mol Genet Metab* 1998;65:255-263.

Settle EC. Antidepressant drugs: disturbing and potentially dangerous adverse effects. *J Clin Psychiatry* 1998;59(suppl 16):25-30.

Soupart A, Decaux G. Therapeutic recommendations for the management of severe hyponatremia: current concepts on pathogenesis and prevention of neurologic complications. *Clin Nephrol* 1996;46:149-169.

Swallow CE, Osborn AG. Imaging of sella and parasellar disease. *Semin Ultrasound Comput Tomogr Magn Reson Imag* 1998;19:257-271.

Van Os CH, Deen PMT. Role of aquaporin in renal water handling: physiology and pathophysiology. *Nephrol Dialysis Transplant* 1998;13:1645-1651.

Verbalis JG. Adaptation to acute and chronic hyponatromia: implications for symptomatology, diagnosis, and therapy. *Semin Nephrol* 1998;18:3-19.

Ward DT, Hammond TG, Harris HW Modulation of vasopressin-elicited water transport by trafficking of aquaporin 2-containing vesicles. *Annu Rev Physiol* 1999;61:683-697.

Wintour EM, Water channels and urea transporters. *Clin Exp Pharmacol Physiol* 1997;24:1-9.

Zerbe RL, Robertson GL. A comparison of plasma vasopressin measurement with a standard indirect test in the differential diagnosis of polyuria. *N Engl J Med* 1981;305:1539-1546.

7. Distúrbios Hipofisários em Crianças

Norman Lavin

Este capítulo destaca apenas aquelas características que são únicas para crianças ou que devem ser enfatizadas. Para uma revisão mais completa dos distúrbios hipofisários anterior e posterior, veja Capítulos 5 e 6.

Hipo-hipofisarismo

Existem muitas causas de hipo-hipofisarismo e muitas conseqüências da função hipofisária diminuída ou ausente, tais como deficiência de hormônio de crescimento (GH) (veja Capítulo 8) ou deficiências do hormônio luteinizante (LH), hormônio folículo estimulante (FSH), hormônio estimulante da tireóide (TSH) e hormônio adrenocorticotrófico (ACTH).

I. **Etiologia**
   A. Idiopática.
   B. Hipo-hipofisarismo iatrogênico (pode resultar de excesso de glicocorticóides ou de irradiação).
   C. Lesões do sistema nervoso central (SNC).
      1. Aplasia/hipoplasia hipofisária. O recém-nascido com hipo-hipofisarismo é, geralmente, de tamanho e peso normais, se apresentando com apnéia, cianose, hipoglicemia e freqüentemente micrófalo.
      2. Displasia septo-ótica [síndrome de hipo-hipofisarismo, *i. e.,* deficiência de GH (também deficiência de TSH e ACTH, assim como diabetes insípido) associadas a anomalias do nervo óptico e agenesia do septo pelúcido]. Esta síndrome também pode ser chamada de displasia supra-selar, porque a hipoplasia de nervo óptico não é sempre presente. Outros defeitos da linha média incluem ectopia hipofisária posterior, anomalias de migração hemisférica e lesão hemisférica perinatal intra-uterina.
      3. Holoprosencefalia (defeitos da linha média facial).
      4. Síndrome de Kallmann (senso de olfato diminuído ou ausente e deficiência de gonadotrofina).
      5. Trauma.
   D. **Tumores** do hipotálamo ou da glândula hipófise.
      1. **Craniofaringioma.** Além de hormônios hipofisários anteriores ausentes ou diminuídos, a hipófise posterior é ocasionalmente envolvida, o que pode causar diabetes insípido (DI). O crescimento lento é comum e a obesidade pode ser vista. Radiografias do crânio freqüentemente revelam calcificação e erosão supra-selar ou alargamento da sela túrcica. Sintomas visuais podem ser evidentes. O craniofaringioma deve ser considerado em pacientes com baixa estatura, idade óssea atrasada e obesidade.
      2. Glioma óptico.
      3. Adenoma cromofobo.
      4. Astrocitoma.
      5. Pinealoma.
   E. **Síndrome da sela vazia primária.** Um diafragma selar deficiente provoca herniação do espaço subaracnóideo supra-selar para a sela túrcica, com remodelamento da sela e esmagamento da glândula hipófise. Ela pode seguir uma cirurgia ou radiação, ou pode ser idiopática. Até 30% dos casos demonstram hipo-hipofisarismo.
      1. Deficiência de GH é a anormalidade hormonal mais comum nesta síndrome.
      2. A puberdade precoce tem sido recentemente relatada.

II. **Avaliação laboratorial de pan-hipo-hipofisarismo idiopático.** No pan-hipo-hipofisarismo idiopático não tumoral de origem hipotalâmica, as respostas da glândula hipófise aos hormônios trópicos são as seguintes:
   A. A administração de **hormônio liberador da tireotropina (TRH)** resulta em uma atrasada, mas adequada, liberação de TSH.

B. Injeções múltiplas de **hormônio liberador do hormônio luteinizante** (**LHRH**) são necessárias para elicitar uma resposta apropriada das **gonadotropinas.**

C. A administração de **hormônio liberador de hormônio de crescimento** (**GHRH**) resulta em uma resposta prejudicada ou ausente.

D. A injeção de **hormônio liberador da corticotropina** (**CRH**) (0,9 a 1,8 μg/kg de CRH ovino sintético) resulta em uma liberação de ACTH imediata (dentro de 5 minutos), significativa e sustentada (duração de 3 horas), em contraste com uma liberação de cortisol retardada e prejudicada. A administração de CRH seguida de ACTH e medidas de cortisol podem ser possivelmente usadas para fazer a diferenciação entre as deficiências hipotalâmica e hipofisária de corticotropina.

III. **Avaliação laboratorial da diferenciação entre hipogonadismo hipogonadotrópico masculino (HH) e retardo idiopático da puberdade. O hipogonadismo hipogonadotrópico idiopático** é caracterizado por níveis baixos de FSH, LH e esteróides gonadais secundários à inabilidade permanente do hipotálamo de secretar hormônio liberador das gonadotropinas (**GnRH**) e, subseqüentemente, baixos níveis de gonadotropinas. O paciente tipicamente manifesta desenvolvimento puberal ausente ou incompleto, que pode ser associado à anosmia (síndrome de Kallmann), fenda palatina, agenesia renal unilateral e surdez nervosa.

O diagnóstico de HH idiopático é feito quando a puberdade atrasada irreversível ocorre aos 17 anos ou mais para as mulheres ou aos 18 anos ou mais para os homens. Seis genes diferentes que causam HH foram encontrados. A síndrome de Kallmann e a hipoplasia congênita supra-renal/HH são recessivas ligadas ao X, portanto, desta forma apenas homens são afetados. Uma vez que os neurônios de GnRH e os neurônios olfatórios migram juntos para o hipotálamo, tanto anosmia quanto HH ocorrem se a proteína codificada for deficiente.

A. **Base genética do HH**

1. Gene *KAL*. Mutações no gene KAL causam tanto HH quanto anosmia.
2. Gene *HAC*. Homens com hipoplasia supra-renal congênita (HAC) apresentam insuficiência supra-renal no período de recém-nascido ou infância precoce. Se sobreviverem, o retardo puberal ocorre, secundário ao HH. As mutações no gene *HAC* causam tanto HAC quanto HH.
3. Gene *GnRHR*. Autossômico recessivo. Alguns pacientes têm HH completo, enquanto alguns têm puberdade incompleta. A infertilidade ocorre em todos os pacientes, mas o tratamento com gonadotropinas induz ovulação.
4. Genes *Gn*. A deficiência isolada de FSH foi encontrada em homens e mulheres, manifestada por puberdade atrasada (nenhum desenvolvimento de mama e amenorréia primária). O LH é elevado. Deleções ou mutações *missenses* foram descritas.
5. Gene *PROP1*. PROP1 é um fator de transição importante no desenvolvimento hipofisário com mutações (autossômica recessiva). O GH é diminuído ou ausente, assim como prolactina, TSH, FSH e LH. O paciente é muito baixo e com puberdade atrasada.
6. Pit-1. As mutações de *Pit*-1 (um fator de transcrição hipofisária) são autossômicas dominantes, causando deficiências no GH e TSH mas *não* no FSH ou LH.

Resumo. Tanto o gene ligado ao X recessivo quanto o gene autossômico recessivo causam HH. KAL, HAC, leptina e os receptores de leptina afetam a função hipotalâmica, enquanto HAC, GnRHR, FSH-β, LH-β e PROP1 são causas hipofisárias de HH.

B. **Diferenciação.** Um estado pré-púbere prolongado, relacionado com um retardo na ativação do eixo hipotalâmico-hipofisário-gonadal (níveis baixos de gonadotropinas e esteróides gonadais), além dos 15 anos de idade, tipifica **retardo constitucional da puberdade.**

1. É difícil diferenciar o HH idiopático masculino do retardo constitucional da puberdade na base de um teste-padrão de GnRH em *bolus* ou outros parâmetros endócrinos ou clínicos. Ehrmann *et al.* (1989) demonstraram respostas hormonais diferentes (FSH, LH e testosterona mais baixos na deficiência de gonadotropinas) a uma dose única de agonista de GnRH (p. ex., nafarelina, 1μg/kg subcutâneo), seguida de amostras em intervalos de 0,5 a 4 horas por 24 horas. Alguns autores advogam combinar metoclopramida (10 mg/m^2 IV) com nafarelina para distinguir as duas condições.
2. Os níveis de **testosterona sérica pós-gonadotrofina coriônica humana** (**HCG**) também podem ser úteis no diagnóstico de HH em meninos pré-púberes. Uma injeção intramuscular de 5.000

IU/m^2 de HCG é administrada nos dias 1, 3, 8 e 10. Os níveis séricos da testosterona são medidos antes da primeira injeção e no dia 15.

a. Meninos com retardo constitucional da puberdade demonstram respostas normais de testosterona à HCG, enquanto meninos com HH manifestam níveis baixos de testosterona. Uma vez que o teste de HCG é um indicador indireto de HH, testes adicionais utilizando GnRH e TRH, junto com dados clínicos, são necessários para excluir hipogonadismo primário.

b. Para ajudar a diferenciar HH de retardo constitucional da puberdade, recomendo administrar tanto o teste de estímulo com GnRH quanto com HCG, como descrito anteriormente. A resposta da prolactina ao TRH ou à clorpromazina é também útil para diferenciar estes dois distúrbios (veja Capítulo 9).

Tumores Cerebrais Produtores de Hormônio em Crianças

I. **Tumores produtores de GH** (veja Capítulo 5)
   A. Gigantismo.
   B. Acromegalia.

II. **Adenomas cromofobos (raros em crianças)**
   A. Tumores secretores de TSH.
   B. Tumores secretores de FSH.

III. **Adenoma secretor de prolactina** (veja Capítulo 9). Pacientes comumente apresentam cefaléia, amenorréia e galactorréia. Níveis altos de prolactina podem interferir na liberação de FSH e LH, resultando em hipogonadismo.

IV. **Hamartomas.** Hamartomas hipotalâmicos que secretam GnRH podem causar puberdade precoce.

V. **Adenomas hipofisários secretores de ACTH (veja Capítulos 5 e 11).**

VI. **Pinealomas.**

Alta Estatura

Em anos recentes, a alta estatura se tornou um problema menor para o endocrinologista, porque esta característica somática se tornou "culturalmente vantajosa".

I. **Etiologia.** A alta estatura é mais comumente constitucional ou familiar. Outras causas incluem:
   A. Tumores secretores de GH.
   B. Síndrome de Marfan, que é um distúrbio hereditário caracterizado por alta estatura, extremidades finas, olhos e orelhas malformadas, hipotonia, cifoescoliose, deformidades valvulares cardíacas e medionecrose da aorta. Nenhum tratamento específico está disponível.
   C. Homocistinúria.
   D. Gigantismo cerebral (síndrome de Soto). Este distúrbio é caracterizado por alta estatura, fronte proeminente, hipertelorismo, palato em ogiva, cabeça grande e irregular, prega epicântica das fissuras palpebrais, retardo mental e idade óssea avançada. Testes endócrinos são normais.
   E. Síndrome de Beckwith-Wiedemann (onfalocele, macrossomia, macroglossia, hipoglicemia secundária à hiperplasia de células-β pancreáticas). Esta é uma de um grupo de "síndromes de supercrescimento" causada pelo excesso de fator II de crescimento semelhante à insulina (IGF-II) codificada pelo gene *IGF2.* Estas crianças são predispostas ao tumor de Wilms e ao carcinoma da glândula supra-renal.
   F. Hiperplasia supra-renal congênita pré-púbere não tratada (CAH).
   G. Síndrome de Klinefelter (síndrome XXY) inclui retardo mental, alta estatura, ginecomastia e testículos pequenos.
   H. Obesidade.
   I. Secreção precoce de estrogênios ou androgênios.

II. **Avaliação.** Embora muitas causas de alta estatura sejam óbvias no exame clínico, os seguintes testes podem ser úteis no diagnóstico ou na confirmação:
   A. Testes de triagem incluem IGR-I e fator-3 de ligação de IGF (IGFBP-3), que estariam elevados no gigantismo.

B. Níveis de GH são geralmente elevados no gigantismo, mas o distúrbio é verificado com um teste de supressão com glicose (*i. e.*, nenhuma supressão de GH).
C. Idade óssea (todos os distúrbios).
D. Rastreamento de aminoácidos (homocistinúria).
E. Cromossomos (Klinefelter).
F. 17-hidroxiprogesterona (17-OHP) (HAC).
G. Glicose (hipoglicemia na síndrome de Beckwith-Wiedemann).
H. Androgênios ou estrogênios (puberdade precoce).

III. **Tratamento.** Não há tratamento seguro eficaz para alta estatura. Terapia estrogênica com altas doses pode ser associada a efeitos colaterais adversos sérios; portanto, ela não é geralmente recomendada em meninas altas.

Puberdade Precoce

A puberdade precoce é um distúrbio caracterizado por alterações puberais completas ou parciais que ocorrem em meninas com menos de 7,5 anos de idade ou em meninos com menos de 9,5 anos de idade. Na puberdade precoce verdadeira, o amadurecimento é isossexual e completo e é mediado pela glândula hipófise; portanto, ele é apropriado para o sexo da criança. Em contraste, a **puberdade pseudoprecoce** não é mediada por hormônios hipofisários, é tipicamente incompleta e é tanto heterossexual quanto isossexual. A pseudopuberdade precoce pode eventualmente desencadear puberdade verdadeira, iniciando o amadurecimento do eixo hipotalâmico-hipofisário-gonadal. Este tipo misto de puberdade precoce ocorre na HAC e na síndrome de McCune-Albright quando a idade óssea atinge a faixa puberal de 10,5 anos a 12,5 anos.

I. **Incidência.** Estatisticamente, existe uma maior probabilidade de um menino se apresentar com um tumor cerebral causado pela puberdade precoce do que uma menina. No entanto, deve ser observado que a puberdade precoce é mais comum em meninas; portanto, a incidência geral de tumores cerebrais pode ser maior nesta população.
   A. **Meninas**
      1. Idiopática (80 a 90%).
      2. Ovariana (5%).
      3. SNC (3 a 5%).
   B. **Meninos**
      1. SNC (40 a 50%).
      2. Supra-renal (25%).
      3. Idiopática (10 a 20%).
      4. Testicular (8 a 10%).

II. **Classificação e etiologia**
   A. **Puberdade precoce verdadeira** (completa; ativação prematura do gerador de pulso hipotalâmico de LHRH).
      1. Idiopática.
      2. Cerebral. Lesões do SNC podem induzir amadurecimento, interrompendo as vias de restrições puberais.
         a. Tumores do SNC
            (1) Craniofaringioma.
            (2) Glioma.
            (3) Astrocitoma.
            (4) Pinealoma (incluindo locais ectópicos).
            (5) Hamartoma hipotalâmico (LHRH ectópico). Precocidade sexual rapidamente progressiva em crianças jovens. Esta malformação congênita funciona como um gerador de pulso acessório de GnRH.
         b. Hidrocefalia.
         c. Malformação congênita.
         d. Trauma.

Tabela 7.1 Critérios diagnósticos da NIH para neurofibromatose tipo I (características clínicas)[a]

- 6 ou mais máculas café-com-leite (5 mm ou mais no maior diâmetro em crianças pré-púberes, 15 mm ou mais no maior diâmetro em crianças pós-púberes)
- 2 ou mais neurofibromas ou um neurofibroma plexiforme
- Sardas axilares ou inguinais
- Glioma óptico
- Nódulos de Lisch (hamartomas de íris) – no mínimo 2

[a] Dois ou mais critérios devem ser preenchidos para diagnóstico.
NIH, *National Institutes of Health*.

e. Pós-infecção.
f. Terapia radiativa para tumores intracranianos ou leucemia aumenta o risco de puberdade precoce (freqüentemente associada à deficiência de GH).
g. **Síndromes**
   (1) McCune-Albright.
   (2) Esclerose tuberosa.
   (3) Prata.
   (4) Neurofibromatose tipo 1 (NF1) é uma doença autossômica dominante multissistêmica progressiva, que afeta 1 em 2.000 a 1 em 4.500 pessoas. Cinqüenta por cento dos casos são familiares e 50% são novas mutações. Para fazer o diagnóstico, o paciente deve manifestar dois de sete sinais ou sintomas listados, mostrados na Tabela 7.1, mas crianças jovens freqüentemente têm apenas uma das características clínicas cardinais. Máculas café-com-leite (seis ou mais, maiores de 5 mm) sozinhas podem ser suficientes para diagnosticar NF1. Outras características não listadas nos critérios do *National Institutes of Health* (NIH) devem ser consideradas em crianças jovens, incluindo baixa estatura, macrocefalia e objetos brilhantes na ressonância magnética da cabeça (RM). Distúrbios ósseos, com pseudoartrose, displasia de asa esfenoidal e vértebras displásicas, também podem ocorrer.
   (5) Hipotireoidismo.

3. **Tumores hepáticos e outros tumores.** A puberdade precoce isossexual pode ser associada a hepatoblastoma (todos os casos envolvem homens). As células tumorais produzem HCG, que estimula os receptores de LH nas células de Leydig dos testículos. Os níveis plasmáticos de HCG e α-fetoproteínas são elevados. A testosterona está aumentada, mas ensaios imunoméricos de LH e FSH são baixos. Por radioimunoensaio, o LH é falsamente elevado por causa da reação cruzada com o HCG. Coriocarcinomas, teratocarcinomas e teratomas podem, também, causar puberdade precoce.

B. **Puberdade pseudoprecoce** (independente de LHRH)
1. Meninas
   a. Ovariana
      (1) **Tumor celular de teca granulosa.** Idade óssea avançada; estrogênio alto, FSH e LH baixos; 30% malignos; normalmente clinicamente palpáveis; sangramento vaginal sem desenvolvimento de mama ou pêlos pubianos.
      (2) **Luteoma.** Estrogênio e progesterona altas; pregnanodiol urinário alto.
      (3) **Cisto folicular ovariano.** A mais comum massa ovariana secretora de estrogênio na infância, massa abdominal ou dor; sinais recorrentes de precocidade sexual e sangramento vaginal acíclico; têm ocorrido em bebês pré-termos.
   b. Supra-renal.
   c. Tumores feminilizantes.
2. Meninos (supra-renal/testículos)
   a. HAC (p. ex., deficiência de 21-hidroxilase ou 11β-hidroxilase).
   b. Tumor supra-renal virilizante.

c. Adenoma de célula de Leydig.
d. Testotoxicose familiar [amadurecimento prematuro de células germinativas e de células de Leydig independente das gonadotropinas hipofisárias (amadurecimento de célula de Sertoli e espermatogênese)]; tratamento com acetato de medroxiprogesterona, cetoconazol (600 mg/24 horas em 3 doses divididas; ela é uma droga antifúngica que inibe a 17,20-liase e a síntese de testosterona) ou espironolactona (ou flutamida, nilutamida ou fudrazol) combinada com testolactona.

3. Ambos os sexos.
   a. **Síndrome de McCune-Albright.** Tríade de manchas café-com-leite (marcas na pele em "costa do Maine"), displasia fibrosa poliostótica e precocidade sexual independente de LHRH. Ela é mais comum em meninas e é tipificada por hipersecreção de estrogênio de cistos ovarianos que funcionam independentemente do controle hipotalâmico hipofisário normal. Os níveis de gonadotropinas são diminuídos e a resposta de LH e FSH ao estímulo de GnRH é suprimida. O perfil hormonal e as alterações testiculares são similares àquelas encontradas na testotoxicose. A terapia clínica inclui administração de testolactona ou acetato de medroxiprogesterona. Este distúrbio é causado por uma mutação *missense* no gene, que codifica a subunidade α de G_s (a proteína G que estimula a formação de AMPc, resultando na síntese de oncoproteína gsp putativa).
   b. **Hipotireoidismo.** O TRH elevado resulta em um aumento de prolactina; a resposta de FSH ao TRH é aumentada, o que pode resultar em puberdade precoce.
   c. **Síndrome de Peutz-Jeghers.** Pigmentação mucocutânea e polipose gastrointestinal associada a um raro tumor de cordão sexual ou tumores do ovário ou testículos; crianças com este distúrbio devem fazer um exame ultra-sonográfico pélvico das gônadas regularmente.
   d. **Iatrogênico.**

C. **Variações puberais**
1. Telarca prematura (mamas alargadas): mais freqüente nos 2 primeiros anos de vida.
2. Adenarca prematura: pêlos sexuais antes da idade de 8 anos em meninas ou 9 anos de idade em meninos sem outra evidência de amadurecimento.
3. Menarca isolada prematura.
4. Ginecomastia masculina adolescente.

D. **Puberdade precoce contra-sexual**
1. Feminilização em meninos
   a. Tumores supra-renais ou HAC.
   b. Tumores testiculares.
   c. Iatrogênica.
2. Virilização em meninas. HAC (deficiência de 21-hidroxilase ou 11-hidroxilase; deficiência de 3-β-hidroxideidrogenase-isomerase).

III. **Testes laboratoriais**

A. Meninas (veja Capítulo 19)
1. LH; FSH (LH obtida durante o sono tem maior poder diagnóstico do que um teste aleatório durante o dia).
2. Teste de estímulo com GnRH resulta em uma resposta aguda de LH (pico de LH maior do que 5 a 10 IU/L) com predominância de LH sobre FSH na fase inicial da puberdade precoce. No entanto, em meninas, a resposta de LH ao GnRH pode ser baixa nos estágios II-III de Tanner mamário (pico de LH imunométrico menor do que 5 IU/L). Na puberdade precoce central, os níveis de hormônios sexuais são apropriados para o estágio da puberdade em ambos os sexos.
3. Estrogênio; progesterona.
4. Tireoxina (T_4); TSH.
5. Radiografias do esqueleto e do crânio.
6. Tomografia computadorizada (TC) ou RM da cabeça.
7. Androgênios se houver precocidade heterossexual.

B. Meninos (veja Capítulo 21)
   1. LH; FSH.
   2. Testosterona; sulfato de desidroepiandrosterona (SDHEA); androstenediona.
   3. 17-OHP.
   4. Radiografias do esqueleto e do crânio.
   5. TC ou RM da cabeça.
   6. Estrogênios se houver precocidade heterossexual.

IV. **Diagnóstico diferencial de sangramento vaginal.** Tipicamente, crianças com puberdade precoce têm sangramento vaginal associado a um estirão de crescimento e desenvolvimento de mama e pêlo pubiano. As exceções incluem a hiperfunção ovariana episódica e primária da síndrome de McCune-Albright, vaginite infecciosa, trauma vaginal e corpos estranhos, com ou sem corrimento. Se a infecção for suspeitada, peça testes para organismos específicos (p. ex., *Shigella*), ou o laboratório irá fazer testes apenas para gonococos.
A. Organismos infecciosos *(Shigella, Streptococcus, Enterobacter, Candida).*
B. Trauma (corpo estranho, abuso infantil, acidente, inflamação).
C. Prolapso vaginal ou uretral.
D. Tumores.
   1. Adenocarcinoma da vagina, cérvix.
   2. Rabdomiossarcoma.
E. Tumor induzido por hormônios.
   1. Síndrome de McCune-Albright.
   2. Puberdade precoce idiopática.
   3. Lesões de SNC.
   4. Puberdade precoce central secundária (p. ex., na HAC).
   5. Tumores secretores de estrogênio (ovariano, supra-renal).
   6. Estrogênios exógenos.

V. **Tratamento** (veja Capítulo 19). Inicialmente estas crianças são mais altas por causa do avanço da idade óssea estimulado por hormônio. No entanto, sem tratamento, o fechamento precoce das epífises ocorre, e a estatura final é menor do que seria sob circunstâncias normais.
A. Análogos de GnRH (tratamento preferencial para a puberdade precoce verdadeira). Os análogos "dessensibilizam" as células gonadotrópicas da hipófise para o efeito estimulatório do GnRH endógeno, portanto, interrompendo a progressão da precocidade sexual central. O acetato de leuprolide (Lupron Depot) é a única preparação Depot aprovada nos Estados Unidos que é dada uma vez por mês em uma dose de 0,25 a 0,3 mg/kg. Normalmente inicio em uma dose de 7,5 mg, aumentando-a a cada 4 semanas conforme necessário, com base na avaliação clínica, química e radiológica. Outras preparações de longa ação, tais como triptorelina (Decapeptil) e goserelina (Zoladex), são aprovadas para administração de puberdade precoce em outros países.

   O tratamento acarreta uma redução tanto da taxa de crescimento quanto do avanço da idade óssea. As menstruações não iniciam enquanto a menina está em uso da medicação, e o tamanho da mama pode diminuir. O tamanho testicular diminui em meninos. A puberdade volta imediatamente quando os análogos são interrompidos.

   Análogos de GnRH são tão eficazes na precocidade sexual idiopática quanto em crianças com lesões cerebrais orgânicas. Portanto, a intervenção neurocirúrgica não é indicada para hamartomas hipotalâmicos inicialmente, exceto para convulsões intratáveis associadas.
B. Acetato de ciproterona.
C. A medroxiprogesterona interrompe a menstruação, mas não retarda a idade óssea.
D. A testolactona interrompe a produção de estrogênios de cistos ovarianos com a cessação da puberdade. No entanto, o tratamento é dado 4 vezes ao dia e não é sempre eficaz.
E. Espironolactona.
F. O cetoconazol foi usado em meninos com puberdade precoce independente de gonadotropina por bloquear a esteroidogênese. Testotoxicose, assim como a síndrome de McCune-Albright, resulta de uma mutação nas células testiculares de Leydig. Este tratamento provoca cessação das menstruações, regressão das características sexuais secundárias, diminuição dos níveis de estrogênio e lentificação do avanço da idade óssea, mas não interrompe o desenvolvimento de cistos ovarianos. A dose é de 200 mg três vezes ao dia. A terapia em longo prazo não foi estudada. Efeitos colaterais incluem pruridos e, muito raramente, toxicidade hepática.

Diabetes Insípido

O DI é um distúrbio caracterizado por uma inabilidade de concentrar maximamente a urina. É causado por uma deficiência ou pela ação defeituosa do hormônio antidiurético (ADH) ou da arginina vasopressina (AVP). Os receptores de AVP são agora classificados como receptores V_1 e V_2 presentes em muitos órgãos do corpo. Existem dois tipos principais: (a) DI central ou deficiente de ADH e (b) DI nefrogênico. A síndrome da secreção inapropriada de ADH (SIADH) é também discutida.

I. **DI central (deficiência de ADH)**
   A. **Etiologia**
      1. **Primária**
         a. Idiopática.
         b. Síntese ou secreção defeituosa de ADH.
      2. **Secundária**
         a. Tumores são as causas mais comuns de DI. Em crianças, o craniofaringioma é o tumor mais comum.
         b. Histiocitose de células de Langerhans (HCL), anteriormente chamada de histiocitose X, refere-se a um grupo de doenças anteriormente divididas em três categorias. As manifestações endócrinas ocorrem na forma disseminada (doença de Hand-Schuller-Christian). A tríade clássica de defeitos do crânio, DI e exoftalmia ocorre em menos de 10% dos pacientes, mas em 5 a 50% o DI ocorre sozinho. Outras endocrinopatias incluem síndrome hiperosmolar hipernatrêmica, retardo de crescimento, hiperprolactinemia, hipogonadismo, pan-hipo-hipofisarismo, hipotireoidismo primário ou secundário e diabetes melito. Estes resultam de infiltração do hipotálamo ou da hipófise posterior. A ressonância magnética de pacientes com HCL e DI mostra anormalidades do hipotálamo e ausência de hiperintensidade relativa da hipófise posterior.
         c. Infecções (como meningite) podem causar uma forma transitória de DI.
         d. Anormalidades vasculares.
         e. Trauma raramente causa DI central em crianças. Um exemplo seria a fratura basal de crânio imediatamente após uma lesão ou vários meses depois dela.
         f. Síndrome de Wolfram (DIDMOAD). DI associado ao diabetes melito, atrofia óptica e surdez. Ele é um distúrbio autossômico recessivo mitocondrial encontrado no cromossomo 4.
      3. **Recém-nascido.** O DI foi relatado em pacientes com asfixia, hemorragia intraventricular, coagulopatia intravascular, sepse por *Listeria* e meningite estreptocócica do grupo B.
   B. **Genética**
      1. Casos familiares ou esporádicos podem ocorrer.
      2. Heranças, tanto dominantes quanto recessivas ligadas ao X, foram descritas. Mutações foram localizadas no gene da vasopressina-neurofise no cromossomo 20.
   C. **Características clínicas**
      1. Nictúria e enurese (comum em crianças). Poliúria e polidipsia, bem como desidratação, também são encontradas.
      2. Ganho pobre de peso e baixa velocidade de crescimento (secundária a uma ingesta calórica pobre ou a um nível diminuído de GH).
      3. Choro excessivo.
      4. Vômitos.
      5. Constipação.
      6. Ocasionalmente, estrabismo ou visão dupla.
      7. Desidratação hipertônica, levando ao estupor ou coma em bebês ou crianças com o mecanismo da sede prejudicado.
   D. **Diagnóstico** (Fig. 7.1)
      1. Urina diluída inapropriadamente [densidade específica baixa (p. ex., menor que 1.010) ou osmolalidade baixa (p. ex., 50 a 300 mOsm/kg)] na presença de sódio sérico elevado ou normal e osmolalidade sérica elevada ou normal. Ocasionalmente, até mesmo hipernatremia ameaçadora à vida pode ocorrer.

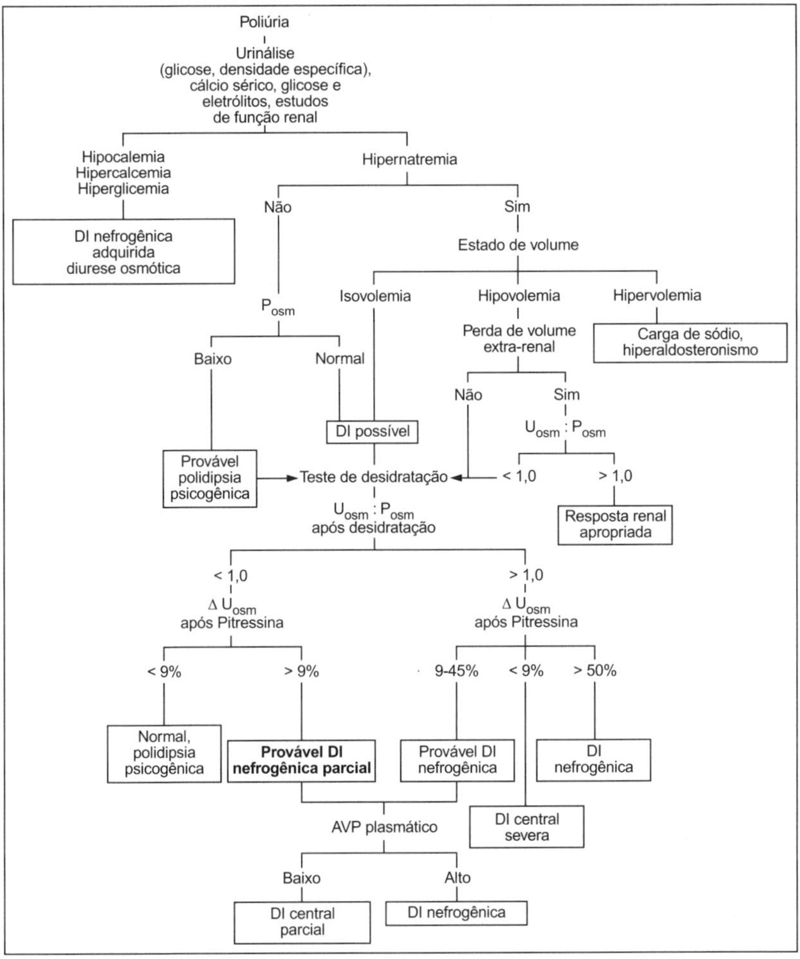

FIG. 7.1. Protocolo diagnóstico para avaliação de diabetes insípido: poliúria. DI, diabetes insípido; P_{osm}, osmolalidade plasmática; Uosm, osmolalidade urinária; AVP, arginina vasopressina. (Reimpresso de Burday SZ, Streck WF. Diabetes insipidus and SIADH. In: Streck WF, Lockwood DH, eds. *Endocrine diagnosis: clinical laboratory approach*. Boston: Little, Broen, 1983).

2. Se líquidos não forem dados durante a noite, a densidade específica da urinária matinal deve ser pelo menos 1.018; se for menor, considere DI.
3. Meça o ADH (AVP). Pouco ou nenhum ADH é evidente apesar da desidratação (*i. e.*, um estado hiperosmolar que libera urina hipoosmótica). Pacientes com DI parcial mostram uma relação subnormal de ADH plasmático para osmolalidade plasmática, porém mantêm uma relação normal de ADH plasmático para osmolalidade urinária.
4. Radiografias de crânio e TC ou RM para descartar tumores e anormalidades vasculares. O "ponto brilhante" (sinal hiperintenso) é normalmente ausente em pacientes com lesões de trato hipotalâmico-neuroipofisários.
5. Exame de campo visual.
6. Avaliação laboratorial de todos os hormônios hipofisários.

7. **Teste de privação de água de sete horas.** A criança deve ser monitorada de perto.
   a. Nenhuma restrição de ingesta de líquidos antes do teste.
   b. Café da manhã normal; depois, **nada por via oral** após o café.
   c. Pesar o paciente.
   d. Fazer o paciente urinar para esvaziar a bexiga às 8 horas da manhã.
   e. Começar o teste.
      (1) Colete e guarde amostras de hora em hora (faça a densidade dessas amostras).
      (2) Mande uma fração da amostra urinária de primeira hora para o laboratório para testar a osmolalidade imediatamente (U_1).
      (3) Colha o sangue durante a primeira hora para eletrólitos e osmolalidade sérica imediatamente (S_1).
   f. À medida que o teste progride: se a pressão sanguínea (PA) for baixa, se a freqüência cardíaca aumentar ou se a perda de peso exceder 5% do peso corporal, se prepare para terminar o teste precocemente.
   g. Se a perda de peso exceder 10%, proceda para **k** (para interromper o teste) – tenha cuidado.
   h. Se o volume de urina diminuir marcadamente e se a densidade aumentar para mais de 1.012 considere interromper o teste.
   i. Durante a sétima hora (entre 2 e 3 h da tarde), envie uma segunda fração da amostra da urina para testar a osmolalidade imediatamente (U_2).
   j. Colha outra amostra de sangue para eletrólitos e osmolalidade sérica imediatamente (S_2).
   k. **Para interromper o teste.** Para ver se o paciente é sensível à AVP (Pitressina), dê uma dose de lipressina (*Diapid nasal spray*) ou acetato de desmopressina (DDAVP), 1,25 mg ou mais – (*spray* nasal ou forma oral) ou Pitressina aquosa. Continue a coletar amostras de urina em intervalos de meia-hora; monitore o volume e a densidade. Se nenhuma alteração ocorrer, envie uma fração para o laboratório para osmolalidade (U_3) e colha novamente o soro para eletrólitos e osmolalidade (S_3) por um período de 2 horas.
   l. Durante este último período de 2 horas, o paciente pode beber água em quantidade do débito da última meia-hora.
   m. **Interpretação dos resultados dos testes**
      (1) **Normal**

$$\frac{U_1}{S_1} = 0{,}4 - 4{,}9$$

$$\frac{U_2}{S_2} = 1{,}6 - 5{,}9$$

      (2) **DI:**

$$\frac{U_1}{S_1} = 0{,}2 - 0{,}7$$

$$\frac{U_2}{S_2} = 0{,}2 - 1{,}0$$

      (3) **Sensível à Pitressina:**

$$\frac{U_3 \text{ aumentará}}{S_3 \text{ permanecerá inalterado ou diminuirá}} = >1{,}0$$

      (4) **Resistente à Pitressina (nefrogênico):**

$$\frac{U_3 \text{ permanecerá inalterado}}{S_3 \text{ permanecerá inalterado ou diminuirá}} = 0{,}2 - 1{,}0$$

(5) **Polidipsia nefrogênica**

$\frac{U_1}{S_1}$ = pode parecer DI *mas*

$\frac{U_1}{S_2}$ = geralmente voltará ao normal ou próximo a ele

n. Os níveis de ADH podem ser medidos no final do teste, mas podem não ser úteis para fazer o diagnóstico.

o. Se o DI for causado apenas por um mecanismo anormal de osmorreceptor anormal (receptor normal de volume), o teste de privação de água pode ser inconclusivo.

p. Com o DI grave, um teste de privação de água de 3 horas pode ser diagnóstico com um aumento na osmolalidade sérica, enquanto a osmolalidade urinária permanece abaixo dos níveis plasmáticos. Então a administração de DDAVP (como anteriormente citado) elevará a osmolalidade urinária.

q. Se o paciente tem polidipsia primária, a urina irá se concentrar durante um teste de privação de água de 8 horas sem DDAVP.

E. Diagnóstico diferencial

1. Polidipsia psicogênica (incomum em crianças). Após serem consumidas grandes quantidades de água por períodos extensos, o gradiente intersticial medular irá se tornar mais diluído ou será lavado. Portanto, a habilidade de concentração do rim diminui, resultando em poliúria.
2. DI nefrogênico.
3. Diabetes melito.
4. Acidose tubular renal.
5. Doença falciforme.
6. Defeito na sede (DI dipsogênico, adipsia-hipodisia – ausência ou prejuízo da sede normal).

F. Tratamento. O principal tratamento é reposição de ADH ou melhora da ação do ADH, além do fornecimento de quantidade adequada de água.

1. **DDAVP,** que se liga os receptores de V_2, é a droga preferencial. É um análogo sintético com uma duração de ação de 8 a 24 horas e é administrada por insuflação nasal (1,25 a 10 μg uma ou duas vezes ao dia). Doses menores (0,15 a 0,5 μg/d) para crianças menores de 2 anos de idade. Comprimidos são agora disponíveis para ingesta oral.
2. **Lipressina** (solução aquosa) pode também ser dada por *spray* nasal (1 ou 2 *sprays* em cada narina, 3 ou 4 doses por dia), mas dura apenas 2 a 4 horas.
3. **Pitressina em óleo,** dada por via intramuscular, pode durar até 48 a 72 horas. Começa com 0,2 mL (1 U) e aumenta em 0,2 mL a cada 1 ou 2 dias. A faixa é de 0,5 a 1,0 mL. Lembre-se de misturar a solução apropriadamente.
4. **Clorpropamida** pode ser dada em uma dose de 150 mg/m^2 uma vez por dia. Uma vez que muitos pacientes têm algum ADH remanescente, esta droga aumenta a eficácia do hormônio no nefro distal. O paciente deve ser monitorado para hipoglicemia.
5. Bebês devem ser considerados separadamente. O seguinte é recomendado:
   - **a.** Baixa carga de soluto dietético.
   - **b.** Grande ingesta de água se tiazídicos forem dados.
   - **c.** Uma dose única de lipressina pode ser dada na hora de dormir (recomendado por alguns clínicos).
   - **d.** Tubo nasogástrico ou tubo de gastrostomia é recomendado se uma hidratação adequada não for mantida por via oral.
6. DI leve, parcial, pode requerer apenas uma ingesta líquida adequada, e não a terapia farmacológica.

G. Prognóstico. O crescimento e o desenvolvimento devem enfim ser normais, com a reposição normal e uma ingesta adequada de líquidos.

II. DI nefrogênico. Neste distúrbio, também conhecido com o DI resistente ao ADH, o paciente é incapaz de formar urina concentrada mesmo após a administração de vasopressina.

A. Patogênese. Anormalidades que afetam o ducto coletor podem resultar em DI. Formas secundárias de DI são mais comuns do que tipos hereditários e incluem lítio, hipercalcemia, hipocalemia, rim policístico, displasia renal, anemia falciforme, pielonefrite crônica, sarcoidose, amiloidose e obstrução do trato urinário. A não-resposta do órgão-alvo é demonstrada por uma falência em aumentar o monofosfato de adenosina cíclico urinário (AMPc) após infusão de vasopressina. Acredita-se que o defeito é limitado aos receptores V_2, que medeiam os efeitos antidiuréticos nos túbulos renais. O gene do receptor V_2 está no cromossomo X; portanto, os homens são gravemente afetados, enquanto as mulheres são portadoras assintomáticas. (Mulheres podem ser afetadas por meio de um mecanismo de inativação de cromossomo X).

B. Genética. A herança é recessiva ligada ao X; portanto, homens são gravemente afetados.

C. Características clínicas. Sintomas e sinais começam entre as 3 primeiras semanas de vida.

1. Não-desenvolvimento.
2. Choro constante; irritável.
3. Constipação.
4. Febre intermitente.
5. Desidratação hipertônica.
6. Crescimento pobre, desempenho escolar fraco e dilatação da bexiga e do ureter em crianças mais velhas. O reconhecimento e o tratamento precoces poderiam prevenir a hiperosmolaridade, que, por sua vez, pode prevenir os desenvolvimentos mental e físico retardados.
7. Prejuízo neurológico se não tratado adequadamente.

D. Diagnóstico

1. Hipernatremia; osmolalidade sérica elevada.
2. Não-desenvolvimento.
3. Função renal normal.
4. Não-resposta à vasopressina após teste de privação de água (*i. e.*, nenhum aumento na osmolalidade urinária). (Evite teste de infusão com soro hipertônico, porque ele pode causar ou agravar uma hipernatremia grave).
5. O ADH sérico é elevado.
6. Resposta a AMPc urinário ausente após administração de vasopressina.
7. Identificar mães portadoras pela medida da osmolalidade sérica após um período de 12 horas de restrição de líquidos.

E. Tratamento. O objetivo geral é reduzir o volume urinário e prevenir desidratação hipertônica.

1. Alimentações freqüentes.
2. Restringir os solutos, tais como proteínas e sal. (Leite materno é preferível à fórmula porque tem uma menor carga osmolar). Restringir a ingesta de sódio para reduzir a perda de água obrigatória pelo rim.
3. Diuréticos, como tiazídicos, furosemida, ácido etacrínico e espironolactona, promovem excreção de sódio, mas podem causar hipocalemia.
   a. Clorotiazida, 30 mg/kg divididos em 3 doses por dia (ou 1,0 g/m^2 por dia).
   b. Hidroclorotiazida, 3 mg/kg divididos em 3 doses por dia (0,1 g/m^2 por dia).
   c. Recentemente, a combinação de hidroclorotiazida (2 mg/kg por 24 horas) e amilorida (20 mg/1,73 m^2 por 24 horas; diurético poupador de potássio) mostrou ser uma terapia eficaz para DI nefrogênico congênito, diminuindo a necessidade de suplementos de potássio com pequenos efeitos colaterais em longo prazo. Os efeitos antidiuréticos de ambas as drogas parecem ser aditivos.

III. **SIADH.** Uma quantidade inapropriada de ADH é produzida ou liberada nesta síndrome de etiologia desconhecida.

A. **Causas subjacentes**

1. Pulmonar (pneumonia, tuberculose) e distúrbios cerebrais (infecção, hemorragia, trauma) são as causas mais comuns em crianças.
2. Tumores como causa são muito menos comuns em crianças do que em adultos.
3. Recém-nascidos que utilizam auxílio respiratório mecânico com pressão positiva.
4. Em alguns pacientes leucêmicos tratados com vincristina e ciclofosfamida (Cytoxan).
5. Drogas adicionais, como clorpropamida, alguns analgésicos e barbitúricos.
6. Distúrbios adicionais incluem doença cardíaca, hipotireoidismo grave e doença de Addison.

B. **Sintomas.** Os sintomas incluem fraqueza, letargia e confusão. Se ocorrer intoxicação hídrica, vômitos, irritabilidade e alteração de personalidade podem vir em seguida. Se a concentração de sódio for menor do que 110 mEq/L, convulsões e coma podem ocorrer.

C. **Diagnóstico**

1. Hiponatremia (osmolalidade sérica baixa).
2. Urina hipertônica comparada ao plasma (osmolalidade urinária alta de 250 a 1.400 mOsm/kg).
3. Funções renal e supra-renal normais.
4. Perda de sódio urinário contínuo, embora hiponatrêmico; concentração de sódio urinário é normalmente maior que 30 mEq/L.
5. Níveis de ADH sérico elevados em alguns casos.
6. Níveis de ácido úrico baixos.
7. Volume urinário baixo.

D. **Tratamento**

1. Restrição hídrica.
2. Se não houver melhora, administrar *lentamente* solução de cloreto de sódio de 1,5 a 3% (5 mL/kg) mais furosemida.
3. Tratamento de causas específicas; por exemplo, eliminar droga causadora ou infecção.
4. Demeclociclina (bloqueia a ação de AVP nos tubos coletores) e sais de lítio não são recomendados em crianças.

IV. **Síndrome hiperosmolar.** Um defeito na função do osmorreceptor resulta em hipernatremia e hiperosmolaridade sérica.

A. **Características clínicas.** Existe uma suscetibilidade à desidratação acentuada e coma hiperosmolar, porque o mecanismo defeituoso da sede não estimula a ingesta de água quando um volume grande de urina existe com DI.

B. **Tratamento**

1. Líquidos adequados.
2. Clorpropamida.

Referências Selecionadas

Alvi NS, Kirk JM. Pituitary gigantism causing diabetic ketoacidosis. *J Pediatr Endocrinol Metab* 1999;12:907-909.

Barrett TG, et al. Wolfram (DIDMOAD) syndrome. *J Med Genet* 1997;34:838-841.

Copinschi G, et al. Enhanced ACTH and blunted cortisol responses to corticotropin releasing factor in idiopathic panhypopituitarism. *J Pediatr* 1984;105:591-593.

Dashe AM, et al. A water deprivation test for the differential diagnosis of polyuria. *JAMA* 1963;185:699.

DeBella K, et al. Use of the National Institutes of Health criteria for diagnosis of neurofibromatosis 1 in children. *Pediatrics* 2000;105(3 pt. 1):608-614.

Dunkel L, et al. Gonadotropin-releasing hormone test and human chorionic gonadotropin test in the diagnosis of gonadotropin deficiency in prepubertal boys. *J Pediatr* 1985;107:388-392.

Ehrmann DA, et al. A new test of combined pituitary-testicular function using the gonadotropin-releasing hormone agonist nafarelin in the differentiation of gonadotropin deficiency from delayed puberty: pilot studies. *J Clin Endocrinol Metab* 1989;69:963-961.

Frasier SD. *Pediatric endocrinology.* New York: Grune & Stratton, 1980.

Frasier SD. et al. A water deprivation test for the diagnosis of diabetes insipidus in children. *Am J Dis Child* 1967;114:157-160.

Freud E, et al. Ovarian masses in children. *Clin Pediatr* 1999;38:573-577.

Hathout EH, Mace JW. Suprasellar dysplasia: a pediatric perspective. *Clin Pediatric* 2000;39;45-49.

Jensen AM, et al. Central precocious puberty in girls: internal genitalia before, during, and after treatment with long-acting gonadotropin-releasing hormone analogues. *J Pediatr* 1998;32:105-108.

Kaplan SA, ed. *Clinical pediatric and adolescent endocrinology.* Philadelphia: Saunders, 1982.

Knoers N, Monnens L. Amiloride-hydrochlorothiazide vs. indomethacin-hydrochloror thiazide in the treatment of nephrogenic diabetes insipidus. *J Pediatric* 1990;117:4 499-502.

Layman LC. The genetics of hypogonadotropic hypogonadism. *Endocrinologist* 1999;9:366-369.

Mendoza SA. Syndrome of inappropriate antidiuretic hormone secretion (SIADH). *Pediatr Clin N Am* 1976;23:681-690.

Partsch CJ, et al. Differentiation of male hypogonadotropic hypogonadism and constitutional delay of puberty by pulsatile administration of gonadotropin-releasing, hormone. *J Clin Endocrinol Metab* 1985;60:1196-1203.

Robertson GL. Differential diagnosis of polyuria. *Annu Rev Med* 1988;39:425-442.

Sotos JF. Overgrowth. Section VI. Genetic syndromes and other disorders associated with overgrowth. *Clin Pediatr* 1997;36:157-170.

Stosel H, Braunstein G. Endocrine abnormalities associated with Langerhans cell histiocytosis. *Endocrinologist* 1991;1:393-397.

Styne DM. New aspects in the diagnosis and treatment of pubertal disorders. *Pediatric Clin N Am* 1997;44:505-529.

Syed FA, Chalew SA. Ketoconazole treatment of gonadotropin independent precocious puberty in girls with McCune-Albright syndrome: a preliminary report. *J Pediatric Endocrinol* 1999;12:81-83. 5

Tien RD, et al. Thickened pituitary stalk on MR images in patients with diabetes. insipidus and Langerhans cell histiocytosis. *Am J Neuroradiol* 1990;11:703-708.

Wilson JD, Foster DW (ed). *Williams Textbook of endocrinology,* 7th ed. Philadelphia: WB Saunders, 1985.

Yanovski JA, et al. Repeated, childhood vaginal bleeding is not always precocious puberty. *Pediatrics* 1992;89:149-151.

8. GLÂNDULA HIPÓFISE E DEFICIÊNCIA DE CRESCIMENTO

Raymond L. Hintz

1. **Princípios gerais.** A glândula hipófise anterior produz um número de hormônios que tem um efeito profundo, tanto positiva quanto negativamente, no controle de crescimento na infância. Todos os hormônios da glândula hipófise anterior estão, por sua vez, sob controle dos neurormônios elaborados pelo hipotálamo e transmitidos para a hipófise pelo sistema sanguíneo portal hipofisário (Fig. 8.1). Estes hormônios hipotalâmicos são modulados por neurônios adrenérgicos, colinérgicos e dopaminérgicos, originando os centros neurais mais altos. O controle do crescimento na infância é, principalmente, o resultado da interligação de cinco grandes hormônios hipofisários, os hormônios periféricos que eles controlam e suas ações em múltiplos tecidos pelo corpo. Os principais hormônios hipofisários anteriores e seus efeitos no crescimento são delineados a seguir.
   A. **Hormônio do crescimento** (GH) é uma proteína de 191 aminoácidos elaborada por somatotrofos específicos na glândula hipófise. A liberação e síntese de GH pelos somatotrofos específicos está sob o controle de três hormônios peptídeos hipotalâmicos: **hormônio liberador do hormônio do crescimento (GHRH), grelina [peptídeo liberador do hormônio do crescimento** (GHRP)] e **somatostina [hormônio inibidor da liberação de somatotrofina** (SRIH)]. Tanto o GHRH quanto o GHRP têm efeitos estimulantes potentes na habilidade dos somatotrofos de liberar GH. Por outro lado, a somatostatina tem um efeito inibidor potente sobre a liberação de GH dos somatotrofos. É agora claro que a somatostatina não é limitada ao hipotálamo, porém é largamente distribuída pelos tecidos neural e gastrointestinal. A somatostatina tem efeitos inibitórios na secreção de muitos hormônios, incluindo insulina, glucagon e gastrina. A secreção de GH é controlada pelo equilíbrio dos peptídeos hipotalâmicos estimulatórios e inibitórios. Uma vez secretado no soro, o GH se liga a uma proteína ligadora ao GH específico, um fragmento do receptor de GH, que medeia a ação biológica.
   B. Embora o GH tenha mostrado ter alguns efeitos diretos, a maioria dos seus efeitos no crescimento é mediada por outro grupo de hormônios chamados de **fatores de crescimento semelhantes à insulina (IGFs)**. Estes hormônios são elaborados sob o controle de GH não apenas no fígado, mas em outros tecidos também, e têm ações biológicas de promoção do crescimento em uma grande variedade de tecidos, particularmente cartilagem e osso. Duas grandes IGFs foram isoladas. A **IGF-I** é um peptídeo de cadeia única de 70 aminoácidos que é mais de 40% homólogo à pró-insulina. O outro grande peptídeo de IGF no soro humano é o **IGF-II**. Este peptídeo é também homólogo à pró-insulina e assemelha-se estruturalmente ao IGF-I. Embora ambos os hormônios IGF tenham ação de promoção do crescimento e coexistam no soro humano ligado a proteínas ligantes ao IGF, eles têm especificidade de receptores marcadamente diferentes e, presumivelmente, preenchem diferentes funções biológicas. Além de estimular o crescimento de tecidos pelo corpo, os peptídeos de IGF, junto com o próprio GH, têm o *feedback* no hipotálamo e na glândula hipófise para controlar a liberação de GHRH e SRIH e a liberação de GH dos somatotrofos hipofisários.
   C. **Hormônio estimulante da tireóide** (TSH) é um hormônio glicopeptídeo sintetizado em células especiais na glândula hipófise anterior, chamadas de **tireotropos.** O TSH é o principal hormônio que controla a síntese do hormônio da tireóide na glândula tireoidiana. Ele está sob controle de um hormônio hipotalâmico chamado de **hormônio liberador da tireotrofina** (TRH). A liberação de TRH tem efeito positivo tanto na liberação aguda quanto na síntese em longo prazo do TSH pelos tireotropos. Os hormônios tireoidianos [triiodotironina (T_3) e tiroxina (T_4)] são co-fatores necessários para o crescimento de células pelo corpo. T_3 e T_4 têm o *feedback* na síndrome hipotalâmica do TRH e na liberação hipofisária de TSH para formar um sistema de controle de *feedback* integrado.

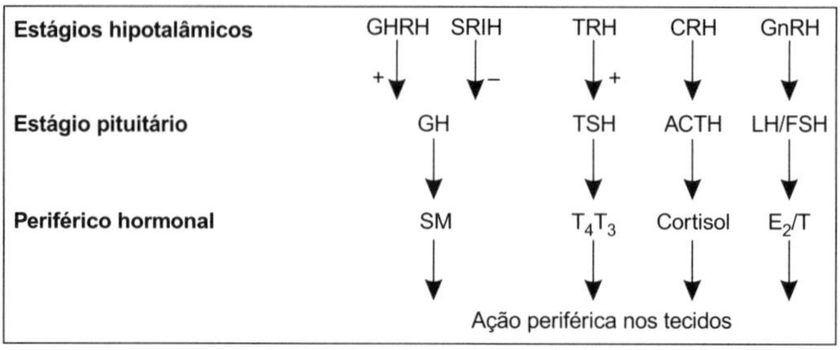

FIG. 8.1. Controle e ação hormonal da hipófise e GHRH, hormônio liberador do hormônio do crescimento; SRIH, hormônio inibidor da liberação da somatotrofina (somatostatina); TRH, hormônio liberador da tireotrofina; CRH, hormônio liberador do corticotrofina; GnRH, hormônio liberador da gonadotrofina; GH, hormônia do crescimento; TSH, hormônio estimulador de tireóide; ACTH, hormônio corticotrófico; LH, hormônio luteizante; FSH, hormônio foliculoestimulante, SM, somatomedina; T_4, tiroxina; T_3, triiodutironine, E_2, estradiol; T, testosterona.

D. **Hormônio adrenocorticotrófico** (ACTH) é o hormônio hipofisário que controla a síntese de cortisol pelas glândulas supra-renais. A síntese de ACTH é, por sua vez, controlada pelo **hormônio hipotalâmico liberador da corticotrofina (CRH)**. A liberação de CRH pelo hipotálamo provoca a liberação em curto prazo e a síntese em longo prazo de ACTH pela glândula hipófise. O ACTH causa a síntese e a liberação de cortisol para o corpo, em cujos tecidos periféricos ele tem um grande número de efeitos. Embora evidências *in vitro* sugiram que baixos níveis de glicocorticóides são necessários para o crescimento celular, até mesmo pequenos excessos são inibitórios, tanto *in vitro* quanto *in vivo*, para o crescimento celular.

E. **Hormônio luteinizante (LH)** e **hormônio foliculoestimulante (FSH)** são hormônios glicoprotéicos sintetizados nas mesmas células hipofisárias e estão sob a estimulação positiva de um único hormônio hipotalâmico, o **hormônio liberador de gonadotrofina (GnRH)**. A secreção de LH e FSH controlam o amadurecimento dos ovários e testículos no período da puberdade, assim como a secreção de estradiol (E_2), o principal hormônio sexual em mulheres, e testosterona (T), o maior hormônio sexual em homens. Além dos efeitos que E_2 e T têm no desenvolvimento de características sexuais secundárias durante a puberdade, eles também têm um grande efeito no crescimento durante a puberdade, levando ao conhecido estirão de crescimento da adolescência. Estes hormônios sexuais também são responsáveis pelo fechamento das placas de crescimento epifisário no final do estirão de crescimento. Assim como outros hormônios periféricos, E_2 e T têm um *feedback* em nível hipotalâmico e hipofisário para controlar a secreção de GnRH, assim como LH e FSH.

II. **GH e deficiência de crescimento.** A absoluta ou relativa falta de GH, que resulta em uma diminuição dos IGFs, é uma das causas mais importantes de deficiência de crescimento na infância. Embora a incidência de deficiência de GH seja relativamente baixa (entre 1 em 10.000 e 1 em 20.000 crianças), ela representa grosseiramente 10% dos encaminhamentos por baixa estatura acentuada para clínicas endócrinas pediátricas e é uma das principais causas tratáveis de baixa estatura acentuada.

A. **Causas de deficiência de GH**

1. Deficiência de GH idiopática.
2. Displasia septo-ótica.
3. Holoprosencefalia.
4. Histiocitose.
5. Craniofaringioma.
6. Após irradiação ou cirurgia para outras neoplasias cranianas.

B. **Diagnóstico de deficiência de GH**
   1. A deficiência de GH não é diagnosticável por níveis aleatórios de GH sanguíneo. Em vez disso, as medidas de **IGF-1**, o principal IGF responsivo ao GH no plasma, e **IGFBP-3**, a principal proteína ligadora de IGF, servem como úteis testes de triagem, particularmente em crianças maiores de 5 anos de idade.
   2. Outro teste útil é a **radiografia com idade óssea**. Muitos casos de deficiência de GH têm idades ósseas atrasadas mais de 40% da idade cronológica.
   3. **Medidas de crescimento seriadas** são também úteis, porque a maioria dos casos de deficiência de GH tem uma taxa persistentemente diminuída de crescimento em uma observação de longo prazo.
   4. Outros sinais clínicos úteis são
      a. Hipoglicemia de jejum.
      b. Gordura corporal relativamente aumentada.
      c. Voz aguda.
   5. Finalmente, se a suspeita clínica for forte, pode-se fazer **marcadores bioquímicos** e **testes de estímulo** para adequação da secreção hipofisária de GH. Os testes úteis para triagem são listados na Tabela 8.1. Os testes úteis para diagnosticar definitivamente se os testes de triagem são sugestivos de deficiência de GH são listados na Tabela 8.2. Se o nível de pico de GH estiver acima de 10 n/mL no teste de estímulo, o paciente não tem deficiência de GH. Alguns centros estão agora usando uma combinação de critérios auxológicos, clínicos e bioquímicos para diagnosticar a deficiência de GH, em vez de confiar em um teste de estímulo, que tem pouca reprodutibilidade.

C. **Terapia.** A terapia preferencial para a deficiência de GH é o tratamento com o próprio GH. Por causa da possível contaminação por **vírus** de Creutzfeldt-Jakob, o GH de fontes hipofisárias humanas não é mais usado. O GH humano sintético produzido por meio de DNA recombinante mostrou ser uma terapia eficaz. A dose recomendada para o tratamento de deficiência de hormônio de crescimento com GH é de 0,025 ou 0,050 mg/kg diariamente. Doses um pouco maiores foram usadas em pacientes com baixa estatura não relacionada com o GH, tal como síndrome de Turner.

III. **Deficiência de crescimento que pode ser relacionada com o metabolismo ou ação do GH.** Além de pacientes que têm deficiência de GH clara, muitos outros pacientes têm deficiência de crescimento devida a um defeito no metabolismo ou ação de GH.

A. **Síndrome de resistência ao GH (síndrome de Laron).** Estes pacientes têm um distúrbio no receptor de GH, e, por isso, mesmo, com a secreção de GH aumentada, a ação do GH é gravemente prejudicada. Este defeito é normalmente acompanhado de uma diminuição do nível de proteína ligante ao GH, IGF-1 e IGFBP-3, assim como uma diminuição na taxa de crescimento. Embora a forma clássica deste distúrbio seja excessivamente rara, formas parciais existem. Pesquisas mostram que estes pacientes respondem ao tratamento com IGF-1, que não está comercialmente disponível.

B. **Insuficiência de crescimento responsiva ao GH.** Um número de pacientes com grave deficiência de crescimento parece responder à terapia com GH, embora eles tenham liberação adequada de GH durante testes de estímulo farmacológico. Muitos pacientes também têm níveis baixos de IGF, IGFBP ou proteínas ligantes ao GH. Várias teorias sobre esta condição foram apresentadas.
   1. **Defeito parcial na secreção de GH.** Muitos destes pacientes têm níveis baixos de IGF-1 mesmo que tenham resposta normal do GH aos testes de estímulo. Uma explicação é que, embora eles respondam normalmente ao estímulo farmacológico com GH, sua própria secreção espontânea de GH é inadequada (**defeito neurossecretor de GH**). Uma interpretação alternativa é que estes pacientes estão na ponta final da grande faixa normal de taxas de secreção de GH e isso está limitando suas taxas de crescimento e sua altura adquirida.
   2. **Resistência parcial a GH.** Alguns destes pacientes podem representar um leve defeito na ação biológica do GH, que pode ser superada pela administração farmacológica do GH. Existem relatos de que pelo menos alguns pacientes com baixa estatura tinham níveis relativamente baixos de proteína ligante ao GH e alguns mostraram ser heterozigotos para um defeito no gene do receptor de GH.

C. Até o presente, a única maneira de determinar se pacientes com insuficiência grave de crescimento irão responder ao GH é por meio de um teste (pelo menos 6 meses) terapêutico com GH.

Tabela 8.1 Testes ambulatoriais para deficiência de hormônio de crescimento

IGF-1 RIA (pode variar com o laboratório)

	Homens		Mulheres	
Idade (anos)	Faixa (ng/mL)	Média (ng/mL)	Faixa (ng/mL)	Média (ng/mL)
1-2	31-160	88	11-206	116
3-4	45-230	135	75-320	160
5-6	51-288	167	70-288	200
7-8	158-385	250	125-396	271
9-10	136-308	231	123-330	260
11-12	180-440	310	191-462	295
13-14	220-616	403	286-660	484
15-16	200-836	499	242-660	469
17-18	286-627	442	240-506	365
19-20	339-418	382	242-550	352
21-25	202-433	299	231-453	326

IGFBP-3 RIA (pode variar com o laboratório)

Idade	Faixa (mg/L)	Média (mg/dL)
Recém-nascidos	0,2-0,5	0,37
Bebês		
7-30 dias	0,5-1,2	0,94
1-12 meses	0,7-2,5	1,3
Crianças (anos)		
1-5	1,4-3,0	2,1
5-7	1,5-3,4	2,4
7-9	2,1-4,2	3,0
9-11	2,0-4,8	3,3
11-13	2,1-6,2	3,8
13-15	2,2-5,9	4,2
15-18	2,5-4,8	3,8
Adultos (anos)		
20-30	2,0-4,2	3,0
30-70	1,9-3,6	2,7

Teste com L-Dopa (VO)

NVO após meia-noite

L-Dopa VO

Peso	**Dose**
< 15 kg	125 mg
15-30 kg	250 mg
> 30 kg	500 mg

Amostras para GH RIA com 0, 60 e 90 minutos

Efeitos colaterais: náusea, algumas vezes êmese

Ponto de corte: ≥ 10 ng/mL em qualquer amostra

Teste de clonidina

NVO após meia noite

Hidrocloreto de clonidina (Catapres) VO

Peso	**Dose**
5-15 kg	50 μg
15-25 kg	100 μg
25-35 kg	150 μg
35-50 kg	200 μg
> 50 kg	250 μg

Amostras para GH RIA com 0, 60 e 90 minutos

Efeitos colaterais: hipotensão postural e sonolência

O paciente deve se deitar até que a hipotensão postural desapareça

Ponto de corte: ≥ 10 ng/mL em qualquer amostra

GH, hormônio do crescimento; IGR-I, fator de crescimento insulina-like tipo 1; RIA, radioimunoensaio; IGFBP, proteína de ligação do fator de crescimento semelhante à insulina.

Tabela 8.2 Testes definitivos para deficiência de hormônio de crescimento

A. Teste de tolerância com insulina arginina
  1. *No hospital*, NVO após meia-noite
  2. Hidrocloreto de arginina, 0,5 g/kg, máximo de 30 g IV em 30 min (0-30 min do teste)
  3. Insulina (insulina regular, 0,1 μg/kg) IV em *bolus* a 60 min dos testes sorológicos
  4. Amostras sanguíneas para GH RIA e glicose em 0, 15, 30, 45, 60, 75, 90, 105, 120, 150 e 180 min
  5. Nota: o estado do SNC do paciente deve ser continuamente observado após administração de insulina; avaliação do nível de glicose à beira do leito deve ser possível, e o teste deve ser terminado com 50% de glicose IV se o paciente não despertar ou tiver convulsão.
  6. Ponte de corte: ≥10 ng/mL de GH em qualquer amostra

B. Secreção noturna de GH
  1. Heparina não fracionada; deixe no lugar por pelo menos 1 hora antes de iniciar o teste
  2. Colha a primeira amostra sanguínea no início clínico do sono ou às 11 horas da noite
  3. Amostras sanguíneas para GH RIA a cada 20 min por 5 horas
  4. Ponto de corte: ≥ 10 ng/mL de GH em qualquer amostra

C. Glucagon estimulado por propanolol
  1. Jejum após meia-noite
  2. 2 horas antes do teste, administrar propanolol, 30 mg/m^2 VO
  3. Glucagon, 1 mg IM ou subcutâneo
  4. Amostras sanguíneas para GH RIA em 0, 60, 120, 180 e 240 min
  5. Ponto de corte: ≥ 10 ng/mL de GH em qualquer amostra

GH, hormônio do crescimento; RIA, radioimunoensaio; SNC, sistema nervoso central.

IV. **TSH e deficiência de crescimento.** Raramente, a deficiência de crescimento pode resultar de uma insuficiência primária de TSH, que causa quantidades inadequadas de hormônio tireoidiano secretado pela glândula tireoidiana. Mais comumente, a insuficiência de TSH e a deficiência de crescimento são vistas em associação com a uma deficiência de GH.

  A. **Causas de deficiência de TSH**
    1. Idiopática (deficiência de TRH).
    2. Tumor do sistema nervoso central ou tratamento.

  B. **Diagnóstico.** As medidas de T_4, T_4 livre e T_3 são mais úteis no rastreamento para deficiência de TSH, embora eles possam apenas estar **limítrofe** baixos. A medida de TSH não é útil nestas circunstâncias, porque ela não é elevada (p. ex., no hipotireoidismo primário). Em casos suspeitos, um teste de infusão de TRH pode ser útil. Pacientes que têm uma deficiência de TSH podem mostrar uma resposta prolongada e lenta de TSH ao TRH infundido.

  C. **Terapia.** O tratamento de deficiência de TSH é o mesmo para a deficiência primária de hormônio tireoidiano (veja Capítulo 31). A dose média de L-tiroxina é de 0,1 mg/m^2 de área de superfície corporal; no entanto, existem grandes variações individuais de resposta. O melhor monitor único de resposta é dado pelos níveis de T_4 livre.

V. **ACTH e insuficiência de crescimento.** Embora a insuficiência isolada de ACTH tenha sido descrita, não parece que a insuficiência de crescimento seja uma parte proeminente desta síndrome. Mesmo os níveis relativamente baixos de cortisol produzidos na presença de deficiência de ACTH parecem ser adequados para o crescimento celular. Por outro lado, o excesso de ACTH (doença de Cushing) causa uma secreção em excesso de cortisol e uma inibição marcante do crescimento linear. Obviamente, administração exógena de doses suprafisiológicas de glicocorticóides é uma causa muito mais comum de insuficiência de crescimento na infância do que o excesso de ACTH.

  A. **Causas**
    1. Microadenoma hipofisário.
    2. Excesso de CRH

  B. **Diagnóstico.** O pilar do diagnóstico é o estabelecimento de níveis elevados de cortisol e ACTH. Os testes são delineados na Tabela 8.3.

Tabela 8.3 Testes para o excesso de ACTH

A. Testes de triagem
  1. Cortisol aleatório (normal < 25 μg%)
  2. Cortisol das 4 h da tarde às 8 h da noite (normal < 10 μg%)
  3. Teste de supressão noturna com dexametasona
    a. Dexametasona, 0,6 mg/m^2 às 11 horas da noite
    b. Sangue para cortisol por RIA às 8 horas da manhã
    c. Ponto de corte: < 6 μg% de cortisol[a]

B. Teste definitivo
  1. Teste de supressão-padrão com dexametasona[b]
    a. **Protocolo:** veja Tabela 16.2

[a]Dados de Paulatos F Ch, Smilo RP, Forsham PH. A rapid screening test for Cushing's syndrome. *JAMA* 1965;193(9):720.
[b]*Veja* Crapo L. Cushing's syndrome: a review of diagnostic tests. *Metabolism* 1979;28(9):955.
ACTH, hormônio adrenocorticotrófico; RIA, radioimunoensaio.

C. **Terapia.** Parece agora que muitos casos de doença de Cushing são devidos a microadenomas hipofisários. A remoção cirúrgica do microadenoma foi curativa em muitos momentos. Uma forma alternativa de terapia que tem sido bem sucedida em crianças é a irradiação do hipotálamo e da glândula hipófise.

VI. **Gonadotrofinas e deficiência de crescimento.** Um retardo no aumento normal da secreção de gonadotrofina no período da puberdade causa o desenvolvimento de **baixa estatura relativa.** Isso é definido por outros do mesmo grupo de idade que entram no seu estirão de crescimento puberal em virtude da secreção normal de gonadotrofinas e hormônios sexuais, enquanto os pacientes com ausência ou atraso das gonadotrofinas continuam a crescer em taxas pré-púberes ou menos.

A. **Causas**
  1. Retardo constitucional da puberdade.
  2. Hipogonadismo hipogonadotrófico.
    a. Síndrome de Kallman.
    b. Deficiência isolada de LH ou FSH.
  3. Secundário a tumor cerebral ou a um tratamento para um tumor cerebral.

Referências Selecionadas

Hintz RL, Attie KM, Baptists. J, et al. Effect of growth hormone treatment on adult height of children with idiopathic short stature. Genentech Collaborative Group. *N Engl J Med* 1999;340:502-507.

Hintz RL. The role of auxologic and growth factor measurements in the diagnosis of 1 growth hormone deficiency. *Pediatrics* 1998;102:524-526.

Hintz RL. Growth hormone deficiency. In: Kelner CJH, Savage MO, Stirling HF, et al., eds. *Growth disorders: pathophysiology and treatment.* London: Chapman & Hall, 1998:589-607.

Horner JM, Thorsson AV, Hintz RL. Growth deceleration patterns in children with constitutional short stature: an aid to diagnosis. *Pediatrics* 1978;62:529.

Giustina A, Veldhuis JD. Pathophysiology of the neuroregulation of growth hormone secretion in experimental animals and the human. *Endocr Rev* 1998;19:717-797.

Goddard AD, Dowd P, Chernausek S, et al. Partial growth-hormone insensitivity: the role of growth-hormone receptor mutations in idiopathic short stature. *J Pediatr 1997*;131:S51-S55.

Laron Z. The essential role of IGF-I: lessons from the long-term study and treatment of children and adults with Laron syndrome. *J Clin Endocrinol Metab* 1999;84:397-404.

Rosenfeld RG, Albertsson-Wikland K, Cassorla F, et al. Diagnostic controversy: the diagnosis of childhood growth hormone deficiency revisited. *J Clin Endocrinol Metab* 1995;80:1532-1540.

9. PROLACTINA

Richard F. Spark

1. **Princípios gerais. Prolactina (Prl)**, sintetizada no lactótrofo hipofisário, é liberada com moderação na circulação, porque sua **secreção** está sob **inibição tônica** por um fator hipotalâmico de inibição à Prl, a **dopamina.** Os neurônios tuberoinfundibulares do núcleo arqueado do hipotálamo produzem dopamina que é transportada para a hipófise via sistema portal hipotalâmico hipofisário. A dopamina liga-se aos receptores específicos de dopamina dos lactótrofos para inibir a secreção hipofisária de Prl e sua liberação. Esta inibição induzida pela dopamina na secreção de Prl ajuda a manter um nível sérico circulante baixo de Prl de menos de 15 ng/mL. (Níveis normais variam em diferentes laboratórios).
   A. Um **aumento fisiológico** nos níveis séricos de Prl ocorre apenas durante a gravidez, quando aumentos no nível sérico de estrogênio exercem um efeito estimulante direto no lactótrofo hipofisário (superando a inibição de dopamina), para facilitar a secreção de grandes quantidades de Prl na circulação. Esta hiperprolactinemia fisiológica age na mama para estimular a lactação e fazer com que a mãe possa amamentar sua criança.
   B. Elevações no nível sérico de Prl que não na gravidez são indicativas de **hiperprolactinemia patológica.** As manifestações clínicas e as causas de hiperprolactinemia patológica são discutidas na Seção **II.**
   C. Menos comuns, porém de significado crescente, são as condições de secreção inadequada de Prl. A **hipoprolactima** provou ser um marcador biológico útil para distúrbios hipotalâmicos ou hipofisários ocultos. Os sintomas e sinais de **hiperprolactinemia** são específicos por sexo.

II. **Hiperprolactinemia**
   A. **Apresentação clínica.** A hiperprolactinemia causa distúrbios das funções sexual e reprodutiva em homens e mulheres. Em mulheres, distúrbios menstruais, como amenorréia, oligomenorréia e infertilidade devidos a ciclos anovulatórios ou fase lútea curta, são comuns, enquanto, em homens, libido diminuída, impotência esporádica ou completa e infertilidade devidas a oligospermia predominam.
   B. **Galactorréia.** A galactorréia é definida como descarga de leite da mama em qualquer outro momento diferente do período peri ou pós-parto; ocorre em cerca de 70% das mulheres hiperprolactinêmicas. Níveis séricos elevados de Prl acompanhados de níveis circulantes adequados de estrogênio são pré-requisitos para desenvolvimento de galactorréia. Uma descarga de fluido do mamilo similar à galactorréia pode ocorrer em mulheres não afetadas que têm papilomas intraductais ou carcinomas e naquelas que estimulam suas mamas.
   C. **Indicações para investigação.** As indicações para investigação dos níveis séricos de Prl são grandes e incluem distúrbios menstruais e infertilidade em mulheres e impotência e infertilidade em homens. Evidências atuais indicam que a hiperprolactinemia interfere nas funções sexual e reprodutora em ambos os sexos, perturbando a secreção pulsátil normal do hormônio hipotalâmico liberador da gonadotrofina (GnRH).
   D. **Hiperprolactinemia e osteoporose.** Além de perturbar as funções reprodutora e sexual, homens e mulheres hiperprolactinêmicos não tratados sofrem de diminuição progressiva da densidade óssea e osteoporose dolorosa, condições que podem ser atenuadas quando os níveis Prl sérico e hormônios gonadais são normalizados.

   O Prl é considerado um hormônio de "estresse", e aumentos transitórios modestos nos níveis séricos de Prl podem ser observados após uma venopunção, exercícios, convulsão de lobo temporal e um espectro de estresses físicos e psicológicos. Determinações repetidas da Prl sérica são necessárias para determinar se as elevações são evanescentes ou crônicas. A hiperprolactinemia crônica é indicativa de uma anormalidade subjacente na regulação da secreção de Prl.

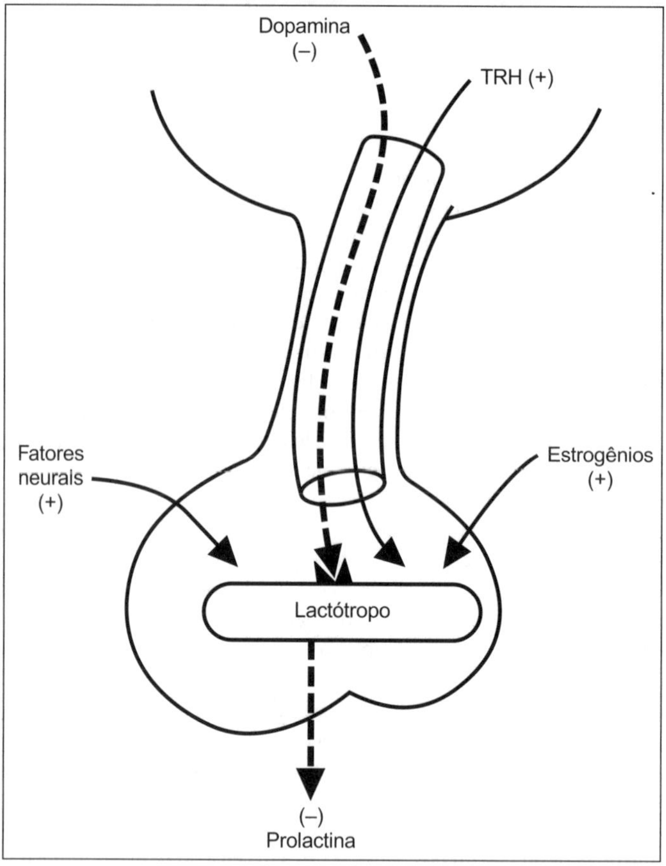

FIG. 9.1. Regulação da secreção de prolactina TRH hormônio liberador da tireotrofina.

III. **Regulação da secreção de Prl** (Fig. 9.1). A inibição dopaminérgica da Prl pode ser superada por estrogênios, estímulos neurais do mamilo e hormônio liberador da tirotrofina (TRH).

A. Os níveis de **estrogênio** aumentam progressivamente durante a gravidez e, no terceiro trimestre, atingem níveis altos o suficiente para exercerem um efeito estimulatório no lactótrofo, fazendo com que os níveis séricos de Prl aumentem. Os níveis séricos elevados de Prl são críticos para preparar a mama para a lactação, para que a mãe possa amamentar seu filho.

B. **Influências neurais** iniciadas pelo bebê que suga o mamilo estimulam ainda mais a secreção de Prl para manter a produção de leite materno.

C. **TRH,** o hormônio hipotalâmico que regula a secreção de hormônio hipofisário estimulante da tireóide (TSH), também provoca a liberação de Prl do lactótrofo e parece ser responsável pela hiperprolactinemia, galactorréia, amenorréia, impotência e infertilidade ocasionalmente presentes em pacientes com hipotireoidismo primário.

IV. **Hiperprolactinemia** que ocorre em uma mulher eutireoidiana não grávida reflete uma perturbação da inibição fisiológica normal na secreção de Prl.

Tabela 9.1 Causas de hiperprolactinemia

I. Estimulação direta dos lactótropos hipofisários
  A. Excesso de estrógenos
    1. Gravidez
    2. Contraceptivos orais
    3. Outros estrógenos
  B. Influências neurais
    1. Estimulação do mamilo
    2. Trauma torácico ou cirúrgico
    3. Herpes zoster torácico
  C. Estimulação pelo TRH
    1. Hipotireoidismo primário
II. Disfunção da inibição dopaminérgica da liberação de prolactina
  A. Depleção hipotalâmica da dopamina
    1. Reserpina
    2. α-Methyldopa (Aldomet)
  B. Bloqueio do receptor da dopamina no lactótropo
    1. Fenotiazídicos e medicações antipsicóticas (p. ex., Compazine, Thorazine, Stelazine, Mellaril, Haldol, Risperidone)
  C. Antagonistas da dopamina
    1. Metoclopramida
    2. Sulpirida
III. Distúrbios primários do hipotálamo e da hipófise
  A. Hipotálamo
    1. Craniofaringioma
    2. Sarcoidose e outros distúrbios granulomatosos
  B. Hipófise
    1. Hiperprolactinemia idiopática
    2. Microadenoma hipofisário
    3. Macroadenoma hipofisário
    4. Secção da haste hipofisária
    5. Síndrome da sela vazia
IV. Miscelânea
  A. Insuficiência renal crônica

TRH, hormônio liberador da tireotrofina.

A. A **inibição fisiológica** da secreção de Prl requer:
   1. Secreção hipotalâmica normal de dopamina.
   2. Transporte de dopamina para o lactótrofo hipofisário via sistema hipotalâmico hipofisário.
   3. Um receptor de dopamina não obstruído no lactótrofo hipofisário.

B. Muitos **medicamentos** comumente usados no tratamento da hipertensão, náuseas e vômitos, atonia gástrica e distúrbios psiquiátricos causam hiperprolactinemia por depletar a dopamina hipotalâmica, bloqueando o receptor de dopamina ou antagonizando a inibição dopaminérgica da secreção de Prl. A Tabela 9.1 lista as medicações e as condições clínicas que são causas de hiperprolactinemia.

C. A hiperprolactinemia descoberta no curso da avaliação de uma mulher com infertilidade ou irregularidades menstruais e durante a avaliação de um homem impotente ou estéril requer outras avaliações.

V. **Avaliação de hiperprolactinemia.** Uma vez que a história clínica e estudos apropriados descartem medicações ou causas diversas de hiperprolactinemia (Tabela 9.1), a doença hipotalâmica ou hipofisária primária deve ser presumida, e avaliações anatômicas e funcionais do hipotálamo e da hipófise devem ser feitas.

A. **Avaliação anatômica.** Ressonância magnética (RM) ou tomografia computadorizada (TC) fornecem imagens adequadas do hipotálamo e da glândula hipófise para determinar se microadenomas hipofisários, macroadenomas ou craniofaringiomas estão presentes no paciente hiperprolactinêmico. Quando estudos de imagem não revelam anormalidades, um diagnóstico de **hiperprolactinemia idiopática** deve ser presumido. **Microadenomas** hipofisários aparecem como pequenas (<10 mm) lesões hipoluscentes normalmente nas margens laterais da hipófise, enquanto **macroadenomas** crescem até tamanhos maiores que 10 mm e se expandem superiormente para comprimir o quiasma óptico, lateralmente nos seios cavernosos, ou inferiormente, corroendo o assoalho da sela túrcica. Craniofaringiomas que causam hiperprolactinemia, comprometendo o trânsito hipotalâmico-hipofisário de dopamina do hipotálamo para o lactótrofo hipofisário, aparecem como massas císticas calcificadas na área supra-selar.

B. **Avaliação funcional.** Pacientes hiperprolactinêmicos, especialmente aqueles com macroadenomas hipofisários, podem ter outras formas de disfunção hipofisária, incluindo insuficiências hipofisária supra-renal e hipofisária tireoidiana, e devem ter uma avaliação compreensiva da reserva hipofisária (veja Capítulos 5 e 28) para determinar se a terapia de reposição com glicocorticóide ou hormônio tireoidiano é indicada.

C. **Níveis séricos de gonadotrofina** devem ser medidos, porque existe um subgrupo de mulheres hiperprolactinêmicas que têm síndrome do ovário policístico coexistente. Neste grupo, a normalização dos níveis séricos de Prl pode restabelecer as menstruações ovulatórias em algumas, enquanto outras podem precisar de suplementação de citrato de clomifeno (Clomid) para normalizar completamente a função reprodutora.

D. Para o **homem hiperprolactinêmico** os valores séricos de gonadotrofina podem ser normais ou baixos. Com hiperprolactinemia de longa data, a função hipotalâmica-hipofisária-testicular é suprimida e níveis séricos de testosterona caem para níveis hipogonádicos. A terapia suplementar com testosterona não irá restaurar a potência em homens hipogonádicos hiperprolactinêmicos impotentes. O tratamento primário para normalizar os níveis séricos de Prl pode restaurar a função hipotalâmica-hipofisária-testicular, permitindo que a secreção endógena de testosterona retorne, eliminando a consideração de terapia com androgênios exógenos. No entanto, suplementos de androgênio com terapia parenteral, adesivo transdérmico ou com gel de testosterona são indicados e provavelmente são eficazes em um homem com adenoma hipofisário e níveis normais de PRL sérico, porém com níveis séricos persistentemente subnormais de testosterona.

E. **Avaliação da dinâmica da Prl** em resposta a estímulos provocativos, tais como TRH, L-dopa e clorpromazina ou supressão com bromocriptina, não distingue pacientes hiperprolactinêmicos com tumores hipofisários daqueles com hiperprolactinemia idiopática.

F. O **nível sérico** inicial **de Prl** deve alertar o médico para as dimensões da lesão hipofisária.

1. Pacientes com valores de Prl séricos **maiores do que 200 ng/mL** normalmente têm massas hipofisárias substanciais.
2. Quando os níveis séricos de Prl são **menores do que 200 ng/mL**, hiperprolactinemia idiopática ou microadenoma hipofisário é o diagnóstico mais provável. Quando lesões hipotalâmicas, tais como craniofaringiomas, interrompem o transporte de dopamina para o lactótrofo, os níveis de Prl são normalmente 40 a 85 ng/mL. Um grau comparável de hiperprolactinemia moderada é encontrado no hipotireoidismo ou na hiperprolactinemia medicamentosa.

   Elevações marcantes nos níveis séricos de Prl, comparáveis a valores observados em grandes tumores hipofisários, podem ocorrer na **ausência de patologia hipofisária** quando dois ou mais fatores coexistem, assim como no paciente com insuficiência renal crônica tratada com metoclopramida (Reglan).

   As propriedades realçadoras da Prl na metoclopramida foram usadas com alguma vantagem em mulheres que são incapazes de produzir leite materno o suficiente para seus bebês lactentes. Com apenas 10 mg de metoclopramida, três vezes ao dia, os níveis séricos de Prl aumentam de cerca de 18 para 120 ng/mL, e o volume de leite materno produzido a cada dia aumenta de 93 para 197 mL.

G. **Campos visuais.** Um **prolactinoma em expansão** pode se estender superiormente para atingir a face média do quiasma óptico, inicialmente causando uma hemianopia bitemporal superior, enquanto os **craniofaringiomas** que comprimem as margens superiores do quiasma óptico são primeiramente evidentes como uma hemianopia bitemporal inferior. Cada um dos tumores pode progredir e causar hemianopia bitemporal completa. Aliviar a pressão no quiasma óptico é importante para preservar a visão.

VI. Tratamento de hiperprolactinemia

A. A **bromocriptina** emergiu como tratamento inicial preferencial, pois pode inibir a secreção de Prl, normalizar níveis circulantes de Prl e reduzir o tamanho do tumor hipofisário.

1. **Ação e dose.** A bromocriptina é um agonista dopaminérgico e age

a. No hipotálamo para lentificar o *turnover* de dopamina.

b. No nível do lactótrofo, onde ele se liga ao receptor de dopamina para diminuir a secreção de Prl e a sua liberação da hipófise.

O tratamento inicial com 1,25 ou 2,5 mg na hora de dormir, com um lanche, irá minimizar efeitos colaterais e pode normalizar os níveis séricos de Prl, porém um esquema mais comum de bromocriptina 2,5 mg 2 vezes por dia pode ser necessário para manter a normoprolactinemia.

2. **Indicações.** A bromocriptina é eficaz para tumores secretores de Prl de todos os tamanhos. O tratamento diminui os níveis séricos de Prl e reduz o tamanho do tumor hipofisário, aliviando defeitos de campo visual e outros sintomas resultantes da expansão do prolactinoma. Estudos de imagem (RM ou TC) podem demonstrar prontamente reduções induzidas por bromocriptina no tamanho do tumor hipofisário.

3. **Efeitos colaterais.** Hipotensão ortostática, congestão nasal, náuseas e vômitos são os efeitos colaterais mais comuns da bromocriptina. Eles são normalmente mais graves com a primeira dose, tendem a diminuir após um tempo e podem ser minimizados tomando a medicação com uma refeição.

4. Outros agonistas dopaminérgicos, tais como pergolida (Permax) e cabergolina (Dostinex), são também eficazes em normalizar os níveis séricos de Prl, porém apenas a cabergolina foi aprovada para aquele uso. A cabergolina difere da bromocriptina porque ela é um agonista dopaminérgico de longa ação e é eficaz em normalizar os níveis séricos de Prl quando administrada uma ou duas vezes por semana. A dose inicial é 0,5 mg uma vez por semana. Se o Prl sérico não se normalizar com uma única dose, uma segunda dose pode ser adicionada 4 dias após a dose inicial. Os efeitos colaterais são similares àqueles da bromocriptina, porém podem ser menos graves. Na verdade, a cabergolina foi promovida para uso naqueles pacientes que são intolerantes à bromocriptina.

B. **Cirurgia de hipófise** é útil para pacientes com microadenomas hipofisários discretos e bem circunscritos que desejam fertilidade. Ela é freqüentemente necessária em pacientes hiperprolactinêmicos quando seus microadenomas hipofisários comprimem o quiasma óptico, invadem o seio cavernoso ou infartam (aplopexia hipofisária). Microadenomas hipofisários secretores de prolactina bem circunscritos podem ser extirpados por uma adenectomia hipofisária transesferoidal. Após a cirurgia, os níveis séricos de Prl caem para o normal, a galactorréia pára e as menstruações ovulatórias voltam. Dois fatores – o tamanho do adenoma hipofisário e a habilidade do neurocirurgião – determinam o sucesso da cirurgia hipofisária. Adenomas hipofisários menores (<10 mm) são mais fáceis e adenomas hipofisários maiores (>10 mm) são menos fáceis de obter cura cirúrgica. Relatos iniciais descrevendo "taxas de cura" de 85 a 90% foram descartados; uma taxa de cura pós-operatória imediata ainda impressionante de 70% foi citada. Infelizmente, alguns pacientes que se acreditavam estar curados após a cirurgia inicial de hipófise têm recaída. Mais de 50% das curas cirúrgicas originais têm hiperprolactinemia recorrente dentro de 6 anos após a cirurgia. Um nível sérico pós-operatório de Prl menor que 7 ng/mL é um bom índice de cura em longo prazo, enquanto valores pós-operatórios imediatos de 8 ng/mL ou mais parecem indicar recorrência eventual de adenomas hipofisários secretores de Prl.

C. **Tratamento ótimo.** A terapia deve ser individualizada. Uma vez que a bromocriptina e a cirurgia hipofisária são eficazes em abaixar os níveis séricos de Prl, tanto uma quanto a outra podem ser consideradas no tratamento de um paciente hiperprolactinêmico. A bromocriptina tem um rápido início de ação (dentro de 4 horas) e, embora custosa, emergiu como tratamento inicial preferencial. A cirurgia hipofisária, quando eficaz, tem a vantagem de ser um procedimento único, mas pode ser complicada por uma interrupção da função normal da hipófise anterior e posterior, deixando um paciente inicialmente hiperprolactinêmico, porém, de outra forma, normal, com hipo-hipofisarismo permanente ou transitório e diabetes insípido. A conduta operatória transesfenoidal na hipófise aumenta o risco de meningite pós-operatória.

As terapias cirúrgica e clínica não precisam ser mutuamente exclusivas. Em casos complexos de pacientes com grandes prolactinomas, tanto a bromocriptina quanto a cirurgia hipofisária podem ser necessárias.

Uma única dose diária de agonista dopaminérgico não ergot de longa ação CV 205-502 foi relatada como tendo diminuído a secreção de Prl e o tamanho do tumor hipofisário em pacientes com macroadenomas secretores de Prl e pode provar ser útil no futuro. Ela tem um perfil de efeitos colaterais favoráveis.

VII. **Hipoprolactinemia.** A inibição dopaminérgica da secreção de Prl raramente faz com que os níveis séricos de Prl caiam para níveis indetectáveis. Uma secreção de Prl acentuadamente inibida ou ausente é característica da necrose hipofisária pós-parto (síndrome de Sheehan) e, possivelmente, de hipogonadismo hipogonadotrófico idiopático (HHI). Curiosamente, a supressão induzida por bromocriptina de níveis séricos de Ptl tem efeito deletério na espermatogênese, assim como na produção de base e estimulada de testosterona de voluntários normais do sexo masculino, significando que pode haver um nível circulante mínimo de Prl necessário para manter a integridade testicular.

A. **Necrose hipofisária pós-parto** ocorre quando o parto é complicado por hemorragia extensa e hipotensão. O tamanho hipofisário aumenta durante a gravidez, mas não existe um aumento comensurável do suprimento vascular para a hipófise. Quando a hemorragia pós-parto causa hipotensão sistêmica, o fluxo sanguíneo para a hipófise é gravemente comprometido, causando hipóxia hipofisária e infarto. O pan-hipo-hipofisarismo pode surgir; porém, caracteristicamente, a produção de Prl cessa, provocando a agalactia e uma inabilidade de amamentar.

B. Perfis hormonais de homens jovens com **retardo constitucional da puberdade (RCP)** e HHI são similares, mas a RCP melhora espontaneamente, enquanto a HHI requer tratamento. Acredita-se que diferenças na dinâmica da Prl ajudem no diagnóstico. Níveis basais séricos baixos de Prl, não responsivos ao TRH ou clorpromazina, são característicos do grupo HHI e diferenciam estes homens jovens daqueles com RCP e que têm dinâmica normal de Prl. Orientação é tudo o que é necessário para pacientes com RCP e suas famílias. O tratamento é indicado para pacientes com HHI e deve ser iniciado imediatamente, para que eles possam evitar o sofrimento social e psicológico experimentado por aqueles que são cronologicamente adolescentes, porém, fisicamente, perpetuamente pré-púberes.

Referências Selecionadas

Besser GM, et al. Galactorrhea: successful treatment with reduction of plasma prolactin levels by bromergocryptine. *Br Med J* 1972;3:669.

Boyd AE, Reichlin S, Turksoy RN. Galactorrhea-amenorrhea syndrome: diagnosis and therapy. *Ann Intern Med* 1977;7:165.

Bracero N, Zacur HA. Polypytic ovary syndrome and hyperprolactinemia. *Obsten Gynecol Clin North Am* 2001;28:77-84.

Carter JN, et al. Prolactin-secreting tumors and hypogonadism in 22 men. *N Engl J Med* 1978;299:847.

Colao A, Di Sarno A, Sarnacchiaro F, et al. Prolactinomas resistant to standard dopaminergic agonists respond to chronic cabergoline treatment. *J Clin Endocrinol Metab* 1997;2:876-883.

Conley RR. Risperidone side effects. *J Clin Psychiatry* 2000;61:18-20.

Dickinson RA, Seeman MV, Coreblum B. Hormonal side effects in women: Typical versus atypical antipsychotic treatment. *J Clin Psychiatry* 2000;61:10-15.

Ehrenkranz RA, Ackerman BA. Metoclopramide effect on faltering milk production in mothers of premature infants. *Pediatrics* 1986;78:614-620.

Greenspan SL, et al. Osteoporosis in men with hyperprolactinemic hypogonadism. *Ann Intern Med* 1986;104:777.

Iranamesh A, Mulligan T, Veldhius JD. Mechanisms subserving the physiological nocturnal relative hyporolactinemia of healthy older men: dual decline in prolactin secretory burst mass and basal release with preservation of pulse duration frequency and interpulse interval-a General Clinical Research Center study. *J Clin Endocrinol Metab* 1999;84:1083-1090.

Klibanski A, et al. Decreased bone density in hyperprolactinemic women. *N Engl J Med* 1980;303:1511.

Koppelman CS, et al. Hyperprolactinemia, amenorrhea, and galactorrhea. *Ann Intern Med* 1984;100:115.

Oseko F, et al. Effects of chronic bromocriptine-induced hypoprolactinemia on plasma testosterone responses to human chorionic gonadotropin stimulation in normal men. *Fertil Steril* 1991;55:355.

Prolactinomas: bromocriptine rules O.K? *Lancet* 1982;1:430.

Sartorio A, Pizzocaro A, Liberati D, et al. Abnormal LH pulsatility normalizes after bromocriptine treatment: deconvolution based assessment. *Clin Endocrinol* 2000;52: 703-12.

Serri O, et al. Long term treatment with CV 205-502 in patients with prolactin secreting macroadenomas. *J Clin Endocrinol Metab* 1990;71:682.

Serri O, et al. Recurrence of hyperprolactinemia after selective transsphenoidal adenomectomy in women with pxolactinemia. *N Engl J Med* 1983;309:280.

Spark RF, et al. Bromocriptine reduces pituitary tumor size and hypersecretion: requiem for pituitary surgery? *JAMA* 1982;247:311.

Spark RF, et al. Hyperprolactinemia in males with and without pituitary macroadenomas. *Lancet* 1982;2:129.

Spark RF, Pallotta J, Naftolin F. Galactorrhea-amenorrhea syndromes: etiology and treatment. *Ann Intern Med* 1976;84:532..

Spitz IM, Hirsch HJ Trestian S. The prolactin response to thyrotropin-releasing hormone differentiates isolated gonadotropin deficiency from delayed puberty. *N Engl J Med* 1983;308:575.

Tindall GT, Barrow LB. Prolactinomas. In: Wilkins RW, Rengachary SS, eds. *Neurosurgery*. New York: McGraw-Hill, 1985:852.

Tucker H St G, et al. Galactorrhea-amenorrhea syndrome: follow-up of 45 patients after pituitary tumor removal. *Ann Intern Med* 1981;94:302.

Tucker H St G, Lankford HV, Glackard WG. Persistent defect in regulation of prolactin secretion following successful pituitary tumor removal in women with galactorrheaamenorrhea syndrome. *J Clin Endocrinol Metab* 1980;51:968.

Wass JAH, et al. Reduction of pituitary tumor size in patients with prolactinomas and acromegaly treated with bromocriptine with or without radiotherapy. *Lancet* 1979;2:66.

10. Endocrinologia dos Distúrbios Psiquiátricos

Calvin Ezrin

I. **Hipotálamo endócrino.** O hipotálamo é a maior interface entre os sistemas nervoso e endócrino. Três neurotransmissores – serotonina, dopamina e norepinefrina – exercem importantes influências na secreção dos fatores reguladores do hipotálamo. Eles agem na área hipofisiotrófica do hipotálamo endócrino para estimular ou inibir a atividade dos neurônios que fabricam hormônios peptídeos, regulando a função da adenoipófise. O tratamento medicamentoso de distúrbios psiquiátricos, distúrbios emocionais graves e má nutrição profunda pode prejudicar significativamente a função do hipotálamo endócrino.

II. **Anorexia nervosa**

A. **Características clínicas**

1. Um distúrbio comportamental e de alimentação que produz perda de peso marcante.
2. A psicopatologia marcante é o medo mórbido de engordar. Ocorre superatividade com superexercício deliberado, a fim de queimar calorias e induzir a perda de peso. Tipicamente, a atividade é solitária, com uma característica obsessiva forte, realizada em seqüência regular e rígida.
3. Um *distúrbio endócrino* característico é a amenorréia em mulheres e a perda da potência sexual e interesse sexual em homens.
4. Apesar da designação "anorexia", a maioria dos pacientes não se queixa de perda de apetite.
5. Comportamentos purgativos. Além da restrição aos alimentos, alguns pacientes com anorexia usam laxativos e diuréticos, ou o vômito, para induzir ainda mais a perda de peso. A hipocalemia resultante pode causar parada cardíaca, que responde por um pouco da mortalidade considerável associada a esta condição.

B. **Incidência.** Mulheres constituem cerca de 95% dos casos, com a idade variando de 12 a 30 anos. Este distúrbio ocorre predominantemente em países desenvolvidos, industrializados. Fatores socioculturais têm um papel importante na ocorrência deste distúrbio. Modelos e dançarinas de balé estão em maior risco de desenvolvimento deste distúrbio de alimentação do que qualquer outro grupo profissional.

C. **Distúrbios endócrinos.** Hipogonadismo hipogonadotrófico manifestado por:

1. Amenorréia secundária.
2. Não-obtenção do amadurecimento sexual em meninas e meninos pré-púberes.
3. Osteoporose e fraturas patológicas podem resultar da falta de estrogênios adequados em um período crítico da formação óssea.
4. Anormalidades tireoidianas. Assim como em outros estados de consumo, a triiodotironina (T_3) é normalmente reduzida por causa da inibição da tiroxina (T_4) deiodinase, que normalmente provoca a conversão de T_4 para T_3.

D. **Diagnóstico.** No momento em que procuram ajuda, os pacientes estão normalmente em um estado de semi-inanição, que defendem como normal e certo. A magreza aumenta por causa da inanição lentamente progressiva. A hipocalemia sugere abuso de laxativos e diuréticos, assim como de vômitos auto-induzidos.

E. **Diagnóstico diferencial.** Um padrão psicológico de negação de má saúde até que a paciente esteja espoliada em um grau não visto em pacientes com doença orgânica que ainda são capazes de ser ativos, distinguem esta condição de pacientes com outros distúrbios clínicos e psiquiátricos. Graus menores de hipogonadismo hipotalâmico, que são algumas vezes vistos com amenorréia secundária que se segue a uma perturbação emocional grave, podem ser distinguidos por uma falta de obsessão por magreza. O hipogonadismo hipogonadotrófico por lesões hipofisárias ou hipotalâmicas orgânicas é facilmente distinguido da anorexia nervosa, porque a perseguição mórbida pela magreza não existe.

F. **Tratamento**

1. Hospitalização pode ser necessária, com base na gravidade do distúrbio de alimentação e/ou fatores sociais.
2. Uma avaliação cuidadosa e um tratamento médico continuado são essenciais no tratamento destes pacientes.
3. Idealmente, uma unidade de distúrbios alimentares com supervisão médica e psiquiátrica e de serviços de enfermagem e nutrição deve estar disponível para pacientes seriamente afetados, tais como aqueles que perderam mais de 25% de seu peso corporal ideal.
4. Por causa da teimosia de achar que a magreza irá resolver todos os seus problemas emocionais, estas pacientes resistem a sugestões razoáveis para melhorar a saúde com ganho de peso. Freqüentemente, elas têm delírios sobre sua imagem corporal e não se vêem como os outros as vêem. Alimentação por tubo ou hiperalimentação intravenosa podem ser necessários para o tratamento inicial em pacientes que se recusam a comer. Com a nutrição melhorada, a atitude mental em relação aos alimentos freqüentemente muda e a recuperação pode então surgir. Um certo número de pacientes é incurável, morrendo de infecção que um sistema imune debilitado não pode superar.
5. O suicídio pode ser o último ato de desespero. E, naqueles que sobrevivem, existe, freqüentemente, uma carga emocional de longa duração, com depressão remanescente, reclusão social ou comportamento esquizóide.
6. Psicoterapia e drogas psicotrópicas são adjuntos úteis na maioria dos pacientes, mas eles são mais eficazes quando um estado nutricional melhorado é atingido.

III. Aspectos psiquiátricos e endocrinologia

A. Hipoglicemia

1. Pode se manifestar como comportamento bizarro, estado agressivo de embriaguez, ataques de pânico, desorientações e, algumas vezes, coma.
2. É fácil de ser suspeitada em um paciente em uso de insulina, porém pode não ser reconhecida precocemente em pacientes com tumor de célula da ilhota ou outras neoplasias com atividade semelhante à da insulina-like (veja Capítulo 33).

B. Hipotireoidismo

1. Se for grave e de longa duração, pode se apresentar com sintomas mentais, tais como depressão, demência, delírios e, finalmente, coma ameaçador à vida.
2. Se o paciente não responder prontamente à reposição tireoidiana, considerar alguma outra causa adicional para a condição (veja Capítulo 28).

C. Hipertireoidismo

1. Freqüentemente se apresenta com ansiedade, pensamentos acelerados, euforia e comportamento maníaco.
2. O diagnóstico é, normalmente, clinicamente óbvio e é facilmente confirmado por testes laboratoriais.
3. O tratamento com drogas antitireoidianas e tranqüilizantes deve ser administrado antes de se administrar terapia com radioiodo e cirurgia (veja Capítulo 28).

D. Hiperparatireoidismo

1. Em comum com outras causas de cálcio aumentado, a superatividade paratireoidiana afeta o sistema nervoso via excitabilidade neuromuscular diminuída e, finalmente, fraqueza muscular profunda.
2. Confusão mental, torpor e até mesmo coma foram observados com níveis muito altos de cálcio.
3. Agitação, paranóia, distúrbios de personalidade e depressão também foram observados.
4. Estas características desaparecem prontamente com a remoção do adenoma causador com restauração do cálcio sérico normal.

E. Distúrbios adrenocorticais

1. Síndrome de Cushing: Alterações mentais profundas podem acompanhar o hipercortisolismo crônico.

a. Quando a doença é causada por **superprodução de cortisol**, há uma alta incidência de depressão. O suicídio é uma causa importante de morte nestes pacientes.

b. Na síndrome de Cushing por terapia com **glicocorticóides exógenos**, o efeito psicológico mais comum é a euforia, embora a depressão seja algumas vezes vista e possa ser grave.

IV. **Efeito das drogas psicotrópicas na função endócrina**

A. Drogas antipsicóticas neurolépticas podem causar diminuição suficiente da dopamina hipotalâmica, que resulta em secreção excessiva de prolactina, produzindo galactorréia e amenorréia.

B. Lítio

1. Esta droga é amplamente usada para estabilizar pacientes com distúrbio afetivo bipolar; ela pode levar à inibição da produção de hormônio tireoidiano, resultando em um bócio, freqüentemente acompanhado de hipotireoidismo.
2. O lítio também pode trazer à tona um leve hiperparatireoidismo subjacente pelo efeito combinado de inibir a excreção renal de cálcio e estimular a secreção de hormônio paratireoidiano.
3. O lítio pode produzir um tipo de diabetes insípido nefrogênico por causa de seu antagonismo pelo efeito antidiurético da vasopressina.

V. **Resumo.** Uma revisão dos aspectos psiquiátricos das práticas endócrina e metabólica apóia a visão de que o cérebro é muito mais provável de ser afetado por distúrbios endócrinos e metabólicos do que de causá-los.

Referências Selecionadas

Melchior JC. From malnutrition to refeeding during anorexia nervosa. *Curr Opin Clin Nutr Metab Care* 1998;1:481-485.

Slupik RI. Managing adolescents with eating disorders. *Int J Fertil Women's Med* 1999;44:125-130.

III. Distúrbios Supra-Renais

11. CÓRTEX SUPRA-RENAL E HIPERTENSÃO MINERALOCORTICÓIDE

Naftali Stern e Michael L. Tuck

I. Síndrome de Cushing

A. **Princípios gerais.** A síndrome de Cushing refere-se a um complexo de sintomas diversos, provocado pela produção excessiva de hormônio esteroidal pelo córtex supra-renal (endógeno) ou administração sustentada de glicocorticóide (exógeno). As características clínicas comuns da síndrome de Cushing incluem obesidade central (90%), hipertensão (85%), intolerância à glicose (80%), face pletórica (80%), estrias púrpuras (65%), hirsutismo (65%), disfunção menstrual (60%), fraqueza muscular (60%), hematomas (40%) e osteoporose (40%). Características menos comuns incluem alterações mentais, hiperpigmentação, acne e alcalose hipocalêmica.

B. **Síndrome de Cushing endógena** compreende três distúrbios patogênicos distintos: hipofisário (68%), supra-renal (17%) e ectópico (15%).

1. **Síndrome de Cushing hipofisária (doença de Cushing)** é causada por um pequeno tumor hipofisário (microadenoma), produzindo quantidades excessivas de hormônio adrenocorticotrófico (ACTH). Em uma pequena minoria de casos, a doença de Cushing resulta de grandes, normalmente invasivos, macroadenomas hipofisários.
2. **Síndrome de Cushing supra-renal** é causada por produção autônoma de cortisol por um tumor supra-renal (adenoma, carcinoma, hiperplasia micronodular) e é associada a níveis plasmáticos suprimidos de ACTH. Raramente, micronódulos múltiplos na supra-renal produzem um distúrbio similar.
3. **Síndrome de Cushing ectópica** resulta de produção autônoma de ACTH de malignidades extrahipofisárias com níveis plasmáticos marcadamente elevados de ACTH. Embora malignidades numerosas tenham sido associadas a este distúrbios, carcinoma broncogênico responde pela maioria dos casos.

C. **Idade e sexo** têm algum valor diagnóstico preditivo. O carcinoma supra-renal é mais comum em crianças, a síndrome de Cushing hipofisária é freqüentemente vista em mulheres de idade reprodutora, e a síndrome de Cushing ectópica é, na maioria das vezes, confinada a homens adultos.

D. **Obesidade,** hipertensão e face pletórica são comuns a todas as formas de síndrome de Cushing, porém a expressão clínica pode ser altamente variável, sem nenhuma característica comum a todos os casos. Evidência de virilização (hirsutismo, clitoromegalia, calvície temporal) é mais comum no carcinoma supra-renal. Alcalose hipocalêmica, miopatia e, algumas vezes, hiperpigmentação ocorrem mais freqüentemente na síndrome de Cushing ectópica; e nesta forma da doença, freqüentemente, as características clínicas marcantes do hipercortisolismo estão ausentes.

O reconhecimento de **síndrome X**, que inclui muitos dos achados de síndrome de Cushing (obesidade central, hipertensão, dislipidemia, resistência insulínica e aterosclerose), foi denominado fenótipo de síndrome de Cushing. Muitos pacientes com síndrome X mostraram leves anormalidades no metabolismo do cortisol, e pacientes com hipercortisolismo precoce podem ter características similares àquelas da síndrome X.

E. A **história natural** da síndrome de Cushing pode ser variável, mas a doença não tratada ou não reconhecida tem uma mortalidade de 50% em 5 anos. Hipertensão e ganho de peso ocorrem precocemente no distúrbio, com expressão variável das outras características de hipercortisolismo por meses ou anos. Remissões espontâneas foram relatadas.

F. **Síndrome de Cushing periódica,** com ciclos de níveis de cortisol normais e altos, pode ocorrer e deve ser considerada em pacientes com características cushingóides quando os testes não demonstram hipercortisolismo.

G. **Avaliação diagnóstica.** Por causa de uma variedade de procedimentos diagnósticos supra-renais, uma avaliação passo-a-passo é conduzida em três fases: confirmação do hipercortisolismo, diferenciação entre as três formas de síndrome de Cushing e procedimentos de localização (Tabela 11.1).

Tabela 11.1 Avaliação diagnóstica de síndrome de Cushing

A. Confirmação de hipercortisolismo
   1. Teste de supressão noturna com dexametasona
   2. Testes de excreção de esteróides urinários (cortisol livre urinário, 17-hidroxicorticosteróides)
B. Diferenciação da síndrome de Cushing
   1. Nível plasmático de ACTH
   2. Teste de supressão com dexametasona em altas doses
   3. Teste da metirapona
C. Localização
   1. TC supra-renal
   2. Cateterismo de veia supra-renal
   3. RM (supra-renal, hipófise)

Nota: No diagnóstico da síndrome de Cushing e suas etiologias, a interpretação final depende da integração dos resultados de vários testes; nenhum único procedimento pode diagnosticar com precisão esta síndrome.
ACTH, hormônio adrenocorticotrófico; TC, tomografia computadorizada; RM, ressonância magnética.

1. **Confirmação da síndrome de Cushing**
   a. **Teste de supressão noturna com dexametasona.** Este teste é feito de forma ambulatorial e é um teste de triagem prático para hipercortisolismo.
      (1) **Procedimento**
         (a) Dexametasona, 1 mg VO, dada às 11 horas da noite.
         (b) Obter cortisol plasmático às 8 horas na manhã seguinte.
      (2) **Interpretação.** O paciente normal deve suprimir os níveis de cortisol plasmático para menos de 3 μg/dL após 1 mg de dexametasona. Um cortisol plasmático maior que 10 μg/dL às 8 horas da manhã seguinte à dexametasona indica hipercortisolismo; níveis entre 3 e 7 μg/dL podem excluir hipercortisolismo, mas podem representar áreas problemáticas de interpretação, como depressão mental e ativação adrenocortical induzida por álcool e estresse, resultando em distúrbios de pseudo Cushing. Muitos pacientes com Cushing hipofisário são sensíveis à dexametasona e suprimem os níveis de cortisol para valores normais. Um novo critério estabelece um ponto de corte para a supressão do cortisol plasmático em 1,8 μg/dL. Este teste sozinho pode não confirmar ou excluir a síndrome de Cushing. Variações no metabolismo da dexametasona, incluindo drogas de metabolismo rápido, tais como fenitoína, fenobarbital e rifampicina, podem dar resultados falso-negativos. A supressão do cortisol pode ser incompleta na insuficiência renal crônica. Em casos equívocos, o teste de supressão com dexametasona-padrão em baixas doses (dexametasona, 0,5 mg a cada 6 horas por 2 dias com medida do 17-hidroxicorticosteróide ou cortisol livre urinários) pode ser feito, mas mostrou ser de pouca ajuda na correção de dúvidas do teste noturno.
   b. **Excreção de esteróide urinário.** Elevações absolutas dos níveis urinários de esteróide podem também ser usadas para diagnosticar síndrome de Cushing. As medidas são feitas com coletas basais de 24 horas de urina, usando creatinina e volume total como estimativa da adequação da coleta.
      (1) **17-hidroxicorticosteróide urinário** (17-OHCS). Mede os metabólitos do cortisol. Uma limitação da medida urinária de 17-OHCS é a dependência da excreção metabólica do peso corporal. As medidas de 17-OHCS urinário são elevadas em 76 a 89% dos casos.
      (2) **Excreção urinária de cortisol livre** (CLU) é a medida preferencial para o diagnóstico inicial de hipercortisolismo. Ele representa a medida direta do cortisol não ligado à proteína

plasmática e é o teste mais confiável e útil para avaliar a taxa de secreção de cortisol enquanto os métodos de ensaio e as faixas normais são definidos. Uma vez que ela é uma medida específica do cortisol, e não de seus metabólitos, ela não tem problema de excreção variável de metabólitos. Um procedimento é a extração de cortisol seguido de radioimunoensaio. A faixa superior é de 90 a 100 μg por 24 horas. Em procedimentos mais novos de ensaio, com métodos de cromatografia líquida de alta performance, a faixa superior é 50 μg por 24 horas. O cortisol livre urinário é afetado em aproximadamente 95% dos pacientes com síndrome de Cushing, mas apenas se várias amostras forem analisadas. Uma alta ingesta de água irá elevar o cortisol livre urinário, assim como a droga carbamazepina. Um baixo débito urinário e insuficiência renal podem causar uma diminuição falsa deste teste.

c. **Variação diurna do cortisol plasmático.** Os valores de cortisol plasmáticos são maiores de 6 às 8 horas da manhã, caindo durante o dia para menos de 50 a 80% dos valores matinais de 10 horas da noite até meia-noite. Este ritmo é perdido muito precocemente no curso do hipercortisolismo em quase todos os pacientes.

(1) **Procedimento.** A amostragem é mais bem realizada com um cateter de permanência; as condições basais devem ser mantidas por 30 minutos antes da amostragem. Um vez que o cortisol é secretado em pulsos, múltiplas amostras são colhidas: A amostragem para o cortisol deve ser feita em intervalos de 30 minutos entre 10 horas da noite e meia-noite. Os pacientes devem estar na posição supina antes e durante o estudo.

(2) **Interpretação.** Um **cortisol plasmático à meia-noite de 7,5 μg/dL ou mais** sugere fortemente o diagnóstico de síndrome de Cushing. Valores de 5 μg/dL ou menos provavelmente não representam síndrome de Cushing, e valores de 2,0 μg/dL excluem Cushing. Este teste tem valor em casos moderados de hipercortisolismo (nos quais o cortisol livre urinário é normal), especialmente em distinguir pseudo Cushing, onde um padrão diurno normal pode ser retido. Uma razão de cortisol livre urinário para creatinina é cronometrada à meia-noite e pode também ser usada para estabelecer a presença de hipercortisolismo. Também, um cortisol plasmático "durante o sono", à meia-noite, de 1,8 μg/dL ou mais mostra ser 100% diagnóstico para síndrome de Cushing. Em geral, tem sido difícil obter um cortisol noturno sem estresse.

(3) **Cortisol salivar.** A concentração de cortisol na saliva é correlacionada com os níveis livres ou biologicamente ativos de cortisol no soro ou no plasma. Um aparelho de amostragem é disponível onde a saliva do paciente pode ser coletada após ter mastigado um tubo de algodão por 2 ou 3 minutos. Este aparelho, que é comercialmente disponível, pode ser usado pelo paciente em casa; a amostra é então mandada para um laboratório de referência. O teste é feito às 11 horas da noite. O cortisol na saliva é bem estável e pode ser mandado para determinação por vários dias. Um cortisol salivar maior que 3,6 nmol/L tem uma sensibilidade diagnóstica para síndrome de Cushing de 92%. O teste pode ser valioso em identificar pacientes que têm características semelhantes ao Cushing porém não têm hipercortisolismo. Outras linhas de conduta para este teste estão sendo desenvolvidas.

2. **Diagnóstico diferencial de síndrome de Cushing: O hipercortisolismo é dependente de ACTH?**

a. **Teste de supressão em dexametasona em altas doses de 8 mg.** Administração de grandes doses (8 mg/d por 2 dias) do potente glicocorticóide sintético dexametasona suprime o cortisol plasmático ou urinário em mais de 50% da linha de base na síndrome de Cushing hipofisária, porém não na síndrome de Cushing adrenal ou ectópica. O teste distingue a síndrome de Cushing hipofisária de outras causas em aproximadamente 85% dos casos.

(1) **Procedimento**

(a) **Linha de base:** Coletar amostra de urina de 24 horas para 17 OHCS ou CLU.

(b) **Dia 1:** Administrar dexametasona, 2 mg VO de 6 em 6 horas. Coletar amostra de urina de 24 horas para 17-OHCS.

(c) **Dia 2:** Administrar dexametasona, 2 mg VO de 6 em 6 horas. Coletar amostra de urina de 24 horas para 17-OHCS.

(2) **Interpretação.** A supressão para mais de 50% da linha de base de 17-OHCS no dia 2 indica síndrome de Cushing hipofisária; a não-supressão com 8 mg/dia implica síndrome de Cushing supra-renal ou ectópica. **Respostas anômalas** para supressão de dexametasona em altas doses inclurm:

(a) Supressão no Cushing ectópico devida a adenomas brônquicos.

(b) Aumentos paradoxais na 17-OHCS ou CLU em um caso ocasional de síndrome de Cushing hipofisária. Este teste tem uma sensibilidade e especificidade diagnóstica de 80 a 85%; portanto, até 15% dos pacientes com Cushing hipofisária não serão identificados com este teste. No entanto, foram estabelecidos novos critérios que melhoram a acurácia diagnóstica. Uma diminuição de níveis basais de cortisol livre urinário de mais de 90% e da excreção de 17-OHC de mais de 64%, detectará 100% de pacientes com Cushing hipofisária e excluirá a maioria dos casos ectópicos.

b. **Teste de supressão noturna com dexametasona a 8 mg.** Este teste pode ser usado no lugar do teste de supressão com dexametasona de 2 dias, uma vez que eles provavelmente têm acurácia e especificidade similares.

(1) **Procedimento.** Obtenha um cortisol plasmático às 8 horas da manhã como linha de base, depois dê dexametasona a 8 mg às 11 horas da noite e colha outra amostra de sangue para cortisol plasmático na manhã seguinte às 8 horas.

(2) **Interpretação.** Redução no cortisol plasmático para 5 µg/dL indica fortemente uma síndrome de Cushing hipofisária.

c. **Teste de supressão com dexametasona em baixas doses e com hormônio liberador da corticotrofina (CRH) combinados.** Um novo teste para distinguir síndrome de Cushing de estados de pseudo Cushing (p. ex., depressão e alcoolismo crônicos) está sendo estabelecido. Este procedimento utiliza a sensibilidade extrema tanto à dexametasona quanto ao CRH em pacientes com síndrome de Cushing.

(1) **Procedimento.** Administrar 0,5 mg de dexametasona em intervalos de 6 horas por 2 dias. O teste de estímulo com CRH é realizado 2 horas após o término de supressão com dexametasona.

(2) **Interpretação.** Uma concentração de cortisol plasmático maior que 1,4 µg/dL medida 15 minutos após administração de CRH diferencia todos os pacientes com síndrome de Cushing daqueles com condições de pseudo Cushing. Pacientes com depressão ou excesso de ingesta de álcool, que causa pseudo Cushing, não têm o cortisol plasmático aumentado acima de 1,4 µg/dL em resposta ao CRH.

d. **ACTH plasmático**

(1) **ACTH plasmático basal.** Melhoras na medida de ACTH plasmático usando o ensaio imunorradiométrico (IRMA) oferece boa sensibilidade e especificidade no diagnóstico diferencial da síndrome de Cushing. Amostras devem ser colhidas às 8 horas da manhã sob condições basais, e o plasma deve ser processado e congelado imediatamente. A medida de ACTH também permite o diagnóstico diferencial de síndrome de Cushing. Esta conduta, especialmente quando combinada com o teste de CRH e o de cateterismo de seio petroso inferior (SPI), pode ser uma alternativa aos procedimentos de teste de supressão com dexametasona em altas doses.

(a) **Cushing ectópico ou hipofisário.** Níveis basais de ACTH são mensuráveis (valores de ACTH maiores que 10 pg/mL) em um paciente com níveis altos de cortisol plasmático; formas ectópicas ou hipofisárias de síndrome de Cushing (ACTH-dependentes) devem ser suspeitadas.

(b) **Síndrome de Cushing supra-renal.** Níveis indetectáveis de ACTH (valores de ACTH menores que 5 pg/mL) na presença de níveis de cortisol plasmático aumentados são sugestivos de formas de Cushing supra-renal (ACTH-independente) da síndrome de Cushing.

O ACTH plasmático é algumas vezes muito elevado na **síndrome de Cushing ectópica**, mais freqüentemente em virtude do carcinoma de pulmão, mas pode ser apenas levemente elevado ou normal em casos que envolvem um tumor carcinóide brônquico. Cerca de metade dos pacientes com **síndrome de Cushing hipofisária** tem valores de base plasmáticos de ACTH elevados; esta elevação é freqüentemente leve a moderada (100 a 250 pg/mL), com os pacientes remanescentes tendo níveis na faixa normal.

O mais difícil diferencial na síndrome de Cushing envolve um caso de Cushing hipofisário com RM de hipófise negativa (pode ser até 50%) e níveis equívocos de ACTH plasmático *versus* um tumor secretor de ACTH ectópico – normalmente um carcinóide brônquico que poderia ser radiograficamente oculto e tem níveis diferentes de ACTH. O teste de CRH e a amostra de SPI são úteis nesses casos.

(2) **Teste de estímulo com CRH.** O CRH, após sua liberação do hipotálamo, estimula seletivamente os corticotrofos hipofisários para aumentar o ACTH; isso é seguido por um aumento de cortisol. Tanto o CRH humano quanto o ovino são disponíveis e são administrados como *bolus* intravenoso de 1 µg/kg de peso corporal ou como uma dose fixa de 100 µg intravenosa. Esta dose aumenta os níveis de ACTH e cortisol em até 90% dos pacientes com síndrome de Cushing hipofisária na medida em que a maioria dos tumores tem receptores de CRH. Pacientes com síndrome de Cushing ectópica e supra-renal não têm resposta de ACTH ou cortisol ao CRH. Este teste diferencia síndrome de Cushing dependente de ACTH independente de ACTH, mas pode nem sempre distinguir causas hipofisárias (eutópicas) de ectópicas, principalmente porque alguns pacientes hipofisários não respondem ao CRH. Nesta situação, um método mais preciso para localizar a fonte de ACTH, como o cateterismo de SPI, é necessário.

(3) **Cateterismo de SPI.** O meio mais confiável de distinguir hipersecreção de ACTH hipofisária da não-hipofisária é pelo uso do cateterismo de SPI. A amostragem de gradientes venosos de ACTH durante o cateterismo de seio petroso nas áreas da drenagem venosa hipofisária pode detectar uma causa central ou ectópica de ACTH. O teste pode ser feito por via basal ou, após 100 µg de administração de CRH, intravenosa. O teste deve ser administrado por um radiologista invasivo habilidoso que obtenha amostras de sangue para ACTH simultaneamente de cada seio petroso inferior basal e 2,5 e 10 minutos após o CRH.

Uma razão SPI para periférico (P) pós-CRH maior que 2,0 a 3,0 confirma a presença de um tumor hipofisário secretor de ACTH. Pacientes que tenham uma razão IPS/P de 1,8 ou menos têm uma fonte ectópica. O teste de CRH é necessário, porque até 15% dos tumores hipofisários não mostram gradiente basal anormal.

Este teste pode também oferecer a vantagem de lateralização pré-operatória de um microadenoma secretor de ACTH para o hemisfério direito ou esquerdo da glândula hipófise. Um gradiente no nível de ACTH nos dois seios de 1,4 ou mais pode lateralizar um microadenoma em até 85% dos casos. Portanto, até mesmo pequenos adenomas e células corticotróficas não vistas pela TC e difíceis de ver na cirurgia podem ser identificados neste procedimento e corrigidos pela hemiipofisectomia.

e. **Limitações de procedimentos de teste para a síndrome de Cushing.** A ordem e o número exato de testes necessários para diagnosticar e distinguir a presença e tipo da síndrome de Cushing dependem da dificuldade em atingir o objetivo. A conduta perfeita para o diagnóstico de síndrome de Cushing ainda está evoluindo. Em alguns casos, um teste de supressão noturna com dexametasona anormal, um nível plasmático elevado de ACTH e a localização precisa do tumor são suficientes, indicando síndrome de Cushing supra-renal, hipofisária ou ectópica. Em outros casos, o teste com dexametasona em altas doses pode ser necessário para estabelecer a etiologia do hipercortisolismo ou a medida de ACTH durante o teste de CRH e SPI. Uma gama de contratempos (p. ex., produção periódica de cortisol, não-confiabilidade de fontes laboratoriais, falta de um radiologista habilidoso no cateterismo de SPI) cerca estes testes. A hormonogênese periódica na síndrome de Cushing com fases episódicas de eucortisolismo requer testes repetidos ao longo do tempo. Depressão, ingestão de álcool e estresse produzem resultados falso-positivos (pseudo Cushing) no cortisol basal e no ACTH no teste de supressão com dexametasona. Também, ocasionalmente um paciente com síndrome de Cushing ectópica ou supra-renal mostra uma supressão normal à dexametasona. Uma observação mais comum é uma síndrome de Cushing leve ou precoce primeiramente observada como um incidentaloma supra-renal na TC. Freqüentemente, o tumor está abaixo de 5,0 cm e é detectado durante o teste para o cortisol livre urinário e ACTH.

3. **Procedimentos de localização**

   a. **Síndrome de Cushing hipofisária. Ressonância magnética (RM)** da hipófise detecta até 85% dos microadenomas na síndrome de Cushing hipofisária, com estimativas atuais de resolução em 1 mm de tamanho tumoral. No entanto, deve-se ter cautela ao assumir que um rastreamento positivo da hipófise estabelece a presença de um microadenoma secretor de ACTH funcional. Estudos bioquímicos devem sustentar o diagnóstico.

   b. **Síndrome de Cushing supra-renal.** Suspeite de ACTH plasmático suprimido e uma resposta prejudicada do ACTH ao CRH e aos resultados de teste com dexametasona com pouca ou nenhuma supressão de urina ou esteróides plasmáticos.

      (1) **TC da supra-renal** é o teste inicial preferencial e identifica com confiança a maioria dos tumores à medida que o tecido circundante é suprimido e atrofiado.

      (2) **Ultra-sonografia abdominal** é razoavelmente precisa para lateralizar um tumor supra-renal, mas é raramente indicada.

      (3) A **RM** complementa a TC em alguns casos, mas não oferece maior sensibilidade para pequenas lesões supra-renais. Uma imagem em T_2 pode distinguir carcinoma supra-renal de adenoma, ajudando na decisão cirúrgica.

      Testes falso-positivos não são incomuns com a TC supra-renal (incidentaloma supra-renal); portanto, o diagnóstico final de síndrome de Cushing supra-renal deve sempre ser confirmado com testes bioquímicos. Para pequenos tumores supra-renais, procedimentos especiais, como venografia retrógrada supra-renal e rastreamento com radiocolesterol, são disponíveis, mas raramente são necessários.

      Várias formas de hiperplasia supra-renal bilateral foram descritas. A hiperplasia nodular supra-renal bilateral é uma causa rara de síndrome de Cushing. Ela parece ter múltiplas causas, incluindo hipersecreção de ACTH. Em alguns casos, uma fonte hipofisária é encontrada e a remoção do tumor melhora a hiperplasia. Um outro tipo de hiperplasia que causa Cushing é uma hiperplasia supra-renal macronodular maciça. Essa lesão pode ser associada a hipercortisolismo dependente de alimentos devido à presença de receptores de peptídeo inibitório gastrointestinal (PIG) nas glândulas supra-renais. A ingesta de alimentos estimula a PIG, que se liga às glândulas supra-renais e estimula o crescimento. O tratamento é feito com somastatina de longa ação. Em outros casos, o hipercortisolismo pode resultar de expressão anormal de receptores β-adrenérgicos, de receptores de LH ou de receptores V1a. Um raro distúrbio é a displasia nodular pigmentada primária. Ela não causa síndrome de Cushing, mas é relacionada com outros distúrbios raros (mixoma, acromegalia, precocidade sexual).

c. **Síndrome de Cushing ectópica.** A radiografia de tórax irá detectar regiões pulmonares em até 50% dos pacientes com carcinoma de pequenas células nos brônquios. A TC completa de pulmão e a RM detectam uma maior porcentagem de tumores secretores de ACTH ectópicos no tórax e são os procedimentos preferenciais. Certos tumores secretores de ACTH, como o carcinóide brônquico, são mais bem detectados por estes procedimentos. A detecção destas lesões é importante, porque o adenoma brônquico e o carcinoma medular da tireóide, produzindo ACTH, podem ser curados com cirurgia. Tumores secretores de CRH ectópicos foram descritos, mas, uma vez que eles normalmente contêm ACTH, o tumor se comporta de forma parácrina, em vez de endócrina. O CRH circulante faz rapidamente uma *down-regulation* de receptores de cortisol e, portanto, raramente causa hipercortisolismo. Em alguns destes, as lesões ectópicas de CRH causam hipercortisolismo. É importante observar que eles dariam um resultado falso-positivo para amostragem de ACTH no seio petroso inferior.

H. Tratamento

1. **Síndrome de Cushing hipofisária.** **A adenomectomia transesfenoidal** ou **hipofisectomia** é o tratamento preferencial na maioria dos pacientes com síndrome de Cushing hipofisária. A remoção seletiva de microadenomas hipofisários leva a uma taxa de remissão de 85% (até 93% para tumores isolados e menos de 50% para tumores invasivos). O dano cirúrgico à função da hipófise inferior é raro. Com o advento da amostragem de SPI para ACTH e localização de um microadenoma em um hemisfério, é possível fazer uma hemiipofisectomia em casos selecionados. A mortalidade é baixa, e complicações ocorrem em cerca de 5% dos pacientes, incluindo diabetes insípido (normalmente transitório), rinorréia de líquido cefalorraquidiano (LCR) e hemorragia. Resultados em longo prazo mostram uma baixa recorrência de hipercortisolismo (5%).

   A **irradiação da hipófise** é uma forma opcional de terapia para pacientes com síndrome de Cushing hipofisária e é particularmente útil em indivíduos mais jovens. Existe um longo período de latência antes de a correção do hipercortisolismo ocorrer (12 a 18 meses), mas os sintomas podem ser controlados com mitotano, 3 g/d.

   Aproximadamente 85% dos pacientes podem ser controlados com este regime. A taxa de remissão com irradiação pode alcançar 85%. A terapia radiativa com prótons ou partículas α produz maiores taxas de remissão e uma menor fase de latência.

2. **Síndrome de Cushing supra-renal**

   a. **Adenomas supra-renais unilaterais** são removidos por cirurgia e têm uma alta taxa de remissão. Uma vez que a glândula supra-renal contralateral é suprimida, reposição de glicocorticóides é necessária por vários meses até que a função supra-renal retorne (ver Seção II, "Insuficiência Supra-Renal").

   b. **Carcinoma supra-renal.** Cirurgia é o tratamento preferencial. A conduta transabdominal é preferível porque possibilita a avaliação da extensão da doença e a remoção dos órgãos envolvidos. Para doença residual ou carcinoma inoperável, o mitotano pode ser usado como uma droga paliativa, começando em 250 mg quatro vezes por dia e aumentando até os níveis de tolerância (24 g/d). Efeitos gastrointestinais graves (náuseas, vômitos, diarréia) ocorrem em 80% dos pacientes. A toxicidade do sistema nervoso central (sonolência, tonturas, vertigem) é comum, porque o mitotano é lipossolúvel. Uma vez que o hipossupra-renalismo pode ocorrer, a terapia deve ser monitorada (cortisol plasmático, cortisol livre urinário). A atividade do tumor pode algumas vezes ser acompanhada com imagens em T_2, permitindo uma avaliação prognóstica.

3. **Síndrome de Cushing ectópica**

   a. **Cirurgia.** A remoção do tumor secretor de ACTH é o tratamento preferencial, mas é inviável normalmente em virtude da natureza do processo subjacente (p. ex., carcinoma do pulmão). A supra-renalectomia pode ser considerada em casos de tumores indolentes, no entanto inoperáveis, como alguns carcinomas medulares da tireóide.

   b. **Inibidores da enzima supra-renal** são úteis na redução de hipercortisolismo na síndrome do ACTH ectópico.

(1) **Metirapona**, um inibidor 11-hidroxilase, em uma dose média de 250 a 500 mg três vezes ao dia, fornece um meio eficaz de normalizar níveis de cortisol. Este agente pode produzir aumento na desoxicorticosterona, que tem suficiente atividade mineralcorticóide para causar hipertensão e hipocalemia.

(2) **Aminoglutetimida**, que bloqueia a conversão de colesterol em Δ5-pregnenolona, pode também ser usada, começando com 250 mg quatro vezes ao dia, até 2 g diariamente. Uma vez que o hipossupra-renalismo pode ser causado, monitorar a terapia (cortisol plasmático, cortisol livre urinário) é mandatório. Aminoglutetimida também melhora o metabolismo da dexametasona e pode causar hipoaldosteronismo.

(3) **Agentes adrenolíticos** tais como mitotano (supra-renalectomia médica) podem ser usados quando o controle não puder ser obtido com metirapona ou aminoglutetimida. O mitotano é administrado sozinho ou junto com inibidores enzimáticos.

(4) **Cetoconazol**, um agente antifúngico, é talvez a **primeira escolha** para a terapia antisupra-renal, porque ele é um meio simples e eficaz para controlar o hipercortisolismo. Este agente bloqueia esteroidogênese em vários níveis, o mais importante sendo 20,22-desmolase, catalizando a conversão de colesterol para pregnenolona. As doses variam de 600 a 1.200 mg/d. A maior toxicidade é hepatocelular, portanto a função enzimática deve ser monitorada. Ele pode causar hipogonadismo. Pacientes foram mantidos com este agente por anos com boa resposta. Uma vez que o cetoconazol bloqueia a via esteroidal precocemente, não há acúmulo de outros esteróides potencialmente tóxicos. A terapia pode ser combinada com outros agentes (metirapona, aminoglutetimida)

II. Insuficiência supra-renal

A. Princípios gerais. Insuficiência supra-renal (ou adrenocortical) pode ser causada por:

1. Doença primária em nível supra-renal, envolvendo a destruição de mais de 90% do córtex secretor de esteróide (doença de Addison).

2. Processo destrutivo em hipotalâmico-hipofisário, provocando deficiência de CRH ou ACTH (ou ambos).

3. Supressão em longo prazo do **eixo hipotalâmico-hipofisário-supra-renal (HPA)** por glicocorticóides exógenos ou endógenos, seguida de retiradas inapropriadas.

B. Insuficiência supra-renal crônica

1. Primária

a. **Etiologia.** A insuficiência supra-renal primária acontece apenas quando existe uma destruição quase completa ou uma infiltração das glândulas supra-renais.

(1) **Supra-renalite auto-imune** responde por cerca de 70% dos casos e algumas vezes é associada à síndrome de **poliendocrinopatia-candidíase-distrofia ectodérmica (APECED).** Esse distúrbio autossômico recessivo, com mutações em um gene que codifica uma proteína de dedo de zinco, (gene regulador auto-imune) é visto na infância em associação a 100% de insuficiência supra-renal, hipoparatireoidismo e candidíase mucocutânea. Uma apresentação mais comum de insuficiência supra-renal auto-imune é associada à síndrome auto-imune poliglandular tipo II freqüentemente associada ao diabetes melito tipo 1, hipotireoidismo, hipogonadismo e anemia perniciosa (Tabela 11.2).

(2) **Doença infecciosa** é outra causa, e a **tuberculose** disseminada, que foi a causa-líder de insuficiência supra-renal crônica na primeira metade deste século, agora responde por cerca de 5% dos casos. As glândulas supra-renais são normalmente 100% infiltradas. A rifampicina acelera o metabolismo do cortisol; portanto, uma terapia de reposição esteroidal em altas doses pode ser necessária. Quase todas as infecções fúngicas, com exceção da candidíase, podem destruir a glândula supra-renal.

Tabela 11.2 Etiologia da insuficiência supra-renal crônica

PRIMÁRIA
- Atrofia supra-renal idiopática (supra-renalite auto-imune)
- Doenças granulomatosas
  - Tuberculose
  - Histoplasmose
  - Sarcoidose
- Infiltração neoplásica
- Hemocromatose
- Amiloidose
- Após supra-renalectomia bilateral

SECUNDÁRIA
- Tumores
  - Tumor hipofisário
  - Craniofaringioma
  - Tumor do terceiro ventrículo
- Infarto e hemorragia hipofisária
  - Necrose pós-parto (síndrome de Sheehan)
  - Hemorragia em tumores
- Doenças granulomatosas
  - Sarcoidose
- Após hipofisectomia
- Retirada de esteróides

A **histoplasmose** é a causa fúngica mais comum dos Estados Unidos, e a **blastomicose sul-americana** é a mais comum na América do Sul. Na medida em que o cetoconzonal, porém não o fluconazol ou o itraconazol, inibe a biossíntese esteroidal, ele pode piorar a insuficiência supra-renal em alguém que está sendo tratado por uma doença fúngica.

(3) **Hemorragia supra-renal bilateral** está sendo cada vez mais reconhecida como causa de insuficiência supra-renal. Ela é freqüentemente vista em pacientes muito doentes que estão freqüentemente em terapia anticoagulante. Uma TC mostra o achado clássico de **alargamento bilateral das supra-renais.** O paciente pode apresentar sutis achados de febre baixa, hipotensão e anemia. A glândula supra-renal tem um rico suprimento de sangue arterial drenado por uma única veia supra-renal. O aumento de ACTH no fluxo sanguíneo supra-renal com estresse pode superar sua drenagem venosa com hemorragia subseqüente. Pacientes que têm coagulopatia ou são predispostos à trombose também podem desenvolver hemorragia supra-renal. A síndrome de trombose-trombocitopenia associada à heparina é associada à trombose de veia supra-renal. A **síndrome de anticorpo antifosfolipídio** primária (lúpus anticoagulante) pode também ser uma causa de insuficiência supra-renal.

(4) **Adrenoleucodistrofia e adrenomieloneuropatia** são causas ligadas ao X de insuficiência supra-renal em homens e são associadas à desmielização do sistema nervoso central e periférico. Estes pacientes têm altos níveis de ácidos graxos de cadeia muito longa (AGCMLs), devidos a uma oxidação beta defeituosa dentro dos peroxissomos. O diagnóstico é feito medindo a concentração de AGCML no plasma. O tratamento dietético com ácidos graxos monossaturados é marginalmente eficaz. Na adrenomieloneuropatia, que é a forma mais leve vista em adultos, cerca de 30% dos pacientes desenvolvem insuficiência supra-renal. As gorduras de cadeia muito longa provavelmente infiltram as supra-renais ou agem como toxinas na ação bloqueadora de ACTH da glândula supra-renal. A **adrenoleucodistrofia** é a forma mais grave que ocorre na infância e avança para coma e outras complicações neurológicas graves. As mutações no gene que codifica uma proteína de membrana peroxissomal da

superfamília ABC (fita ligante da APT) dos transportadores de membrana são envolvidas nestes distúrbios, e a terapia medicamentosa específica pode alterar estas vias.

(5) **HIV/AIDS** pode causar necrose supra-renal, porém a AIDS por si só não causa insuficiência supra-renal. A causa normal de insuficiência supra-renal na AIDS é uma infecção oportunista associada, especialmente citomegalovírus e tuberculose. A hiponatremia na AIDS é normalmente causada pela síndrome de secreção inapropriada de hormônios antidiuréticos (SIADH). A hipercalemia é freqüentemente relacionada com terapia com trimetropima.

(6) **Infiltração metastática bilateral** das glândulas supra-renais é comum especialmente por câncer de mama (54%), carcinoma broncogênico (44%) e malignidades renais (31%). No entanto, a maioria das lesões metastáticas não causa insuficiência supra-renal.

(7) **Outras causas raras** incluem uma deficiência isolada de ACTH que pode aparecer em pacientes que têm hipofisite linfocítica baseada em uma disfunção auto-imune. A **síndrome triplo A** inclui insuficiência supra-renal, acalasia e aláçrima devidas a defeito genético no cromossomo 12q13. A **síndrome POEMS** envolve polineuropatia, organomegalia, endocrinopatia, gamopatia monoclonal e lesões cutâneas. **Amidoilose** sistêmica com insuficiência renal pode causar insuficiência supra-renal. As mutações genéticas da proopiomelanocortina (POMC) previnem formação de ACTH ativo, e outras mutações inativam a ação do receptor de ACTH.

C. **Insuficiência supra-renal secundária.** A causa mais comum de insuficiência supra-renal secundária é uma terapia prolongada com **glicocorticóide em altas doses.** Causas anatômicas de insuficiência supra-renal secundária ocorrem mais freqüentemente a partir dos **tumores da glândula hipófise** ou pela compressão da glândula hipófise ou pela tendência freqüente dos tumores hipofisários a terem **hemorragia.** Além dos tumores hipofisários primários, existem **malignidades metastáticas, craniofaringiomas, meningiomas** e outros tumores que podem interferir no eixo de ACTH. Nestas doenças, existem normalmente evidências de outras deficiências de hormônio hipofisário. **Hipofisite linfocítica, sarcoidose, histiocitose X** e **hemocromatose** podem destruir a hipófise ou o hipotálamo. **Necrose hipofisária pós-parto** (síndrome Sheehan) e o dano do tronco hipofisário por trauma podem causar insuficiência adrenal.

Anormalidades de desenvolvimento da hipófise, como as mutações dos genes ***Pit-1*** e ***PROP1*** podem reduzir o ACTH e outros hormônios hipofisários. A **displasia septoóptica** é uma anormalidade de desenvolvimento estrutural da linha média do cérebro com insuficiência supra-renal. Uma associação também existe entre **parto pélvico**, hipo-hipofisarismo e insuficiência supra-renal. O agente progestáseno **megase** pode suprimir o eixo hipotalâmico hipofisário e causar insuficiência supra-renal. Relatos recentes indicam que um excesso de cortisol muito leve por um pequeno tumor supra-renal (incidentaloma) pode suprimir o eixo hipotalâmico hipofisário. Após a remoção de um adenoma supra-renal unilateral que causa Cushing, existe um período de vários meses de insuficiência supra-renal, que requer terapia de reposição.

D. **Sinais e sintomas**

1. **Sintomas de insuficiência supra-renal primária e secundária** resultam de deficiência de glicocorticóide e incluem fraqueza, hipoglicemia, anorexia, perda de peso e desconforto gastrointestinal. A perda de peso é um achado consistente visto em todos os casos verdadeiros de insuficiência supra-renal. A doença supra-renal primária também envolve perda de peso do tecido secretor de mineralocorticóide, causando hipoaldosteronismo com perda de sódio, fome de sal, hipovolemia, hipotensão franca ou ortostática, hipercalemia e leve acidose metabólica. Uma vez que a glândula hipófise é intacta na insuficiência supra-renal primária, a falta de cortisol irá resultar em um aumento compensatório no ACTH, causando **hiperpigmentação** mucocutânea à medida que o ACTH se liga ao receptor 1 melanócito, que é responsável pela pigmentação. A **hiperpigmentação** pode ser difusa, mas é normalmente pontilhada, observada ao redor dos lábios e das membranas bucais e em áreas expostas ou de pressão, tais como as próximas dos dedos, joelhos, pés, cotovelos, e linhas do cinto e do sutiã. Sardas múltiplas e bronzeamento generalizado podem ser vistos

junto com áreas de vitiligo na supra-renalite auto-imune. Andrógenos supra-renais também são perdidos, provocando diminuição dos pêlos pubianos e axilares. A **hipercalemia** ocorre em 61% da doença primária, e a **hiponatremia** é até mais comum em virtude da perda de aldosterona e retenção de água.

2. **Insuficiência supra-renal secundária.** Clinicamente, a insuficiência supra-renal secundária pode ser bem sutil, apresentando-se apenas como fraqueza e fadiga. Ela não causa hipoaldosteronismo, porque o sistema renina-angiotensina está intacto para controlar a produção de aldosterona pela zona glomerulosa. **Duas características clínicas** podem ajudar a distinguir a doença supra-renal primária da secundária: (a) A **hipercalemia** não é encontrada na doença secundária, e (b) a **hiperpigmentação** também não está presente na doença secundária, porque os níveis de ACTH e de MSH são baixos.

   Pistas adicionais de insuficiência supra-renal secundária são sintomas concomitantes de hipogonadismo e hipotireoidismo, refletindo deficiências no hormônio luteinizante (LH), hormônio folículo estimulante (FSH), hormônio estimulante da tireóide (TSH) e hormônio do crescimento (GH).

3. **Crise supra-renal aguda**
   a. **Etiologia.** A insuficiência supra-renal crônica pode evoluir para crise supra-renal aguda precipitada por infecção grave, trauma ou cirurgia.
   b. **Apresentação clínica** inclui febre alta, desidratação, náuseas, vômitos e hipotensão, que evoluem rapidamente para choque circulatório. A hipercalemia e a hiponatremia são vistas se a deficiência de mineralocorticóide estiver presente. A uréia nitrogenada sanguínea elevada (UNS) e, algumas vezes, hipercalemia refletem perda de líquido extracelular. A crise supra-renal aguda pode ser devida à hemorragia supra-renal bilateral vista com terapia com heparina.

4. **Supressão do eixo HPA.** A terapia crônica com glicocorticóide resulta na supressão do eixo HPA. A suscetibilidade individual à supressão de HPA, no que diz respeito à dosagem de esteróide e à duração da terapia, é variável. A supressão de HPA pode se manifestar de várias maneiras, como fraqueza, fadiga, depressão e hipotensão ocorrendo na cessação da terapia com glicocorticóide. A crise supra-renal aguda pode surgir durante grandes situações de estresse nos glicocorticóides não foram apropriadamente aumentados. A supressão de HPA pode se apresentar como uma prostração indevida durante ou após doença ou estresse intercorrentes relativamente pequenos, tais como leves infecções virais do trato respiratório superior. Os pacientes podem se apresentar sem manifestações clínicas francas e apenas evidências bioquímicas ou subclínicas de supressão de HPA (resposta prejudicada do cortisol a ACTH administrado por via exógena). As seguintes situações devem ser consideradas como produtoras de supressão de HPA:
   a. Qualquer paciente que tenha tomado prednisona em uma dosagem de 15 a 30 mg por dia por 3 ou 4 semanas: a supressão do eixo HPA pode durar por 8 a 12 meses após a cessação de terapia com glicocorticóide.
   b. Qualquer paciente que recebeu prednisona em uma dosagem de 12,5 mg por dia por 4 semanas: a supressão de HPA pode durar 1 a 4 meses após a cessação da terapia.
   c. Qualquer paciente que foi tratado com glicocorticóides e que exibe uma resposta subnormal ao teste de ACTH, não importa a dose e a duração da terapia.
   d. Qualquer paciente com a síndrome de Cushing que sofreu cirurgia para remoção de um adenoma ou carcinoma supra-renal.

E. **Diagnóstico de insuficiência supra-renal**

1. **Teste de estímulo com ACTH rápido [teste de cosintropina (cortrosina)].** A cosintropina é um estimulador potente e rápido da secreção de cortisol e aldosterona. O teste de cosintropina pode ser usado em pacientes internados ou ambulatoriais, e a hora do dia e ingesta de alimentos não altera os resultados dos testes.

a. **Procedimento**
   (1) Colha sangue para cortisol sérico de base, aldosterona e ACTH. A aldosterona e o ACTH irão ajudar a diferenciar a hipofunção supra-renal primária da secundária.
   (2) Injete 250 μg de cosintropina por vias IV ou IM. Para uso IV, dilua cosintropina em 2 a 5 mL de cloreto de sódio 0,9% e injete por 2 minutos.
   (3) Obtenha amostras repetidas para cortisol sérico (e aldosterona) 30 e 60 minutos após administração de ACTH.

b. **Interpretação.** Uma resposta supra-renal normal ao ACTH consiste em uma elevação no cortisol sérico de 18 μg/dL ou mais. Um maior ponto de corte de 20 μg/dL é também usado para aumentar a sensibilidade do teste. Uma resposta normal efetivamente descarta insuficiência supra-renal primária. Pacientes com insuficiência supra-renal secundária normalmente mostram um resposta prejudicada à cosintropina, porém ocasionalmente têm uma resposta normal.

   Os níveis de base do ACTH na insuficiência supra-renal primária são altos, geralmente maiores de 50 a 100 pg/mL, enquanto os níveis na insuficiência supra-renal secundária são baixos ou normais (10 pg/mL ou menos).

   A avaliação das respostas de aldosterona induzidas por ACTH também ajuda a distinguir a insuficiência supra-renal primária da secundária. Na insuficiência supra-renal primária, os níveis de base de aldosterona são baixos e não existe resposta à cosintropina. Na insuficiência supra-renal secundária, os níveis de base de aldosterona podem ser baixos ou normais, porém em 30 minutos existe um aumento na aldosterona plasmática de pelo menos 4 ng/dL acima da linha de base.

2. **Os testes de ACTH em baixas doses (1-μg).** Esse teste é mais sensível e preciso do que a dose de 250 μg de ACTH em detectar insuficiência parcial da glândula supra-renal, especialmente na deficiência supra-renal secundária. A dose de 250 μg de ACTH produz concentrações farmacológicas maciças de ACTH excedendo concentrações sanguíneas de 10.000 pg/mL, que está muito além da necessária para estimular a resposta supra-renal de cortisol. Pensa-se que a dose de 250 μg testa apenas a capacidade adrenocortical máxima e supera qualquer perda de função de cortisol mais parcial. A maioria das evidências indica que o teste com 1-μg de cosintropina deve substituir a dose de 250 μg na medida em que ela pode ser capaz de detectar formas mais sutis ou parciais de insuficiência supra-renal, principalmente insuficiência supra-renal secundária resultando de terapia crônica com esteróide ou doença hipofisária.

3. **Teste de metirapona com dose única**

   a. **Propósito. A metirapona** ativa o eixo HPA, bloqueando a produção de cortisol em nível de 11-hidroxilase e diminui os níveis de cortisol. Este teste é usado para estabelecer ou confirmar o diagnóstico de insuficiência supra-renal e é particularmente útil quando a insuficiência supra-renal secundária é suspeitada. Freqüentemente, pacientes com doença hipotalâmica hipofisária têm leves sintomas e um teste de estímulo com 250 μg de ACTH é normal. A metirapona é um inibidor da 11 beta-hidroxilase, a enzima supra-renal responsável por catalizar a conversão de 11-desoxicortisol (composto S) e cortisol – o último passo da síntese de cortisol. Após administração de metirapona, a síntese de cortisol é bloqueada e o nível de cortisol cai, e a liberação de ACTH é estimulada, assim como a produção de esteróides supra-renais proximais ao bloqueio enzimático à medida que o 11-desoxicortisol se acumula. O 11-desoxicortisol pode ser medido no soro ou na urina como tetraidro-composto S (THS).

   b. **Procedimento**
      (1) **Metirapona,** 2 a 3 g como dose única dependendo do peso corporal (< 70 kg = 2 g; 70-90 kg = 2,5 g; > 90 kg = 3 g), é dada à meia-noite, com um lanche para minimizar a náusea que acompanha a metirapona.
      (2) O cortisol sérico e 11-desoxicortisol são coletados às 8 h da manhã seguinte.

   c. **Interpretação.** Uma resposta normal é um aumento no 11-desoxicortisol sérico > 7 μg/dL; pacientes com insuficiência supra-renal secundária ou primária exibem níveis menores de 5 μg/dL. Os níveis de cortisol devem cair abaixo de 5 μg/dL para confirmar um bloqueio adequado na metirapona. Um teste de metirapona anormal em um paciente com resposta quase normal ao teste de estímulo de 250 μg de ACTH sugere **insuficiência supra-renal secundária.** A dose de metirapona precisa ser aumentada em pacientes que recebem fenitoína (Dilantin), que melhora o *clearance* de metirapona. O teste de metirapona noturno (dose única) é geralmente mais seguro do que o teste de metirapona-padrão de múltiplas doses; no entanto, deve-se ter cautela especialmente em pacientes em quem a doença supra-renal primária é provável, porque uma crise supra-renal pode ser precipitada. A hospitalização é sugerida para este teste. É aconselhável demonstrar alguma resposta do córtex supra-renal ao ACTH antes de iniciar um teste de metirapona. Se o teste de estímulo com ACTH já está marcadamente alterado, o teste de metirapona pode não ser necessário.

Efeitos adversos da metirapona incluem irritação gástrica, náuseas e vômitos. O teste de metirapona deve ser evitado se uma insuficiência supra-renal primária for fortemente suspeitada, embora ele possa ser realizado no hospital com monitoração rigorosa do paciente.

3. **ACTH plasmático**

   a. **Propósito.** Um ACTH plasmático pode ser muito útil na distinção entre insuficiência supra-renal primária e secundária. A concentração matinal normal de ACTH plasmático é 9 a 52 pg/mL. Os níveis plasmáticos são maiores na insuficiência supra-renal primária, enquanto eles são mais baixos na insuficiência supra-renal secundária. Um ACTH plasmático maior do que 50 a 100 pg/mL indica insuficiência supra-renal primária, e um nível mais baixo de 30 pg/mL fala mais a favor de insuficiência supra-renal secundária. O ACTH IRMA é um teste valioso, especialmente em casos suspeitos de insuficiência supra-renal primária precoce, na medida em que a concentração de ACTH freqüentemente se eleva antes de ocorrerem quedas significativas do cortisol plasmático.

   b. **Procedimento.** Amostras de ACTH plasmático devem ser colhidas às 8 h da manhã com o paciente em posição supina e em uma condição basal e descansada. As amostras devem ser rapidamente processadas, e o plasma deve ser congelado imediatamente.

   c. **Interpretação.** Em um paciente com um cortisol plasmático basal baixo e uma resposta ao cortisol prejudicada ao teste de estímulo com ACTH rápido, um ACTH plasmático de 50 a 100 pg/mL, ou mais, indica insuficiência supra-renal primária, enquanto que um nível de 30 pg/mL ou menos aponta para uma insuficiência supra-renal secundária.

F. **Tratamento**

1. **Insuficiência supra-renal crônica**

   a. **Insuficiência supra-renal primária** requer a reposição tanto com glicocorticóides quanto com mineralocorticóides.

      (1) **Reposição com glicocorticóide** é melhor com hidrocortisona. Classicamente, este agente era dado com 20 mg de manhã e 10 mg mais tarde durante o dia. É agora reconhecido que a produção de cortisol é menor que 30 mg/d, portanto doses mais baixas devem ser dadas especialmente porque a dose de 30 mg/d pode diminuir a densidade óssea e causar outras características de hipercortisolismo crônico. Como os níveis de cortisol caem marcadamente à noite, alguns acreditam que uma dose única diária é suficiente. No entanto, em pessoas extremamente obesas ou ativas, as necessidades de dosagem podem ser maiores, porque a secreção de cortisol se correlaciona com a área de superfície corporal e o *turnover* de cortisol é aumentado na obesidade. Doses aumentadas também são necessárias se as drogas que melhoram o metabolismo de glicorticóides forem concomitantemente usadas (p. ex., barbitúricos, fenitoína, rifampicina). Doses mais baixas são indicadas em pessoas com doença hepática significativa (metabolismo lento de glicocorticóides), em pacientes geriátricos e naqueles com diabetes melito, úlcera péptica ou hipertensão. Índices confiáveis na avaliação das doses de reposição de glicocorticóides incluem ganho de peso apropriado e regressão da pigmentação.

(2) **Reposição de mineralocorticóide** é necessária na insuficiência supra-renal primária, e suas necessidades de dose podem ser variáveis.

O mineralocorticóide sintético fludrocortisona (Florinef) é dado como dose única diária de 0,1 mg após uma reposição inicial de volume sódico ter sido atingida. Pacientes podem ser iniciados com uma ingesta de sódio liberal. Hipotensão persistente, hipotensão ortostática e hipercalemia são indicadores de que doses aumentadas são necessárias, enquanto que hipertensão, hipocalemia e edema indicam redução de dose. Alterações de dose de fludrocortisona são feitas em incrementos de 0,05 mg/d.

(3) A **reposição de hormônio sexual** devida à insuficiência gonadal primária é algumas vezes necessária. O papel da reposição de androgênios em homens não foi estabelecido. Em mulheres, administração de desidroepiandrosterona (DHEA) pode melhorar a função sexual e a densidade óssea.

(4) A **educação do paciente** inclui instrução para ajustar a dosagem de glicocorticóide para doenças mais leves, além disso, os pacientes devem sempre carregar um cartão ou usar um bracelete (Medic-Alert Foundation, Turlock, CA) indicando sua dependência de esteróide. Um *kit* de viagens que fornece acetato de cortisona-acetato de desoxicorticosterona para auto-injeção IM e hidrocortisona (frascos de 1 mg) para administração IV em emergência é recomendado.

(5) **Doença** ou **estresse intercorrente** requer um ajuste na terapia de glicocorticóide, porém não na terapia com mineralocorticóide. Para pequenas doenças (p. ex., infecção no trato respiratório, extração dental), a dosagem de glicocorticóide é dobrada até que a condição se resolva. Vômitos e diarréias requerem hospitalização, porque eles impedem ingesta oral de terapia de reposição e resultam em desidratação rápida. Durante um grande estresse a necessidade máxima diária de glicocorticóide é equivalente a 300 mg de hidrocortisona.

Uma grande cirurgia eletiva requer 100 mg de hidrocortisona administrada por via intravenosa durante a noite antes da cirurgia e, subseqüentemente, 100 mg a cada 8 horas até que o paciente tenha se estabilizado pós-operatoriamente. A medicação é titulada rapidamente (3 a 5 dias) para a dosagem prévia. Situações agudas não precisam de dosagens mais altas de mineralocorticóides, porque a hidrocortisona em altas doses tem atividade mineralocorticóide suficiente. Grandes catástrofes ou emergências (p. ex., trauma, grande cirurgia de emergência, sepse, infarto do miocárdio) requerem tratamento, assim como na crise supra-renal aguda.

b. **Insuficiência supra-renal secundária.** A insuficiência supra-renal secundária não requer reposição de mineralocorticóide. A reposição de hormônio sexual pode ser necessária em virtude de uma deficiência associada de gonadotropina.

2. **Crise supra-renal aguda (Addisoniana)**

a. Hidrocortisona IV (100 mg) como *bolus*.

b. Soro fisiológico e glicose IV.

c. Hidrocortisona 100 mg de 8 em 8 horas como uma infusão contínua por 24 horas.

d. A hidrocortisona é titulada durante a recuperação, diminuindo um terço da dose diária todo dia até que a dosagem de manutenção seja atingida dentro de 5 dias. Uma vez que a hidrocortisona esteja abaixo de 100 mg/d, fludrocortisona (0,1 mg/d) é adicionada.

3. **Supressão de HPA**

a. **Terapia com glicocorticóide em dias alternados.** Durante o tratamento com doses farmacológicas de glicocorticóides, a dosagem diária total de esteróides é mais bem dada como uma dose única matinal usando glicocorticóide de curta ação (hidrocortisona, prednisona), porém não agentes de longa ação (dexametasona, beclometasona). Agentes de curta ação dados uma vez por dia permitem tempo para alguma recuperação do HPA entre as doses, minimizando a supressão de HPA. Quando possível, pacientes são trocados do regime diário para o regime de dias alternados. A dosagem diária total é dobrada e dada em manhãs alternadas, tais como prednisona 50 a 100 mg de duas em duas manhãs. Um método é mudar a prednisona do dia sem ela para o dia com ela em incrementos diários de 5 mg. Quando a dosagem do dia de folga atingir 5 mg, a titulagem se dá com 1 mg de dois em dois dias.

b. **Titulando glicocorticóide.** Uma vez que a prednisona esteja reduzida para 5 mg/d, trocar para hidrocortisona 20 a 25 mg a cada manhã. A curta meia-vida da cortisona permite tempo para recuperação do sistema HPA suprimido. O cortisol plasmático às 8 h da manhã é medido uma vez por mês, e um valor menor que 10 μg/dL indica uma supressão continuada de HPA. Uma vez que o cortisol plasmático matinal exceda 10 μg/dL, a hidrocortisona pode ser retirada.

Um teste de ACTH (1 μg de cosintropina) que mostra uma resposta normal demonstrando um cortisol sérico maior que 18-20 μg/dL indica um eixo de HPA recuperado e toda reposição pode ser interrompida. Se um cortisol sérico às 8 horas estático for maior que 10 μg/dL, mas a resposta ao ACTH ainda for prejudicada, a cobertura esteroidal para uma grande doença será necessária enquanto o teste de ACTH tiver um resultado subnormal.

III. Hiperaldosteronismo primário

A. **Princípios gerais.** Embora causas supra-renais de hipertensão sejam raras, elas são importantes porque representam formas curáveis de hipertensão. O córtex supra-renal humano secreta vários esteróides com propriedades predominantemente mineralocorticóides, e o mais importante é a aldosterona. O DOC é o mais potente mineralocorticóide dos esteróides não-aldosterona, demonstrando cerca de um trigésimo da potência da aldosterona. Embora o principal glicocorticóide supra-renal, cortisol, se ligue com eficácia ao receptor de mineralocorticóide, ele tem mínima potência mineralocorticóide sob condições normais em virtude da sua rápida conversão à cortisona pela 11-hidroxisteróide desidrogenase no local do receptor. No entanto, em quantidades excessivas, o cortisol pode aumentar a sua atividade mineralcorticóide.

Sob a maioria das condições fisiológicas, o sistema renina-angiotensina é o principal regulador da secreção de aldosterona. Por meio da geração de angiotensina II, esse sistema responde a alterações no estado de sódio e de volume. A **depleção de volume** induz a liberação de renina e a formação de angiotensina II com um estímulo subseqüente da secreção de aldosterona pela angiotensina II, causando a retenção de sódio e água para restaurar o volume sanguíneo. A **expansão de volume** produz reduções em renina, angiotensina II e aldosterona para facilitar excreção de sódio e água. Além disso, o potássio e o ACTH estimulam diretamente a secreção de aldosterona independente de alterações de volume. Mesmo pequenos incrementos no potássio plasmático causam uma estimulação significativa da secreção de aldosterona, que, por sua vez, facilita a excreção renal de potássio. A depleção de potássio tem efeito oposto, diminuindo a aldosterona para minimizar a excreção de potássio.

B. **Etiologia. Hiperaldosteronismo primário** implica uma hipersecreção autônoma de aldosterona, enquanto que, em várias formas de hiperaldosteronismo secundário, o estímulo é extra-supra-renal. Existem, pelo menos, **cinco formas distintas:**

1. Adenoma supra-renal produtor de aldosterona (APA) (aproximadamente 60% de todos os casos).
2. Hiperaldosteronismo idiopático com hiperplasia micronodular bilateral das supra-renais (aproximadamente 40%).
3. Hiperplasia supra-renal micronodular unilateral (1 a 2%).
4. Hiperaldosteronismo responsivo a glicocorticóide, uma rara entidade familiar caracterizada por hiperplasia supra-renal bilateral (HAB) com reversão das anormalidades clínicas e bioquímicas após administração de glicocorticóide.
5. Carcinoma supra-renal produtor de aldosterona (raro). A prevalência de hiperaldosteronismo primário na população hipertensa não foi firmemente estabelecida; as estimativas variam de 0,01 a 2,2%.

C. **Achados clínicos.** A maioria dos achados fisiopatológicos no hiperaldosteronismo primário pode ser explicada pelos efeitos da aldosterona excessiva no transporte de sódio e potássio. Portanto, observamos uma reabsorção tubular aumentada de sódio e água, que causa uma expansão de volume e hipertensão, e uma expressão renal aumentada de potássio e íons de hidrogênio, que causa hipocalemia e leve alcalose metabólica.

1. **Hipertensão** é o achado mais proeminente, quase universal, no distúrbio e, contrário a crenças anteriores, pode ser grave, com níveis diastólicos freqüentemente excedendo 110 mmHg.
2. Se a **hipocalemia** for significativa (< 3,5 mEq/L), os pacientes podem ter sintomas relacionados com depleção de potássio, incluindo fraqueza muscular, fadiga, câimbras e, em casos graves, paralisia muscular. A depleção de potássio pode produzir um defeito de concentração renal, causando **poliúria** e **polidipsia**, que são resistentes a vasopressina. No entanto, a reposição de potássio pode reverter completamente esses sintomas.

   A hipocalemia crônica também altera o potencial elétrico da células miocárdicas, provocando achados eletrocardiográficos de intervalo QT alargado e ondas U nesta doença.
3. A hipocalemia prejudica a secreção de insulina pelas células beta pancreáticas e pode causar a **tolerância à glicose diminuída** vista em cerca de **50%** dos pacientes com aldosteronismo primário.
4. Excesso de aldosterona resulta em uma **alcalose metabólica leve**, que não é devida a um efeito direto da aldosterona, mas parece mais bem correlacionada com o grau de hipocalemia nestes pacientes.
5. Por razões que são pouco entendidas, alguns pacientes com hiperaldosteronismo primário não são hipocalêmicos e podem, portanto, ser mal diagnosticados como tendo hipertensão essencial.
6. Hipomagnesemia leve pode estar presente pode parecer resultar de uma reabsorção tubular diminuída de magnésio.
7. **O exame físico** dos pacientes com hiperaldosteronismo primário revela poucos achados. Mais tipicamente, o edema é quase sempre ausente.
8. Hipocalemia prolongada pode prejudicar algumas respostas circulatórias reflexas; conseqüentemente, hipotensão postural e bradicardia podem ocorrer.

D. **Diagnóstico.** Os critérios bioquímicos clássicos para o diagnóstico de hiperaldosteronismo primário incluíram:

- Hipocalemia com caliurese inapropriada.
- Atividade da renina plasmática suprimida (ARP).
- Níveis de aldosterona elevados que não suprimem apropriadamente resposta à expansão de volume ou à carga de sódio.

Nenhum teste único dessas três anormalidades tem confiabilidade suficiente para tornar possível um diagnóstico ou para servir como um procedimento de triagem conveniente e econômico na população hipertensa. Medicações anti-hipertensivas tanto aumentam quanto diminuem os níveis de renina e aldosterona, e alguns também afetam o potássio sérico. Uma tentativa deve ser feita para retirar todos os agentes anti-hipertensivos duas semanas antes dessas medidas.

1. **Testes de triagem**

   a. **Potássio.** Hipocalemia espontânea ou não provocada de 2,7 mEq/L ou menos em pacientes hipertensos é normalmente devida ao aldosteronismo primário, especialmente APA. Muitos pacientes têm um nível de potássio sérico menor que 3,5 mEq/L, mas o aldosteronismo normocalêmico (> 3,5 mEq/L) está sendo reconhecido com freqüência crescente. Excreção urinária de potássio maior do que 30 mEq por 24 horas na presença de uma concentração sérica menor do que 3,5 mEq/L é inapropriadamente alta e é, portanto, indicativa de excesso de mineralocorticóide. Em pacientes hipertensos essenciais que recebem terapia diurética, a excreção urinária de potássio é reduzida para menos de 30 mEq por 24 horas dentro de 2 ou 3 dias da cessação dos diuréticos se o potássio plasmático for menor que 3,5 mEq/L, enquanto a caliurese (*i. e.,* excreção de potássio maior que 30 mEq por 24 horas) normalmente continua em pacientes com hiperaldosteronismo primário. É aconselhável repetir o potássio urinário e sérico duas a três vezes após a retirada de diuréticos. O próprio nível de íon potássio é um determinante de produção de aldosterona; portanto, a depleção de potássio pode reduzir e "normalizar" a secreção supra-renal de aldosterona em alguns pacientes.

   b. **Atividade da renina plasmática.** A hipervolemia crônica do hiperaldosteronismo primário responde pelos níveis suprimidos de renina caracteristicamente vistos nesta doença. No entanto, renina baixa é normalmente vista em apenas 60 a 80% dos pacientes, talvez porque muitos pacientes hipertensos são inicialmente tratados com diuréticos e vasodilatadores que estimulam a atividade da renina. Além disso, 25% da população com hipertensão essencial mostra baixos níveis de atividade de renina de etiologia incerta, e uma baixa ARP também é observada no idoso. No entanto, a combinação de baixa ARP com alta aldosterona plasmática é altamente sugestiva de hiperaldosteronismo primário.

c. **Medidas da aldosterona.** Tanto a taxa de excreção urinária de 24 horas de aldosterona quanto os níveis de aldosterona plasmática podem ser usadas no diagnóstico do hiperaldosteronismo. Altas concentrações circulantes de aldosterona (mais de 25 a 30 ng/dL) ou alta secreção urinária de aldosterona (mais de 15 μg/d), especialmente quando unidas com uma ARP baixa, são sugestivas de hiperaldosteronismo primário. No entanto, secreção de aldosterona é suprimida pelo sódio dietético aumentado, hipervolemia e hipocalemia.

   Concentrações plasmática e urinária de aldosterona também diminuem com a idade avançada (30 a 50% dos valores vistos em paciente jovens), tornando as correções para a idade necessárias especialmente na avaliação de pacientes hipertensos com mais de 60 anos. Um número significativo de pacientes com hiperaldosteronismo primário (aproximadamente 30%) tem níveis de aldosterona basal que estão dentro da faixa normal. Em pacientes com potássio sérico menor que 3 mEq/L, a reposição de potássio (dieta com 200 mEq de potássio por 5 dias ou elixir de cloreto de potássio, 60 a 120 mEq diariamente por VO) deve ser iniciada com medidas repetidas de aldosterona após a reposição.

d. Apesar das múltiplas limitações inerentes na interpretação da ARP basal e das medidas de aldosterona, a **razão aldosterona/ARP** pode ser um razoável teste de triagem, e valores maiores que 30 a 50 sugerem a presença de hiperaldosteronismo primário.

2. **Testes definitivos** (*i. e.,* verificação de ARP baixa e/ou concentração de aldosterona alta):

   a. **ARP:** Uma vez que a ARP basal baixa pode ser enganosa, particularmente em um dieta rica em sal, apenas após o estímulo com diuréticos (depleção de sódio e volume) e postura (redução do volume plasmático efetivo) é a medida de renina (usando menos de 2 ng/mL por hora como ponto de corte) uma indicação precisa do estado da renina.

      (1) **Procedimento**

         (a) Para a medida da ARP, os pacientes podem estar em uma dieta regular, mas eles devem parar todos os agentes hipotensores por pelo menos 2 semanas antes de testar. A amostra deve ser colhida entre 8 h e meio-dia.

         (b) Após 30 a 60 minutos na posição supina, o sangue é coletado para ARP em tubos previamente resfriados contendo EDTA (8-9 h da manhã).

         (c) Administrar furosemida, 80 mg VO, e deambular o paciente por 3 a 4 horas.

         (d) Após a deambulação, repetir a amostra de sangue.

      (2) **Interpretação.** Valores abaixo de 2 ng/mL por hora são compatíveis com hiperaldosteronismo primário, hipertensão essencial hiporeninêmica, hiperplasia supra-renal congênita (HAC) secundária à deficiência de 11-hidroxilase ou 17-hidroxilase e, muito raramente, síndrome de excesso aparente de mineralocorticóide, ingestão excessiva de licorice e síndrome de Liddle.

   b. **Aldosterona.** Dada a variabilidade dos níveis basais de aldosterona neste distúrbio, a não-supressão da aldosterona em resposta à manobra de expansão de volume provou ser o melhor indicador do hiperaldosteronismo primário. A expansão de volume via infusão de soro fisiológico, ingesta alta de sal ou administração de mineralocorticóide em qualquer condição, além do hiperaldosteronismo primário, suprime os níveis de aldosterona em mais de 50%. No hiperaldosteronismo primário, uma carga adicional de volume tem apenas um efeito mínimo na concentração de aldosterona.

(1) **Procedimento para teste de infusão de soro fisiológico**

(a) Obtenha níveis basais de aldosterona.

(b) Infunda solução de cloreto de sódio 0,9% por 4 horas (500 mL/h, um total de 2L).

(c) Obtenha amostras repetidas para aldosterona e potássio. Após a infusão, a aldosterona plasmática irá normalmente suprimir em pelo menos 50% ou abaixo de 5 ng/dL, enquanto os pacientes com hiperaldosteronismo primário exibirão níveis pós-infusão maiores que 10 ng/dL.

3. **Teste para diferenciar APA de HAB (hiperaldosteronismo idiopático).** Pacientes com APA respondem favoravelmente à cirurgia, enquanto os pacientes com HAB não requerem terapia clínica prolongada. Portanto, uma distinção pré-operatória entre APA e HAB como causa de hiperaldosteronismo deve ser feita.

a. **Procedimento para teste de postura.** APA parece bem responsiva ao ACTH, mas não à angiotensina II. O oposto se aplica ao HAB, em que a angiotensina II é o principal regulador.

(1) **Procedimento**

(a) Amostras para ARP e aldosterona plasmática são obtidas entre 8 e 9 h da manhã após o paciente ter estado na posição supina por 30 minutos.

(b) O paciente assume a postura ereta e deambula moderadamente por 4 horas, depois das quais amostras são coletadas novamente.

b. **Interpretação.** Pacientes normais que assumem postura ereta aumentam a atividade da renina e, portanto, os níveis de aldosterona, e isso é ainda mais realçado com a deambulação. Uma vez que a ARP é suprimida na APA, aldosterona plasmática não responde à postura e declina em relação à redução diurna de ACTH (8 h até meio-dia). Pacientes com HAB mostram aumento normal (mais de 25% do valor de base) nos níveis de aldosterona com postura ereta, respondendo por uma resposta parcialmente intacta da renina e uma sensibilidade da glândula supra-renal melhorada à angiotensina II. No entanto, até 50% dos pacientes com APA demonstram aumentos posturais na aldosterona plasmática. De fato, a confiabilidade do teste em distinguir APA de HAB tem sido questionada com as recentes informações de que a magnitude da resposta à postura depende dos níveis de base de aldosterona, independente da patologia supra-renal.

c. **18-OHB plasmático (18-hidroxicorticosterona).** O precursor imediato da biossíntese da aldosterona é o 18-OHB, que, como a aldosterona, se origina primariamente de uma região específica da glândula supra-renal (*i. e.*, a zona glomerulosa). Níveis de 18-OHB são particularmente altos na APA, e concentrações de 18-OHB maiores que 100 ng/dL indicam que o hiperaldosteronismo é devido a uma APA; qualquer coisa abaixo deste valor, especialmente menor que 50 ng/dL, é mais provavelmente devida a HAB.

4. **TC e RM supra-renal.** Uma vez que o diagnóstico bioquímico de hiperaldosteronismo primário tenha sido firmemente estabelecido, a TC é eficaz em identificar vários tumores supra-renais, particularmente em adenomas com diâmetro de 1 cm ou mais. A RM não oferece vantagem sobre a TC. Os resultados com HAB variam de uma glândula aparentemente normal até um alargamento **difuso** bilateral.

5. **Rastreamento supra-renal com radioisótopos** com iodocolesterol ou NP-59 é freqüentemente útil no diagnóstico diferencial de hiperaldosteronismo primário. Com 7 dias de supressão com dexametasona (0,5 mg duas vezes por dia), a captação assimétrica é compatível com APA, enquanto uma captação bilateral favorece o diagnóstico de HAB.

6. **Concentração de aldosterona na veia supra-renal**

a. O **cateterismo** das veias supra-renais com coleta de efluente da veia supra-renal é um método preciso, porém tecnicamente difícil, para diagnosticar a patologia supra-renal no hiperaldosteronismo primário.

b. **Interpretação.** Falsa lateralização pode resultar de:

(1) **Secreção episódica** de aldosterona; este contratempo pode ser evitado pela amostragem simultânea de ambas as supra-renais.

(2) **Efeito de diluição.** Amostras obtidas de cada lado podem consistir em uma mistura variável de sangue venoso supra-renal e extra-supra-renal (p. ex., sangue supra-renal "**puro**" comparado à amostra diluída "**contralateral**"). A medida simultânea de aldosterona e cortisol em ambas as veias supra-renais e na veia cava inferior (VCI) fornece excelente indicador de diluição no local da amostra, usando uma razão aldosterona/cortisol para corrigir os erros induzidos pela localização do cateter. Uma razão aldosterona/cortisol muito mais alta é obtida de uma glândula supra-renal albergando um APA. Além disso, não apenas é a concentração de aldosterona ou a razão aldosterona/cortisol alta no lado envolvido, mas é também marcantemente suprimida no lado contralateral em comparação com níveis da VCI.

7. **Teste de supressão com dexametasona.** No caso da HAB, principalmente aquela encontrada em crianças, adolescentes ou adultos jovens, e no contexto de uma história familiar forte de hipertensão, o diagnóstico de **hiperaldosteronismo responsivo a glicocorticóide** deve ser considerado. Esta entidade resulta de um gene quimérico no cromossomo 8 que contém a regia regulatória sensível a ACTH do gene da 11 beta-hidroxilase e a seqüência de codificação do gene de aldosterona sintetase. Pacientes com este gene anormal expressam uma enzima supra-renal anormal que promove a síntese de aldosterona em resposta ao ACTH (em vez da angiotensina II), resultando em uma produção excessiva de aldosterona. A terapia com dexametasona suprime a secreção de ACTH e, portanto, as anormalidades bioquímicas associadas e dependentes de ACTH (*i. e.,* hipocalemia e hiporeninemia), normalmente dentro dos primeiros 21 a 28 dias de terapia. Dê dexametasona, normalmente 2 mg por dia por 4 semanas, ou prednisona, 5 mg duas vezes ao dia por 4 a 6 semanas, com monitoramento da pressão sanguínea e do potássio sérico e uma reavaliação da aldosterona plasmática e da ARP após o período da terapia.

E. **Tratamento**

1. **APA.** A remoção cirúrgica da glândula que contém o tumor é o tratamento preferencial. A cirurgia laparoscópica é segura, tão eficaz quanto e menos traumática que a supra-renalectomia tradicional. Os adenomas, em sua maioria, são pequenos (freqüentemente menos de 1 cm de diâmetro), e ocorrem duas vezes mais do lado esquerdo do que no direito. A reposição de potássio, tanto por suplemento de potássio oral quanto por tratamento pré-operatório com o antagonista mineralocorticóide espironolactona (400 a 600 mg/d, por 2 a 3 semanas), deve ser atingida antes da cirurgia. Em pacientes que são tanto pobres candidatos à cirurgia quanto relutantes em sofrer a cirurgia, a espironolactona crônica ou terapia com amilorida parece ser alternativa eficaz (veja a seguir). No entanto, agentes hipotensores adicionais, como bloqueadores do canal de cálcio diidropiridínicos de longa ação, são freqüentemente necessários para um controle ótimo da pressão sanguínea.

2. **HAB.** Uma vez que a taxa de cura cirúrgica na HAB (normalização da pressão sanguínea) é de apenas **18%**, estes pacientes devem ser tratados clinicamente. Embora a **espironolactona** seja a escolha óbvia, resultados na HAB foram bem variáveis, e o tratamento em longo prazo com a espironolactona é freqüentemente acompanhado por impotência e ginecomastia em homens e por distúrbios menstruais em mulheres. **Amilorida** (10-40 mg/d), um diurético poupador de potássio que age nas células tubulares renais independentemente da atividade da aldosterona, mostrou ser um agente terapêutico bem-sucedido na administração do hiperaldosteronismo primário. Além disso, o bloqueador de canal de cálcio **nifedipina** é freqüentemente eficaz em diminuir a pressão sanguínea, o que pode ser relacionado com a dependência da síntese de aldosterona induzida por angiotensina II no influxo de cálcio.

F. **Diagnóstico diferencial.** Hipertensão e hipocalemia como sintomas de apresentação em outras síndromes:

1. **Síndrome de Cushing.** Hipertensão e hipocalemia podem ser os sintomas de abertura de síndrome de Cushing. Na doença de Cushing, a ARP é normal a alta e a aldosterona plasmática é

normal (ARP normal ou alta; aldosterona normal). Na síndrome de Cushing secundária à secreção ectópica de ACTH, a DOC plasmática atinge altos níveis em resposta a um ACTH circulante excessivo. Este mineralocorticóide mais fraco, originando principalmente nas células da zona fasciculada, comumente induz a uma **síndrome de excesso de mineralocorticóide** que precede as manifestações de excesso de glicocorticóide. O estado "hipervolêmico" induzido pela DOC resulta na supressão da ARP e na secreção de aldosterona (DOC aumenta; ARP diminui; aldosterona diminui).

2. **Hipertensão maligna.** Na hipertensão acelerada ou maligna, o hiper-reninismo excessivo secundário a dano renal provoca altos níveis de aldosterona freqüentemente **acompanhado de hipocalemia** (ARP aumenta muito; aldosterona aumenta).
3. **Deficiência de 11 beta-hidroxisteróide desidrogenase (tipo 2).** Uma vez que a afinidade do cortisol pelo receptor mineralocorticóide renal é tão alta quanto aquela da aldosterona e os níveis de cortisol circulante são 1.000 vezes maiores do que aqueles da aldosterona, a 11 beta-hidroxisteróide desidrogenase tipo 2, que converte cortisol em cortisona, é aparentemente necessária para proteger o receptor mineralocorticóide da ativação excessiva pelo cortisol.

   A deficiência de 11 beta-hidroxisteróide resulta em uma síndrome aparente de excesso de mineralocorticóide, secundária a um acesso não perturbado do cortisol ao receptor mineralocorticóide renal relativamente não específico. Esta condição hereditária que resulta em hipertensão e hipocalemia foi descrita inicialmente em crianças e mais recentemente em adultos. O diagnóstico é confirmado estabelecendo uma razão aumentada de tetraidrocortisol urinário (um metabólito do cortisol) para tetraidrocortisona (um metabólito da cortisona). O ácido glicirízico contido em algumas balas, que induz a uma forma adquirida de síndrome de excesso aparente de mineralocorticóide, exerce ser efeito via inibição da 11 beta-hidroxisteróide desidrogenase.
4. **HAC** devida tanto à **deficiência de 11 alfa-hidroxilase quanto à deficiência de 17 alfa-hidroxilase.** Em ambas as condições, a produção defeituosa de cortisol provoca um aumento compensatório de ACTH, que por sua vez estimula a biossíntese de mineralcorticóides mais fracos produzidos na zona fasciculada por células independentes de angiotensina II, mas sensíveis a ACTH (corticosterona, DOC, ARP, aldosterona). A hipertensão e a hipocalemia são acompanhadas de virilização na deficiência de 11-hidroxilase e por amenorréia primária (mulheres) ou características eunucóides, ou pseudo-hermafroditismo (homens) devido à deficiência de hormônio sexual na deficiência de 17-hidroxilase.

   Baixas doses de dexametasona parecem ser o tratamento preferencial tanto para a deficiência de 11 quanto para a deficiência de 17-hidroxilase. Androgênios ou estrogênios são também adicionados na deficiência 17 alfa-hidroxilase.
5. **Síndrome de Liddle** é um distúrbio familiar raro caracterizado por hipertensão e alcalose hipocalêmica na ausência de secreção excessiva de qualquer dos mineralocorticóides conhecidos. O defeito primário parece ser uma reabsorção aumentada de cloreto de sódio e uma secreção melhorada de potássio no túbulo distal que resultam de mutações nas subunidades beta ou alfa do canal de sódio epitelial. Hipertensão e hipocalemia são aliviadas por triantereno (100 a 300 mg por dia em doses divididas), que afeta o transporte de sódio e potássio no néfron distal, porém não pela espironolactona. Tanto os níveis de ARP quanto de aldosterona são classicamente baixos.
6. **Hipertensão com renina baixa.** Aproximadamente um quarto dos pacientes com hipertensão essencial demonstra baixos níveis de ARP, porém apenas uma pequena fração desta população se apresenta com hipocalemia não provocada. Os níveis de aldosterona são normais.
7. **Hipertensão renovascular.** Hiperaldosteronismo e hipocalemia secundária a estímulo excessivo da renina na hipertensão renovascular são incomuns, porque a maioria destes pacientes tem ARP periférica normal a normal alta. Em casos graves com ARP periférica excessiva, o hiperaldosteronismo com hipocalemia pode ser encontrado (ARP alto ou normal; aldosterona alta ou normal).
8. **Ingestão de mineralocorticóides exógenos.** Overdose de fludrocortisona (ocasionalmente prescrito para hipotensão ortostática) ou uso crônico de *sprays* nasais contendo alfa-fluprednisolona

(para rinite crônica) podem resultar em hipertensão e hipocalemia, acompanhada de ARP suprimida e níveis de aldosterona suprimidos (ARP baixo; aldosterona baixa).

IV. Hiperaldosteronismo secundário

A. Fisiopatologia e etiologia. Hiperaldosteronismo secundário a estímulo excessivo do eixo renina-angiotensina é encontrado em uma variedade de momentos clínicos. O denominador comum no hiperaldosteronismo secundário é a produção melhorada e a liberação melhorada de renina do rim, mais freqüentemente em resposta à perda de sódio (p. ex., restrição de sódio, diuréticos, diarréia, nefropatia perdedora de sal), depleção de volume (p. ex., hemorragia, desidratação) ou redistribuição de volume com volume sanguíneo "central" ou "eficaz" reduzido (*i. e.,* estados edematosos tais com síndrome nefrótica, cirrose com ascites e alguns estágio de insuficiência cardíaca congestiva). Níveis muito altos de ARP e aldosterona são normalmente observados na gravidez, particularmente durante os últimos dois trimestres. Ingesta excessiva de potássio pode aumentar diretamente a secreção de aldosterona. Em raras ocasiões, a hipersecreção de renina não é provocada, assim como na síndrome de Bartter ou em tumores secretores de renina.

B. Síndrome de Bartter

1. **Patogênese.** Parece agora que a síndrome de Bartter pode evoluir como resultado de uma de várias mutações no transporte de sódio ou cloreto, ou dos genes do canal de K^+ expressos na alça ascendente espessa de Henle. A reabsorção ativa do cloreto de sódio neste segmento é mediada em parte por um sistema de co-transporte Na-K-2Cl na membrana luminal, resultando em uma entrada total de sódio para a célula. Para uma ação continuada de co-transporte, o potássio deve poder vazar para a luz tubular por um canal de K^+. Mutações no canal de cloreto, no co-transportador Na-K-2Cl ou nos genes do canal de K^+ prejudicam este processo interdependente de reabsorção de NaCl. A diminuição no cloreto e, portanto, na reabsorção de sódio causa uma carga de sódio aumentada e uma troca de sódio-potássio aumentada no néfron distal, resultando em uma secreção tubular distal aumentada de potássio; a hipocalemia resultante estimula a produção de prostaglandina E_2 (PGE_2) para as células renais e de prostaglandina I_2 (PGI_2) no endotélio vascular. O estímulo crônico da secreção de renina por PGE_2 e PGI_2 resulta em hiperplasia do aparelho justaglomerular, causando hiper-reninemia e, subseqüentemente, altos níveis de angiotensina II circulante. Em nível supra-renal, no entanto, o efeito estimulante da angiotensina II é contrabalançado por hipocalemia, resultando em um hiperaldosteronismo secundário apenas moderado. Em nível vascular, os efeitos pressores da angiotensina II em excesso são contrabalançados pelas concentrações altas de PGI_2, com o efeito final sendo uma pressão sanguínea normal.

   A **variante de Gitleman** da síndrome de Bartter resulta de mutações no gene para o co-transportador de NaCl sensível a tiazídicos no túbulo distal e, da mesma forma, causa perda de sódio renal, hiper-reninemia, hiperaldosteronismo secundário, hipocalemia e alcalose metabólica. Hipocalcemia e hipomagnesemia estão também presentes.

2. **Características clínicas.** Caliurese, alcalose hipocalêmica, hiper-reninemia, hiperaldosteronismo secundário e normotensão em um paciente não edematoso de quem a perda de cloreto e potássio gastrointestinal e o abuso de laxantes e diuréticos foram excluídos, estabelecem o diagnóstico. A hipomagnesemia pode complicar ainda mais essas anormalidades.

3. **Tratamento**

   a. **Correção da hipocalemia** é atingida pela administração de espironolactona, 100 a 300 mg por dia, ou amilorida (ou ambos). A hipocalemia persistente, apesar dessas medidas, pode requerer uma dieta pobre em sódio.

   b. **Correção da hiper-reninemia e do hiperaldosteronismo.** Indometacina (1 a 2 mg/kg por dia), ibuprofeno (400 a 1.200 mg/d) ou aspirina (0,6 a 3,0 g/d) são todos inibidores eficazes da ciclooxigenase que irão diminuir a produção de PGI_2 e PGE_2, portanto reduzindo a secreção de renina e de aldosterona.

c. Quando presente, a hipomagnesemia deve ser corrigida (10 a 20 mEq de magnésio por dia). A correção da hipomagnesemia também facilita a normalização dos níveis séricos de potássio.

V. **Hipoaldosteronismo**

A. **Hipoaldosteronismo hiporreninêmico** é mais freqüentemente associado à insuficiência renal leve a moderada, especialmente em indivíduos mais velhos com graus variados de hipercalemia. O distúrbio renal subjacente mais consistente tem sido a nefropatia diabética, embora o hipoaldosteronismo hiper-reninêmico tenha sido encontrado em certas nefropatias intersticiais. Vários distúrbios da síntese de renina e da liberação de renina foram propostos, incluindo a conversão prejudicada de renina inativa a ativa, destruição do aparelho justaglomerular, defeitos no sistema nervoso simpático e expansão de volume crônica. Um defeito coexistente no nível da zona glomerulosa também foi proposto, porque a secreção de aldosterona é inapropriadamente baixa para a hipercalemia observada em muitos pacientes.

1. **Diagnóstico.** O diagnóstico é feito demonstrando a deficiência da ARP e da aldosterona plasmática em aumentarem resposta a um teste combinado postural (*i. e.,* 2 horas de deambulação) e diurético (60 mg de furosemida VO, dados após os níveis de base de ARP e de aldosterona serem obtidos).

2. **Tratamento.** Quando a hipercalemia é significativa e indica terapia, o tratamento preferencial depende da pressão sanguínea do paciente. Se hipertensão coexistir, a terapia com furosemida não irá apenas reverter a hipercalemia, mas também pode restaurar a secreção renal de renina e aldosterona após meses de terapia. Se o paciente for hipotenso ou se apresentar com hipotensão ortostática, baixas doses de fludrocortisona devem ser experimentadas (iniciando com 0,05 mg por dia). No entanto, deve ser observado que a dosagem necessária é freqüentemente mais alta do que aquela usada na doença de Addison (0,2 mg/d).

B. **Doença de Addison.** A doença de Addison costumava ser a causa mais comum de hipoaldosteronismo.

C. **Terapia com heparina complicada por hipoaldosteronismo.** O tratamento com heparina, especialmente quando dado por um período prolongado, pode suprimir a secreção de aldosterona e resultar em hipercalemia, presumivelmente exercendo efeito direto na zona glomerulosa.

D. **Hipoaldosteronismo transitório após supra-renalectomia unilateral para um APA.** A ocorrência desta entidade pode ser minimizada por administração pré-operatória de espironolactona (400 a 600 mg/d), que restaura parcialmente a responsividade do eixo renina-angiotensina-aldosterona cronicamente suprimido.

E. **HAC** (hiperplasia supra-renal congênita) com bloqueio enzimático da conversão de 18-OHB à aldosterona (**metil oxidase, defeito tipo 2**).

1. **Características clínicas.** As características desta síndrome variam, aparecendo como depleção de volume e sódio, hipercalemia e choque em alguns e como hipercalemia assintomática em outros. Foi descrita em tribos nômades isoladas com uma alta taxa de consanguinidade. Níveis de ARP são altos em resposta à deficiência de volume.

2. **Diagnóstico.** O diagnóstico específico é feito por medidas da razão de metabólitos urinários de 18-OHB para aldosterona, um procedimento limitado a centros especiais. Testes sanguíneos também são disponíveis.

F. A síndrome do **hipoaldosteronismo hiper-reninêmico** é encontrada em pacientes criticamente doentes. Esta condição algumas vezes se segue a episódios hipotensivos prolongados e manifestados por hipercalemia de baixo grau inexplicada. A produção de cortisol permanece intacta, enquanto que tanto a aldosterona plasmática quanto a 18-OHB plasmática são reduzidas, sugerindo um prejuízo seletivo das células da zona glomerulosa.

G. **Pseudo-hipoaldosteronismo** é uma rara condição perdedora de sal detectada na infância. A forma autossômica recessiva resulta de mutações nas subunidades alfa ou beta do canal de sódio epitelial, tornado-o não responsivo à aldosterona. O efeito é permanente e aparentemente afeta a todos os alvos epiteliais de aldosterona (rim, cólon, glândulas salivares, pulmão). As infecções do trato respiratório são comuns por causa do excesso de líquido nas vias aéreas. A forma esporádica autossômica dominante de pseudo-hipoaldosteronismo ocasionalmente resulta de mutações no próprio receptor de mineralocorticóide. A doença freqüentemente melhora com a idade e pode ser restrita ao rim. Formas adquiridas de pseudoaldosteronismo são encontradas na uropatia obstrutiva e após transplante renal. O tratamento consiste em **reposição de sal e líquidos.**

Referências Selecionadas

Aron DC, Findling JW, Tyrrell JB. Cushing disease. *Endocrinol Metab Clin N Am* 1987;16:705-730.

Blumenfeld JD, Sealey JE, Schlussel Y, et al. Diagnosis and treatment of primary hyperaldosteronism. *Ann Intern Med* 1994;121:877-885.

Botero-Velez M, Curtis JJ, Waaamock DG. Brief report: Liddle's syndrome revisited-a disorder of sodium reabsorption in distal tubule. *N Engl J Med* 1994;330:178-181.

Bretan PN Jr, Lorig R. Adrenal imaging: computed tomographic scanning and magnetic resonance imaging. *Urol Clin N Am* 1989;16:505-513.

Carpenter PC. Cushing syndrome: an update of diagnosis and management. *Mayo Clin Proc* 1986;61:49-58.

Cheztnar JL, et al. Adrenal masses: characterization with T1-weighted MR imaging. *Radiology* 1988;166:357-359.

Connell JMC, et al. Dexamethasone-suppressible hyperaldosteronism. *Hypertension* 1986;8:669-676.

Doppman JL, et al. Ectopic adrenocorticotrophic hormone syndrome: localization studies in 28 patients. *Radiology* 1989;172:115-124.

Doppman JL, et al. Macronodular adrenal hyperplasia in Cushing disease. *Radiology* 1988;166:347-52.

Findling JW, Adams AH, Raff H. Selective hypoaldosteronism due to an endogenous impairment in angiotensin II production. *N Engl J Med* 1987;316;1632-1635.

Findling JW, Tyrrell JB. Occult ectopic secretion of corticotropin. *Arch Intern Med* 1986;146:929-933.

Funder JW, et al. Mineralocorticoid action: target tissue specificity is enzyme, not receptor, mediated. *Science* 1988;242:583-585.

Ganguly A. Glucocorticoid-suppressible hyperaldosteronism: an update. *Am J Med* 1990;88:321-324.

Ganguly A. Primary aldosteronism. *N Engl J Med* 1998;339:1828-1834.

Hermus AR, et al. Responsivity of adrenocorticotropin to corticotropin-releasing hormone and lack of suppressibility by dexamethasone are related phenomena in Cushing's diseases. *J Clin Endocrinol Metab* 1986;62:634-639.

Howlett TA, et al. Diagnosis and mangement of ACTH-dependent Cushing's syndrome: comparison of the features in ectopic and pituitary ACTH production. *Clin Endocrinol (Oxl)* 1986;24:699-713.

Irony I, et al. Correctable subsets of primary aldosteronism. *Am J Hypertens* 1990;3:576-582.

Kalin MF, et al. Hyporeninemic hypoaldosteronism associated with acquired immune deficiency syndrome. *Am J Med* 1987;82:1035-1038.

Kaye TB, Crapo L. The Cushing syndrome: an update on diagnostic tests. *Ann Intern Med* 1990;112:435-444.

Kokko JP. Primary acquired hypoaldosteronism. *Kidney Int* 1985;27:690-702.

Landolt AM, et al. Corticotropin-releasing factor-test used with bilateral simultaneous inferior petrosal sinus blood sampling for the diagnosis of pituitary-dependent Cushing's disease. *Clin Endocrinol (Oxl)* 1986;25:687-696.

Mampalam TJ, Tyrrell JB, Wilson CB. Transsphenoidal microsurgery for Cushing disease. *Ann Intern Med* 1988; 109:487-493.

McCance DR, et al. Bilateral inferior petrosal sinus sampling as a routine procedure in ACTH-dependent Cushing's syndrome. *Clin Endocrinol* 1989;30:157-166.

Newhouse M. MRI of the adrenal gland. *Urol Radiol* 1990;12:1-6.

Nieman LK, et al. The ovine corticotropin-releasing hormone stimulation test and the dexamethasone suppression test in the differential diagnosis of Cushing's syndrome. *Ann Intern Med* 1986;105:862-867.

Nieman LK, et al. The ovine corticotropin-releasing hormone (CRH) stimulation test is superior to the human CRH stimulation test for the diagnosis of Cushing's disease. *J Clin Endocrinol Metab* 1989;69:165-169.

Oldfield EH, et al. Petrosal sinus sampling with and without corticotropin-releasing hormone for the differential diagnosis of Cushing's syndrome. *N Engl J Med* 1991;325:897-905.

Phelps KR, et al. Pathophysiology of the syndrome of hyporeninemic hypoaldosteronism. *Metabolism* 1980;29:186-199.

Schild L, Canessa CM, Shgimkets; RA, et al. A mutation in the epithelial sodium channel causing Liddle disease increases channel activity in the *Xenopus laevisoocyte* expression system. *Proc Natl Acad Sci USA* 1995;92:5699-5703.

Stewart PM, et al. Mineralocorticoid activity of liquorice: 11-beta hydroxysteroid dehydrogenase deficiency comes of age. *Lancet* 1987;2:821.

Tordjman K, Jaffe A, Troastnetsky Y, et al. The low dose 1 mcg adrenocorticotropin (ACTH) \stimulation as a screening test for impaired hypotholamic-pituitaryadrenal axis function: assessment of its sensitivity, specificity and accuracy. *Clin Endocrinol* 2000;52:633-640.

Ulick S, Tedde R, Mantero F. Pathogenesis of the type 2 variant of the syndrome of apparent mineralocorticoid excess. *J Clin Endocrinol Metab* 1990;70:200.

Zipser RD, et al. Hyperreninemic hypoaldosteronism in the critically ill. *J Clin Endocrinol Metab* 1981;53:867-873.

12. FEOCROMOCITOMAS

Kurt M. Sowers e James R. Sowers

I. **Incidência.** Os feocromocitomas são tumores relativamente raros associados a uma ampla variedade de sintomas, apesar de a hipertensão ser o sinal clínico mais consistentemente associado. Os feocromocitomas parecem ser responsáveis por menos de 0,1% dos pacientes com hipertensão diastólica sustentada. A maior parte dos feocromocitomas surge da medula da supra-renal (85%) e do órgão de Zuckerkandl (8%). Eles raramente ocorrem em sítios extra-supra-renais no tórax (menos de 2%), pescoço (menos de 0,1%), abdome e bexiga. Os feocromocitomas podem se apresentar em todas as faixas etárias com um pico de incidência na terceira e quarta décadas. Essa patologia ocorre com igual freqüência em ambos os sexos nos adultos, enquanto 60% das crianças afetadas são meninos. Múltiplos tumores (supra-renais e extra-supra-renais) são mais comuns em crianças (35%) do que em adultos (8%). Menos de 10% dos feocromocitomas são malignos, e o prognóstico desses tumores é relativamente ruim.

Aproximadamente 10% dos feocromocitomas são de origem familiar e mais de 70% destes ocorrem bilateralmente. Os feocromocitomas familiares ocorrem em associação com a doença de von Hippel-Lindau (VHLD), neurofibromatose e neoplasia endócrina múltipla do tipo 2 (NEM 2). Quando os feocromocitomas ocorrem em associação com os tipos von Hippel-Lindau de parentesco consanguíneo, foram descritas várias mutações do gene *VHDL*. A identificação das mutações do proto-oncogene *RET* na NEM2 forneceu um bom teste de rastreamento para o NEM2 em pacientes com feocromocitoma e carcinomas medulares da tireóide.

II. **Anatomia/bioquímica.** Os feocromocitomas são geralmente tumores encapsulados, vasculares, com aproximadamente 5 cm de diâmetro, em média, pesando menos de 70 g (Fig. 12.1). Não existe qualquer relação na maioria dos pacientes entre o tamanho do tumor, elevação dos níveis de catecolaminas plasmáticas e manifestações clínicas. A maioria dos feocromocitomas secreta tanto noradrenalina quanto adrenalina, e a noradrenalina é a catecolamina predominantemente secretada. No entanto, alguns tumores secretam apenas noradrenalina ou, raramente, apenas adrenalina. Muito raramente, a dopamina é a catecolamina predominantemente secretada. A cromogranina A e a adrenomedulina também são secretadas pelos tumores feocromocitomas.

III. As **manifestações clínicas** dos feocromocitomas são fornecidas na Tabela 12.1. Os achados clínicos mais comuns são a hipertensão sustentada ou paroxística, cefaléia, palpitações e sudorese. Os episódios sintomáticos podem ocorrer tão freqüentemente quanto 20 a 30 vezes por dia ou tão infreqüentemente quanto uma vez em alguns meses. Aproximadamente 74% dos pacientes experimentam um ou mais ataques por semana. A duração é de menos de 1 hora, mas alguns episódios persistem por até uma semana. Um episódio freqüentemente começa com palpitações e dispnéia. A vasoconstricção periférica mediada pelos α-receptores resulta em hipertensão, palidez facial e mãos e pés frios e úmidos. Uma perda de calor diminuída e um metabolismo basal aumentado pode provocar uma elevação na temperatura, rubor e sudorese. Quando os episódios são graves ou prolongados, podem ocorrer náuseas, vômitos, cefaléia, distúrbios visuais, dor abdominal e/ou torácica, parestesias, palpitações e convulsões. Uma sensação de fadiga freqüentemente acompanha esses episódios. Os feocromocitomas estão associados a uma variedade de anormalidades eletrocardiográficas, resultando em uma miocardite/miocardiopatia por catecolaminas, hipertrofia ventricular esquerda e alterações isquêmicas. A hipotensão ortostática pode ocorrer em virtude da depleção volumétrica e predominância da secreção de adrenalina/dopamina.

IV. **Rastreamento.** Todos os pacientes com hipertensão sustentada ou paroxística grave e sintomas associados (Tabela 12.1), particularmente se houver resistência ao tratamento anti-hipertensivo, devem ser avaliados quanto a presença de feocromocitoma. Outras indicações para o rastreamento incluem uma história de NEM2, assim como a presença de episódios hipertensivos durante o trabalho de parto, anestesia ou procedimentos radiológicos; também, pessoas com incidentaloma freqüentemente apresentam sin-

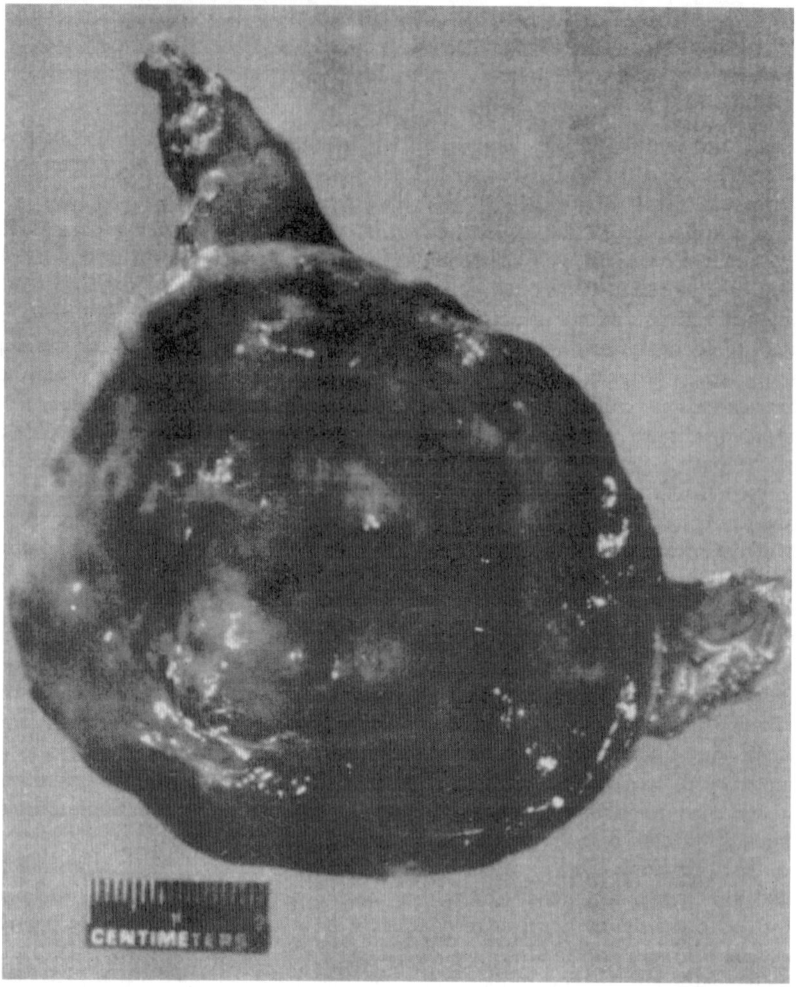

FIG. 12.1. Feocromocitoma da glândula supra-renal. O tumor é bem encapsulado e exibe áreas mosqueadas hemorrágicas escuras.

tomas e sinais sugestivos. O diagnóstico dos feocromocitomas inicialmente é estabelecido pela demonstração de catecolaminas urinárias ou plasmáticas elevadas.

V. **Diagnóstico químico.** A concentração da metanefrina total (metanefrina mais normetanefrina) em uma amostra de urina colhida durante 24 horas é o teste de rastreamento mais confiável. Um nível de metanefrina colhida em uma amostra de urina em uma única micção relaciona-se muito proximamente com os resultados das coletas urinárias de 24 horas, particularmente quando coletadas após um ataque. As catecolaminas urinárias livres (noradrenalina, adrenalina e dopamina) são mensuradas para ajudar a confirmar o diagnóstico de feocromocitoma em pacientes com níveis de metanefrinas elevados. A medida das catecolaminas fracionadas também é particularmente útil se a adrenalina e a dopamina forem secretadas seletivamente. Tendo em vista a disponibilidade dessas medidas na maioria dos laboratórios, elas são as medidas preferenciais. Os níveis da cromogranina A foram relatados como estando elevados na maioria dos pacientes com feocromocitoma; no entanto, este ainda não foi estabelecido como um

Tabela 12.1 Manifestações clínicas do feocromocitoma

SINTOMAS

Comuns:

- Palpitações (72%-92%)
- Sudorese (60-70%)
- Palpitações com ou sem taquicardia (51-73%)
- Nervosismo (35-40%)
- Perda de peso (40-70%)
- Dor torácica ou abdominal (22-48%)
- Náusea com ou sem vômitos (26-43%)
- Fraqueza ou fadiga (15-38%)

Menos comuns:

- Distúrbios visuais, constipação, calor, dispnéia, parestesia, rubor (*flushing*), poliúria, polidipsia, tonteira, convulsões tipo grande mal, bradicardia (notada pelos pacientes), aperto na garganta, tinido, disartria, engasgo, hematúria indolor.

SINAIS

Alterações na pressão arterial (observada em 98% dos pacientes)

- Hipertensão sustentada
- Hipertensão paroxística (que pode alternar com a hipotensão)
- Hipotensão ortostática
- Hipertensão induzida por uma manobra física
- Resposta paradoxal da pressão arterial a algumas drogas anti-hipertensivas
- Resposta pressora acentuada à anestesia

Outros sinais de excesso de catecolaminas

- Hiperidrose
- Taquicardia, arritmia, bradicardia reflexa, batimentos cardíacos fortes
- Palidez da face e da parte superior do corpo
- Aparência ansiosa, assustada, perturbada
- Retinopatia hipertensiva
- Pupilas dilatadas; muito raramente, exoftalmia, palidez ou injeção escleral com lacrimação, pupila pode não reagir à luz
- Magreza ou estar abaixo do peso
- Tremor
- Fenômeno de Raynaud ou *livedo reticularis*; ocasionalmente, mãos inchadas, vermelho-cianóticas em crianças; a pele das extremidades é fria, úmida pegajosa e pálida; pele arrepiada, leitos ungueais cianóticos
- Lesão em massa no abdome ou pescoço
- Sinais causados pela compressão sobre estruturas adjacentes ou pela invasão e efeitos pressóricos das metástases

MANIFESTAÇÕES RELACIONADAS COM COMPLICAÇÕES DE DOENÇAS OU SÍNDROMES COEXISTENTES

- Infarto do miocárdio
- Insuficiência cardíaca congestiva ± miocardiopatia
- Arritmias, taquicardia, hipotensão inexplicada ou parada cardíaca após indução de uma anestesia geral
- Choque
- Acidente vascular cerebral
- Azotemia
- Encefalopatia hipertensiva
- Enterocolite isquêmica ± megacólon
- Aneurisma dissecante
- Pré-eclâmpsia grave durante a gravidez; febre, choque ou morte súbita pré ou pós-parto
- Colelitíase
- Neuromas mucocutâneos
- Nervos corneanos espessados (observados apenas com lâmpadas de fenda)
- Hábito marfanóide
- Ganglioneuromatose do trato alimentar
- Neurofibromatose
- Síndrome de Cushing

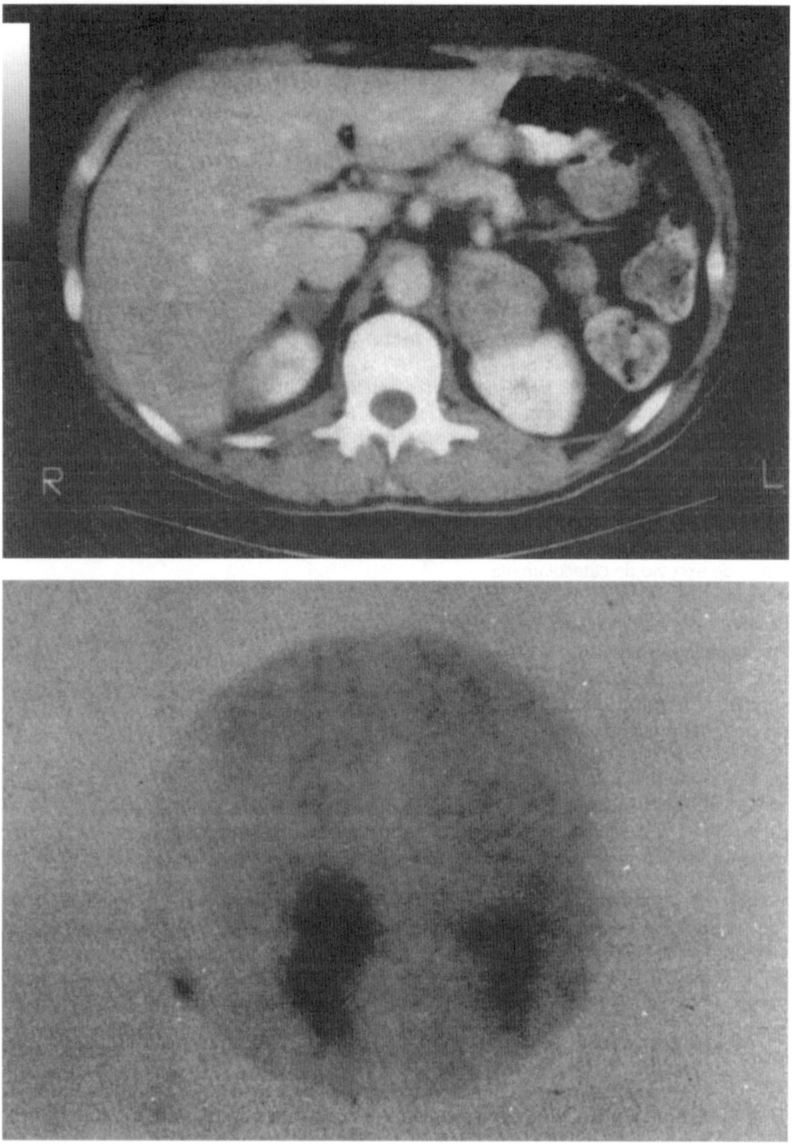

A

B

FIG. 12.2. A. Demonstração pela tomografia computadorizada do feocromocitoma na supra-renal esquerda. **B.** Scan com MIBG, projeção posterior, localizando o feocromocitoma à supra-renal esquerda; esta localização foi confirmada pela cintilografia renal. MIBG, ^{131}I metaiodobenzilguanidina.

teste de rotina. Em virtude da precisão dos testes urinários, provavelmente não é apropriado empregar testes provocativos ou supressivos. Se os resultados do ensaio urinário forem equívocos, a supressão com a clonidina (se o paciente estiver hipertenso) ou o teste provocativo com o glucagon (se o paciente estiver normotenso com hipotensão ortostática) podem ser úteis.

VI. **Diagnóstico por meio de exames de imagens.** A maioria dos feocromocitomas é suficientemente grande para ser detectada ou pela tomografia computadorizada (TC) ou pela ressonância magnética (RM) (Fig. 12.2). Tanto a TC quanto a RM proporcionam elevada sensibilidade e valores preditivos negativos, mas apenas 70% de valor preditivo positivo. Com a RM, os feocromocitomas geralmente possuem sinais brilhantes distintos nas imagens ponderadas em T_2. Tanto a TC quanto a RM também podem distinguir os tumores extra-supra-renais e as metástases dos feocromocitomas malignos. O modo mais preciso de se localizar um feocromocitoma é com a cintilografia com a metaiodobenzilguanidina (MIBG). Ela possui maior valor preditivo positivo do que a TC ou a RM e está indicada em pacientes com testes bioquímicos anormais e achados de TC ou de RM equívocos ou anormais.

VII. **Tratamento.** A terapia clínica é necessária para preparar o paciente para o tratamento cirúrgico definitivo do feocromocitoma. Para o tratamento agudo de um grave episódio hipertensivo, ou um α-bloqueio com fentolamina ou infusão com nitroprussiato de sódio são indicados, seguidos pelo β-bloqueio adrenérgico uma vez que se tenha obtido um α-bloqueio. O β-bloqueio freqüentemente é necessário para tratar as taquiarritmias associadas ao feocromocitoma. A repleção do volume intravascular também pode ser necessária com um α-bloqueio adequado. Para um α-bloqueio por um período mais longo, a fenoxibenzamina e o prazosin são indicados.

Com um controle adequado da pressão arterial no pré-operatório e bom tratamento perioperatório, o risco da cirurgia não é significativamente maior do que o das outras cirurgias em outros pacientes. Certos agentes anestésicos são indicados e outros precisam ser evitados. Os pacientes devem ser monitorados pela eletrocardiografia, pressões arteriais e pressão encunhada da artéria pulmonar para avaliar o estado do volume intravascular. Uma agressiva reposição líquida para tratar a hipotensão intra e pós-operatória é muito importante. Nos últimos anos, tem havido relatos cada vez mais freqüentes quanto à utilidade da supra-renalectomia subtotal pela abordagem retroperitoneoscópica posterior. A supra-renalectomia laparoscópica, que é segura e reduz as complicações da ferida cirúrgica e da hospitalização, tem sido cada vez mais empregada. Na verdade, uma melhora nos exames por imagem pré-operatórios dos feocromocitomas e dos paragangliomas pode tornar desnecessária a cirurgia abdominal extensa no tratamento cirúrgico desses tumores, a menos que se suspeite de uma doença supra-renal bilateral ou de carcinoma supra-renal. Recentemente, a eficácia do MIBG-^{131}I na terapia dos feocromocitomas malignos foi revista. Esta abordagem parece promissora mesmo para aquelas lesões que não responderam bem à terapia quimioterápica com a ciclofosfamida, vincristina e dacarbazina. O controle a longo prazo dos sintomas freqüentemente é possível com um bloqueio α e β e uso de metirosina.

Referências Selecionadas

Atiyeh BA, Barakat AJ, Abumrad NN. Extra-adrenal pheochromocytoma. *J Nephrol* 1997;110:25-29.

Atuk NO, Stole C, Owen JA, Carpenter JL, et al. Pheochromocytoma in von Hippel Lindau disease: clinical presentation and mutation analysis in a large, multigenerational kindred. *J Clin Endocrinol Metab* 1998;83:117-120.

Averbuch SD, Steakley CS, Yound RC, et al. Malignant pheochromocytoma: effective treatment with a combination of cyclophosphamide, vincristine, and dacarbazine. *Ann Intern Med* 1988;109:267-273.

Bar M, Friedman E, Jakobovitz O, et al. Sporadic phaeochromocytomas are rarely associated with germline mutations in von Hippel-Lindau and *RET* genes. *Clin Endocrinol* 1997;47:707-712.

Case Records of the Massachusetts General Hospital. Case 16-1991, Presentation of case. *N Engl J Med* 1991;324:1119-112.7.

Ein SH, Pullerits J, Creighton R, et al. Pediatric phe,ochromocytoma. A 36-year review. *Pediatr Surg Int* 1997;12:595-598.

Eisenhofer G, Keiser H, Fribert P, et al. Plasma metanephrines are markers of pheochromcytoma produced by catechol-o-methyltransferase within tumors. *J Clin Endocrinol Metab* 1998;83:2175-2185.

Faria G, Lumachl P, Polistina F, et al. Pheochromocytoma, a rare cause of hypertension: long-term follow-up of 55 surgically treated patients. *World J Surg* 1998;22:689-693.

Gagner M, Breton G, Pharand D, et al. Is laparoscopic adrenalectomy indicated for, pheochromocytomas? *Surgery* 1996;1120:1076-1079.

Gagner M, Pomp A, Henifort BT, et al. Laparoscopic adrenalectomy: lessons learned from 100 consecutive procedures. *Ann Surg* 1997;226:337-347.

Garcia A, Matias-Guiu X, Cabezas R, et al. Molecular diagnosis of von Hippel-Lindau disease in a kindred with a predominance of familial phaeochromocytoma. *Clin Endocrinol* 1997;46:359-363.

Gifford RW, Manger WM, Bravo EL. Pheochromocytoma. *Endocrinol Metab Clin N Am* 1994;23:387-404.

Hanson MW, Feldman JM, Beam CA, et al. Iodine 131-labelled metaiodobenzylguanidipe scintigraphy and biochemical analysis in suspected pheochromocytoma. *Arch Intern Med* 1991;151:1397-1402.

Ito Y, Ohara T, Okamoto T, et al. Efficacy of single-voided urine metanephrine and norormitaniphrine assay for diagnosing pheochromoeytoma. *World J Surg* 1998;122:684-688.

Jalil ND, Patton FN, Combemale F, et al. Effectiveness and limits of preoperative imaging studies for the localization of pheochromocytomas and paragangliomas. A review of 282 cases. *Eur J Surg* 1998;164:23-28.

Kimura N, Miura W, Noshire T, et al. Plasma chromogranin A in pheochromocytoma, primary hyperparathyroidism and pituitary adenoma in comparison with cytocholamine, parathyroid hormone and pituitary hormones. *Endocrinol J* 1997;44:319-327.

Liu J, Kahri Al, Heikkila P, Vontilainen R. Adrenomedullin gene expression and its different regulation in human adrenocortical and medullary tumors. *J Endocrinol* 1997;155:483-490.

Loh KC, Fitzgerald PA, Matthay KK, et al. The treatment of malignant pheochromocytoma with iodine-131 metaiodobenzylguanidine (^{131}I-MIBG): a comprehensive review of 116 reported patients. *J Endocrinol Invest* 1997;20:648-658.

Manger WM, Gifford RW, eds. *Clinical and experimental pheochromocytoma,* 2nd ed. Cambridge, UK: Blackwell Scientific, 1998.

Miller JA, Norton JA. Multiple endocrine neoplasias. *Cancer Treatment Res* 1997;90:213-225.

Patton FN, Combemale FP, Poirette H, et al. Questionability of the benefits of routine laparatomy as the surgical approach for pheochromocytomas and abdominal paragangliomas. *Surgery* 1996;120:1006-1012.

Rodien P, Jeumemaltre X, Dumont C, et al. Genetic alterations of the *RET* protooncogene in familial and sporadic pheochromocytomas. *Horm Res* 1997;47:263-268.

Russel WJ, Metcalfe IR, Tonkin AL, et al. The preoperative management of pheochromocytoma. *Anaesthesia Intens Care* 1998;26:196-200.

Steinsapir J, Carr AA, Prisant LM, et al. Metyrosine and pheochromocytoma. *Arch Intern Med* 1997;157:901-906.

Stridsberg M, Husibye ES. Chromogranin A and chromogranin B are sensitive circulating markers for pheochromocytoma. *Eur J Endocrinol* 1997;136:67-73.

Tato A, Orto L, Diz P, et al. Malignant pheochromoeytoma, still a therapeutic challenge. *Am J Hypertens* 1997;10:479-481.

Troncone L, Rafini V. ^{131}I-MIBG therapy of neural chest tumors (review). *Anticancer Res* 1997;17(3B):1823-1831.

Walz MK, Peitgen K, Saller B, et al. Subtotal adrenalectomy by the posterior retroperitoneoscopic approach. *World J Surg* 1998;22:621-627.

Woodward ER, Eng C, McMahon R, et al. Genetic predisposition to phaeochromocytoma: analysis of candidate genes *GDNF, RET* and *UBL. Hum Mol Genet* 1997;6:1051-1056.

13. Neuroblastoma

Norman Lavin

O neuroblastoma, o ganglioneuroblastoma e o ganglioneuroma são tumores estreitamente relacionados que ocorrem predominantemente em crianças e freqüentemente secretam catecolaminas ou os seus metabólitos.

I. **Neuroblastoma.** O neuroblastoma desenvolve-se a partir do tecido da crista neural e surge na glândula supra-renal ou ao longo da cadeia simpática. Apesar de ser um neoplasma altamente maligno da primeira infância, ele apresenta uma elevada taxa de regressão espontânea quando aparece em crianças com menos de 1 ano de idade.

A. **Incidência.** O neuroblastoma é o segundo tumor sólido mais comum em freqüência na infância (os tumores cerebrais são os primeiros) e ocorre mais freqüentemente nas crianças com menos de 3 anos. Ele é o neoplasma mais freqüentemente diagnosticado nos infantes. Pelo menos 50% dos tumores aparecem no abdome (35% da glândula supra-renal), e 70% dos pacientes têm metástases (medula óssea, osso, fígado e pele) no momento do diagnóstico. Trinta por cento desses tumores surgem nos gânglios cervicais, torácicos ou pélvicos.

B. **Apresentação clínica**

1. Massa abdominal.
2. Edema periorbital.
3. Perda de peso, anorexia.
4. Dor óssea (metástases esqueléticas).
5. Anemia.
6. Febre.
7. **Sinais e sintomas** resultantes das catecolaminas elevadas
   a. Rubor.
   b. Diaforese.
   c. Taquicardia.
   d. Hipertensão.
   e. Cefaléias.
   f. Diarréia crônica (rara).
8. O *opsoclonus-mioclonus* é uma síndrome rara observada no recém-nascido e pode ser o sinal de apresentação do neuroblastoma. Também é conhecida como a "síndrome dos olhos dançantes, pés dançantes" por causa dos movimentos caóticos dos olhos, *mioclonus* e ataxia. Auto-anticorpos contra o tecido nervoso podem ser causativos.

C. **Laboratório: testes urinários**

1. Ácido vanilmandélico (VMA).
2. Ácido homovanílico (HVA).

   O VMA geralmente é utilizado no rastreamento; no entanto, em 15 a 20% dos pacientes, os testes são negativos para VMA, mas positivos para HVA; portanto, ambos os testes devem ser solicitado. Os níveis de adrenalina são normais.
3. **Rastreamento da massa.** Estudos no Japão demonstraram que a detecção pré-clínica do neuroblastoma aos 6 meses de idade baseado nas medidas de VMA ou HVA está associada com uma maior sobrevida (mais de 97% curados). Estes infantes apresentam maiores relações VMA/HVA do que aqueles cujos tumores foram diagnosticados clinicamente, sugerindo vias de catecolaminas tumorais mais diferenciadas.
4. **Cistationa.** Esta substância normalmente não está presente na urina e, se detectada, sugere doença ativa. No entanto, a sua ausência não possui qualquer significado.
5. **Neuroblastos.** Conjuntamente com os níveis elevados de VMA e de HMA, a presença dos neuroblastos na medula óssea confirmariam o diagnóstico de neuroblastoma.

D. **Avaliação radiológica**
 1. Urografia excretora (UE).
 2. Mapeamento com tomografia computadorizada.
 3. Cintilografia óssea ou rastreamento esquelético (ou ambos).
 4. Radiografia de tórax.
 5. Mapeamento hepático.
 6. Angiografia?

E. **Tratamento (depende do estágio)**
 1. Cirurgia.
 2. Radioterapia (cobalto 60).
 3. Quimioterapia (ciclofosfamida, vincristina, cisplatina e doxorubicina).
 4. Transplante da medula óssea.

F. **Prognóstico.** Quanto mais nova for a criança, melhor é o prognóstico. Estima-se que a taxa de sobrevida seja de 30 a 35%. Os pacientes devem ser acompanhados com níveis seriados de catecolaminas. De acordo com estudos recentes, o neuroblastoma pode se apresentar com duas entidades clinicobiológicas distintas:
 1. **Favorável** está associada a uma idade jovem e estágio de diagnóstico precoce, cariótipos triplóides, nenhuma anormalidade 1P na amplificação do gene N-Myc, síntese e excreção de catecolaminas mais maduras e um excelente prognóstico clínico, apesar de pouca ou nenhuma terapia.
 2. **Desfavorável** está associado a achados opostos aos anotados para o tipo favorável e péssimo prognóstico, apesar de uma terapia multimodalidades, como transplante da medula óssea. Os neuroblastomas favoráveis raramente ou jamais evoluem para os tipos desfavoráveis.

III. **Ganglioneuroblastoma**

A. **Patologia.** Este tumor consiste em neuroblastos e células ganglionares maduras; ele é o produto de uma transformação a partir de um neuroblastoma.

B. **Apresentação clínica.** Além das características descritas na Seção **I.B.**, pode ocorrer diarréia crônica.

C. **Achados laboratoriais.** Níveis elevados de dopamina, noradrenalina, polipeptídeo intestinal vasoativo (VIP) e prostaglandinas podem estar presentes.

D. **Radiografias/Ultra-sonografia/Tomografia computadorizada** (TC). Calcificação foi detectada em 50% das radiografias abdominais em uma localização paravertebral; a dilatação das alças intestinais também foi evidente. Quando estudada, uma massa foi detectada por meio da ultra-sonografia e da TC. Portanto, a presença de calcificações paravertebrais e de dilatações intestinais em uma criança com diarréia intratável sugere a presença de um tumor da crista neural secretor de VIP.

E. **Prognóstico.** O prognóstico é melhor do que o do neuroblastoma.

III. **Ganglioneuroma**

A. **Patologia.** Este tumor é benigno e consiste em células ganglionares maduras.

B. **Apresentação clínica.** Além dos padrões descritos na Seção **I.B.**, diarréia crônica pode estar presente.

C. **Achados laboratoriais.** Níveis elevados de dopamina, noradrenalina, polipeptídeo intestinal vasoativo (VIP) e prostaglandina podem estar presentes.

Referências Selecionadas

Castleberry RP. Biology and treatment of neuroblastoma. *Pediatr Clin N Am* 1997;44:919-26.

Friedrick CA: von-Hippel-Lindau syndrome: a pleomorphic condition. *Cancer* 1999; 86:2478-82.

Hayes FA, Green AA. Neuroblastoma. *Pediatr Ann* 1983;12:366.

Posner JB. Autoantibodies in childhood opsoclonus-myoclonus syndrome. *J Pediatr* 1997;130:855.

Sawada T, et al. Mass screening for neuroblastoma in Japan. *Pediatr Hem Oncol* 1991;8:93.

Schwartz AD. Neuroblastoma and Wilms' tumor. *Med Clin N Am* 1977;61:1053.

Williams RH, ed. *Textbook of endocrinology,* 7th ed. Philadelphia: WB Saunders, 1985.

Woods W, et al. Neuroblastoma represents distinct clinical-biological entities. *Pediatrics* 1992;89:114.

14. Hiperplasia Supra-Renal Congênita

Lenore S. Levine

I. **Patogênese.** A hiperplasia supra-renal congênita (HAC) é uma família de distúrbios autossômicos recessivos da esteroidogênese supra-renal na qual há uma atividade deficiente de uma das enzimas necessárias para a síntese do cortisol. Como resultado, a secreção do ACTH (hormônio adrenocorticotrópico) é estimulada via *feedback* negativo, causando hiperplasia supra-renal e hiperprodução dos esteróides supra-renais, ambos os quais precedendo o passo que é deficiente, e não seguindo a via enzimática alterada. Um esquema simplificado da estereoidogênese supra-renal, mostrando a série de etapas enzimáticas necessárias para a estereoidogênese supra-renal, é apresentado na Figura 14.1, e os genes que os codificam são mostrados na Tabela 14.1.

II. **Avaliação.** A heterogeneidade em vários destes distúrbios é bem reconhecida, e uma variedade de gravidades clínicas e anormalidades bioquímicas foi documentada. Os sintomas de cada deficiência dependem de quais esteróides estão deficientes e quais são produzidos em excesso. A disponibilidade de radioimunoensaios sensíveis e específicos para a mensuração dos níveis hormonais séricos facilitou enormemente o diagnóstico desses distúrbios. As determinações hormonais séricas substituíram em grande parte as medidas hormonais urinárias como método primário de diagnóstico. As medidas urinárias hormonais podem confirmar o diagnóstico e, com as medidas hormonais séricas, são úteis no monitoramento da resposta terapêutica. A determinação de quais hormônios são superproduzidos e quais estão deficientes e da relação precursor-produto localiza o sítio do passo enzimático perturbado. Já que os níveis hormonais distais ao bloqueio enzimático (hormônios produtos) podem estar elevados em virtude da conversão periférica dos hormônios acentuadamente elevados antes do bloqueio (hormônios precursores), as relações precursores/produtos são importantes para se evitar diagnósticos errôneos devidos a uma elevação enganosa dos hormônios-produtos. Nos distúrbios clássicos (mais graves), os níveis hormonais basais geralmente estão suficientemente elevados para serem diagnósticos. Nos distúrbios mais leves, não clássicos, freqüentemente é necessária a estimulação do ACTH para apontar com precisão a deficiência. ACTH 1-24 é administrado por *bolus* intravenoso ou subcutaneamente, geralmente a uma dose de 0,25 mg (25 U), embora alguns investigadores tenham empregado uma dose de 1 mg (100 U). Após a administração de ACTH, os níveis sanguíneos geralmente são medidos em 60 minutos, apesar de alguns investigadores terem usado os níveis de 30 minutos para ajudar no diagnóstico. A administração dos glicocorticóides resulta na supressão da produção excessiva de esteróides. Um resumo dos dados clínicos e bioquímicos nas diversas formas de HAC é apresentado na Tabela 14.2.

III. **Deficiências de enzima na HAC**

A. **Hiperplasia supra-renal congênita lipóide (deficiência da colesterol desmolase)**

1. **Patogênese.** A hiperplasia supra-renal lipóide é uma forma rara de HAC relatada em menos de 100 pacientes. Nesse distúrbio, há uma falha na conversão do colesterol à pregnenolona, causando um acentuado acúmulo dos ésteres de colesterol na glândula supra-renal e nas gônadas; por isso o nome hiperplasia supra-renal lipóide. A conversão à pregnenolona do colesterol requer a 20-hidroxilação e a 22-hidroxilação do colesterol e a cisão das ligações C-20 e C-22 para fornecer pregnenolona. O *P450scc*, anteriormente chamado 20,22-desmolase, está localizado na mitocôndria. A deficiência do *P450scc* afeta as mitocôndrias nas glândulas supra-renais e nas gônadas e resulta na deficiência de todas as classes de esteróides supra-renais e gonadais. Parece haver um único gene *P450scc* que se encontra no braço longo do cromossomo 15. A análise mutacional do gene *P450scc* em quase todos os pacientes com deficiência da colesterol desmolase demonstrou genes *P450scc* e seqüências de DNA normais. A causa desse distúrbio agora foi demonstrada como sendo devida, na maior parte dos casos, a uma mutação no gene para a proteína regulatória aguda esteroidogênica (StAR), uma proteína mitocondrial que promove o movimento do coleste-

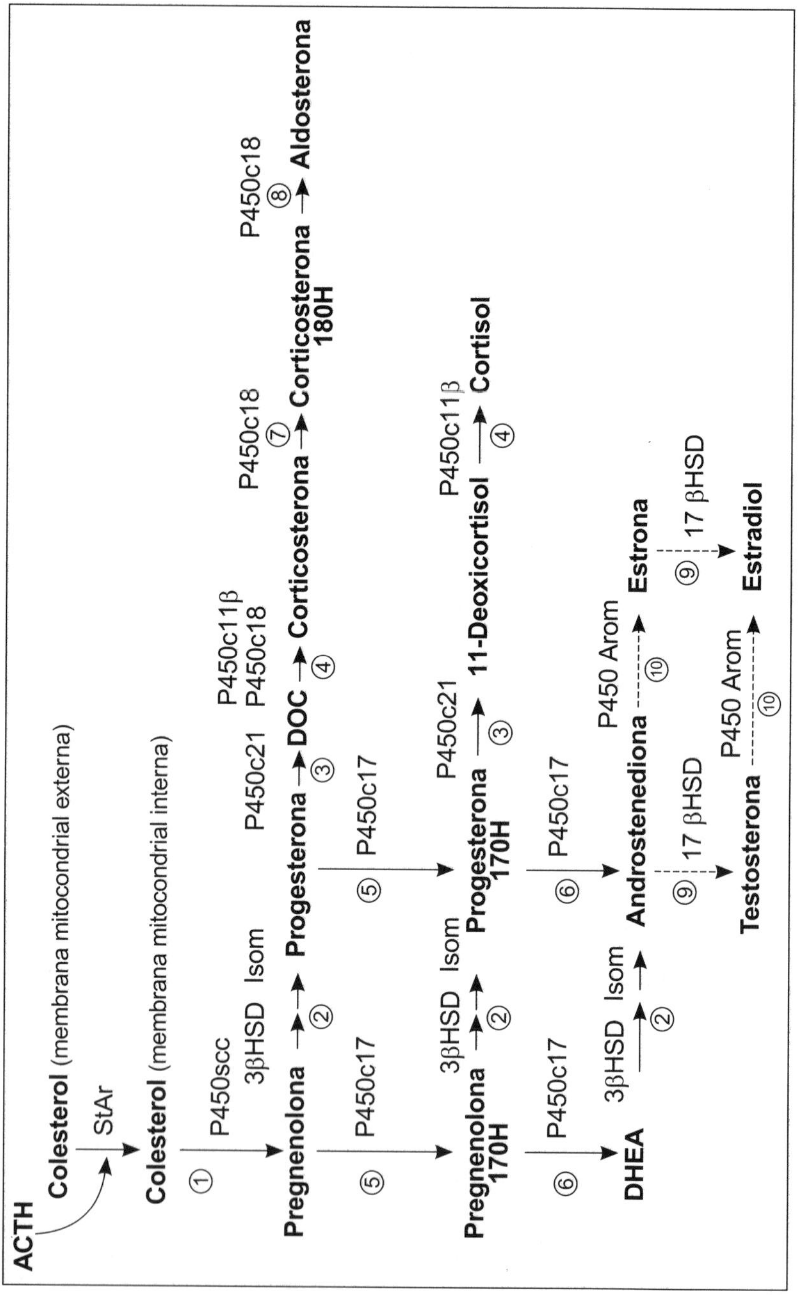
ACTH
Colesterol (membrana mitocondrial externa)
StAr
Colesterol (membrana mitocondrial interna)
① P450scc
Pregnenolona
3βHSD Isom ②
Progesterona
P450c21 ③
DOC
P450c11β P450c18 ④
Corticosterona
P450c18 ⑦
Corticosterona 18OH
P450c18 ⑧
Aldosterona
⑤ P450c17
Pregnenolona 17OH
3βHSD Isom ②
Progesterona 17OH
P450c21 ③
11-Deoxicortisol
P450c11β ④
Cortisol
⑥ P450c17
DHEA
3βHSD Isom ②
Androstenediona
P450 Arom ⑩
Estrona
⑨ 17 βHSD
Estradiol
Testosterona

Tabela 14.1. Enzimas e genes de esteroidogênese supra-renal

Atividade enzimática	Enzima	Localização celular	Gene	Localização cromossômica
Colesterol desmolase (clivagem da cadeia lateral)	P450scc (CYP11A1)	Mitocôndria	*CYP11A1*	15q23-24
3β-hidroxisteróide desidrogenase	3βHSD (3βHSDII)	Retículo endoplásmico	*HSD3B2*	1p13,1
17α-hidroxilase/17, 20-liase	P450c17 (CYP17)	Retículo endoplásmico	*CYP17*	10q24,3
21α-hidroxilase	P450c21 (CYP21A2)	Retículo endoplásmico	*CYP21A2*	6p21,3
11β-hidroxilase	P45c11 (CYP11B1)	Mitocôndria	*CYP11B1*	8q21-22
Aldosterona sintase (corticosterona 18-metilcorticosterona oxidase/liase)	P450c18 (CYP11B2)	Mitocôndria	*CYP11B2*	8q21-22

Adaptado de Levine LS. Congenital adrenal hyperplasia. *Pediatr Rev* 2000;21:159-170.

rol da membrana mitocondrial externa para a interna. Houve um relato recente de um paciente com uma mutação heterozigota no gene da clivagem da cadeia lateral do colesterol, 46 XY de reversão do sexo, e insuficiência adrenal. A hiperplasia adrenal lipóide, portanto, é a única forma de HAC geralmente não causada por uma enzima esteroidogênica defeituosa.

2. **Apresentação clínica.** O distúrbio geralmente se apresenta no período neonatal precoce, com insuficiência supra-renal e colapso cardiovascular, apesar de terem sido relatadas apresentações mais tardias. Pelo fato de o defeito também se apresentar nas gônadas, os homens geneticamente do sexo masculino apresentam um fenótipo feminino, apesar de ter sido relatada discreta virilização. Há um prejuízo menos grave na função ovariana, e foi relatada puberdade espontânea em pacientes 46 XX.
3. **Achados laboratoriais.** A avaliação hormonal revela níveis baixos de todos os esteróides supra-renais e gonadais e péssima resposta ao ACTH e à gonadotropina coriônica humana (HCG) (Tabela 14.2). Estudos com imagens podem demonstrar um maciço aumento das glândulas supra-renais.

B. Deficiência da 3β-hidroxisteróide desidrogenase (3β-HSD)/Δ4,5-isomerase

1. **Patogênese.** A conversão da pregnenolona em progesterona, da 17-hidroxipregnenolona em 17-hidroxiprogesterona e da desidroepiandrosterona (DHEA) em Δ4-androstenediona requer 3β-HSD/Δ4,5 isomerase, que está localizada no retículo endoplásmico. O gene da 3β-HSD medeia tanto as atividades do 3β-HSD quanto as atividades da isomerase, e está localizado no cromossomo 1. A deficiência da 3β-HSD/Δ4,5 isomerase resulta em uma síntese diminuída de cortisol, aldosterona e dos esteróides sexuais sintetizados distalmente ao DHEA (Fig. 14.1). As mutações no tipo II do gene 3β-hidroxisteróide desidrogenase foram descritas em pacientes com esse distúrbio.

FIG. 14.1. Esquema simplificado da esteroidogênese supra-renal. Duas reações (*flechas pontilhadas)* ocorrem primariamente nas gônadas, e não nas glândulas supra-renais. Os nomes químicos para as enzimas são mostrados acima ou à direita das flechas; *os números em círculos* referem-se aos nomes tradicionais: (1) 20,22-desmolase; (2) 3β-hidroxisteróide desidrogenase/isomerase; (3) 21-hidroxilase; (4) 11β-hidroxilase; (5) 17α-hidroxilase; (6) 17,20-liase; (7) 18-hidroxilase; (8) 18-oxidase; (9) 17β-hidroxisteróide desidrogenase; (10) aromatase; StAR, proteína regulatória estereoidogênica aguda; DOC, 11-desoxicorticosterona. (Adaptado de Miller WL, Levine, LS.Molecular and clinical advances in congenital adrenal hyperplasia. *J. Pediatr* 1987;111:1-17).

Tabela 14.2 Dados clínicos e hormonais

Deficiência enzimática	Sinais e sintomas	Achados laboratoriais	Medidas terapêuticas
HAC lipóide (deficiência da colesterol-desmolase)	Crises de perda de sal, pseudo-hermafroditismo masculino	Níveis baixos de todos os hormônios esteróides, com resposta diminuída/ausente ao ACTH Resposta diminuída/ausente ao HCG no pseudo-hermafroditismo masculino ↑ ACTH ↑ARP	Administração de glicocorticóide e mineralocorticóide Suplementação com cloreto de sódio Gonadectomia do pseudo-hermafrodita masculino Reposição dos hormônios sexuais consonante com o sexo de criacão
Deficiência de 3β-HSD	Forma clássica: Crises perdedoras de sal, pseudo-hermafroditismo masculino e feminino, *pubarca precoce,* puberdade desordenada	↑↑ Δ5 *esteróides* (pregnenolona, 17-OH pregnenolona, DHEA, e seus metabólitos urinários) no basal e após estímulo pelo ACTH ↑ACTH ↑ARP Supressão dos esteróides supra-renais elevados após administração de glicocorticóides	Administração de glicocorticóides e mineralocorticóides *Suplementação* com cloreto de sódio Correção cirúrgica da genitália e reposição hormonal, conforme necessário, consonante ao sexo de criação
Deficiência de 3β-HSD	Forma não clássica: Pubarca precoce, puberdade desordenada, irregularidade menstrual, hirsutismo, acne, infertilidade	↑Δ5 esteróides (pregnenolona, 17-OH pregnenolona, DHEA, e seus metabólitos urinários) no basal e após estímulo pelc ACTH ↑Δ5/Δ4 esteróides séricos e urinários Supressão dos esteróides supra-renais elevados após administração de glicocorticóides	Administração de glicocorticóides
Deficiência de 21-OH	Forma clássica: Crises perdedoras de sal, pseudo-hermafroditismo feminino, virilização pós-natal	↑↑17-OH progesterona e pregnanetriol basais e estimulados pelo ACTH ↑↑Androgênios séricos e metabólitos urinários ↑ACTH ↑ARP Supressão dos esteróides supra-renais elevados após a administração de glicocorticóides	Glicocorticóides e *substituição de mineralocorticóides* Suplementação com cloreto de sódio Vaginoplastia e recessão clitoral no pseudo-hermafroditismo feminino

Deficiência de 21-OH	Forma não clássica: Pubarca precoce, puberdade desordenada, irregularidade menstrual, hirsutismo, acne, infertilidade	↑17-OH progesterona e pregnanetriol basais e estimulados pelo ACTH ↑Androgênios séricos e metabólitos urinários Supressão dos esteróides supra-renais elevados após administração de glicocorticóides	Administração de glicocorticóides
Deficiência de 11β-Hidroxilase	Forma clássica: Pseudo-hermafroditismo feminino, virilização pós-natal em homens e mulheres, hipertensão	↑↑dos compostos S e DOC basais e estimulados pelo ACTH e dos seus metabólitos urinários ↑↑Androgênios séricos e dos seus metabólitos urinários ↑ACTH ↓ARP Hipopotassemia Supressão dos esteróides elevados após a administração dos glicocorticóides	Administração de glicocorticóides. Vaginoplastia e restauração do clitóris no pseudo-hermafroditismo feminino
Deficiência de 11β-Hidroxilase	Forma não clássica: Pubarca precoce, puberdade desordenada, irregularidade menstrual, hirsutismo, acne, infertilidade.	↑dos compostos S e DOC basais e estimulados pelo ACTH e dos seus metabólitos urinários ↑Androgênios séricos e dos seus metabólitos urinários Supressão dos esteróides elevados após administração dos glicocorticóides.	Administração de glicocorticóides
Deficiência de 17α/17,20-liase	Pseudo-hermafroditismo masculino, infantilismo sexual, hipertensão	↑↑DOC, 18-OH DOC, corticosterona, 18-hidroxicorticosteron Esteróides 17α hidroxilados baixos e péssima resposta ao ACTH Péssima resposta ao HCG no pseudo-hermafroditismo masculino ↓ARP ↑ACTH Hipopotassemia Supressão dos esteróides elevados após administração dos glicocorticóides	Administração de glicocorticóides Correção cirúrgica da genitália e reposição hormonal, conforme necessário consonante ao sexo de criação Reposição do hormônio sexual na mulher

HAC, hiperplasia supra-renal congênita; ACTH, hormônio adrenocorticotrópico; HCG, gonadotropina coriônica humana; ARP, atividade da renina plasmática; HSD, hidroxiesterióide desidrogenase; DHEA, desidroepiandrosterona; DOC, 11-desoxicorticosterona.
Adaptado de Miller WL, Levine, LS. Molecular and clinical advances in congenital adrenal hyperplasia. *J Pediatr* 1987;111:1.

2. **Apresentação clínica.** As formas grave (clássica) e leve (não clássica) desse distúrbio foram relatadas. A maioria das crianças descritas com deficiência grave da 3β-HSD manifestaram perda de sal, embora tenha sido relatada também secreção normal da aldosterona.

   O grau de diferenciação incompleta masculina nos homens afetados com a forma clássica varia desde o fenótipo masculino com hipospádias até um fenótipo feminino quase normal, sugerindo graus variáveis de defeito enzimático nos testículos. Pode ocorrer um desenvolvimento sexual secundário masculino normal geralmente acompanhado por ginecomastia.

   A virilização da genitália externa de um feto feminino afetado provavelmente é secundário a um aumento na secreção de DHEA pela glândula supra-renal fetal. A função ovariana nesta síndrome não foi definida com clareza.

   A forma não-clássica deste distúrbio foi diagnosticado em indivíduos que apresentaram no final da infância, na puberdade e na vida adulta sinais de excesso de androgênios – início precoce de pêlos pubianos, aceleração do crescimento e da idade óssea, anormalidades menstruais, acne, hirsutismo e infertilidade.

3. **Diagnóstico.** O diagnóstico da deficiência da 3β-HSD/Δ4,5 isomerase baseia-se nos níveis séricos elevados de esteróides Δ5 estimulados pelo ACTH (pregnenolona, 17-hidroxipregnenolona-DHEA, 16 hidroxipregnenolona, 16-hidroxi-DHEA), e relações Δ5/Δ4 esteróides elevadas. Relações de esteróides Δ5 e relações elevadas dos esteróides Δ5/Δ4 também são encontradas na urina.

   a. **Valores estimulados.** A atividade 3β-HSD mais freqüentemente é avaliada pela medida dos níveis pós-estimulação pelo ACTH de 17-hidroxipregnenolona e DHEA e as relações entre 17-hidroxipregnenolona e 17-hidroxiprogesterona e DHEA e Δ4-androstenediona. A maioria dos laboratórios definiu a deficiência do 3β-HSD como a presença de respostas a estimulações pelo ACTH mais do que 2 desvios-padrão acima da média da sua população. Controle de 17-hidroxipregnenolona e a relação entre a 17-hidroxipregnenolona e a 17-hidroxiprogesterona.

      Embora cada laboratório precise estabelecer os seus próprios dados-controle normais apropriados para a idade, os níveis adultos normais após 60 minutos de estimulação pelo ACTH de hidroxipregnenolona e DHEA geralmente têm sido menores do que 1.500 ng/dL e 1.700 ng/dL, respectivamente, enquanto os valores normais para as relações da 17-hidroxipregnenolona estimulada para a 17-hidroxiprogesterona e DHEA para Δ4-androstenediona foram relatados variavelmente como menores do que 7 até menores do que 11, e menores do que 5 para menores do que 8, respectivamente. Os pacientes com a síndrome clássica de deficiência da 3β-HSD foram relatados com níveis de 17-hidroxipregnenolona estimulados pelo ACTH de 10.000 a 60.000 ng/d, níveis de DHEA de 3.000 a 12.000 ng/dL e relações de 17-hidroxipregnenolona/17-hidroxiprogesterona e relações de DHEA/androstenediona de 18-25 e 18-30, respectivamente. A administração de glicocorticóides resulta na supressão dos esteróides supra-renais hiperproduzidos (Tabela 14.2). A análise mutacional do gene tipo II 3β-HSD em crianças com pubarca precoce e mulheres adultas com hirsutismo com o diagnóstico feito pelos critérios hormonais previamente utilizados indicaram genes tipo II 3β-HSD normais. Portanto, a atividade 3β-HSD diminuída demonstrada no teste de estimulação do ACTH não foi causada por uma mutação no gene tipo II 3β-HSD. Os critérios hormonais para a deficiência não clássica de 3β-HSD não são claros e ainda precisam ser estabelecidos.

b. **Deficiência testicular.** A função esteroidogênica dos testículos pode ser avaliada pelo teste da estimulação pelo HCG. Os protocolos para os testes HCG são alterados, com dosagens variando de 1.500 U administradas de uma só vez até 5.000 U dadas durante 5 dias. Na presença de deficiência testicular de 3β-HSD, a testosterona pode se elevar até o valor da variação normal para a idade, mas a acentuada elevação no Δ-5 androstenediol e, acentuado aumento na relação Δ5/Δ4 são diagnósticos de deficiência 3β-HSD testicular.

C. **Deficiência de 17α-hidroxilase/17,20-liase**

1. **Etiologia.** Demonstrou-se que a atividade da 17α-hidroxilase necessária para converter a pregnenolona e a progesterona em 17α-hidroxipregnenolona e 17α-progesterona, respectivamente, e a atividade 17,20-liase, pela qual a 17α-hidroxipregnenolona e a 17α-hidroxiprogesterona são convertidas em DHEA e androstenediona, respectivamente, são mediadas por uma única enzima, a P450c17. A P450c17 é encontrada no retículo endoplásmico. Um único gene P450c17 localizado no cromossomo 10 é expresso tanto nas supra-renais quanto nas gônadas. Já que é difícil distinguir as atividades da 17α-hidroxilase e da 17,20-liase *in vivo*, casos de deficiência de P450c17 tradicionalmente têm sido relatados como deficiência da 17α-hidroxilase.

2. **Apresentação clínica.** A deficiência da 17α-hidroxilase foi relatada em mais de 125 pacientes. A deficiência produz uma deficiência concomitante de glicocorticóides e esteróides sexuais. Como resultado da deficiência do cortisol, há um aumento na secreção do ACTH, o que estimula a secreção excessiva da 11-desoxicorticosterona (DOC), resultando em **hipopotassemia** e **hipertensão.** Mulheres com esse distúrbio apresentam infantilismo sexual, hipertensão e hipopotassemia; os homens apresentam diferenciação masculina incompleta (pseudo-hermafroditismo masculino), hipertensão e hipopotassemia. Homens afetados não diagnosticados geralmente foram criados como mulheres em virtude da sua genitália externa fenotipicamente normal, com uma vagina com fundo cego e testículos que não desceram ou eram inguinais. No entanto, a ambigüidade da genitália nos homens geneticamente do sexo masculino foi observada, e relatou-se uma designação para o sexo masculino. Tanto homens quanto mulheres apresentam diminuição ou ausência de pêlos axilares e pubianos. Vários pacientes demonstram hipertensão na infância.

3. **Diagnóstico.** O diagnóstico da deficiência de 17α-hidroxilase baseia-se nos baixos níveis de todos os esteróides 17 α-hidroxilase com resposta ausente ou inadequada à estimulação com ACTH ou HCG. Também ocorrem níveis elevados de DOC, corticosterona, 18-hidroxicorticosterona (18-OHB) e 18-OH DOC (Tabela 14.2) basais e estimulados pelo ACTH. Níveis baixos basais e estimulados pelo ACTH de cortisol (< 5 e < 10 μg/dL, respectivamente) e de aldosterona (< 4 e < 10 ng/dL) e níveis acentuadamente elevados de corticosterona (30 a 100 vezes), DOC (10 a 40 vezes), 18-OHB (10 vezes) e 18-OH DOC (30 a 60 vezes) foram relatados. Uma resposta ausente ou baixa dos androgênios séricos ao HCG, utilizando protocolos variados de administração, confirma a presença de deficiência testicular. No estado não tratado, a ARP (atividade da renina plasmática) e a aldosterona geralmente estão suprimidas, secundariamente à secreção excessiva de DOC e conseqüente hipervolemia. A administração de glicocorticóides resulta na supressão dos hormônios hiperproduzidos, reversão da hipervolemia e elevação gradual na ARP e na aldosterona (Tabela 14.2).

4. **Genética.** O gene humano para o P450c17 foi clonado e seqüenciado. Os estudos genéticos moleculares dos pacientes com deficiência da 17α-hidroxilase demonstraram aproximadamente 20 mutações genéticas diferentes. As deleções dos pares de base e duplicações foram descritas.

5. **Deficiência da 17,20-liase.** Numerosos casos de atividade deficiente da 17,20-liase com atividade normal da 17α-hidroxilase foram relatados. Estes pacientes demonstram deficiência dos esteróides sexuais, mas secreção normal dos glicocorticóides e dos mineralocorticóides. As mulheres com este distúrbio apresentam infantilismo sexual, e os homens pseudo-hermafroditismo masculino. A avaliação laboratorial revela níveis elevados de 17-hidroxipregnenolona e 17-hidroxiprogesterona, que aumentam ainda mais com a estimulação do ACTH e HCG. No entanto, os esteróides

sexuais estão diminuídos e não aumentam com a estimulação pelo ACTH ou HCG. Os níveis de gonadotropinas estão elevados na puberdade. A base molecular para a deficiência isolada de 17,20-liase foi descrita em numerosos pacientes com mutações no gene para o P450c17.

D. **Deficiência da 21-hidroxilase**

1. **Fisiopatologia.** A deficiência da atividade da 21-hidroxilase é a causa mais comum de HAC, sendo responsável por mais de 90% dos casos. A falha na passagem de 21-hidroxilase da 17-hidroxiprogesterona para 11-desoxicortisol (composto S) resulta em deficiências de cortisol, aumento no ACTH, hiperplasia supra-renal e aumento na secreção supra-renal de androgênios. A produção excessiva de androgênios supra-renais, mais marcadamente a androstenediona, produz a virilização, que é a marca registrada deste distúrbio. A 21-hidroxilação inadequada da progesterona à DOC resulta em deficiência de aldosterona, e crises de perda de sal ocorrem em aproximadamente 75% dos bebês.
2. **Apresentação clínica.** HAC devida à deficiência de 21-hidroxilase ocorre em uma forma grave (clássica) e leve (não clássica). Na forma clássica, a virilização da mulher afetada começa *in utero* e varia em graus desde a clitoromegalia, com ou sem fusão parcial das dobras labioescrotais até a fusão completa das dobras labioescrotais com a aparência de uma uretra peniana. No período pós-natal, ocorre progressão nos sinais de excesso de androgênio em homens e mulheres: alargamento peniano e clitoriano, crescimento excessivo, acne e início precoce do crescimento de pêlos pubianos. Ocorre avanço na idade óssea, excedendo o avanço de altura na idade, e, por fim, a estatura em crianças não tratadas ou mal tratadas, é baixa. Em aproximadamente 75% dos pacientes ocorre deficiência de aldosterona. As crises perdedoras de sal geralmente ocorrem nas primeiras semanas de vida apesar de poder ocorrer posteriormente no período de lactente ou na infância, geralmente precipitadas por doenças intercorrentes. A puberdade perturbada e a infertilidade em pacientes com HAC são bem reconhecidas; no entanto, foram obtidos puberdade normal e fertilidade com um tratamento bem-sucedido. As crianças tratadas quando as idades ósseas estão além de 10 anos podem sofrer uma verdadeira puberdade precoce quando se institui o tratamento supressor da supra-renal.

   Na forma *não clássica,* os sintomas de excesso de androgênio começam no final da infância, na puberdade ou pós-puberdade, ou na idade adulta, e pode ser não-sustentada ou intermitente. O início precoce do desenvolvimento dos pêlos pubianos, velocidade acelerada de crescimento e avanço na idade óssea, acne, hirsutismo, irregularidade menstrual e infertilidade são achados de apresentação comuns. O alargamento testicular unilateral devido aos tumores dos restos testiculares supra-renais foram relatados. Sugeriu-se que a deficiência não clássica da 21-hidroxilase é o distúrbio genético autossômico recessivo mais comum em humanos, com uma prevalência em judeus asquenazis de 3,7% (1 em 27) e em uma população branca variável de 0,1%.
3. **Diagnóstico.** O diagnóstico da deficiência da 21-hidroxilase baseia-se em níveis basais e estimulados pelo ACTH de 17-hidroxiprogesterona séricos elevados e a sua supressão com o tratamento por esteróides, particularmente a androstenediona, e a sua supressão com o tratamento glicocorticóide. As medidas dos metabólitos urinários pregnanetriol e 17-cetoácidos podem fornecer uma confirmação adicional do diagnóstico. Na forma clássica, os níveis basais de 17-hidroxiprogesterona variam nos níveis de 10.000 a 100.000 ng/dL; após a estimulação pelo ACTH, eles se elevam para níveis de 25.000 a mais de 100.000 ng/dL. Os níveis de androstenediona variam de 250 ng/dL até mais de 1.000 ng/dL ou maiores. Uma relação elevada ARP/aldosterona está presente nas formas sutis ou perdedoras de sal e devem ser medidos periodicamente para se avaliar o estado de repleção de sódio.

Na forma *não clássica* de deficiência de 21-hidroxilase, os níveis circulantes basais de 17-OHP não estão tão altos quanto na forma clássica e podem ser normais, especialmente se medidos no começo da manhã. No entanto, após a estimulação pelo ACTH, há uma elevação diagnóstica no 17-OHP a níveis entre aproximadamente 2.000 e 10.000 ng/dL. A administração de glicocorticóides resulta em uma redução imediata nas elevadas concentrações séricas (Tabela 14.2).

4. ***Link* HLA e genética molecular**

   a. ***Link.*** A 21-hidroxilação é mediada pelo P-450c21, encontrado no retículo endoplásmico. O gene para o P450c21 foi mapeado no cromossomo 6 pelos estudos com o antígeno dos leucócitos humanos (HLA). O desequilíbrio nos *links* genéticos – a associação não-randômica de alelos particulares de *loci* genéticos diferentes entre o HLA e a deficiência de 21-hidroxilação – está presente (p. ex., freqüência aumentada de BW47 em HAC perdedora de sal, B14 na HAC não clássica). O *link* genético entre HAC devida à deficiência da 21-hidroxilase e o HLA tornou possível prever um genótipo HAC pelo genótipo HLA: poder-se-ia prever que um membro da família HLA idêntico ao membro afetado seria também afetado; um membro da família que compartilha um haplótipo com o membro afetado teria um ou mais genes para o distúrbio e, portanto, seria um portador heterozigoto da patologia; e um membro da família sem nenhum haplótipo HLA em comum com o membro afetado poderia ser predito como homozigoticamente normal. A previsão do genótipo HAC pelo genótipo HLA foi confirmado por estudos hormonais nos quais membros da família preditos pela genotipagem HLA como sendo portadores heterozigotos de HAC por causa da deficiência de 21-hidroxilase demonstraram uma maior resposta de 17-hidroxiprogesterona (a aproximadamente 1.000 ng/dL) ao ACTH do que a população geral e os membros da família previstos pela genotipagem HLA como sendo homozigoticamente normais (até aproximadamente 200 ng/dL).

   b. **Genética molecular.** A análise da genética molecular demonstrou que existem dois genes humanos P450c21 – *CYP21P (CYP21A)* e *CYP21(CYP21A2)*. Os dois genes são altamente homólogos, mas apenas o gene *CYP21(CYP21A2)* é ativo, e o gene *CYP21P(CYP21A)* tem várias mutações deletérias que são incompatíveis com a expressão genética normal. Os dois genes 21-hidroxilase estritamente homólogos estão localizados no *tandem* com dois genes altamente homólogos para o quarto componente do complemento (C4A, C4B). Vários outros estão localizados neste agrupamento.

   As conversões genéticas, as deleções dos genes e as mutações dos pontos foram relatadas em pacientes com deficiência da 21-OH hidroxilase. A maioria das mutações que causam deficiência da 21-hidroxilase são recombinações entre o gene *CYP21A* inativo e o gene *CYP21A2* ativo, resultando em microconversões, que são responsáveis por 75% das mutações.

   As deleções dos genes e as grandes conversões dos genes também ocorrem. A maioria dos pacientes são heterozigotos compostos, tendo uma mutação diferente em cada alelo. A gravidade da doença é determinada pelo alelo menos gravemente afetado. A forma perdedora de sal é encontrada em pacientes com deleções dos genes ou conversões dos genes, ou ambos; no entanto, as mutações de pontos também são encontradas nestes pacientes.

   A **forma não clássica** é encontrada em pacientes com uma combinação de deficiência grave do gene *CYP21A2* (encontrado na forma clássica da doença) e uma deficiência leve do gene *CYP21A2* (encontrada na forma não clássica da doença), ou uma combinação de dois genes de deficiência leves. As mutações de pontos, as conversões de genes e as duplicações de genes foram relatadas nesses pacientes. Aproximadamente 70% dos alelos não clássicos estão associados ao HLAB14, DRI, altamente associado a uma mutação no códon 281.

Vários estudos determinaram os efeitos funcionais das mutações no *CYP21*. Uma substituição em um único aminoácido presente em pacientes com deficiência não clássica da 21-hidroxilase resulta em uma enzima com 20 a 50% da atividade normal; as mutações em pacientes com a forma de virilização simples de deficiência de 21-hidroxilase resulta em uma enzima com 1 a 2% de atividade normal; e mutações encontradas na deficiência de 21-hidroxilase perdedora de sal resulta em uma enzima sem nenhuma atividade detectável.

E. Deficiência de 11β-hidroxilase

1. **Incidência.** A HAC devida à deficiência de 11β-hidroxilase é responsável por 5 a 8% dos casos relatados de HAC. Ocorre em aproximadamente 1 em 100.000 nascimentos na população branca. Ela é mais comum entre os judeus de origem norte-africana e também poderia ser mais comum em outras populações não previamente reconhecidas.

2. **Apresentação clínica.** Uma deficiência da 11β-hidroxilase resulta em um defeito na conversão do 11-desoxicortisol ao cortisol e DOC à corticosterona. Similar à deficiência de 21-hidroxilase, há virilização secundária à secreção excessiva de androgênios supra-renais, resultando em virilização do feto feminino e virilização pós-natal dos homens e mulheres. Comumente se observa a hipertensão neste distúrbio supostamente secundária a um aumento na secreção de DOC, retenção de sódio e água, e expansão volumétrica. A hipopotassemia também está presente. A administração de glicocorticóides suprime a hiperprodução de esteróides supra-renais (11-desoxicortisol, DOC, androgênios), prevenindo a virilização continuada e resultando na remissão da hipertensão. A genitália externa da mulher virilizada pode ser corrigida cirurgicamente, como na deficiência de 21-hidroxilase, e o tratamento ótimo deve permitir o crescimento normal e o desenvolvimento puberal e a fertilidade.

   Assim como nas deficiências 3β-HSD e 21-OH, uma **forma não clássica** de deficiência de 11β-OH foi descrita, apresentando-se ao final da infância, na puberdade e na vida adulta com sinais do excesso de androgênio: aparecimento precoce dos pêlos púbicos e axilares, alta estatura, idade óssea avançada, acne, hirsutismo, recessão da linha capilar temporal, amenorréia e infertilidade.

3. **Diagnóstico.** A deficiência de 11β-hidroxilase é diagnosticada com base na presença dos níveis séricos basais e estimulados pelo ACTH elevados de 11-desoxicortisol, DOC e androgênios (particularmente androstenediona) e a sua supressão com glicocorticoterapia. A determinação dos metabólitos urinários tetraidro-11-desoxicortisol, tetraidro-11-desoxicorticosterona e 17-cetoesteróides podem confirmar o diagnóstico. Conforme previamente declarado, cada laboratório precisa estabelecer o seu dado controle normal. No entanto, níveis séricos normais de 11-desoxicortisol na variação de 11 a 160 ng/dL e DOC na variação de 3 a 60 ng/dL foram relatadas. Em pacientes com deficiência clássica de 11α-hidroxilase, 11-desoxicortisol foi relatado como 10 a 40 vezes elevado (1.400 a 4.300 nd/dL) e DOC 10 a 50 vezes elevada (183 a 2.050 ng/dL). No estado secundário, a atividade da renina plasmática e a aldosterona são freqüentemente suprimidas secundariamente ao efeito da DOC excessiva (Tabela 14.2). Uma observação interessante é a variabilidade bioquímica e clínica neste distúrbio, com dissociação da hipertensão, hipopotassemia e virilização, assim como entre 11-desoxicortisol e níveis de DOC. O padrão de anormalidade hormonal na **forma não clássica** é similar ao da forma clássica, com anormalidade hormonal menos acentuada (Tabela 14.2).

4. **Genética molecular.** Duas isoenzimas, P450c11β e P450c18, são codificadas pelos genes *CYP11B1* e *CYP11B2*, respectivamente, que se encontram no cromossomo 8q21-q22. P450c11β medeia o nível da 11β-hidroxilação, provocando a síntese de cortisol, enquanto o P450c18 medeia as atividades 11β-hidroxilase, 18-hidroxilase e 18-oxidase, que provocam a síntese de aldosterona.

Estudos em famílias judias marroquinas com deficiência 11β-hidroxilase demonstraram uma mutação em ponto em códon 448 na *CYP11B1,* resultando em uma substituição da arginina → histidina em quase todos os alelos afetados. Outras mutações do *CYP11B1* em pacientes com deficiência de 11β-hidroxilase foram relatados.

IV. **Tratamento da HAC**

A. **Princípios gerais.** Os princípios do tratamento são delineados na Tabela 14.2. Apesar de o tratamento glicocorticóide ter sido usado durante 50 anos, não foi estabelecida uma terapia melhor.

B. **Glicocorticóides.** Hidrocortisona, acetato de cortisona, prednisona ou prednisolona, dexametasona, e combinações destes esteróides foram usados e foram recomendados vários esquemas. Ainda se discute se o melhor regime é as duas ou três doses igualmente divididas ou de uma dose maior de manhã ou de tarde. O requerimento de glicocorticóide freqüentemente está dentro de uma variação equivalente a 10 a 20 mg/m^2/d de hidrocortisona. A menor variação de dosagem de glicocorticóide que produz supressão adequada do androgênio (ou mineralocorticóide) nestes distúrbios com excesso de androgênio (ou de mineralocorticóides) deve ser utilizada.

C. **Mineralocorticóides.** A terapia mineralocorticóide, geralmente sob a forma de 9α-fludrocortisona (0,1 a 0,3 mg/d) é administrada a crianças com perda de sal franca ou sutil.

D. **Sal.** O cloreto de sódio 1 a 3 g/d geralmente é administrado a um bebê com perda de sal, para se obter uma repleção adequada de sódio e normalização da atividade da renina plasmática.

E. **Hormônios sexuais.** A reposição dos hormônios sexuais na puberdade é fornecida para pacientes com distúrbios enzimáticos que resultam em deficiência nos esteróides gonadais. Tal reposição hormonal induz ao desenvolvimento de características sexuais secundárias.

F. **Cirurgia.** A correção cirúrgica da genitália ambígua para se conformar com a designação sexual tradicionalmente tem sido executada no primeiro ano de vida quando o bebê está clinicamente estável. Levantaram-se questões sobre o momento correto, o processo de tomada de decisão e a necessidade de cirurgia para os distúrbios da diferenciação sexual, e as práticas atuais estão sob avaliação.

G. **Hormônios liberadores de gonadotropina.** Análogos ao hormônio hipotalâmico liberador da gonadotropina, além da administração de glicocorticóides, têm sido usados no tratamento de crianças com deficiência de 21-hidroxilase e puberdade precoce verdadeira. A melhoria na altura final nestas crianças com HAC e verdadeira puberdade precoce ainda precisa ser estabelecida.

H. **Tratamentos experimentais.** A supra-renalectomia dos pacientes com deficiência de 21-OH perdedora de sal foi sugerida como um possível modo de terapia para eliminar o difícil problema de balancear a necessidade de se suprimir adequadamente os androgênios da supra-renal enquanto se evitam os efeitos supressores sobre o crescimento dos glicocorticóides. Foi relatada supra-renalectomia tanto nas deficiências de 21-OH quanto de 11β-OH. O acompanhamento a longo prazo de um grande número de pacientes tratados com esta modalidade é necessário para avaliar adequadamente a relação risco/benefício do tratamento.

Resultados preliminares dos efeitos de uma combinação de um antiandrogênio (para bloquear os efeitos dos androgênios), um inibidor da aromatase (para bloquear a conversão de androgênio a estrogênio) e uma dose reduzida de hidrocortisona também foram relatados. O hormônio de crescimento também tem sido usado em pacientes com HAC para melhorar a velocidade de crescimento e a altura final. Novamente, o acompanhamento a longo prazo de um grande número de pacientes é necessário para avaliar a eficácia desses tratamentos e se eles melhoram o prognóstico nesses pacientes.

V. **Rastreamento no recém-nascido.** O rastreamento da HAC devida à deficiência de 21-hidroxilase tornou-se possível com o desenvolvimento de um ensaio para a 17-hidroxiprogesterona, usando-se uma amostra de sangue capilar colhido do calcanhar impregnado em um filtro de papel. Numerosos programas de rastreamento de recém-nascidos foram desenvolvidos nos Estados Unidos, Europa e Japão. Os resultados de rastreamento de mais de 8 milhões de recém-nascidos foram relatados. Há uma elevada freqüência de HAC devida à deficiência de 21-hidroxilase entre os esquimós Yupic no sudoeste do Alasca (1 em 282) e das pessoas em LaReunion, França (1 em 2.141). A incidência mundial é estimada

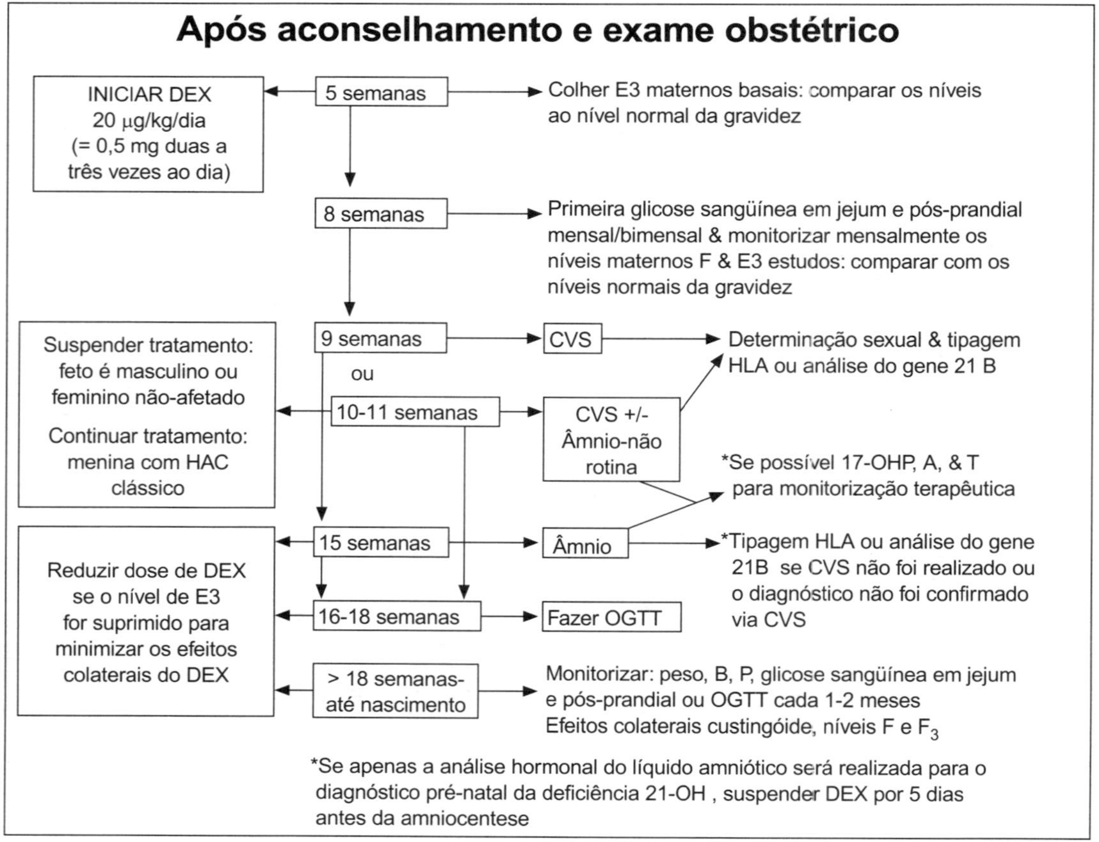
Após aconselhamento e exame obstétrico
INICIAR DEX
20 μg/kg/dia
(= 0,5 mg duas a
três vezes ao dia)
5 semanas
Colher E3 maternos basais: comparar os níveis
ao nível normal da gravidez
8 semanas
Primeira glicose sangüínea em jejum e pós-prandial
mensal/bimensal & monitorizar mensalmente os
níveis maternos F & E3 estudos: comparar com os
níveis normais da gravidez
9 semanas
CVS
Determinação sexual & tipagem
HLA ou análise do gene 21 B
ou
10-11 semanas
CVS +/-
Âmnio-não
rotina
Suspender tratamento:
feto é masculino ou
feminino não-afetado
Continuar tratamento:
menina com HAC
clássico
*Se possível 17-OHP, A, & T
para monitorização terapêutica
15 semanas
Âmnio
*Tipagem HLA ou análise do gene
21B se CVS não foi realizado ou
o diagnóstico não foi confirmado
via CVS
16-18 semanas
Fazer OGTT
Reduzir dose de DEX
se o nível de E3
for suprimido para
minimizar os efeitos
colaterais do DEX
> 18 semanas-
até nascimento
Monitorizar: peso, B, P, glicose sangüínea em jejum
e pós-prandial ou OGTT cada 1-2 meses
Efeitos colaterais custingóide, níveis F e F3
*Se apenas a análise hormonal do líquido amniótico será realizada para o
diagnóstico pré-natal da deficiência 21-OH , suspender DEX por 5 dias
antes da amniocentese

como aproximadamente 1 em 14.500 nascimentos vivos e aproximadamente 1 em 13.500 entre brancos. A perda de sal é diagnosticada em aproximadamente 77% dos recém-nascidos. A análise custo-benefício indicou que o rastreamento dos recém-nascidos para a deficiência de 21-hidroxilase clássica é custo-eficaz.

VI. **Diagnóstico pré-natal e tratamento da HAC devida à deficiência de 21-hidroxilase**

A. **Diagnóstico pré-natal.** O diagnóstico pré-natal da HAC devida à deficiência de 21-hidroxilase pode ser realizado no primeiro trimestre em virtude da tipagem HLA e análise genética molecular das células vilosas coriônicas e pelo ensaio hormonal para a 17-hidroxiprogesterona e androstenediona em uma pequena quantidade de líquido amniótico obtido na amostragem de vilos coriônicos. O diagnóstico durante o segundo trimestre pode ser baseado nos níveis hormonais do líquido amniótico e na tipagem HLA, e na análise genética molecular das células amnióticas. A medida dos níveis de 21-desoxicortisol no líquido amniótico além da 17-hidroxiprogesterona e Δ4-androstenediona podem auxiliar na utilidade dos níveis hormonais no líquido amniótico especialmente para o diagnóstico pré-natal das formas virilizantes simples da HAC, nas quais os níveis normais de 17-hidroxiprogesterona foram relatados. A análise genética molecular das células dos vilos coriônicos ou amniócitos substituíram em grande parte a genotipagem HLA no diagnóstico pré-natal.

B. **Tratamento pré-natal.** O tratamento pré-natal do feto feminino com HAC devida à deficiência de 21-hidroxilase relatada em mais de 75 fetos preveniu ou reduziu o grau de virilização na genitália externa em aproximadamente dois terços dos casos relatados. O acompanhamento a longo prazo até a idade adulta precisa ser conduzido para se determinar possíveis complicações a longo prazo desse tratamento.

1. **Efeitos colaterais maternos.** Em algumas mães, o tratamento resultou em efeitos colaterais significativos, inclusive ganho excessivo de peso e edema, intolerância gastrointestinal, hiperglicemia, hipertensão, nervosismo ou irritabilidade e estrias desfigurantes graves. Os motivos para a variabilidade no sucesso e nas complicações não são completamente compreendidos.

2. **Tratamento recomendado**

   a. **Tratamento.** O esquema recomendado atualmente, quando se solicitam diagnóstico e tratamento pré-natal, é apresentado na Fig. 14.2. A dexametasona (20 μg/kg por dia em 2 ou 3 doses divididas) deve ser iniciada por volta da quinta semana de gestação. O diagnóstico pré-natal no primeiro trimestre e a determinação do sexo fetal pela amostragem dos vilos coriônicos devem ser realizados, e a dexametasona deve ser continuada até o termo se o feto for uma menina afetada. Se o diagnóstico pré-natal no primeiro trimestre não for bem sucedido, o tratamento pode ser continuado e a amniocentese pode ser realizada no segundo trimestre com diagnóstico pré-natal com a tipagem HLA, análise da genética molecular e cariotipagem das células amnióticas. Novamente, **o tratamento seria continuado se o feto fosse uma menina afetada.**

   b. **Monitoramento.** Deve haver um estrito monitoramento da mãe, clínico e hormonalmente, quanto aos efeitos colaterais maternos. A determinação da 17-hidroxiprogesterona, da androstenediona e da testosterona (e 21-desoxicortisol) no líquido amniótico, se a amniocentese for realizada, e medidas periódicas dos níveis séricos de estriol maternos podem ser usados para monitorar a supressão supra-renal fetal. Se os níveis de estriol sérico maternos forem bem

FIG. 14.2. Diagnóstico pré-natal e tratamento da hiperplasia supra-renal congênita devida à deficiência de 21-OH. CVS, a.mostragem do vilo coriônico; Amnio, amniocentese, OGTT, teste oral de tolerância à glicose. (Adaptado de Levine LS, Pang S. Prenatal diagnosis and treatment of congenital adrenal hyperplasia. In: Milunsky A. ed. *Genetic disorders and the fetus.* Baltimore: John Hopkins University, 1998;529-549).

suprimidos, a diminuição da dose de tratamento durante a segunda metade da gestação, de modo a minimizar os efeitos colaterais, podem ser possíveis.

VII. **Diagnóstico/tratamento pré-natal de outras formas de HAC.** O diagnóstico pré-natal da deficiência de 11β-hidroxilase e da hiperplasia supra-renal lipóide foram relatados. A análise do DNA das células vilosas coriônicas e das células amnióticas pode ser usada para o diagnóstico pré-natal de todas as formas de HAC. O tratamento pré-natal da deficiência de 11β-hidroxilase foi relatada em vários casos.

VIII. **Diagnóstico e tratamento pré-natal: conclusão.** A eficácia e a segurança do tratamento pré-natal de HAC precisa ser ainda completamente definida. Ele deve ser oferecido apenas àqueles que têm uma clara compreensão sobre os possíveis riscos e benefícios e que são capazes de aderir com a necessidade de um monitoramento muito estrito ao longo da gravidez.

O acompanhamento a longo prazo durante a idade adulta daqueles submetidos a esses procedimentos é necessário, de modo a se compreender completamente os riscos e benefícios do diagnóstico pré-natal e tratamento da HAC.

Referências Selecionadas

Bose HS, Sugawara T, Strauss JF III, et al. The pathophysiology and genetics of congenital lipoid adrenal hyperplasia. *N Eng J Med* 1996;355:1870-1878.

Chang YT, Zhang L, Alkaddour HS, et al. Absence of molecular defect in the type II 3β-hydroxysteroid dehydrogenase (3β-HSD) gene in premature pubarche children and hirsute female patients with moderately decreased adrenal 3β-HSD activity. *Pediatr Res* 1995;37:820-824.

Cutler GB, Laue L. Congenital adrenal hyperplasia due to 21-hydroxylase deficiency. *N Engl J Med* 1990;323:1806-1813.

Dupont B, et al. Close genetic linkage between HLA and congenital adrenal hyperplasia (21-hydroxylase deficiency). *Lancet* 1977;2:1309-1312.

Forest MG. Prenatal diagnosis, treatment and outcome in infants with congenital adrenal hyperplasia. *Curr Opin Endocrinol Diabetes* 1997;4:209-217.

Geley S, Kapelari K, Jöhrer K, et al. *CYP11B1* mutations causing congenital adrenal hyperplasia due to 11β-hydroxylase deficiency. *J Clin Endocrinol Metab* 1996;81:2896-2901.

Geller DH, Auchus RJ, Mendonea BB, et al. The genetic and functional basis of isolated 17,20-lyase deficiency. *Nat Genet* 1997;17:201-205.

Hendren WH, Atala A. Repair of the high vagina in girls with severely masculinized anatomy from the adrenogenital syndrome. *J Pediatr Surg* 1995;30:91-94.

Karnak I, Senocak ME, Gogus S, et al. Testicular enlargement in patients with 11-hydroxylase deficiency. *J Pediatr Surg* 1997;32:756-759.

Kohn B, et al. Late-onset steroid 21-hydroxylase deficiency: a variant of classical congenital adrenal hyperplasia. *J Clin Endocrinol Metab* 1982;55:817-827.

Laue L, Merke DP, Jones JV, et al. A preliminary study of flutamide, testolactone, and reduced hydrocortisone dose in the treatment of congenital adrenal hyperplasia. *J Clin Endocrinol Metab* 1996;81:3535-3539.

Levine LS, et al. Genetic mapping of the 21-hydroxylase deficiency gene within the HLA linkage group. *N Engl J Med* 1978;199:911-915.

Levine LS, Pang S. Prenatal diagnosis and treatment of congenital adrenal hyperplasia. In: Milunsky A, ed. *Genetic disorders and the fetus: diagnosis, prevention and treatment.* Baltimore: The Johns Hopkins University Press, 1998:529549.

Linder B, Feuillan P, Chrousos GP. Alternate day prednisone therapy in congenital adrenal hyperplasia: adrenal androgen suppression and normal growth. *J Clin Endocrinol Metab* 1989;69:191-195.

Marui S, Castro M, Latronico AC, et al. Mutations in the type II 3β-bydroxysteroid de hydrogenase (HSD 3B2) gene can cause premature pubarche in girls. *Clin Edocrinol* 2000;52:67-75.

Mason JI. the 3β-hydroxysteroid dehydrogenase gene family of enzymes. *Trends Endocrinol Metab* 1993;6:199-203.

Merke DP, Keil MF, Jones JV, et al. Flutamide, testolactone, and reduced hydrocortisone dose maintain normal growth velocity and bone maturation despite elevated androgen levels in childre with congenital adrenal hyperplasia. *J Clin Endocrinol Metab* 2000;85:1114-1120.

Miller WL. Genetics, diagnosis, and management of 21-hydroxylase deficiency. *J Clin Endocrinol Metab* 1994;78:241-246.

Mulaikal RM, Migeon CJ, Rock JA. Fertility rates in female patients with congenital adrenal hyperplasia due to 21-hydroxylase deficiency. *N Engl J Med* 1987;316:178-182.

New MI, Carlson A, Obeid J, et al. Prenatal diagnosis for congenital adrenal hyperplasia in 532 pregnancies. *J Clin Endocrinol Metal* 2001;86:5651-5657.

Pang S, et al. Maternal side-effects of prenatal dexamethasone therapy for fetal congenital adrenal hyperplasia. *J Clin Endocrinol Metab* 1992;75:249-253.

Pang S, et al. Worldwide experience in newborn screening for classical congenital adrenal hyperplasia due to 21-hydroxylase deficiency. *Pediatrics* 1988;81:866-874.

Pang S. Genetics of 3β-hydroxysteroid dehydrogenase deficiency disorder. *Growth Genet Horm* 1996;12:5-9.

Pang S, Shook MK. Current status of neonatal screening for congenital adrenal hyperplasia. *Curr Opin Pediatr* 1997;9:419-423.

Pescovitz OH, et al. True precocious puberty complicating congenital adrenal hyperplasia: treatment with a luteinizing hormone-releasing hormone analog. *J Clin Endocrinol Metab* 1984;58:857-861.

Premawardhana LD, Hughes IA, Read GF, et al. Longer term outcome in females with congenital adrenal hyperplasia (CAH): the Cardiff experience. *Clin Endocrinol* 1997;46:327-332.

Quintos JBQ, Bogiatzi MG, Harbison MD, New MI. Growth hormone therapy alone or in combination with gonadotropin-releasing hormone analog therapy to improve the height deficit in children with congenital adrenal hyperplasia. *J Clin Endocrinol . Metal* 2001;86:1511-1517.

Rhéaume E, et al. Congenital adrenal hyperplasia due to point mutations in the type II 3β-hydroxysteroid dehydrogenase gene. *Nature Genet* 1992;1:239-245.

Rosler A, Lieberman E. Enzymatic defects of steroidogenesis: 11β-hydroxylase deficiency congenital adrenal hyperplasia. In: MI New, LS Levine, eds. *Adrenal diseases in childhood.* Basel: Karger, 1984:13:47-71.

Rosler A, et al. 11β-hydroxylase deficiency congenital adrenal hyperplasia: update of prenatal diagnosis. *J Clin Endocrinol Metab* 1988;66:830-839.

Tajima T, Fujieda K, Kouda N, et al. Heterozygous mutation in the cholesterol side chain cleavage enzyme (P450scc) gene in a patient with 46,XY sex reversal and adrenal insufficiency. *J Clin Endocrinol Metal* 2001;86:3820-3825.

Therrell BL Jr, Berenbaum SA, Manter-Kapanke V, et al. Results of screening 1.9 million Texas newborns for 21-hydroxylase-deficient congenital adrenal hyperplasia. *Pediatrics* 1998;101:583-590.

Tusie-Luna MT, Traktman P, White PC. Determination of functional effects of mutations in the steroid 21-hydroxylase gene *(CYP21)* using recombinant vaccinia virus. *J Biol Chem,* 1990;265:20916-20922.

Van der Kamp HJ, Noordain K, Elvers B, et al. Newborn screening for congenital adrenal hyperplasia in the Netherlands. *Pediatrics* 2001;108:1320-1324.

Van Wyk JJ, Gunther DF, Ritzen EM, et al. The use of adrenalectomy as a treatment for congenital adrenal hyperplasia. *J Clin Endocrinol Metab* 1996;81:3180-3190.

White PC, Pascoe L. Disorders of steroid 11-hydroxylase isoenzymes. *Trends Endocrinol Metab* 1992;3:229-234.

White PC, Tusie-Luna MJ, New MI, et al. Mutations in steroid 21-hydroxylase *(CPY21). Hum Mutat* 1994;3:373-379.

Witchel SF. Molecular diagnosis in the congenital , adrenal, hyperplasias. *Endocrinologist* 1999;9:197-207.

Yanase T, Simpson ER, Waterman MR. 17βp-Hydroxylase/17,20-lyase deficiency: from clinical investigation to molecular definition. *Endocr Rev* 1991;12:91-108.

Zachmann M. Prismatic cases: 17,10-desmolase 17,20-lyase deficiency. *Clin Endocrinol Metab* 1996;81:457-459.

Zachmann M, Tassinari D, Prader A. Clinical and biochemical variability of congenital adrenal hyperplasia due to 11β-hydroxylase deficiency: a study of 25 patients. *J Clin Endocrinol Metab* 1983;56:222-229.

15. HIPERTENSÃO HORMONAL

Phyllis W. Speiser e Maria I. New

I. **Princípios gerais.** A hipertensão é uma condição de causalidade multifatorial que contribui intensamente ao risco da doença arterial coronariana e cerebrovascular, as principais causas de mortalidade nos países desenvolvidos. A hipertensão é definida como uma pressão arterial sistólica ou diastólica média acima do 95° percentil para a idade e o sexo em pelo menos três ocasiões. Entre 8 e 18% dos adultos têm pressões arteriais acima de 160/95 mmHg. Um segmento comparavelmente grande da população adulta tem hipertensão arterial limítrofe (definida como pressões entre 140/90 e 160/95 mmHg). Aproximadamente 1,1% dos estudantes de escola secundária foi identificado como tendo pressão arterial alta após mensurações repetidas. Há relativamente poucos dados relacionando elevação da pressão arterial no grupo abaixo dos 18 anos em relação ao risco cardiovascular na idade adulta. Os estudos limitados a longo prazo indicaram que o acompanhamento da pressão arterial ao longo dos centis ocorre quando uma grande coorte de crianças é acompanhada desde o início da vida.

II. **Características da hipertensão hormonal.** Este capítulo lida primariamente com a hipertensão causada pela disfunção do sistema renina-angiotensina-aldosterona (para a revisão da síntese esteróide supra-renal veja Capítulo 11). Para propósitos heurísticos, a hipertensão foi categorizada por Laragh *et al.* como hipertensão de renina alta, baixa ou normal; apenas a primeira categoria está associada à hipertensão causada por distúrbios do eixo da renina-angiotensina-aldosterona (Tabela 15.1). Estima-se que 20 a 30% dos pacientes adultos com hipertensão essencial têm atividade renina plasmática (ARP), baixa e 14 a 23% da população hipertensiva têm ARP baixa pareada com excreção de aldosterona urinária alta/excreção de sódio urinário inapropriadamente baixa. Na outra extremidade do espectro, estão os pacientes com ARP alta e secreção alta de aldosterona; esses pacientes freqüentemente têm um fluxo sanguíneo renal diminuído que causa hiperplasia do aparelho justaglomerular secretor de renina.

Neste capítulo, as formas seguintes esteróide-dependentes da hipertensão serão examinados:

A. **Hipertensão com renina baixa**
   1. Deficiência de 11β-hidroxilase.
   2. Deficiência de 17α-hidroxilase/17,20-liase.
   3. Aldosteronismo primário.
   4. Hiperaldosteronismo suprimível de dexametasona/aldosteronismo remediável pelo glicocorticóide.
   5. Excesso aparente de mineralocorticóides.
   6. Síndrome de Liddle.
   7. Síndrome de Cushing.

B. **Hipertensão com renina alta**
   1. Anormalidades renovasculares.
   2. Tumores de células justaglomerulares.
   3. Disfunção endócrina bilateral do rim.

III. **Hipertensão com renina baixa**

A. **Hiperplasia supra-renal congênita (HAC) devida à deficiência de esteróide 11β-hidroxilase.** Um defeito herdado na 11β-hidroxilação da cortical supra-renal resulta em uma forma de HAC caracterizada pelo excesso de androgênio supra-renal e produção de mineralocorticóide. Defeitos na 11β-hidroxilação, uma função enzimática necessária para a biossíntese do cortisol pela zona fasciculada (ZF) do córtex supra-renal, causam uma produção anormalmente aumentada pela ZF do esteróide 11-desoxicorticosterona (DOC) (Fig. 15.1). A DOC é um mineralocorticóide moderadamente potente que causa retenção de sódio e expansão volumétrica, resultando em hipertensão. A produção excessiva dos androgênios supra-renais provoca virilização, na vida pré-natal em indivíduo do sexo feminino e pós-natalmente em ambos os sexos. O distúrbio da deficiência de 11β-hidroxila-

Tabela 15.1 Formas de hipertensão endócrina com renina suprimida (ARP)

Sinais e sintomas	Achados hormonais	Fonte	Genética
A. Defeitos da enzima estereoidogênica Deficiência da 11β-hidroxilase esteróide (hiperplasia adrenal congênita hipertensiva virilizante); genitália externa ambígua em meninas recém-nascidas; desenvolvimento isossexual precoce/virilização e crescimento rápido em ambos os sexos	Aldosterona: androgênios séricos elevados/17-cetoesteróides urinários; DOC sérico elevado (mineralocorticóide) e 11-desoxicortisol (S)	Glandular: ZF do córtex adrenal	Mutações no gene *CYP11B1*
Deficiência da 17α-hidroxilase/17,20-liase esteróide (hiperplasia adrenal congênita com pseudo-hermafroditismo masculino): fenótipo genital externo feminino (vagina cega, nenhum derivado mülleriano) em homens; amenorréia primária em mulheres	Aldosterona; 17-hidroxisteróides séricos/urinários baixos; cortisol diminuído;corticosterona aumentada (B) e DOC no plasma; androgênios séricos e estrogênios baixos, gonadotropinas séricas elevadas.	Glandular: ZF do córtex adrenal e células intersticiais das gônadas (células de Leydig nos testículos – células tecais ovarianas)	Mutações no gene *CYP17*
B. Hiperaldosteronismo Aldosteronismo primário associado a adenoma produtor de aldosterona (síndrome de Conn): fraqueza muscular, hipopotassemia nos estados com repleção de sódio	Aldosterona plasmática elevada, 18-OHF e 18-oxocortisol (18-OHF e 18-oxoF): razão 18-OHF/aldo normal	Adenoma (tumor de "células claras"; supressão do 2G ipsilateral)	(Hiperexpressão do *CYP11B2?)* desconhecido; muito raro em crianças; relação sexual 2,5:1 a 3:1 mulheres/homens
Hiperplasia adrenocortical (como descrito anteriormente)	Achados plasmáticos como descrito anteriormente; a fonte hormonal estabelecida por estudos de mapeamento radiológico	Hiperplasia focal (micro/macronodular) ou hiperplasia cortical adrenal difusa (pode ser uni ou bilateral)	Desconhecida
Aldosteronismo primário idiopático (como descrito anteriormente)	Aldosterona plasmática alta; relação 18-OHF/aldo elevada	Hiperatividade da ZG do córtex adrenal	Desconhecida

Tumor produtor de desoxicorticosterona (como descrito anteriormente)	DOC plasmática elevada	Adenoma/carcinoma	Desconhecida
C. Hiperaldosteronismo suprimível pela dexametasona (aldosteronismo remediável pelo glicocorticóide): Hipopotassemia no estado de repleção de sódio	Aldosterona plasmática (e urinária) elevada responsiva ao ACTH e suprimível pela dexametasona em 48 horas; 18-hidroxi-11-desoxicortisol (18-OHS) esteróides, 18-OHF e 18-oxoF elevados no plasma	Presença anormal da atividade enzimática *CYP11B2* na ZF adrenal permitindo completar-se a síntese da aldosterona a partir dos 17-desoxiesteróides	Enzima híbrida do gene *CYP11B1/B2* quimérico que (1) é expresso em altos níveis na ZF (regulado como o *gene CYP11B1)* e (2) tem atividade 18-oxidase (funcionalidade do *CYP11B2*)
D. Excesso aparente de mineralocorticóides; alterações na condução cardíaca + hipertrofia ventricular esquerda e remodelamento vascular; algumas anormalidades dos íons Ca^{2+}; nefrocalcinose, raquitismo	ACTH plasmático baixo e velocidades secretórias de todos os corticosteróides; F sérico normal devido a um *clearance* plasmático retardado; hipopotassemia extrema e hipertensão grave de início precoce agravada por qualquer ingesta de sódio – ou pela hidrocortisona ou ACTH – e respondendo à espironolactona.	Elevada atividade F na periferia devida à (1) função defeituosa da oxidase (F → E) 11β-HSD2 ou (2) *clearance* lento do 5α/β redução a (allo) diidroF	Mutações no *HSD11B2* (isoforma placental/renal)

ARP, atividade da renina plasmática; DOC, desoxicorticosterona; OHS, hidroxidesoxicortisol; OHF, hidrocortisol; ZF, zona fasciculada; ACTH, hormônio adrenocorticotrópico; HSD, hidroxisteróide desidrogenase; F, cortisol.

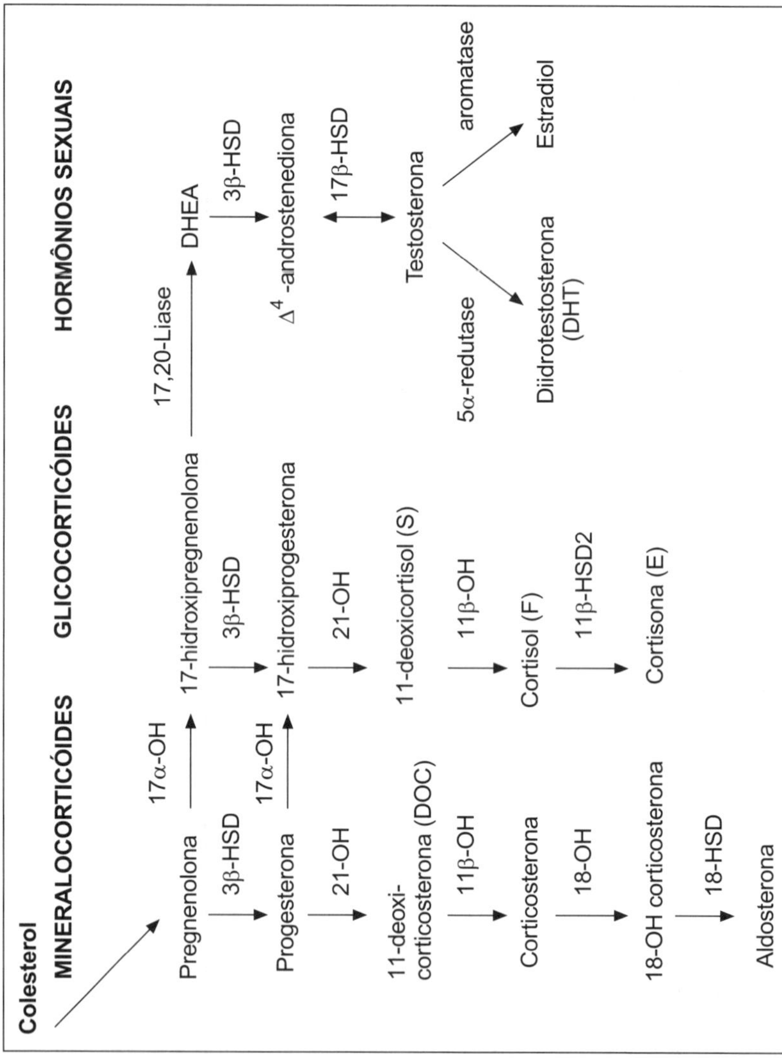

Colesterol
MINERALOCORTICÓIDES
GLICOCORTICÓIDES
HORMÔNIOS SEXUAIS
Pregnenolona
17α-OH
17-hidroxipregnenolona
17,20-Liase
DHEA
3β-HSD
3β-HSD
3β-HSD
Progesterona
17α-OH
17-hidroxiprogesterona
Δ4 -androstenediona
21-OH
21-OH
17β-HSD
11-deoxi-corticosterona (DOC)
11-deoxicortisol (S)
Testosterona
11β-OH
11β-OH
5α-redutase
aromatase
Corticosterona
Cortisol (F)
Diidrotestosterona (DHT)
Estradiol
18-OH
11β-HSD2
18-OH corticosterona
Cortisona (E)
18-HSD
Aldosterona

se é devido a um defeito autossômico recessivo do gene codificador da proteína enzimática *CYP11B1*. Numerosas mutações na *CYP11B1*, causando deficiência de 11β-hidroxilase foram caracterizadas. Consulte as revisões (New, 1995; Zachmann, 1983) e Capítulo 14 para uma descrição mais extensa e outras formas de HAC.

A prevalência de deficiência de 11β-hidroxilase é aproximadamente 1 em 100.000 nascimentos na população geral. É responsável por 5 a 8% dos casos de HAC. A incidência é muito maior em Israel (1 em 5.000 a 7.000 nascimentos) por causa de um agrupamento de casos traçados a famílias judias de origem norte-africana, particularmente de Marrocos e Tunísia, que tendiam a ser portador de uma mutação em particular.

1. **Padrões clínicos.** A virilização é o padrão clínico mais proeminente da deficiência de 11β-hidroxilase. Nessa condição, a síntese de cortisol ineficiente provoca a hipersecreção do hormônio adrenocorticotrópico (ACTH). O acúmulo de esteróides proximais ao 11β-hidroxilase bloqueado fornece substrato à secreção de androgênio supra-renal excessivo estimulado pelo ACTH. Um feto feminino afetado exposto em vida intra-uterina ao excesso de androgênios supra-renais desenvolverá genitália externa ambígua ou francamente masculinizada (pseudo-hermafroditismo feminino). As estruturas genitais femininas internas, incluindo os ovários e útero, são intactas. Pós-natalmente, a produção excessiva continuada de androgênios da supra-renal resulta em desenvolvimento somático prematuro e inapropriado tanto em meninos quanto em meninas; alargamento peniano/clitoriano progressivo; aparecimento de pêlos axilares, púbicos e faciais; acne; aprofundamento da voz; e crescimento esquelético rápido. Se os androgênios supra-renais não forem suprimidos pelo tratamento adequado, a fusão epifisária precoce resultará em baixa estatura. Variantes de início tardio ou não clássica da deficiência de 11β-hidroxilase também foram identificadas com gravidade atenuada dos padrões do distúrbio clássico.

   A hipertensão de renina baixa, apesar de distinguir a base enzimática desta forma de HAC da forma mais comum de deficiência de 21-hidroxilase, a HAC virilizante, não é um padrão consistente em deficiência de 11β-hidroxilase, especialmente em bebês. A supressão de ARP indica expansão volumétrica e armazenamentos de sódio corporal devidos ao excesso de mineralocorticóides. Apesar de a aldosterona ser o mineralocorticóide humano primário (Fig. 15.2), a DOC também funciona nesta capacidade. O grau de elevação de DOC nem sempre é correlacionado diretamente com a presença ou grau de hipertensão, mesmo quando os pacientes são portadores de mutações idênticas de *CYP11B1*.

   Raramente, a perda de sódio foi descrita em associação à deficiência clássica de 11β-hidroxilase. Mais freqüentemente, esse fenômeno foi observado após a rápida redução nos níveis de DOC; o que causa uma elevação no ARP não acompanhado por um aumento correspondente na aldosterona devido à supressão da zona glomerulosa supra-renal.

2. **Achados laboratoriais.** Na deficiência 11β-hidroxilase, 11-desoxicortisol (composto S) não pode ser hidroxilado para cortisol e DOC não pode ser hidroxilado à corticosterona (Fig. 15.1). A deficiência de cortisol causa hiperestimulação de ACTH dos androgênios supra-renais que não requerem 11-hidroxilação para a sua síntese. A desidroepiandrosterona (DHEA) e androstenediona, eles mesmos androgênios fracos, são convertidos perifericamente em testosterona e outros androgênios. A DOC e os seus metabólitos causam retenção de sódio, caliurese, expansão volumétrica e hipertensão. A ARP e, secundariamente, a aldosterona, são suprimidas. O tetraidro-11-desoxicortisol (THS) urinário e tetraidrodesoxicorticosteróide (THDOC), os metabólitos principais do composto S e DOC, estão aumentados. Os 17-cetoesteróides urinários também estão elevados, refletindo os níveis séricos elevados dos androgênios supra-renais.

FIG. 15.1. Vias de biossíntese esteróide. OH, hidroxilase; HSD, hidroxisteróide desidrogenase; DHEA, desidroepiandrosterona.

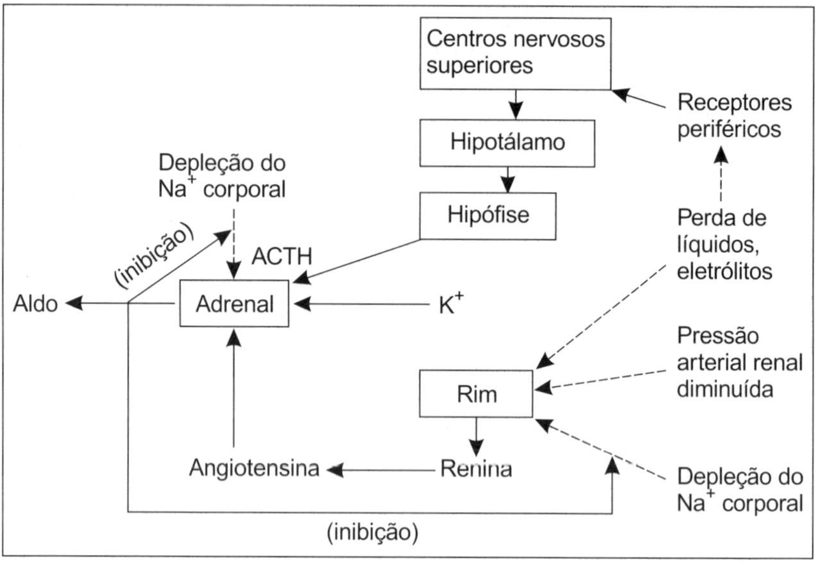

FIG. 15.2. Regulação da via renina-angiotensina-aldosterona.

3. **Tratamento.** A administração de glicocorticóide corrige a hipersecreção do ACTH, DOC (em grande parte um produto do ZF responsivo a ACTH) e androgênios. O modo preferido de administração em crianças jovens é a hidrocortisona em uma dosagem em 10-20 mg/m^2 por dia; pacientes pós-púberes podem receber esteróides mais potentes e de ação longa, como a prednisona ou dexametasona. A redução dos níveis de DOC produz natriurese, diurese, contração volumétrica e uma elevação na renina, que estimula produção de aldosterona. Hipertensão de longa duração que não é responsiva à administração de glicocorticóide pode necessitar de terapia com outras drogas anti-hipertensivas, como os bloqueadores do canal do cálcio. Os suplementos de mineralocorticóides não devem ser administrados a pacientes hipertensos. As mulheres com HAC virilizante podem sofrer reconstrução cirúrgica da genitália externa.
4. **Desenvolvimentos recentes.** Há dois genes (*CYP11B1* e *CYP11B2)* que codificam duas isoenzimas, 11β-hidroxilase e aldosterona-sintase. A enzima 11β-hidroxilase, codificada pela *CYP11B1*, é responsável pela conversão da DOC em corticosterona e 11-desoxicortisol em cortisol; este gene é defeituoso na deficiência de 11β-hidroxilase. As mutações de *CYP11B1* tendem a se aglomerar em éxons 6 até 8, porém têm sido detectadas em todo o gene em sua condição autossômica recessiva *CYP11B2*, que é responsável pela conversão da corticosterona em aldosterona. Um grupo separado de mutações na *CYP11B2* causa uma forma recessiva rara de hipoaldosteronismo conhecida como *deficiência CMO II,* que é caracterizada pela perda do sódio, *hi*potensão e dificuldade do desenvolvimento na infância. Esse último gene e enzima estão intactos na HAC em virtude da deficiência de 11β-hidroxilase; portanto, a perda de sódio ocasionalmente observada em pacientes que sofrem deste tipo de HAC é um distúrbio funcional, e não devida a mutações inatas de *CYP11B2.*

B. **HAC devida à deficiência esteroidal de 17α-hidroxilase.** Os defeitos homozigotos em outro gene cortical supra-renal e complexo enzimático necessário para biossíntese do hormônio cortisol e sexual, 17α-hidroxilase/17,20-liase, causa uma forma diferente da HAC hipertensiva.

1. **Características clínicas.** A enzima esteróide 17α-hidroxilase/17,20-liase é um citocromo P450. A deficiência resulta em produção diminuída do cortisol e também dos esteróides sexuais, com a

deficiência de 17α-hidroxilase prejudicando a produção de precursores do cortisol e precursores dos esteróides sexuais, e o defeito na função de 17,20-liase prejudicando a produção dos androgênios e estrogênios. Como o produto de 17α-hidroxilação é o precursor para a ação da 17,20-liase, a deficiência isolada da 17α-hidroxilase pode ser difícil de ser identificada, pois ela se apresentaria como a deficiência de 17α-hidroxilase/17,20-liase combinada, mais comum. A deficiência da atividade da 17,20-liase impede a síntese de esteróides sexuais C_{19} nas supra-renais e nas gônadas sem afetar a síntese de cortisol na glândula supra-renal; portanto, não é uma forma de HAC, mas é uma causa potente de desenvolvimento sexual anormal.

Pelo fato de o defeito combinado ser compartilhado pelas supra-renais e pelas gônadas, a produção de todos os androgênios e de todos os estrogênios é reduzida. O fenótipo de todas as mulheres genéticas não é ambíguo; no entanto, não se observa nenhuma feminização na idade púbere. O fenótipo dos homens geneticamente do sexo masculino é ambíguo (pseudo-hermafroditismo masculino) ou feminino, e numerosos pacientes foram criados como meninas. Os homens não apresentam nenhuma evidência de formação genital interna: a produção bloqueada do androgênio impede qualquer desenvolvimento do ducto wolffiano embrionário, enquanto a produção das células de Sertoli testiculares intactas de um hormônio antimülleriano inibe a formação de estruturas femininas.

Em ambos os sexos, a puberdade não progride normalmente por causa da falta de secreção dos esteróides sexuais. Esse diagnóstico freqüentemente é feito em mulheres jovens ou indivíduos com aparência feminina que se apresentam em idade púbere com amenorréia primária ou não desenvolvendo características sexuais secundárias. O distúrbio pode ser revelado mais precocemente pelos casos com cariótipo 46,XY apresentando-se na primeira ou na segunda infâncias com hérnia ou massas inguinais. Esses pacientes podem apresentar hipopotassemia e hipertensão devidas ao excesso de mineralocorticóides.

A hiperprodução maciça de corticosterona em concentrações séricas 30 vezes o normal e maiores parece fornecer uma resposta fisiológica adequada em infecção ou outros estresses; como resultado, esses pacientes não experimentam choque ou "crises supra-renais".

2. **Achados laboratoriais.** Os 17-desoxisteróides, DOC e corticosterona estão aumentados no soro e na urina. Como na deficiência de 11β-hidroxilase, a produção da aldosterona, apesar de não estar bloqueada enzimaticamente, é muito baixa secundariamente à renina suprimida que resulta da DOC excessiva. Níveis de esteróides C_{19} precursores dos hormônios sexuais geralmente estão baixos. Os níveis plasmáticos de ACTH estão menos elevados do que em outras condições de produção prejudicada de cortisol, talvez como resultado de uma resposta de *feedback* limitada à esta atividade marginal de glicocorticóide. A produção de gonadotropina é extremamente elevada em ambos os sexos por causa da ausência de qualquer *feedback* de esteróides sexuais.

3. **Tratamento.** A reposição de glicocorticóides (como na deficiência de 11β-hidroxilase) é necessária na pré-puberdade, e a reposição dos esteróides sexuais é iniciada na idade puberal apropriada. No paciente 46 X,Y, os testículos podem estar nas regiões abdominal, inguinal ou labiais; se a terapia for direcionada para o desenvolvimento fenotípico como homem, as gônadas podem ser preservadas e, portanto, devem ser colocadas no escroto. A reposição com estrogênios induz desenvolvimento mamário em mulheres geneticamente do sexo feminino e podem ser estabelecidos ciclos menstruais com estrogênio e progesterona cíclicos. Como na HAC devida à deficiência de 11β-hidroxilase, a hipertensão refratária pode necessitar de tratamento adicional com drogas anti-hipertensivas.

4. **Desenvolvimentos recentes.** O gene que codifica as atividades de 17α-hidroxilase e da 17,20-liase foi caracterizado (*CYP17),* e numerosos defeitos específicos foram descritos em associação com diversos fenótipos de doença. As mutações que seletivamente reduzem a atividade da liase também foram identificadas; tais mutações produzem ambigüidade genital em homens geneticamente do sexo feminino e infantilismo sexual em mulheres, mas elas não produzem hipertensão. A desregulação da atividade 17,20-liase é um fator contribuinte em potencial na **síndrome ova-**

riana policística. Ainda não ficou claro se isso se relaciona com a síndrome metabólica da hipertensão, resistência à insulina e hiperandrogenismo, e como.

C. **Aldosteronismo primário.** O aldosteronismo primário é a forma mais comum de hipertensão hormonal. A hiperprodução autônoma de aldosterona com elevação concomitante de níveis séricos de aldosterona produz hipopotassemia e hipertensão leve a moderada.

1. **Características clínicas.** O aldosteronismo primário mais freqüentemente é devido a um adenoma produtor de aldosterona unilateral (APA) ou uma hiperplasia idiopática bilateral. Os adenomas da supra-renal são principalmente solitários, ocorrendo duas a três vezes mais freqüentemente na glândula esquerda; os adenomas múltiplos de significância clínica são observados em 10% dos casos, e apenas um quinto destes ocorrem bilateralmente. O aldosteronismo primário é mais provavelmente causado pela hiperplasia supra-renal bilateral na infância. No entanto, o número de casos relatados de aldosteronismo primário de qualquer causa na infância é muito pequeno.

2. **Achados laboratoriais.** Os marcadores diagnósticos usados na caracterização do aldosteronismo primário são aldosterona elevada com ARP suprimida. Especificamente, uma relação randômica ambulatorial da aldosterona plasmática (nanogramas por decilitros) em relação à atividade da renina plasmática (nanogramas por milímetro por hora) maior do que 20 com um nível plasmático absoluto de aldosterona maior do que 15 ng/dL sugere aldosteronismo primário. O diagnóstico deve ser confirmado pelo fracasso na supressão da aldosterona após sobrecarga salina. Se o fator etiológico for um adenoma, a ARP não se elevará em resposta a alterações posturais. Em contraste, a ARP eleva-se após 2 a 4 horas de posição ereta na hiperplasia bilateral. Uma caracterização e localização adicionais da lesão podem ser obtidas pela tomografia computadorizada (TC) e/ou imageamento pela ressonância magnética (RM) . A amostragem da veia supra-renal bilateralmente pode ser usada se não for encontrada nenhuma lesão com esses métodos.

3. **Tratamento.** A supra-renalectomia unilateral é indicada em casos de APA isolada; isso agora pode ser realizado laparoscopicamente. A pressão arterial deve estar bem controlada com medicações antes da cirurgia. A hiperplasia supra-renal bilateral é mais bem manuseada com antagonistas mineralocorticóides poupadores de potássio, como a espironolactona (200 a 400 mg/d).

4. **Desenvolvimentos recentes.** Dois subtipos distintos de hiperaldosteronismo não adenomatoso familiar (FH) foram identificados. O FH tipo I (FH-I) é mais bem descrito a seguir como DSH/GRA e está associado a um gene sintase de aldosterona híbrido *(CYP11B2)* responsivo à estimulação do ACTH. O tipo II não é ligado ao *CYP11B2* e não é glicocorticóide responsivo.

D. **Hiperaldosteronismo dexametasona-supressivo** [DSH, também conhecido como aldosteronismo remediável pelo glicocorticóide (GRA) e FH-I] é transmitido como autossômico dominante. O diagnóstico deve ser considerado em pacientes com forte história familiar de hipertensão e mortalidade precoce pelo acidente vascular cerebral e naqueles com hipertensão iniciada durante a infância.

1. **Características clínicas e laboratoriais.** Os pacientes afetados tipicamente têm uma hipertensão grave de início precoce que é refratária à terapia medicamentosa convencional. Como ocorre em várias outras formas de hipertensão com renina baixa, o perfil eletrolítico pode não ser útil, pois a maioria dos pacientes não tem hipopotassemia. As relações entre a aldosterona plasmática e a ARP geralmente são maiores do que 30 ng/dL. O padrão singular desse distúrbio familial (diferente do hiperaldosteronismo familial ou FH-II) é a supressão completa e rápida da secreção da aldosterona com a administração de dexametasona (Fig. 15.1). A aldosterona plasmática menor que 4 ng/dL após a supressão com a dexametasona (administrada oralmente 0,5 mg a cada 6 horas por pelo menos 48 horas) é diagnóstica de DSH/GRA. O 18-oxocortisol urinário elevado é um instrumento diagnóstico acurado, mas não está disponível comercialmente. Não há nenhuma anormalidade da secreção do cortisol.

   As respostas da aldosterona e da ARP às manipulações do sódio são similares àquelas da hiperplasia supra-renal bilateral ou do hiperaldosteronismo primário devido ao adenoma. Há uma regulação incomum da secreção dos mineralocorticóides pelo ACTH nos pacientes com

DSH; em contraste com a resposta a administração de ACTH em indivíduos normais, nos quais a resposta da aldosterona diminui após 3 dias, os níveis séricos e urinários de aldosterona continuam a se elevar durante 5 dias após a administração de ACTH nos pacientes com DSH.

2. **Desenvolvimentos recentes.** A base genética do DSH/GRA é uma transposição dos elementos regulatórios específicos para o *CYP11B1* (veja discussão anterior sobre a deficiência de HAC-11β-hidroxilase) em *CYP11B2* (Fig. 15.3). O efeito nítido dessa mutação é conferir estimulabilidade ao ACTH no *CYP11B2*, o gene limitante da velocidade para a síntese da aldosterona. O rastreamento das famílias afetadas com DSH/GRA levou à descoberta de indivíduos portadores da mutação com apenas uma penetração limitada, confirmando que outros fatores genéticos e ambientais modificam a tendência ao desenvolvimento de hipertensão, mesmo no caso de uma síndrome de deficiência de um único gene de hipertensão. Existem evidências de traço maternal influenciando na expressão fenotípica do traço hipertensivo nas linhagens DSH/GRA.

E. Excesso aparente de mineralocorticóides (EAM)

1. **Características clínicas.** A EAM é caracterizada por *hipertensão grave*, freqüentemente manifestada em uma idade muito jovem associada a baixo peso ao nascer, deficiência no desenvolvimento e crescimento insatisfatório. Ela é uma forma rara autossômica recessiva de hipertensão com renina baixa que mais freqüentemente é detectada na infância e é atribuível a defeitos na enzima 11β-hidroxisteróide desidrogenase tipo 2 (11β-HSD2). A enzima 11β-HSD consiste em dois componentes: 11-reductase (converte a cortisona a cortisol, tipo 1) e 11-oxidase (converte o cortisol a cortisona, tipo 2). O *componente 11-oxidase é defeituoso* na EAM. O distúrbio parece ocorrer igualmente em homens e mulheres. Apesar de a doença ser encontrada em todos os grupos raciais e étnicos, parece haver um *excesso de Nativos Americanos* com EAM. Há uma elevada mortalidade de ~20% atribuível à hipertensão incomumente maligna e depleção grave de potássio, resultando em arritmias cardíacas.

   Em virtude da alteração nas cinéticas enzimáticas, a meia-vida sérica do cortisol é prolongado, ainda assim o ACTH é suprimido (por causa da relação anormal cortisol/cortisona no nível dos receptores glicocorticóides centrais) e os pacientes não possuem características cushingóides. O dano renal é evidente pela ocorrência de nefrocalcinose em alguns casos. Outros danos em órgãos-alvo são inevitavelmente observados se a hipertensão for descontrolada; isso pode ser revertido pelo tratamento em uma extensão limitada.

2. **Achados laboratoriais.** O perfil bioquímico é caracterizado por renina baixa (< 1 ng/mL, por hora) e profunda hipopotassemia (< 3 mEq/L). O diagnóstico do distúrbio é feito com base em uma relação cortisona/cortisol anormalmente baixa; os pacientes típicos têm metabólitos urinários do cortisol anormais (elevação da relação THF +5-THF/THE), representando os principais metabólitos urinários do cortisol (THF, tetraidrocortisol) e cortisona (THE, tetraidrocortisona). Esses ensaios estão disponíveis em laboratórios comerciais especializados. A aldosterona está suprimida. Uma manobra diagnóstica usada apenas em estudos de pesquisa é a infusão de cortisol marcado com trítio ou deutério na posição carbono-11 com medida subseqüente da água marcada na urina. Os pacientes afetados com EAM não podem oxidar o cortisol na posição 11 e, portanto, apresentam uma capacidade acentuadamente reduzida em produzir água marcada em comparação com hipertensos sem EAM e controles.

3. **Tratamento.** O bloqueio dos receptores mineralocorticóides com a espironolactona geralmente em altas doses resulta em uma redução inicial da pressão arterial e um aumento no potássio sérico. O acréscimo de um diurético melhora ainda mais a hipertensão, apesar de os pacientes infelizmente poderem se tornar refratários a esta terapia. A suplementação do potássio é essencial para um manuseio eficaz. Medicações anti-hipertensivas adicionais freqüentemente são necessárias. Os antagonistas do canal de cálcio freqüentemente são usados no tratamento da hipertensão pelos mineralocorticóides.

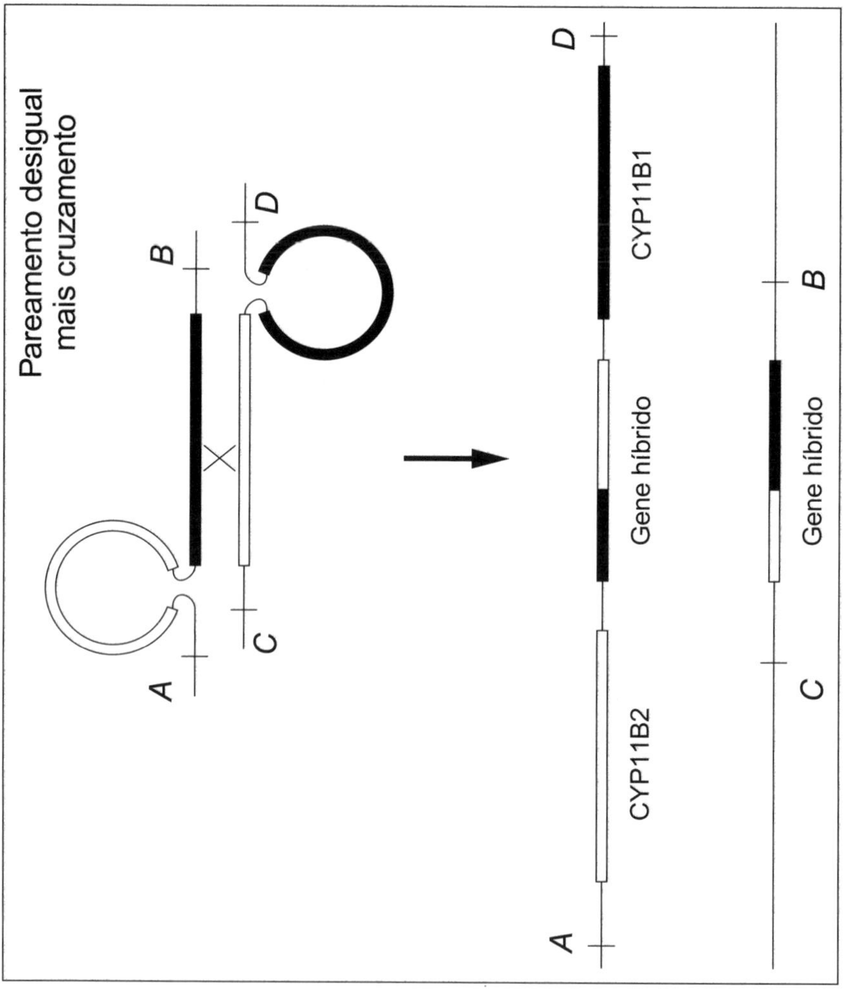
Pareamento desigual
mais cruzamento
A
B
C
D
A
CYP11B2
Gene híbrido
CYP11B1
D
C
Gene híbrido
B

4. **Desenvolvimentos recentes.** A clonagem e a caracterização dos genes que codificam duas isoenzimas de 11β-HSD, *HSD11B1, HSD11B2,* e o receptor mineralocorticóide (RM) esclareceram como um defeito no transportador cortisol-cortisona, aumenta a disponibilidade de cortisol e a ligação ao RM, permitindo que o cortisol aja como um agonista mineralocorticóide. Em resumo, o RM purificado, ou receptor tipo I, possui uma igual afinidade para a aldosterona e cortisol *in vitro.* Paradoxalmente, apesar de o cortisol ser secretado em 1.000 vezes a velocidade da aldosterona, a maioria das pessoas não são hipertensas. A observação de que a carbenoxolona (11β-glicirrinético ácido sódio hemisuccinato) e o licor (ácido glicirrinético) produzem uma síndrome hipertensiva similar à EAM por meio da inibição da 11β-HSD2 sugeriu que esta enzima era crítica para a aparente especificidade *in vivo* da RM para a aldosterona. A conversão enzimática do cortisol pela oxidação na posição 11 à cortisona biologicamente inerte evita o acesso do cortisol ao RM nos ductos coletores corticais renais, o principal sítio de expressão para o *HSD11B2* (Fig. 15.4A). Os defeitos homozigóticos no *HSD11B2* que resultam na atividade 11β-HSD2 defeituosa causa a síndrome hipertensiva de EAM por permitir que o cortisol interaja *AD libitum* com o RM (Fig. 15.4B). Numerosas mutações no *HSD11B2* foram detectadas nos pacientes com EAM e correlacionadas com o fenótipo bioquímico. Digno de nota, os polimorfismos no, ou próximo ao, *HSD11B2* estão associados à "hipertensão essencial" sensível ao sal.

   Uma forma leve de EAM foi recentemente relatada. Quando uma menina de 13 anos de uma família Mennonita com casamentos endogâmicos foi indicada com diagnóstico de EAM, mas sem a hipopotassemia e outros sinais e sintomas clássicos da doença, a deficiência de 11β-HSD2 parecia improvável. Entretanto, o diagnóstico de EAM foi firmado corretamente após avaliações. No entanto, apesar de ela demonstrar apenas hipertensão leve e hipoaldosteronismo, e de outro modo ser assintomática, a paciente nitidamente tinha EAM com base na evidência bioquímica, e, posteriormente, foi comprovado que ela era homozigota para a mutação P227L do gene *HSD11B2.* Podemos constatar que esta patologia é uma causa não reconhecida da hipertensão com renina baixa.

F. **Síndrome de Liddle.** A síndrome de Liddle é uma forma autossômica dominante de hipertensão de renina baixa, distinguida da DSH/GRA pela ausência de resposta do tratamento glicocorticóide e da EAM por uma falta de resposta aos antagonistas dos mineralocorticóides. Os pacientes freqüentemente apresentam uma hipertensão grave de início precoce e hipopotassemia. A aldosterona está suprimida mesmo depois uma dieta com baixo teor de sódio ser iniciada. Os únicos tratamentos eficazes são o trianetereno, um inibidor específico do canal de sódio epitelial distal renal (ENaC), amiloride ou transplante renal. A análise genética do gene *ENaC* revela mutações nas subunidades β ou γ que intensifica a expressão do canal iônico na superfície celular ou influxo aumentado do canal, desta forma permitindo uma retenção inapropriada de sódio e conseqüente hipertensão. Como na DSH/GRA, observa-se uma penetrância variável.

G. **Síndrome e doença de Cushing.** A síndrome e a doença de Cushing são distúrbios adicionais na qual a hipertensão está associada à hiperfunção adrenocortical.

   1. **Características clínicas.** Os pacientes com síndrome de Cushing apresentam face lunar, estrias pigmentadas, obesidade truncal, atraso no crescimento em crianças, diminuição da tolerância à glicose e baixa densidade mineral nos ossos. A virilização é mais comum nos carcinomas supra-renais do que nos adenomas supra-renais. A hipertensão é um achado comum na síndrome

FIG. 15.3. Mecanismo de desalinhamento e de cruzamento desigual no hiperaldosteronismo supressível pela dexametasona (DSH/GRA). Observe que o segmento do gene "A-D" contém um terceiro gene *CYP11* com elementos 5' (regulatórios) do *CYP11B1* e elementos 3' (funcionais) do *CYP11B2*. Portanto, o gene híbrido é capaz de produzir aldosterona em resposta à estimulação do ACTH. (Os genes híbridos recíprocos mostrados no segmento do gene "C-B" não foram detectados em famílias com DSH/GRA).

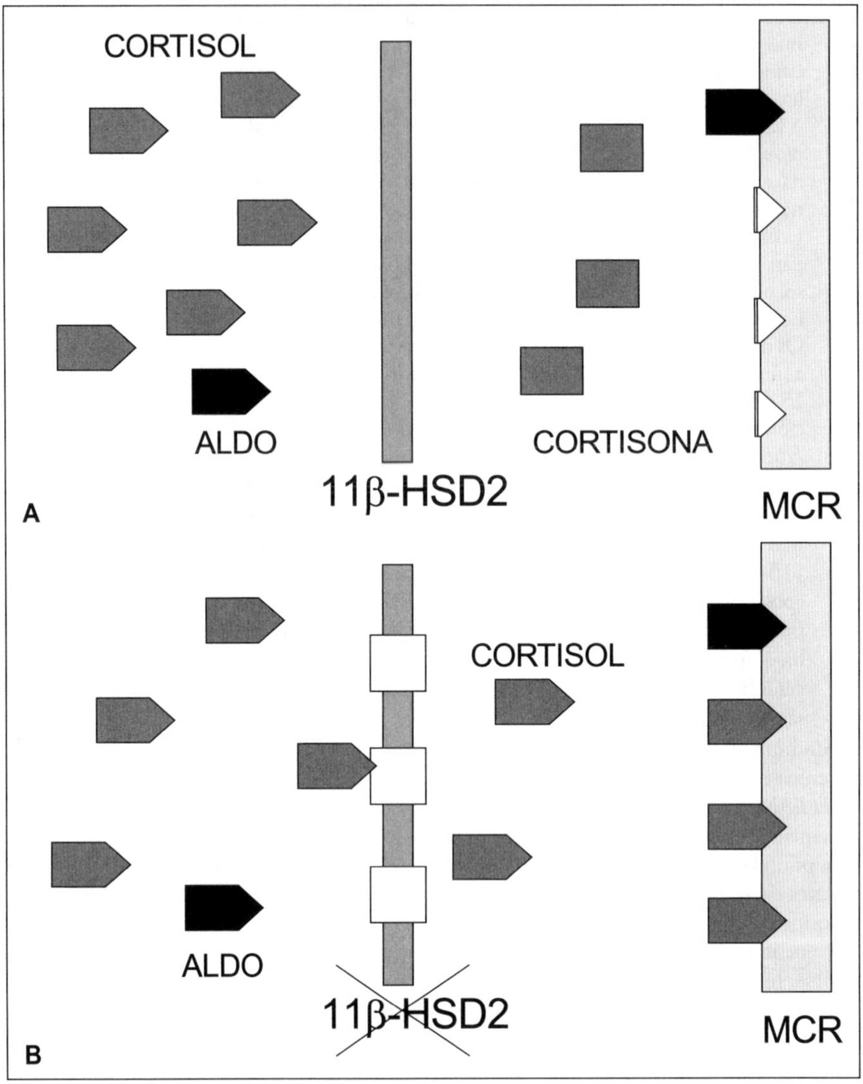

FIG. 15.4. Apresenta-se aqui a célula epitelial do ducto coletor cortical do túbulo renal distal, ilustrando o mecanismo de proteção dos receptores mineralocorticóides pela 11β-hidroxisteróide desidrogenase tipo 2 (11β-HSD2). Apesar de a aldosterona ser um mineralocorticóide mais potente do que o cortisol, o receptor mineralocorticóide liga-se a esses hormônios com igual afinidade. No entanto, o cortisol é secretado em quantidades de miligramas por dia, enquanto a aldosterona é secretada em quantidades de microgramas; os indivíduos normais são protegidos da sobrecarga de cortisol pela ação da 11β-HSD2, como a isoforma tipo 2 da enzima 11β-HSD funciona unidirecionalmente para converter cortisol em cortisona **(A)**. A cortisona não se liga ao receptor mineralocorticóide. A aldosterona não é metabolizada pela enzima 11β-HSD, pois ela é uma β-lactona e, portanto, possui um acesso não impedido ao receptor mineralocorticóide. No entanto, o cortisol satura o receptor mineralocorticóide em pacientes com atividade deficiente da enzima 11β-HSD2 **(B)**. A ligação inapropriada resultante do cortisol ao receptor mineralocorticóide causa retenção de sódio e expansão volumétrica que suprime a renina plasmática e a secreção de aldosterona, e causa excreção de potássio e hipopotassemia.

de Cushing e ocorre em mais de 80% dos casos. A retenção de sódio e a expansão do volume do líquido extracelular secundário ao efeito mineralocorticóide do excesso de cortisol, conjuntamente com a obesidade, resistência à insulina, supressão de vasodilatadores (p. ex., prostaglandinas e óxido nítrico) e estimulação de pressores (p. ex., aumento do substrato da renina plasmática, receptores da angiotensina II, e sensibilidade à norepinefrina) contribuem para a hipertensão. Os níveis de aldosterona geralmente não estão elevados na síndrome de Cushing e provavelmente não são implicados na hipertensão, exceto no caso de um tumor supra-renal co-secretante de cortisol e de aldosterona. A hipertensão pode causar insuficiência cardíaca congestiva e acidentes cerebrovasculares na síndrome de Cushing. Como em muitos casos de hipertensão secundária, a hipertensão pode persistir mesmo após cura do distúrbio primário ter sido conseguida. Isso é atribuído a alterações renais crônicas pela hipertensão de longa data. É digno de nota que a hipertensão ocorre menos freqüentemente em pacientes tratados com glicocorticóides do que na doença de Cushing espontânea.

A síndrome de Cushing é rara em crianças; mais comumente, é o resultado de um tumor supra-renal que hiperproduz glicocorticóides e androgênios. Em adultos, a doença de Cushing dependente do ACTH é mais comum.

2. **Achados laboratoriais.** Suspeita-se do diagnóstico de síndrome de Cushing com base em padrões clínicos. Obtém-se provas diagnósticas adicionais achando-se cortisol livre elevado na urina para a área de superfície corporal em duas ocasiões em separado. A supressão pela dexametasona do cortisol é um padrão distinto importante da hiperplasia adrenocortical. Os pacientes com doença de Cushing têm níveis elevados periféricos e/ou no seio petroso de ACTH associados a lesões hipofisárias (conforme detectado pela RM). O teste do hormônio liberador de corticotropina, especialmente associado à supressão prévia com dexametasona representa outro método de diagnosticar esta perniciosa doença. A produção ectópica de ACTH por tumores deve ser considerada se o hipercortisolismo supra-renal e as fontes hipofisárias forem excluídas.

   Suspeita-se de um tumor supra-renal quando a hipercortisolemia não é suprimida pela dexametasona e é acompanhada pelos androgênios séricos e urinários elevados. Os estudos radiológicos das glândulas supra-renais, notadamente pela TC e RM, são usados para documentar os tumores.

3. **Tratamento.** A terapia deve ser direcionada para a identificação e remoção da causa do hipercortisolismo. Mais freqüentemente isso envolve um procedimento cirúrgico para remover um tumor. Se o paciente não é um bom candidato à cirurgia, o tratamento clínico com drogas que inibem a síntese de cortisol ou bloqueiam a ação do cortisol pode ser eficaz.

IV. Hipertensão com renina alta

A. Anormalidades renovasculares. O hiperaldosteronismo secundário em crianças ocorre como resultado da hipersecreção da renina pelo sistema justaglomerular. Isso ocorre na presença de anormalidades renovasculares, mais comumente a displasia fibromuscular no grupo etário pediátrico, resultando em isquemia renal. A anormalidade renovascular pode ocorrer na artéria renal principal, em uma artéria renal segmentar ou como resultado da coarctação da aorta. O hiperaldosteronismo secundário associado à hipertensão pode ocorrer após transplante renal com obstrução do trato genitourinário, ou após trauma abdominal fechado. Os tumores intra-abdominais ou retroperitoneais podem causar compressão da vasculatura renal com hipertensão hiper-reninêmica. Desde o advento do monitoramento invasivo dos bebês prematuros com síndrome de angústia respiratória, uma complicação comum da inserção de um cateter umbilical era a trombose com conseqüente hipertensão. Outras patologias clínicas associadas à estenose da artéria renal incluem a neurofibromatose e arteritides.

B. Tumores das células justaglomerulares

1. **Características clínicas.** Uma síndrome que consiste em hipertensão, hiper-reninenismo e hiperaldosteronismo secundário acompanhado por falha em suprimir a renina com a elevada ingesta de sódio sugere a presença de um tumor autônomo das células justaglomerulares produtoras de

renina. Os pacientes com esses tumores freqüentemente são mais jovens do que aqueles com hipertensão essencial e geralmente são mulheres. O diagnóstico é feito após a observação de uma massa hipovascular em um arteriograma; nenhuma estenose arterial é visível. Outros métodos de detecção incluem ultra-sonografia, urografia excretora e TC com contraste. Em todos os casos detectados até o momento, a pressão arterial e a renina plasmática retornou ao normal após a remoção cirúrgica do tumor.

2. **Achados laboratoriais.** Em cada uma das síndromes anteriormente mencionadas de hipertensão de renina alta, ARP está elevada e acompanhada por aldosterona urinária alta e excreção baixa de sódio urinário. Os critérios que sugerem estenose da artéria renal incluem pressão arterial diastólica acima de 100 mmHg, renina da veia periférica elevada e uma cintilografia radionuclídea renal anormal durante a administração de um inibidor da enzima conversora da angiotensina. Embora a angiografia possa ser usada como um instrumento diagnóstico e terapêutico, ela é um procedimento invasivo que acarreta um risco substancial. A angiografia por ressonância magnética é um instrumento diagnóstico relativamente novo que, atualmente, é bastante caro e não amplamente disponível. A ultra-sonografia contrasda com doppler também possui o potencial para ser um teste de rastreamento útil para os pacientes sob risco de hipertensão renovascular.

3. **Tratamento.** A revascularização resultou em cura ou em melhora da hipertensão em aproximadamente 90% dos casos pediátricos com estenoses das artérias renais. A angioplastia transluminal percutânea das artérias renais (PCTRA) e a colocação de *stents* arteriais renais foram eficazes como alternativas à correção cirúrgica aberta das lesões renovasculares. As taxas de sucesso variam de 69% em uma pequena série de PCTRA de casos pediátricos até 98% em grandes séries de adultos submetidos à colocação de um *stent.* Esses procedimentos potencialmente acarretam o risco de uma perfuração vascular e devem ser realizados apenas por uma equipe experiente, com cirurgiões vasculares de sobreaviso. A experiência com a PCTRA indica que a taxa de sucesso é influenciada pela extensão da doença: Pacientes com estenoses bilaterais ou múltiplas estenoses apresentam menor probabilidade de serem curadas, mas após PCTRA elas freqüentemente são passíveis de tratamento médico com uma pequena dose diária de um inibidor da enzima conversora da angiotensina (ECA). O próprio procedimento pode ser realizado durante uma hospitalização de 1 dia, e ocorrem complicações em menos de 20% dos casos.

C. **Disfunção endócrina bilateral dos rins.** Nesta síndrome, há uma hipertensão grave, hiper-reninemia acentuada e hiperaldosteronismo. Freqüentemente, há uma encefalopatia hipertensiva associada e perda de peso. A causa deste distúrbio é obscura. No entanto, a hipersecreção da renina ocorre igualmente em ambos os rins. A presença de tumores justaglomerulares bilaterais é descartada pelos estudos patológicos e arteriográficos. O tratamento deve ser direcionado à redução da pressão arterial até que ocorra remissão.

D. **Drogas úteis no diagnóstico e no tratamento da hipertensão com renina alta.** Os inibidores da enzima conversora da angiotensina I são valiosos no diagnóstico e no tratamento da hipertensão. Em adultos com hipertensão com renina alta, a administração aguda de captopril produz uma elevação significativa da ARP, uma queda na aldosterona plasmática e uma queda na pressão arterial, refletindo bloqueio da conversão da angiotensina I a angiotensina II. Em geral, a resposta a longo prazo da pressão arterial faz um paralelo com a resposta aguda da pressão arterial. Em crianças, o valor preditivo positivo do estímulo agudo com captopril com a medida de ARP na veia periférica foi estimado como sendo de menos de 50% para a detecção da doença renovascular. A precisão diagnóstica do estímulo com um inibidor da ECA melhora com a amostragem seletiva da renina na veia renal.

Os inibidores da ECA de segunda e de terceira gerações, como o enalapril e o ramipril, agora têm sido empregados em crianças e adolescentes hipertensos ao longo de períodos prolongados. O diagnóstico em tais pacientes variou de hipertensão essencial leve até a hipertensão maligna de etiologia desconhecida. Embora originalmente se supunha que os inibidores da ECA eram eficazes apenas na hipertensão com a renina elevada, agora são favorecidos como agentes de primeira linha para diversas formas de hipertensão graças a sua baixa incidência de efeitos colaterais. Dados recentes sugerem que a morbidade e a mortalidade cardiovasculares podem ser significativamente reduzidas no paciente adulto mais velho de alto risco tratado com inibidores da ECA. Os efeitos salutares incluem a melhora na função cardíaca em pacientes com insuficiência cardíaca congestiva, reversão da retinopatia e uma diminuição na proteinúria na nefropatia diabética. As crianças e adultos com doença renal diabética mostram melhora na microalbuminúria e na pressão arterial quando são tratados com inibidores da ECA. Existem dados insuficientes concernentes à eficácia dos agentes mais novos, como os bloqueadores do receptor da angiotensina II, para essa indicação.

V. **Resumo.** Apesar de a hipertensão hormonal ser responsável por uma minoria de casos de hipertensão em adultos e em pediatria (globalmente talvez 1%), fazer um diagnóstico específico pode ajudar no planejamento de um regime terapêutico efetivo. Além disso, compreender a causa da hipertensão pode ajudar a identificar outros membros afetados da família e fornecer um tratamento antecipado e aconselhamento genético nas patologias hereditárias.

Agradecimentos: Partes deste trabalho sobre os quais os dados são relatados aqui foram patrocinados pelo USPHS Grant HD00072 e General Clinical Research Center Grant RR 06020.

Referências Selecionadas

Adolescents NHBPEPWGoHCiCa. Update on the 1987 task force report on high blood pressure in children and adolescents: a working group report from the National High Blood Pressure Education Program. *Pediatrics* 1996;98:649-658.

Agarwal AK, Rogerson FM, Mune T, et al. Gene structure and chromosomal localization of the human *HSD11K* gene encoding the kidney (type 2) isozyme of 11 beta-kydroxysteroid dehydrogenase. *Genomics* 1995;29:195-199.

Arriza JL, Weinberger C, Cerelli G, et al. Cloning of human mineralocorticoid receptor complementary DNA: structural and functional kinship with the glucocorticoid receptor. *Science* 1987;237:268-275.

Botero-Velez M, Curtis JJ, Warnock DG. Brief report: Liddle's syndrome revisited-a disorder of sodium reabsorption in the distal tubule. *N Engl J Med* 1994;330:178-181.

Chalmers J, MacMahon S, Mancia G, et al. 1999 World Health Organization-International Society of Hypertension Guidelines for the management of hypertension. Guidelines Subcommittee. *Clin Exp Hypertens* 1999;21:1009-1060.

Courtel JV, Soto B, Niaudet P, et al. Percutaneous transluminal angioplasty of renal artery stenosis in children. *Pediatr Radiol* 1998;28:59-63.

Curnow KM, Slutsker L, Vitek J, et al. Mutations in the *CYP11B1* gene causing congenital adrenal hyperplasia and hypertension cluster in exons 6, 7, and 8. *Proc Natl Acad Sci USA* 1993;90:4552-4556.

Dave-Sharma S, Wilson RC, Harbison MD, et al. Examination of genotype and phenotype relationships in 14 patients with apparent mineralocorticoid excess. *J Clin Endocrinol Metab* 1998;83:2244-2254.

de Swiet M, Fayers P, Shinebourne EA. Blood pressure in first 10 years of life: the Brompton study. *Br Med J* 1992;304:23-26.

Dluhy RG, Lifton RP. Glucocorticoid-remediable aldosteronism. *J Clin Endocrinol Metab* 1999;84:4341-4344.

Drayer JI, Weber MA, Laragh JH, et al. Renin subgroups in essential hypertension. *Clin Exp Hypertens [A]* 1982;4:1817-1834.

Ferrari P, Obeyesekere VR, Li K, et al. Point mutations abolish 11β-hydroxysteroid dehydrogenase type II activity in three families with the congenital syndrome of apparent mineralocorticoid excess. *Mol Cell Endocrinol* 1996;119:21-24.

Findling JW, Raff H, Hansson JH, et al. Liddle's syndrome: prospective genetic screening and suppressed aldosterone secretion in an extended kindred. *J Clin Endocrinol Metab* 1997;82:1071-1074.

Firsov D, Schild L, Gautschi I, et al. Cell surface expression of the epithelial Na channel and a mutant causing Liddle syndrome: a quantitative approach. *Proc Natl Acad Sci USA* 1996;93:15370-15375.

Fixler DE, Laird WP. Validity of mass blood pressure screening in children. *Pediatrics* 1983;72:459-463.

Hansson JH, Nelson-Williams C, Suzuki H, et al. Hypertension caused by a truncated epithelial sodium channel gamma subunit: genetic heterogeneity of Liddle syndrome. *Nat Genet* 1995;11:76-82.

Jamieson A, Slutsker L, Inglis GC, et al. Glucocorticoid-suppressible hyperaldosteronism: effects of crossover site and parental origin of chimaeric gene on phenotypic expression. *Clin Sci (Colch)* 1995;88:563-570.

Joehrer K, Geley S, Strasser-Wozak EM, et al. *CYP11B1* mutations causing nonclassic adrenal hyperplasia due to 11β-hydroxylase deficiency. *Hum Mol Genet* 1997;6:1829-1834.

Knopp MV, Floemer F, Schoenberg SO, et al; Non-invasive assessment of renal artery stenosis: current concepts and future directions in magnetic resonance angiography. *J Comput Assist Tomogr* 1999;23 Suppl 1:S111-S117.

Leinung MC, Zimmerman D. Cushing's disease in children. *Endocrinol Metab Clin N Am* 1994;23:629-639.

Lifton RP, Dluhy RG, Powers M, et al. Hereditary hypertension caused by chimaeric gene duplications and ectopic expression of aldosterone synthase. *Nat Genet* 1992;2:66-74.

Litchfield WR, New MI, Coolidge C, et al. Evaluation of the dexamethasone suppression test for the diagnosis of glucocorticoid-remediable aldosteronism. *J Clin Endocrinol Metab* 1997;82:3570-3573.

Lovati E, Ferrari P, Dick B, et al. Molecular basis of human salt sensitivity: the role of the 11beta- hydroxysteroid dehydrogenase type 2. *J Clin Endocrinol Metab* 1999;84:3745-3749.

Miller WL, Geller DH, Auchus RJ. The molecular basis of isolated 17,20 lyase deficiency. *Endocr Res* 1998;24:817-825.

Mune T, Rogerson FM, Nikkila H, et al. Human hypertension caused by mutations in the kidney isozyme of 11β-hydroxysteroid dehydrogenase. *Nat Genet* 1995;10:394-399.

New MI, White PC. Genetic disorders of steroid hormone synthesis and metabolism. *Bailliere's Clin Endocrinol Metab* 1995;9:525-554.

Pascoe L, Curnow KM, Slutsker L, et al. Glucocorticoid-suppressible hyperaldosteronism results from hybrid genes created by unequal crossovers between *CYP1IB1* and *CYP11B2*. *Proc Natl Acad Sci USA* 1992;89:8327-8331.

Pascoe L, Curnow KM, Slutsker L, et al. Mutations in the human *CYP11B2* (aldosterone synthase) gene causing corticosterone methyloxidase II deficiency. *Proc Natl Acad Sci USA* 1992;89:4996-5000.

Qin KN, Rosenfield RL. Role of cytochrome P450c17 in polyeystic ovary syndrome. *Mol Cell Endocrinol* 1998; 145:111-121.

Rudberg S, Osterby R, Bangstad HJ, et al. Effect of angiotensin converting enzyme inhibitor or beta blocker on glomerular structural changes in young microalbuminuric patients with type I (insulin-dependent) diabetes mellitus. *Diabetologia* 1999;42:589-595.

Saruta T. Mechanism of glucocorticoid-induced hypertension. *Hypertens Res* 1996;19:1-8.

Shear CL, Burke GL, Freedman DS, et al. Value of childhood blood pressure measurements and family history in predicting future blood pressure status: results from 8 years of follow-up in the Bogalusa Heart Study. *Pediatrics* 1986;77:862869.

Shimkets RA, Warnock DG, Bositis CM, et al. Liddle's syndrome: heritable human hypertension caused by mutations in the beta subunit of the epithelial sodium channel. *Cell* 1994;79:407-414.

Sinaiko AR, Gomez-Marin O, Prineas RJ. Prevalence of "significant" hypertension in junior high school-aged children: the Children and Adolescent Blood Pressure Program. *J Pediatr* 1989;114:664-669.

Singer-Granick C, Hill ID, Rolston RK. Does primary salt wasting occur in 11-beta-hydroxylase deficiency? *J Pediatr Endocrinol Metab* 1995;8:275-280.

Stewart PM, Wallace AM, Valentino R, et al. Mineralocorticoid activity of liquorice: 11-beta-hydroxysteroid dehydrogenase deficiency comes of age. *Lancet* 1987;2:821-824.

Stowasser M, Gartside MG, Taylor WL, et al. In familial hyperaldosteronism type I, hybrid gene-induced aldosterone production dominates that induced by wild-type genes. *J Clin Endocrinol Metab* 1997;82:3670-3676.

Tannin GM, Agarwal AK, Monder C, et al. The human gene for 11β-hydroxysteroid dehydrogenase. Structure, tissue distribution, and chromosomal localization. *J Biol Chem* 1991;266:16653-16658.

Torpy DJ, Gordon RD, Lin JP, et al. Familial hyperaldosteronism type II: description of a large kindred and exclusion of the aldosterone synthase *(CYP11B2)* gene. *J Clin Endocrinol Metab* 1998;83:3214-3218.

White PC, Dupont J, New MI, et al. A mutation in *CYP11B1* (Arg-448-His) associated with steroid 11β-hydroxylase deficiency in Jews of Moroccan origin. *J Clin Invest* 1991;87:1664-1667.

Xue F, Bettmann MA, Langdon DR et al. Outcome and cost comparison of percutaneous transluminal renal angioplasty, renal arterial stent placement, and renal arterial bypass grafting. *Radiology* 1999;212:378-384.

Yanase T. Simpson ER, Waterman MR. 17α-Hydroxylase/17,20-lyase deficiency: from clinical investigation to molecular definition. *Endocr Rev* 1991;12:91-108.

Yanase T. 17α-Hydroxylase/17,20-lyase defects. *J Steroid Biochem Mol Biol* 1995;53:153-157.

Yanovski JA, Cutler GB Jr, Chrousos GP, et al. The dexamethasone-suppressed corticotropin-releasing hormone stimulation test differentiates mild Cushing's disease from normal physiology. *J Clin Endocrinol Metab* 1998;83:348-352.

Young WF Jr. Primary aldosteronism: a common and curable form of hypertension. *Cardiol Rev* 1999;7:207-214.

Yusuf S, Sleight P, Pogue J, et al. Effects of an angiotensin-converting-enzyme inhibitor, ramipril, on cardiovascular events in high-risk patients. The Heart Outcomes Prevention Evaluation Study Investigators [see comments]. *N Engl J Med* 2000;342:145-153.

Zachmann M, Tassinari D, Prader A. Clinical and biochemical variability of congenital adrenal hyperplasia due to 11β-hydroxylase deficiency. A study of 25 patients. *J Clin Endocrinol Metab* 1983;56:222-229.

16. Excesso de Esteróides Supra-Renais em Crianças

Thomas A. Wilson

I. **Princípios gerais**

A. **Divisões do córtex supra-renal.** O córtex supra-renal maduro é dividido em três zonas funcionais e histológicas:

1. A **zona glomerulosa** secreta aldosterona e é regulada pelo sistema renina-angiotensina-aldosterona, pela concentração sérica d7e potássio, hormônio adrenocorticotrófico (ACTH) e dopamina.
2. A **zona fasciculada** secreta primariamente glicocorticóides e está sob o controle apenas do ACTH.
3. A **zona reticular** secreta glicocorticóides e androgênios supra-renais. Ela está sob a regulação do ACTH e possivelmente de um fator putativo que estimula a produção de androgênios supra-renais durante a puberdade.
4. No feto humano existe uma zona fetal interna que encolhe o córtex supra-renal adulto. Esse **córtex supra-renal fetal** secreta primariamente sulfato de desidroepiandrosterona e sulfato de pregnenolona. A zona supra-renal fetal involui nos primeiros 6 meses de vida pós-natal.

B. **Embriologia da glândula supra-renal.** Sabe-se que são necessárias duas proteínas para o desenvolvimento normal da supra-renal: o fator estereoidogênico 1 (SF1) e DAXI. As deleções e mutações dos genes que codificam estas proteínas causam **hipoplasia supra-renal congênita.**

C. **Hormônios do córtex supra-renal.** Aproximadamente 95% do cortisol plasmático são ligados à transcortina, uma proteína carreadora. Apenas a porção livre é metabolicamente ativa. O cortisol é secretado de uma maneira diurna com concentrações às 8 horas da manhã no plasma geralmente na variação de 11 ± 2,5 µg/dL; valores à noite geralmente são de 3,5 ± 0,15 µg/dL na criança que não está estressada. No entanto, este ritmo diurno pode não estar bem estabelecido até a idade de 1 ano. Os glicocorticóides supra-renais e os seus metabólitos (incluindo o pregnanotriol, o principal metabólito da 17-hidroxiprogesterona) podem ser medidos na urina como esteróides 17-cetogênicos enquanto apenas os metabólitos do cortisol e o seu precursor imediato, 11-desoxicortisol, são medidos como 17-hidroxicorticosteróides, que, portanto, são mais específicos. O cortisol livre urinário mais se aproxima da concentração de cortisol plasmático livre e, portanto, é preferível para avaliar a produção de cortisol. As concentrações do cortisol livre também podem ser estimadas usando-se as concentrações salivares de cortisol. Os metabólitos dos androgênios da supra-renal são medidos na urina como 17-cetoesteróides. Apenas aproximadamente um terço da testosterona secretada é metabolizada e excretada como 17-cetoesteróides.

D. **Hipersecreção dos esteróides supra-renais** resulta de:

1. Secreção excessiva de ACTH pela hipófise.
2. Secreção ectópica de ACTH por tumores não hipofisários.
3. Displasia micronodular ou macronodular da supra-renal.
4. Hiperprodução do cortisol, aldosterona, androgênios da supra-renal, estrogênios ou uma combinação destes pelos tecidos supra-renais hiperplásticos, adenomatosos ou malignos.

Os sinais, sintomas e avaliação diagnóstica dependem de quais esteróides supra-renais são secretados excessivamente. A forma mais comum de excesso de esteróide supra-renal na infância é a hiperplasia supra-renal congênita, que é discutida no Capítulo 14 deste livro. Os tumores adrenocorticais ocorrem mais freqüentemente em meninas e ocasionalmente estão associados a hemiipertrofia, anormalidades do trato urinário e tumores cerebrais. O complexo de Carney (OMIM Nº 60980; McKusick), um distúrbio autossômico dominante, é a associação de doença adrenocortical micronodular pigmentada, lentigos pigmentados, mixomas atriais e schwannomas. Outros tumores endócrinos podem ser observados nesta síndrome também. Uma forma foi mapeada para o cromossomo 2p14 e outra forma para o cromossomo 17q.

II. Excesso de Glicocorticóides

A. **Síndrome de Cushing** é a manifestação clínica de secreção excessiva de glicocorticóides. Em crianças, essas manifestações são atraso no crescimento, ganho de peso, fraqueza, obesidade, face de lua cheia, aumento da gordura supraclavicular e giba, estrias, equimoses espontâneas, virilização, hipertensão e intolerância à glicose. Raramente, a única manifestação de síndrome de Cushing em crianças é o atraso no crescimento. A **doença de Cushing** é a síndrome de Cushing resultante da secreção excessiva de ACTH proveniente da hipófise. A produção ectópica do ACTH é muito rara em crianças, mas é ocasionalmente observada com tumores da crista neural, timomas, tumores de Wilms e tumores pancreáticos.

A obesidade exógena é comumente confundida com a síndrome de Cushing. Os pacientes com AIDS que estão em uso de inibidores da protease freqüentemente apresentam uma redistribuição da gordura corporal que se assemelha à síndrome de Cushing. O diagnóstico diferencial torna-se mais difícil pelo fato de que as crianças obesas tendem a ter elevações leves na excreção urinária de 24 horas do 17-hidroxicorticosteróide, embora a excreção urinária do cortisol livre seja normal. Um padrão clínico distinto é a velocidade do crescimento, que está suprimida nas crianças com síndrome de Cushing, mas é normal ou até mesmo aumentada em crianças com obesidade. Os estudos bioquímicos, conforme delineados a seguir, distinguirão a síndrome de Cushing dessas outras formas de obesidade.

A síndrome de Cushing no bebê e na infância freqüentemente é secundária a um tumor da supra-renal. A secreção do cortisol foi demonstrada como sendo dependente de outros hormônios além do ACTH, como o peptídeo inibidor gástrico (hipercortisolismo dependente de alimentos), hormônio antidiurético, hormônio liberador de gonadotrofina e hormônio estimulante da tireóide, em alguns tumores supra-renais e alguns casos de hiperplasia supra-renal macronodular bilateral. Ocasionalmente, ocorre hipercortisolismo secundariamente à mutação ativadora da subunidade α da proteína G_s como na síndrome de McCune-Albright (OMIM No. 174800; McKusick). Alguns tumores corticais supra-renais são não-funcionantes e, portanto, endocrinologicamente silenciosos.

B. O **diagnóstico de hipercortisolismo** é feito pela demonstração de excreção urinária excessiva de cortisol livre e de 17-hidroxicorticosteróides, e pela demonstração de uma regulação anormal do eixo hipotalâmico-hipofisário-supra-renal (Tabela 16.1). Uma excreção de cortisol livre urinário elevada em uma criança não estressada é altamente sugestiva de hipercortisolismo. Ensaios e valores de referência para o cortisol livre urinário variam entre os laboratórios. Outros testes de rastreamento úteis para o hipercortisolismo são a perda do ritmo normal diurno nas concentrações plasmáticas de cortisol e a incapacidade de supressão do cortisol à menos de 5 μg/de com dexameta sona (0,3 à 0,5 mg/m^2, máximo de em 1 ng utilizada às 23:00 h para menos de 5 μg/dL. Já que o ACTH plasmático e as concentrações do cortisol atingem um nadir às 11h da noite até 1h da manhã, uma terceira estratégia para rastrear a síndrome de Cushing é medir esses hormônios nesse momento. Isso precisa ser feito por meio de um cateter de demora com o paciente adormecido ou relaxado e sem estresse. Nesse contexto, uma concentração de ACTH plasmática maior do que 7,5 pg/mL e um cortisol plasmático maior do que 7,5 μg/dL é sugestivo de hipercortisolismo.

1. **Etiologia.** Uma vez que se estabeleça o hipercortisolismo, faz-se um esclarecimento da sua causa por meio de vários testes, conforme delineado a seguir, nenhum deles é isoladamente 100% diagnóstico. O primeiro passo é demonstrar se o hipercortisolismo é dependente ou independente do ACTH. As concentrações de ACTH plasmáticas elevadas ou normais altas na presença de hipercortisolismo sugerem que a patologia primária se deve a uma secreção excessiva de ACTH de origem hipofisária ou não-hipofisária. Concentrações plasmáticas de ACTH consistentemente suprimidas sugerem que o distúrbio primário reside nas glândulas supra-renais. A supressão do 17-hidroxicorticosteróide urinário de 24 horas e a excreção do cortisol livre urinário em mais de 50% com dexametasona em altas doses [90 μg/kg por dia (máximo = 8 mg/d) em quatro doses divididas], mas não dexametasona em doses baixas [30 μg/kg por dia (máximo = 2 mg/d) em quatro doses divididas], sugerem um distúrbio hipotalâmico-hipofisário primário. Ocasional-

Tabela 16.1 Abordagem diagnóstica na criança com evidências de excesso de glicocorticóides

Teste	Variação normal[a]	Tumor adrenal	Hipotalâmico/ hipofisário	ACTH ectópico	Hiperplasia adrenal congênita virilizante
Cortisol livre urinário de 24 horas	25-75 µg/m²/d[b]	↑	↑	↑	↔ ou ↓
17-OHCS urinário de 24 horas	3 ± 1 mg/m²/d[b]	↑	↑	↑	↔, ↑, ou ↓
17-KS urinário de 24 horas	[c]	↑↑↑	↔ ou ↑	↔ ou ↑	↑↑
Variação diurna	Presente	Ausente	Ausente	Ausente	
Cortisol (11 h da noite)	< 7,5 µg/mL	> 7,5 µg/dL	> 7,5 µg/dL	> 7,5 µg/dL	
ACTH (11 h da noite)	< 7,5 pg/mL	< 7,5 pg/mL	> 7,5 pg/mL	> 7,5 pg/mL	
ACTH (8 h da manhã)	< 100 pg/mL	↓ ou normal	↑ ou normal alto	↑	
Supressão de dexametasona durante a noite:					
Cortisol plasmático 8 h da manhã	< 5 µg/dL	> 5 µg/dL	> 5 µg/dL	> 5 µg/dL	
Teste de supressão com baixa dose de dexametasona	Supressão do 17-OHCS/F	Nenhuma supressão do 17-OHCS/F	Nenhuma supressão do 17-OHCS/F	Nenhuma supressão do 17-OHCS/F	Supressão do 17-OHCS/17-KS
Teste de supressão com alta dose de dexametasona	Supressão do 17-OHCS/F	Nenhuma supressão do 17-OHCS/F	Supressão do 17-OHCS/F	Nenhuma supressão do 17-OHCS/F	Supressão do 17-OHCS/17-KS
Estimulação do CRF:					
Alteração no ACTH	↑	↔	↑	↔	
Alteração no cortisol	↑	↔	↑	↔	
Teste de estimulação com metirapona	↑ de 2-3 vezes no 17-OHCS[b]	Nenhuma modificação no 17-OHCS	↑↑ no 17-OHCS	Nenhuma modificação no 17-OHCS	

[a]Todos os valores de referência dependem do laboratório.
[b]Dados de Migeon C. Physiology and pathology of adrenocortical function in infancy and childhood. In: Collu R, Ducharme JR, Guyda H, eds, *Pediatric endocrinology*. New York, Raven Press, 1981;475.
[c]Valores de referência para 17-cetoesteróides (dados de Migeon, 1981):

Idade	**17 KS de 24 horas**
< 2 semanas	< 2,0 mg
1 mês-5 anos	< 0,5 mg
6-8 anos	< 1-2 mg
Puberdade e idade adulta	< 17 mg (Homens) < 13 mg (mulheres)

17-OHCS, 17 hidroxicorticosteróides em urina de 24 horas; 17-KS, 17-cetoesteróides em urina de 24 horas; F, cortisol.

Tabela 16.2 Teste de supressão da dexametasona[a]

Dia	Prescrição	Urina de 24 horas para 17-hidroxicorticosteróides e cortisol livre
1		______________
2		______________
3	Dexametasona em baixa dose	______________
4	[30 μg/kg/d (máx = 2 mg/d) em quatro doses divididas]	______________
5	Dexametasona em alta dose	______________
6	[90 μg/kg/dia (máx = 8 mg/dia) em quatro doses divididas]	______________

[a]O teste é interpretado como a seguir:
Resposta normal: Redução maior do que 50% nos 17-hidroxicorticosteróides e no cortisol livre urinário, e no cortisol sérico de 8 h da manhã < 5 μg/dL durante terapia com dexametasona em baixa e alta dose.
Doença de Cushing: Redução maior do que 50% nos 17-hidroxicorticosteróides e no cortisol livre urinário e no cortisol sérico de 8 h da manhã < 5 μg/dL durante a terapia com altas doses, mas não durante a terapia com baixas doses de dexametasona.
Adenoma, carcinoma supra-renal ou ACTH ectópico: Nenhuma supressão dos 17-hidroxicorticosteróides ou do cortisol livre urinário, ou do cortisol sérico de 8 h da manhã durante a terapia com altas ou baixas doses de dexametasona.
Adaptado de Liddle G. Tests of pituitary adrenal suppressibility in the diagnosis of Cushing´s syndrome. *J Clin Endocrinol Metab* 1960; 12:1539.

mente, os pacientes com doença de Cushing requerem dosagens de dexametasona maiores do que 90 μg/kg por dia para suprimir a excreção de 17-hidroxicorticosteróide e a excreção do cortisol livre urinário. A falta de supressão com a dexametasona em altas doses sugere um tumor supra-renal ou a secreção ectópica de ACTH (Tabela 16.2). No primeiro, as concentrações de ACTH são suprimidas, enquanto na última situação as concentrações de ACTH estão elevadas. Uma resposta intacta ou exagerada do cortisol ao ACTH indica que as glândulas supra-renais permanecem sob regulação hipofisária e sugere uma origem hipofisária da síndrome de Cushing. As respostas do ACTH e do cortisol ao hormônio liberador da corticotrofina (CRH) geralmente são inibidas na síndrome de ACTH ectópico e tumores supra-renais que secretam cortisol, enquanto ambas as respostas estão intactas na doença de Cushing.

2. **Exames de imagem.** Uma confirmação adicional do diagnóstico reside nos estudos radiológicos e cintilográficos que tem como objetivo uma definição anatômica da doença. Se há suspeita de doença de Cushing, a ressonância magnética (RM) da hipófise com contraste pelo gadolínio é superior à tomografia computadorizada (TC) de crânio para a definição de um adenoma hipofisário, mas pode não localizar um microadenoma. Uma comparação da concentração plasmática do ACTH no seio petroso inferior com as concentrações periféricas ou do seio petroso contralateral após estimulação com CRH pode ajudar a lateralizar um microadenoma hipofisário.

   Se houver suspeita de uma causa supra-renal primária, TC, RM, ultra-sonografia abdominal ou a cintilografia com ^{131}I-iodocolesterol das glândulas supra-renais podem revelar evidências de um adenoma, carcinoma ou hiperplasia supra-renal. No entanto, o último estudo produz uma exposição radioativa significativa para as glândulas supra-renais. A TC supra-renal é geralmente considerada como a que fornece a melhor visibilidade radiográfica das glândulas supra-renais.

   A octreoscan com ^{111}In pode ser útil na identificação da fonte da secreção ectópica de ACTH, como o tumor brônquico ou tímico carcinóide.

C. O **tratamento** do hipercortisolismo depende da sua etiologia.

1. Na **doença de Cushing,** um adenoma hipofisário radiologicamente definido que não se estende acima da sela túrcica deve ser abordado transesfenoidalmente, se possível, e excisado, deixando-se o restante da glândula hipófise intacta, se possível. Se não for encontrada nenhuma anor-

malidade no exame de imagem, ainda se pode descobrir e remover um microadenoma sob observação direta da hipófise; ou se o cateterismo do seio petroso inferior sugerir lateralidade, uma hemiipofisectomia pode ser realizada. Se esses passos conseguirem alcançar a cura, o diagnóstico deve ser reavaliado; se ainda for compatível com doença de Cushing, a irradiação hipofisária pode ser utilizada. Isso deve ser acompanhado por terapia farmacológica com metirapona (0,5 a 2,0 g/m^2 por dia em 4 a 6 doses divididas VO) para aliviar os sintomas de hipercortisolismo até que ocorra a resposta à radioterapia. Outras drogas que reduzem a secreção do cortisol são o cetoconazol, aminoglutetimida e mitotano. O primeiro é menos tóxico e pode ser usado em combinação com a metirapona, pois os dois agentes agem em níveis enzimáticos diferentes para inibir a secreção do cortisol. A supra-renalectomia bilateral é uma terapia de último recurso, pois deixa o paciente com insuficiência supra-renal e causa uma ocorrência significativa de síndrome de Nelson (pigmentação cutânea com ou sem alargamento da sela túrcica secundária ao adenoma hipofisário secretor do ACTH). Uma terapia farmacológica mais recente com agentes como a ciproeptadina e mifepristona ainda permanece experimental.

2. **Adenomas supra-renais** e os carcinomas devem ser removidos cirurgicamente, se possível. A hiperplasia macronodular ou micronodular deve ser tratada com supra-renalectomia bilateral.

3. Independentemente da etiologia, todos os pacientes com síndrome de Cushing precisam ser cobertos no peroperatório com doses de estresse de glicocorticóides (hidrocortisona 40 a 100 mg/m^2 por dia IM ou equivalente), pois o eixo hipofisário-supra-renal remanescente pode ser suprimido secundariamente ao processo primário e freqüentemente ocorre insuficiência supra-renal após a remoção do adenoma hipofisário ou do tumor supra-renal.

4. **Tumores supra-renais inoperáveis** podem ser tratados cronicamente com metirapona, aminoglutetimida, mitotano, cetoconazol ou mifepristona em uma tentativa de aliviar os sintomas de hipercortisolismo. O mitotano é tóxico para as células supra-renais e pode ser útil no manuseio dos carcinomas corticais supra-renais. No entanto, o mitotano apresenta consideráveis toxicidades neurológicas e pode afetar a função tireoidiana.

III. Excesso dos esteróides sexuais de origem supra-renal

A. **Tumores virilizantes e feminizantes da supra-renal** tornam-se aparentes na infância em virtude do desenvolvimento inapropriado das características sexuais secundárias e crescimento rápido. Eles são encontrados mais comumente em mulheres do que em homens e geralmente produzem androgênios ou androgênios e cortisol associados. Os tumores virilizantes da supra-renal ou a hiperplasia supra-renal congênita devem ser suspeitas em meninos quando as características sexuais secundárias ocorrem na ausência de aumento testicular. Nas meninas, a clitoromegalia, pêlos corporais e amenorréia se desenvolvem.

B. O **diagnóstico** de um tumor supra-renal produtor de esteróides sexuais é estabelecido pela demonstração de elevações nos esteróides sexuais plasmáticos e 17-cetoesteróides urinários com supressão das gonadotrofinas. Os adenocarcinomas supra-renais tendem a produzir elevações significativas nas concentrações plasmáticas de sulfato de deidroepiandrosterona e nos 17-cetoesteróides urinários. A administração de dexametasona (30 µg/kg por dia em 3 doses divididas por 7 dias) não suprime as elevações nos esteróides sexuais plasmáticos e nos 17-cetoesteróides urinários, como o faz em pacientes com hiperplasia supra-renal congênita. A TC, RM ou ultra-sonografia abdominal freqüentemente demonstra o tumor. Os primeiros dois exames são mais sensíveis.

C. O **tratamento** preferencial é a remoção cirúrgica do adenoma ou do adenocarcinoma. O prognóstico é melhor se o tumor for pequeno, bem encapsulado e for completamente removido. A utilidade dos estudos histológicos na diferenciação dos carcinomas corticais supra-renais dos adenomas é limitada. O mitotano (6 a 10 g/m^2 por dia) pode ser um pouco útil em reduzir a produção de esteróides em tumores inoperáveis, mas a cobertura com glicocorticóides precisa ser fornecida para prevenir sintomas de insuficiência supra-renal. Freqüentemente, é necessária a terapia com tiroxina também, já que o mitotano reduz os níveis séricos de tiroxina. A administração do mitotano está

Tabela 16.3 Causas de hiperaldosteronismo na infância

Hiperaldosteronismo primário
- Hiperplasia bilateral
- Adenoma

Hiperaldosteronismo secundário
- Hiperaldosteronismo remediável pelo glicocorticóide
- Hiper-reninismo
  - Doença parenquimatosa renal
  - Doença renovascular
  - Hipertensão maligna
  - Reninoma
  - Síndrome de Bartter
  - Insuficiência cardíaca congestiva
  - Administração de diuréticos
  - Doença hepática com ascite

Pseudo-hiperaldosteronismo

associada a uma elevada incidência de sintomas gastrointestinais, dermatites e efeitos neurológicos, como letargia, ataxia e convulsões. Ele também pode causar ginecomastia.

IV. **Excesso de aldosterona** (Tabela 16.3).

A. O hiperaldosteronismo é raro na infância. Já que a aldosterona age no túbulo renal distal para promover a reabsorção de sódio e a excreção de potássio e de íons hidrogênio, o hiperaldosteronismo resulta em hipopotassemia, alcalose metabólica e hipertensão arterial. A fraqueza e a poliúria são manifestações comuns de hipopotassemia.

1. Hiperaldosteronismo **primário** em crianças geralmente é secundário à hiperplasia bilateral da zona glomerulosa e raramente secundária a um adenoma. Uma forma rara de hiperaldosteronismo é reversível com a administração de glicocorticóides. Esta forma de **hiperaldosteronismo remediável com o glicocorticóide** foi demonstrada como causada por um gene de fusão resultando em um promotor ACTH responsivo para o gene da aldosterona sintetase (OMIM No 103900; McKusick).
2. O hiperaldosteronismo também pode ser **secundário** a uma variedade de distúrbios renais e hepáticos que resultam em hiper-reninismo (Tabela 16.3).
3. **Síndrome de Bartter** (OMIM no. 241200; McKusick) é um distúrbio da reabsorção tubular renal de cloreto, caracterizado por atraso no desenvolvimento, hipopotassemia, alcalose metabólica e elevações na atividade da renina plasmática, concentrações da aldosterona plasmática e excreção urinária da prostaglandina.
4. **Pseudo-hipoaldosteronismo** é um distúrbio da resposta do túbulo renal distal à aldosterona, resultando em hiperpotassemia apesar de uma elevação na concentração da aldosterona plasmática. Nem a síndrome de Bartter nem o pseudo-hipoaldosteronismo são acompanhados por hipertensão arterial.

B. **Síndrome de Liddle** é um distúrbio renal primário que pode ser confundido com hiperaldosteronismo, pois os pacientes com síndrome de Liddle têm hipertensão, hipopotassemia e supressão da atividade plasmática da renina. No entanto, as concentrações plasmáticas da aldosterona estão suprimidas em pacientes com síndrome de Liddle, que se demonstrou ser devida a uma mutação ativante do canal de sódio no túbulo renal (OMIM no. 6000760;McKusick).

C. A **síndrome do excesso aparente de mineralocorticóide** (OMIM no. 2180-30; McKusick) também causa sintomas e sinais de hipermineralocorticoidismo sem elevações demonstráveis nas concentrações séricas de aldosterona ou de desoxicorticosterona. Esta condição deve-se à deficiência de

11β-hidroxisteróide desidrogenase, resultando na diminuição do metabolismo do cortisol à cortisona. O receptor da aldosterona pode ser ativado pelo cortisol. A conversão de cortisol em cortisona nos tecidos responsivos à aldosterona protege estes receptores da ativação pelo cortisol, que circula no soro em concentração quase que 1.000 vezes maior do que a aldosterona. As deficiências da 11β-hidroxisterona desidrogenase resulta na ativação dos receptores mineralocorticóides pelo cortisol, que inapropriadamente resulta em expansão de volume e hipertensão. Esta forma de hipertensão também é melhorada pela dexametasona, que suprime o ACTH e o cortisol, e não ativa o receptor do mineralocorticóide, como o faz o cortisol.

D. O **diagnóstico** de hiperaldosteronismo primário é estabelecido demonstrando-se a hipopotassemia e a hipercalúria inapropriada (concentração urinária de potássio > 20 mEq/L na presença de hipopotassemia) não provocada pelo uso de diuréticos, concentrações elevadas de aldosterona plasmática e excreção de aldosterona urinária e atividade suprimida da renina plasmática. As concentrações de aldosterona plasmática e as concentrações de aldosterona na urina de 24 horas precisam ser interpretadas tendo em vista a postura e a ingesta de sódio urinário de 24 horas. Se a atividade plasmática de renina não for suprimida, um dos distúrbios listados sob o item hiper-reninismo na Tabela 16.3 deve ser suspeitado. Uma cintilografia supra-renal com ^{131}I-6-β-iodometilnorcolesterol durante a administração de dexametasona por 7 dias antes e 5 dias depois da administração do radioisótopo (para suprimir o ACTH e a captação do traçador na zona reticular e fasciculada) podem ajudar a identificar um adenoma na zona glomerulosa.

E. O **tratamento** para um adenoma secretor de aldosterona é a remoção. O tratamento preferencial para a hiperplasia bilateral da zona glomerulosa é a espironolactona (1-3 mg/kg/ por dia VO em três doses), pois a supra-renalectomia geralmente não reverte a hipertensão. O hiperaldosteronismo suprimível pelo glicocorticóide deve ser tratado com terapia crônica com glicocorticóide em doses de reposição fisiológicas (hidrocortisona 7 a 20 mg/m^2 por dia ou equivalente).

Referências Selecionadas

Case records. *N Engl J Med* 1979;300:1322.

Chudler R, Kay R. Adrenocortical carcinoma in children. *Urol Clin N Am* 1989;16:204.

Conch RM, Winter J. Cushing's disease in childhood. *J Pediatr Endocrinol* 1985;1:191.

Gross M, et al. The scintigraphic imaging of endocrine organs. *Endocr Rev* 1984;5:221.

Guilhaume B, et al. Transsphenoidal pituitary surgery for the treatment of Cushing's disease: results in 64 patients and long term follow-up studies. *J Clin Endocrinol Metab* 1988;66:1056.

Hardy J. Cushing's disease: pituitary microsurgery. *Curr Ther Endocrinol Metabol* 1997;6:63-65.

Hindmarsh D, Brook G. Single dose dexamethasone suppression test in children: dose relationship to body size. *Clin Endocrinol* 1985;25:67.

Howett T, et al. Megavoltage pituitary irradiation in the management of Cushing disease and Nelson syndrome: long term follow-up. *Clin Endocrinol* 1989;31:309.

Jennings A, Liddle G, Orth D. Results of treating childhood Cushing's disease with pituitary irradiation. *N Engl J Med* 1977;297:957.

Kaye T, Crapo L. The Cushing syndrome: an update on diagnostic tests. *Ann Intern Med* 1990;112:434.

Mann M, Piazza-Hepp T, Koller E, et al. Unusual distributions of body fat in AIDS patients: a review of adverse events reported to the Food and Drug Administration. *Aids Patient Care STDS* 1999;13(5):287-295.

McArthur R, Hayles A, Salassa R. Childhood Cushing disease: results of bilateral adrenalectomy. *J Pediatr* 1979;95:214.

McKusick VA. Online Mendelian Inheritance in Man. Baltimore: Johns Hopkins University. http//www.ncbi.nlm.nih.bov/ornim/.

Migeon C. Physiology and pathology of adrenocortical function in infancy and childhood. In: R Collu, et al., eds. *Pediatric endocrinology.* New York: Raven Press, 1981:465-522.

New M, Baum C, Levine L. Nanograms relating aldosterone excretion to urinary sodium and potassium, excretions in the pediatric population. *Am J Cardiol* 1976;37:658.

Orth DN, Kovacs WJ. The adrenal cortex. In: *Williams Textbook of endocrinology,* 9th ed. Philadelphia: WB Saunders, 1998;565-598.

Sonino N, Boscaro M. Medical therapy for Cushing's disease. *Endocrinol Metabol Clin North Am* 1999;28:21-22.

Torpy DJ, Stratakis CA, Chrousos GP. Hyper- and hypoaldosteronism. *Vitamins Hormones* 1999;57:177-216.

17. Insuficiência Supra-Renal na Infância

Thomas A. Wilson

I. **Princípios gerais.** A insuficiência supra-renal em crianças é congênita ou adquirida. Ela pode ser devida a um distúrbio primário das glândulas supra-renais ou ocorrer secundariamente a uma deficiência do hormônio adrenocorticotrófico (ACTH) ou hormônio liberador de corticotrofina (CRH). A insuficiência supra-renal secundária geralmente está associada a deficiências de outros hormônios hipotalâmicos e hipofisários.

As queixas de apresentação da insuficiência supra-renal são mal-estar, fraqueza, retardo no desenvolvimento, perda de peso, anorexia, hipoglicemia, dor abdominal, vômitos, hipotensão, confusão e coma (Tabela 17.1). Os pacientes com insuficiência supra-renal primária freqüentemente são pigmentados em virtude do ACTH pelo efeito estimulante do ACTH sobre os melanócitos; e desenvolvem avidez por sal, hiponatremia e hiperpotassemia secundários à deficiência de aldosterona. Em contraste, as concentrações de aldosterona sérica são mantidas pelo sistema renina-angiotensina-aldosterona, e os eletrólitos geralmente são normais em pacientes com insuficiência supra-renal secundária. A exceção é a hiponatremia dilucional que pode se desenvolver em qualquer forma de deficiência grave de cortisol devida a uma excreção prejudicada de água livre resultante de uma secreção irrestrita de ADH.

II. **Etiologia** (Tabela 17.2).

A. **Congênita**

1. **Insuficiência supra-renal congênita primária**

a. **Insuficiência supra-renal congênita primária** mais comumente é causada pela deficiência de uma proteína (geralmente uma enzima) envolvida na síntese do cortisol, resultando em **hiperplasia supra-renal congênita.** Há cinco dessas proteínas que causam deficiência de cortisol. Uma forma, devida a uma deficiência da proteína regulatória da esteroidogênese aguda (StAR), resulta em uma incapacidade global de produzir todos os esteróides da supra-renal, pois essa proteína é necessária para o colesterol penetrar na mitocôndria onde ele pode ser convertido em pregnenolona, desta forma iniciando a via esteroidogênica. Outras formas de hiperplasia supra-renal congênita são discutidas em outro local (veja Capítulo 14).

b. **Hipoplasia supra-renal congênita.** A insuficiência supra-renal pode também resultar de uma **hipoplasia supra-renal congênita.** Isso pode ser devido a uma deleção ou mutação do gene que codifica o fator esteroidogênico 1. Outra forma deste distúrbio é ligado ao X devido a uma mutação ou deleção do gene que codifica para o DAX1 (OMIM no. 300200; McKusick). Isso pode ser observado como uma síndrome de deleção de um gene contíguo com deficiência associada da glicerol cinase e distrofia muscular de Duchenne já que o gene da glicerol cinase e o gene da distrofina muscular estão próximos ao *DAX1* no cromossomo X. O hipogonadismo hipogonadotrófico e, algumas vezes, surdez sensorioneural também estão associadas. Uma terceira forma de hipoplasia supra-renal congênita é autossômica recessiva (OMIM, No. 240200; McKusick). O gene para essa forma ainda não foi encontrado.

2. **Insuficiência supra-renal congênita secundária** resulta de uma deficiência congênita do ACTH ou do CRH ou pode ser simulado pela insensibilidade supra-renal ao ACTH devida a um defeito no mecanismo receptor do ACTH (OMIM no. 202200, 202355, 300250; McKusick), que pode estar associado à alacrima e acalásia (OMIM no. 231550; McKusick).

B. **Adquirida**

1. **Primária**

a. **Doença de Addison,** ou insuficiência supra-renal adquirida primária, resulta da destruição do córtex da supra-renal. Historicamente, a causa mais comum era a tuberculose. Outras doenças

Este capítulo é dedicado ao meu melhor amigo Robert M. Blizzard.

Tabela 17.1 Sintomas, sinais e anormalidades laboratoriais comuns na insuficiência supra-renal[a]

Sintomas	Sinais	Anormalidades laboratoriais
Náusea	Dor abdominal à palpação	Eosinofilia
Vômitos	Desidratação	Hipercalcemia
Diarréia	Hipotensão	Hiponatremia
Dor abdominal	Choque	Hipoglicemia
Anorexia	Ortostática	↓ Cortisol
Perda de peso	Desorientação	↑ Atividade renina plasmática
Confusão		
Coma		
Tonteiras		
Fraqueza		
Fadiga		
Avidez por sal (1 grau)	Hiperpigmentação (1 grau)	↑ ACTH (1 grau)
	Generalizada	↓ Aldosterona (1 grau)
	Superfícies extensoras	Hiperpotassemia (1 grau)
	Dobras palmares	
	Margens gengivais	

[a]Aqueles listados na parte superior podem ser observados em todas as partes de insuficiência supra-renal. Aqueles observados na parte inferior são observados na insuficiência supra-renal primária (1 grau).

Tabela 17.2 Causas de insuficiência supra-renal na infância

Insuficiência supra-renal primária (doença de Addison)
Aguda:
Hemorragia supra-renal bilateral
Com septicemia (síndrome de Waterhouse-Friderichsen)
Sem septicemia
Devida a anticorpo antifosfolípidio
Devida a diátese hemorrágica
Crônica:
Auto-imune
Hiperplasia supra-renal congênita
Hipoplasia supra-renal congênita
Tuberculose, histoplasmose
HIV
Leucodistrofia supra-renal
Doença de Wolman
Não-responsividade congênita ao ACTH
Insuficiência supra-renal secundária
Hipo-hipofisarismo
Congênito
Adquirido
Tumor
Trauma
Radiação
Iatrogênica secundária à terapia crônica com esteróides

HIV, vírus da imunodeficiência humana; ACTH, hormônio adrenocorticotrófico.

infecciosas, como a histoplasmose, a coccidioidomicose e o vírus da imunodeficiência humana, podem causar doença de Addison. Atualmente, nos Estados Unidos, a doença de Addison mais comumente resulta de uma supra-renalite auto-imune que causa destruição do córtex supra-renal. Os anticorpos séricos freqüentemente direcionados contra a proteína 21-hidroxilase podem estar presentes. Supõe-se que eles sejam marcadores do processo auto-imune, e não responsáveis pela destruição do córtex supra-renal.

b. **Doença de Addison auto-imune**, em conjunção com o hipoparatireoidismo, hipogonadismo, queratopatia, vitiligo, alopecia, anemia perniciosa, distrofias das unhas e do esmalte, e hepatite crônica ativa, é herdada como um traço autossômico recessivo devido a um defeito no gene regulador auto-imune localizado no cromossomo 21q22,3 (doença poliglandular auto-imune tipo 1, também chamado APECED; OMIM no. 240300; McKusick). A doença de Addison, em conjunção com a tireoidite auto-imune e o diabetes insulinodependente, (doença poliglandular auto-imune tipo 2), está associada ao antígeno do leucócito humano (HLA) DR3 e DR4. A insuficiência supra-renal geralmente não aparece até a idade adulta nesse distúrbio.

c. **Causas menos comuns de doença de Addison** são septicemia extrema, com hemorragia da supra-renal (síndrome de Waterhouse-Friderichsen); hemorragia supra-renal sem sepse devida a uma diátese hemorrágica, terapia anticoagulante ou anticorpo antifosfolipídio. Doença de Wolman e adrenoleucodistrofia. A doença de Wolman (OMIM no. 27800; McKusick) é uma doença do armazenamento lipídico que resulta em hepatosplenomegalia, disabsorção e calcificação supra-renal. A adrenoleucodistrofia (OMIM no. 300100; McKusick) é um distúrbio neurológico progressivo e insuficiência supra-renal causada por um distúrbio peroxisomal que envolve a oxidação dos ácidos graxos de cadeia longa. Duas formas de adrenoleucodistrofia foram descritas; uma tem o seu início na infância e é autossômica recessiva; a outra apresenta início mais tardio na vida e é recessiva, ligada ao X.

2. **Secundária. Insuficiência supra-renal secundária adquirida** resulta de qualquer processo que interfere na produção ou liberação do CRH do hipotálamo ou do ACTH da hipófise. A causa mais comum é iatrogênica, secundária à supressão crônica do eixo hipotalâmico-hipofisário-supra-renal pela terapia com glicocorticóide a longo prazo (> 2 semanas). A recuperação completa do eixo pode levar até 12 meses. O hipo-hipofisarismo com insuficiência supra-renal também ocorre secundariamente a uma massa selar ou supra-selar, um processo inflamatório ou infiltrativo, cirurgia e irradiação craniana.

C. **Hipoaldosteronismo** ocorre em pacientes com insuficiência supra-renal primária e em algumas formas de hiperplasia supra-renal congênita, mas também pode ocorrer como um distúrbio isolado. As crianças com defeitos enzimáticos na aldosterona sintetase (CYP11B2), que converte a corticosterona em aldosterona, apresentam-se com retardo no desenvolvimento, avidez por sal, hiponatremia, hiperpotassemia e hiper-reninemia (OMIM no. 124080). Apresentações clínicas similares são observadas em crianças com **pseudo-hipoaldosteronismo**, um defeito autossômico recessivo ou dominante no receptor mineralocorticóide, resultando em resistência à aldosterona (OMIM nº 264350) e mutações do canal de sódio epitelial que tornam o túbulo renal não responsivo à aldosterona (OMIM nº 177735). As concentrações baixas séricas de aldosterona no hipoaldosteronismo e as concentrações elevadas de aldosterona no pseudo-hipoaldosteronismo podem distinguir estas condições.

III. **Diagnóstico.** É crucial um elevado índice de suspeita, pois os sintomas de apresentação da insuficiência supra-renal podem ser sutis e o diagnóstico precoce pode salvar a vida da criança. Uma história de uso de esteróides, a presença de outro distúrbio endócrino auto-imune (especialmente hipoparatireoidismo), uma história familiar de endocrinopatias auto-imunes e choque ou hipotensão inexplicáveis devem intensificar a suspeita de insuficiência supra-renal. As concentrações de cortisol e/ou aldosterona plasmáticos colhidas randomicamente geralmente são baixas, mas precisam ser interpretadas dentro do contexto clínico em que foram colhidas. Portanto, uma concentração sérica de cortisol de 10 μg/dL pela manhã seria normal em um indivíduo não estressado, mas inapropriadamente baixa em um paciente hipotenso e enfermo. Se a condição do paciente permitir, testes de estímulo com metirapona e ACTH estabelecerão o diagnóstico.

Tabela 17.3 Testes de função hipotalâmica-hipofisária-supra-renal

Teste de tolerância à glicose			
Tempo (minutos)	Prescrição	Glicose sanguínea	Cortisol
	Insulina regular (0,075-0,1 unidades/kg/IV)	______	______
15		______	______
30		______	______
60		______	______
Resposta normal: 50% redução na glicose sanguínea resultante em cortisol plasmático > 20 μg/dL			
Teste de estimulação de metirapona por 4 dias			
Dia	Prescrição	Urina de 24 horas para 17-OHCS	Cortisol sérico e cpd S
1		______	______
2		______	______
3	Metirapona (300 mg/m^2 VO cada 4 horas por 6 doses)	______	______
4		______	______[a]

[a]Obter amostras 4 horas após a última dose de metirapona.
Resposta normal: 17-OHCS basal 3 ± 1 mg/m^2/d; aumento de 2-3 vezes no dia 3 a 4 (valores basais variam de laboratório para laboratório). A concentração plasmática do composto S > 10,5 μg/dL 4 horas *após a última dose de metirapona.*
17-OHCS, 17-hidroxicorticosteróide; cpd S, composto S.

De outro modo, o paciente primeiro precisa ser estabilizado com a administração de soro glicosado, líquidos, eletrólitos e glicocorticóides, e o diagnóstico deve ser estabelecido subseqüentemente.

A. **Testes do eixo hipotalâmico-hipofisário-supra-renal.** Os testes da função supra-renal são divididos naqueles que testam a totalidade do eixo hipotalâmico-hipofisário-supra-renal (Tabela 17.3) e aqueles que especificamente testam a função da própria glândula supra-renal (veja Tabela 17.4). Uma concentração elevada de ACTH na presença de uma concentração de cortisol sérica inapropriadamente baixa sugere uma deficiência primária da supra-renal ou insensibilidade da supra-renal ao ACTH.

1. **Hipoglicemia induzida pela insulina** estimula a liberação do CRH e do ACTH, o que deve resultar em uma concentração sérica de cortisol maior que 20 μg/dL. Os pacientes submetidos a este procedimento precisam ser estritamente monitorados, e a hipoglicemia deve ser revertida com glicose intravenosa se ela resultar em inconsciência ou convulsões.
2. **Metirapona** inibe a enzima 11β-hidroxilase, que converte a 11-desoxicortisol em cortisol. Em indivíduos normais, as concentrações plasmáticas do ACTH e do composto S (11-desoxicortisol) aumentam, e a excreção do composto S tetraidro urinário aumenta após a administração de metirapona. Utilizando-se esta propriedade da metirapona, vários protocolos diferentes foram projetados para testar a integridade do eixo hipotálamo-hipofisário-supra-renal. O padrão é o teste de estimulação com metirapona por 4 dias. Uma resposta normal consiste em uma elevação de pelo menos 2 a 3 vezes de 17-hidroxicorticosteróides na urina de 24 horas com um valor basal de 3 ± 1 mg/m^2 por dia. O ensaio dos 17-hidroxicorticosteróides urinários pelo método de Porter-Silber é mais específico do que a determinação da 17-cetogênica. A concentração sérica do 11-desoxicortisol deve ser maior do que 10,5 μg/dL e a concentração sérica de cortisol deve ser menor do que 5 μg/dL, 4 horas após a dose final de metirapona em indivíduos normais. Este teste é incômodo para ser executado e acarreta em risco de induzir a uma crise supra-renal. **A versão noturna, mais curta, do teste de estimulação com a metirapona** pode ser útil no rastreamento dos pacientes para a insuficiência supra-renal. A dose habitual de metirapona é de 30 mg/kg (máximo de 1 g)

VO à meia-noite. O sangue é colhido às 8 horas da manhã seguinte para cortisol, composto S (11-desoxicortisol) e ACTH. Uma resposta normal consiste em uma concentração sérica de cortisol < 8 µg/dL, concentração de 11-desoxicortisol > 10 µg/dL e um ACTH elevado. Uma concentração de cortisol sérico < 8 µg/dL com uma concentração de 11-desoxicortisol < 10 µg/dL é sugestivo de insuficiência supra-renal. Nesse evento, se o ACTH estiver elevado, a insuficiência supra-renal primária é provável. Se o ACTH não estiver elevado, a insuficiência supra-renal pode ser central (*i. e.*, secundária à deficiência de CRH/ACTH). Se o cortisol for > 8 µg/dL é provável uma não-adesão ou metabolismo rápido de metirapona.

Uma elevação subnormal na concentração de cortisol sérico em resposta à hipoglicemia ou uma elevação inadequada na concentração sérica de 11-desoxicortisol após a metirapona estabelece o diagnóstico de insuficiência supra-renal, mas não define se o distúrbio é primário ou secundário. Portanto, ou a medida do ACTH plasmático precisa ser obtida ou a resposta supra-renal ao ACTH precisa ser testada diretamente pela estimulação com ACTH exógeno.

3. **Testes de estímulo do ACTH.** (Tabela 17.4). Uma concentração de ACTH plasmático nitidamente elevada na presença da não-elevação do cortisol ao ACTH é uma indicação adequada de que a própria glândula supra-renal está funcionando inadequadamente. Na ausência dessa informação, um teste de estímulo de 60 minutos com cosintropina (Cortrosyn) é útil como rastreamento para a insuficiência supra-renal primária, mas não pode ser confiável para exclusão de insuficiência supra-renal secundária, pois a resposta do cortisol pode ser normal em pacientes com deficiência adquirida recente de ACTH ou CRH nos quais a glândula supra-renal ainda não se

Tabela 17.4 Testes de função supra-renal

Estímulo com a cosintropina (Cortrosyn)			
Tempo (minutos)	**Prescrição**		**Cortisol**
0	Cosintropina (0,25 mg/m^2* IV ou IM)		______
30			______
60			______
Resposta normal: cortisol plasmático pico > 20 µg/dL			
*Dose alternativa 1 µg para o teste de cosintropina de baixa dose			
Estímulo de ACTH IV de 6 horas			
Tempo (horas)	**Prescrição**		**Cortisol**
0	ACTH (25 U IV durante 6 horas)		______
6			______
Resposta normal: cortisol plasmático > 40 ± 5 µg/dL			
Estímulo do ACTH durante 5 dias			
Dia	**Prescrição**	**17-hidroxicorticosteróides em urina de 24 horas**	**Cortisol**
1		______	
2		______	
3	ACTH gel (25 mg/m^2 IM cada 12 horas)	______	
4	ACTH gel (25 mg/m^2 IM cada 12 horas)	______	______
5	ACTH gel (25 mg/m^2 cada 12 horas)	______	______

Resposta normal: aumento de 5 a 10 vezes nos 17-hidroxicorticosteróides em urina de 24 horas. O cortisol sérico > 40 ± 5µg/dL.

tornou hipoplásica. Ainda se discute se uma dose menor de cosintropina (1 μg) pode ser mais sensível neste contexto. Para estabelecer o diagnóstico de insuficiência supra-renal primária na ausência de medidas precisas do ACTH plasmático, um teste de estímulo do ACTH IV de 6 horas ou de 3 dias IM precisa ser usado para demonstrar uma ausência de elevação no cortisol plasmático ou dos 17-hidroxicorticosteróides em urina de 24 horas e no cortisol livre.

IV. Tratamento

A. **Insuficiência supra-renal aguda** precisa ser tratada imediatamente com líquidos intravenosos e glicocorticóides. Uma solução de glicose a 5% em NaCl a 0,9% (450 mL/m^2 em 30 a 60 minutos para correção do choque e, então, 3.200 mL/m^2/dia) devem ser infundidos. A hidrocortisona (2 mg/kg IV) ou uma dose equivalente de outro glicocorticóide deve ser administrada a cada 6 horas até que o paciente esteja estável. Maiores quantidades de glicose podem ser usadas, se necessário, para corrigir a hipoglicemia. Se a hiponatremia ou a hiperpotassemia estiverem presentes, dosagens maiores de hidrocortisona (5 mg/kg cada 6 horas) podem ser usadas para um efeito mineralocorticóide, ou o paciente pode começar a terapia com a fludrocortisona oral (Florinef). O acetato de desoxicorticosterona (1 a 3 mg/d IM) é muito eficaz como mineralocorticóide, mas não mais está disponível nos Estados Unidos.

Para os pacientes que não receberam um diagnóstico, mas têm suspeita de apresentarem uma crise supra-renal aguda, o mesmo regime delineado anteriormente pode ser usado, mas a dexametasona pode substituir a hidrocortisona. Isso permite uma oportunidade de executar um teste de estímulo com cosintropina enquanto o paciente está se recuperando, já que a **dexametasona não interferirá na mensuração das concentrações do cortisol plasmático.**

B. Tratamento crônico.

1. **Glicocorticóides.** A reposição de glicocorticóides é projetada para repor a velocidade de produção normal de cortisol, que se estima ser de 6 a 12 mg/m^2 por dia. A dosagem deve ser individualizada para permitir um crescimento adequado, mas evitar a fadiga, mal-estar e fraqueza. A terapia glicocorticóide excessiva suprime o crescimento. As dosagens equivalentes dos diversos esteróides são dadas na Tabela 17.5. Os esteróides mais potentes devem ser evitados em bebês e crianças em virtude da dificuldade em se ajustar com precisão a dosagem para permitir o crescimento adequado, mas evitando-se os sintomas de insuficiência supra-renal. A terapia parenteral com acetato de cortisona pode ser preferível em bebês por causa da dificuldade de se fornecer uma ingesta oral uniforme de medicação neste grupo etário. A dose de glicocorticóide precisa ser duplicada ou triplicada para cobrir situações fisicamente estressantes (p. ex., infecções, cirurgias e trauma). Os pacientes que foram tratados com doses farmacológicas de esteróides por mais de 2 semanas nos últimos 6 a 12 meses devem receber uma dose de manutenção triplicada de esteróides durante o tempo de estresse para evitar uma crise supra-renal.
2. **Mineralocorticóides.** Apenas os pacientes com insuficiência supra-renal primária precisam de terapia de reposição de mineralocorticóides. A dosagem dos mineralocorticóides não varia com o

Tabela 17.5 Terapia de reposição de glicocorticóides: dose média

Glicocorticóides	Parenteral (mg/m^2/d)	Oral (mg/m^2/d)
Acetato de cortisona	—	10-20
Acetato de hidrocortisona	8-12 (IM apenas)	—
Hidrocortisona	6-10 (IM ou IV)	7-20
Prednisona[a]	—	2-5
Metilprednisolona[a]	1,0-2,0 (IM ou IV)	1,5-4
Dexametasona[a]	0,15-0,25 (IM ou IV)	0,2-0,5

[a]Não recomendado para bebês e crianças pequenas.

tamanho corporal, pois a secreção da aldosterona varia em apenas duas vezes da primeira infância até a idade adulta. Geralmente, o acetato de fludrocortisona (Florinef) 0,05 a 0,2 mg/d VO é adequado. Diferente dos glicocorticóides, a dose da fludrocortisona geralmente não precisa ser aumentada para cobrir o estresse. As doses excessivas de mineralocorticóides resultam em hipertensão e hipopotassemia.

3. **Suplementação de cloreto de sódio** geralmente é necessária em bebês com insuficiência supra-renal primária. A dosagem habitual é de 2 a 4 g/d (4 g = 1 colher de chá). Os suplementos de cloreto de sódio geralmente são desnecessários em crianças mais velhas, que podem ter acesso ao sal para satisfazer as suas necessidades.
4. **Alerta médico** com braceletes ou cordões é recomendável para pacientes com insuficiência supra-renal.
5. **Glicocorticóides injetáveis.** Os pais ou as pessoas que cuidam da criança devem receber instruções de como injetar glicocorticóides para suprir as necessidades de cortisol da criança em momentos de estresse, ou se a criança for incapaz de tomar medicamentos pela boca. Geralmente, a hidrocortisona 50 a 100 mg/m^2, a metilprednisolona 10 a 20 mg/m^2 ou a dexametasona 1 a 2 mg/m^2, são o suficiente. O acetato de hidrocortisona e a dexametasona possuem a vantagem de duração mais longa de ação (12 a 24 horas) do que o succinato de hidrocortisona, que, portanto, precisa ser repetido a cada 6 a 8 horas se a criança ainda for incapaz de tomar os medicamentos por via oral.

Referências Selecionadas

Ahonen P, et al. Clinical variation of autoimmune polyendocrinopathy—candidiasis-ectodermal dystrophy (APECED) in a series of 68 patients. *N Engl J Med* 1990;322:1829-1836.

Borst G, Michenfelder H, O'Brian J. Discordant cortisol response to exogenous ACTH and insulin-induced hypoglycemia in patients with pituitary disease. *N Engl J Med* 1982;306:1462-1464.

Clark A, Weber A. Molecular insights into inherited ACTH resistance syndromes *Trends Endocrinol Metab* 1994;5:209.

Francke U, et al. Congenital adrenal hypoplasia, myopathy and glycerol kinase deficiency: molecular genetic evidence for deletions. *Am J Hum Genet* 1987;40:212-227.

Heazelwood N, et al. Plasma cortisol delivery from oral cortisol and cortisone acetate: relative bioavailability. *Br J Clin Pharmacol* 1984;17:55-59.

Korenke GC, Roth, C, Krasemann E. Variability of endocrinological dysfunction in 55 patients with X-linked adrenoleukodystrophy: clinical, laboratory and genetic findings. *Eur J Endocrinol* 1997;137:40-47.

Kruse K, Sippell W, Schnakenburg K. Hypogonadisin in congenital adrenal hypoplasia: evidence for a hypothalamic origin. *J Clin Endocrinol Metab* 1984; 58:12-17.

Lamberts SWJ, Bruining HA, de Jong FH. Corticosteroid therapy in severe illness. *N Engl J Med* 1997;337:1285-1292.

Laureti S, Casucci G, Santeusanio F. X-linked adrenoleukodystophy is a frequent cause of idiopathic Addison's disease in young adult male patients. *J Clin Endocinol Metab* 1996;81:1558-1562.

Lifshitz F. *Pediatric endocrinology.* New York: Marcel Dekker, 1996:878.

Linder B, et al. Cortisol production rate in childhood and adolescence. *J Pediatr* 1990;117:892-896.

Mayenknecht, J, Diederich S, Bahr V. Comparison of low and high dose corticotropin stimulation tests in patients with pituitary disease (also see comments). *J Clin Endocinol Metab* 1996;81:470-474.

McKusick VA. Online Mendelian Inheritance in Man (OMIM). Baltimore: Johns Hopkins University. http//www.ncbi.nlm.nih.bov/ornim/.

McLaren N, Riley W. Inherited susceptibility to autoimmune Addison's disease is linked to human leukocyte antigens DR3 and/or DR4, except when associated with type 1 autoimmune polyglandular syndrome. *J Clin Endocrinol Metab* 1990;62:455-896.

Moser H. Naidu S, Jumar A. The adrenoleukodystrophies. *Crit Rev Neurobiol* 1987;3:29-88.

Oelkers W. Hyponatremia and inappropriate secretion of vasopression (antidiuretic hormone) in patients with hypopituitarism. *N Engl J Med* 1989;3 21:492-496.

Orth DN, Kovacs WJ. The adrenal cortex. In: Wilson ID, Foster DW, Kronenberg HM, eds. *Williams Textbook of endocrinology,* 9th ed. Philadelphia: WB Saunders, 1998:547-565.

Smith E, et al. An ACTH receptor on human mononuclear leukocytes. *N Engl J Med* 1987;317:1266-1269.

Wheldon V, Kowarski A, Migeon C. Aldosterone secretion rates in normal subjects from infancy to adulthood. *Pediatrics* 1967;39:713.

IV. Distúrbios do Sistema Reprodutor

18. Genitália Ambígua

Peter A. Lee e Selma F. Witchel

Apesar de a genitália ambígua no recém-nascido geralmente não significar uma emergência clínica iminente (a insuficiência supra-renal aguda precisa ser descartada), a angústia provocada pela incapacidade de se designar sexo e nome ao bebê requer uma atenção imediata. A avaliação deve ser realizada como parte de uma equipe que envolve a família, fornecendo-lhes uma compreensão sobre a fisiologia e a embriologia envolvida, assim como todos os dados de prognóstico atualmente disponíveis concernentes a pacientes similares. Os clínicos precisam de uma abordagem direta para minimizar a ansiedade, enquanto rapidamente definem a anatomia genital externa e interna existente e elucidam a base para a ambigüidade. A designação sexual pode ser feita concordante com a previsão de funcionamento do bebê quando adulto. Todos os aspectos, inclusive a função sexual e reprodutiva potencial, assim como os tratamentos clínicos (hormonais) e cirúrgicos para realizar esta função precisam ser considerados e discutidos.

I. Mecanismos de diferenciação e desenvolvimento

A. Fertilização. Na situação habitual, um cariótipo XX está associado a um fenótipo feminino, enquanto um cariótipo XY está associado a uma diferenciação masculina. No entanto, bebês com ambigüidade genital demonstram que o curso da diferenciação e desenvolvimento sexual podem ser superados por fatores além do cariótico cromossômico sexual convencional. Podem ocorrer defeitos no nível do cromossomo (p. ex., mosaicismo, como XX/XY), dentro de um ou mais genes mapeados para os cromossomos sexuais ou autossomos, ou refletirem fatores ambientais. A diferenciação sexual não se inicia até que as cristas gonadais se diferenciem. Esses tecidos começam como uma proliferação indiferenciada pareada do epitélio celômico e do mesênquima. A alteração estrutural para as gônadas primordiais começa na quarta semana pós-fertilização com o aparecimento dos chamados cordões sexuais. As células germinativas primordiais (as células destinadas a se tornarem ovos ou esperma) migram do saco vitelínico ao longo do mesentério dorsal para dentro dessas cristas gonadais (6 semanas).

B. Diferenciação gonadal

1. Os eventos embriogênicos de diferenciação gonadal prosseguem independentemente dentro de cada gônada. Portanto, a histologia gonadal pode se diferenciar entre os lados, e, mesmo dentro de uma única crista gonadal, mais de um tipo de gônada pode se desenvolver. Um exemplo é uma classe de intersexo tradicionalmente chamado hermafroditismo verdadeiro, no qual tanto a diferenciação ovariana quanto a testicular ocorrem. A histologia gonadal pode variar de ovotestis, ovário e testículos.
2. No homem normal XY, um gene específico no braço curto do cromossomo Y, *SRY* (região determinante do sexo do Y) é o responsável pela diferenciação da gônada indiferenciada, os cordões sexuais e dos tecidos circunjacentes em um testículo. Evidências adquiridas de um camundongo XX transgênico para o gene *SRY* indica que o gene *SRY* freqüentemente é o único gene no cromossomo Y requerido para a determinação do testículo.
3. O gene *SRY* pode ser identificado entre aqueles com diferenciação masculina da genitália que não possuem um cromossomo Y citogeneticamente demonstrável. Em tais indivíduos, a presença do gene *SRY* freqüentemente pode ser confirmado por técnicas moleculares. As mutações no gene *SRY* estão associados à reversão sexual 46, XY.
4. Múltiplos genes parecem ter papéis tanto acima quanto abaixo do *SRY.* Essa complexa cascata regulatória de genes ligados ao sexo e autossômicos incluíam não somente o *SRY,* mas também o *DAX1, SOX9, SF1, DMRT1.* Os produtos de proteína desses genes funcionam como fatores de transcrição. Em humanos, a duplicação do gene *DAX1* e as mutações envolvendo os genes *SRY, SOX9, SF1,* e *WT1* estão associados à reversão sexual XY. A duplicação *SOX9* foi identificada em

um bebê 46,XX com hipospádia peniana/escrotal e gônadas palpáveis. A duplicação do gene *WNT4* está associada à reversão sexual XY.

5. Os genes acima do *SRY* podem estar envolvidos no desenvolvimento precoce das gônadas e do trato urinário. O fator esteroidogênico (SF1) é essencial para o desenvolvimento gonadal, supra-renal e hipofisário. O WT1 é necessário para o desenvolvimento normal do trato urogenital. As mutações do WT1 estão associadas às síndromes de Denys-Drash e de Fraser. As deleções dos cromossomos 9p estão associadas à reversão sexual XY. Apesar de nenhuma mutação deletéria ter sido identificada no *DMRT1,* ele permanece um gene candidato para a determinação sexual, pois é expresso nos testículos em desenvolvimento e é altamente conservado.
6. As mutações do *SOX9* estão associadas às fêmeas XY e reversão sexual e nanismo camptomélico. As mutações do *DAX1* são associadas à hipoplasia supra-renal e hipogonadismo hipogonadotrófico. Os mapas *DAX1* para os *loci* da reversão sexual dosagem-sensível com duplicação resultam em fêmeas XY. O DAX1 inibe a expressão do *SOX9,* resultando em não-diferenciação do testículo nos indivíduos XX.
7. *WNT4* é uma molécula sinalizadora; ela normalmente regula para cima a expressão do *DAX1.* A duplicação do *WNT4* está associada à diferenciação testicular prejudicada e reversão sexual XY.
8. Conforme as células germinativas penetram na matriz da célula somática da gônada em diferenciação, pode ocorrer outro passo regulatório. Se o cariótipo da célula germinativa for diferente do da gônada (*i. e.,* uma célula germinativa XX migrando para dentro do testículo XY em desenvolvimento), a célula germinativa geralmente não sobreviverá, e isso resultará em uma gônada "estéril". No entanto, nesse modelo, podem se desenvolver variantes, como testículos que contêm apenas esperma XX.
9. Outros distúrbios genéticos associados à genitália ambígua: DHH (porco-espinho do deserto), ARTX (talassemia alfa ligada ao X/retardo mental) e SLOS (síndrome de Smith-Lemi-Optiz).

C. **Desenvolvimento e função gonadal.** A organogênese testicular é rápida, e em torno da nona semana estão sendo produzidos a **testosterona e o hormônio antimülleriano (HAM).** A organogênese ovariana ocorre mais lentamente; uma estrutura reconhecível pode não estar presente até a 17ª a 20ª semanas. Após a diferenciação histológica, o ovário, diferentemente dos testículos, pode perder a sua integridade e tornar-se uma faixa se não estiverem presentes células germinativas normalmente meióticas ou elas não estiverem formando folículos normais. Os ovários das meninas com síndrome de Turner inicialmente desenvolvem folículos que sofrem degeneração/atresia prematura, deixando uma gônada em faixas. Portanto, um cromossomo X é suficiente para a diferenciação ovariana, mas dois cromossomos X são necessários para a manutenção das células germinativas e da função ovariana no adulto. São reconhecidas duas fases de descida testicular. **INSL3**, secretado pelas células de Leydig, medeiam a fase transabdominal, enquanto a testosterona influencia a fase inguinoescrotal da descida testicular.

D. **Desenvolvimento do ducto genital interno.** Os ductos genitais internos desenvolvem-se a partir de dois grupos diferentes de estruturas pareadas mesodérmicas semelhantes a ductos. Ambos os grupos desenvolvem-se lado a lado de cada borda gonadal, e os dois ductos estão sob diferentes mecanismos de controle. Os ductos mesonéfricos (wolffianos) estão presentes em proximidade com as cristas gonadais por volta da 4ª semana, e os ductos paramesonéfricos (müllerianos) desenvolvem-se na 5ª semana em uma posição mais lateral. A testosterona secretada pelas células de Leydig testiculares ipsilaterais estimulam as células dos ductos a se desenvolverem em estruturas derivadas dos ductos wolffianos: epidídimo, ducto deferente, vesículas seminais e ducto ejaculatório comum. Esta organização é óbvia em torno da 9ª semana e pode estar completada por volta da 14ª semana. Na ausência de testosterona localmente secretada, o ducto mesonéfrico regride passivamente. Portanto, as estruturas wolffianas diferenciam-se ainda mais apenas no lado com um testículo funcionante; se apenas um único testículo estiver presente, esta diferenciação não ocorre no lado contralateral.

O testículo funcional também secreta o HAM, uma glicoproteína de origem na célula de Sertoli que também age localmente e não no lado contralateral para causar degeneração do ducto paramesonéfrico. Quando um testículo não está presente ou quando há uma ausência de produção ou de ação do HAM, o ducto paramesonéfrico desenvolve-se em uma trompa de falópio e um hemiútero, que normalmente se funde mais tarde com a estrutura contralateral, e inclui o terço superior da vagina. A falha na secreção testicular do HAM ou mutações no gene receptor do HAM estão associados à síndrome do ducto mülleriano persistente (SDMP). A disgenesia ovariana ou a exposição a androgênios em excesso, como na hiperplasia supra-renal congênita (HAC) virilizante não prejudicam o desenvolvimento dos derivados do ducto mülleriano em um feto XX.

E. **Desenvolvimento genital externo.** O passo final na diferenciação sexual fetal envolve dois mecanismos embrionários complexos: o desenvolvimento do sistema excretor, tanto urogenital quanto alimentar, e o desenvolvimento desses elementos da genitália externa direcionada à função reprodutiva e cuja aparência ordinariamente dita a designação sexual.

1. Com aproximadamente 3 semanas de gestação, a membrana cloacal, que fecha o intestino posterior, já está presente. Um tubérculo genital não prejudicado desenvolve-se anteriormente enquanto as duas dobras genitais desenvolvem-se lateralmente. A membrana cloacal então divide-se em membrana urogenital e anal (6 semanas) e, finalmente, em uma crista urogenital anterior e um canal anorretal posterior (8 semanas). As dobras genitais dividem-se em dobras uretrais mediais (rodeando a crista urogenital) e excrescências labioescrotais laterais. Todos estes passos ocorrem antes do feto começar a verdadeira diferenciação sexual. Portanto, essas alterações embrionárias precoces são comuns a ambos os sexos. As anomalias congênitas, como o ânus imperfurado, a extrofia da cloaca, a transposição penoscrotal (onde o tubérculo genital está abaixo das dobras genitais) e a agenesia do falo, todas ocorrem durante este período. Quando observados, eles indicam que ocorreu um defeito embriogênico precoce (e não de um associado a um desenvolvimento gonadal prejudicado ou um ambiente hormonal sexual inapropriado).
2. A divergência sexual da genitália externa ocorre após 8 semanas.
   a. No feto masculino normal, a testosterona circulante de origem testicular atinge o tubérculo genital, é convertida localmente em **diidrotestosterona** (DHT) pela enzima 5α-reductase, e, agindo por meio do receptor androgênico, causa um alongamento rápido do tubérculo. A crista urogenital também é puxada para adiante, as dobras paralelas da mucosa se fundem e uma uretra peniana forma-se com 12 semanas. As excrescências genitais movem-se caudalmente, fundem-se e formam metades do escroto. A uretra glanular final (para a ponta do falo) não ocorre até os quatro meses de gestação, quando uma invaginação do ectoderma peniano atinge o lúmen formado. Este processo pode não estar diretamente relacionado com a síntese ou a ação da testosterona, ou poderia refletir defeitos sutis na secreção da testosterona ou na ação do DHT ou a presença de quantidades aumentadas de esteróides antiandrogênicos, como algumas formas sintéticas de progesterona.

   b. No feto feminino, no qual os níveis circulantes de testosterona são normalmente baixos, a genitália externa, formada durante as primeiras 8 semanas de desenvolvimento embriológico, não se diferencia mais. O tubérculo genital permanece para formar o clitóris (apesar de este órgão sempre ter o potencial, pré-natal ou pós-natalmente de aumentar sob a influência dos androgênios aumentados). As dobras uretrais não são puxadas anteriormente; elas formam um capuz sobre o clitóris e estendem-se posteriormente, permanecendo como os lábios menores não fundidos. As excrescências genitais não migram, mas aumentam para formar os lábios maiores, e a crista urogenital permanece aberta para formar o vestíbulo vaginal. A posição relativa do orifício uretral torna-se fixa em torno da 14ª semana, e a exposição ao androgênio posteriormente não pode desviar as dobras uretrais anteriormente nem fundir os lábios. Portanto, o momento para a ocorrência desses eventos ajuda a determinar quando ocorreu a exposição aos androgênios durante a gravidez. A virilização após 14 semanas pode causar clitoromegalia apenas, enquanto a exposição antes da 14ª semana pode causar graus de clitoromegalia, escrotalização dos lábios maiores, fusão labial e obliteração do vestíbulo vaginal.

II. **Diagnóstico diferencial da genitália ambígua.** O diagnóstico diferencial começa com a anatomia da genitália interna e externa. Isso inclui tanto o exame físico (cujos resultados podem se modificar ao longo do tempo, de modo que é necessário um reexame) e exames radiológicos, como a uretrografia retró-

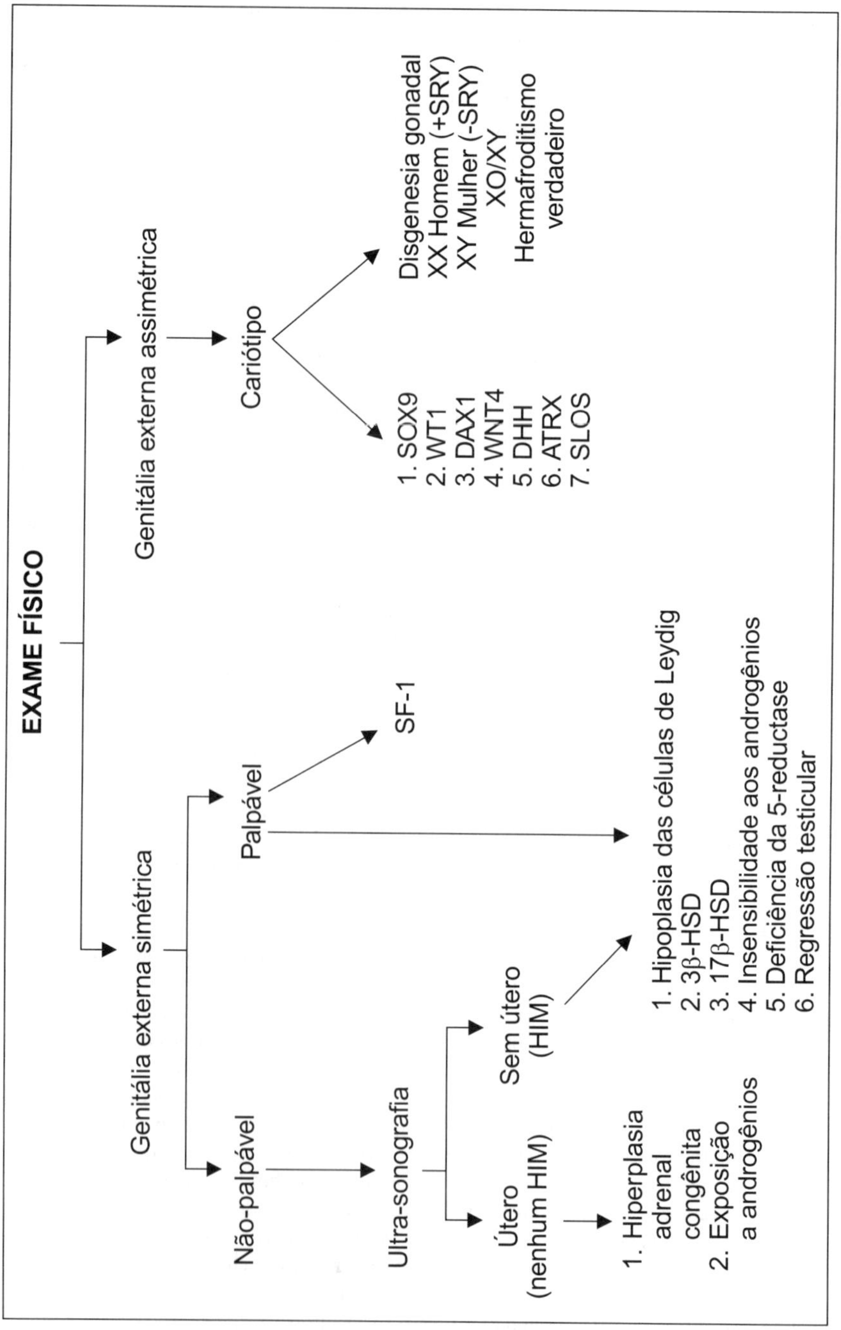
EXAME FÍSICO
Genitália externa assimétrica
Cariótipo
1. SOX9
2. WT1
3. DAX1
4. WNT4
5. DHH
6. ATRX
7. SLOS
Disgenesia gonadal
XX Homem (+SRY)
XY Mulher (-SRY)
XO/XY
Hermafroditismo verdadeiro
Genitália externa simétrica
Palpável
SF-1
Não-palpável
Ultra-sonografia
Sem útero (HIM)
1. Hipoplasia das células de Leydig
2. 3β-HSD
3. 17β-HSD
4. Insensibilidade aos androgênios
5. Deficiência da 5-reductase
6. Regressão testicular
Útero (nenhum HIM)
1. Hiperplasia adrenal congênita
2. Exposição a androgênios

grada com contraste, ultra-sonografia, fistulografia e, se indicada, cistoscopia com instilação do contraste. Durante o exame físico, a simetria e a extensão da virilização são avaliadas. As dobras labioescrotais primordiais podem ter se desenvolvido como lábios maiores, um escroto completamente fundido ou com graus variáveis de fusão labioescrotal. O falo pode parecer como um clitóris, típico da fêmea recém-nascida, como um pênis com o meato uretral na ponta, como um clitóris hiperdesenvolvido ou um pênis subdesenvolvido com uma ou duas aberturas no períneo. Graus variáveis de fusão das dobras labioescrotais podem estar presentes. A abertura pode estar no períneo, ao longo da parte inferior da haste do falo, ou, com a fusão completa, com o meato abrindo-se na ponta da glande. O falo pode estar acentuadamente aumentado, mas dobrado para baixo pelas dobras labiais incompletamente fundidas, formando a aparência de cordão.

Além disso, a avaliação deve incluir as determinações hormonais apropriadas e estudos cromossômicos. Quando disponível, a identificação das mutações genéticas é útil para confirmar o diagnóstico e para o aconselhamento genético/previsões de futuras gravidezes. Raramente, os testes de estimulação ou de supressão podem estar indicados durante o período neonatal. A laparoscopia exploradora, a laparotomia e a biópsia gonadal são necessárias em alguns casos para se chegar a um diagnóstico definitivo. Uma terapia experimental com androgênio pode ser útil para se assegurar da responsividade aos androgênios. Uma abordagem esquemática ao bebê com genitália ambígua é mostrada na Figura 18.1, e as aberrações hormonais são resumidas na Tabela 18.1. Alguns elementos-chave do exame físico são discutidos a seguir.

A presença ou ausência de gônada(s) inguinal(ais) ou labioescrotal, palpável(eis) é importante, pois as mulheres virilizadas não terão gônadas palpáveis. Os homens incompletamente virilizados podem ter uma ou ambas as gônadas palpáveis, enquanto alguns bebês com distúrbios na diferenciação gonadal apresentam-se com uma única gônada palpável e assimetria da genitália externa, geralmente com maior escrotização das dobras labioescrotais do lado da gônada.

A. Nenhuma gônada palpável: suspeita de fêmea virilizada

1. Se nenhuma gônada for palpável, e a ultra-sonografia mostrar a presença de um útero, o diagnóstico mais provável é um bebê feminino XX com HAC virilizante. Os testes confirmatórios incluem as determinações do hormônio esteróide e do cariótipo. Em virtude da possibilidade de perda de sal pela deficiência de mineralocorticóides, **o monitoramento dos eletrólitos para a perda de sal é importante.** A mais comum das formas de virilização de HAC é a **deficiência da 21-hidroxilase** (com ou sem insuficiência supra-renal e perda de sal), sendo responsável por aproximadamente 95% dos casos. A concentração de 17α-hidroxiprogesterona plasmática (17-OHP) em 24 horas ou subseqüentemente é um teste bastante útil. Tipicamente, o valor de 17-OHP é maior do que 10.000 ng/dL. O desenvolvimento genital é normal em garotos com deficiência de 21-hidroxilase. A **deficiência de 11β-hidroxilase** é muito menos comum (< 5%) e está associada a concentrações elevadas de 11-desoxicortisol (composto S). A deficiência do **3β-hidroxilase** é uma causa muito rara (< 1%) de HAC virilizante entre os bebês 46,XX (também associada à virilização inadequada nos bebês 46, XY). Isso pode ser excluído pela determinação dos níveis de desidroepiandrosterona (DHEA) e de 17-hidroxipregnenolona. Um valor sérico de testosterona também deve ser obtido para se estimar a conversão fora do córtex supra-renal para este potente androgênio. Os genes que codificam a 21-hidroxilase (*CYP21*), 11β-hidroxilase (*CYP11B1)* e 3β-hidroxisteróide desidrogenase (*HSD3B2)* foram mapeados e seqüenciados. Os estudos genéticos moleculares podem ser realizados para caracterizar o defeito molecular, o que pode ser útil para o aconselhamento genético.
2. A deficiência de mineralocorticóide pode levar a uma perda catastrófica de sal. Em pacientes não tratados, ocorre insuficiência supra-renal durante a segunda semana de vida. Uma vez que as amostras sanguíneas basais para as medidas dos esteróides e da renina tenham sido obtidas, a hidrocortisona e o acetato de fludrocortisona podem ser iniciados. Se ocorrer desidratação acompanhada por hiperpotassemia grave e hiponatremia, a terapia com líquidos intravenosos pode ser

FIG. 18.1. Orientações para a avaliação inicial da criança com genitália ambígua.

Tabela 18.1 Características genéticas e hormonais das causas dos erros na diferenciação sexual

Distúrbio	Fenótipo	Achados hormonais	*Locus* genético
HAC lipóide congênita	Reversão sexual 46,XY Insuficiência supra-renal	↓ 17-PREG, 17-OHP, e cortisol	*StAR*
Deficiência de 17α-hidroxilase/17,20-liase	Reversão sexual 46,XY	↑ PREG, ↑ PROG, ↓ 17 PREG, ↓ 17-OHP	*CYP17*
Síndrome de Smith-Lemli-Optiz	Reversão sexual 46,XY polidactilia/sindactilia	↓ Colesterol	*SLOS*
Deficiência de 3β-hidroxisteróide desidrogenase	Reversão sexual 46,XY Virilização do feto 46,XX	↑ 17-PREG, ↓ 17-OHP	*HSD3B2*
Deficiência de 21-hidroxilase	Virilização de feto 46,XX Insuficiência supra-renal	↑ 17-OHP	*CYP21*
Deficiência de 11β-hidroxilase	Virilização do feto 46,XX	↑ 11-desoxicortisol	*CYP11B1*
Deficiência de 5α-reductase	Subvirilização do feto 46,XY	↑ Testosterona, ↓ DHT	*SRD5A2*
Insensibilidade androgênica	Subvirilização do feto 46,XY	↑ Testosterona, ↑ LH	*AR*
Hipoplasia das células de Leydig	Subvirilização do feto 46,XY	↓ Testosterona, ↑ LH	*LHR*
Deficiência de 17β-hidroxisteróide desidrogenase	Subvirilização do feto 46,XY	↑ Androstenediona, ↓ Testosterona	*HSD17B3*

Genitália ambígua	Reversão sexual 46,XY Insuficiência supra-renal	↓ Testosterona e LH	*SF1*
Genitália ambígua	Reversão sexual 46,XY Hipogonadismo hipogonadotrópico	↓ Testosterona	Duplicação *DAX1*
Genitália ambígua e displasia campomélica	Reversão sexual 46,XY	↓ Testosterona	*SOX9*
Síndrome de Denys-Drash	Reversão sexual 46,XY	↓ Testosterona	*WT1*
Síndrome de Fraser	Reversão sexual 46,XY	↓ Testosterona	*WT1*
Mulher XY	Reversão sexual 46,XY	↓ Testosterona	*SRY* (perda da mutação da função)
Homem XX	Reversão sexual 46,XX	↓ ou nl Testosterona	Translocação do gene *SRY*
Síndrome de α-talassemia ligada ao X e retardo mental	Reversão sexual 46,XY	↓ Testosterona	*ATRX*
Genitália ambígua e polineuropatia	Reversão sexual 46,XY	↓ Testosterona	*DHH*
Genitália ambígua	Reversão sexual 46,XY	↓ Testosterona	Deleção do cromossomo 9p
Síndrome do ducto mülleriano persistente	Reversão sexual 46,XY com útero ou com remanescentes uterinos	1. HAM baixo 2. HAM alto	1. *HAM* 2. *HAMR2*

HAC, hiperplasia supra-renal congênita; HAM, hormônio antimülleriano; LH, hormônio luteinizante; DHT, diidrotestosterona; 17-OHP, 17-hidroxiprogesterona.

instituída. O tratamento com mineralocorticóides com o acetato de fludrocortisona (Acetato de Florinef) 0,1 a 0,4 mg diariamente, e a terapia com glicocorticóides em dosagens de estresse de 25 a 50 mg de hidrocortisona IV, IM ou VO por 48 horas (dependendo do grau de doença) devem ser iniciados com a confirmação do diagnóstico. Subseqüentemente, a dosagem no recém-nascido deve ser gradualmente reduzida para a reposição fisiológica de 25 a 30 mg/m^2 por dia, divididos em três doses administradas três vezes ao dia (intervalos de aproximadamente 8 horas). Durante o primeiro ano de vida, a dose de hidrocortisona diminui para 10 a 18 mg/m^2 por dia. Alguns centros preferem o uso da prednisona ou da dexametasona. O recém-nascido freqüentemente requer uma dose mineralocorticóide maior, que tipicamente é reduzida para 0,1 mg/dia. O sulfonato de poliestireno de sódio (Kayexalato), 1 g/kg a cada 6 horas, pode ser necessário para corrigir a hiperpotassemia ameaçadora à vida. Após a terapia IV aguda, NaCl suplementar pode ser dado oralmente (3 a 8 mEq/dia), conforme necessário para manter os níveis plasmáticos de sódio. Os pais das crianças afetadas devem aprender quando administrar doses de estresse e como administrar hidrocortisona intramuscular (Solu-Cortef) para situações emergenciais. A instituição de programas de rastreamento dos recém-nascidos diminuiu a morbidade e a mortalidade secundárias à deficiência não diagnosticada de 21-hidroxilase. O uso de terapia com dexametasona pré-natal para diminuir a virilização dos bebês afetados do sexo feminino permanece controverso.

3. Se o diagnóstico não for de HAC, e a exposição aos androgênios exógenos/maternos tiver sido excluída, a **genitografia** e a **ultra-sonografia abdominopélvica** podem ser úteis para avaliar a parte superior da vagina, o cérvix e o útero, e a inter-relação no trato de efluxo urinário e a vagina. As anomalias renais podem estar presentes em alguns meninos subvirilizados e em alguns recém-nascidos com anomalias congênitas complexas. No entanto, no recém-nascido, nem os testículos intra-abdominais nem os ovários têm a possibilidade de serem vistos, de modo que a não-visibilidade não indica ausência de uma gônada. Pelo fato de as glândulas supra-renais normalmente serem grandes antes da involução da zona fetal durante a primeira infância, estimativas do tamanho da supra-renal podem não ser úteis no diagnóstico de hiperplasia supra-renal.
4. O teste de estimulação com o hormônio adrenocorticotrófico (ACTH), apesar de geralmente não estar indicado até após o período neonatal, pode localizar a conversão diminuída dos metabólitos intermediários com base nas concentrações relativas. A dosagem habitual do ACTH é dada como cosintropina (Cortrosyn), 0,25 mg IV.
5. Sob virilização na presença de um cariótipo 46,XY, sugere-se um prejuízo da secreção da testosterona. O diagnóstico diferencial inclui os testículos disgenéticos, a síndrome de Denys-Drash, a síndrome de Fraser, a regressão testicular ou duplicações dos genes *DAX1* ou *WNT4*.

B. Assimetria (gônada de um único lado apenas). A genitália externa virilizada nos pacientes 46,XX e genitália subvirilizada em pacientes 46,XY geralmente são simétricas. Quando a genitália é assimétrica, com as dobras labioescrotais sendo mais cheias de um lado, particularmente se uma gônada for palpável deste lado, disgenesias gonadais mistas ou hermafroditismo verdadeiro tornam-se hipóteses consideráveis. Os ovários normais geralmente não herniam ou descem para dentro da dobra labioescrotal inferior. Por outro lado, um testículo ou um ovoteste com o seu gubernáculo associado pode migrar da pelve e alojar-se em qualquer parte ao longo da via normal de descida testicular. A gônada contralateral pode ser uma tira, um ovário ou um testículo disgenético.

1. Prosseguir com a genitografia e a ultra-sonografia.
2. O cariótipo cromossômico pode mostrar mosaicismo, como XX/XY, XX/XO ou XY/XO. No entanto, mais de 80% do **hermafroditismo gonadal verdadeiro**, definido como a presença de folículos ovarianos e túbulos testiculares no mesmo paciente (em uma ou mais gônadas), está associado a um **cariótipo XX**.
3. Independente do cariótipo, o sexo de criação depende do julgamento clínico, isto é, julgando-se a extensão da exposição do sistema nervoso central ao androgênio *in utero* e neonatal, potencial para um testículo ou um ovário funcional, e se a anatomia interna inclui um útero razoavelmente desenvolvido, assim como uma anatomia genital externa. A exploração cirúrgica para determinar a extensão plena da anatomia pode ser útil. Por exemplo, pacientes com hermafroditismo verda-

deiro com um ovário intacto e útero têm sido férteis, um sexo feminino de criação pode ser considerado. Geralmente, os ductos masculinos para a maturação e liberação do esperma não se encontram completamente formados, de modo que não se pode esperar que tais indivíduos sejam férteis como machos. No entanto, um sexo de criação masculino pode ser mais apropriado para um paciente com evidências de exposição considerável ao androgênio antes do nascimento, particularmente se houver considerável desenvolvimento fálico. Por si a presença ou ausência de cromossomos sexuais tem sido encaradas como menos importantes, com a deleção genética específica talvez causando um resultado similar, independente da presença ou ausência de um cromossomo Y. Portanto, alguns hermafroditas verdadeiros XX podem ser mais bem criados como homens, enquanto alguns pacientes XY com disgenesias gonadais podem ser mais bem criados como mulheres.

C. **Gônadas escrotais simetricamente descidas.** Já que quase sempre existem testículos ou ovotestes, suspeite de um macho incompletamente virilizado ou intersexo gonadal (hermafroditismo verdadeiro). O diagnóstico diferencial inclui defeitos na biossíntese da testosterona, insensibilidade ao androgênio e hipoplasia das células de Leydig. Uma causa rara de ambigüidade genital em bebês 46, XY é a deficiência de 3β-hidroxisteróide desidrogenase (3βHSD); os bebês afetados estão sob risco de perda de sal secundariamente à deficiência de mineralocorticóides. A hipoplasia das células de Leydig é um distúrbio autossômico recessivo secundário às mutações no gene receptor do hormônio luteinizante. Os defeitos na biossíntese da testosterona também são autossômicos recessivos. As mutações no receptor androgênico mapeado no cromossomo X causam insensibilidade ao androgênio. Portanto, a herança é ligada ao X.

1. Acompanhe o *status* clínico e os estudos laboratoriais para avaliar quanto à deficiência de 3βHSD, eletrólitos, DHEA, androstenediona, 17-OHP e 17-hidroxipregnenolona.
2. A ultra-sonografia está indicada, porque graus variáveis de desenvolvimento dos derivados do ducto mülleriano podem estar presentes, dependendo do grau e do momento da secreção do HAM.
3. Se os estudos de imagem, determinações hormonais e cromossômicos falharem em esclarecer a causa da ambigüidade genital, os **testes de estimulação hormonal** com gonadotrofina coriônica humana (HCG) ou ACTH podem ser úteis antes de se prosseguir para a exploração cirúrgica e biópsia gonadal. No período neonatal imediato, as concentrações basais de gonadotrofina e de hormônio esteróide sexual podem ser suficientes em virtude da atividade intrínseca do eixo hipotalâmico-hipofisário-gonadal. Além do período neonatal, o teste de estimulação pode ser útil para:
   a. Definir um bloqueio na produção do hormônio gonadal pela identificação do acúmulo do precursor ou deficiência do produto. Por exemplo, a estimulação do HCG pode desencadear concentrações de androstenediona aumentadas com concentrações baixas de testosterona na deficiência de 17β-hidroxisteróide desidrogenase devidas a mutações *HSD17B3*.
   b. Sugere a presença de uma gônada hormonalmente competente que não estava sob estimulação máxima no momento em que os hormônios basais foram obtidos.

   Uma dificuldade com o teste de estimulação com HCG é que não foram estabelecidos protocolos consistentes e nem definidas as respostas normais para o período neonatal e a primeira infância. Por exemplo, os protocolos para o HCG são similares aos empregados em crianças mais velhas (p. ex., 1.000 UI IM por 3 a 5 dias, colhendo-se os esteróides plasmáticos nos dias 4 e 6) com critérios obscuros para julgar uma resposta normal.
4. Se apenas microfalo estiver presente, suspeitar de hipo-hipofisarismo ou de um defeito na síntese ou na ação da testosterona. Os homens com hipo-hipofisarismo e microfalo freqüentemente têm hipoglicemia, e, portanto, devem ser monitorados estritamente. Além disso, a função tireoidiana deve ser avaliada para eliminar o hipotireoidismo central. Os homens com defeitos na síntese da testosterona podem ter um defeito similar na supra-renal e exibir perda de sal (conforme discutido anteriormente). Os outros defeitos na síntese ou na ação da testosterona são resumidos na Tabela 18.1. A condição mais difícil de ser diagnosticada e tratada é a insensibilidade parcial ao androgênio (IPSA). Perguntas sobre os parentes maternos afetados podem ser úteis. Níveis elevados de hormônio lutei-

nizante, hormônio foliculoestimulante e testosterona são compatíveis com IPSA, mas nem sempre podem ser demonstráveis. Pode ser necessária a realização de uma biópsia da pele da genitália para os receptores androgênicos e tratamento com testosterona para avaliar o crescimento do falo.

5. Quando malformações anatômicas da genitália ou do reto estão presentes, o diagnóstico diferencial inclui a síndrome CHARGE, a síndrome VATER, a síndrome IMAGE e a transposição penoescrotal. Esses defeitos precoces na embriogênese, envolvendo a formação da cloaca, do ânus e de outras estruturas, geralmente são esporádicas. A síndrome CHARGE inclui *c*oloboma *h*eart (defeitos do coração), *a*tresia coanal, *r*etardo no crescimento e no desenvolvimento, anomalias *g*enéticas, anomalias do ouvido (*e*ar), e possivelmente hipo-hipofisarismo. A síndrome VATER freqüentemente também inclui *a*nomalias *v*ertebrais, outras anomalias ósseas, fístulas *t*raqueo*e*sofágicas e problemas *r*enais. O retardo no crescimento intra-uterino, a displasia metafisial, a hipoplasia supra-renal, o criptorquidismo, o pênis pequeno e a hipercalciúria e/ou hipercalcemia caracterizam a síndrome IMAGE. A transposição penoescrotal pode ser isolada ou associada a ânus imperfurado.

III. **Tratamento da criança com genitália ambígua.** Uma vez que se tenha feito o diagnóstico e um sexo designado, o tratamento da criança e da família inclui as seguintes abordagens:

A. **Planos para a cirurgia reconstrutora**

1. Na mulher, precisa-se decidir se a clitoromegalia é grande o suficiente para se considerar a clitoroplastia ou a redução clitoral. Digno de nota, os pais precisam ser informados que alguns indivíduos, incluindo aqueles no grupo de advogados do paciente, estão sugerindo que qualquer uma dessas cirurgias genitais sejam adiadas até que a criança tenha idade suficiente para fazer as suas próprias escolhas. Geralmente, a menos que a clitoromegalia seja mínima o suficiente para que se antecipe a sua regressão com o tratamento da causa subjacente do hiperandrogenismo, a maioria dos pais escolham a cirurgia. Além disso, se a posição da uretra for alta, a cirurgia pode ser indicada para fornecer efluxo urinário sem risco de infecções do trato urinário recorrentes. A idade para a cirurgia varia do período neonatal para vários meses depois, quando a criança está maior e os resultados da terapia clínica já podem ser observados. Uma vez que haja concordância entre a equipe médica e os pais de que a cirurgia está indicada, a idade para a cirurgia é idealmente aquela antes que a criança perceba esta ambigüidade. Uma extensa reconstrução vaginal geralmente é adiada até a adolescência, pois podem ser necessários enxertos de formas fixas, o período pós-operatório pode exigir o uso de dilatadores e, a menos que os procedimentos a longo prazo sejam realizados em pacientes motivados, pode ocorrer estenose.

2. No homem, a reconstrução fálica também é considerada um procedimento em estágios, dependendo do grau das hipospádias ou cordões *(chordee)*. Questões sobre múltiplas cirurgias, a importância de a criança poder ficar em pé para urinar vestida ou despida, e da variação genital, devem ser discutidas completamente com os pais antes da cirurgia ser realizada. Se os testículos estiverem ausentes, os implantes escrotais podem ser considerados. No entanto, como os riscos de complicações é muito maior em procedimentos múltiplos que envolvem implantes de próteses de tamanhos crescentes, um único procedimento de implante com próteses de tamanho adulto sendo colocadas na adolescência, após uma masculinização preliminar com androgênios, é preferível.

3. Na criança de qualquer um dos dois sexos que tem anomalias congênitas, deve ser coordenada uma abordagem multidisciplinar. A participação de equipes de intersexo envolvendo um endocrinologista, um cirurgião e um psicólogo, conjuntamente com as especialidades de urologia, genética, ginecologia e assistentes sociais, freqüentemente intensifica a avaliação geral e a comunicação com os pais.

B. **Mecanismos para o cuidado interdisciplinar da criança e da família**

1. O tratamento clínico, assim como o cirúrgico freqüentemente, são indicados e devem ser coordenados pelo subespecialista apropriado (geralmente um endocrinologista pediátrico). Um plano de tratamento a longo prazo deve ser delineado e sessões educacionais devem ser arranjadas para os pais. O grau de adesão a longo prazo freqüentemente se relaciona com o tempo gasto na educação inicial.

2. Como muitas das condições descritas são herdadas como traços autossômicos recessivos ou ligados ao X, pode ser indicado um aconselhamento genético. Além disso, a heterogenicidade da expressão clínica de algumas doenças (especialmente aquelas de ação androgênica) poderia exigir o exame ou o teste (ou ambos) dos membros da família.
3. O impacto psicológico de um distúrbio resultante em ambigüidade, assim como uma condição clínica que precisa de medicação a longo prazo ou múltiplos procedimentos cirúrgicos, pode ser devastador para a família (e posteriormente para a criança). Portanto, uma continuidade longitudinal do cuidado e da provisão para sistemas de apoio são necessários.

Referências Selecionadas

Neri G, Optiz J. Syndromal (and nonsyndromal) forms of male pseudohermaphroditism. *Am J Med Genet* 1999;89:201-209.

Root AW. Genetic errors of sexual differentiation. *Adv Pediatr* 1999;46:67-99.

Warne GL, Zajac JD. Disorders of sexual differentiation. *Endocrinol Metab Clin N Am* 1998;27:945-967.

19. Desenvolvimento Puberal Feminino Precoce, Prematuro e Retardado

Peter A. Lee

Puberdade Precoce e Prematura

I. **Princípios gerais.** Tradicionalmente, a puberdade precoce tem sido definida como o início precoce das alterações puberais com base na idade cronológica. No entanto, evidências recentes indicam que as primeiras alterações puberais entre as meninas ocorrem mais cedo do que se pensava anteriormente. Estes dados sugerem que a idade média para o início do desenvolvimento mamário é de aproximadamente *9,5 anos* e que 4 a 5% das meninas têm desenvolvimento mamário antes do seu 8° aniversário. Uma grande proporção das fêmeas afro-americanas apresentam início mais precoce do que as fêmeas caucasianas, e não ficou claro qual parte dessas diferenças etárias baseia-se na raça. Nitidamente, o início precoce isoladamente não é suficiente para o diagnóstico de puberdade precoce. O início precoce e a progressão subseqüente do desenvolvimento mamário com uma taxa de crescimento linear acelerado (surto de crescimento prematuro) e velocidade de maturação esquelética (determinada por uma radiografia da idade óssea) em uma menina constituem puberdade precoce. Essas alterações podem ou não ser acompanhadas por aparecimento de pêlos pubianos e progressão, pois a adrenarca pode ou não ocorrer concomitantemente.

O início precoce do desenvolvimento mamário sem progressão freqüentemente não constitui puberdade precoce e pode representar uma variante do normal. Se o único achado for o crescimento da mama em uma menina com menos de 6 anos, o diagnóstico de **telarca prematura** pode ser feito, mas a criança deve ser cuidadosamente observada quanto à progressão. O que está sendo chamado puberdade precoce não progressiva pode ser parte de uma variação contínua desde a telarca precoce até a puberdade precoce. Uma grande parte das meninas que têm início da puberdade antes do seu 8° aniversário pode representar o que é descrito a seguir como telarca prematura.

Se apenas os pêlos pubianos estiverem presentes como sinal precoce de puberdade, as possibilidades incluem a puberdade normal em fase prematura, a puberdade precoce, **adrenarca prematura,** ou um distúrbio virilizante leve, incluindo **hiperplasia supra-renal.** O crescimento somático acelerado não acompanhado nem de desenvolvimento mamário nem de desenvolvimento de pêlos pubianos deve-se a causas não relacionadas aos esteróides sexuais.

A. **Telarca prematura** (desenvolvimento isolado das mamas) é uma variante do desenvolvimento normal, apresentando-se mais freqüentemente durante os primeiros 2 anos de vida. Quando ele começa após os 6 anos de idade, o desenvolvimento mamário pode ser a primeira evidência de puberdade prematura normal, puberdade precoce não progressiva ou puberdade precoce progressiva.

1. **Características clínicas.** O tecido mamário palpável e visível pode persistir do período neonatal até os primeiros 2 anos de vida, pois há uma quantidade de esteróide sexual ovariano relativamente maior secretado nesta idade. Quando ocorre durante o meio da segunda infância (idades de 3 a 5 anos), a probabilidade de uma secreção de estrogênio transitoriamente aumentada por um cisto ovariano funcional, mas por tempo limitado, pode causar telarca. Isso tipicamente regride após umas poucas semanas ou meses, mas pode recorrer. O tecido mamário presente no recém-nascido geralmente regride em um ano. A telarca que parece progredir no primeiro ano de vida geralmente regride por volta dos 24 meses, mas pode persistir por vários anos ou até a puberdade. Por definição, a telarca prematura não é acompanhada por um crescimento linear acelerado.
2. **Tratamento.** Não se indica tratamento para a telarca isolada. Podem ser indicados o aconselhamento e a educação para promoção da compreensão do fenômeno e, na menina mais velha, para prevenir efeitos psicológicos pouco saudáveis do desenvolvimento mamário inapropriado para a idade. A criança com telarca deve ser acompanhada a intervalos de 4 a 6 meses, já que o desenvolvimento da mama pode ser a primeira evidência de uma puberdade precoce progressiva. Se assim

o for, a progressão das alterações puberais, incluindo mamas, velocidade de crescimento acelerada e maturação esquelética, tornar-se-ão óbvias.

B. **Pubarca prematura** (desenvolvimento anormalmente precoce dos pêlos sexuais, pubianos ou axilares). A pubarca precoce simples ocorre como resultado da **adrenarca prematura** (secreção prematura do androgênio supra-renal a níveis puberais). No entanto, o achado clínico de pêlos sexuais pode não representar esta condição benigna e pode ser a primeira evidência de **hiperandrogenismo**. A hiperplasia supra-renal leve pode se apresentar desta maneira. Além disso, existem evidências de que o hiperandrogenismo ovariano que causa a síndrome de ovários policísticos torna-se inicialmente aparente antes da puberdade com os efeitos do androgênio precoce. Em qualquer uma dessas condições, mas não na adrenarca prematura, a velocidade de crescimento pode ser significativamente acelerada, e a idade óssea, avançada. Em contraste, na adrenarca prematura, a velocidade do crescimento ou a idade esquelética podem ser levemente avançadas para a idade. Nas meninas pré-púberes, os androgênios em excesso podem causar achados variáveis refletindo o grau de excesso androgênico, variando desde início precoce e progressão dos pêlos sexuais, acne, pele oleosa, até a clitoromegalia, hábitos masculinos e um físico excessivamente musculoso. Sem tratamento, essas características podem progredir nos anos puberais e resultar em hirsutismo e amenorréia.

C. **Puberdade precoce** está presente quando ocorre um desenvolvimento puberal significativo e progride com um crescimento acelerado concomitante (Fig. 19.1). A causa da puberdade precoce estimulada pela liberação do hormônio liberador da gonadotrofina (GnRH) ou central é o início precoce da estimulação hipofisária pela gonadotrofina, resultando em reativação precoce do eixo hipotalâmico-hipofisário-gonadal (HHG). A puberdade precoce central precisa ser diferenciada de outras causas de puberdade precoce. A Tabela 19.1 delineia as categorias etiológicas da puberdade central precoce.

1. **Puberdade precoce central, estimulada pelo GnRH (estimulação hipofisária pela gonadotrofina)** pode resultar do seguinte:
   a. Início prematuro da secreção puberal sem aberração anatômica evidente.
   b. Tecido hipotalâmico redundante ou excessivo (hamartoma hipotalâmico).
   c. Lesões do sistema nervoso central (SNC) afetando o equilíbrio pré-puberal entre as influências estimulatórias e inibitórias, com estimulação e aumento dos pulsos intermitentes de GnRH.
   d. Secundária à acentuada estimulação dos esteróides sexuais proveniente de outras fontes como os tumores produtores de esteróides sexuais ou hiperplasia supra-renal congênita; esta exposição durante os anos pré-puberais parece amadurecer o eixo HHG.

   A gonadarca (início da hormonogênese puberal gonadal) e a adrenarca (início da secreção de androgênios supra-renais puberais) são dois eventos em separado, e nenhum parece ser diretamente causador do outro. Na puberdade precoce, assim como no desenvolvimento puberal normal, a menarca pode ocorrer em qualquer momento, mas geralmente não até 2 ou mais anos após o início físico da puberdade. Os ciclos iniciais podem ser ovulatórios; se o forem, há potencial para fertilidade.

2. Na **puberdade precoce periférica (pseudopuberdade precoce)**, os mesmos achados clínicos – crescimento acelerado, desenvolvimento mamário com desenvolvimento variável dos pêlos sexuais – podem ocorrer.
   a. **Etiologia.** Por definição, a etiologia provém de outras fontes fora a secreção fisiológica da gonadotrofina hipofisária. O desenvolvimento físico resulta da estimulação dos esteróides sexuais, e a fonte do esteróide sexual é independente da atividade do eixo HHG. Causas incluem secreção autônoma ovariana ou supra-renal, estimulação anormal da gonadotrofina e fontes exógenas.
      (1) Puberdade precoce associada à **síndrome de McCune-Albright** é um exemplo de atividade ovariana estimulada por uma mutação da proteína G ativante no sistema de monofosfato de adenosina cíclico (AMPc), em vez das gonadotrofinas hipofisárias. A mutação somática pós-concepção pode envolver células dos ovários entre as pacientes com este diagnóstico. Se for assim, pode haver secreção intermitente de estrogênio estimulando as alterações puberais e suspensão do sangramento uterino. Tal sangramento pode ocorrer em uma criança com desenvolvimento mamário mínimo ou não aparente.

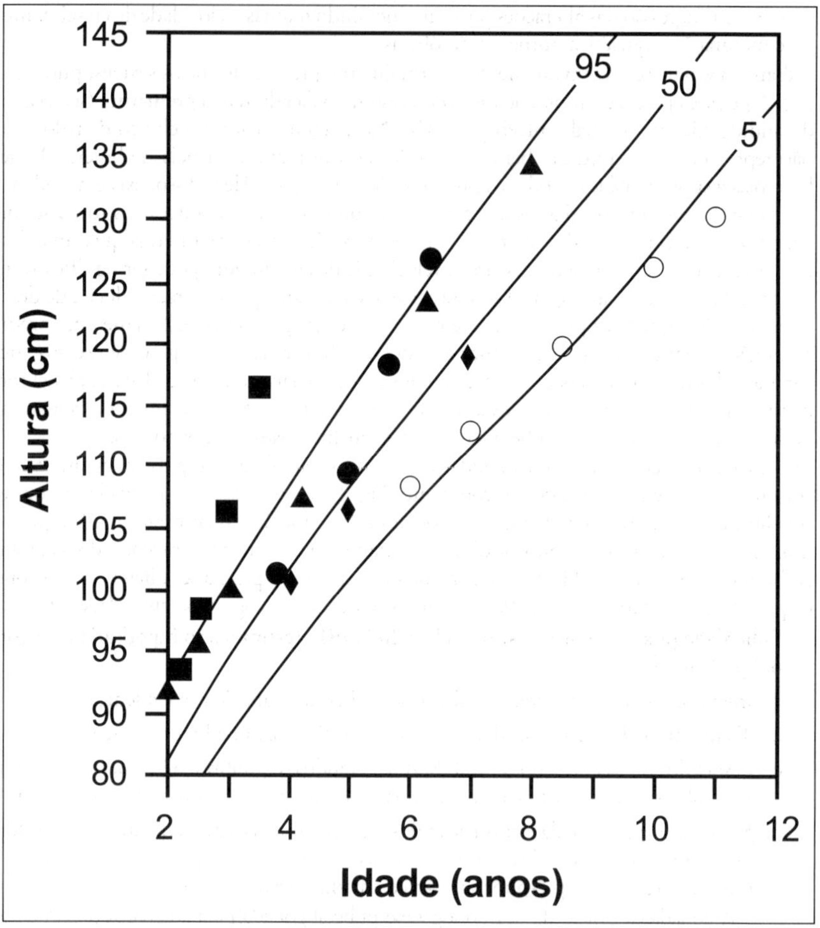

FIG. 19.1. Altura para a idade para cinco meninas traçadas contra os padrões de percentis 5º, 50º, 95º de altura para a idade proveniente do *National Center for Health Statistics*. ■, alturas de uma criança com leve deficiência de 21-hidroxilase e hiperplasia supra-renal (observe a rápida aceleração do crescimento desde uma idade jovem). ▲, criança normal alta crescendo consistentemente no 90º percentil; ●, menina com puberdade precoce central idiopática com o início da aceleração do crescimento e alterações puberais com a idade de 5 anos. ♦, criança com adrenarca prematura sem nenhuma alteração detectável na velocidade do crescimento ; O, criança com síndrome de Turner e crescimento.

(2) O desenvolvimento puberal que ocorre em alguns casos de **hipotireoidismo primário crônico** parece ser o resultado da ocupação do receptor do hormônio foliculoestimulante (FSH) nas células granulosas ovarianas pelo hormônio tireóide-estimulante (TSH).

Níveis acentuadamente aumentados de TSH competem pelos receptores FSH, aparentemente estimulando as alterações mediadas pelo FSH, incluindo o crescimento folicular e a secreção de estrogênios. Os níveis superfisiológicos da prolactina, que resultam da estimulação aumentada pelo TSH, podem também estimular o crescimento mamário. As alterações puberais podem não ser completas na síndrome, com o desenvolvimento mamário sendo o achado predominante entre as meninas e o aumento testicular entre os meninos.

Tabela 19.1 Desenvolvimento puberal precoce isossexual

I. Secreção da gonadotrofina hipofisária (central ou precocidade verdadeira)
- **A.** Idiopática (incluindo esporádica ou familiar)
- **B.** Anormalidades do SNC
  - **1.** Hamartomas hipotalâmicos (tecido normal redundante ou excessivo)
  - **2.** Lesões ocupadoras de espaço (efeitos estimulatórios-inibitórios alterados)
    - **a.** Astrocitomas
    - **b.** Gliomas ópticos (com neurofibromatose)
    - **c.** Pinealomas ectópicos
    - **d.** Cistos aracnóides
    - **e.** Adenomas hipofisários
    - **f.** Craniofaringiomas
    - **g.** Tumores associados à esclerose tuberosa
  - **3.** Resultante de lesões cerebrais devidas a:
    - **a.** Irradiação/quimioterapia
    - **b.** Cirurgia
    - **c.** Trauma
    - **d.** Encefalite/meningite
  - **4.** Devidas a defeitos cerebrais associados a anomalias do SNC e outros defeitos neurológicos ou mentais
  - **5.** Coincidentes com hidrocefalia (pode ser reversível), abscesso cerebral, ou granulomas

II. Efeitos da secreção de esteróides sexuais independentes da gonadotrofina hipofisária (puberdade precoce hipofisária e pseudopuberdade precoce)[a]
- **A.** Tumores ovarianos (das células da granulosa, das células da teca ou luteomas)
- **B.** Adenomas ou carcinomas supra-renais (raramente secretam estrogênios sem androgênios)
- **C.** Esteróides sexuais/gonadotrofinas exógenas
- **D.** Síndrome de McCune-Albright (mutação ativadora da proteína G)
- **E.** Tumor ectópico produtor de gonadotrofina (praticamente limitado a homens)
- **F.** Cistos ovarianos (também associados a estados pré-puberais normais, telarca prematura e puberdade precoce verdadeira)
- **G.** Puberdade independente da gonadotrofina, maturação puberal plena, mutação ativante do receptor do LH
- **H.** Adenoma hipofisário secretor da gonadotrofina
- **I.** Ocasional conseqüência do hipotireoidismo primário crônico provavelmente; ocupação pelo TSH do receptor FSH

III. Precocidade sexual incompleta
- **A.** Telarca prematura
- **B.** Adrenarca prematura

[a]Corpo estranho vaginal ou tumor deve ser descartado em pacientes que se apresentam com corrimento ou sangramento vaginal.
SNC, sistema nervoso central; LH, hormônio luteinizante; TSH, hormônio estimulante da tireóide; FSH, hormônio foliculoestimulante.

(3) Os tumores ovarianos e supra-renais secretores de esteróides sexuais são raros, mas podem produzir efeitos dramáticos.

(4) O estrogênio exógeno em alimentos e cosméticos é regulado e, portanto é uma causa improvável. Para as medicações com estrogênios causarem modificações, geralmente é necessária mais do que uma exposição.

(5) A secreção da gonadotrofina coriônica de origem tumoral causa diferenciação das células de Leydig e secreção de testosterona, resultando em puberdade precoce entre os homens. No entanto, o efeito do LH na gonadotrofina coriônica humana (HCG) isoladamente não resulta em alterações puberais entre as meninas, pois são necessários tanto o LH quanto o FSH para a secreção do estrogênio.

Tabela 19.2 Seqüência cronológica da puberdade e idade aproximada do seu início

Estágio de Tanner de desenvolvimento e evento puberal	Variação média de idade (anos)	Idade aproximada (anos)
Estágio 1		
Mamas pré-púberes, elevação da papila apenas, nenhum pêlo pubiano	Pré-púbere	
Estágio 2		
Broto mamário, elevação da mama e da papila com aumento no diâmetro areolar	9,5-10,0	7-13
Pelos pubianos (pelos longos, ligeiramente pigmentados nos lábios vaginais)	9,0-10,0	7-13
Estágio 3		
Aumento adicional e elevação das mamas	10,5-11,5	9,0-14,0
Pêlos pubianos espalham-se sobre a junção do monte de Vênus	11,0-12,0	9,0-14,5
Menarca	12,5-13,0	9,5-15,0
Estágio 4		
Mamas: monte secundário com projeção da aréola e das papilas (nem sempre ocorre)	12,0-13,0	11,0-15,5
Pêlos pubianos do tipo adulto, distribuição incompleta	12,0-13,0	10,0-15,5
Estágio 5		
Desenvolvimento mamário: maduro	14,0-15,0	12,0-17,0
Quantidade e distribuição dos pelos pubianos de padrão adulto	14,5-15,0	11,5-17,0

b. **Alterações físicas.** Na puberdade precoce periférica assim, como na puberdade precoce central, as alterações puberais podem progredir rapidamente. O sangramento vaginal pode ocorrer, apesar de não se esperar ovulação. O desprendimento endometrial pode ser devido a uma estimulação excessiva pelo estrogênio, flutuações na secreção do estrogênio ou uma redução súbita no efeito do estrogênio. O padrão de sangramento freqüentemente é errático, mas pode ser bastante regular.

3. A seqüência dos eventos da puberdade normal é resumida na Tabela 19.2. Na precocidade sexual central, assim como na puberdade normal, esta seqüência é variável. Na puberdade precoce periférica, a seqüência e o momento das alterações geralmente refletem a magnitude de uma estimulação hormonal excessiva. A puberdade precoce central é responsável por mais de 90% dos casos de puberdade precoce nas meninas; a maioria desses casos é considerada idiopática pois nenhuma anormalidade pôde ser demonstrada. Com a disponibilidade de técnicas diagnósticas mais refinadas, particularmente a ressonância magnética (RM), as aberrações associadas ao SNC, particularmente os hamartomas hipotalâmicos, são mais prontamente demonstráveis. A puberdade precoce central é uma possível seqüela das malignidades infantis que foram tratadas com quimioterapia e irradiação do SNC; estes pacientes também podem ter desenvolvido deficiências de outros hormônios hipofisários, como o hormônio do crescimento.

D. **Virilização** ocorre como resultado do excesso de androgênios.

1. **Achados clínicos** incluem o hirsutismo, acne excessiva, clitoromegalia, alterações vocais, velocidade de crescimento acelerada ou alta estatura, desenvolvimento muscular excessivo e *habitus* masculino.

2. **Achados laboratoriais.** O hiperandrogenismo reflete-se pelos níveis plasmáticos elevados de androgênios [testosterona, androstenediona, desidroepiandrosterona (DHEA), sulfato de DHEA (DHEAS) e 17-cetoesteróides urinários (17-KS)] para a idade. A maturidade esquelética (idade óssea) pode estar significativamente avançada.
3. **Etiologia.** Uma causa comum de virilização entre as meninas pré-púberes é a forma leve de hiperplasia supra-renal virilizante congênita (HAVC), especialmente a deficiência da 21-hidroxilase. Uma leve virilização inexplicada durante os anos finais pré-puberais podem prenunciar hiperandrogenismo ovariano. Outras causas são muito raras e incluem tumores produtores de androgênio. Os tumores supra-renais são adenomas ou carcinomas. Os tumores ovarianos incluem os arrenoblastomas, coriocarcinomas, disgerminomas e teratomas. A produção hormonal e a malignidade variam para estes tumores. Enquanto o aumento clitoriano geralmente é o resultado da virilização, ele também pode ser devido a um tecido anormal dentro do clitóris (p. ex., neurofibromas).

II. **Avaliação.** A avaliação inicial dos pacientes que apresentam achados sugestivos de puberdade precoce inclui a história (pesquisando-se achados que podem ser relacionados com as categorias etiológicas) e o exame físico (documentando o crescimento e a extensão do desenvolvimento enquanto pesquisa-se achados anormais que podem sugerir uma causa). Um relato de aumentos prévios na altura ou gráficos de crescimentos acurados é muito útil.

A. Uma criança que se apresenta **apenas com desenvolvimento mamário ou apenas pêlos sexuais** com uma história de crescimento não documentando aceleração da velocidade do crescimento linear (*i. e.,* os pontos de crescimento traçados para os anos precedentes dentro do mesmo percentil) geralmente não precisam de nenhuma avaliação diagnóstica adicional, mas devem ser cuidadosamente avaliados para a progressão do desenvolvimento da mama ou dos pêlos, início de outros desenvolvimentos puberais e uma aceleração na velocidade do crescimento.

1. A história deve incluir uma pesquisa sobre a idade em que notou-se pela primeira vez o desenvolvimento das mamas e possível exposição a estrogênios ou androgênios exógenos; história familiar de idade do início da puberdade; e anormalidades neurológicas, dermatológicas (manchas cutâneas café-com-leite) ou tireoidianas.
2. Se a história prévia do crescimento não estiver disponível em uma criança que é relativamente alta para a idade com desenvolvimento substancial da mama, a avaliação diagnóstica inicial pode incluir **uma determinação da idade esquelética (radiografia de idade óssea)**; se a puberdade precoce tiver causado a aceleração do crescimento, pode-se esperar uma idade óssea avançada.
3. Outra documentação do grau de estimulação estrogênica entre as crianças que apresentam crescimento da mama pode ajudar na diferenciação entre o normal para a idade ou níveis ligeiramente elevados na telarca isolada e na puberdade precoce normal, e o nível puberal ou adulto que ocorre na puberdade precoce. Tanto o **nível plasmático de estradiol** usando-se um ensaio sensível (Tabela 19.3) com o exame citológico vaginal para avaliar o efeito estrogênico podem ser usados.
4. As pacientes com pêlos sexuais podem ter a adrenarca documentada pelos ensaios plasmáticos do **DHEA ou DHEAS.** Os níveis de DHEA e de DHEAS elevam-se significativamente no início da adrenarca antes de a pubarca ser aparente. A meia-vida do DHEAS é muito mais prolongado do que o da DHEA, de modo que elevações significativas do DHEAS acima dos níveis pré-puberais freqüentemente podem ser detectados antes da detecção de níveis aumentados de DHEA. Por outro lado, o DHEAS tem pouco ou nenhum efeito androgênico, enquanto a DHEA é um androgênio leve. Os níveis tanto do DHEA quanto do DHEAS na adrenarca precoce estão dentro da variação normal para a puberdade precoce.
5. **Se a idade óssea for avançada** ou se outras evidências sugerirem que mais do que **telarca prematura** ou **adrenarca prematura** estão presentes, a avaliação deve ser iniciada para puberdade precoce (veja Capítulo 20 Seção II.C). A puberdade precoce em tais instâncias pode ser diagnosticada antes que os padrões de crescimento e a idade esquelética torne-se acentuadamente avançados, usando-se o teste do GnRH ou análogo do GnRH (GnRHa). Uma resposta nitidamente puberal das gonadotrofinas, particularmente do LH, é indicativo de um eixo hipotalâmico-hipofisário funcionante em níveis puberais.

Tabela 19.3 Variação aproximada dos níveis hormonais normais para as mulheres em diferentes idades e estágios puberais

Hormônio	Unidade	Infância (1-4 meses)[a]	Infância (4-12 meses)	Segunda infância (1-6 anos)	Puberdade (estágios 2-4)	Adulto (estágio 5)
Sérico						
Hormônio luteinizante (LH)	mUI/mL	0,05-7,0	0,05-0,8	0,05-0,3	0,05-11,7**	2-12**
Hormônio foliculoestimulante (FSH)	mUI/mL	0,2-14,0	0,2-4,0	1,0-4,0	1,0-11,0	2,0-11,0
Plasma						
Estradiol (E2)	ng/dL	0,5-5,0	< 1,5	< 1,0	1,0-8,5	3,0-10
Sulfato de desidroepiandrosterona (DHEAS)	ug/dL	5-100	5-55	5-55	35-260	75-260
Desidroepiandrosterona	ng/dL	20-380	20-100	20-140	150-800	150-850
Androstenediona	ng/dL	U-100	U-70	U-50	40-250	80-260
Testosterona (T)	ng/dL	U-12	U-12	U-12	5-60	10-60
Progesterona (P)	ng/dL	U-35	U-35	U-35	U-75*	20-75*
17-hidroxiprogesterona (17-OHP)	ng/dL	10-85	10-85	5-85	5-90*	15-90*
Urinário						
17-cetoesteróides (17-KS)	mg/24 h	U-2	U-1	U-2	2,5-12,0	5-14

*Níveis pré-termo podem variar.
**Níveis podem ser maiores na metade do ciclo e na fase luteínica.
U, indetectável, abaixo dos limites inferiores do ensaio.

a. **O teste de estimulação do GnRH ou GnRHa** envolve uma administração intravenosa ou subcutânea aguda do GnRH ou do GnRHa com mensuração das gonadotrofinas antes e em intervalos após a injeção. As dosagens do GnRH podem variar de 25 a 50 μg/m², mas, mais comumente, simplesmente se administra 100 μg. Quando se administra GnRHa, a preparação subcutânea do acetato de leuprolídeo pode ser usado a uma dosagem de 20 μg/kg administrado subcutaneamente. A criança com puberdade precoce central tem a elevação nas gonadotrofinas, particularmente no LH, após a estimulação de GnRH de muito maior magnitude do que na criança pré-púbere e similar ao padrão de resposta puberal. A magnitude da resposta das gonadotrofinas varia consideravelmente dependendo do ensaio empregado. Portanto, é importante conhecer as respostas pré-puberais e puberais para os ensaios que estão sendo utilizados. Geralmente, a elevação no LH na mulher pré-púbere é de aproximadamente duas a quatro vezes, enquanto a mulher púbere tem uma elevação de oito a dez vezes mais. As mulheres pré-púberes apresentam uma elevação substancial do FSH, mais do que os homens pré-púberes, e a magnitude da alteração com a maturação puberal é consideravelmente menor para o LH, tornando a resposta do FSH ao teste de estimulação com GnRH menos útil no diagnóstico da puberdade precoce central. As relações entre o LH e o FSH podem ser úteis na diferenciação de uma resposta pré-púbere de uma resposta puberal usando-se os níveis basais ou estimulados pelo GnRH/GnRHa. Geralmente, uma relação de menos de 1 é compatível com o *status* pré-puberal, enquanto uma relação maior do que 1 sugere secreção puberal.

b. A resposta puberal com teste de estimulação GnRH/GnRHa em uma criança indica precocidade sexual central. Tal padrão é a evidência isolada mais confirmatória de um eixo HHG puberal funcional.

B. Se os achados em uma criança que apresenta pêlos sexuais sugerem possível virilização excessiva (p. ex., clitoromegalia), uma causa patológica precisa ser eliminada. Se houver uma fonte endógena persistente de androgênio excessivo, os níveis plasmáticos de **DHEAS, DHEA, androstenediona ou testosterona** estarão discernivelmente elevados, acima dos níveis puberais normais. Quando os níveis plasmáticos de qualquer um desses hormônios forem elevados, a hiperplasia supra-renal, os tumores supra-renais, os tumores ovarianos e o hiperandrogenismo precisam ser pesquisados. Formas leves de hiperplasia supra-renal podem se apresentar com virilização mínima, porém progressiva.

C. Se um paciente se apresenta com a tríade de achados indicativos de puberdade precoce (*i. e.*, **desenvolvimento mamário e dos pêlos pubianos, e aceleração do crescimento**) a avaliação deve ter como objetivo a documentação deste diagnóstico e a descoberta de quaisquer fatores etiológicos subjacentes para a puberdade precoce.

1. A história deve se concentrar nos padrões e velocidades de crescimento (formas familiares geralmente envolvem homens, mas podem afetar ambos os sexos), sintomas ou anormalidades do SNC, presentes ou passadas, história do crescimento, e possível exposição a hormônios exógenos.

2. **Exame físico** deve documentar – além dos achados antropométricos, neurológicos, oftalmológicos, dermatológicos e gerais – a maturação sexual (estagiamento de Tanner: veja Tabela 19.2), grau de maturação genital, aparência da mucosa vaginal, tamanho do clitóris e da mama, e, se não estiverem disponíveis estudos ultra-sonográficos pélvicos, os achados no exame retoabdominal bimanual.

   Uma mucosa vaginal rosa (o oposto de vermelho) é sugestivo de proliferação, resultante de estímulo estrogênio. Acne ou pigmentação cutânea pode ser observada. O exame deve incluir investigação para evidência de disfunção tireoidiana.

3. **Achados laboratoriais**

   a. Para documentar a puberdade precoce e identificar a categoria etiológica responsável pelo desenvolvimento puberal precoce, os **níveis hormonais** podem ser documentados (Tabela 19.3). Com o emprego de ensaios sensíveis, os níveis séricos de LH, FSH e estradiol plasmático podem ser medidos e classificados como sendo pré-puberais, puberais, dentro da variação de superposição entre pré-puberal e puberal, ou na variação suprafisiológica. O DHEA e o DHEAS plasmático ou os níveis de 17-KS urinários permitem classificar a produção supra-renal de androgênio como pré-adrenarcal, pós-adrenarcal (puberal) ou suprafisiológico. Os níveis da androstenediona são menos úteis para este propósito, pois esse hormônio tem fontes tanto ovarianas quanto supra-renais.

b. **Radiografia da idade óssea** é necessária para registrar a maturidade esquelética em relação à idade e é útil como documentação basal para a comparação com alterações subseqüentes.

c. Uma resposta puberal ao teste de estimulação GnRH/GnRHa (veja Capítulo 20, Seção II.A. 5) pode ser necessária para verificar a puberdade precoce central (Fig. 19.2), enquanto uma resposta mínima é indicativa de outra causa.

d. **RM do crânio** é indicada se as evidências sugerirem a síndrome de McClune-Albright ou déficits neurológicos ou oftalmológicos e quando o início da puberdade começa em uma idade especialmente jovem.

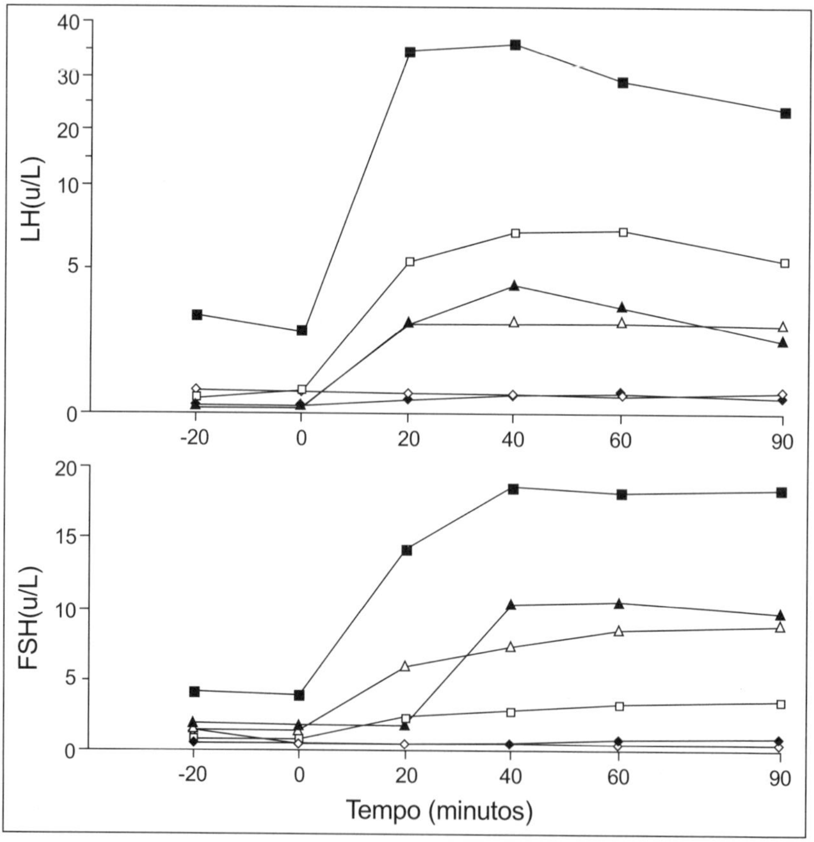

FIG. 19.2. Estimulação pelo hormônio liberador da gonadotrofina (GnRH) do hormônio luteinizante (LH) e hormônio foliculoestimulante (FSH) em seis diferentes situações clínicas; 100 μg de GnRH foi dado como uma injeção em *bolus* no momento 0. ■,respostas do LH e do FSH em uma menina de 5 anos de idade com puberdade precoce central idiopática; ◊, ausência de resposta na mesma paciente durante a terapia supressiva com análogo do GnRH. ▲, resposta em uma menina de 7 anos de idade com telarca prematura. Δ, resposta em uma menina normal de 6 anos pré-púbere; □, resposta mínima em uma menina hipogonádica de 16 anos de idade; ♦, ausência de resposta em uma menina de 17 anos de idade com hipogonadismo hipogonadotrófico secundário a craniofaringioma. Observe a escala para o LH.

e. **Na puberdade precoce documentada sem causa conhecida, a RM do cérebro deve** incluir cortes coronais da área da sela túrcica e das áreas hipotalâmicas para detecção de anormalidades do SNC de outro modo inaparentes, como hamartomas, ou na avaliação da neurofibromatose.

f. **A ultra-sonografia abdominopélvica** pode ser usada para documentar o tamanho e a simetria dos ovários, das supra-renais e do útero.

g. Apesar de ocorrerem **anormalidades eletroencefalográficas** na maioria dos pacientes com puberdade precoce idiopática, os achados são de valor diagnóstico mínimo. Portanto, o teste eletroencefalográfico **geralmente não é indicado.**

h. **Outras avaliações diagnósticas** podem ser indicadas com base nos resultados da avaliação física e laboratorial. Uma avaliação neurológica mais extensa, – testes de função tireoidiana, se **hipotireoidismo** for uma causa potencial, e radiografia dos ossos longos, se **a síndrome de McCune-Albright** for uma possibilidade – pode estar indicada.

III. Tratamento

A. **Telarca e adrenarca prematuras requerem** apenas avaliação para acompanhamento a intervalos de 4 a 12 meses por 1 a 2 anos para documentar progressão. Se necessário, pode ser incluído um aconselhamento psicossocial do paciente e dos pais. Ambos precisam compreender que estas condições, após avaliação adequada, podem ser consideradas variantes do normal, com a antecipação de que o desenvolvimento atual e futuro e a saúde serão normais.

B. **Tratamento da puberdade precoce** tem como alvo a interrupção da maturação puberal inoportuna, inclusive a menstruação, e busca reverter as conseqüências da velocidade acelerada de crescimento e de maturação esquelética. Os propósitos da terapia são a prevenção das conseqüências psicológicas e sociais que resultam da progressão rápida de um processo fisiológico que de outro modo seria normal e impedir o comprometimento da altura final no adulto que de outro modo poderia acontecer. Os níveis aumentados para a idade dos esteróides sexuais, primariamente do estradiol, podem causar um avanço desproporcionalmente maior na maturação esquelética do que no crescimento estatural global. As pacientes estimuladas, portanto, são inapropriadamente altas durante a infância e podem, por fim, ficar baixas quando adultas. Portanto, a terapia clínica direciona-se para a remoção da estimulação excessiva dos esteróides sexuais, interrompendo a progressão ou permitindo a regressão das características puberais (com a interrupção das menstruações) e revertendo as velocidades de crescimento e maturação esquelética para o normal para a idade. A terapia envolve o seguinte:

1. **Preparo psicológico e tranqüilização**, incluindo educação sexual e discussão da fisiopatologia do diagnóstico etiológico, engendrados no nível da compreensão da paciente e dos seus pais.

2. Se houver alguma **causa subjacente** específica tratável – como um tumor bem demonstrado ou bem diferenciado do SNC, tumor ovariano ou supra-renal – a terapia para as precocidades envolve **tratamento ou remoção da anormalidade etiológica.** Se foram administrados hormônios exógenos, eles devem ser interrompidos. Se estiver presente hipotireoidismo primário, uma terapia de reposição tireoidiana apropriada suprime o hormônio liberador da tirotrofina (TRH) e a hipersecreção do TSH; concomitantemente, os estímulos para o desenvolvimento puberal e as características puberais regridem.

3. **Se a puberdade precoce central** for a causa subjacente, o tratamento tem como alvo a **supressão da liberação episódica das gonadotrofinas,** característica da puberdade precoce verdadeira. Este tratamento remove o estímulo para a função gonadal. Deve-se observar que a terapia deve ser reservada aos pacientes que nitidamente apresentam uma progressão das alterações puberais precoce e fora de hora para a idade, além do início precoce destas mudanças.

a. **Os análogos do GnRH de ação longa** são o **tratamento preferencial** para a puberdade central precoce. A disponibilidade dos análogos do GnRH difere em diferentes países e tem variado ao longo do tempo nos Estados Unidos da América. As preparações incluem formas de depósito (p. ex., acetato de leuprolídeo para as injeções de depósito a uma dosagem inicial recomendada de 300 mg/kg durando 28 dias), injeções subcutâneas diárias (incluindo-se a preparação original e as preparações genéricas de acetato de leuprolide, com uma dosagem inicial de

20 mg/kg por dia), solução nasal (acetato de nafarelin, com uma dosagem inicial diária de 1.600 μg duas vezes ao dia, intranasal). As dosagens podem precisar ser ajustadas para doses maiores para atingir a supressão plena.

(1) A propriedade de ação longa destes análogos, após uma fase estimulatória inicial breve, diminui a liberação da gonadotrofina pelos níveis persistentemente elevados de GnRH na hipófise, interferindo na estimulação episódica essencial do GnRH endógeno para liberação hipofisária do LH e do FSH. A secreção episódica da gonadotrofina é obliterada, seus níveis circulantes caem, a estimulação da função ovariana é interrompida e o desenvolvimento puberal e o crescimento são suspensos. O estágio puberal permanece ou regride. A menstruação cessa, apesar de poder haver mais de um episódio de sangramento de retirada no primeiro mês do tratamento se houve proliferação significativa do endométrio.

(2) A velocidade de maturação esquelética torna-se apropriada para um meio esteroidal sexual baixo: freqüentemente não é aparente após os primeiros 6 meses de supressão, progressão normal até a idade óssea puberal ser atingida, e progressão mínima subseqüentemente. O crescimento retorna para uma velocidade pré-puberal apropriada ou a que seria esperada para a idade esquelética sem estimulação do esteróide sexual.

(3) **A adequação da terapia é monitorada** pelos níveis hormonais, teste de estimulação com GnRH ou GnRHa, velocidade de crescimento, idade óssea e achados físicos de desenvolvimento puberal.

(a) Com a terapia, as alterações esqueléticas não devem progredir e podem regredir, as velocidades de crescimento e de maturação esquelética devem retornar ao normal para a idade, e níveis de amostragem hormonal colhidas ao acaso devem retornar para a variação pré-puberal.

(b) Se não ficar claro se o tratamento é adequado, o teste definitivo é a estimulação com GnRH ou GnRHa com uma resposta pré-puberal do LH e do FSH; os níveis devem estar dentro do limite mais inferior da resposta pré-puberal. Uma única amostra 1 a 2 horas após a dosagem de depósito mensal parece ser um teste suficiente para a supressão, apesar de o LH e FSH compatíveis com a supressão não terem sido bem documentados. Os níveis de estradiol da mesma maneira devem cair para níveis pré-puberais.

(4) **Efeitos colaterais** são raros. Nenhum se mostrou sendo devido ao próprio análogo, apesar de o veículo poder ser raramente implicado em uma variedade de reações indesejáveis, incluindo reações locais com endurecimento e formação de abscessos estéreis que podem se desenvolver granulomas.

(5) **Após a suspensão da terapia,** a secreção puberal hormonal reinicia-se meses depois, seguida pelo recomeço do desenvolvimento físico. Recomeça o crescimento e a maturação esquelética, mas não ocorre nenhum surto apreciável de crescimento. A altura do adulto é maior do que a previsão de altura pré-tratamento e dentro da variação da altura-alvo (geneticamente esperada). A densidade mineral óssea torna-se normal para a idade. As menstruações começam ou reiniciam-se na idade apropriada, e foram documentadas ovulação e gravidez. Nenhuma seqüela a longo prazo foi identificada.

(a) **O acetato de medroxiprogesterona** (Provera) ainda pode ser usado naquelas raras situações na qual o objetivo é meramente interromper os períodos menstruais. Ele pode ser administrado a dosagens que variam de 10 a 100 mg (dosagem habitual 20 a 30 mg) diariamente VO ou 100 a 200 mg IM a cada 2 semanas. As dosagens geralmente são aumentadas conforme necessário. Os efeitos colaterais incluem aqueles devidos às propriedades glicocorticóides com supressão do hormônio adrenocorticotrófico (ACTH) e secreção do cortisol e evidências sugestivas de um estado cushignóide.

C. **Tratamento dos estados hiperandrogênicos.** Se causados por um tumor supra-renal ou ovariano, o tratamento é indicado para erradicar o tumor. Se ele for causado pela hiperplasia da supra-renal, o distúrbio subjacente precisa ser apropriadamente tratado com terapia de reposição fisiológica com glicocorticóides. Virilização adicional não ocorrerá, e a virilização existente pode regredir. O melhor tratamento, se houver, é desconhecido para os estados hiperandrogênicos nas idades puberais precoces que possam progredir para a doença ovariana policística.

IV. **Considerações diversas**

A. **Cistos ovarianos** há muito tempo tem sido conhecidos como associados ao desenvolvimento sexual prematuro, como parte da puberdade precoce central, puberdade precoce periférica ou telarca prematura. Tais cistos também podem ocorrer em uma menina normal pré-púbere.

1. **Etiologia.** Os cistos ovarianos podem ser um resultado incomum do desenvolvimento normal e regressão dos folículos ovarianos infantis. Tal folículo continua a crescer, em vez de seguir o padrão habitual de crescimento limitado e regressão. Os cistos podem resultar de estimulação esporádica das gonadotrofinas, que ocorrem como parte de um desenvolvimento normal ou anormal; portanto, a **presença de um cisto não é nem indicativo de doença nem diagnóstico** da causa de uma anomalia.
2. **Tratamento.** Na maioria dos casos, os cistos regridem em meses, mesmo entre as pacientes com puberdade precoce central. Portanto, a documentação de um cisto por técnicas ultra-sonográficas não deve ser acompanhado pela ressecção imediata iminente, a menos que existam evidências de uma emergência cirúrgica iminente. Geralmente, a repetição de uma ultra-sonografia pélvica em 2 a 3 meses verifica a regressão do cisto; portanto, nenhum tratamento seria necessário.

B. **A síndrome de McCune-Albright** é uma entidade que classicamente inclui uma tríade de endocrinopatias autônomas (mais comumente a puberdade precoce), a displasia fibrosa poliostótica e as máculas cutâneas café-com-leite. No entanto, essas anormalidades ovarianas podem estar presentes com apenas um ou dois desses achados. Nessa síndrome, as anormalidades ovarianas podem se apresentar com sangramento vaginal sem outro desenvolvimento puberal significativo (*i. e.,* evidência de elevação significativa de estimulação estrogênica de curta duração acompanhada de uma queda súbita).

1. **Distúrbios associados.** Outras endocrinopatias que podem coexistir incluem a tireotoxicose, a produção excessiva de glicocorticóides e a acromegalia.
2. **Etiologia.** As endocrinopatias que ocorrem com essa síndrome são o resultado de uma função autônoma do órgão-alvo sem a estimulação dos hormônios tróficos habituais (p. ex., função ovariana sem estimulação pela gonadotrofina). Cada uma das glândulas endócrinas afetadas nessa condição utiliza o AMPc como segundo mensageiro para a via de transdução do sinal que envolve as proteínas G. O desenvolvimento dessa síndrome parece ser o resultado de uma mutação somática precoce, resultando em uma linhagem celular somática e proteína G anormais. Esta mutação parece resultar na ativação do AMPc sem a estimulação da gonadotrofina.
3. **Tratamento.** Até o momento, não há nenhuma terapia definitiva. Como é a causa independente da secreção puberal de gonadotrofina, o tratamento com análogos da GnRH é inapropriado e ineficaz. Os inibidores da aromatase (incluindo a testolactona a 40 mg/kg por dia) parece ser eficaz na supressão do estrogênio. Além disso, a medroxiprogesterona tem sido comumente empregada para tratamento da precocidade sexual associada a esta condição. Deve-se ter cautela no tratamento de pacientes com lesões ósseas graves, pois as lesões podem ser exacerbadas em virtude do efeito hipocalcêmico da droga.

C. **Puberdade precoce com hipotireoidismo primário.** A ocorrência de precocidade sexual entre os pacientes com hipotireoidismo primário de longa data é muito rara.

1. **Etiologia.** A fisiopatologia deste distúrbio parece envolver a ocupação do receptor FSH pela molécula TSH quando há uma abundância de TSH e uma ávida competição pelo receptor. Quando o hipotireoidismo é tratado com hormônio tireoidiano e os níveis de TSH são suprimidos até as variações fisiológicas, os níveis do hormônio trófico retornam ao normal e o desenvolvimento sexual prematuro regride.
2. **Achados clínicos.** A maturação sexual que ocorre nessa síndrome é compatível com um efeito primário do FSH, o mais notável sendo o desenvolvimento mamário. O desenvolvimento puberal pleno não ocorre. Os ovários multicísticos ocorrem comumente. A idade óssea pode estar atrasada, ao invés de adiantada, em virtude da deficiência do hormônio tireoidiano.

Puberdade Tardia

I. **Princípios gerais.** A ausência de início de características puberais (mama ou desenvolvimento do pêlo pubiano) por volta dos 13 anos e a ausência da menarca por volta dos 15 anos representam um retardo significativo. Além disso a puberdade não completada 4 anos após o seu início é uma indicação de avaliação para possível deficiência hormonal.

A. **Causas** do desenvolvimento retardado ou inadequado são categorizadas como estados **hipogonadotróficos** ou **hipergonadotróficos** (Tabela 19.4).

B. Os estados **hipogonadotróficos** são **temporários** (retardo na maturação ou devido a conseqüências dos estados patológicos ou desnutridos) ou **permanentes** (incapacidade congênita ou adquirida de secretar sincronicamente a GnRH ou gonadotrofinas).

1. **Etiologia genética.** Existem várias formas de hipogonadismo genético, comumente chamado hipogonadismo hipogonadotrófico idiopático (HHI). Uma síndrome genética comum que envolve um estado hipogonadotrófico permanente é a **síndrome de Kallmann.** Na sua forma clássica, o hipogonadotrofismo é acompanhado por anosmia ou hiposmia. Essa síndrome parece ocorrer como resultado da migração deficiente de neurônios secretores de GnRH a partir do seu sítio de origem no prosencéfalo para o hipotálamo. Poder-se-ia esperar que os defeitos no desenvolvimento do prosencéfalo afetassem tanto estes neurônios quanto o sentido do olfato. No entanto, existem consideráveis variações na expressão desta síndrome, e outras anormalidades craniofaciais da linha média podem estar presentes entre os pacientes com hipogonadotrofismo. Ela pode ocorrer em filhos de ambos os sexos. As mutações do gene *KAL1* foram encontradas em aproximadamente metade dos homens com HHI familiar, mas não entre as mulheres com HHI e anosmia. As mutações do receptor liberador da gonadotrofina foram encontradas em HHI incompleta. As mutações da subunidade β da FSH (FSH-β) foram encontradas entre aqueles com puberdade tardia.
2. **Idade óssea.** Pode ser impossível dizer se estes estados são temporários ou permanentes até que o hipotálamo e a hipófise tenham tipo ampla oportunidade de amadurecer. Como regra geral, a maturação esquelética (idade óssea) reflete a maturação hipotalâmica-hipofisária, de modo que uma idade óssea de 11 ou mais deve ser acompanhada por padrões puberais ou adultos de secreção das gonadotrofinas. Portanto, se os níveis forem pré-puberais em uma paciente saudável e que tem uma idade óssea de mais de 11 anos, pode-se assumir que há uma deficiência permanente de gonadotrofina.
3. **Desenvolvimento parcial da puberdade.** Em uma paciente que apresenta um certo desenvolvimento puberal e pouca ou nenhuma progressão, também é difícil diferenciar o retardo no desenvolvimento de um estado hipogonadotrófico parcial ou adquirido. Os pacientes com um período prolongado entre o início da puberdade e a menarca podem ser hipogonadais. Se o retardo for devido a uma falência ovariana, as gonadotrofinas estarão elevadas (presumindo-se idade e idade esquelética igual ou acima da que a puberdade geralmente ocorre). No entanto, níveis baixos de gonadotrofina podem ser devidos a um retardo na progressão da maturação normal ou a uma incapacidade de secretar quantidades adequadas de gonadotrofina. A menarca nas meninas que subseqüentemente apresentam fertilidade normal em geral pode ser adiada em até 5 anos além do início da puberdade; no entanto, tal retardo é preocupante e pode prenunciar anormalidades. Enquanto é normal que as menstruações sejam irregulares, infreqüentes ou anovulatórias por 2 anos ou mais após a menarca, as menstruações devem progressivamente se tornar mais regulares durante os primeiros 2 anos após a menarca.

C. **Hipergonadotrofismo** indica falência gonadal primária e, uma vez que seja claramente documentado, quase sempre é permanente. Esta categoria é a causa mais comum de retardo puberal em mulheres. Os fatores etiológicos são listados na Tabela 19.4. As mutações do gene ao receptor FSH foram identificadas como uma causa de ausência do desenvolvimento mamário e amenorréia primária.

1. **Síndrome de Turner** pode ser definida como os diversos fenótipos clínicos resultantes de uma variedade de deleções de um dos cromossomos X. Isso reúne uma variedade de cariótipos, in-

Tabela 19.4 Desenvolvimento puberal retardado ou inadequado

I. Ausência de desenvolvimento puberal físico
- **A.** Estados hipogonadotróficos
  - **1.** Condições temporárias devidas a:
    - **a.** Desnutrição/má absorção crônica
    - **b.** Doença sistêmica crônica
    - **c.** Estresse emocional
    - **d.** Estresse físico excessivo/excesso de esforço
    - **e.** Variante do normal, atraso constitucional da puberdade
    - **f.** Doença psiquiátrica
    - **g.** Nanismo psicossocial
    - **h.** Endocrinopatias não tratadas
      - **(1)** Diabetes melito
      - **(2)** Excesso de glicocorticóides
      - **(3)** Hipo-hipofisarismo
      - **(4)** Hipotireoidismo
      - **(5)** Deficiência isolada do hormônio de crescimento
  - **2.** Deficiência permanente de gonadotrofina hipotalâmica ou hipofisária
    - **a.** Deficiência isolada de gonadotrofina (não adquirida)
      - **(1)** Hipofisária (nenhuma resposta de LH e de FSH ao GnRH)
      - **(2)** Hipotalâmica (boa resposta do LH e do FSH ao GnRH)
      - **(3)** Obscuro, possivelmente hipotalâmico (resposta parcial ao GnRH)
    - **b.** Associado a graus variáveis de holoprosencefalia
      - **(1)** Síndrome de Kallman com anosmia ou hiposmia
      - **(2)** Com incisor maxilar central
      - **(3)** Com lábio leporino ou fenda palatina
      - **(4)** Displasia septo óptica (hipoplasia do nervo óptico)
    - **c.** Associado a deficiências hipofisárias hormonais múltiplas
      - **(1)** Pan-hipo-hipofisarismo idiopático (defeitos hipotalâmicos)
      - **(2)** Disgenesia hipofisária
      - **(3)** Lesões expansivas (craniofaringiomas, cistos do bolsão de Rathke, tumores hipotalâmicos, adenomas hipofisários)
      - **(4)** Após a cirurgia
      - **(5)** Após irradiação craniana
      - **(6)** Após quimioterapia do SNC
      - **(7)** Após inflamação
      - **(8)** Processos infiltrativos ou destrutivos (auto-imune, hemossiderose)
    - **d.** Associado a síndromes envolvendo função hipotalâmica
      - **(1)** Síndrome Laurence-Moon-Biedl com retinite pigmentosa, nanismo, retardo mental (polidactilia, obesidade)
      - **(2)** Síndrome Prader-Willi (hipotonia neonatal, retardo mental, baixa estatura, hipogonadismo, obesidade)
      - **(3)** Síndrome de Fröhlich (termo ultrapassado, que se refere ao hipogonadismo e obesidade devidos a uma diversidade de causas)
  - **3.** Mutações genéticas
    - **a.** *KAL1* (Kallmann)
    - **b.** Receptor do hormônio liberador da gonadotrofina (*GnRHR*)
    - **c.** *FSH3* (Deficiência isolada do FSH)
    - **d.** *PROP1* (deficiência hipofisária)
    - **e.** *HESX1* (displasia septo-óptica)
    - **f.** *DAX1*
- **B.** Estados Hipergonadotróficos: nenhuma função ovariana
  - **1.** Defeitos congênitos
    - **a.** Disgenesia gonadal – síndrome de Turner (45,X e formas mosaico)
    - **b.** Agenesia gonadal pura (46,XX ou 46,XY)

Continua

Tabela 19.4 Desenvolvimento puberal retardado ou inadequado *(Continuação)*

- **c.** Deficiências enzimáticas esteroidogênicas
  - **(1)** 17-Hidroxilase/17,20-desmolase
  - **(2)** 17-cetoesteróide reductase
  - **(3)** 3β-hidroxisteróide desidrogenase
  - **(4)** P-450 aromatase
- **2.** Defeitos adquiridos – falência ovariana devida a:
  - **a.** Doença auto-imune
  - **b.** Infecção ou inflamação
  - **c.** Ressecção cirúrgica
  - **d.** Irradiação
  - **e.** Quimioterapia
  - **f.** Torção ovariana bilateral
- **3.** Mutação genética
  - **a.** Receptor do FSH (FSHR)

II. Ausência de menarca com desenvolvimento normal
- **A.** Estados hipogonadotróficos
  - **1.** Início das condições na idade puberal em I. A.
  - **2.** Ausência de maturação da sincronia da estimulação hormonal
- **B.** Estados hipergonadotróficos
  - **1.** Defeitos adquiridos (veja I.B)
  - **2.** Disgenesia ovariana folicular (síndrome ovariana resistente)
  - **3.** Síndrome de insensibilidade androgênica completa (46,XY)
  - **4.** Gravidez
  - **5.** Doença policística ovariana
- **C.** Defeitos físicos
  - **1.** Ausência de vagina ou de útero
  - **2.** Obstrução do trato de saída uterinovaginal

LH, hormônio luteinizante; FSH, hormônio foliculoestimulante; GnRH, hormônio liberador da gonadotrofina; SNC, sistema nervoso central.

cluindo padrões mosaico com linhagens celulares de 45,X, 46,XX e 46,XY. A haploinsuficiência do gene *homeobox* de baixa estatura (*SHOX*) na região pseudoautossômica do cromossomo X está relacionada com muitos dos padrões da síndrome de Turner.

a. Os pacientes com síndrome de Turner têm níveis de gonadotrofinas acentuadamente elevados pelos primeiros 3 a 4 anos de vida, com níveis caindo para, ou na direção da, variação normal nas idades de 5 a 8 anos. Os níveis subseqüentemente se elevam novamente para níveis suprafisiológicos, de modo que os níveis elevados estão presentes quando tais pacientes se apresentam para avaliação do retardo puberal; o FSH eleva-se antes do LH.

b. A síndrome de Turner representa a causa mais comum de hipogonadismo primário em meninas (os achados clínicos dessa entidade são listados na seção II.C).

c. Geralmente as gônadas em faixas que ocorrem entre aquelas com cariótipos 45,X ou 45,X/46,XX não são consideradas sob risco de desenvolverem gonadoblastomas enquanto todas as pacientes com um cromossomo Y precisam de ressecção gonadal. Se houver evidências genéticas de material cromossômico Y, deve-se considerar a remoção das gônadas em faixas.

2. A síndrome de Turner não deve ser confundida com a **síndrome de Noonan**, na qual algumas das características são similares, apesar de os cariótipos serem relatados como normais. Mais comumente diagnosticada em homens, a síndrome de Noonan também ocorre em mulheres. As mulheres com esta síndrome geralmente têm função ovariana normal.

D. A abordagem para as pacientes com ausência de menarca (veja Tabela 19.4) é inicialmente a mesma para os pacientes com início ou progressão tardia da puberdade.

1. **Diagnóstico diferencial.** Se a progressão da puberdade tiver sido inadequada ou for incompleta em termos de características físicas, tanto o hipogonadismo quanto fatores que impeçam a função gonadal são possíveis (veja Tabela 19.4.I). Se o desenvolvimento físico parecer ser completo, os fatores listados na Tabela 19.4-II precisam ser considerados.
2. **Insensibilidade completa ao androgênio (feminização testicular).** Essa síndrome resulta da ausência de efeito do androgênio (devida à deficiência ou defeito do receptor do androgênio ou dos mecanismos pós-receptores), de modo que os pacientes não são virilizados *in utero* e não se masculinizam na puberdade. Esses pacientes, fenotipicamente mulheres, mas geneticamente homens, podem apresentar queixas de amenorréia primária, apesar de a maioria ser diagnosticada na primeira ou na segunda infância por causa de gônadas inguinolabiais ou hérnias inguinais. Em virtude dos defeitos no receptor do androgênio e resultante falta de *feedback*, os pacientes em idade puberal têm níveis de gonadotrofina normais a elevadas e níveis de androgênio elevados. Os níveis de estrogênios são algo elevados para os geneticamente homens e o seu efeito sem nenhuma oposição resulta em feminização. Os pacientes apresentam-se como mulheres fenotipicamente pós-púberes, com bom desenvolvimento mamário, mas pouco ou nenhum pêlo sexual. Por causa do efeito normal do hormônio testicular inibidor-mülleriano, nenhum útero está presente, e, portanto, não ocorre nenhuma menstruação.

II. Avaliação

A. Uma amostra de sangue para avaliação do *status* da **gonadotrofina** é solicitada na visita inicial, mesmo se outras avaliações laboratoriais não forem realizadas. Uma única amostra sérica é adequada para documentar ou excluir um estado hipergonadotrófico.

B. A história deve rever o seguinte:

1. Velocidades de ganho de peso e de altura (Fig. 19.1).
2. Evidências de doenças atuais ou prévias, inclusive diversas doenças sistêmicas, especialmente doenças gastrointestinais sutis (doença de Crohn) ou endocrinopatias não diagnosticadas ou inadequadamente tratadas (hipotireoidismo, insuficiência supra-renal e diabetes insípido).
3. Terapia prévia, incluindo cirurgia, irradiação e quimioterapia.
4. História familiar ou puberal.
5. Senso de olfato.

C. **Exame físico** deve documentar o desenvolvimento puberal (freqüentemente diferente do que os relatados pelas pacientes ou seus pais), altura, proporções entre os segmentos superiores/inferiores e achados gerais e neurológicos. Este último deve concentrar-se no fundo do olho, campos visuais e senso de olfato. Deve-se pesquisar os **estigmas da síndrome de Turner.** Eles incluem baixa estatura, com extremidades inferiores desproporcionalmente mais curtas, face com micrognatia, dobras epicânticas, ptose, orelhas de implantação baixa, linha capilar baixa, palato com arqueamento alto, pescoço alado, mãos e pés inchados, tórax em escudo com mamilos hipoplásicos e espaçados entre si, *cubitus valgus*, numerosos nevos pigmentados, 4° metacarpos curtos e unhas das mãos anormais e achatadas. Um exame genital cuidadoso deve incluir a inspeção e palpação da área inguinal e a observação do períneo para se determinar o tamanho do clitóris, a aparência da vulva e a abertura vaginal.

D. **Avaliação laboratorial**

1. **Abordagem geral.** Uma única amostra de sangue para **determinação das gonadotrofinas** (LH, FSH) fornecerá valores na variação inferior do normal (compatível com o estado pré-puberal, hipogonadotrofismo ou puberdade precoce), na variação hipergonadotrófica (nitidamente elevado acima dos valores normais dos adultos) ou na variação puberal (este achado sugere que a puberdade hormonal ocorreu sem nenhuma modificação física). É bastante incomum encontrar níveis com elevações limítrofes; se isso ocorrer, as respostas à estimulação GnRH são indicadas para identificar um estado hipergonadotrófico. Tal resposta é acentuadamente maior do que entre os indivíduos normais (Fig. 19.2).

2. **Gonadotrofinas baixas.** Se os níveis de gonadotrofinas forem baixos e houver uma história de estresse emocional incomum, esforço físico excessivo continuado, nutrição inadequada ou achados sugestivos de uma doença sistêmica, a avaliação diagnóstica deve ser direcionada para o diagnóstico e correção da anomalia subjacente. pois o hipogonadotrofismo persistirá até que o problema subjacente seja corrigido.
   a. A determinação da **idade esquelética** (radiografia da idade óssea) pode refletir a maturação hipotalâmica-hipofisária. Se **a idade óssea** for menor do que a do início normal da puberdade (**10 a 11 anos**) é impossível determinar se o hipogonadotrofismo é um defeito permanente ou se é devido a uma atividade puberal retardada. Se a idade óssea for igual ou próxima à idade do início da puberdade, e se não houver nenhuma anormalidade concomitante que pudesse ser responsável pelo hipogonadotrofismo, uma avaliação diagnóstica limitada pode ser executada em uma tentativa de diferenciar a causa. Uma menina com idade óssea além dos 11 anos de idade por vários anos e que ainda tem níveis baixos de gonadotrofinas provavelmente tem hipogonadotrofismo.
   b. **Teste de estimulação com GnRH ou análogo do GnRH** raramente é útil em diferenciar uma etiologia de retardo puberal, fornecendo pouca informação adicional além dos níveis basais de LH e de FSH. Embora uma completa ausência de resposta dos níveis de LH e de FSH sugira um defeito hipofisário completo, isso é raro, exceto entre os pacientes que foram hipofisectomizados. Enquanto uma elevação incremental nítida do LH e do FSH indicam a capacidade da hipófise de responder quando estimulada (Fig. 19.2), tal resposta não faz discriminação entre um hipotálamo que não pode secretar apropriadamente o GnRH e um que é imaturo demais ou inadequadamente estimulado para fazer isso.
   c. Se a idade óssea estiver bem dentro dos anos puberais ou se a discrepância entre a idade óssea e a idade cronológica for grande (p. ex., idade óssea 12, idade cronológica 16), os níveis baixos de gonadotrofinas devem-se ou a um defeito permanente ou a uma das situações descritas na Tabela 19.4. A avaliação dos demais hormônios hipofisários (hormônio do crescimento, TSH, ACTH, prolactina, vasopressina) deve ser considerada.
3. **Gonadotrofinas elevadas.** Se as gonadotrofinas estiverem elevadas, um **cariótipo** deve ser realizado para descartar uma variante da síndrome de Turner. Um cariótipo 46,XY pode estar presente em pacientes com fenótipo feminino com síndromes de reversão sexual 46,XY, incluindo a síndrome de disgenesia gonadal pura, e as síndromes de insensibilidade androgênica completa, assim como os pacientes com deficiências enzimáticas nas vias sintéticas de esteróides sexuais (veja seção 3.c. a seguir). A disgenesia gonadal pode ocorrer com apenas estigmas sutis ou sem nenhum estigma de síndrome de Turner.
   a. Se houver uma explicação clara para o hipogonadismo primário (ressecção cirúrgica, terapia tumoral), não está indicada nenhuma avaliação adicional.
   b. Na avaliação para doenças auto-imunes, **anticorpos antiovarianos** estão indicados, além de uma avaliação para determinar se deve ser realizada uma investigação para doenças endócrinas auto-imunes associadas.
   c. As deficiências enzimáticas improvavelmente irão se apresentar com o atraso puberal. A maior parte dessas deficiências também afetará a esteroidogênese supra-renal e pode ter se apresentado previamente com evidências de anomalias supra-renais. Pelo fato de representarem uma forma de insuficiência gonadal, o hipergonadotrofismo estará presente. Se uma deficiência enzimática precisar ser descartada, deve-se medir os precursores e outros esteróides que se esperam ser produzidos em excesso. As deficiências enzimáticas que bloqueiam a síntese do estrogênio incluem:
      (1) **A deficiência aguda da proteína regulatória (deficiência StAR)** (rara, mais improvável de se apresentar com o atraso puberal, e provavelmente se apresentando durante a infância com insuficiência supra-renal; baixos níveis de todos os metabólitos intermediários, tanto os indivíduos 46,XX quanto os 46,XY têm fenótipos femininos).
      (2) **Deficiência da 17-hidroxilase** (pregnenolona e progesterona excessivas; pacientes 46,XX têm um fenótipo feminino, enquanto pacientes 46,XY têm ambigüidade genital).

(3) **Deficiência da 17,20-desmolase** (17-hidroxiprogesterona, 17-hidroxipregnenolona e progesterona excessivas; 46,XX com fenótipo feminino, 46,XY com ambigüidade genital).

(4) **Deficiência da 17-KS, 3β-hidroxisteróide desidrogenase e P450 aromatase** resultariam em uma falta ou inadequação de desenvolvimento puberal em um indivíduo 46,XX com um fenótipo feminino ou genitália ligeiramente ambígua.

E. **Avaliação adicional para a ausência de menarca**

1. **Exame pélvico** e ultra-sonografia podem ser realizados para detectar anormalidade vaginal, ausência de útero ou tamanho anormal do ovário.
2. O cariótipo será indicado se o útero estiver ausente para eliminar a síndrome de insensibilidade ao androgênio.
3. Se o LH for alto e o FSH for normal ou moderadamente elevado, eliminar gravidez e a síndrome de insensibilidade ao androgênio, e considerar o diagnóstico de insuficiência ovariana parcial e doença ovariana policística.
4. A estimulação com a progesterona pode ser feita se o efeito do estrogênio for julgado como sendo adequado pelo esfregaço vaginal ou pelos níveis de estradiol e se for documentada a presença de útero.
   a. O acetato de medroxiprogesterona 10 mg VO diariamente por 10 dias.
   b. Sangramento 3 a 10 dias após a administração da droga indica um endométrio estimulado pelo estrogênio; portanto, a estimulação pela gonadotrofina foi adequada para estimular o estrogênio e a amenorréia é devida a uma falência na ovulação e na formação do corpo lúteo.
   c. A ausência de um sangramento sugere ou uma deficiência na gonadotrofina ou um endométrio inadequadamente desenvolvido. Esse último pode ser descartado administrando-se estrogênio mais progesterona com sangramento subseqüente.

III. **Tratamento**

A. As condições hipogonadotróficas devidas a condições persistentes físicas, emocionais ou sistêmicas geralmente são significativamente resolvidas pela terapia de reposição. Tal terapia é ineficaz ou é minimamente eficaz enquanto a anormalidade subjacente persistir. Deve-se enfatizar o tratamento efetivo da condição subjacente.

B. O tratamento com esteróides sexuais de indivíduos aparentemente normais com puberdade atrasada (veja Seção III.D-H) não é indicado por razões puramente fisiológicas; mas, com base na avaliação psicossocial ou psicossexual, pode ser indicado para promover um desenvolvimento físico em um momento adequado.

C. A maioria das pacientes com **síndrome de Turner** é significativamente baixa; apesar de a causa não ser completamente compreendida, ela está relacionada com a perda do gene *SHOX*.

1. Apesar de a maioria dessas pacientes não ter deficiência no hormônio do crescimento, o tratamento com hormônio do crescimento causa a obtenção de uma altura maior mais precocemente e uma maior altura na fase adulta entre a maioria das pacientes.
2. Pode ser que para as meninas que se aproximam da idade puberal doses muito baixas de estrogênio mais hormônio de crescimento estimulem um crescimento maior e levem a um desenvolvimento puberal em um momento mais adequado; no entanto, os preparados de estrogênio em baixa dose geralmente não estão disponíveis.

D. A atual terapia para o hipogonadismo permanente, seja devido ao hipogonadismo ou à falência gonadal primária, é a mesma: a administração de esteróides sexuais para produzir e manter o desenvolvimento sexual. (Obviamente, para produzir ovulação em pacientes com ovários potencialmente funcionais, a terapia difere). Em virtude das dinâmicas alteradas de *feedback*, freqüentemente não é apropriado monitorar a adequação da terapia dos indivíduos hipergonadotróficos tentando-se documentar a supressão das gonadotrofinas até a variação normal.

E. **A terapia** pode começar com estrogênio oral diário: etinil estradiol (0,02 a 0,10 mg diariamente), estrogênio conjugado (Premarin 0,3 a 1,25 mg diariamente) ou estradiol em sistemas transdérmicos (0,05 a 0,1 mg uma a duas vezes por semana). A terapia inicial pode ser iniciada usando-se a menor dosagem oral ou a preparação transdérmica em baixa dosagem aplicada apenas uma vez por semana.

Isso fornece um baixo nível de estimulação, permitindo modificações graduais. O dietilbestrol é contra-indicado. O regime original pode ser continuado, embora a terapia cíclica com o acréscimo de uma progesterona deva ser iniciada em um ano ou quando ocorrer um sangramento de monta (veja Seção III.F). Nesse ponto da terapia, ou posteriormente, pode ser usada a combinação cíclica estrogênio-progesterona. A terapia deve ser iniciada quando julgada apropriada após os fatores sociais e psicológicos e a altura projetada para o adulto terem sido avaliados e as outras deficiências hormonais tiverem sido analisadas. A paciente e seus pais devem ser envolvidos na decisão.

F. A terapia de reposição para o hipogonadismo eventualmente deve envolver o estrogênio cíclico e **administração de progesterona**, embora um período inicial de não mais do que 1 ano de tratamento diário com estrogênio seja apropriado. A terapia cíclica deve ser iniciada mais cedo se ocorrer o sangramento uterino inicial durante a terapia estrogênica diária. O estrogênio sem a oposição, seguido pelo tratamento cíclico, simula a estimulação puberal normal e pode estimular o desenvolvimento puberal físico mais rapidamente.

G. Um regime cíclico exeqüível pode envolver a administração diária de estrogênio pelos primeiros 21 dias de cada mês do calendário. A progesterona (acetato de medroxiprogesterona 5 a 10 mg/dia) é acrescentada pelos últimos 7 a 10 dias do ciclo (dias 12-21 ou dias 15-21). Nenhuma medicação é administrada do dia 22 ao final do mês, mas a medicação é reiniciada no primeiro dia do mês seguinte, independente da duração do mês. Um regime alternativo, porém mais simples, usando-se pílulas anticoncepcionais com baixo teor de estrogênio, pode ser usado.

H. Uma vez que o desenvolvimento puberal esteja completo, o estrogênio deve ser reduzido para a dosagem mínima que **manterá o fluxo menstrual regular normal.**

I. As pacientes com ovários potencialmente normais podem responder à indução da ovulação, e aquelas com ovários disfuncionais, mas úteros normais, podem ser candidatas à fertilização *in vitro.*

Referências Selecionadas

Grumbach MM, Styne DM. Puberty: ontogeny, neuroendocrinology, physiology and disorders. In: Wilson JD, et al., eds. *Williams Textbook of endocrinology,* 9th ed. Philadelphia: WB Saunders, 1998:1509-1626.

Kosho T, Muroya K, Nagai T, et al. Skeletal features and growth patterns in 14 patients with haploinsufficiency of SHOX: implications for the development of Turner syndrome. *J Clin Endocrinol Metab* 1999;84:4613-4621.

Layman LC. The genetics of human hypogonadotropic hypogonadism. *Am J Med Genet* 1999;89:240-248.

Lebrethon MC, Bourguignon JP. Management of central isosexual precocity: diagnosis, treatment, outcome. *Curr Opin Pediatr* 2000;12:394-399.

Lee PA. Central precocious puberty: an overview of diagnosis, treatment, and outcome. *Endocrinol Metab Clin N Am* 1999;28:901-917.

Reiter BO, Rosenfeld RG. Normal and aberrant growth. In: Wilson ID et al., eds. *Williams Textbook of endocrinology,* 9th ed. Philadelphia: WB Saunders, 1998;1427-1508.

Root AW. Precocious puberty. *Pediatr Rev* 2000, 2110-2119.

20. Endocrinologia Reprodutiva Feminina em Adultos

Alan H. DeCherney e James R. Givens

Hipofunção Ovariana

A hipofunção ovariana pode ser primária ou secundária. **O hipovarianismo primário** refere-se à função ovariana deficiente devida a distúrbios dentro do ovário. Um nível de hormônio foliculoestimulante (FSH) elevado é um índice confiável de falência ovariana primária. **A insuficiência ovariana secundária** refere-se à hipofunção ovariana resultante de distúrbios fora do ovário ou no sistema nervoso central (SNC), eixo hipotalâmico-hipofisário ou em sítios extragonadais, causando uma perturbação na secreção da gonadotrofina

I. **Hipofunção ovariana primária** (Fig. 20.1)

A. **Disgenesia gonadal**

1. **Fisiopatologia**

   a. O espectro da patologia gonadal é amplo, estendendo-se desde as tiras fibrosas do tipo de Turner 45,X, que são destituídas de oócitos, até os ovários hipoplásicos contendo um número variável de folículos primordiais.

   b. Os ovários dos fetos 45,X são histologicamente normais até o terceiro mês. A ausência ou escassez de oócitos nas tiras gonadais devem-se a uma taxa de atresia acima do normal das células germinativas após o terceiro mês de vida fetal.

   c. A taxa de atresia do oócito é controlada por influências do cromossomo X.

   d. O espectro do genótipo da disgenesia gonadal estende-se desde o cariótipo 45,X até os cariótipos aparentemente normais 46,XX e 46,XY. Entre esses dois extremos, estão os cariótipos com deleção do material da cromatina dos cromossomos sexuais, como as deleções do braço longo (46,XXq-) ou do braço curto (46,XXp-) de um cromossomo X. O cariótipo pode consistir em deleções mais graves como um X em anel ou um isocromossomo X.

   e. O genótipo pode ser mosaico, consistindo em mais de uma população de células, cada um com um cariótipo diferente, devido à mitose anormal que ocorre após a fertilização.

   f. O espectro fenotípico da disgenesia gonadal também é amplo, estendendo-se dos indivíduos 45,X com numerosas anormalidades somáticas, para aqueles com um cariótipo normal e poucas ou nenhuma anormalidade somática.

   g. O infantilismo sexual e a baixa estatura são as duas anormalidades mais comuns associadas à disgenesia gonadal. Entre as outras, estão as dobras epicânticas, a inclinação antimongolóide dos olhos, orelhas com implantação baixa, o palato duro com arqueadura alta ou em catedral, micrognatia, pescoço curto, pescoço alado, ptose das pálpebras, tórax em escudo, braços com ângulo de abertura amplo, linfedema do dorso das mãos e dos pés ao nascimento, encurtamento do quarto ou quinto metacarpos ou metatarsos, unhas hipoplásicas, osteoporose, rim em ferradura, coarctação da aorta e cegueira para as cores vermelho-verde.

   h. Indivíduos com disgenesia gonadal e um cariótipo normal, ou 46,XX ou 46,XY (síndrome de Swyer), não têm anormalidades somáticas e são denominados coletivamente como tendo uma *disgenesia gonadal pura.*

   i. Na *disgenesia gonadal mista,* um testículo está presente de um lado e uma faixa gonadal do outro lado. O cariótipo geralmente é 45,X/46,XY. Se o testículo for funcional na vida fetal, pode estar presente uma genitália ambígua.

2. **Diagnóstico**

   a. O diagnóstico de disgenesia gonadal deve ser considerado em qualquer mulher adulta com menstruação anormal que tem menos do que 1,50 cm. A maioria tem amenorréia primária, embora as menos gravemente afetadas possam apresentar amenorréia secundária. Os estudos diagnósticos devem incluir o seguinte:

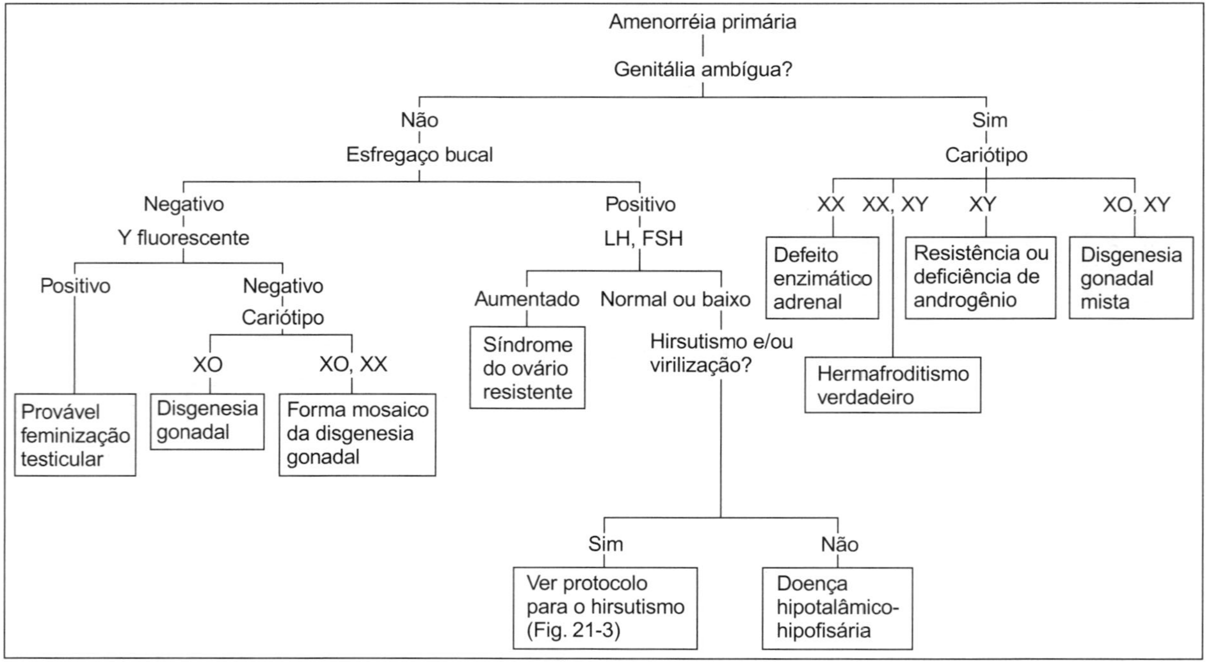

FIG. 20.1. Algoritmo para a avaliação diagnóstica da amenorréia primária. LH, hormônio luteinizante; FSH, hormônio foliculoestimulante. (De Cave WT Jr, Streck W. Amenorrhea. In:Streck W, Lockwood DH, eds. *Endocrine diagnosis: clinical and laboratory approach.* Boston: Little, Brown, 1983:191-208).

(1) Níveis do FSH plasmático e do hormônio luteinizante (LH) (ambos estão elevados).

(2) Um cariótipo deve ser obtido para ajudar a estabelecer o diagnóstico e para identificar aquelas com uma linhagem celular XY.

b. Uma urografia excretora (UE) deve ser obtida para detectar anomalias renais como rim em ferradura ou rim pélvico ou ureteres duplicados.

c. Uma cuidadosa avaliação deve ser feita para a coarctação da aorta e outras anormalidades vasculares.

d. A função tireoidiana deve ser periodicamente avaliada, pois a incidência de tireoidite autoimune (doença de Hashimoto) está aumentada na disgenesia gonadal e pode resultar em hipotireoidismo.

e. A idade óssea deve ser avaliada antes de o tratamento ser iniciado e monitorada cuidadosamente durante o tratamento.

3. Tratamento

a. Para maximizar o crescimento, a terapia de reposição de estrogênio deve ser iniciada em uma dosagem muito baixa (p. ex., etinil estradiol 100 ng/kg por dia, ou 0,3 mg de estrogênios conjugados em dias alternados). A dosagem do estrogênio promotora do crescimento é muito menor do que a quantidade necessária para induzir as características sexuais secundárias. A filosofia do tratamento deve simular, o mais próximo possível, o processo normal da puberdade, usando-se uma dosagem gradualmente crescente de estrogênio, que deve ser individualizada para cada paciente. Começando o tratamento com doses muito baixas permite-se que se atinja o potencial máximo do tratamento. A dosagem deve ser progressivamente aumentada para o desenvolvimento sexual secundário. O estrogênio deve ser administrado ciclicamente, por exemplo, 21 dias com, 7 dias sem, com o acetato de medroxiprogesterona (Provera) 5 a 10 mg/dia, nos últimos 10 dias de terapia estrogênica.

b. A avaliação do progresso deve ser feita com visitas freqüentes ao consultório para uma cuidadosa documentação da velocidade do crescimento e para se atingir pontos de referências puberais.

c. O apoio psicológico por meio de um aconselhamento, com o objetivo de melhorar a autoimagem sexual do indivíduo é uma parte essencial do programa terapêutico.

d. A correção cirúrgica de algumas das anormalidades somáticas podem ser indicadas (p. ex., palato com arqueadura alta, pescoço alado, genitália ambígua).

e. Aqueles com um cromossomo Y ou um ensaio positivo para o antígeno HY devem realizar gonadectomia bilateral em virtude da elevada incidência de gonadoblastomas.

f. Um acompanhamento cuidadoso é essencial por causa da administração projetada a longo prazo. Qualquer padrão de sangramento anormal uterino deve ser investigado com amostragem endometrial.

B. Menopausa

1. Fisiopatologia

a. Menopausa refere-se ao momento em que a menstruação cessa. A idade média nos Estados Unidos é 50 anos. O **climatério** define um tempo mais amplo, começando com a diminuição da produção de estrogênios pelo ovário durante a quinta década.

b. Além da amenorréia, outros sintomas e sinais de menopausa incluem instabilidade vasomotora, ansiedade, depressão, irritabilidade, osteoporose e condições associadas à atrofia epitelial, como dispaurenia, prurido e sintomas genitourinários (GU).

c. A variabilidade individual na gravidade dos sintomas está relacionada com a dinâmica da perda da produção do estrogênio pelo ovário, assim como as atitudes pessoais, familiares e sociais em relação ao envelhecimento. Entre 25 e 40% das mulheres precisam de medicação para as queixas da menopausa.

2. **Diagnóstico**
   a. Deve-se suspeitar de menopausa como uma causa da amenorréia em qualquer mulher pós-púbere que tem os sintomas listados na **Seção I.B.1.**
   b. O hipoestrogenismo (nível de estradiol menor que 5 ng/dL e nível de FSH maior do que 40 mUI/mL) documenta a falência ovariana primária.
   c. Se a menstruação parar antes dos 40 anos, em virtude de uma insuficiência ovariana primária, a condição é denominada **menopausa precoce.** Entre as causas, estão a idiopática, ooforite auto-imune, drogas citotóxicas e irradiação. Anormalidades no número ou estrutura de um cromossomo sexual é uma causa rara. A excisão cirúrgica de ambos os ovários é também uma causa de menopausa prematura.
   d. O nível de FSH elevado nesses indivíduos não exclui ovulação futura, pois foram descritas pacientes que mostraram ovulação e até mesmo gravidez após um período transitório de elevação dos níveis de FSH.
3. **Tratamento**
   a. **Indicações para a terapia**
      (1) Calores incapacitantes.
      (2) Atrofia mucosa grave do trato genitourinário.
      (3) Osteoporose.
      (4) Certos sintomas psiquiátricos.
   b. **Contra-indicações absolutas à terapia estrogênica**
      (1) Tumores estrogênio-dependentes, especialmente da mama.
      (2) Doença hepática aguda ou cronicamente danosa.
      (3) Doença tromboembólica.
   c. **Contra-indicações relativas**
      (1) Hipertensão.
      (2) Cefaléias enxaquecosas.
      (3) Doença fibrocística da mama.
      (4) Tromboflebite crônica.
      (5) Doença da vesícula biliar.
      (6) Hiperlipidemia.
   d. **Princípios gerais da terapia**
      (1) Nem todas as mulheres requerem ou precisam de terapia estrogênica para a menopausa.
      (2) A terapia deve ser limitada àquelas com sintomas graves.
      (3) Não existem dados concernentes a quanto tempo o tratamento deve persistir. Deve-se usar 0,625 mg de estrogênio conjugado ou o seu equivalente.
      (4) A dosagem efetiva mais baixa deve ser usada, pois as complicações estão relacionadas com a dosagem e a duração da terapia. Injeções de progesterona devem ser usadas em conjunto.
   e. **Programa de terapia**
      (1) A terapia com estrogênio cíclico, consistindo de 3 semanas com e 1 semana sem, com um agente progestacional (acetato de medroxiprogesterona 5 a 10 mg/dia) nos últimos 10 dias de terapia estrogênica como opção.
      (2) Medroxiprogesterona 2,5 a 5,0 mg continuada. Também podem ser usados os estrogênios conjugados 0,625 mg.
      (3) O estrogênio isolado pode ser usado em mulheres que tiveram histerectomia e, portanto, não estão sob risco de desenvolverem um endométrio hiperplásico. Para aquelas sob risco, a ultra-sonografia periódica ou a vigilância endometrial com biópsia é necessária.
   f. **Terapia de acompanhamento**
      (1) Qualquer sangramento uterino anormal deve ser investigado por amostragens do endométrio.
      (2) Exames periódicos regulares com uma cuidadosa observação para as complicações devem ocorrer a cada 6 a 12 meses.

C. **Deficiência do corpo lúteo**

1. **Fisiopatologia. A função deficiente do corpo lúteo**, também denominada **defeito na fase luteínica**, é definida como a produção de progesterona pelo corpo lúteo inadequada para permitir o desenvolvimento de um endométrio receptivo para a implantação e manutenção da fase inicial da gravidez. Ela é uma causa rara de **infertilidade**, mas não uma causa incomum de **abortos espontâneos** precoces repetitivos.
   a. Qualquer distúrbio no crescimento e no desenvolvimento folicular pode produzir um folículo inadequado e um corpo lúteo deficiente.
   b. **Causas específicas** incluem um nível inadequado de FSH no início do ciclo, como ocorre na síndrome do ovário policístico, um pulso ovulatório deficiente de LH, um nível tônico inadequado de LH, uma deficiência nos receptores de LH nas células do corpo lúteo ou o uso de drogas para induzir a ovulação.
   c. Outras **causas secundárias** são doenças sistêmicas graves e função defeituosa (empenado) do fígado, coração ou rim. A hiperprolactinemia está associada a uma meia-vida encurtada e produção deficiente de progesterona pelo corpo lúteo.
   d. A apresentação clínica do defeito da fase luteal são abortos espontâneos recorrentes em fase precoce ou duração do ciclo menstrual perturbada. As queixas primárias são mais provavelmente relacionadas diretamente com a causa, como a galactorréia ou o hiperandrogenismo.
2. **Diagnóstico**
   a. O diagnóstico de deficiência do corpo lúteo depende da documentação da produção inadequada de progesterona ou uma duração alterada do corpo lúteo. Uma curva de temperatura corporal basal anormal deve alertar para o diagnóstico, mas critérios adicionais são necessários pois a temperatura corporal basal pode ser normal com produção progesterônica anormalmente baixa.
   b. O diagnóstico é feito pelo exame microscópico do endométrio no 26° dia do ciclo para determinar se os padrões histológicos são compatíveis com a idade menstrual. Com uma produção inadequada de progesterona, os dados histológicos do endométrio ficam atrás do dia de ciclo menstrual. Há também uma disparidade nos padrões histológicos do estroma e das glândulas do endométrio.
   c. Três ensaios de progesterona em dias separados durante a fase mesoluteal, cuja soma é igual ou maior que 15 ng/mL, representa uma função normal do corpo lúteo. Um nível ao acaso da progesterona de menos de 5 ng/mL é anormal.
3. **Tratamento**
   a. O tratamento deve ser direcionado para a correção do fator etiológico. A hiperprolactinemia pode ser revertida com a bromocriptina (veja Capítulo 9 para dosagem). A estimulação inadequada do folículo pode ser melhorada com o clomifeno ou FSH. Certos estados hiperandrogênicos, particularmente aqueles com origem supra-renal não tumoral, podem ser suprimidos com uma baixa dose de glicocorticóide, como a dexametasona, 0,25 mg, ao deitar. **A dosagem do clomifeno (50 mg/dia por 5 dias; pode ser aumentada para 100 mg, então 150 mg a intervalos de dois a três ciclos), e a interpretação dos valores do FSH precisam ser individualizadas.**
   b. Os agentes progestacionais sintéticos não devem ser usados em virtude dos efeitos teratogênicos, e eles são luteolíticos.
   c. O defeito na fase luteínica pode ser tratado com o hormônio natural, a progesterona. Os supositórios de progesterona (vaginal ou retal), 50 mg duas vezes ao dia, produzem um nível fisiológico de progesterona circulante e alonga o ciclo menstrual em aproximadamente 3 dias.

D. **A síndrome do ovário insensível**

1. **Fisiopatologia**
   a. Uma causa intrigante de hipovarianismo primário é a resistência às gonadotrofinas. Ela se caracteriza por um grande número de folículos em repouso, apesar de um nível elevado de FSH plasmático. A causa para a resistência às gonadotrofinas é desconhecida, mas pode estar relacionada com anormalidades em seus receptores.

b. Os pacientes com esse distúrbio não são totalmente deficientes em estrogênio. A fonte de estrogênio provavelmente provém da estimulação parcial dos folículos e da conversão periférica dos androgênios a estrogênios.

2. **Diagnóstico.** O diagnóstico requer a documentação da presença de apenas folículos não estimulados, o que necessita da biópsia de um dos ovários.

3. **Tratamento.** O tratamento depende do objetivo da paciente. Se se deseja engravidar, e existem evidências de alguma produção de estrogênio com um nível ocasional de LH maior do que o do FSH, a indução da ovulação pode ser testada. Se não se deseja a gravidez, o tratamento consiste em terapia com estrogênio-progesterona.

II. Hipofunção ovariana secundária (Fig. 20.2)

A. Hipogonadotrofismo

1. Fisiopatologia

a. A hipofunção ovariana secundária a níveis baixos de gonadotrofina é uma causa comum de problemas menstruais e infertilidade. Um nível de LH plasmático de menos de 0,5 mUI/mL é

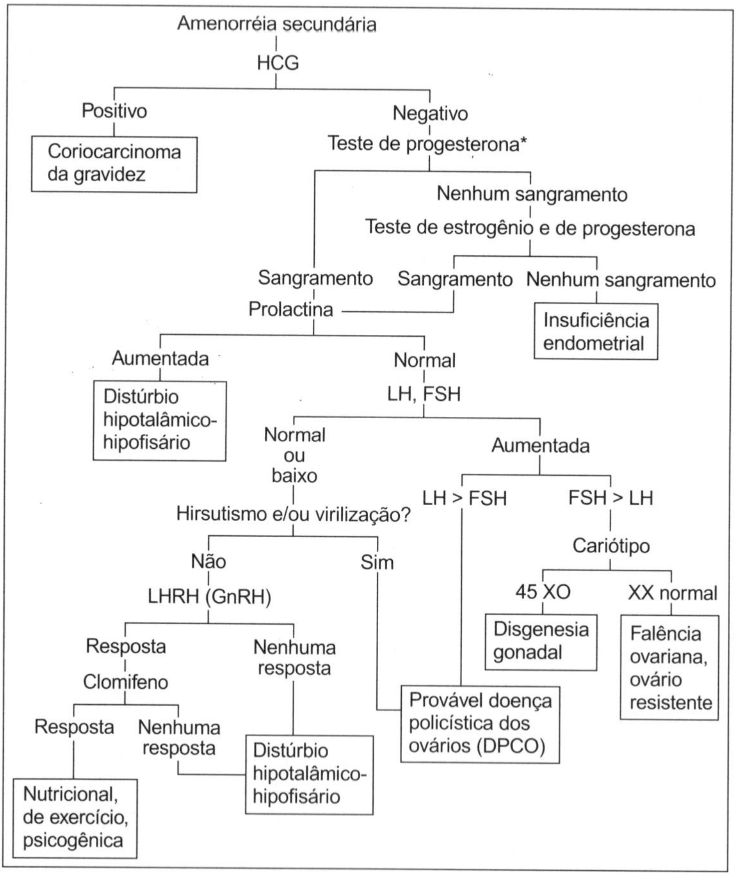

FIG. 20.2. Algoritmo para a avaliação diagnóstica da amenorréia secundária. HCG, gonadotrofina coriônica humana; LH, hormônio luteinizante; FHS, hormônio foliculoestimulante; LHRH, hormônio liberador do hormônio luteinizante; GnRH, hormônio liberador da gonadotrofina.
*Obter LH, FSH. (De Cave WT Jr, Streck W. Amenorrhea. In: Streck W, Lockwood DH, eds. *Endocrine diagnosis: clinical and laboratory approach.* Boston: Little, Brown, 1983:191-208).

um indicador de hipogonadotrofismo. Portanto, o **FSH é o indicador preferido de hipogonadismo hipergonadotrófico, e o LH é o indicador preferido de hipogonadismo hipogonadotrófico.** A secreção de gonadotrofina alterada pode ser devida a distúrbios nos centros superiores do SNC, isto é, o hipotálamo ou a glândula hipófise.

b. A amenorréia hipotalâmica é a variedade mais comum do hipogonadismo hipogonadotrófico. O distúrbio pode ser funcional ou devido a uma lesão orgânica como um tumor ou trauma.

c. Os pacientes com hipogonadismo podem **ser subdivididos naqueles com produção deficiente de estrogênio** e aqueles com produção normal ou excessiva de estrogênio. As condições que produzem o hipogonadotrofismo devido ao envolvimento primário do eixo hipotalâmico-hipofisário são geralmente associados ao hipoestrogenismo. Os exemplos incluem a **doença de Sheehan,** (um estado de hipo-hipofisarismo secundário ao infarto da glândula, geralmente após uma crise obstétrica, como choque devido a sangramento excessivo), deficiência gonadotrófica excessiva, lesões expansivas da sela túrcica, defeitos congênitos e trauma. A secreção aumentada de estrogênio a partir dos tumores ovarianos e cistos funcionais do ovário suprimem a secreção do LH e do FSH, causando anovulação e hipogonadotrofismo.

2. **Diagnóstico.** As causas de hipogonadismo secundário incluem estresse, perda súbita de peso e distúrbio emocional. Também incluídos nesta categoria estão a síndrome de Kallmann e a amenorréia pós-pílula.

a. Síndrome de Kallmann é um estado hipogonadotrófico causado pela secreção inadequada de hormônio liberador do hormônio luteinizante (LHRH) pelo hipotálamo. Essas pacientes têm anosmia secundária à agenesia dos bulbos olfativos no hipotálamo.

b. Amenorréia pós-pílula pode representar um grupo heterogêneo de distúrbios, incluindo uma profunda supressão pela terapia contraceptiva oral. A amenorréia pós-pílula também é uma queixa de apresentação comum de pacientes com microadenomas hipofisários que produzem prolactina. O diagnóstico de amenorréia hipotalâmica é de exclusão; isto é, a hipófise precisa ser excluída como uma fonte de disfunção.

3. **Tratamento**

a. Remoção de qualquer lesão orgânica (p. ex., tumor).

b. Alívio das causas disfuncionais, como perda de peso, conflito emocional e estresse.

c. Se a fertilidade não for uma consideração, e se medidas simples não forem bem sucedidas em restabelecer a ovulação, então é indicada uma terapia cíclica com estrogênio progesterona, mas não deve ser continuada indefinidamente. Durante uns poucos meses a cada ano, a terapia deve ser suspensa para ver se a função já foi recuperada.

B. Hiperprolactinemia. A hiperprolactinemia por qualquer causa pode alterar a função ovariana. O hipoestrogenismo caracteristicamente ocorre na ausência de sinal de *feedback* positivo do estrogênio necessário para a ovulação. A correção da hiperprolactinemia geralmente restabelece a função normal do eixo hipotalâmico-hipofisário-ovariano.

C. Distúrbios da supra-renal

1. Aumento da produção de cortisol reduz a responsividade dos gonadotrofos ao LHRH.

2. A produção aumentada de androgênio altera a secreção de gonadotrofina; por exemplo, um paciente com uma hiperplasia congênita virilizante pode exibir um tipo pré-puberal ao LHRH, que é um aumento na resposta do FSH em comparação com a resposta do LH.

D. Disfunção tireoidiana. A função tireoidiana alterada pode causar anovulação com irregularidade menstrual. O hipotireoidismo caracteristicamente causa menometrorragia, enquanto o hipertireoidismo geralmente causa amenorréia. A tireoidite auto-imune pode estar associada à ooforite auto-imune.

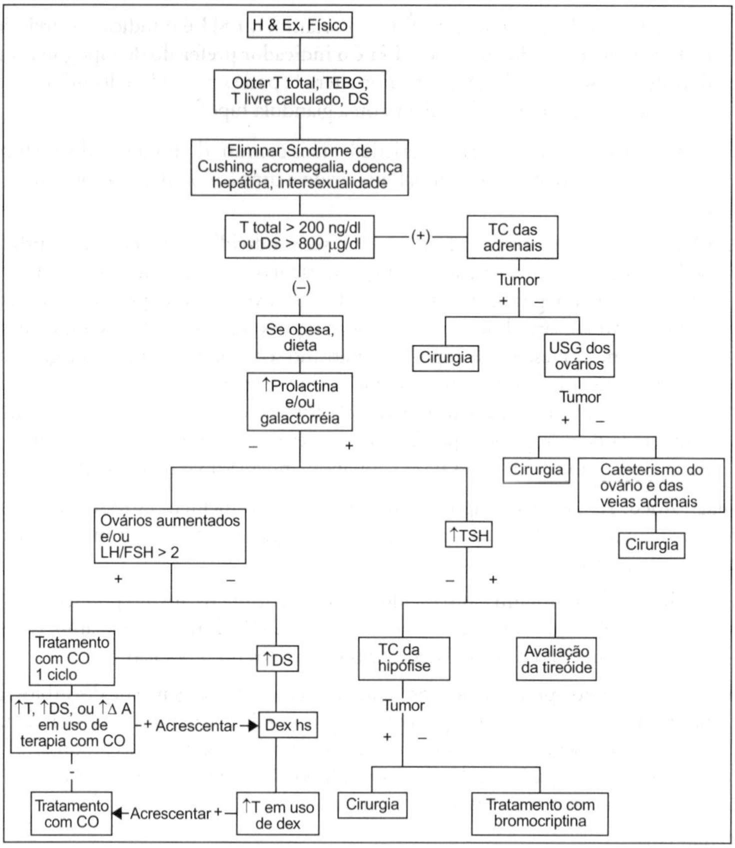

FIG. 20.3. Algoritmo para o diagnóstico e tratamento do hirsutismo e da hiperandrogenemia. H&P, história e exame físico; T, testosterona; TEBG, globulina ligadora da testosterona-estradiol; DS, sulfato de desidroepiandrosterona; TC, tomografia computadorizada; USG, ultra-sonografia; LH, hormônio luteinizante; FSH, hormônio foliculoestimulante; TSH, hormônio estimulante da tireóide; CO, contraceptivos orais; Δ^4-A, Δ^4-androstenediona; dex, dexametasona. (De Givens, JR. Ovaries. In: Wilson J, Foster DW eds. *Williams Textbook of endocrinology.* 7th edition Philadelphia: WB Saunders, 1985).

Hiperfunção Ovariana

I. **Hiperandrogenismo** (Fig. 20.3) refere-se à produção excessiva de androgênios pelo ovário ou pelas supra-renais ou uma conversão aumentada dos androgênios, particularmente a testosterona, a partir dos precursores esteróides para certos tecidos periféricos ou uma taxa aumentada de utilização pelos tecidos responsivos ao androgênio. O hiperandrogenismo é uma endocrinopatia comum e pode se apresentar clinicamente como seborréia, acne, infertilidade, hirsutismo ou virilização. O achado mais comum associado ao hiperandrogenismo é **o ovário policístico androgênico**.

A. **Hiperandrogenismo ovariano com euandrogenia supra-renal**

1. **Fisiopatologia.** Inclui, por definição, a clássica síndrome de Stein-Leventhal de ovário policístico na qual os ovários aumentados de tamanho secretam androgênios em excesso a partir da teca e hiperplasia das células estromais. Há uma relação anormalmente alta de LH/FSH na circulação. O sulfato de desidroepiandrosterona (DHEAS), o singular androgênio da supra-renal e os 17-cetoesteróides urinários estão normais. Há uma hiper-responsividade dos androgênios ao LH (gonadotrofina coriônica humana). A anormalidade central é um aumento na relação LH/FSH,

que pode refletir uma anormalidade (primária ou secundária) do controle do LH pelo SNC. Os tumores ovarianos secretores de androgênios, como o luteoma, o tecoma e o tumor das células do hilo, também pertencem a esta categoria de hiperandrogenismo ovariano. O hiperandrogenismo ovariano está associado ao hiperinsulinismo de vários estados de resistência à insulina. A insulina elevada intensifica a secreção de androgênio ovariana induzida pelo LH.

2. **Diagnóstico**

   a. **História e exame físico.** Uma história e um exame físico meticulosos são essenciais, particularmente na identificação de condições críticas associadas ao hiperandrogenismo, como a doença de Cushing, acromegalia, doença hepática, estados intersexuais e tumores secretores de androgênio do ovário ou da glândula supra-renal.

   b. **Ensaios de androgênio.** O diagnóstico de hiperandrogenismo é dependente da disponibilidade de radioimunoensaios específicos. Estes incluem a testosterona total e a livre (T), androstenediona (A), LH, FSH, prolactina e DHEAS. Em virtude da acentuada variabilidade nos níveis, pelo menos três amostras de volume igual sob condições de jejum são coletadas a intervalos de 30 minutos e agrupadas para um único ensaio.

   c. **Níveis de androgênio.** A A e a T plasmática geralmente estão elevadas, com a relação LH/FSH maior do que 3,0 com DHEAS normal. Os ovários são geralmente aumentados, particularmente se avaliados pela **ultra-sonografia vaginal.** Se a T total for maior do que 200 ng/dL, ou se o nível de DHEAS for maior do que 800 μg/dL, deve-se suspeitar de um tumor secretor de androgênio ovariano ou supra-renal. Já que testes provocativos de hormônios e testes supressivos não são confiáveis na identificação do sítio glandular dos tumores secretores de androgênio, outros métodos são necessários para o diagnóstico. No entanto, já que o DHEAS é um marcador para a atividade supra-renal, **um nível de DHEAS elevado é uma evidência presuntiva de secreção aumentada de androgênio supra-renal.**

   d. A tomografia computadorizada ou a ressonância magnética das supra-renais e a ultra-sonografia vaginal dos ovários devem ser realizadas.

   e. Se um tumor suspeito não for localizado por esses procedimentos, o cateterismo diferencial percutâneo das veias supra-renais e ovarianas com a medida dos esteróides apropriados no sangue de efluxo deve ser realizado.

3. **Tratamento.** A terapia deve ser orientada pelo objetivo do paciente.

   a. Se se deseja fertilidade, a indução da ovulação com o citrato de clomifene é a terapia preferencial. Para a dosagem, veja **Seção I.C.3.**

   b. Se a fertilidade não for um objetivo, o tratamento preferencial é a supressão do LH, usando-se um contraceptivo oral em baixa dose, com conteúdo estrogênico de menos de 50 μg. As contra-indicações habituais para o uso do contraceptivo oral devem ser aplicadas. Após um ou dois ciclos de terapia contraceptiva oral de combinação, os níveis plasmáticos de T e A devem estar dentro da variação normal se o hiperandrogenismo for LH dependente.

   c. Se a terapia com contraceptivo oral for contra-indicada, a espironolactona pode ser utilizada (25-200 mg/dia até o primeiro dia da menstruação, então interrompida por 7 dias; reiniciar no dia 8 e repetir este ciclo por 3 a 6 meses). Se a resposta for inadequada ou ausente, aumentar a dosagem progressivamente para 400 mg/dia. Os tumores devem ser removidos cirurgicamente.

   d. Metformina 850 a 1.000 mg/dia pode ser usada para corrigir a resistência à insulina.

B. **Hiperandrogenismo supra-renal e ovariano combinados**

1. **Fisiopatologia.** O hiperandrogenismo supra-renal e ovariano combinados podem ser devidas a uma deficiência das enzimas esteroidogênicas **3β-hidroxisteróide desidrogenase, $\Delta 5 \rightarrow \Delta 4$ isomerase** (3β-ol), que converte os compostos $\Delta 5$ em $\Delta 4$, inclusive a DHEA em A, pregnenolona em progesterona e 17-hidroxipregnenolona em 17-hidroxiprogesterona. Esse sistema enzimático também está deficiente nas supra-renais, mas não nos tecidos periféricos. Um nível de T modesta-

mente elevado reflete a quantidade aumentada do substrato A sendo convertido para T nos tecidos periféricos, onde a atividade do sistema enzimático está intacta. A deficiência da enzima **17-cetoesteróide reductase** que converte A em T e E_1 em E_2 também está associada a ovários policísticos androgênicos. Esses pacientes possuem níveis elevados de A e de E.

2. **Diagnóstico.** O diagnóstico de deficiência de 3β-ol requer a documentação de uma relação precursor/produto anormalmente alta em três passos críticos da estertoidogênese. Um diagnóstico sólido pode não ser prático em um contexto clínico. A resposta à terapia pode ser acompanhada usando-se os níveis de DHEAS.
3. **Tratamento.** A deficiência de algum desses sistemas enzimáticos induz ovários policísticos androgênicos, assim como supra-renais androgênicas.
   a. Se se deseja fertilidade, o tratamento preferencial é a supressão dos glicocorticóides usando-se uma baixa dosagem de dexametasona (DEX) para suprimir a fonte supra-renal de DHEA e DHEAS. A dose inicial deve ser de 0,25 mg ao deitar.
   b. A magnitude da supressão do DHEAS não precisa ser profunda. O objetivo da terapia deve ser trazer o nível de DHEAS para dentro da variação normal após 4 semanas de administração de DEX. O nível de cortisol deve variar de 3 a 5 μg/dL. O princípio de orientação geral é usar a menor dosagem de DEX que consiga suprimir os níveis de DHEAS para entre 100 e 200 μg/dL. Algumas mulheres são extraordinariamente sensíveis ao DEX; elas podem desenvolver alguns dos sintomas da síndrome de Cushing se não forem cuidadosamente acompanhadas e se a dosagem do DEX não for ajustada mensalmente. Algumas mantêm a supressão do DHEAS em 0,125 mg, tomado 3 vezes por semana ao deitar.
   c. A terapia deve ser suspensa ao final de 1 ano para se avaliar se é necessária uma terapia continuada. Se o DHEAS não for adequadamente suprimido com 0,25 mg de DEX, então pode-se acrescentar uma terapia contraceptiva em baixas doses. Esse tratamento suprime a DHEA dos ovários e reduz os androgênios que não eram responsivos à DEX.

C. Hiperandrogenismo supra-renal primário e ovariano secundário

1. **Fisiopatologia. O hiperandrogenismo supra-renal primário,** como o que ocorre nas deficiências não clássicas das enzimas 21-hidroxilase e de 11β-hidroxilase, pode induzir ovários policísticos androgênicos pelo aumento do *feedback* positivo sobre a secreção do LH como resultado dos níveis de E_1 aumentados, derivados da secreção aumentada de A supra-renal. Isso resulta em uma proporção LH/FSH elevada, o que induz hiperplasia da teca e das células estromais no ovário.
2. **Diagnóstico.** A deficiência não clássica de 21-hidroxilase é diagnosticada comparando-se a magnitude de uma resposta exagerada da 17-hidroxiprogesterona após 25 μg de ACTH sintético a um nomograma de respostas das deficiências enzimáticas clássicas e não clássicas. As T e A basais também estão elevadas.
3. **Tratamento.** O tratamento consiste na supressão da supra-renal usando-se uma dosagem baixa de DEX (0,25 mg ao deitar) conforme anteriormente descrito.

D. Hiperandrogenismo supra-renal com função ovariana reduzida

1. **Fisiopatologia.** A síndrome de amenorréia-galactorréia freqüentemente está associada a hiperandrogenismo. A prolactina induz a hipersecreção do androgênio supra-renal, mas inibe a esteroidogênese no ovário.
2. **Diagnóstico.** Associados à hiperprolactinemia, encontram-se níveis deprimidos de T e de diidrotestosterona. O DHEAS circulante pode estar aumentado.
3. **Tratamento.** A correção da hiperprolactinemia corrige o estado de excesso de androgênios da supra-renal e restabelece a função normal do ovário.

II. Hiperestrogenismo

A. Fisiopatologia

1. A causa mais comum de excesso de estrogênio é a conversão aumentada de androgênios nos tecidos periféricos, como o fígado, pele e gordura.
2. A produção excessiva nos tecidos periféricos pode resultar de:
   a. Aumento do substrato (hiperandrogenismo).

b. Aumento da conversão porcentual de androgênios.
c. Uma combinação dos anteriores.

3. A hipersecreção ovariana dos estrogênios resulta da doença primária ou de uma hiperestimulação secundária pelo HCG secretado por um tumor, como um teratoma ou um teratocarcinoma. Os distúrbios ovarianos primários, que causam hiperestrogenismo incluem:
   a. Cistos foliculares funcionantes.
   b. Tumores da teca granulosa do ovário.

B. **Diagnóstico.** O excesso de estrogênio é documentado por níveis aumentados no sangue ou na urina (ou em ambos) e por sinais e sintomas clínicos resultantes da perturbação hormonal, como o desenvolvimento isossexual precoce, idade óssea avançada e sangramento uterino anormal. As gonadotrofinas podem ser suprimidas, e a globulina ligadora da tireóide (TBG) e a globulina ligadora da testosterona-estradiol (TEBG), aumentadas. Um ensaio para o HCG é positivo naquelas com uma fonte ectópica.

C. **Tratamento**
   1. A terapia é direcionada para o fator etiológico específico.
   2. Os tumores do ovário e os tumores associados à produção ectópica do HCG devem ser identificados e removidos.
   3. As condições hiperandrogênicas devem ser corrigidas.
   4. A eficácia da terapia deve ser monitorada por ensaios específicos para os estrogênios.

Referências Selecionadas

Carr BR. Disorders of the ovary and male reproductive tract. In: Wilson JD, Foster DW, eds. *Williams Textbook of endocrinology,* 8th ed. Philadelphia. WB Saunders, 1992:733-798.

Givens JR, Wild RA. Historical overview of the polycystic ovary. In: Dunaif A, et al., eds. *Polycystic ovary syndrome.* Boston: Blackwell Scientific, 1992:3-18.

Givens JR. Reproductive and hormonal alterations in obesity. In: Bjorntorp P, Brodoff BN, eds. *Obesity.* Philadelphia: JB Lippincott, 1992:540-549.

Guzick DS, Carson SA, Coutifaris C, et al. Future trends in infertility treatment: challenges ahead. *Fertil Steril* 1997;68:977-980.

Marshall DH, Nordin BEC. The prevention of post-menopausal bone loss. *Curr Med Res Opin* 1977;4 (Suppl, 3):73.

Mastroianni L. Statistically valid infertility research. *Fertil Steril* 1999;72:398-400.

Steinkampf MP, et al. Efficacy of superovulation and intrauterine insemination in the treatment of infertility. *N Engl J Med* 1996;340:177-183.

Yen SSC. The human menstrual cycle: neuroendocrine regulation. In: Yen SSC, Jaffe RB, eds. *Reproductive endocrinology,* 3rd ed. Philadelphia: WB Saunders, 1991:273-308.

Yen SSC. Chronic anovulation caused by peripheral endocrine disorders. In: Yen SSC, Jaffe RB, eds. *Reproductive endocrinology,* 3rd ed. Philadelphia: WB Saunders, 1991:576-630.

21. Distúrbios do Desenvolvimento Sexual na Criança e no Adolescente do Sexo Masculino

Louis C. K. Low e Christina Wang

I. Desenvolvimento sexual normal

A. Fetal

1. **Diferenciação.** A região determinante do sexo no gene Y (*SRY*) é o primeiro gene determinante sexual a ser descrito – muitos outros genes agora mostraram-se cruciais para a diferenciação sexual masculina normal. O fator esteroidogênico I (*SF1*) e o gene do tumor de Wilms (*WT1*) estão envolvidos no desenvolvimento precoce e na manutenção do tecido gonadal e agem em associação para afetar a expressão dos genes masculino-específicos posicionados ao longo do *SRY.* O gene ligado ao X da hipoplasia supra-renal congênita de reversão sexual sensível à dosagem (*DAX1*) serve para antagonizar a interação funcional entre o *SF1 e WT1.* Um indivíduo humano XY com uma mutação heterozigota *SF1* apresentou-se com insuficiência supra-renal e completa reversão sexual. Uma fêmea genética portadora de uma mutação heterozigota do *SF1* apresentou-se com insuficiência supra-renal, mas com maturação ovariana normal. As mutações no gene *WT1* causam um desenvolvimento defeituoso da genitália externa e dos rins (síndromes de Denys-Drash e Frasier). Nas fêmeas XY, uma dose dupla de gene *DAX1,* pode prejudicar o desenvolvimento dos testículos por interferir na sinergia *SF1/WT1.* O *SOX9* pode ser necessário para potencializar a ação do *SRY,* e as mutações no *SOX9* causam displasia camptomélica – uma condição autossômica dominante caracterizada por anormalidades esqueléticas, cardíacas e renais, além da reversão sexual 46,XY (Fig. 21.1).

   A diferenciação do fenótipo masculino é dependente da ação de três hormônios: substância inibidora mülleriana (MIS), testosterona e diidrotestosterona. O MIS e a testosterona são secretadas pelos testículos fetais, e a testosterona é convertida em diidrotestosterona pela enzima 5α-reductase. SF-1 regula a expressão supra-renal e gonadal de muitos genes e enzimas envolvidas na esteroidogênese. A biossíntese da testosterona pelas células de Leydig é controlada por enzimas; a deficiência dessas enzimas pode provocar um desenvolvimento genital anormal em homens (Fig. 21.1). O MIS, produzido pelas células de Sertoli dos testículos em desenvolvimento, causa a regressão dos ductos müllerianos. A concentração sérica de testosterona fetal, que faz um pico por volta da 20ª semana de gestação, estimula a diferenciação do crescimento dos ductos wolffianos dentro do epidídimo, vias deferentes e vesículas seminais. O desenvolvimento da genitália externa masculina da 6ª semana de gestação em diante está sob a influência da diidrotestosterona. A formação do pênis e do escroto é completa por volta da 12ª a 14ª semanas de gestação.

2. **Secreção de testosterona.** Ainda não ficou esclarecido o que regula a secreção da testosterona pelos testículos fetais no primeiro trimestre da gravidez, mas é provável que a secreção da testosterona ocorra independente da estimulação da gonadotrofina hipofisária. Após a 13ª semana de gestação, a secreção da testosterona e o crescimento peniano são regulados pelo hormônio luteinizante (LH) e a gonadotrofina coriônica humana (HCG) presentes na circulação fetal. A secreção da testosterona fetal faz um pico por volta da 20ª semana de gestação e então cai progressivamente até o final da gestação, coincidindo com o declínio do LH e do HCG na circulação fetal.

3. **Descida dos testículos.** Em humanos, a descida dos testículos para dentro do escroto ocorre durante o segundo e o terceiro trimestre, e um modelo bifásico de descida testicular foi proposto:

   a. A primeira fase de descida transabdominal é proposta como sendo mediada pelo MIS e ocorre na 10ª a 15ª semanas de gestação.

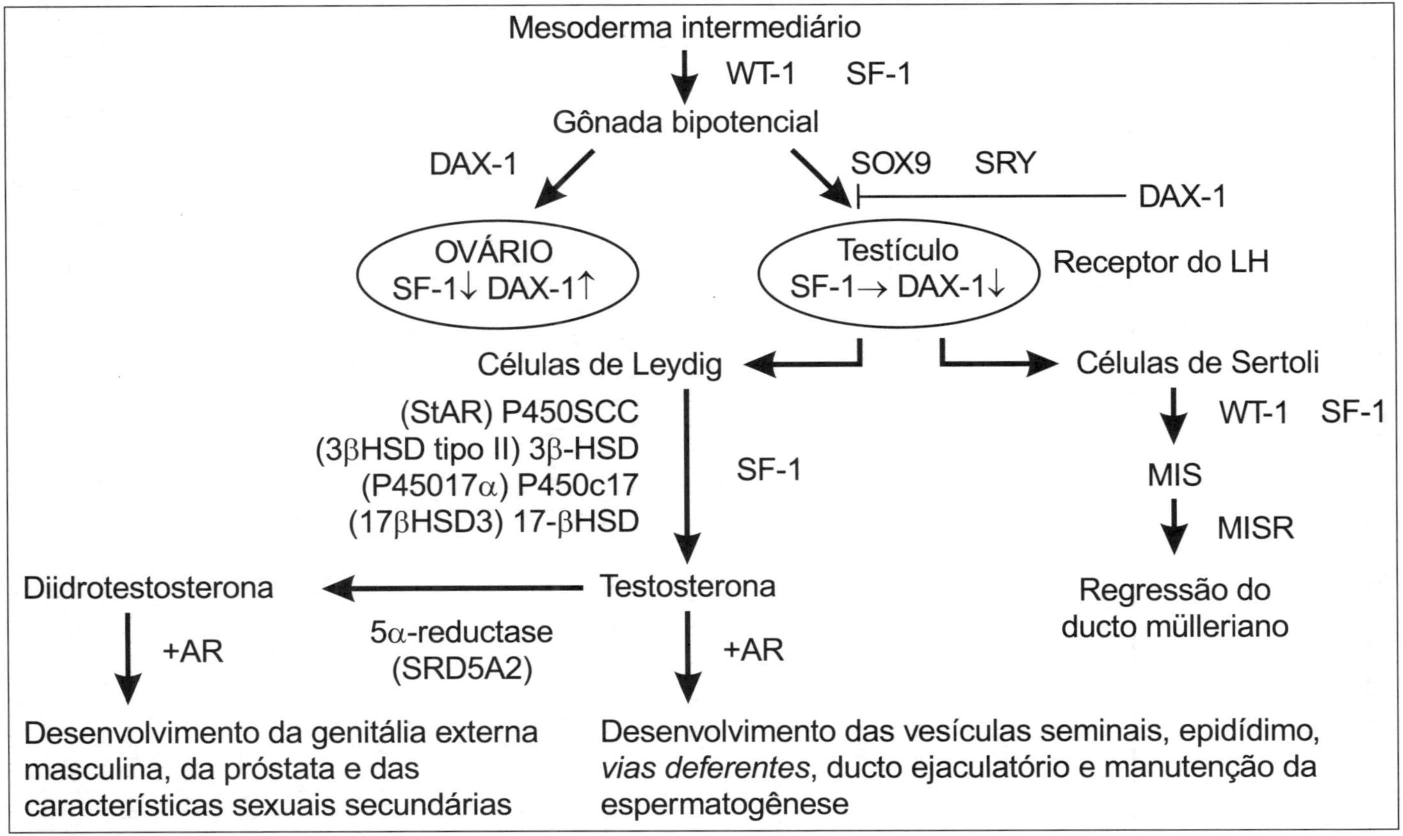

FIG. 21.1. Via da diferenciação sexual.

Tabela 21.1 Valores da testosterona e da gonadotrofina plasmáticas (primeiro ano)

	T (ng/dL)		FSH (mUI/mL)[a]		LH (mUI/mL)[a]	
Idade	**Média**	**DP**	**Média**	**DP**	**Média**	**DP**
1-15 dias	68	60	ND	ND	ND	ND
1-3 meses	208	68	6,8	3,2	22,3	13,4
3-5 meses	95	53	6,3	2,6	15,5	11,8
5-7 meses	23	18	8,2	3,2	17,1	8,0
7-12 meses	6,6	4,6	6,6	3,1	24,0	18,3

[a]mUI unidade internacionais (mUI) do *Second International Reference Preparation of Human Menopausal Gonadotropin* (2nd IRP-HMG).
T, testosterona; FSH, hormônio foliculoestimulante; LH, hormônio luteinizante; DP, desvio-padrão; ND, não disponível.
Fonte: Dados de Forest MG, et al. Hypogonadal function in humans during the first year of life. J Clin Invest 1974; 53:819.

b. A segunda fase transinguinal de descida testicular depende da testosterona e ocorre da 26ª até a 35ª semana de gestação. A fase androgênio-dependente da descida testicular possivelmente é mediada indiretamente pela liberação do peptídeo relacionado com o gene da calcitonina (CGRP) pelo nervo genitofemoral. Os testículos descem para dentro do escroto em 97,3% dos bebês a termo, 79% dos bebês prematuros e 99% dos bebês com 1 ano de idade.

B. Primeira e segunda infâncias. Durante o período neonatal, há um surto de elevação na testosterona e na secreção da gonadotrofina hipofisária a níveis observados durante a puberdade. Isso pode ser relacionado com a remoção do estrogênio materno e com a imaturidade do sistema de *feedback* negativo (Tabela 21.1). As concentrações de testosterona e de gonadotrofinas declinam a níveis baixos por volta dos 6 meses de idade e permanecem suprimidos durante toda a infância até pouco antes do início da puberdade. O hormônio liberador da gonadotrofina (GnRH) é liberado episodicamente no sistema portal hipotalâmico-hipofisário mesmo nas crianças pré-púberes sob o controle do gerador de pulso GnRH no hipotálamo mediobasal, mas a amplitude do pulso é baixa. Em humanos, supõe-se que a restrição pré-puberal na secreção de gonadotrofina na infância esteja associada a uma sensibilidade progressivamente aumentada do hipotálamo e da hipófise aos efeitos tônicos inibitórios dos hormônios sexuais na primeira e na segunda infâncias. Com o início da puberdade, o núcleo arqueado hipotalâmico e os gonadotrofos hipofisários tornam-se progressivamente menos sensíveis aos efeitos inibitórios dos esteróides sexuais sobre a liberação do GnRH, resultando em uma liberação pulsátil do GnRH aumentada e aumento na secreção das gonadotrofinas. A presença de um padrão difásico similar de secreção de gonadotrofina basal e induzida pelo GnRH (maior nos primeiros 2 a 3 anos do que nos 7 a 8 anos seguintes) em pacientes com disgenesia gonadal sugere a presença de um mecanismo inibitório do sistema nervoso central (SNC), que é independente do mecanismo de *feedback* negativo dos esteróides sexuais. A supressão de tal mecanismo inibitório neural provocaria a reativação da secreção de gonadotrofina em puberdade normal ou precoce.

C. Puberdade. A puberdade, definida como a aquisição de capacidade reprodutora, é associada ao desenvolvimento de características sexuais secundárias. Os mecanismos específicos envolvidos no início preciso da puberdade são complexos e mal compreendidos. Um efeito dos fatores nutricionais e da composição corporal no tempo de início da puberdade é corroborado pela idade mais precoce da puberdade em crianças moderadamente obesas e pela maturação retardada do sistema endócrino reprodutivo em crianças com desnutrição ou doenças crônicas. O condicionamento físico muito vigoroso pode independentemente afetar o início e a progressão da puberdade. Acredita-se que a leptina regule o equilíbrio de energia por meio dos efeitos sobre a ingesta alimentar e termogênese. Há uma elevação nos níveis séricos de leptina em meninos logo antes de um grande aumento na concentração da testosterona circulante ou um aumento no tamanho testicular, sugerindo que a leptina possa ter um papel na iniciação da puberdade pelo menos em homens.

1. **Adrenarca** refere-se ao aumento da secreção dos androgênios supra-renais, predominantemente desidroepiandrosterona (DHEA) e do seu sulfato, começando aos 7 a 8 anos de idade nos meninos. A secreção dos androgênios supra-renais continua a aumentar até o meio da puberdade. O hormônio adrenocorticotrópifo (ACTH), em vez das gonadotrofinas hipofisárias, medeiam essa alteração.
2. **Gonadarca** marca a maturação do eixo hipotalâmico-hipofisário-gonadal, que ocorre entre as idades de 9 e 14 anos em meninos. O evento inicial é um aumento dos níveis médios em 24 horas do LH e do FSH associados ao aumento da amplitude, mas não um aumento da liberação pulsátil de GnRH do hipotálamo. Os níveis médios de gonadotrofinas e pico de amplitude aumentam com o avanço do estadiamento puberal, ambos os quais tendem a ser maiores à noite durante os estágios Tanner 1 a 4 da puberdade (Tabela 21.2). Essa variação diurna não mais é evidente por volta do estágio 5 da puberdade. Com estimulação gonadotrófica crescente, a concentração sérica de testosterona também aumenta com o aumento do estágio puberal. O primeiro sinal clínico de puberdade é o aumento testicular (*i. e*, comprimento dos testículos maior do que 2,5 cm ou volume de 4 mL ou mais, conforme medido pelo orquidômetro de Prader).
3. **Valores normais**
   a. Estágios de desenvolvimento puberal (veja Tabela 21.2).
   b. Esteróides sexuais (Tabela 21.3).

II. **Doenças clínicas**

A. **Testículos que não desceram**

1. **Classificação**
   a. Um testículo **retrátil** é aquele que não está localizado no escroto quando a criança é inicialmente examinada, mas pode ser facilmente manipulado para dentro do escroto. A manobra deve ser realizada em um ambiente aquecido, usando-se sabão ou pó de talco como lubrificante. Um testículo retrátil é o resultado de um potente reflexo cremastérico e não é observado no período neonatal.
   b. O testículo **ectópico** está localizado no períneo, superfície medial da coxa, parede abdominal, ou, raramente, sobre o dorso do pênis. O tratamento desta rara doença é sempre cirúrgico, e há geralmente um mau prognóstico quanto a fertilidade.
   c. Na **criptorquidia**, o testículo pode estar intra-abdominal (10%), no canal inguinal (20%) ou na bolsa inguinal superficial (40%). O testículo na bolsa inguinal superficial difere de um testículo retrátil, pois ele não pode ser manipulado para dentro do escroto. Os casos remanescentes são testículos obstruídos (30%) devidos a um bloqueio na via de descida por uma corda fascial entre a bolsa inguinal e o trato de entrada escrotal.
2. **Características clínicas do criptorquidismo**
   a. **Incidência.** Os testículos criptorquídicos são encontrados ao nascimento em 2,7% dos bebês a termo e em 21% dos bebês prematuros. A descida espontânea dos testículos ocorre na maioria desses bebês, de modo que apenas 0,9% dos meninos com 1 ano de idade tem testículos criptorquídicos. A incidência de criptorquidia varia em diferentes regiões geográficas. Aumentos recentes na taxa de incidência em alguns países europeus foram atribuídos a perturbadores de ambiente endócrino.
   b. **Patologia.** A histopatologia dos testículos criptorquídicos é caracterizada pela diminuição no número de células germinativas, distúrbios da estrutura celular e aumento no tecido intersticial por volta do segundo e terceiro anos de vida. Além do dano testicular e infertilidade, há um risco aumentado de desenvolvimento de tumores de células germinativas nos testículos (12% dos pacientes com câncer testicular têm uma história de criptorquidismo).
   c. **Distúrbios associados.** Apesar de o criptorquidismo poder ocorrer isoladamente, ele pode estar associado a distúrbios dos cromossomos sexuais e autossômicos, genitália ambígua, malformações do trato urinário e doenças como as síndromes de Prader-Willi, Noonan, Laurence-Moon-Biedl, Aarskog e Cornelia de Lange. O criptorquidismo bilateral também pode ocorrer em pacientes com hipopituitarismo ou hipogonadismo hipogonadotrófico.

Tabela 21.2 Estágios da puberdade

			Idade (anos)		Volume testicular (cm^3)	
Estágio	**Genitais**	**Pêlo pubiano**	**Média**	**DP**	**Média**	**DP**
I	Pré-adolescente: testículos, escroto e pênis aproximadamente do mesmo tamanho e proporção como no início da infância	Pré-adolescente: pêlos sobre o púbis não estão mais desenvolvidos do que sobre a parede abdominal (*i. e.*, nenhum pêlo pubiano)			4,98	3,63
II	Escroto e testículos aumentaram e há uma alteração na textura da pele escrotal e algum avermelhamento da pele escrotal	Crescimento esparso de pêlo longo, ligeiramente pigmentado, macio, liso ou apenas ligeiramente encaracolado, aparecendo principalmente na base do pênis	11,7	1,3	6,74	3,54
III	Ocorreu o crescimento do pênis primeiramente em comprimento, mas com um certo aumento na largura; houve crescimento adicional dos testículos e do escroto	O pêlo é consideravelmente mais escuro, mais grosso e mais encaracolado e espalha-se escassamente sobre a junção do púbis	13,2	0,8	14,68	6,32
IV	O pênis adicionalmente aumentado em comprimento e largura com o desenvolvimento da glande; testículos e escroto adicionalmente aumentados; há também um escurecimento adicional da pele escrotal	O pêlo agora é do tipo adulto, mas a área coberta por ele é menor do que na maioria dos adultos; não se espalha para a superfície medial das coxas	14,7	1,1	20,13	6,17
V	A genitália é de adulto em tamanho e formato; nenhum aumento adicional tem lugar após o estágio V.	O pêlo é de distribuição de adulto em quantidade e tipo, distribuído como um triângulo invertido; há um espalhamento para a superfície medial das coxas, mas não acima da linha alba ou em outra parte acima da base do triângulo invertido.	15,5	0,7	29,28	9,10

DP, desvio-padrão.
Fonte: Adaptado de Marshall WA, Tanner JM. Variations in the pattern of pubertal changes in boys. *Arch Dis Child* 1970; 45:13; Daniel WA Jr, et al. Testicular volumes of adolescents. *J. Pediatr* 1982;101:1010; Penny R, et al. Overnight follicle stimulanting hormone (FSH) and luteinizing hormone (LH) excretion in normal males, *J Clin Endocrinol Metab* 1976;43:1394.

Tabela 21.3 Concentrações plasmáticas de esteróides sexuais para homens normais relacionadas com o estágio de desenvolvimento sexual de Tanner

Estágio	T (ng/dL)[a]	DHT (ng/dL)[a]	Delta-4 (ng/dL)[a]	DHEA (ng/dL)[a]	DHEAS (μg/dL)[a]	E_1 (ng/dL)[a]	E_2 (ng/dL)[a]	P (ng/dL)[b]	17-OHP (ng/DL)[b]
I	10 ± 1	3,3 ± 1,3	55,0 ± 7,5	205,4 ± 31,7	41,5 ± 31,7	1,06 ± 0,28	0,75 ± 0,28	36,0 ± 5,0	65,0 ± 5,0
II	85 ± 5	9,2 ± 6,7	60,0 ± 10,0	306,5 ± 91,6	62,7 ± 35,6	1,56 ± 0,31	1,05 ± 0,29	37,0 ± 4,0	67,5 ± 10,0
III	121 ± 17	20,0 ± 10,0	70,0 ± 10,0	402,4 ± 99,7	73,0 ± 48,8	2,14 ± 0,20	1,58 ± 0,53	34,0 ± 4,0	70,0 ± 5,0
IV	493 ± 42	35,0 ± 13,3	95,0 ± 17,5	375,5 ± 98,9	103,0 ± 55,7	3,34 ± 0,62	2,19 ± 0,78	54,0 ± 10,0	95,0 ± 10,0
V	605 (260-1.000)	41,7 ± 18,3	117,5 ± 15,0	542,8 ± 112,7	123,4 ± 48,2	3,15 ± 0,70	2,07 ± 0,53	45,0 ± 4,0	140,0 ± 25,0

[a]Valor médio ± desvio-padrão (variação).
[b]Valor médio ± desvio-padrão da média (variação).
T, testosterona; DHT, diidrotestosterona; delta-4, androstenediona; DHEA, desidroepiandrosterona; DHEAS, sulfato de desidropiandrosterona; E_1, estrona; E_2, estradiol; P, progesterona; 17-OHP, 17-hidroxiprogesterona.
Fontes: Dados de Bidlingmaier F, et al. Plasma estrogens in childhood and puberty under physiologic and pathologic conditions. *Pediatr Res* 1973; 7:901; Root AW. Endocrinology of Puberty. I. Normal puberty. *J Pediatr* 1973; 83:1; Lee PA, Migeon CJ. Puberty in boys: correlation of plasma levels in gonadotropins (LH, FSH), androgens (testosterone, androstenedione, dehydroepiandrosterone and its sulfate), estrogens (estrone and estradiol), and progestins (progesterona and 17-hydroxyprogesterone). *J Clin Endocrinol Metab* 1975;41:556; DeParetti E, Forest MG. Pattern of plasma dehidroepiandrosterone sulfate levels in humans from birth to adulthood: Evidence for testicular production. *J Clin Endocrinol Metab* 1978;47:572; Pang S et al. Dihydrotestosterone and its relation to testosterone in infancy and childhood. *J Clin Endocrinol Metab* 1979;48:821; Friedman IM, Goldberg E. Reference materials for the practice of adolescent medicine. *Pediatr Clin N Am* 1980;27:193.

d. **Fisiopatologia.** A disjunção do eixo hipotalâmico-hipofisário-gonadal foi proposta como causa do criptorquidismo, mas isso não foi uniformemente constatado por todos os investigadores. Uma causa imune para o criptorquidismo também foi sugerida pela demonstração de anticorpos de células antigonadotróficas no soro dos bebês e meninos com criptorquidia e também das suas mães. Na maioria dos casos, uma disfunção testicular inerente ou disgenesia pode ser a causa do criptorquidismo.

3. **Avaliação.** Se nenhum testículo for palpável em um bebê do sexo masculino, as possibilidades de pseudo-hermafroditismo feminino e anorquia bilateral congênita devem ser excluídas. Os bebês com anorquia têm genitália masculina externa normal. O dano testicular devido à torção ou acidente vascular poderia ter ocorrido após o terceiro mês da gestação. Tais crianças podem ser diferenciadas daquelas como testículos intra-abdominais bilateralmente pela medida da testosterona basal e ausência de aumento na testosterona sérica após uma injeção intramuscular de HCG (5.000 UI/1,73 m^2). Aproximadamente 30% dos testículos que não descem não são palpáveis. A ultra-sonografia apresenta uma sensibilidade diagnóstica de 90 a 95% para os testículos em uma localização canalicular, mas essa técnica não é adequada para os testículos intra-abdominais. Para a detecção de testículos intra-abdominais, a ressonância magnética (RM), angiografia pela ressonância magnética realçada pelo gadolínio e a laparoscopia podem ser usados.

4. **Tratamento.** Nenhuma intervenção deve ser considerada antes dos 6 meses de idade em virtude da possibilidade de uma descida espontânea.

   a. **Clínico.** O GnRH intranasal (1.200 g/d em doses divididas) por 4 semanas foi relatado como sendo eficaz em promover a descida testicular em 30 a 60% das crianças com criptorquidia. Taxas de sucesso similares foram declaradas para o HCG usando-se dosagens que variaram de 1.000 a 6.000 UI/semana por 5 semanas. Esse entusiasmo inicial pela terapia médica não foi confirmado por estudos em crianças menores quando os casos de testículos retráteis foram estritamente excluídos. O HCG não é particularmente eficaz em crianças com menos de 3 anos, e o GnRH intranasal é eficaz em apenas 20 a 25% dos casos com um risco significativo de recaída mesmo após a descida inicial dos testículos.

   b. **Cirúrgico.** A orquidopexia deve ser realizada após 6 meses, mas não mais tarde do que aos 2 anos de idade em pacientes sem descida testicular espontânea ou que não responderam ao tratamento clínico. Deve ser feita uma biópsia no momento da cirurgia em virtude da possibilidade de disgenesia gonadal e malignidade.

5. **Prognóstico a longo prazo**

   a. **Testículos retráteis.** Apesar de o testículo retrátil geralmente ser considerado uma condição benigna, que não precisa de tratamento, existem evidências crescentes de que uma espermagonia abaixo da média, número baixo de células de Sertoli e aumento na degeneração tubular são encontrados nos testículos retráteis. Sugeriu-se que a terapia hormonal ou cirúrgica seja oferecida aos pacientes com testículos retráteis que não apresentam descida espontânea.

   b. **Criptorquidismo.** A fertilidade é significativamente diminuída após o criptorquidismo bilateral e não está relacionada com a idade do paciente na orquidopexia. Um relato recente sugeriu que um análogo do GnRH em baixas doses dado por *spray* nasal em dias alternados por 6 meses após a orquidopexia bem-sucedida parecia ter melhorado os espermogramas na idade adulta, comparado com os indivíduos-controle. Os pacientes inférteis com criptorquidismo prévio tendem a ter um FSH maior, menor densidade de esperma e níveis menores de inibina B do que os casos férteis. Há um risco aumentado de câncer testicular com criptorquidismo bilateral (*odds ratio* 5,8) ou unilateral (*odds ratio* 2,7).

B. Micropênis

1. **Definição.** Uma micropenia é definida como um pênis cujo comprimento em estiramento está mais do que 2,5 desvios-padrão (DP) abaixo do comprimento médio normal do pênis estirado das crianças normais na mesma idade (Tabela 21.4). Os testículos que não desceram podem se apresentar em crianças com micropênis.

Tabela 21.4 Comprimento do pênis estirado em homens normais

	Comprimento do pênis estirado (cm)	
Homem normal	**Média ± DP**	**Média – 2,5 DP**
Recém-nascido		
30 semanas	2,5 ± 0,4	1,5
34 semanas	3,0 ± 0,4	2,0
A termo	3,5 ± 0,4	2,5
0-5 meses	3,9 ± 0,8	1,9
6-12 meses	4,3 ± 0,8	2,3
1-2 anos	4,7 ± 0,8	2,6
2-3 anos	5,1 ± 0,9	2,9
3-4 anos	5,5 ± 0,9	3,3
4-5 anos	5,7 ± 0,9	3,5
5-6 anos	6,0 ± 0,9	3,8
6-7 anos	6,1 ± 0,9	3,9
7-8 anos	6,2 ± 1,0	3,7
8-9 anos	6,3 ± 1,0	3,8
9-10 anos	6,3 ± 1,0	3,8
10-11 anos	6,4 ± 1,1	3,7
Adulto	13,3 ± 1,6	9,3

DP, desvio-padrão.
Fonte: Dados de Lee PA et al. Micropenis. I. Criteria, etiologies e classification. *John Hopkins Med* 1980; 146:156

2. **Etiologia** (Seção II.D)
   a. Crianças com **deficiência isolada de gonadotrofina** (com ou sem anosmia) e **hipo-hipofisarismo idiopático congênito** apresentam micropenia ao nascimento. Isso é devido ao fato de que o crescimento do pênis *in utero* é dependente da secreção de testosterona, que é regulada pela gonadotrofina hipofisária após a 13ª semana de gestação.
   b. Pode ser observada em crianças com **defeitos congênitos do SNC**, incluindo defeitos faciais na linha média, displasia septoóptica e agenesia hipofisária.
   c. Muitos **distúrbios sindrômicos** são associados ao micropênis. As síndromes de Prader-Willi e Laurence-Moon-Biedl comumente são associadas a deficiência de gonadotrofina. A micropenia devida a hipogonadismo primário é observada nas síndromes de Klinefelter, Noonan, Robinow, Cornelia de Lange, Down e síndrome de hidantoína fetal.
   d. A micropenia devida à **insensibilidade parcial ao androgênio** geralmente é associada a graus variáveis de ambigüidade genital (veja Capítulo 18 para diagnóstico e tratamento).
   e. **Idiopático.** Em algumas crianças nenhuma causa óbvia pode ser encontrada para a micropenia.
3. **Tratamento.** Após avaliação (verjaSeção II.D), o enantato de testosterona, 25 mg IM mensalmente por 3 doses, pode estimular o crescimento do pênis para os limites normais na infância e início da segunda infância, deste modo reduzindo os problemas de ajustes psicossexuais para o paciente no final da infância. Uma avaliação adicional e tratamento desses pacientes na adolescência são necessários.

C. **Ginecomastia**

1. **Etiologia** (Tabela 21.5)
   a. **Ginecomastia fisiológica** pode ocorrer no período neonatal e na puberdade. O aumento mamário em recém-nascidos resulta dos efeitos do estrogênio materno ou placentário, e a maioria dos casos resolve-se em poucas semanas. A ginecomastia pode se apresentar em 70% dos garotos púberes. Geralmente é bilateral, mas pode ser unilateral ou assimétrica. O desequi-

Tabela 21.5 Causas de ginecomastia

Fisiológica: recém-nascido ou puberal
Deficiência de androgênios
Síndrome de Klinefelter
Anorquia congênita
Resistência androgênica
Defeitos na biossíntese da testosterona
Falência testicular adquirida
Tumores secretantes de estrogênios
Tumores secretantes de HCG
Drogas: espironolactona, cimetidina, digital, fenotiazinas, antidepressivos
Trauma ou realimentação
Idiopática

HCG, gonadotrofina coriônica humana.

líbrio entre androgênio e estrogênio na puberdade foi implicado como uma causa de ginecomastia puberal. A aromatização intensificada dos androgênios a estrogênios em tecidos extratesticulares é importante na patogênese da ginecomastia associada à obesidade, puberdade e envelhecimento.

b. A ginecomastia pode ser encontrada em pacientes com **deficiência de androgênios** como na síndrome de Klinefelter, anorquia congênita, resistência androgênica, defeitos na biossíntese de testosterona e falência testicular adquirida. Estas doenças podem estar associadas a baixas concentrações de testosterona, elevação no LH sérico e aumentos variáveis no estrogênio sérico como resultado da secreção testicular direta ou aromatização periférica dos precursores supra-renais. A relação anormal testosterona/estrogênio predispõe o paciente ao desenvolvimento de ginecomastia.

c. O aumento das mamas pode ser causado por **tumores** testiculares ou supra-renais secretores de estrogênio ou tumores secretores de HCG (germinomas do fígado, SNC ou testículo).

d. A ginecomastia pode ser devida ao uso de **drogas.** A espironolactona inibe a biossíntese da testosterona, e a cimetidina bloqueia a ligação do androgênio ao seu receptor. O mecanismo para a ginecomastia induzida pelo digital, fenotiazina e antidepressivos permanece desconhecido. Recentemente foi relatada uma ginecomastia pré-puberal em crianças que recebiam terapia com o hormônio do crescimento (GH), mas o mecanismo desse efeito do GH é desconhecido.

e. **Ginecomastia idiopática** refere-se ao aumento da mama em crianças pré-púberes nas quais nenhuma causa pode ser encontrada apesar de extensas investigações. Em tais casos, uma história cuidadosa é necessária para excluir a possibilidade de exposição ambiental a estrogênios ou antiandrogênios.

f. **Trauma** e a recuperação de **doenças** graves associadas à perda de peso também causam ginecomastia.

2. **Avaliação.** Uma cuidadosa história e exame físico ajudarão a avaliar a causa da ginecomastia. A masculinização incompleta indica a resistência ao androgênio ou defeitos na biossíntese da testosterona, e o aumento testicular unilateral é sugestivo de neoplasia testicular. Os sinais clínicos e a cariotipagem identificarão a síndrome de Klinefelter. Os ensaios hormonais devem incluir a testosterona sérica, estradiol, prolactina (Prl), LH, FSH e β-HCG. Uma Prl sérica elevada em uma criança aponta para um prolactinoma, mas a ginecomastia é rara como apresentação primária de prolactinoma.

3. **Tratamento.** O tratamento da ginecomastia deve ter como alvo o distúrbio subjacente. Os pacientes com ginecomastia puberal devem ser tranqüilizados com a informação de que esta condição persiste por apenas 2 anos em 27% dos casos e por 3 anos em 7,7%. Pode ser tratada com diidrotestosterona

Tabela 21.6 Causas de puberdade tardia em meninos

Doenças sistêmicas crônicas
Atraso constitucional do crescimento e puberdade
Hipogonadismo hipogonadotrófico
Deficiência isolada da gonadotrofina com ou sem anosmia
Síndrome do eunuco fértil
Hipo-hipofisarismo idiopático
Distúrbios do SNC: tumores, infecção, agenesia ou hipoplasia hipofisária, hidrocefalia, displasia septoóptica
Irradiação do SNC para a leucemia ou tumor cerebral
Síndromes de Prader-Willi e Laurence-Moon-Biedl
Talassemia maior
Hipogonadismo hipergonadotrófico
Síndrome de Klinefelter
Síndrome de Noonan
Orquite viral
Drogas citotóxicas
Irradiação testicular

SNC, sistema nervoso central.

percutânea (125 mg em um gel hidroalcoólico duas vezes ao dia, por 1 a 4 meses) ou com testosterona oral, um inibidor da aromatase (150 mg três vezes ao dia, por 2 a 6 meses). Experiência com a terapia hormonal (especialmente o tamoxifeno e o danazol) é limitada, e os efeitos colaterais a longo prazo são desconhecidos. Um tratamento alternativo seria a remoção cirúrgica ou por lipossucção do tecido glandular e adiposo se não houver nenhuma regressão após a puberdade.

D. Puberdade tardia

1. **Definição.** A puberdade tardia é um termo aplicado a meninos nos quais as alterações puberais não se desenvolvem após a idade de 14 anos (2 DP acima da idade média para o início da puberdade).
2. **Etiologia** (Tabela 21.6).
   a. Todas as **doenças sistêmicas crônicas** podem ser associadas ao retardo no crescimento, atraso na idade óssea e maturação sexual retardada. Isso é encontrado com a insuficiência renal crônica e doença inflamatória intestinal crônica. A anorexia nervosa (veja Capítulo 10) pode resultar em puberdade retardada devida a um efeito sobre o gerador de pulso hipotalâmico GnRH. O hipotireoidismo infantil grave também pode atrasar o início da puberdade.
   b. **Atraso constitucional do crescimento e da puberdade.** (veja Capítulos 7 e 8).
   c. **Hipogonadismo hipogonadotrófico** pode se apresentar com puberdade tardia, falha na progressão da puberdade ou falha em se atingir a função reprodutiva, dependendo da gravidade da deficiência da gonadotrofina. Apesar dos notáveis avanços na nossa compreensão do hipogonadismo hipogonadotrófico humano, a causa em aproximadamente 90% dos casos permanece desconhecida.
      (1) Casos idiopáticos com **deficiência isolada de gonadotrofina** têm um crescimento normal até a adolescência quando o seu crescimento começa a decair em virtude da ausência de desenvolvimento sexual. Eles têm proporções caracteristicamente eunucoidais. A deficiência de gonadotrofina isolada esporádica ou autossômica recessiva sem anosmia é rara. Aproximadamente metade dos pacientes com deficiência isolada de gonadotrofina não tem uma história familiar para esse distúrbio. A deficiência isolada de gonadotrofina pode ser associada à anosmia (síndrome de Kallmann), defeitos faciais na linha média, micrope-

nia (comprimento do pênis estirado menor do que 2,5 cm em recém-nascidos e 4 cm em crianças antes da puberdade) e criptorquidismo.

(a) **Síndrome de Kallmann (SK)** é um distúrbio hereditário da migração neuronal caracterizado por hipogonadismo e anosmia. Foram descritos padrões autossômicos dominantes, autossômicos recessivos e ligados ao X, indicando heterogenicidade. Relata-se que a condição ocorre em 1 em 10.000 homens e em 1 em 50.000 mulheres. O gene subjacente à forma ligada ao X da doença, *KAL1,* foi localizado ao cromossomo Xp22.3, e codifica uma proteína nomeada anosmina-I. A anosmina-I é um componente regionalmente restrito da membrana basal e da matriz intersticial que age como um estímulo ou "deixa" local durante a organogênese. Essa glicoproteína da matriz extracelular é uma molécula de adesão que pode modular o crescimento do neurito de uma maneira específica para o tipo celular. As imagens de ressonância magnética em pacientes com SK demonstraram ausência ou hipoplasia dos bulbos olfativos, e sulcos olfatórios hipoplásicos ou rudimentares. Outros sintomas associados à SK incluem a sincinesia, a ataxia cerebelar, anormalidades nos movimentos oculares, surdez neurossensorial, anormalidades na atenção espacial, paraplegia espástica e retardo mental. Defeitos somáticos como o lábio leporino e a fenda palatina, agenesia renal e **pés cavos** foram também descritos. O mecanismo subjacente é um defeito na liberação pulsátil hipotalâmica de GnRH. A elevação do LH e do FSH séricos a níveis normais com a administração repetitiva de GnRH ocorre em praticamente todos os pacientes com SK, mas não naqueles com pan-hipo-hipofisarismo. Os estudos indicaram que a incidência de defeitos genéticos dentro da região codificadora do gene *KAL1* em pacientes com deficiência esporádica do GnRH é baixa (5 a 8%), sugerindo que a forma de herança ligada ao X representa a forma menos comum da deficiência isolada de gonadotrofina.

(b) **Síndrome do eunuco fértil** é caracterizada por eunucoidismo, testículos de tamanho normal, espermatogênese preservada com ausência de células de Leydig maduras, e uma resposta androgênica ao HCG clínica e bioquímica normal. Estes pacientes têm secreção subnormal de testosterona e concentrações séricas de LH e FSH, basais e estimuladas pelo GnRH, baixas-normais. A síndrome do eunuco fértil, portanto, representa uma forma menos grave de deficiência de GnRH, em vez de ser uma doença distinta.

(C) Nenhuma grande anormalidade do gene *GnRH* foi relatada em pacientes com hipogonadismo hipogonadotrófico idiopático. O ponto de mutação na subunidade β do hormônio luteinizante, mutações inativantes do gene receptor do LH, receptor do GnRH, leptina e genes receptores da leptina são causas raras de hipogonadismo hipogonadotrófico autossômico recessivo. A agenesia hipofisária ou a sua hipoplasia foram relatadas em uns poucos pacientes com hipoplasia supra-renal congênita, e isso foi mostrado como sendo devido a uma perda nas mutações funcionais do gene *DAX1.*

(2) Existem atualmente numerosos fatores de transcrição nuclear que são importantes no desenvolvimento embrionário e na função definitiva da glândula hipófise anterior. O gene do fator de transcrição I da tireóide, *PITX1 , PITX2,* e os fatores de transcrição homeodomínio classe LIM, *LHX3 e LHX4,* são importantes no desenvolvimento embrionário precoce da glândula hipófise. O gene *homeobox HESX1* é expresso no tecido prospectivo do prosencéfalo durante o desenvolvimento inicial embrionário que se torna posteriormente restrito à bolsa de Rathke, o primórdio da glândula hipófise anterior. Mutações homozigóticas de *missense* dentro do homeodomínio *HESX1,* causam a displasia septoóptica. A disfunção hipofisária, incluindo o hipogonadismo hipogonadotrófico, é variável e pode ser progressivo, de tal modo que o acompanhamento endócrino a longo prazo é necessário. O Prophet do Pit-I *(Prop1)* é outro fator de transcrição de homeodomínio *paired-like* específico da hipófise, importante no desenvolvimento fetal da glândula hipófise. Os paci-

entes com mutações do gene *Prop1* exibem hipogonadismo secundário, além de deficiências no GH, Prl e hormônio estimulante da tireóide (TSH). Os pacientes com mutações no gene *PIT1* não têm deficiência da gonadotrofinas.

(3) **Hipo-hipofisarismo idiopático** é um grupo heterogêneo de distúrbios que podem ocorrer esporadicamente ou podem ser hereditários. O hipo-hipofisarismo congênito e idiopático pode se apresentar na primeira infância com hipoglicemia de jejum grave, síndrome semelhante à hepatite neonatal, hiponatremia e micropenia em meninos. O trauma perinatal e a hipóxia foram implicados como causas em 50 a 60% dos pacientes que se apresentam com hipo-hipofisarismo idiopático mais tarde na infância. As imagens com ressonância magnética em pacientes com hipo-hipofisarismo congênito na infância podem mostrar hipoplasia ou ausência da adenoipófise, transecção da haste hipofisária e posição ectópica da hipófise posterior. O paciente geralmente apresenta múltiplas deficiências dos hormônios da hipófise anterior, mas função normal da hipófise posterior. As respostas secretórias da hipófise anterior aos fatores liberadores hipotalâmicos variam de paciente para paciente e com o tempo.

(4) **Distúrbios do SNC**, incluindo tumores (craniofaringioma, astrocitoma supra-selar, glioma do nervo óptico, germinoma, teratoma e histiocitose semelhante à malignidade), defeitos congênitos (defeitos faciais da linha média, displasia septoóptica e hidrocefalia), infecções (meningite e encefalite) e trauma podem causar disfunção hipotalâmica-hipofisária.

(5) **Tratamento radioativo** para a leucemia ou tumor cerebral podem danificar o eixo hipotalâmico-hipofisário. O hormônio da hipófise anterior que é primeiramente afetado pela radiação é o GH, seguido pelas gonadotrofinas e o ACTH. Uma dose de radiação de 2.700 a 3.500 rads é suficiente para produzir deficiência de GH, e uma dose acima de 4.500 rads pode causar pan-hipo-hipofisarismo.

(6) O hipogonadismo hipogonadotrófico pode estar presente em pacientes com **talassemia maior** e hemocromatose devida aos depósitos de ferro no hipotálamo e na hipófise como resultado de transfusões sanguíneas repetidas.

(7) As **síndromes de Prader-Willi e de Laurence-Moon-Biedl** são comumente associadas a deficiência das gonadotrofinas.

d. **Hipogonadismo hipergonadotrófico** resulta de uma insuficiência testicular primária que causa um aumento no LH e no FSH séricos. As concentrações de gonadotrofinas podem não estar acentuadamente elevadas na infância até depois da adolescência.

(1) **Síndrome de Klinefelter** ocorre em 1 a cada 500 homens. A anormalidade subjacente é a presença de um cromossomo X extra (47,XXY), mas existem outras variedades cariotípicas e mosaicismos. A forma clássica da síndrome de Klinefelter deve-se a uma não-disjunção meiótica dos cromossomos durante a gametogênese. Existem evidências de que ambos os cromossomos X se originam da mãe em 60% dos casos. A condição geralmente se apresenta em adolescentes e é caracterizada por graus variáveis de maturação sexual prejudicada; genitália e testículos pequenos; proporções eunucóides; ginecomastia; e problemas no aprendizado, cognitivos e comportamentais. Há um risco aumentado de disfunção tireoidiana, diabetes melito e câncer de mama nesses pacientes.

(2) **Síndrome de Noonan** ocorre em 1 a cada 8.000 nascimentos, e o cariótipo é normal. Os pacientes exibem as características da síndrome de Turner, como pescoço alado, aumento do ângulo dos antebraços, baixa estatura e linfedema. Outras características incluem a ptose, *pectus excavatum*, lesões do lado direito do coração como estenose pulmonar, face triangular e retardo mental. Os pacientes do sexo masculino afetados por essa doença podem ter testículos que não desceram ou micropenia. Casos familiares mostraram que a condição é herdada de forma dominante. O *locus* do gene foi recentemente designado ao

cromossomo 12q22-qter, pela análise de linhagem. As mutações no PTPN11, codificando a proteína tirosina fosfatase SHP-2, causa a síndrome de Noonan.

(3) **Falência testicular adquirida** pode resultar de uma orquite *viral* causada por caxumba, coxsackievírus B ou ecovírus. *Drogas* citotóxicas, especialmente os agentes alquilantes ou metilidrazinas, resultam em distúrbios profundos da morfologia do epitélio germinativo. Danos permanentes às células germinativas ocorrem mais freqüentemente em meninos após a puberdade do que antes da puberdade, pois os testículos pré-púberes são relativamente insensíveis ao efeito citotóxico dessas drogas. O dano também pode resultar da *irradiação* testicular direta. Há também uma elevada incidência de disfunção gonadal após um regime combinado de ciclofosfamida em altas doses e irradiação para o corpo todo usado no preparo para transplante de medula óssea.

3. Avaliação

a. Uma **avaliação diagnóstica** deve ser realizada quando a puberdade se atrasa além dos 14 anos de idade. Pontos dignos de nota na história incluem doença crônica, sintomas neurológicos, anosmia, história de hipoglicemia e hepatite na infância, e história familiar de retardo no crescimento e maturação sexual. O exame físico deve incluir uma avaliação neurológica completa. Uma visão prejudicada, nistagmo, microftalmia e discos ópticos hipoplásicos no exame do fundo do olho devem sugerir um diagnóstico de displasia septoóptica. A retinite pigmentosa, a polidactilia e o retardo mental em uma criança obesa aponta para o diagnóstico da síndrome de Laurence-Moon-Bield. Também se deve procurar características de outros distúrbios sindrômicos e defeitos faciais na linha média. A presença de micropenia indica deficiência de gonadotrofina de início pré-natal.

b. **Investigações laboratoriais iniciais** devem incluir o LH, FSH, testosterona e outros testes como a prolactina, idade óssea, radiografia de crânio, hemograma, VHS, testes de função renal e hepática, função tireoidiana e níveis de cortisol, se indicado. Os níveis baixos de FSH e de LH sugerem um problema hipotalâmico ou na hipófise, enquanto níveis elevados de FSH e LH sugerem um defeito testicular primário.

c. **Cariotipagem** é realizada para confirmar o diagnóstico de síndrome de Klinefelter ou síndrome de Prader-Willi (deleção do q11-q13 do cromossomo 15 em 50% dos casos).

d. **Estudo hipofisário combinado**, usando-se o teste de tolerância arginina/insulina, GnRH e hormônio liberador de tireotrofina (TRH) após estímulo com esteróide sexual, deve ser realizado se houver fortes suspeitas de hipo-hipofisarismo (veja Capítulo 5). A TC ou, preferivelmente, a RM do cérebro devem ser solicitadas. O hipo-hipofisarismo devido a uma causa orgânica no SNC freqüentemente pode ser associado a uma disfunção hipofisária posterior. A possibilidade de diabetes insípido, portanto, deve ser avaliada e descartada (veja Capítulo 7).

e. A **diferenciação da deficiência isolada de gonadotrofina do atraso constitucional** do crescimento e da puberdade é um desafio difícil para os pediatras. Clinicamente, as crianças com deficiência isolada de gonadotrofina tem a altura e velocidade de crescimento normais, enquanto crianças com atraso constitucional do crescimento e da puberdade tendem a ser baixas. Em ambas as doenças, o LH e o FSH basais são baixos sem nenhum distúrbio na secreção dos demais hormônios da hipófise anterior. A avaliação da resposta do LH e do FSH séricos ao GnRH não é útil. Uma resposta prejudicada da prolactina ao TRH observada na deficiência isolada de gonadotrofina pode ser útil em distinguir esta condição do atraso constitucional do crescimento e da puberdade; mas há uma superposição considerável entre estes dois grupos. Usando-se um ensaio fluoroimunométrico altamente sensível, constatou-se que o aumento noturno da secreção pulsátil do LH ou do FSH (estimada em freqüentes estudos de amostragem sanguínea) está ausente em pacientes com síndrome de Kallmann. Amostragens freqüentes de sangue não são clinicamente práticas em crianças.

f. Estudos moleculares podem ser úteis na identificação do defeito genético em casos familiares de pan-hipo-hipofisarismo.

4. **Tratamento.** A indução das características sexuais secundárias em pacientes com hipogonadismo pode ser obtida pela reposição com um preparado de testosterona na idade de 14 anos.

   a. O enantato de testosterona pode ser administrado (50 mg IM a cada 4 semanas; então aumentado em 50 mg a cada 6 meses até uma dosagem de 200 mg a cada 2 a 3 semanas). O enantato de testosterona IM resulta em concentrações suprafisiológicas de testosterona 1 a 2 dias após a injeção, seguidas por uma queda para um nadir por volta de 10 a 14 dias.

   b. Métodos mais novos de administração da testosterona, que podem ser adequados para a indução da puberdade, incluem a aplicação transdérmica da testosterona via **adesivos** ou gels. O undecanoato de testosterona oral foi relatado como eficaz, mas pode ser problemático em adolescentes em virtude de uma absorção não confiável e questões com a adesão ao tratamento.

   c. Em meninos mais velhos e em homens com hipogonadismo hipogonadotrófico, HCG ou infusão de LH humano recombinante (HLH) e infusão pulsátil de GnRH são alternativas à reposição com enantato de testosterona quando se deseja fertilidade (veja Capítulo 22). O HCG ou HLH devem ser dados com doses iniciais de 1.000 UI duas vezes por semana por injeção IM; a dosagem é aumentada para 2.000 a 3.000 UI três vezes por semana (SC) durante 2 a 3 anos. O HCG isolado induz apenas um aumento moderado no tamanho dos testículos para aproximadamente 8 mL. A gonadotrofina humana da menopausa ou o FSH humano recombinante 75 UI 2 a 3 vezes por semana pode ser necessário para induzir espermatogênese e crescimento adicional dos testículos durante o segundo ou terceiro anos, ou quando se deseja fertilidade.

   d. **GnRH** administrado de maneira **pulsátil** a cada 90 minutos SC ou IV usando-se uma bomba infusora portátil programável, seria a maneira mais fisiológica de se induzir a puberdade em meninos hipogonádicos hipogonadotróficos. No entanto, essa forma de tratamento é cara e tecnicamente difícil de ser administrada. O GnRH pulsátil (2 a 20 μg SC) administrado a cada 90 minutos pode ser usado para induzir espermatogênese em homens com hipogonadismo hipogonadotrófico hipotalâmico, mas isso não é mais eficaz do que a combinação das gonadotrofinas.

   e. Em pacientes com **deficiência combinada de GH e de gonadotrofinas,** a puberdade somente deve ser induzida após a terapia de reposição do GH, quando a idade óssea é maior do que 12 anos de idade ou quando a velocidade do crescimento decair abaixo de 3 cm/ano enquanto em tratamento com GH. Alguns advogaram um aumento na dosagem do GH no momento da indução da puberdade, mas isto pode apenas acelerar a velocidade de desenvolvimento puberal sem aumentar a altura final.

   f. Os pacientes com retardo *constitucional* do crescimento e da puberdade precisam apenas ser tranqüilizados; no entanto, o tratamento freqüentemente é oferecido pelo fato de o paciente experimentar significativo estresse social e psicológico. Aos pacientes nos quais a baixa estatura é o problema dominante pode ser oferecida oxandrolona (1,25 a 2,5 mg) à noite por 3 a 4 meses ou um curso mais prolongado usando-se dosagens menores (0,05 mg/kg por dia). Tal regime permite uma aceleração mais precoce do crescimento sem comprometer a altura final na idade adulta. Em casos em que a ausência do desenvolvimento sexual está causando dificuldades sociais/psicológicas, o enantato de testosterona (100 mg IM mensalmente por três doses) trará um certo aumento peniano e crescimento dos pêlos pubianos. Um curso curto adicional de testosterona pode ser administrado após 3 a 4 meses. Freqüentemente ocorre um desenvolvimento puberal espontâneo um ano após se iniciar o tratamento com testosterona.

Tabela 21.7 Causas de desenvolvimento sexual precoce em meninos

Puberdade precoce central
Idiopática
Distúrbios do SNC: tumores, hamartomas hipotalâmicos, infecções, hidrocefalia, trauma, displasia septoóptica
Hipotireoidismo juvenil
Condições virilizantes que causam avanço da idade óssea
Puberdade precoce incompleta
Hiperplasia supra-renal congênita virilizante
Carcinoma adrenocortical
Tumores das células intersticiais dos testículos
Tumores secretores do HCG: hepatoblastomas, tumores retroperitoneais e tumores das células germinativas
Adrenarca prematura
Puberdade precoce familiar limitada ao homem
Terapia androgênica

SNC, sistema nervoso central; HCG, gonadotrofina coriônica humana.

E. **Desenvolvimento sexual precoce** (veja Capítulo 7)

1. **Definição.** A puberdade é considerada como precoce se as características sexuais secundárias ocorrerem antes dos 9 anos de idade em meninos. O aumento rápido no crescimento e na maturidade sexual pode provocar sérios problemas comportamentais e emocionais. A conseqüência a longo prazo mais importante nessas crianças é a baixa estatura, pois a maturação esquelética rápida causa uma fusão precoce das epífises. Na **puberdade precoce central** ou verdadeira, há uma ativação prematura do eixo hipotalâmico-hipofisário-gonadal. **A puberdade precoce incompleta (pseudo-, periférica)** refere-se ao desenvolvimento de características sexuais secundárias em meninos antes da idade de 9 anos como resultado de secreção autônoma de androgênios ou HCG.
2. **Etiologia** (Tabela 21.7)
   a. **Puberdade precoce central**
      (1) A puberdade precoce central **idiopática** é diagnosticada quando nenhuma causa orgânica é encontrada para o distúrbio. Ela é responsável por 10 a 20% dos casos em meninos, o que contrasta com as meninas, nas quais 70% dos casos são idiopáticos.
      (2) SNC
         (a) **Lesões do SNC** são uma causa comum de puberdade central precoce. As **lesões ou tumores do SNC** (glioma, ependimoma, astrocitoma, hamartoma hipotalâmico, germinoma, teratoma) no hipotálamo posterior, *tuber cinereum*, terceiro ventrículo e região pineal podem perturbar o mecanismo regulatório pela infiltração, compressão ou interrupção das conexões neuronais dentro desse sistema para causar puberdade precoce. Em alguns pacientes, o hamartoma hipotalâmico pode ser uma fonte de GnRH.
         (b) **Infecção do SNC** pode causar desenvolvimento sexual precoce e pode ser associada à presença de hidrocefalia.
         (c) Precocidade sexual após **traumatismo craniano** pode ocorrer.
         (d) A precocidade sexual foi ocasionalmente descrita em associação com a **displasia septoóptica** e **hipo-hipofisarismo hipotalâmico,** mas o mecanismo não foi inteiramente esclarecido.
      (3) **Hipotireoidismo juvenil** é uma causa conhecida, porém incomum de puberdade precoce. A patogênese é desconhecida apesar de a doença poder estar associada à hiperprolactinemia. O desenvolvimento sexual precoce devido a hipertratamento da tireotoxicose com propiltiouracil também foi relatado.

(4) Qualquer **doença virilizante** pode causar a ativação precoce do eixo hipotalâmico-hipofisário-gonadal devida a uma exposição prévia a androgênios, levando a um avanço rápido na idade óssea.

b. **Puberdade precoce incompleta (pseudo-, periférica)**

(1) A **hiperplasia supra-renal congênita** virilizante causa puberdade precoce devida a um aumento na produção supra-renal de androgênio (p. ex., deficiência da 21-hidroxilase ou da 11-hidroxilase).

(2) **Tumores supra-renais** virilizantes, geralmente carcinoma da supra-renal, são raros na infância (veja Capítulos 18 e 21).

(3) **Síndrome de Cushing** como uma causa de virilização é rara.

(4) **Tumores das células intersticiais de Leydig** dos testículos secretam testosterona e tipicamente apresentam um aumento unilateral testicular. Eles geralmente são benignos. Os tumores podem surgir de restos de tecido supra-renal no testículo, ou o tecido do resto supra-renal pode aumentar de tamanho durante a adrenarca ou secundariamente à hiperplasia supra-renal congênita, causando aumento testicular.

(5) **HCG** pode ser produzido por hepatoblastomas, tumores retroperitoneais e tumores das células germinativas. Os tumores secretantes de HCG são responsáveis por 4% dos casos de precocidade sexual em homens. Freqüentemente, os tumores de células germinativas são intracranianos e mostram um acentuado realce de contraste na TC devido a sua grande vascularização. Níveis elevados de β-HCG e de α-fetoproteína podem ser encontrados no sangue e no liquor. Esses pacientes têm concentrações de testosterona a níveis puberais; LH séricos elevados (devidos à reação cruzada com HCG) que não aumentam em resposta à estimulação pelo GnRH; e níveis de FSH séricos suprimidos.

(6) **Adrenarca prematura** é uma condição benigna resultante de um aumento prematuro na secreção dos androgênios supra-renais. Os pacientes apresentam pêlos pubianos ou axilares por volta dos 5 ou 6 anos de idade. O DHEAS e a androstenediona séricos e os cetoesteróides urinários estão elevados para a idade, mas nos limites observados nas crianças púberes normais, enquanto os níveis da testosterona sérica e da diidrotestosterona (DHT) são normais para a idade. Apesar da presença de pêlos pubianos, geralmente não há nenhum avanço no desenvolvimento genital, surto de crescimento significativo ou avanço do desenvolvimento esquelético. Acne, odores corporais e voz mais grave podem ocorrer. No entanto, o clínico deve excluir a possibilidade de tumores gonadal ou supra-renal e início tardio de hiperplasia supra-renal congênita medindo o DHEAS, a testosterona séricas e o 17-alfa-hidroxiprogesterona basal ou estimulado pelo ACTH. A ultra-sonografia da supra-renal também pode ser solicitada. O restante do desenvolvimento puberal ocorre na idade normal.

(7) Puberdade precoce familiar limitada aos homens (PPFM), anteriormente conhecida como testotoxicose, é uma forma de precocidade sexual independente das gonadotrofinas, caracterizada pelo desenvolvimento sexual com concentrações puberais do hormônio sexual e espermatogênese na ausência de um padrão puberal de secreção gonadotrófica hipofisária. Em contraste com os pacientes com puberdade central precoce, os pacientes com PPFM têm níveis séricos de testosterona elevados na ausência de LH pulsátil, noturno (imunorreativo e bioativo) e de secreção de FSH ou resposta puberal das gonadotrofinas ao GnRH. As biópsias testiculares revelaram uma abundância de células de Leydig maduras com graus variáveis de espermatogênese e de maturação dos túbulos seminíferos, assim como a degeneração das células germinativas (em alguns túbulos). O padrão de herança corrobora uma transmissão limitada ao sexo autossômico dominante com penetrância maior que 90%; e as portadoras do sexo feminino não têm nenhuma anomalia endócrina. A condição é devida a mutações ativantes na terceira alça citoplásmica, hélices transmembrana II, V e VI do receptor LH. A subunidade da proteína G_s acopla mais de 20 receptores diferentes para estimulação da adenilato ciclase; e a mutação nesse gene pode resultar em perda da função (pseudo-hipoparatireoidismo tipo 1a) ou ganho de fun-

ção como na síndrome McCune-Albright. Dois meninos com a síndrome de McCune-Albright e precocidade sexual independente das gonadotrofinas foram descritos. A ocorrência concomitante de pseudo-hipoparatireoidismo tipo 1a e precocidade independente das gonadotrofinas foi relatada em dois meninos nos quais constatou-se uma singular mutação pontual na subunidade do gene G_s da proteína ligadora no nucleotídeo guanina. Essa proteína mutante mostrou-se constitutivamente ativa na "baixa" temperatura de 32°C, mas a proteína rapidamente desnatura com a perda da função na temperatura "central" habitual de 37°C. Esses pacientes apresentam desenvolvimento precoce de características sexuais secundárias entre 3 a 5 anos de idade e são clinicamente indistinguíveis dos pacientes com puberdade precoce verdadeira.

(8) **Androgênios** prescritos no passado para a anemia aplásica podem ter causado um crescimento acelerado e crescimento peniano.

3. **Diagnóstico**

a. Uma história detalhada deve descobrir o momento do início do crescimento excessivo, odor corporal, pele e cabelos oleosos, e pêlos pubianos e desenvolvimento genital. A história de infecção do SNC e o padrão do desenvolvimento sexual em outros membros da família pode ser útil. As crianças com uma causa do SNC para a precocidade sexual freqüentemente têm sintomas neurológicos.

b. No **exame físico**, a altura, o peso e o estagiamento puberal precisam ser documentados com precisão. O aumento peniano sem aumento significativo dos testículos é útil na identificação de pacientes com puberdade precoce incompleta. A hipertensão, uma massa abdominal e padrões cushingóides são sugestivos de tumor supra-renal. Uma avaliação neurológica completa e o exame fundoscópico são essenciais. O aumento testicular unilateral é sugestivo de malignidade testicular.

c. **Ensaios hormonais** devem incluir a testosterona sérica e a resposta do LH e do FSH séricos basais e de pico ao GnRH. Os pacientes com puberdade central precoce têm o pico de LH e FSH séricos dos limites puberais, com a resposta do LH maior do que a resposta do FSH (Tabela 21.8). Apesar de o teste GnRH ser útil em distinguir a puberdade precoce central da incompleta, não é útil para identificar a doença subjacente do SNC. Testes hormonais adicionais, incluindo a função tireoidiana, assim como esteróides supra-renais, devem ser solicitados se houver suspeita de tumor ou hiperplasia supra-renal.

d. A radiografia para a idade óssea e a TC ou RM do crânio devem ser realizadas em todos os pacientes com suspeita de puberdade precoce central. A TC ou a RM na área supra-renal será indicada se houver suspeita de um tumor supra-renal.

e. Todos os pacientes com tumores da linha média do SNC e precocidade sexual devem realizar uma mensuração do β-HCG e da α-fetoproteína no soro e também no liquor, se possível, para excluir a presença de tumores das células germinativas.

f. Estudos moleculares serão úteis em pacientes com precocidade sexual independente da gonadotrofina.

4. **Tratamento**

a. **Puberdade precoce central.** Uma possível seqüela da puberdade central precoce é uma atenuação variável da estatura no adulto, dependendo da idade do seu início. Embora o tratamento com acetato de medroxiprogesterona e acetato de ciproterona possa suprimir o desenvolvimento puberal eficazmente em crianças com puberdade precoce, nenhum deles tem qualquer efeito sobre a maturação esquelética e a altura no adulto.

(1) Pelo fato de a administração contínua do GnRH poder suprimir a secreção das gonadotrofinas hipofisárias, uma terapia efetiva para a puberdade precoce tornou-se disponível. Numerosos agonistas sintéticos do GnRH de ação longa parecem diminuir os receptores GnRH dos gonadotrofos hipofisários, que se tornam refratários à secreção nativa de GnRH; deslorelin (4 μg/kg SC à noite); buserelin 1.800 μg e nafarelina (Synarel) 1.200 a 1.600 μg administradas intranasalmente em doses divididas. O tratamento prolongado

Tabela 21.8 Valores da gonadotrofina para homens normais após *bolus* de LHRH (50 μg/m²)[a]

	FSH (m-UI/mL)[b]				LH (m-UI/mL)[b]			
	Basal		Pico		Basal		Pico	
Estágio Tanner	Média	DP	Média	DP	Média	DP	Média	DP
I	4,5	1,0	11,3	3,8	3,9	1,0	9,4	1,2
II	5,9	1,0	14,2	5,3	6,8	2,1	48,2	3,3
III	8,1	3,0	12,8	4,2	8,5	1,7	67,6	3,2
IV	8,5	3,4	12,1	4,0	9,5	3,0	105,6	15,6
V	7,2	2,2	12,5	4,4	11,8	3,7	88,2	13,7

[a]LHRH foi administrado após um jejum durante toda a noite e 1 hora de repouso. As amostras foram obtidas a 0, 15, 30, 45, 60 e 90 minutos após o LHRH ser administrado. Os valores de pico de LH foram constatados em 30-45 minutos, e os valores de pico de FSH foram constatados em 30-90 minutos.
[b]Mili unidades internacionais (mUI) do *Second International Reference Preparation of Human Menopausal Gonadotropin* (2nd IRP-HMG).
LHRH, hormônio liberador do hormônio luteinizante; FSH, hormônio foliculoestimulante; LH, hormônio luteinizante; DP, desvio-padrão.
Fonte: Dados de Dickerman Z, Prager-Lewis R, Laron Z. Response of plasma LH and FSH to synthetic LH-RH in children at various pubertal stages. *Am J Dis Child* 1976; 130:634.

com agonista GnRH resultou em melhora continuada na altura prevista para o adulto e altura final de adulto nas crianças com puberdade precoce. Essas preparações agora têm sido substituídas pelo agonista do GnRH de depósito.

(2) Experiências recentes com os agonistas de depósito do GnRH (acetato de leuprolídeo de depósito: 20-27 kg, 7,5 mg; 28-37 kg, 11,25 mg; 39-57 kg; 15,0 mg e triptorelin de depósito 3,75 mg), dados intramuscularmente a cada 4 semanas, mostraram que estes preparados são igualmente eficazes e atualmente são o tratamento preferido. O tratamento pode ser suspenso aos 11 a 12 anos de idade, e há uma imediata reativação do eixo hipotalâmico permitindo que a puberdade progrida. Embora o antagonista do GnRH não tenha usado na puberdade central precoce, o desenvolvimento de antagonistas (e agonistas) não peptídeos de GnRH pode levar a métodos de liberação mais simples e mais aceitáveis.

(3) Uma velocidade de crescimento subnormal, que é ocasionalmente observada em algumas crianças com puberdade precoce tratadas com agonista do GnRH, é provavelmente causada pelo crescimento de "equiparação"; ou estes pacientes já passaram do estirão de crescimento puberal devido à maturação esquelética avançada. As concentrações de GH subnormais estimuladas e espontâneas observadas podem ser secundárias a um índice de massa corporal elevado nesses pacientes.

(4) Apesar de as alturas finais nas crianças tratadas serem maiores do que os valores de controle históricos, o tratamento com o análogo do GnRH **não melhora significativamente a altura final** em crianças diagnosticadas e tratadas **após a idade de 6 anos.** Em um relato recente, 78% dos pacientes tratados com análogo de depósito do GnRH atingiram a altura final dentro de sua variação de altura-alvo e tiveram proporções corporais normais. Não foi observado nenhum efeito negativo sobre a densidade mineral óssea ou sobre a função reprodutiva.

(5) Crianças com uma causa orgânica para a sua puberdade precoce central devem receber tratamento para a sua doença subjacente, além da terapia com agonista do GnRH. Constatou-se que mais de 50% dos meninos e 16% das meninas com puberdade precoce central apresentaram hamartomas hipotalâmicos, que são de crescimento lento e raramente associados a déficits do neurodesenvolvimento ou neurológicos grosseiros. Os pacientes jovens com hamartoma do *tuber cinereum* tipicamente apresentam convulsões espásticas que respondem mal aos anticonvulsivantes. Convencionalmente, a cirurgia não é recomendada, e o tratamento sintomático conservador com anticonvulsivantes para a epilepsia e análogo GnRH para a puberdade precoce tem sido o tratamento preferencial. Ocasionalmente, tais crianças progridem para convulsões intratáveis, apesar do tratamento anticonvulsivante no final da infância e na adolescência. Uma abordagem cirúrgica inovadora (transcaloso, transeptal, transventricular) através do terceiro ventrículo, sob orientação estereotáxica e por ressonância magnética, permitiram a remoção completa com segurança desses hamartomas e controle das convulsões intratáveis.

b. **Puberdade precoce incompleta.** Entre os pacientes com puberdade incompleta precoce, aqueles com adrenarca precoce não precisam de tratamento algum. O tratamento dos pacientes com tumor secretor de androgênios deve ser direcionado ao tumor. Os pacientes com hiperplasia supra-renal congênita devem receber reposição com glicocorticóides e mineralocorticóides. Os tumores das células de Leydig em crianças sempre são benignos, mas a orquidectomia radical permanece como o tratamento preferencial. Os tumores intracranianos de células germinativas são muito radiossensíveis, e a quimioterapia de combinação é recomendada se um *shunting* ventriculoperitoneal for feito para a hidrocefalia. Mesmo após um tratamento definitivo para a puberdade precoce incompleta, o início espontâneo de uma puberdade precoce central pode ocorrer, em virtude da maturação esquelética avançada. A terapia com agonista do GnRH é indicada se isso ocorrer.

c. As crianças com PPFM (testotoxicose) podem ser tratadas com acetato de medroxiprogesterona (100 a 150 mg IM a cada 2 semanas) ou cetoconazol, um agente antifúngico que bloqueia a síntese do androgênio (200 mg a cada 8 horas). A elevação das gonadotrofinas circulantes quando um paciente é tratado com o cetoconazol pode ser administrada pelo acréscimo da terapia agonista com GnRH. Uma combinação de espironolactona, que bloqueia a ação do androgênio (1 mg/kg a cada 12 horas) e testolactona, um inibidor da aromatase (5 mg/kg a cada 6 horas, aumentando até 10 mg/kg a cada 6 horas) pode também obter um controle a curto prazo e a médio prazo da secreção da testosterona.

Referências Selecionadas

Bin-Abbas B, et al. Congenital hypogonadotropic hypogonadism and micropenis: effect of testosterone treatment on adult penile size-why sex reversal is not indicated. *J Pediatr* 1999;134:579.

Brook CG. Treatment of late puberty. *Hormone Res* 1999;51(Suppl 3):101.

Butler GE, et al. Oral testosterone undecanoate in the management of delayed puberty in boys: pharmacokinetics and effects on sexual maturation and growth. *J Clin Endocrinol Metab* 1992;75:37.

Delemarre Van de Waal RA, et al. Pulsatile GnRH treatment in boys and girls with idiopathic hypogonadotropic hypogonadism. *Hum Reprod* 1993;8(Suppl 2):180.

Hadziselimovic F, et al. Treatment with a luteinizing hormone-releasing hormone analogue after successful orchidopexy markedly improves the chance of fertility in late life. *J Urol* 1997;158:1193.

Heger S, et al. Long-term outcome after depot gonadotropin-releasing hormone against treatment of central precocious puberty: final height, body composition, bone mineral density and reproductive function. *J Clin Endocrinol Metab* 1999;84: 4583.

Hutson JM, et al. Anatomical and functional aspects of testicular descent and cryptorchidism. *Endocr Rev* 1997;18:259.

Kamp GA, et al. Low growth hormone levels are related to increased body mass index and do not reflect impaired growth in luteinizing hormone-releasing hormone agonist-treated children with precocious puberty. *J Clin Endocrinol Metab* 1991;72:301.

Kletter GB, Kelch RP. Effects of gonadotropin-releasing hormone analog therapy on adult stature in precocious puberty. *J Clin Endocrinol Metab* 1994;79;331.

Lee PA Fertility in cryptorchidism. Does treatment make a difference? *Endocrinol Metab Clin North Am* 1993;22:479.

Low LCK Wang Q. Gonadotropin independent precocious puberty. *J Paediatr Endocrinol Metab* 1998;11:497.

Marshall WA, Tanner JM. Variations in the pattern of pubertal changes in boys. *Arch Dis Child* 1970;45:13.

Moore DC, et al. Hormonal changes during puberty: V. Transient puberty gynecomastia: abnormal androgen to estrogen ratios. *J Clin Endocrinol Metab* 1984;58:492.

Oerter KE, et al. Gonadotropin secretory dynamics during puberty in normal girls and boys. *J Clin Endocrinol Metab* 1990;71:1251.

Parks JS, et al. Heritable disorders of pituitary development. *J Clin Endocrinol Metab* 1999;84:4362.

Rajfer J, et al. Hormonal therapy of cryptorchidism: a randomized, double-blind study comparing human chorionic gonadotropin and gonadotropin-releasing hormone. *N Engl J Med* 1986;314:466.

Root AW. Magnetic resonance imaging in hypopituitarism. *J Clin Endocrinol Metab* 1991;72:10.

Rosenfield RL. Diagnosis and management of delayed puberty. *J Clin Endocrinol Metab* 1990;70:559.

Seminara SB, et al. Gonadotropin-releasing hormone deficiency in the human (idiopathic hypogonadotropic hypogonadism and Kallmann's syndrome): pathophysiological and genetic considerations. *Endocr Rev* 1998;19:521.

Shalet SM. Endocrine consequences of treatment of malignant disease. *Arch Dis Child* 1989;64:1635.

Sher ES, et al. Evaluation of boys with marked breast development at puberty. *Clin Pediatr* 1998;37:367.

22. Distúrbios Reprodutivos Masculinos em Adultos

Anthony Bae, Shalender Bhasin e Ronald S. Swerdloff

I. **Princípios gerais.** O testículo humano é um órgão bifuncional que serve como sítio de síntese do esteróide sexual (*i. e.,* a testosterona) e para a espermatogênese. A função testicular é regulada por uma série de sistemas de *feedback* em alça fechada que consiste em seis componentes principais: (a) sistema nervoso central (SNC) extra-hipotalâmico; (b) hipotálamo; (c) glândula hipófise; (d) testículos; (e) órgãos terminais sensíveis ao esteróide sexual e (f) sítios de transporte e de metabolismo do androgênio.

A. **Função hipotalâmica hipofisária** (Fig. 22.1)

1. **Hipotálamo**

a. **Secreção pulsátil de GnRH.** O hipotálamo é o centro integrante para a regulação do hormônio liberador das gonadotrofinas (GnRH). O GnRH é liberado em pulsos predeterminados dentro da circulação portal para estimular a síntese e a liberação hipofisária das gonadotrofinas. A freqüência de pulso da liberação hipofisária do GnRH é importante para determinar a relação relativa do hormônio luteinizante (LH) e do hormônio foliculoestimulante (FSH) liberado na circulação.

b. **Regulação do GnRH.** A síntese e liberação do GnRH é regulada pelo SNC extra-hipotalâmico, androgênios circulantes e hormônios peptídeos circulantes, como a prolactina, ativina, inibina e leptina. Os moduladores locais da secreção do GnRH incluem numerosos neuropeptídeos, catecolaminas, indolaminas, óxido nítrico, aminoácidos excitatórios, dopamina, neuropeptídeo Y, polipeptídeo vasoativo intestinal (VIP) e hormônio liberador da corticotrofina. A testosterona (T), diretamente ou pelos seus produtos metabólicos, estradiol (E_2) e diidrotestosterona (DHT), tem um efeito inibitório sobre a secreção do GnRH.

2. **Glândula hipófise.** O LH e o FSH são glicopeptídeos produzidos pelas células gonadotrofinas na glândula hipófise e são secretados em um padrão pulsátil. A sua estrutura básica consiste em duas subunidades (α e β). As subunidades α são idênticas para ambas as gonadotrofinas, com a especificidade dotada pela subunidade β.

a. O LH liga-se a receptores na membrana específicos de alta afinidade nas células de Leydig. A ligação é seguida por eventos mediados pela proteína G que estimula a produção da testosterona dentro dos testículos.

b. O FSH liga-se a receptores nas células de Sertoli, estimulando a produção de um grande número de proteínas específicas, incluindo a proteína ligadora do androgênio, inibina, ativina, ativador do plasminogênio, γ-glutamil-transpeptidase e inibidor da proteína cinase. O FSH, em conjunto com a testosterona produzida pelas células de Leydig, trabalha sinergicamente para promover a espermatogênese e inibir a apoptose das células germinativas.

c. **Regulação das gonadotrofinas.** Conforme declarado, a liberação da gonadotrofina é regulada pela liberação pulsátil do GnRH. A regulação por *feedback* do LH e do FSH ocorre na hipófise pela T e por seus produtos metabólicos. A inibina e a ativina são glicoproteínas envolvidas na regulação da secreção do FSH. A inibina B, produzida pelas células de Sertoli, entra na circulação periférica e inibe a secreção hipofisária de FSH. A ativina estimula a secreção de FSH e a espermatogênese. Também supõe-se que tanto a inibina quanto a ativina agem localmente como reguladores parácrinos da espermatogênese.

B. **Função testicular**

1. **Produção e ação do hormônio esteróide**

a. **Produção e secreção da testosterona** (Fig. 22.2). Os testículos são compostos de células intersticiais secretoras de esteróides (células de Leydig) e túbulos seminíferos contendo células de Sertoli e células germinativas. Sob a regulação do LH, as células de Leydig são a principal fonte de aproximadamente 7 mg de T produzido a cada dia. A síntese de T ocorre através das vias

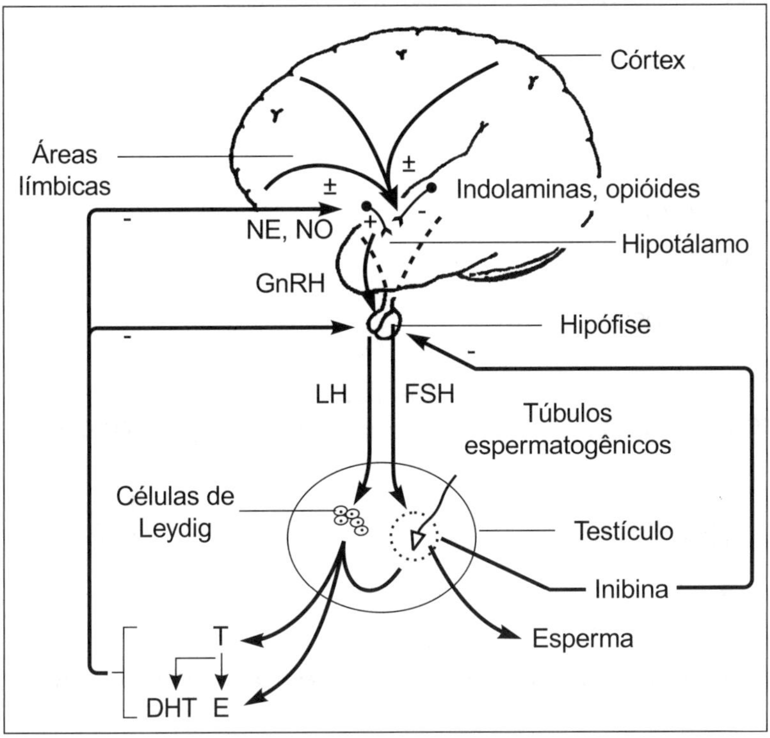

FIG. 22.1. Eixo hipotalâmico-hipofisário-testicular no homem. O hipotálamo é o centro integrador para a regulação pelo SNC do hormônio liberador da gonadotrofina (GnRH). O *input* do SNC extra-hipotalâmico tem influências tanto inibitórias quanto estimulantes sobre a secreção do GnRH. Os neurotransmissores, como a norepinefrina (NE), dopamina (DA), peptídeos opióides, ácido γ-aminobutírico (GABA), serotonina e melatonina, servem como reguladores da síntese e liberação do GnRH do hipotálamo. O testículo humano é um órgão dual com funções endócrinas e reprodutivas. A função testicular é regulada por uma série de sistemas de *feedback* de alça fechada envolvendo os centros superiores no SNC, hipotálamo, hipófise e compartimentos testiculares endócrinos e germinativos. T, testosterona; DHT, 5α-diidrotestosterona; E, estradiol (Reimpresso de Swerdloff RS, Wang C. The testes and male sexual function. In: Goldman L, Bennett JC. Eds. *Cecil Textbook of Medicine* 21st edition. Philadelphia: WB Saunders, 2000:1306-1317.)

Δ4 ou Δ5 com o fator limitante da velocidade sendo a conversão induzida pelo LH do colesterol em pregnenolona pela enzima P450scc (enzima de clivagem da cadeia lateral).

b. **Transporte da testosterona e proteínas ligadoras.** A maior parte da T circulante é ligada ou à globulina ligadora do hormônio sexual (SHBG) ou à albumina, enquanto 2 a 3% permanecem não ligadas (testosterona livre). As Ts livre e ligada à albumina estão disponíveis para a entrada na célula e, portanto, são referidas como testosterona biodisponível. A produção hepática de SHBG é influenciada por numerosos fatores fisiológicos e metabólicos.

(1) Os esteróides sexuais são moduladores importantes da síntese da SHBG; **os estrogênios estimulam, enquanto os androgênios inibem a produção de SHBG.** A relação estrogênio/androgênio é um determinante importante da produção hepática do SHBG.

(2) Em pacientes com cirrose hepática, os níveis de estrogênio são mantidos, apesar de uma queda nos níveis de androgênios, causando um aumento na SHBG circulante. Pelo fato

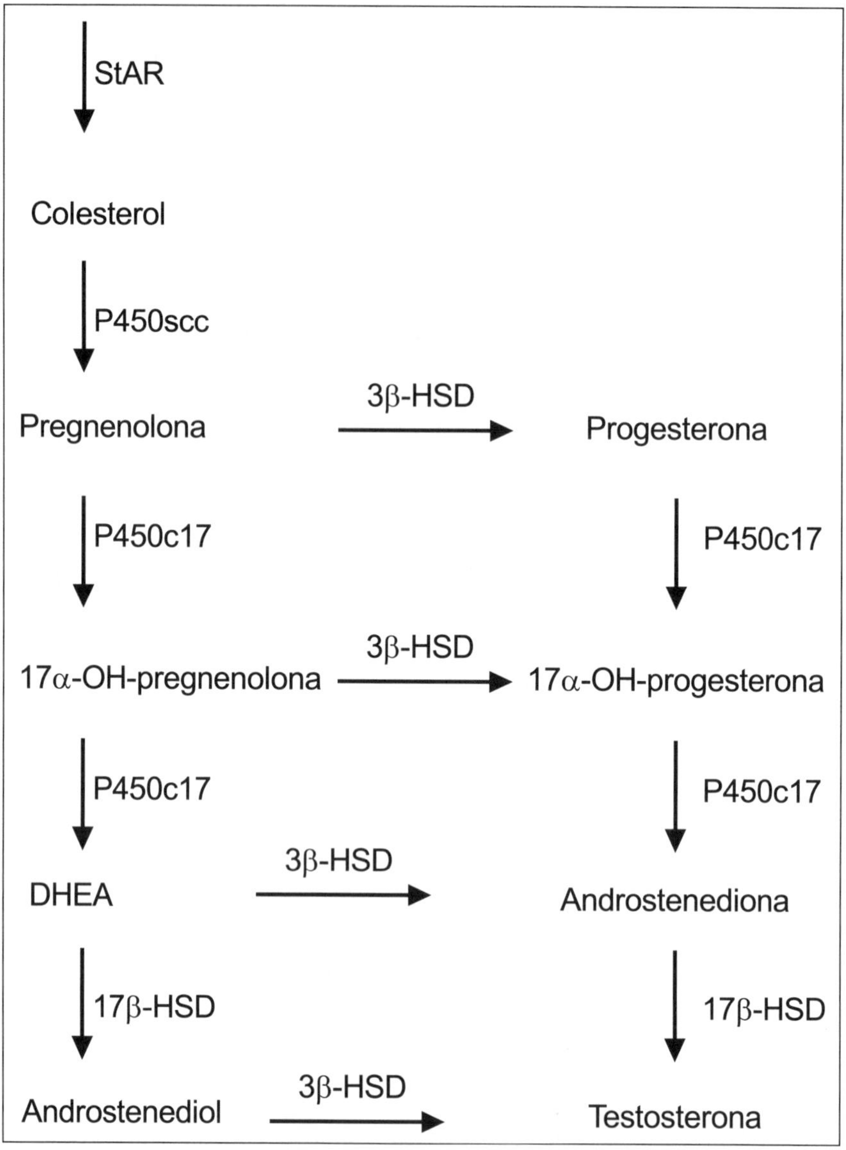

FIG. 22.2. Síntese de testosterona no testículo. A proteína regulatória aguda esteroidogênica metaboliza o colesterol a partir das reservas celulares até a mitocôndria. As vias intratesticulares para a síntese de testosterona. Enquanto as vias Δ5 (esquerda) e Δ4 (direita) existem, a via Δ5 predomina nos testículos. (Modificado de Swerdloff RS, Wang C. The testes and male sexual function. In: Goldman L, Bennett JC. Eds. *Cecil textbook of medicine,* 21st ed. Philadelphia: WB Saunders, 2000:1306-1317.)

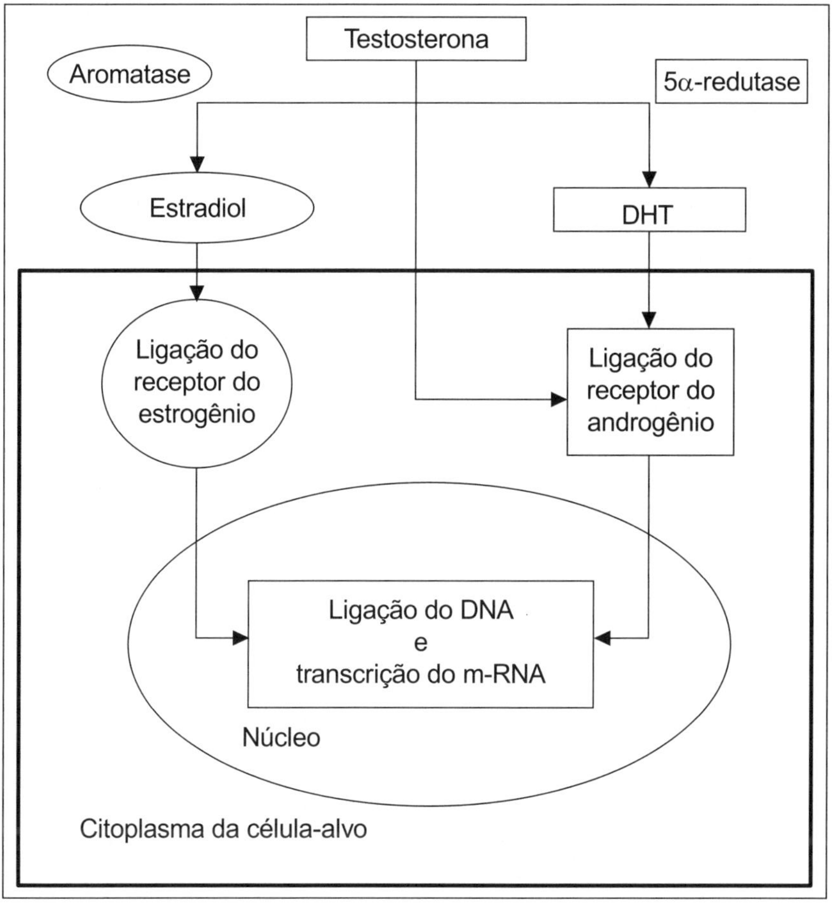

FIG. 22.3. Conversão da testosterona em estradiol e diidrotestosterona, e efeito genômico no tecido-alvo.

de os níveis elevados de SHBG tenderem a aumentar os níveis totais de T sem afetar as concentrações da T livre ou biodisponível, os níveis totais de T podem ser normais na presença de diminuição moderada na secreção de T.

(3) Os hormônios tireoidianos influenciam os níveis de SHBG. As concentrações diminuídas de tiroxina (T_4) ou de triiodotironina (T_3) diminuem o SHBG, enquanto os estados hipertireóideos estão associados a concentrações elevadas das proteínas ligadoras.

(4) A massa corporal e o grau de adiposidade influenciam nas concentrações do SHBG. Os níveis de SHBG são baixos nos obesos e nos pacientes acromegálicos. Grande parte desse efeito é **mediado pela insulina.**

c. **Conversão de T em E_2 e em DHT** (Fig. 22.3). Aproximadamente 40 mg de E_2 são produzidos diariamente em um homem adulto. Três quartos deles são derivados da aromatização periférica da T pela enzima aromatase, e o resto é secretado diretamente pelos testículos. Praticamente toda a DHT é derivada da conversão periférica da T pela 5α-reductase, principalmente na glândula prostática. A T, portanto, serve como um pró-hormônio para o E_2 e a DHT.

d. **Ligação do receptor androgênico.** O gene do receptor androgênico é codificado no braço longo do cromossomo X e é expresso em órgãos sensíveis ao androgênio. O receptor do androgênio é um típico receptor esteróide que consiste em três regiões principais: um sítio ligador do esteróide, um sítio ligador do DNA e uma região regulatória que influencia a transcrição do RNA mensageiro (RNAm). O mesmo receptor liga ao T, e, com maior afinidade, a DHT. A ligação do receptor T leva ao desenvolvimento da genitália interna masculina no feto e a estimulação da espermatogênese. A ligação da DHT é responsável pelo desenvolvimento e manutenção da genitália externa masculina, virilização e características sexuais secundárias. Tanto a T quanto a DHT exercem *feedback* negativo sobre o hipotálamo e glândula hipófise para diminuir a liberação do LH.

3. **Espermatogênese** é um processo complexo no qual uma célula-tronco primitiva, o espermatogônio tipo A, passa por uma série complexa de transformações para dar origem aos espermatozóides. A maturação das células germinativas no túbulo seminífero consiste em três fases: multiplicação espermatogonial, meiose e espermiogênese.

   a. O compartimento espermatogênico consiste nas células de Sertoli e nas células germinativas. As células de Sertoli são o alvo da estimulação local pelo androgênio e FSH, assim como a fonte de múltiplos reguladores parácrinos da espermatogênese, e reguladores da secreção da gonadotrofina (p. ex., inibina, ativina).

   b. A administração de LH ou de gonadotrofina coriônica humana (HCG) estimula um aumento na T intratesticular e imediatamente inicia a espermatogênese. Na forma congênita e completa de hipogonadismo hipogonadotrófico, o tratamento apenas com HCG não resulta em maturação do epitélio seminífero além do estágio de espermátide. Nesses pacientes, o FSH isoladamente não iniciará a espermatogênese, mas a administração do FSH aos homens hipogonádicos estimulados com HCG resulta em uma espermatogênese completa. Portanto, o FSH parece ser essencial para a espermiogênese (desenvolvimento das espermátides em espermatozóides maduros). Uma vez que o LH ou a HCG tenha induzido espermatogênese, o FSH adicional não é necessário para a manutenção da espermatogênese. Portanto, em indivíduos hipogonádicos estimulados com HCG e FSH, a espermatogênese pode ser mantida apenas pela HCG. Além disso, em pacientes com hipogonadotrofismo incompleto ou adquirido (previamente expostos ao FSH), a HCG isoladamente pode reestabelecer contagens espermáticas próximas ao normal.

4. **Controle parácrino da função testicular e interação da célula de Leydig e da célula de Sertoli**

   a. Essa área da função testicular permanece mal estudada. No rato, a enzima 20α-hidroxisteróide desidrogenase (20α-HSD) compete com a C_{17}/C_{20}-liase pela 17α-hidroxiprogesterona (17α-OHP), que é convertida em esteróide inativo 17α-hidroxi-20α-diidroprogesterona. A 20α-HSD desvia o substrato para longe da via androgênica e limita a produção de T.

   b. Similarmente, os esteróides 5α-reduzidos C_{21} (p. ex., 5α-pregnano-3.20-diona) foram relatados como inibindo a C_{17}/C_{20}-liase. Portanto a 5α-reductase pode ser encarada como um inibidor potencial da síntese de T e da androstenediona.

   c. Os resultados de numerosos estudos sugerem a existência de um **eixo intratesticular célula de Leydig-célula de Sertoli.** A natureza precisa dessa interação permanece obscura, mas estudos recentes sugerem que as células de Sertoli exercem influências tanto inibitórias quanto estimulatórias sobre as células de Leydig. Foi proposto que as células de Sertoli podem ser a fonte de um grande número de peptídeos que tem atividade regulatória parácrina sobre as células de Leydig e os elementos germinais. A interação entre as células de Sertoli e as células germinativas em maturação pode ser responsável pelos eventos ordenados da espermatogênese.

Tabela 22.1 Classificação do hipogonadismo masculino

Disfunção hipotalâmica-hipofisária
- Deficiência idiopática de GnRH, síndrome de Kallmann, síndrome de Prader-Willi, síndromes de Laurence-Moon-Biedl (múltiplas)
- Deficiência hipotalâmica, hipoplasia hipofisária
- Trauma, pós-cirurgia, pós-radioterapia
- Tumor (adenoma, craniofaringioma, outros)
- Vascular (infarto hipofisário, aneurisma da carótida)
- Infiltrativo (sarcoidose, histiocitose, tuberculose, infecção fúngica, hemocromatose)
- Doença sistêmica, desnutrição, anorexia nervosa
- Hipofisite auto-imune
- Drogas (hiperprolactinemia induzida por drogas, esteróides sexuais)

Distúrbios testiculares (primariamente disfunção das células de Leydig)
- Cromossômico (síndrome de Klinefelter, e variantes, disgenesia gonadal masculina XX)
- Defeitos na biossíntese do androgênio
- Orquite (caxumba, HIV, outros vírus, lepra)
- Criptorquidismo
- Miotonia distrófica
- Toxinas (álcool, opiáceos, fungicidas, inseticidas, metais pesados, óleo de semente de algodão)
- Drogas (drogas citotóxicas, cetoconazol, cimetidina, espironolactona)
- Doenças sistêmicas (uremia, falência hepática)

Resistência do órgão-alvo (ação do androgênio prejudicada)
- Defeitos do receptor do androgênio
- Anormalidades da transdução pós-receptor
- Deficiência da 5α-reductase

II. **Distúrbios reprodutivos masculinos.** Os distúrbios reprodutivos masculinos são discutidos sob as seguintes categorias gerais:

- Hipogonadismo.
- Infertilidade.
- Varicocele.
- Disfunção sexual masculina.
- Ginecomastia.

A. **Hipogonadismo.** O hipogonadismo refere-se a um estado de deficiência androgênica absoluta ou relativa. As principais categorias diagnósticas são listadas na Tabela 22.1; entre elas estão o hipogonadismo primário (insuficiência testicular), secundário ou hipogonadismo hipogonadotrófico (devido a uma produção diminuída de GnRH ou de LH) e insensibilidade androgênica (ação diminuída dos androgênios nos órgãos-alvo).

1. **Manifestações clínicas da deficiência androgênica.** O momento de início da deficiência androgênica influencia nas características clínicas.

a. **Início fetal.** A diferenciação da genitália entre as linhagens masculinas é um processo dependente do androgênio que ocorre no primeiro trimestre da gestação. Durante esse período, o antigo HCG placentário liga-se aos receptores do LH sobre as células de Leydig e promove a secreção de T. Por volta da 13ª semana, a secreção hipofisária de LH em conjunção com o HCG continua a estimular a secreção de T. A deficiência de T ou a não-responsividade do órgão-alvo durante esse período crítico do desenvolvimento resulta em pseudo-hermafroditismo. O grau de ambigüidade sexual é determinado pela extensão de deficiência androgênica e pode variar da hipospádia até a genitália externa fenotipicamente feminina (com uma vagina curta). Se a secreção do androgênio ou a ação deste for diminuída antes do nascimento, mas após a genitália ter se diferenciado ao longo da linhagem masculina, um falo pequeno, mas anatomicamente intacto (microfalo), pode ser visto. Essa última situação pode ser observada na deficiência congênita de GnRH.

b. **Início pré-puberal.** Durante o período pré-puberal o GnRH, LH e FSH são secretados a níveis baixos. A puberdade é anunciada pelo aumento da pulsação noturna de GnRH e gonadotrofinas hipofisárias. O aumento no LH e no FSH causa produção de androgênios e espermatogênese. Os testículos aumentam de tamanho de 1-2 mL para 15-35 mL na idade adulta, e as características sexuais secundárias se desenvolvem. Se a deficiência de androgênio começar após o desenvolvimento fetal, será mas antes de se completar a puberdade, a apresentação clínica é de puberdade tardia, e não se desenvolverão as características sexuais secundárias. A falta da T e do seu metabólito (E_2) resulta em retardo no fechamento das epífises. Portanto, o crescimento dos ossos longos continua e o paciente desenvolve proporções eunucóides (envergadura pelo menos 2 cm maior do que altura e a medida do calcanhar-púbis mais do que 2 cm maior do que do púbis da cabeça). Se houver uma deficiência concomitante do hormônio do crescimento, pode não estar presente o *habitus* eunucóide.

c. **Início pós-puberal.** Pelo fato de esses pacientes terem prosseguido pela maturação normal da puberdade, eles têm medidas corporais normais e voz normal, mas se apresentam com disfunção sexual (*i. e.*, diminuição da libido, impotência, infertilidade), osteoporose, anemia, fraqueza muscular, depressão e lassitude. Esses sintomas podem estar associados à perda de características sexuais secundárias (*i. e.*, diminuição dos pelos faciais, púbicos e corporais; massa e força muscular diminuídas; aumento na adiposidade e testículos pequenos e macios). A ginecomastia pode resultar do desequilíbrio entre a T e o E_2 séricos (relação diminuída T/E_2). A ausência de pêlos torácicos, escassez de pêlos pubianos, distribuição de pêlos femininos e rugas finas da pele sugerem um hipogonadismo grave de longa duração. Defeitos menos graves produzem alterações mais sutis.

2. **Diagnóstico de subandrogenização**

a. **História.** Uma história detalhada do desenvolvimento concernente à descida dos testículos, momento da puberdade, freqüência de barbear-se e desenvolvimento dos pêlos corporais, queixas sinopulmonares e história clínica enfocando doenças sistêmicas passadas e presentes, doenças sexualmente transmissíveis, orquite, tratamento radioterápico prévio, cirurgia de próstata e uso de drogas é importante. Uma história sexual detalhada concernente à libido, função erétil e ejaculatória, masturbação, coito e fertilidade deve ser obtida.

b. **Exame físico** inclui a avaliação da altura, envergadura, padrão capilar, distribuição da gordura, e exame da pele para rugas e acne. O exame genitourinário deve incluir comprimento peniano, integridade uretral para a hipospádia, toque retal da próstata e exame escrotal para conteúdo, fusão apropriada e descida dos testículos. O tamanho normal dos testículos varia de 3,6 a 5,5 cm de comprimento, 2,1 a 3,2 cm de largura e 15 a 35 mL de volume em homens caucasianos e afro-americanos. Na avaliação da responsividade à T do pêlo corporal, o clínico deve levar em conta a formação genética e racial do paciente. Enquanto os caucasianos podem precisar se barbear diariamente, os afro-americanos, asiáticos e nativos americanos podem se barbear menos freqüentemente.

c. **Nível de testosterona.** A suspeita clínica de baixa secreção de T pode ser confirmada medindo-se o nível sérico de T (variação normal aproximadamente 280-1.000 ng/dL pelo método de diálise). Pelo fato de a T ser secretada de maneira pulsátil, uma medida mais acurada da T sérica pode ser obtida agrupando-se três amostras de sangue retiradas com aproximadamente 20 minutos de intervalo. Concentrações séricas baixas de T na ausência de manifestações clínicas sugerem um nível baixo de SHBG, que pode ser um defeito congênito ou adquirido. A medida de T livre normal ou T biologicamente disponível (T livre e ligada à albumina) é útil nesses casos.

Tabela 22.2 Resumo dos níveis hormonais e tratamento nas principais categorias diagnósticas do hipogonadismo

Categoria do Hipogonadismo	FSH	LH	T	Tratamento
Hipogonadismo hipogonadotrófico	↓	↓	↓	HCG ou T para virilizar, HCG e HMG para fertilidade
Insuficiência testicular primária	↑	↑	↓	T para apenas virilizar
Dano isolado à célula germinativa	↑/N	N	N	Nenhum
Resistência ao T	↑/N	↑/N	↑/N	Nenhum

FSH, hormônio foliculoestimulante; LH, hormônio luteinizante; T, testosterona; HCG, gonadotrofina coriônica humana; HMG, gonadotropina menopáusica humana; N, normal; ↑, aumentado; ↓, diminuído.

d. Localização anatômica do defeito de subandrogenização. Se a concentração sérica de T for baixa (na ausência de baixa SHBG), o diagnóstico de hipogonadismo será confirmado, e a avaliação prosseguirá para identificar o nível anatômico do defeito. Se existir subandrogenização na ausência de níveis séricos menores de T, suspeita-se de resistência androgênica. Uma classificação da subandrogenização de acordo com os principais locais de prejuízos aos órgãos é fornecido na Tabela 22.1. Um resumo das alterações laboratoriais no hipogonadismo de acordo com o sítio anatômico é fornecido na Tabela 22.2.

(1) **Hipogonadismo primário.** A insuficiência testicular primária é caracterizada por níveis séricos de T baixos, acompanhada por concentrações séricas elevadas de LH e de FSH. O distúrbio pode resultar de uma longa lista de doenças, incluindo as anomalias cromossômicas como a síndrome de Klinefelter; defeitos enzimáticos da síntese do androgênio; defeitos adquiridos por trauma, infecção, doenças infiltrativas, destruição auto-imune, certas drogas e malformações como o criptorquidismo e a anorquia. A deficiência de androgênios geralmente é acompanhada por danos aos túbulos seminíferos resultando em azoospermia e infertilidade.

(2) **Hipogonadismo secundário.** O hipogonadismo hipogonadotrófico é caracterizado por níveis séricos baixos de T e concentrações séricas baixas de LH e de FSH. A secreção de gonadotrofina baixa pode resultar de uma secreção hipotalâmica prejudicada do GnRH ou como resultado de disfunção hipofisária direta. Os defeitos funcionais podem ocorrer como uma resposta a um estresse ou doença graves, desnutrição ou drogas. Processos destrutivos adquiridos incluem neoplasia, processos infiltrativos, trauma e radioterapia. A hiperprolactinemia de qualquer causa pode produzir hipogonadismo hipogonadotrófico, primariamente pela supressão da secreção do GnRH e LH. A deficiência isolada de GnRH, como a associada à síndrome de Kallmann, e o hipogonadismo hipogonadotrófico idiopático foram descritas. Um algoritmo para a avaliação de tais pacientes é sugerido na Fig. 22.4.

(a) A distinção de causas hipotalâmicas das hipofisárias pode ser difícil. As medidas do GnRH não são práticas por causa da localização no sistema portal e meia-vida sérica curta. A deficiência de GnRH pode ser sugerida se a deficiência androgênica for acompanhada por anosmia (síndrome de Kallmann) ou diabetes insípido. Achados como defeitos no campo visual e pan-hipo-hipofisarismo são mais sugestivos de doença hipofisária. Uma resolução adicional requer ressonância magnética (RM) da sela túrcica (região hipotalâmica-hipofisária) com ou sem material de contraste.

(b) Já que as doenças hipotalâmicas e hipofisárias podem provocar uma resposta amortecida ou ausente do LH e do FSH a um *bolus* agudo de GnRH, isso não deve ser usado para distinguir o distúrbio hipotalâmico do hipofisário. No entanto, o estímulo da hipófise com múltiplas injeções apropriadamente espaçadas de GnRH resultará em

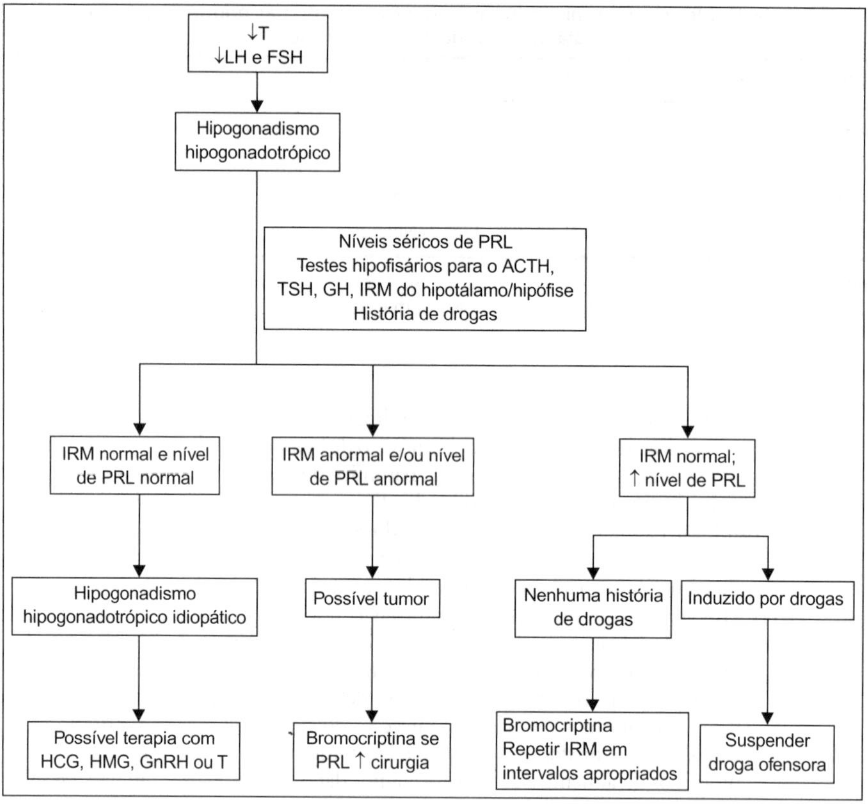

FIG. 22.4. Avaliação e tratamento de um paciente com hipogonadismo hipogonadotrófico. T, testosterona; LH, hormônio luteinizante; FSH, hormônio foliculoestimulante; ACTH, hormônio adrenocorticotrófico; TSH, hormônio estimulante da tireóide; GH, hormônio do crescimento; HCG, gonadotrofina coriônica humana; HMG, gonadotrofina menopáusica humana; LHRH, hormônio liberador do hormônio luteinizante. (Modificado de RS Swerdloff e SP Boyers. Evaluation of the male partner of an infertile couple: Am algorithmic aproach. JAMA. 247:2418. Copyright 1982 American Medical Association.)

estimulação da secreção do LH em pacientes com deficiência da GnRH hipotalâmico e pode ser valioso em separar esses pacientes daqueles com doença hipofisária se a localização do defeito primário for obscuro.

(3) **Resistência do órgão-alvo** à T ocorre como resultado de falha da enzima 5α-reductase em converter a T em DHT (deficiência de 5α-reductase), a ausência ou instabilidade dos receptores T (defeito do receptor) ou falha da T ligada ao receptor em influenciar a síntese do RNA dependente do DNA (defeito pós-receptor). Os defeitos do receptor do androgênio parecem ser a causa mais comum de resistência à T e tem um padrão hormonal característico com níveis séricos elevados de T e de LH. Tais pacientes freqüentemente apresentam manifestações clínicas de pseudo-hermafroditismo. A DHT deve ser medida quando há uma diferenciação anormal da genitália externa. A ginecomastia é comum e é causada pela produção excessiva de E_2, tanto pela aromatização da T circulante quanto da hipersecreção direta pelos testículos.

(4) **Puberdade tardia.** Freqüentemente é difícil distinguir a puberdade tardia do hipogonadismo hipogonadotrófico na idade pré-puberal. Entre os homens hipogonádicos, as concentrações basais séricas de LH, FSH e T e a resposta da gonadotrofina ao GnRH são indistinguíveis daquelas dos garotos pré-púberes. As seguintes dicas podem ser úteis:

(a) Medir os níveis séricos de LH usando-se a geração mais nova de ensaios imunofluorescentes altamente sensíveis, que freqüentemente são capazes de separar a concentração pré-puberal normal da hipogonadotrófica.

(b) O crescimento testicular progressivo e início dos sinais virilizantes indicam que a puberdade está progredindo normalmente.

(c) A presença de liberação noturna de LH no início da puberdade em meninos pode ajudar a estabelecer que a puberdade já começou.

(d) No hipogonadismo isolado, níveis de esteróides supra-renais [sulfato de desidroepiandrosterona (DHEAS)] são normais relativamente à idade cronológica. Em atrasos constitucionais, a idade óssea está atrasada e a concentração sérica de DHEAS é baixa.

(e) Uma análise cuidadosa da curva de crescimento pode ser útil. Os pacientes com atraso constitucional na puberdade têm uma história de velocidade de crescimento lenta durante toda a infância. No hipogonadotrofismo, a velocidade de crescimento é normal durante a infância e é normal ou ligeiramente mais lenta durante o estirão de crescimento pré-puberal mesmo apesar de esses indivíduos eventualmente acabarem maiores com proporções eunucóides.

3. **Tratamento da insuficiência androgênica.** Indicações para a terapia androgênica são dadas na Tabela 22.3. Os benefícios e os riscos da reposição com androgênios são resumidos na Tabela 22.4. Em geral, se o hipogonadismo for causado por fatores extratesticulares, deve-se tentar corrigi-los. De outro modo, a libido, a potência e as características sexuais secundárias podem ser restabelecidas pela terapia de reposição androgênica. Os pacientes com processos hipotalâmicos ou hipofisários que causam hipogonadismo secundário devem ser tratados com testosterona para restabelecer a virilização ou com gonadotrofinas (gonadotrofina menopáusica humana ou HCG) ou terapia de reposição pulsátil com GnRH se se desejar o restabelecimento da fertilidade. É importante se enfatizar que o declínio gradual da secreção da T pode levar ao início insidioso de sintomas como perda de libido e da potência, cansaço, ausência de ambição ou de impulso, calores e depressão. Muitos desses sintomas podem ser atribuídos a outras causas; portanto, é importante estabelecer o diagnóstico pela medida dos níveis de T e de LH. É igualmente importante perceber que um paciente que nunca teve uma secreção de T adequada pode declarar que os níveis de libido e potência que ele experimenta são normais, pois ele não tem base de comparação.

Tabela 22.3 Indicações para a terapia androgênica

Deficiência androgênica (hipogonadismo)
Microfalo (neonatal)
Puberdade tardia em meninos
Homens idosos com baixos níveis de testosterona
Edema angioneurótico
Outros usos possíveis ou sob investigação:
Contracepção hormonal masculina
Doença consumptiva associada a câncer/HIV/infecção crônica
Mulher após a menopausa (em combinação com estrogênios)
Homens em envelhecimento com níveis de testosterona abaixo do limite

Tabela 22.4 Benefícios *versus* riscos da terapia de reposição androgênica

Benefícios	Riscos
↑ Motivação e desempenho sexual	Acne, oleosidade da pele
↑ Ou mantém características sexuais secundárias	Ginecomastia (androgênios aromatizáveis)
↑ Massa e força muscular	↑ Hematócrito
↓ Gordura corporal, incluindo a gordura visceral	Distúrbio da respiração relacionados com o sono, apnéia
↓ Reabsorção óssea, ↑ formação óssea, e mantém a massa óssea	↓ HDL colesterol, ↓ relação entre o colesterol HDL e o colesterol total (risco cardiovascular?)
Melhora os parâmetros de humor	Agrava a hipertrofia prostática benigna (?)
Melhora a qualidade de vida	Estimula o câncer de próstata já existente
Melhora ou evita a deterioração da cognição (?)	

HDL, lipoproteína de alta densidade.

a. **Métodos de reposição androgênica.** Houve um aumento recente do interesse científico e farmacêutico pela terapia de reposição androgênica que levou ao desenvolvimento de numerosas preparações novas (Tabela 22.5).

(1) **Ésteres de testosterona.** A terapia de reposição adequada pode ser obtida com ésteres de testosterona parenterais de depósito, como o enantato de testosterona e o ciprionato de testosterona, mas isso resulta em picos e nadires não fisiológicos. O tratamento geralmente começa com injeções intramusculares de enantato ou cipionato de T em uma dosagem de 150 a 200 mg dada a cada 14 a 21 dias. Os níveis séricos de T devem estar dentro da variação normal quando medidos 5 a 7 dias após uma injeção, e o paciente deve estar livre dos sintomas de deficiência de androgênio durante o intervalo entre as injeções. O paciente é então encorajado a auto-administrar as injeções. O melhor intervalo para as injeções variam consideravelmente, mas 14 a 17 dias é o habitual, exceto em pacientes com síndrome de Klinefelter, que tendem a precisar de injeções mais freqüentes (a cada 10 a 14 dias).

(2) **Liberação transdérmica.** Os liberadores transdérmicos por um adesivo escrotal administram 6 mg de T por dia e mostraram-se produzir concentrações séricas estáveis. A aplicação requer a raspagem do pelo escrotal. Dois tipos de adesivos não escrotais estão disponíveis. Eles administram 2,5 a 5 mg de T por dia. Relatou-se que um dos adesivos causa irritação no sítio de aplicação em 30% dos pacientes. Recentemente, uma formulação em gel com base alcoólica de T foi aprovada para uso nos Estados Unidos. A dose habitual é de 5 a 10 g de gel hidroalcoólico a 1%. Níveis sanguíneos consistentes são atingidos em poucos dias, e o tratamento é bem tolerado, com menos de 10% dos pacientes queixando-se de irritação cutânea.

(3) **Preparados orais.** A maioria dos preparados orais de testosterona é absorvida na circulação portal e rapidamente degradada pelo fígado. Os androgênios sintéticos orais 17-alquilados, como a metiltestosterona, fluoximesterona e oximetolona não são recomendados, pois produzem apenas androgenização parcial. A metiltestosterona e a fluoximesterona foram associadas a vários distúrbios hepáticos, incluindo a icterícia colestática, carcinoma de células hepáticas e a rara doença vascular peliose hepática. **O undecanoato de testosterona** (não-17-alquilado) tem a vantagem de absorção linfática desse modo, não sofre *bypassing* o metabolismo da primeira passagem no fígado. Ele é amplamente empregado na

Tabela 22.5. Preparações androgênicas

Tipo	Atualmente disponíveis nos Estados Unidos	Em desenvolvimento
Injetáveis	Enantato e cipionato de testosterona, cicloexano carboxilato (200-250 mg a cada 2-3 semanas, 100 mg a cada semana)	Undecanoato de testosterona em injeção (1.000 mg uma vez a cada 6 semanas)
	Mistura dos ésteres (p. ex., propionato de testosterona, fenilpropionato de testosterona, isocaproato de testosterona, decanoato de testosterona)	Buciclato de testosterona (12-24 semanas) Microesferas de testosterona (6-11 semanas)
Oral	Metiltestosterona[a]	Undecanoato de testosterona (120-240 mg/dia em doses divididas)
Bucal		Testosterona (60 mg/dia em doses divididas)
Sublingual		Ciclodextrina de testosterona (15 mg/dia em doses divididas)
Implantes		Pastilhas de testosterona (100-200 mg, 3-6 inseridos uma vez a cada 4-6 meses)
		7α-metil-19-nortostestosterona (minimamente reduzido para 5α)
Transdérmico	Gel de testosterona (T 1% gel com base hidroxiálcool, 5-10 g/dia)	Gel de diidrotestosterona (gel a 2% com base hidroxiálcool, 10 g/dia)
	Adesivo escrotal (libera 4-6 mg de testosterona por dia)	
	Adesivos não escrotais (dois adesivos de 2,5 mg ou um adesivo de 5 mg de testosterona por dia)	

[a]Associado à grave hepatotoxicidade.

Europa e na Ásia com resultados favoráveis, assim como um perfil favorável de efeitos colaterais. A formulação foi modificada para ação mais longa e está passando por estudos clínicos adicionais nos Estados Unidos no momento desta publicação. A **ciclodextrina de testosterona** é uma preparação sublingual que também não passa pelo metabolismo hepático. Quando estiverem disponíveis nos Estados Unidos, esses novos preparados orais podem ser uma alternativa aos androgênios injetáveis ou tópicos.

(4) **Implantes de T** que são incapazes de manter níveis fisiológicos de T por 5 ou 6 meses são populares no Reino Unido e na Austrália.

(5) **Diidrotestosterona** é usada na Europa sob a forma de gel tópico. Ela é particularmente útil em homens com deficiência da 5α-reductase, ginecomastia pré-puberal, microfalo e puberdade tardia, pois **não pode ser aromatizada para estrogênio.** Não foi associada à ginecomastia, e relatos sugeriram uma redução no tamanho da próstata. Isso pode ser mais vantajoso em homens mais idosos sob risco de uropatia obstrutiva; no entanto, como a DHT não é aromatizada em E_2, os efeitos a longo prazo sobre a densidade óssea, doença cardiovascular e cognição não são conhecidos.

b. **Possíveis efeitos adversos potenciais.** A reposição com androgênios é contra-indicada em pacientes com neoplasia sensível a androgênio (carcinoma de mama e próstata). O aumento da próstata é uma possível complicação, e os pacientes com hipertrofia prostática sintomática devem receber correção cirúrgica ou um controle clínico antes de começarem a reposição é muito importante medir, enquanto sob reposição, os níveis de PSA e o tamanho da próstata pelo toque anualmente. O desenvolvimento ou uma policitemia preexistente (hematócrito > 55%) é uma indicação de suspensão da reposição com androgênios, pois os androgênios aumentam a produção de hemácias pela estimulação dos precursores eritróides ou pela estimulação da secreção de eritropoetina. Distúrbios de apnéia do sono podem ser exacerbados pelos androgênios. Outros efeitos colaterais incluem ginecomastia secundária à aromatização em E_2, retenção de líquidos e acne. Os níveis do colesterol lipoproteína de alta densidade (HDL) podem estar diminuídos; no entanto, não se conhecem as conseqüências cardiovasculares a longo prazo.

c. **Manuseio da falência testicular primária.** Infelizmente, a maioria dos distúrbios testiculares que causam deficiência androgênica é irreversível. Conseqüentemente, o tratamento consiste em reposição de androgênio apenas.

d. **Tratamento do hipogonadismo hipogonadotrófico secundário.** O objetivo inicial do tratamento sempre é excluir os tumores da hipófise ou do hipotálamo, conjuntamente com outras causas tratáveis, como a doença tireoidiana, hiperprolactinemia e drogas ofensoras, pelas investigações apropriadas. O tratamento de homens com hipogonadismo hipogonadotrófico congênito geralmente começa na puberdade. Se não se deseja fertilidade, a reposição com T pode ser administrada (conforme descrito anteriormente) para se obter masculinização sem preocupações quanto a nenhum comprometimento irreversível da função testicular. Se se deseja fertilidade, o tratamento subseqüente envolve a terapia de reposição com gonadotrofinas ou infusão de GnRH.

(1) **Tratamento com gonadotrofinas. Quando se deseja fertilidade,** T é suspenso e injeções de HCG (1.500 UI) são administradas 2 a 3 vezes por semana por aproximadamente 6 meses. **HCG age como o LH** ligando-se aos receptores LH e aumentando a produção testicular da T. Se a análise do sêmen mostrar que a produção do esperma não começou ou é menor do que 7 a 10 milhões por mililitro, o FSH, sob a forma de gonadotrofinas menopáusicas humanas 75 UI 3 vezes por semana, é acrescentado ao regime com HCG. A terapia combinada freqüentemente é necessária por 12 a 15 meses. Uma vez que se tenha iniciado a espermatogênese, somente o HCG pode manter a contagem espermática normal.

(2) **Administração pulsátil de GnRH para o tratamento do hipogonadotrofismo hipotalâmico.** Estudos pioneiros em um modelo hipogonadotrófico demonstraram que o GnRH poderia estimular a secreção apropriada de gonadotrofinas apenas quando o hormônio era administrado de um modo episódico e a uma freqüência fisiológica. A administração contínua foi completamente ineficaz em evocar o padrão desejado de descarga gonadotrófica. Usando tal regime de administração episódica de GnRH a longo prazo por meio de uma bomba portátil, foi possível restabelecer a espermatogênese em homens com a síndrome de Kallmann e induzir alterações clínicas e bioquímicas de puberdade em pacientes com puberdade tardia devida à deficiência hipotalâmica de GnRH. Uma abordagem similar foi usada com sucesso em induzir a ovulação em mulheres com amenorréia hipotalâmica associada à deficiência idiopática do GnRH, anorexia nervosa ou exercícios competitivos. Embora a administração subcutânea do GnRH tenha sido relatada como benéfica, ele é menos prático e menos eficaz do que a terapia com a gonadotrofina.

e. **Resistência do órgão-alvo.** Não existe nenhuma terapia eficaz para o eunucoidismo resultante da resistência ao androgênio. Os pacientes com fenótipo masculino e ginecomastia geralmente precisam de cirurgia cosmética para remover o tecido mamário e para corrigir os graus mais graves de hipospádia.

4. Estados patológicos específicos associados ao hipogonadismo primário

   a. **Síndrome de Klinefelter.** A síndrome de Klinefelter é o distúrbio mais comum da diferenciação sexual, ocorrendo em aproximadamente 1 em 500 homens. A anormalidade primária é a presença de dois ou mais cromossomos X, geralmente sob a forma de 47,XXY complemento cromossômico (a forma clássica) ou, menos comumente, 46,XY/ 47, XXY (a forma mosaico). O(s) cromossomo(s) X adicional(is) pode(m) ser devido(s) à não-disjunção durante a gametogênese ou à não-disjunção no zigoto durante a mitose.

      (1) **Forma clássica.** Antes do início da puberdade, a função do eixo hipotalâmico-hipofisário-testicular funciona normalmente. Por volta dos 12 a 14 anos de idade, uma função prejudicada das células de Leydig resulta em T diminuído, aumento das gonadotrofinas e hipogonadismo. A biópsia testicular revela uma hialinização patológica e fibrose dos túbulos seminíferos. O tamanho testicular diminuído e espermatogênese defeituosa estão presentes em quase todos os pacientes com a forma clássica. Clinicamente, ela é caracterizada por um fenótipo inequivocamente masculino, tamanho de pênis pequeno, testículos pequenos e firmes, azoospermia e padrão masculino de pêlos corporais e faciais diminuídos. Se a falência das células de Leydig ocorrer antes da puberdade, os pacientes manifestarão características eunucóides. A ginecomastia é comum e pode ser devida a uma conversão aumentada de T em E_2, assim como um *clearance* diminuído de estrogênios. A maioria dos pacientes chega aos cuidados do médico após a puberdade com queixas de dislexia, infertilidade ou ginecomastia. A obesidade e veias varicosas ocorrem em um terço até a metade dos pacientes com síndrome de Klinefelter. Há uma maior incidência de incapacidade de leitura e desajustes sociais, anormalidades sutis da função tireoidiana, diabetes melito e anormalidades da função pulmonar. O taurodontismo é comum e pode estar associado à queda precoce dos dentes. A incidência do câncer de mama é de 1 em 5.000, aproximadamente 20 vezes maior do que em homens normais, mas apenas um quinto as mulheres. A mamografia para rastreamento não é recomendada em virtude da baixa incidência. Há também maior incidência de tumores das células germinativas e distúrbios auto-imunes. Esses pacientes geralmente têm uma orientação psicossexual masculina e são capazes de funcionar sexualmente como homens normais.

      (2) **Forma mosaico.** Aproximadamente 10% dos pacientes com síndrome de Klinefelter têm a forma mosaico, uma forma menos grave da doença. Até um quarto desses pacientes tem um tamanho testicular normal e apenas a metade tem ausência completa de espermatogênese, sendo responsável pelas raras instâncias de fertilidade. O mosaicismo pode ser limitado aos testículos e, portanto, somente pode ser diagnosticado pela biópsia testicular.

      (3) O diagnóstico de síndrome de Klinefelter em pacientes com a forma clássica 47,XXY é sugerida por elevações no LH e no FSH, e uma T baixa a normal. Uma cuidadosa história quase sempre demonstrará uma incapacidade de aprendizagem e graus variáveis de dislexia. A partir da perspectiva de um laboratório padrão, **o nível elevado de FSH** (devido à falência do compartimento germinativo) é o melhor demarcador entre os pacientes com síndrome de Klinefelter e homens normais. Se o FSH estiver elevado, uma análise cromossômica deve ser realizada nos leucócitos do sangue periférico. O mosaicismo pode deixar de ser diagnosticado em alguns pacientes nos quais o padrão mosaico é limitado aos testículos. Nesses casos, apenas uma análise cromossômica das células testiculares fornece um diagnóstico definitivo.

      (4) O tratamento com a testosterona provocará masculinização e melhora dos sintomas de hipogonadismo; no entanto, a **infertilidade é irreversível,** apesar da terapia hormonal.

   b. **Disfunção gonadal em pacientes tratados com agentes quimioterápicos para o câncer.** Com o advento de quimioterapia com múltiplos agentes para os distúrbios malignos e a crescente sobrevida que se seguiu, tornou-se aparente que a aplasia germinal e a resultante infertilidade pode ser um efeito colateral comum. Os agentes quimioterápicos não são equivalentes na sua potencial toxicidade gonadal. Os efeitos colaterais dependem não somente da classe específica das drogas usadas, mas também da dose total usada. Os agentes alquilantes (ciclofosfamida, thiotepa, clorambucil, mostarda nitrogenada e melphalan) como uma classe produzem depleção germinal dose-dependente. A procarbazina, mais comumente usada no tratamento do linfoma, produz aplasia germinal permanente. O hidrocloreto de doxorubicina (Adriamicina) (500 mg/m^2), a vincristina e o metotrexato em altas doses não têm esses efeitos colaterais em humanos.

c. Radiação produz depleção germinal reversível entre 50 e 400 rad; acima de 500 rad, a aplasia germinal geralmente é permanente.

d. A toxicidade gonadal de outras drogas e toxinas. O epitélio germinal é um tecido em divisão rápida e, como a medula óssea e o trato gastrointestinal, é suscetível a danos por numerosas drogas e toxinas.

(1) **Maconha.** Existem evidências de que a maconha não apenas **reduz o nível plasmático de** T, mas também produz **ginecomastia e maturação germinal alterada** nos testículos. A maconha crua contém estrogênios da planta que interferem na função gonadal, mas existem poucas evidências de que o tetraidrocanabinol purificado tenha qualquer efeito direto.

(2) **Exposição fetal ao dietilbestrol (DES) e acetato de medroxiprogesterona (MPA; Provera).** A exposição fetal ao DES e MPA pode produz anormalidades significativas ao trato genital masculino. Tanto em roedores como em humanos, o DES produz um aumento de incidência de cistos epididimários e atrofia testicular. O MPA, da mesma forma, pode ser associado a anormalidades no aparato genital externo. Desse modo, uma história materna de exposição a drogas pode ser útil na avaliação do homem infértil.

(3) **Variados.** A cada ano, a lista de toxinas ambientais que mostram produzir efeitos adversos sobre os testículos cresce. O dibromocloroperine, boro, Agente Laranja, e Kepone são algumas das toxinas mais conhecidas.

5. **Síndromes hipotalâmicas específicas caracterizadas pelo hipogonadismo hipogonadotrófico:**

a. **Síndrome de Kallmann.** O hipogonadismo hipogonadotrófico foi primeiramente reconhecido por Kallmann, Schoenfeld e Barrera em 1944. A síndrome de Kallmann é um distúrbio familiar, caracterizado pela deficiência isolada do GnRH. Durante o desenvolvimento fetal normal, os neurônios GnRH começam a migração do placódio olfativo para o núcleo arqueado do hipotálamo. A migração é interrompida ou está ausente na síndrome de Kallmann, causando deficiência de GnRH. Aproximadamente 50% desses indivíduos têm defeitos craniofaciais na linha média (anosmia ou hiposmia, fenda palatina e/ou lábio leporino) e podem manifestar freqüências aumentadas de surdez neurossensorial e ataxia. A RM do cérebro pode mostrar bulbos olfativos anômalos ou ausentes em mais de 75% dos casos. As mulheres são muito menos afetadas do que os homens (relação homem:mulher 4:1). Uma história familiar positiva está presente em aproximadamente 50% dos casos; os parentes podem ter hipogonadismo e muitos manifestam apenas um dos defeitos associados da linha média. Em adolescentes que não entram na puberdade, esses marcadores clínicos podem ser úteis em diferenciar a síndrome de Kallmann do atraso constitucional da puberdade. Um gene para a forma ligada ao X *(KAL1)* foi descoberto, mas as formas autossômicas podem ser responsáveis pela maioria dos casos familiares.

b. **Síndrome do eunuco fértil.** Esse termo tem sido empregado para descrever pacientes com deficiência de GnRH parcial que causa eunucoidismo e desenvolvimento sexual retardado, mas testículos de tamanho normal. Esses indivíduos parecem ter suficiente gonadotrofina para estimular a produção intratesticular de T para espermatogênese, mas não T circulante suficiente para virilizar adequadamente os tecidos periféricos. **Apesar do nome, esses pacientes freqüentemente são inférteis.**

c. **Hipogonadismo funcional**

(1) Uma perda de peso acentuada em pacientes com **anorexia nervosa** ou restrições dietéticas graves está associada a hipogonadotrofismo e amenorréia. Os mecanismos subjacentes ainda estão para ser elucidados. A secreção das gonadotrofinas e a resposta do GnRH nesses pacientes reverte para o padrão pré-puberal e **pode ser restabelecido ao normal pela administração pulsátil de GnRH.** A anorexia nervosa serviu como um interessante modelo para o estudo dos mecanismos hormonais envolvidos no início da puberdade.

(2) O exercício e o estresse também afetam o eixo hipotalâmico-hipofisário. Os níveis basais de T eram menores do que o normal em um estudo de corredores e caiam acentuadamente após o término de uma maratona. Os níveis de T também caíam em militares, estudados durante os períodos estressantes na escola de candidatos a oficiais. As mulheres envolvidas em exercício extremo (p. ex., corredoras, atletas e bailarinas) podem desenvolver amenorréia hipotalâmica de uma maneira similar à da observada na anorexia nervosa. A administração pulsátil de GnRH restabelece a secreção normal de gonadotrofinas e os ciclos menstruais nesses pacientes, sugerindo um defeito na secreção hipotalâmica de GnRH.

(3) **Diversos.** A cada ano, a lista de toxinas ambientais que mostram produzir efeitos adversos sobre os testículos cresce. O dibromocloroperine, **boro,** Agente Laranja e Kepone são alguns dos mais conhecidos.

d. **Síndromes hipotalâmicas diversas.** O hipogonadismo hipogonadotrófico adquirido pode resultar de lesões estruturais que afetam o hipotálamo (p. ex., craniofaringiomas e germinomas) e de traumatismo craniano. Na maioria dos casos, o hipogonadotrofismo devido a processos infiltrativos do hipotálamo (p. ex., sarcoidose e hemocromatose) tem mostrado ser de deficiência do GnRH. Uns poucos têm uma causa hipofisária com resposta hipofisária prejudicada à administração do GnRH. A progressão etiológica do hipogonadotrofismo observada em associação com as síndromes de Prader-Willi e Laurence-Moon-Biedl parece ser devida a uma disfunção hipotalâmica na maioria dos casos. Há casos de hipogonadismo hipergonadotrófico em pacientes com síndrome de Prader-Willi que têm os confusos efeitos de dano testicular associado à criptorquida. O defeito genético da síndrome de Prader-Willi recentemente foi caracterizado; na maioria dos casos ele está associado à deleção da região da síndrome de Prader-Willi/Angelman no cromossomo 15 *locus* q11-13.

6. **Senescência masculina.** Diferente da falência abrupta da menopausa feminina, os homens têm um declínio gradual nos androgênios circulantes, precursores dos androgênios da supra-renal e hormônios de crescimento (Tabela 22-6).

a. Tanto a T total quanto a livre gradualmente declinam, e estão associadas a níveis séricos elevados de LH e de FSH, indicando um defeito primário nos testículos. Um segundo defeito parcial na secreção hipotalâmica do GnRH pode também existir, resultando em um amortecimento da elevação no LH e FSH relativo à concentração reduzida de T sérico. Os efeitos da testosterona baixa são similares aos observados em homens mais jovens. Entre eles estão uma diminuição da massa muscular, da força muscular, da densidade óssea, da libido e da função erétil, e humor deprimido. A gordura corporal, especialmente a gordura visceral, está aumentada. O E_2 é aumentado como resultado da aromatização de T no tecido adiposo. A terapia de reposição com testosterona mostrou aumentar a massa corporal magra, a força, a densidade óssea, a qualidade de vida, o senso de bem-estar e a libido. No entanto, a disfunção erétil é multifatorial em origem, e a função vasodilatadora prejudicada no pênis é um fator predominante em muitos homens mais velhos. Portanto, a disfunção erétil freqüentemente não melhora, apesar da terapia androgênica.

Tabela 22.6 Alterações hormonais com o envelhecimento

GnRH-LH/FSH-T	CRH-ACTH-DHEA/S	GHRH-GH/IGF-1
↑ LH[a], FSH	Nenhuma alteração no ACTH	↓ mensageiro e receptor do GHRH
↓ T (↓ células de Leydig)	↓ DHEA e DHEAS	↓ pulsos secretores de GH
↓ T livre	↓ resposta do DHEA e DHEAS ao ACTH	↓ GH circulante
↑ SHBG		↓ IGF-1 sérico

[a]↓ Amplitude do pulso de LH e ↓ responsividade ao GnRH.
GnRH, hormônio liberador da gonadotrofina; LH, hormônio luteinizante; FSH, hormônio foliculoestimulante; SHBG, globulina ligadora do hormônio sexual; CRH, hormônio liberador da corticotropina; DHEA, diidroepiandrosterona; DHEAS, sulfato de DHEA; ACTH, hormônio adrenocorticotrófico; GHRH, hormônio liberador do hormônio de crescimento; GH, hormônio de crescimento; IGF-1, fator de crescimento semelhante à insulina tipo I.

b. Os precursores androgênicos DHEA e DHEAS também diminuem com a idade. Pequenos estudos relataram que a **DHEA administrada** a animais em envelhecimento e humanos pode melhorar o senso de bem-estar, melhorar a memória, diminuir a gordura corporal, reduzir o risco de doenças cardiovasculares, prevenir câncer e fornecer efeitos benéficos à função imune. A DHEA é vendida como suplemento dietético nos Estados Unidos e está disponível sem prescrição.

c. As alterações hormonais podem contribuir para a fragilidade masculina; no entanto, não se sabe se estas alterações representam um processo fisiológico ou patológico. Existe um debate continuado sobre se a reposição androgênica é benéfica na senescência masculina. O tratamento com androgênios nesta população pode agravar distúrbios prostáticos (hipertrofia prostática benigna, câncer de próstata), e os efeitos cardiovasculares não foram esclarecidos. Até que mais dados estejam disponíveis sobre as relações riscos/benefícios, a terapia deve ser limitada a indivíduos com níveis de T baixos documentados e sintomas significativos, e àqueles que foram avaliados para a presença de câncer de próstata e uropatia obstrutiva.

B. **Infertilidade masculina.** A infertilidade é definida como ausência de concepção após 1 ano de intercurso freqüente e sem proteção. As causas de infertilidade masculina podem ser divididas em seis áreas principais (Tabela 22.7): doença hipotalâmica (hipogonadismo secundário), responsável por 1,2% das causas; doença testicular (hipogonadismo primário) a 30 a 40%; defeitos pós-testiculares (distúrbios do transporte do esperma), 10 a 20%, disfunção sexual 1 a 2%, doenças sistêmicas (incomum), e causas não classificáveis, de 40 a 50%. Todas as avaliações para a infertilidade precisam incluir uma avaliação completa tanto do homem quanto da mulher, pois em muitos casos existem anormalidades da função reprodutiva em ambos os parceiros. Estudo com base populacional realizado pela WHO (Organização Mundial de Saúde) encontrou a seguinte distribuição das causas quando se avalia um casal infértil: fatores masculinos, 23%; disfunção ovulatória, 18%; danos tubários, 14%; endometriose, 9%; problemas coitais, 5%, fatores cervicais, 3% e causas inexplicadas, 28%.

1. **Avaliação.** Uma abordagem por algoritmo à avaliação de um homem para infertilidade é apresentada na Figura 22-5.

a. **História.** A história deve enfocar o desenvolvimento sexual, puberdade, desempenho na escola, sintomas de hipogonadismo (perda de pêlos corporais, perda da libido), doenças crônicas, infecções, doenças sexualmente transmissíveis e uma história sexual detalhada. Muitas drogas estão associadas a uma espermatogênese prejudicada e/ou disfunção das células de Leydig. As mais importantes são as drogas alquilantes (ciclofosfamida e clorambucil). Os antiandrogênios

Tabela 22.7 Causas comuns de infertilidade masculina[a]

Causas	% de pacientes
Doença hipotalâmica-hipofisária	1-2
Hipogonadismo hipogonadotrófico isolado	
Hipo-hipofisarismo (tumores, hiperprolactinemia)	
Hemocromatose, outros	
Disfunção testicular	30-40
Cromossômica (XXY ou variantes)	
Criptorquidismo	
Varicocele	
Orquite (caxumba, tuberculose, citomegalovírus)	
Drogas (agentes alquilantes e outras drogas citotóxicas)	
Radioterapia	
Toxinas	
Hipertermia	
Doença testicular auto-imune	
Deleções ou substituições do cromossomo Y	
Disfunção sexual	1-2
Ejaculação retrógrada	
Disfunção erétil	
Problemas com o transporte do esperma	10-20
Obstrução/disfunção do epidídimo	
Ausência congênita do vas	
Síndrome de Young	
Vasectomia	
Doenças sistêmicas	Menos comum
Doença debilitante (p. ex., insuficiência renal, insuficiência hepática)	
Não conhecida	40-50

[a]Dados de: Baker HWG. Male Infertility. In: De Grout LJ, ed., *Endocrinology.* Philadelphia: WB Saunders; 1994:2404. De Kretser DM. Male Infertility. *Lancet* 1997;349;787.

(flutamida, ciproterona, espironolactona), cetoconazol, e cimetidina causam disfunção testicular pela inibição da produção ou ação testicular de androgênio (Carlson *et al.,* 1981). As toxinas ambientais podem ser uma causa subapreciada de infertilidade. O pesticida dibromoclorpropano é uma causa bem conhecida, assim como o chumbo, o cádmio e o mercúrio (Schrag e Dixon, 1985). A possibilidade de químicos com atividade estrogênica, inclusive fitoestrogênios, poderem reduzir a contagem de esperma atraiu muita atenção recentemente, apesar de não existirem provas diretas deste efeito. A suspeita de tal efeito originou-se com observações sobre a diminuição das contagens de esperma ao longo de várias décadas. No entanto, uma metanálise recente sugeriu que, enquanto reduções nas contagens de esperma ocorreram em nível local, não houve nenhum declínio mundial (Becker e Berhane, 1997).

b. **Exame físico** deve incluir avaliação das características sexuais secundárias, defeitos no desenvolvimento e exame genitourinário detalhado.

c. **Análise do sêmen.** A análise do sêmen é a pedra angular na avaliação de um parceiro masculino de um casal infértil. Uma análise de sêmen normal deve estimular uma avaliação meticulosa da parceira feminina. A amostra do sêmen deve ser coletada de uma maneira padronizada e avaliada como descrita pelo *WHO Laboratory Manual for the Examination of Semen and*

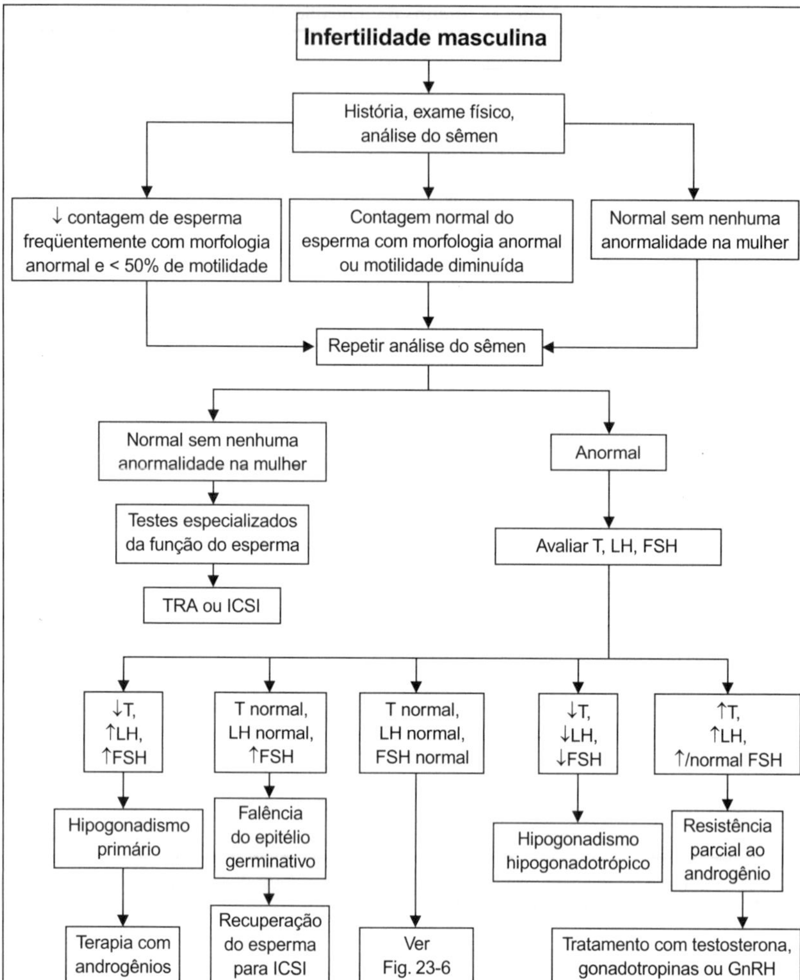

FIG. 22.5. Abordagem por algoritmo ao diagnóstico e tratamento da infertilidade masculina. T, testosterona; LH, hormônio luteinizante; FSH, hormônio foliculoestimulante; ICSI, injeção de esperma intracitoplasmática; TRA, tecnologia de reprodução assistida. (Modificado de Swerdloff RS, Wang C. The testes and male sexual function. In: Goldman L, Bennett JC., eds. *Cecil textbook of medicine* 21st edition. Philadelphia: WB Saunders, 2000:1306-1317)

Sperm-Cervical Mucus Interaction (1999). Pelo menos 2 dias de abstinência sexual são recomendados antes da coleta da amostra em um recipiente limpo. A amostra de sêmen deve ser mantida aquecida (o mais próximo possível da temperatura corporal) e transportada ao laboratório em até 2 horas após a coleta. Já que existe uma considerável variação na característica das amostras de sêmen obtidas de um determinado paciente, qualquer análise de sêmen anormal deve ser repetida após um período apropriado de abstinência. A Tabela 22-8 lista os parâmetros avaliados em uma análise básica do sêmen, e as variações de referência normais são listadas na Tabela 22.9. A avaliação da amostra de sêmen inclui o seguinte:

Tabela 22.8 Infertilidade masculina: análise básica do sêmen

Volume
pH
Microscopia: aglutinação, *debris*
Esperma: concentração, motilidade, morfologia, vitalidade
Leucócitos
Células germinativas imaturas
Auto-anticorpos contra o esperma (se estiver presente aglutinação)
(Testes de função do esperma com bioquímica do esperma/sêmen)

(1) **Volume:** O volume normal varia de 2 a 5 mL. Um volume baixo com azoospermia ou oligospermia pode ser devido a uma obstrução no trato genital. A ausência congênita das vias deferentes pode ser diagnosticado pelo exame físico e por um pH baixo do sêmen, enquanto a obstrução do ducto ejaculatório é diagnosticado encontrando-se vesículas seminais dilatadas na ultra-sonografia transretal.

(2) **pH.** A variação normal do pH é de 7 para 8. Um pH baixo sugere oclusão dos ductos ejaculatórios ou contaminação da amostra com urina. Um pH alcalino levanta a questão de doenças agudas (*i. e.,* infecção) das glândulas sexuais secundárias.

(3) **Microscopia para *debris* e aglutinação.** A presença de aglutinação sugere auto-anticorpos ao esperma. Isso deve ser confirmado pela reação mista da antiglobulina ou pelo teste de imunoensaio. Um distúrbio imune clinicamente significativo é sugerido quando mais do que 50% de espermatozóides são revestidos com auto-anticorpos.

(4) **Contagem, motilidade e morfologia do esperma**

(a) Uma contagem normal do esperma é definida como mais do que 20 milhões por mililitro de sêmen ou uma contagem total de esperma de mais de 40 milhões. Embora uma redução moderada (oligospermia moderada) na concentração do esperma (10 a 20 milhões por mililitro) seja compatível com fertilidade, a motilidade do esperma e a morfologia são normais. Uma contagem de esperma de menos de 5 milhões por mililitro é definido como oligospermia grave. Azoospermia é a ausência completa de esperma.

Tabela 22.9 Análise do sêmen: variações de referência

Parâmetro	Variações de referência
Volume do sêmen	> 2 mL
Esperma	
Concentração	> 20 milhões/mL
Contagem total	> 40 milhões/ejaculado
Motilidade	> 50% móveis
	> 25% movendo-se rápida e progressivamente
Morfologia	> 15% normal[a]
Vitalidade (vivos)	> 75%
Leucócitos	< 1 milhão/mL

[a]Este valor baseia-se no emprego de critérios estritos para a avaliação da morfologia do esperma em estudos, usando-se fertilização *in vitro* como objetivo final.

De OMS: *Laboratory manual for examination of human semen and sperm cervical mucus interaction,* 4th ed., Cambridge, UK: Cambridge University Press, 1999.

(b) **Motilidade do esperma.** O esperma é avaliado pela microscopia e classificado como rapidamente progressivo, lentamente progressivo, não progressivo e não móvel. Pelo menos 50% dos espermatozóides devem ser móveis e 25% devem demonstrar motilidade rapidamente progressiva. A mobilidade diminuída pode ocorrer com defeitos estruturais ou metabólicos do esperma ou podem representar um ambiente hostil ao esperma. Defeitos específicos da estrutura ou da função ciliar tanto nos tratos respiratórios quanto nos reprodutivos foram identificados (*i. e.*, síndrome de Kartagener, síndrome dos cílios imóveis), resultando em infertilidade associada a uma redução grave na motilidade do esperma. Apesar da sua natureza subjetiva, a motilidade do esperma é um dos melhores correlatos do sêmen da infertilidade no paciente oligoespérmico.

(c) **Morfologia do esperma.** Os critérios para morfologia normal foram no passado baseados principalmente no formato. Um novo sistema de critérios morfológicos estritos foi endossado pela OMS, que inclui comprimento, largura, comprimento/largura, área ocupada pelo acrossoma e defeitos no colo e na cauda. Os critérios estritos parecem ter melhor correlação com uma fertilidade prejudicada.

(5) **Contagem de leucócitos.** Elevação (> 1 milhão por mililitro no sêmen) pode sugerir uma infecção e justifica culturas apropriadas, assim como um tratamento empírico com antibióticos, como a eritromicina ou trimetoprim-sulfametoxazol. A cultura e o tratamento com antibióticos freqüentemente têm baixo rendimento.

(6) Se indicadas, análises mais especializadas podem ser realizadas, como a análise do esperma auxiliada pelo computador (AEAC), análise bioquímica do esperma (incluindo a frutose), testes de função do esperma, como a reação do acrossomo, e ensaios de penetração, como o teste da zona livre de penetração do hamster.

d. **Avaliação hormonal.** Todas as análises anormais do sêmen devem ser repetidas. Se a repetição da análise mostrar oligospermia grave ou azoospermia, a T, LH, FSH séricos basais devem ser medidos em uma amostra de soro pela manhã para descartar o hipogonadismo. A avaliação e o tratamento dos pacientes com disfunção da célula de Leydig primária (LH alto, FSH alto, T baixa) e secundária (LH, FSH e T baixos) e resistência do órgão-alvo ao androgênio foram discutidos na Seção II.3. Se o LH for baixo, o nível de prolactina sérica deve ser medido para descartar o hipogonadotrofismo induzido pela prolactina. Os pacientes com elevações isoladas do FSH têm falência isolada do compartimento germinal e respondem mal à terapia. Um algoritmo para avaliação e tratamento dos homens com valores hormonais normais é mostrado na Figura 22.6.

e. **Azoospermia com testículos de tamanho normal, T, LH e FSH séricas normais.** Estes pacientes geralmente têm ejaculação retrógrada ou uma obstrução do sistema ejaculatório. Uma amostra de urina pós-ejaculatória deve ser verificada para a presença de espermatozóides.

(1) **Ejaculação retrógrada** é suspeitada pela presença de neuropatia autonômica e é mais comumente observada em pacientes com diabetes melito. A presença de grande número de pacientes com esperma em amostras de urina pós-ejaculação confirma o diagnóstico.

(2) **Azoospermia obstrutiva.** A ausência de esperma na urina pós-ejaculatória sugere azoospermia ejaculatória ou espermatogênese prejudicada. O reconhecimento de distúrbios obstrutivos é importante, pois a terapia precisa ser direcionada para a correção cirúrgica do distúrbio.

(a) A combinação de ausência de vias deferentes no exame físico, baixo volume de líquido seminal e pH ácido é sugestiva de ausência congênita de vias deferentes e vesículas seminais. A ausência congênita das vias deferentes está associada ao gene regulador da fibrose cística (*CFRG*) em homens caucasianos. A frutose seminal, normalmente produzida pelas vesículas seminais e transportadas para dentro dos vasos deferentes pelos ductos ejaculatório, está ausente nas análises bioquímicas.

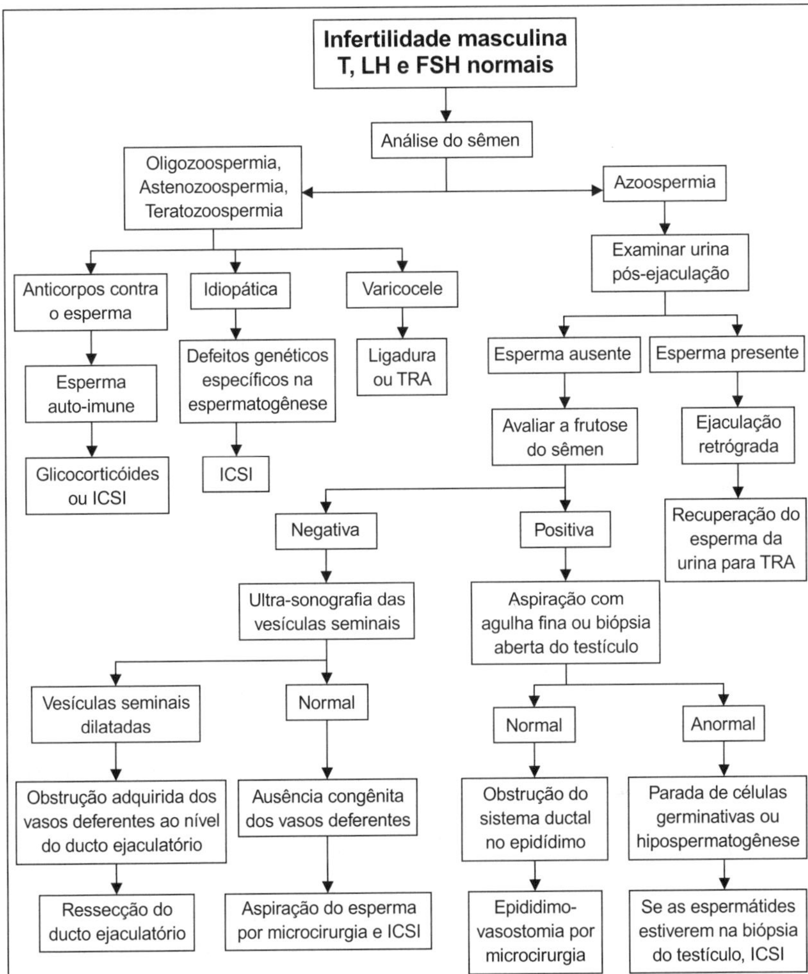

FIG. 22.6. Abordagem por algoritmo ao diagnóstico e tratamento da infertilidade masculina em pacientes com concentrações séricas hormonais normais . (Modificado de Swerdloff RS, Wang C. The testes and male sexual function. In: Goldman L, Bennett JC. Eds. *Cecil textbook of medicine,* 21st ed. Philadelphia: WB Saunders, 2000:1306-1317.)

(b) Se a frutose no sêmen for normal, uma elevada porcentagem desses casos provará ser uma obstrução no epidídimo proximal à entrada dos ductos ejaculatórios. O achado de testículos de tamanho normal com ou sem aumento palpável da cabeça do epidídimo quase certamente indica doença obstrutiva. Se for indicada a cirurgia, a exploração do escroto com observação do epidídimo pode demonstrar a obstrução epididimal, e a correção microcirúrgica da obstrução ou coleta dos espermatozóides para injeção de esperma intracitoplásmica (ICSI) podem ser feitas.

(c) Se a exploração falhar em demonstrar uma obstrução, a biópsia testicular pode ser necessária para determinar o defeito intratesticular.

f. **Oligospermia com testículos de tamanho normal, T, LH e FSH séricos normais.** Um padrão hormonal normal é observado na maioria dos pacientes oligospérmicos. A varicocele, infecção do trato reprodutivo, e anticorpos antiesperma devem ser descartados pelo exame físico e testes laboratoriais antes de o diagnóstico de infertilidade idiopática ser feito. A varicocele será discutida separadamente na seção C. O restante dos pacientes com oligospermia e perfil hormonal normal são caracterizados como tendo oligospermia idiopática e são responsáveis pela maior parte dos casos de infertilidade masculina.

g. Contagem normal do esperma, mas com morfologia ou motilidade anormais.

(1) Espermas mortos (necrospermia) podem ser identificados com corantes supravitais ou avaliados indiretamente pelo teste do edema hipoosmótico, que avalia a fluidez da membrana plasmática.

(2) Motilidade ou morfologia anormal do esperma geralmente é observado em amostras oligoespérmicas, mas podem ocorrer em homens com contagens normais. As formas anormais indicam uma espermatogênese prejudicada.

2. **Tratamento.** É essencial que a parceira feminina seja meticulosamente avaliada conjuntamente com o parceiro masculino. O tratamento da parceira feminina pode freqüentemente compensar o fator masculino de subfertilidade pelas reduções leves a moderadas nos parâmetros do sêmen.

a. Existem numerosas causas de infertilidade irreversível sem nenhuma terapia disponível. Isso é verdadeiro para a maioria dos casos de hipogonadismo primário ou daqueles que envolvem túbulos seminíferos danificados, incluindo a síndrome de Klinefelter, microdeleções do cromossomo Y, síndrome de apenas células de Sertoli e infertilidade idiopática associada à azoospermia.

b. O hipogonadismo secundário pode ser manuseado com gonadotrofinas, infusões de GnRH, e correção das causas subjacentes, conforme delineado na Seção II.3.d.

c. **Técnicas de reprodução assistida**

(1) **Injeção de esperma intracitoplasmático.** Essa técnica envolve a injeção direta de um único espermatozóide dentro do citoplasma de um oócito humano. A taxa global de fertilização é em torno de 60% e a taxa de gravidez clínica por ciclo é entre 20 e 40%. ICSI pode ser realizado com esperma obtido pelo ejaculato, aspiração epididimal, biópsia testicular ou aspiração com agulha fina.

(2) Inseminação intra-uterina e fertilização *in vitro* têm baixas taxas de eficácia.

(3) A introdução do ICSI possibilitou aos homens com oligospermia grave e azoospermia serem pais, mas os riscos genéticos precisam ser considerados. Os exemplos incluem a transferência do gene *CFRG* e das microdeleções do cromossomo Y. O aconselhamento genético e os testes genéticos moleculares devem ser realizados antes da terapia ICSI. Felizmente, até o momento, não houve nenhum aumento relatado na incidência de defeitos congênitos com ICSI em comparação com a concepção natural.

C. **Varicocele** A varicocele é uma tortuosidade e dilatação anormal das veias do plexo pampinífero dentro do cordão espermático. A incompetência do processo valvular venoso produz uma pressão hidrostática aumentada e dilatação das veias. Pelo fato de a veia espermática esquerda inserir-se diretamente em um ângulo reto dentro da veia renal esquerda, o lado esquerdo apresenta maior tendência à varicosidade; portanto, **90% das varicoceles ocorrem do lado esquerdo.** As varicoceles do lado direito foram descritas, mas geralmente são associadas à varicosidade bilateral, pois as veias colaterais permitem um refluxo venoso proveniente da esquerda.

1. **Detecção.** As varicoceles de tamanho moderado a grande são facilmente detectadas pelo exame físico do cordão espermático. As pequenas varicoceles geralmente aumentam quando se solicita ao paciente que realize uma manobra de Valsava. Ocasionalmente, um exercício leve ou ficar em pé por 30 minutos podem ser feitos para desmascarar uma varicocele latente. No passado, achados físicos equívocos foram confirmados pela venografia retrógrada. No entanto, a ultra-so-

nografia, a termografia e a metodologia com radionuclídeos agora são comumente empregadas como alternativas não invasivas para corroborar o diagnóstico.

2. **Infertilidade e indicações para a varicocelectomia.** O papel da varicocele na etiologia da infertilidade permanece controverso.

   a. **Incidência.** A varicocele está presente em aproximadamente 10 a 15% da população masculina, e a maioria desses homens não apresenta nenhuma disfunção testicular ou infertilidade. Portanto, os médicos devem ser relativamente conservadores no seu diagnóstico e nas suas abordagens terapêuticas a homens com varicocele. A presença apenas da varicocele não é evidência de disfunção testicular e, portanto, não constitui uma indicação de varicocelectomia. No entanto, entre os homens inférteis, a incidência de varicocele foi relatada como sendo de 20 a 40%, sugerindo um elo etiológico.

   b. **Seleção para tratamento.** Embora a presença da varicocele possa ser associada a parâmetros normais do sêmen e fertilidade normal, a maioria dos homens com varicocele e presumível infertilidade tem parâmetros anormais no sêmen, incluindo baixa concentração de esperma e morfologia anormal do esperma. A relação causal entre a varicocele e a infertilidade masculina foi atribuída a um aumento na temperatura testicular, remoção retardada dos metabólitos tóxicos produzidos endogenamente, hipóxia e estase. Um estudo da OMS de 1992 de 9.034 homens constatou que a varicocele estava associada ao aumento de sêmen anormal, volume testicular diminuído, qualidade prejudicada do sêmen e um declínio na produção hormonal pelas células de Leydig. Digno de nota, as gravidezes espontâneas foram iguais em casais com e sem varicocele. O tratamento da varicocele pela cirurgia ou embolismo/oclusão venosa foi relatado como melhorando a qualidade do sêmen; no entanto, se a ligadura da varicocele melhorará as taxas de gravidez na parceira feminina permanece controverso. Um grande estudo prospectivo recente pela OMS comparou as taxas de gravidez entre casais inférteis cujo parceiro masculino com varicocele se submeteu à ligadura imediata da varicocele, contraposta à ligadura da varicocele após 1 ano. O estudo sugeriu que a ligadura da varicocele era benéfica, com uma taxa cumulativa de gravidez de 34,8% no primeiro ano no grupo de tratamento imediato, comparada com 16,7% no grupo de tratamento retardado. No entanto, houve falhas no projeto e no acompanhamento dos pacientes dentro desse estudo. Além disso, a taxa cumulativa de gravidez no primeiro ano do grupo de tratamento retardado foi de apenas 20%. Outros estudos sugeriram que não houve diferenças significativas na taxa de gravidez espontânea entre os casais tratados para a varicocele e os casais não tratados. Portanto, o uso de ligadura da varicocele deve ser apresentada ao casal infértil com o conhecimento de uma eficácia ainda incerta. Se houver uma resposta à ligadura, a taxa de resposta pode ser melhor em casais mais jovens e em casais cuja infertilidade é de menor duração. A presença de testículos atróficos, FSH elevado e oligospermiazoospermia grave sugerem danos germinativos graves, e, conseqüentemente, o tratamento da varicocele provavelmente não ajudará na fertilidade.

D. **Disfunção sexual masculina.** A função sexual masculina é um processo complexo, que é dependente dos centros corticais superiores do cérebro, que controlam a fantasia e a ejaculação; do sistema nervoso autonômico, que controla a ereção e ejaculação; do fluxo vascular pélvico; e do equilíbrio hormonal. A disfunção sexual pode ser a manifestação de uma libido diminuída, disfunção erétil, dificuldades ejaculatórias ou uma combinação desses fatores.

1. **Libido reduzida** pode resultar de fatores psicológicos como depressão, ansiedade e problemas de relacionamento, ou pode ser devida a doenças clínicas como o hipogonadismo ou efeitos de medicações.

2. **Dificuldades ejaculatórias** incluem:

   a. Ejaculação prematura (ejaculação em 2 minutos após a penetração vaginal) é mais comum em homens mais jovens. Fatores psicológicos, como ansiedade, ou medicações (especialmente agentes adrenérgicos) são causas comuns.

b. Ejaculação retrógrada está associada a danos neurológicos, especialmente diabetes melito ou após cirurgia prostática.

c. Anorgasmia pode ser atribuída a causas psicológicas, neurológicas ou médicas. Os inibidores seletivos da recaptação da serotonina usados no tratamento da depressão são uma classe de medicações associadas à anorgasmia.

3. **Disfunção erétil.** A disfunção erétil é definida como a inabilidade em manter uma ereção de duração e firmeza suficiente para completar um intercurso satisfatório.

a. **Fisiologia normal erétil.** Os impulsos nervosos incentivados pelos estímulos excitatórios viajam pelas áreas superiores do cérebro, ao longo da medula espinhal até o córtex toracolombar. Isso leva a um relaxamento parassimpático das arteríolas penianas e dos músculos lisos cavernosos devido a um aumento no fator de relaxamento derivado do endotélio (óxido nítrico). A expansão dos músculos cavernosos provoca a compressão do efluxo venoso peniano contra a túnica albugínea, causando expansão adicional do pênis. A sensação táctil proveniente do pênis resulta em estimulação parassimpática adicional.

b. **Etiologia.** Causas de disfunção erétil incluem fatores psicológicos (mais comum em homens mais jovens), insuficiência vascular (mais comum em homens mais velhos), neuropatia, prejuízos hormonais (hipogonadismo, hiperprolactinemia), fadiga generalizada por doenças sistêmicas ou uso de drogas (anti-hipertensivos, anti-histamínicos, psicotrópicos). A disfunção erétil pode ter origem multifatorial e pode ser de difícil tratamento. Por exemplo, enquanto os níveis de testosterona diminuem com o envelhecimento, uma maior incidência de aterosclerose causa uma doença vascular e pode exercer um papel mais proeminente na disfunção erétil do idoso.

c. **Avaliação.** Os casais devem ser avaliados em conjunto pelo menos na(s) visita(s) inicial(ais) para assegurar-se da química e das dinâmicas inter-relacionais. Uma história social, médica e sexual completa, incluindo-se história de uso de drogas e medicamentos, deve ser obtida, e um exame físico detalhado, realizado. A presença de ereções matinais, pela história ou documentadas com o uso do monitor portátil domiciliar RigiScan, pode ajudar a diferenciar causas psicológicas de orgânicas. Condições obviamente associadas, como paresia, defeitos no desenvolvimento, testículos atróficos, infreqüentemente podem ser encontrados no exame físico. A avaliação do exame de sangue envolve um painel bioquímico e glicose, nível de testosterona sérico e testes de função tireoidiana, se indicados. Testes mais especializados, como o índice peniano-braquial, a injeção peniana de 10 mg de prostaglandina E_1 (PGE_1) ou 10 mg de papaverina, podem ser usados para avaliar a suficiência vascular. A bioestesiometria ou a eletromiografia podem ser usadas para avaliar a inervação sensorial e a presença de uma neuropatia.

d. **Tratamento clínico.** Os inibidores orais da fosfodiesterase-5 (*i. e.,* sildenafil) causam um relaxamento persistente estimulado pelo monofosfato cíclico de guanosina dos corpos cavernosos. A sildenafil tomada 1 hora antes do intercurso é eficaz em 60 a 80% dos pacientes. O efeito colateral mais sério é o colapso cardiovascular, especialmente naqueles com doença arterial coronariana subjacente ou em uso de nitratos. A trazodona, que tem propriedades serotoninérgicas e α-adrenérgicas, pode ser eficaz em um terço dos pacientes, mas causa sedação. As injeções intracavernosas de PGE_1 (papaverina) e supositórios intra-uretrais de PGE_1 estão disponíveis. Os tratamentos cirúrgicos incluem implantes penianos ou procedimentos de revascularização. A revascularização do pênis e a ligadura venosa para o extravasamento venoso têm uma elevada taxa de falhas e somente são recomendadas sob circunstâncias especiais.

E. **Ginecomastia.** A ginecomastia refere-se ao aumento da mama masculina devido à proliferação de tecidos glandular e estromal. Ela é uma doença comum que afeta aproximadamente 70% dos homens na idade púbere. Mais de 30% dos homens com mais de 40 anos têm algum tipo de tecido mamário palpável.

1. **Desenvolvimento normal da mama.** A linha do leite aparece aproximadamente na 10ª semana da gestação, e o mamilo, na 20ª semana. Com aproximadamente 25 semanas de gestação, começa a ramificação dos ductos primordiais. O principal período de proliferação do aparato ductal dá-se entre 32 e 40 semanas de gestação. As mamas masculinas e femininas são equivalentes ao nascimento, e a mama masculina, quando estimulada por estrogênios, progredirá pelos mesmos estágios de desenvolvimento que a mama feminina. Mais de 90% dos recém-nascidos masculinos têm uma ginecomastia transitória devida à exposição ao estrogênio materno.
2. **Detecção da ginecomastia.** O exame físico pode geralmente distinguir o tecido glandular da pseudoginecomastia (tecido adiposo ou outro tecido não glandular) com base na textura e no formato da mama. O tecido glandular tem a consistência de uma borracha, com discreta nodularidade, e espalha-se radialmente a partir da região subareolar. A comparação da mama com o tecido subcutâneo próximo fornece um diagnóstico definitivo. A ginecomastia geralmente é bilateral, mas pode ser assimétrica. É importante diferenciar a ginecomastia unilateral do carcinoma de mama. Achados preocupantes incluem uma firmeza incomum, uma massa fixa, corrimento sanguinolento pelo mamilo, ulceração e adenopatia local.
3. **Histologia.** O aspecto histológico depende da duração da ginecomastia. A ginecomastia em fase inicial tipicamente mostra ductos proeminentes embebidos em tecido conjuntivo frouxo, enquanto uma ginecomastia de vários anos de duração geralmente resulta em estruturas ductais inconspícuas em um estroma denso e hialinizado.
4. **Classificação**
   a. Pseudoginecomastia
      (1) Tecido adiposo.
      (2) Neoplasia.
      (3) Neurofibromatose.
      (4) Factícia.
   b. Ginecomastia
      (1) Recém-nascido: exposição fisiológica do feto aos estrogênios.
      (2) Início pré-puberal
         (a) Drogas.
         (b) Idiopática.
         (c) Neoplasia (carcinoma supra-renal feminizante).
      (3) Início puberal
         (a) Genitália externa normal
            (1) Ginecomastia puberal.
            (2) Síndrome de Klinefelter.
            (3) Macromastia puberal.
         (b) Genitália externa ambígua
            (1) Disgenesia gonadal mista.
            (2) Síndromes de resistência aos androgênios.
            (3) Defeito biossintético de T.
            (4) Hermafroditismo verdadeiro.
            (5) Início pós-puberal.
         (a) Idiopático.
         (b) Falência testicular.
         (c) Drogas: álcool, espironolactona, estrogênios, preparações com digital, androgênios, gonadotrofina coriônica, cimetidina, flutamida, mitotano, metildopa, isoniazida, fenotiazina, anfetaminas, dietilpropion, reserpina, maconha, diazepam e agentes citotóxicos.
         (d) Cirrose.
         (e) Tireotoxicose.
         (f) Insuficiência renal crônica.

(g) Realimentação após inanição.
(h) Neoplasias secretoras de HCG.
(i) Tumores das células de Leydig.
(j) Carcinoma da supra-renal feminizante.

5. **Fisiopatologia.** O denominador comum nos distúrbios caracterizados pela ginecomastia é um desequilíbrio entre os estrogênios e os androgênios circulantes. Os estrogênios possuem um efeito estimulatório sobre o tecido mamário, enquanto os androgênios têm um papel inibitório. O excesso relativo ou absoluto dos estrogênios circulantes ou uma deficiência de androgênios circulantes levam a um aumento mamário. Os mecanismos para esse desequilíbrio incluem um aumento na produção de estrogênios, aumento na aromatização dos precursores do estrogênio, deslocamento dos estrogênios fora da SHBG, drogas com efeito semelhante ao estrogênio e exposição a estrogênio exógeno. Os androgênios circulantes diminuídos podem ser devidos à síntese diminuída, metabolismo aumentado ou deficiência relativa associada a síndromes de resistência androgênica.

6. **Síndromes clínicas específicas**

   a. **Puberdade.** A ginecomastia desenvolve-se em aproximadamente 70% dos meninos normais durante a puberdade, apesar de a maioria dos pacientes serem assintomáticos. A condição geralmente começa entre os 12 e 15 anos de idade e espontaneamente some em 90% daqueles afetados. As concentrações séricas de E_2 freqüentemente são altas em relação à T em meninos com ginecomastia puberal, resultando em uma elevada relação E_2/T. Essa relação volta aos valores normais de adultos conforme a puberdade progride. O diagnóstico de ginecomastia puberal é feito pelo reconhecimento do contexto clínico, isto é, início do aumento da mama em um homem púbere saudável.

   b. **Idade adulta.** Aproximadamente 30 a 40% dos pacientes com mais de 40 anos de idade têm algum tecido mamário palpável. Com o envelhecimento, as concentrações circulantes de T total e livre diminuem conjuntamente com uma elevação no LH sérico. No entanto, as concentrações séricas de E_2 são mantidas, resultando em uma relação alterada E_2/T. Um aumento na adiposidade também pode contribuir pelo aumento na aromatização periférica de androgênios a E_2. O diagnóstico requer a exclusão de outras causas de ginecomastia.

   c. **Hipogonadismo.** A ginecomastia ocorre mais comumente em homens com insuficiência testicular primária, mas também pode ser observada em homens com hipogonadismo secundário. As concentrações séricas de T são baixas, enquanto os estrogênios séricos geralmente são normais ou ligeiramente elevados, resultando em um aumento na relação E_2/T.

      (1) Na insuficiência testicular primária, as concentrações séricas de E_2 são mantidas próximas à variação normal em virtude de uma conversão inalterada dos esteróides precursores de origem supra-renal e da secreção de E_2 estimulada pelo testículo pelas gonadotrofinas elevadas.

      (2) A prolactina sérica é normal na maioria dos pacientes com ginecomastia, e as mamas aumentadas não se desenvolvem na maioria dos pacientes com hiperprolactinemia. A prolactina pode ocasionalmente contribuir para a ginecomastia, causando hipogonadismo secundário e alterações na relação entre os estrogênios circulantes e os androgênios.

   d. **Cirrose.** Aproximadamente 50% dos pacientes com cirrose têm ginecomastia; 65% têm atrofia testicular; e 75% experimentam diminuição da libido. A taxa de produção de T é diminuída, apesar de as concentrações séricas totais poderem não refletir esta redução por causa do SHBG aumentado. A taxa de produção de androstenediona supra-renal está aumentada. Os níveis séricos de E_2 são normais-alto, mas os níveis de estroma (E_1) séricos são muito elevados em virtude de uma conversão periférica aumentada de androstenediona em E_1. Portanto, uma aromatização aumentada de um substrato supra-renal abundante juntamente com uma secreção de T prejudicada, causa uma elevada relação estrogênio/androgênio.

   e. **Tireotoxicose.** Aproximadamente 30% dos homens com doença de Graves têm ginecomastia clinicamente detectável e 80% têm evidências histológicas de ginecomastia na biópsia. A ginecomastia regride quando o eutireoidismo é restabelecido. Os hormônios tireoidianos aumentam a SHBG. Isso resulta em elevação tanto do T sérico total quanto do E_2. O E_2 livre está aumentado enquanto a T livre é normal, resultando em uma relação E_2/T aumentada.

f. **Tumores secretantes de hormônio**

(1) **Carcinoma da supra-renal feminizante.** Este é um tumor raro que diretamente secreta E_2. A incidência de ginecomastia é próxima de 100%.

(2) **Tumor das células de Leydig.** Os tumores das células de Leydig constituem apenas 1 a 2% de todos os tumores testiculares. Aproximadamente 25% dos casos relatados tinham ginecomastia associada. Estes tumores são associados à precocidade isosexual e podem diretamente secretar E_2. Menos de 10% dos tumores das células de Leydig são malignos.

(3) **Tumores de células germinativas.** Uma variedade de tumores malignos que se originam nos elementos germinativos dos testículos e também os tumores de células germinativas extragonadais mostraram secretar o HCG, o que estimula a atividade da aromatase nas células de Leydig para produzir um excesso de E_2. Os tumores não testiculares também podem produzir HCG e estimular o E_2 pelo mesmo mecanismo.

(4) Certos tumores coriônicos e carcinoma hepatocelular podem transformar precursores circulantes em estrogênios.

g. **Ginecomastia da realimentação.** Prisioneiros de guerra durante a Segunda Guerra Mundial quando realimentados, adquiriram ginecomastia dolorosa que regrediu espontaneamente em 1 a 2 anos. Similarmente, a ginecomastia pode se desenvolver durante recuperação de anorexia nervosa, inanição ou qualquer doença prolongada acompanhada por perda substancial de peso. O mecanismo da ginecomastia de realimentação é obscuro. Em homens com hipogonadismo devido à desnutrição, tanto a secreção das gonadotrofinas quanto a função das células de Leydig parecem ser prejudicadas. Durante a realimentação, as funções hipofisária e gonadal retornam ao normal.

h. **Drogas**

(1) Espironolactona, cimetidina e flutamida podem produzir ginecomastia pelo deslocamento competitivo do DHT do seu receptor intracelular (bloqueador do receptor androgênico).

(2) A digitoxina tem propriedades semelhantes ao estrogênio que lhe são inerentes. Em contraste, a digoxina não age como um agonista do estrogênio. Ocasionalmente, ela pode produzir ginecomastia por meio de um mecanismo de "realimentação" em homens debilitados com insuficiência cardíaca congestiva.

(3) A administração de T, provavelmente pela sua conversão a estrogênios, pode causar ginecomastia. No entanto, androgênios não aromatizados, como a metiltestosterona, foram relatados como produzindo ginecomastia, sugerindo que mecanismos adicionais podem estar operando.

(4) Uma ampla variedade de agentes que agem no SNC podem elevar a prolactina sérica, induzir um estado hipogonádico secundário (deficiência de GnRH) e causar ginecomastia.

(5) Muitos agentes quimioterápicos produzem hipogonadismo primário. Em pacientes que precisam receber estrogênios para o tratamento do câncer de próstata, a radioterapia profilática da mama reduz a ocorrência de ginecomastia.

(6) O álcool pode agir sobre o eixo hipotalâmico-hipofisário para prejudicar a produção de T, além de causar cirrose.

(7) Os inibidores da protease usados no tratamento da infecção pelo HIV são associados à ginecomastia.

7. **Avaliação do paciente com ginecomastia**

a. **Excluir carcinoma da mama.** Áreas localizadas de irregularidade, firmeza ou assimetria na massa sugerem a possibilidade de um carcinoma de mama em fase inicial e deve ser uma indicação para biópsia. Em estágios avançados, sinais como ulcerações e adenopatia podem ser evidentes.

b. A ginecomastia recente ou sintomática é mais provável de ser clinicamente importante e requer avaliação adicional. Se a ginecomastia for de longa data e for assintomática em um homem saudável, o paciente inicialmente pode ser acompanhado sem tratamento.

c. Uma história medicamentosa meticulosa é importante. Em um estudo do hospital *Veterans Administration,* constatou-se que mais de 60% dos pacientes estavam recebendo uma ou mais medicações associadas a aumento da mama.

d. A ginecomastia pode ser o primeiro sinal de um tumor secretante de hormônio do testículo ou da glândula supra-renal. Os testículos devem ser cuidadosamente examinados quanto a neoplasias. Uma variedade de marcadores tumorais são úteis como testes de rastreamento, por exemplo, a mensuração do β-HCG para os tumores secretantes de HCG do testículo ou DHEAS sérico para o carcinoma da supra-renal.

e. Outros testes úteis na determinação da causa da ginecomastia incluem medidas do T, LH e FSH séricos para diagnosticar o hipogonadismo e medidas dos níveis séricos de E_2 para quantificar se o hiperestrogenismo está presente. A prolactina sérica pode ser medida, apesar de ela ser uma causa incomum de ginecomastia, já que a mama precisa de um estímulo com progesterona antes que possa ocorrer lactação. A hiperprolactinemia mais provavelmente causa ginecomastia, produzindo o hipogonadismo hipogonadotrófico. Se houver suspeita de hipotireoidismo, os testes de função tireoidiana (T_4 e TSH) devem ser realizados.

8. **Tratamento.** A ginecomastia de longa duração pode não regredir com o tratamento clínico, e é necessária uma mamoplastia redutiva ou lipossucção se a ginecomastia for cosmeticamente ou psicologicamente incapacitante. A ginecomastia associada a algumas dessas doenças, como a puberdade ou a realimentação, geralmente é transitória, e esses pacientes precisam apenas ser observados. Em muitas outras condições, a correção da causa subjacente pode proporcionar regressão da ginecomastia.

   a. Em pacientes com hipogonadismo devido à disfunção testicular primária, a T pode ser administrada para diminuir a progressão da ginecomastia e talvez induzir a regressão, presumivelmente por suprimir a secreção mediada pelo LH do E_2 a partir dos testículos e restabelecer a relação T/E_2. A testosterona exógena, por si só, pode produzir ginecomastia pela aromatização a E_2.

   b. O papel dos **antiestrogênios (tamoxifeno e clomifeno)** no manuseio da ginecomastia permanece sem explicação apesar de relatos encorajadores. Uma tentativa a curto prazo pode ser feita para redução do tamanho da mama. A taxa de recaída é alta, e o custo do uso a longo prazo do tamoxifeno para esse distúrbio cosmético limita o seu uso disseminado.

   c. Danazol parece ser menos eficaz do que o tamoxifeno nos estudos clínicos. Na Europa, preparações com DHT estão disponíveis e estão associadas a algum sucesso.

Referências Selecionadas

AACE clinical practice guidelines for the evaluation and treatment of male sexual dysfunction. *Endocr Pract* 1998;4:220-235.

Aitken RJ, et al. A prospective study of the relationship between semen quality and fertility in case of unexplained fertility. *J Androl* 1984;5:297-303.

Aitken RJ, et al. Prospective analysis of spermoocyte fusion and reactive oxygen species generation as criteria for the diagnosis of infertility. *Am J Obstet Gynecol* 1991;164:542-551.

Baker HW. Reproductive effects of nontesticular illness. *Endocrinol Metab Clin N Am* 1998;27:831-850.

Baker HWG. Male infertility. In: De Grout W, ed. *Endocrinology.* Philadelphia: WB Saunders, 1994:2404.

Barraclough CA, Wise PM. The role of catecholamines in the regulation of pituitary luteinizing hormone and follicle-stimulating hormone. *Endoer Rev* 1982;3:91.

Becker S, Berhane K. A meta-analysis of 61 sperm count studies revisited. *Fertil Steril* 1997;67:1103.

Bhasin S, Bagatell CJ, Brenmer WJ. Issues in testosterone replacement in older men. *J Clin Endocrinol Metab* 1998;83:3435-3448.

Braunstein GD, Glassman HA. Gynecomastia. *Curr Ther Endocrinol Metab* 1997;6:401-404.

Brown TR, et al. Deletion of steroid binding domain of the human androgen receptor in one family with complete androgen in sensitivity syndrome: evidence for further genetic heterogeneity in this syndrome. *Proc Natl Acad Sci USA* 1988;85:8151-8155.

Carlson HE. Gynecomastia. *N Engl J Med* 1980;303:795.

Carlson HE, Ippoliti AF, Swerdloff RS. Endocrine effects of an acute and chronic cimetidine administrations. *Dig Dis Sci* 1981;26:428.

Crowley EF, et al. The physiology of gonadotropin-releasing hormone (GnRH) secretion in men and women. *Recent Prog Horm Res* 1985;41:473-531.

Davidson JM, Camargo CA, Smith ER. Effects of androgens on sexual behavior in hypogonadal men. *J Endocrinol Metab* 1979;48:955-958.

De Kretser DM. Male infertility. *Lancet* 1997;349;787.

De Kretser DM, et al. Scrum inhibin levels in normal men and men with testicular disorders. *J Endocrinol* 1989;120:517-523.

Dubin L, Auclair R. Varicocele size and results of varicocelectomy in selected subfertile men with varicocele. *Fertil Steril* 1970;21;6.

Flynn MA, Weaver-Osterholtz D, Sharpe-Timms KL, et al. Dehydroepiandrosterone replacement in aging humans. *J Clin Endocrinol Metab* 1999;84:1527-1533.

Geschwind DH, Boone KB, Miller BL, et al. Neurobehavioral phenotype of Klinefelter syndrome. *Ment Retard Dev Disabil Res Rev* 2000;6-107-116.

Griffin JE, Wilson JD. The syndromes of androgen resistance. *N Engl J Med* 1980;302:198.

Hajjar RR, Kaiser FE, Morley JE. Outcomes of long-term testosterone replacement in older hypogonadal males: a retrospective analysis. *J Clin Endocrinol Metab* 1997;82:3793-3796.

Hayes FJ, Seminara SB, Crowley WF. Hypogonadotropic hypogonadism. *Endocrinol Metab Clin N Am* 1998;27:739-763.

Jaakola T, et al. The ratios of serum bioactive/immunoreactive luteinizing hormone and follicle-stimulating hormone in various clinical conditions with increased and decreased gonadotropin secretion: re-evaluation by a highly sensitive immunometric assay. *J Clin Endocrinol Metab* 1990;70:1496-1507.

Kaufman JM, Vermeulen A. Declining gonadal function in elderly men. *Bailliere's Clin Endocrinol Metab* 1997;11:289-309.

Krane RJ, Goldstein I, de Tejada IS. Impotence. *N Engl J Med* 1989;321:1648-1659.

Kwan M, et al. The nature of androgen action of male sexuality: a combined laboratory and self report study in hypogonadal men. *J Clin Endocrinol Metab* 1983;57:557562.

Hargreave TB. Varicocele: overview and commentary on the results of the World Health Organization varicocele trial. In: Waites GMH, Frick J, Baker HWG, eds. *Current advances in andrology.* Bologna: Monduzzi Editore, 1997:31-44.

Lue T. Organic impotence. In: Bardin CW, ed. *Current therapy in endocrinology and metabolism.* Philadelphia: BC Dekker, 1991:269-301.

Madgar I, Weissenberg R, Lunenfeld B, et al. Controlled trial of high spermatic vein ligation for varicocele in infertile men. *Fertil Steril* 1995;63:120-124.

Marcelli M, et al. Androgen resistance associated with a mutation of the androgen receptor at amino acid 772 (Arg Cys) results from a combination of decreased messenger ribonucleic acid levels and impairment of receptor junction. *J Clin Endocrinol Metab* 1991;73:318-325.

Matthews GJ, et al. Induction of spermatogenesis and achievement of pregnancy after microsurgical varicocelectomy in men with azoospermia and severe oligoasthenospermia. *Fertil Steril* 1998;70:71-75.

Morales AJ, Haubrich RH, Hwang JY, et al. The effect of six months treatment with a 100 mg daily dose of dehydroepiandrosterone (DHEA) on circulating sex steroids, body composition, and muscle strength in age-advanced men and women. *Clin Endocrinol* 1998;49:421-432.

Nieschlag E, Hertle L, Fischedick A, et al. Update on treatment of varicocele: counseling as effective as occlusion of the vena spermatica. *Hum Reprod* 1998;13:2147-2150.

Parvinen M. Regulation of the seminiferous epithelium. *Endocr Rev* 1982;3:404.

Paulsen CA, et al. Klinefelter's syndrome and its variants: a hormonal and chromosomal study. *Recent Prog Horm Res* 1968;24:321.

Rommerts FFG, Focko FG. Testosterone: an overview of biosynthesis, transport, metabolism and action. In: Nieschlag E, HM Behre HM, eds. Testosterone action deficiency substitution. Berlin: Springer-Verlag, 1990:1-22.

Schrag SD, Dixon RL. Occupational exposures associated with male reproductive dysfunction. *Annu Rev Pharmacol Toxicol* 1985;25:567.

Sherins RJ. Evaluation and management of men with hypogonadotropic hypogonadism. In: Garcia CR, et al., eds. *Current therapy of infertility.* St. Louis: Mosby, 1982:10-14.

Sherins RJ, DeVita VT. Effect of drug treatment for lymphoma on male reproductive capacity: studies of men in remission after therapy. *Ann Intern Med* 1973;79:216.

Sigman M, Howards SS. Male infertility. In: Walsh PC, et al., eds. *Campbell's urology,* 6th ed. Philadelphia: WB Saunders, 1992.

Sih R, Morley JE, Kaiser FE, et al. Testosterone replacement in older hypogonadal men: a 12-month randomized controlled trial. *J Clin Endocrinol Metab* 1997;82:1661-1667.

Smyth CM, Bremner WJ. Klinefelter syndrome. *Arch Intern Med* 1998;158:1309-1314.

Swerdloff RS, Wang C. The testes and male sexual function. In: Goldman L, Bennett JC, eds. *Cecil textbook of medicine,* 21st ed. Philadelphia: WB Saunders, 2000:13061317.

Swerdloff RS, Wang C, Kandeel FC. Evaluation of the infertile couple. *Endocrinol Metab Clin N Am* 1988;17:301-331.

Swerdloff RS, Wang C, Sokol RZ. Endocrine evaluation of the infertile male. In: Lipschultz L, Howards S, eds. *Infertility in the male,* 2nd ed. St. Louis: Mosby, 1991:211-222.

Swerdloff RS, Wang C. Evaluation of male infertility. *UpToDate* Vol. 8, No.l.

Ting AC, et al. Comparison of tamoxifen with danazol in the management of idiopathic gynecomastia. *Am Surg* 2000;66:38-40.

Vermeulen A. Andropause. *Maturitas* 2000;34:5-15.

Vermeulen A, Goemaere S, Kaufman JM. Testosterone, body composition, and aging. *J Endocrinol Invest* 1999;22:110-116.

Wang C, Swerdloff RS, Iranmanesh A. Transdermal testosterone gel improves sexual function, Mood, muscle strength, and body composition parameters in hypogonadal men. Testosterone Gel Study Group. *J Clin Endócrinol Metab* 2000;85:2839-2853.

Wang C, Swerdloff RS. Androgens. In: Smith CM, Raynard AM, eds. *Textbook of pharmacology.* Philadelphia: WB Saunders, 1991:683-694.

Wang C, Swerdloff RS. Evaluation of testicular function. *Bailliere's Clin Endocrinol Metab* 1992;6.

Wang C, Swerdloff RS. Androgen replacement therapy. *Ann Med* 1997;29:365-370.

Wilson JD, Aiman J, McDonald PC. The pathogenesis of gynecomastia. *Adv Intern Med* 1980;25:1.

World Health Organization. *Laboratory manual for the examination of semen* and *sperm-cervical mucus interaction,* 4th ed. Cambridge, UK: Cambridge University Press, 1999.

World Health Organization. The influence of varicocele on parameters of fertility in a large group of men presenting to infertility clinics. *Fertil Steril* 1992;57:1289-1593.

V. Distúrbios Minerais

23. DISTÚRBIOS DOS HORMÔNIOS CALCITRÓPICOS EM ADULTOS

Arnold S. Brickman

I. **Hormônios e fatores regulatórios calcitrópicos.** A homeostase do cálcio e do fósforo é modulada em grande parte por três hormônios que exercem ações no intestino, nos rins e nos ossos: o hormônio da paratireóide (paratormônio, PTH), vitamina D e a calcitonina. Outros fatores calcitrópicos foram identificados pela sua presença em vários estados patológicos e podem ter um papel na modulação do metabolismo do íon divalente sob condições fisiológicas. Uma lista parcial destes fatores incluem o peptídeo relacionado com o hormônio da paratireóide (PTHrP); diversas citocinas e fatores de crescimento, como a interleucina (IL) 1, 2 e 6; fatores de crescimento transformantes α e β; a superfamília dos fatores de necrose tumoral, incluindo o RANK, ligante do RANK (RANKL) e a osteoprotegerina; fator de crescimento derivado das plaquetas; e a família dos fatores de crescimento semelhantes à insulina e proteínas ligantes relacionadas.

A. **Hormônio da paratireóide**

1. **Fatores moduladores.** O PTH humano é um polipeptídeo com 84 aminoácidos (**PTH 1-84 intacto**) secretado pelas glândulas paratireóides sob modulação aguda pelo nível do cálcio ionizado que perfunde as glândulas. A secreção do PTH é inversamente relacionado com a concentração extracelular do cálcio. O nível do cálcio é "percebido" por um receptor acoplado a uma proteína-G na superfície celular [**receptor sensor do cálcio (CaSR)**]. O íon cálcio age como um agonista para o CaSR. Uma elevação nos níveis extracelulares do cálcio ativa o CaSR, que, por meio de uma série de eventos intracelulares, suprime a secreção do PTH. A estimulação a longo prazo pode suprimir a secreção do PTH pela célula da paratireóide. Os níveis séricos de cálcio também modulam a transcrição do gene *PTH.* Os níveis extracelulares e tissulares do magnésio também modulam a secreção do PTH, com níveis altos suprimindo a secreção do hormônio e níveis baixos ou depleção tissular suprimindo a secreção. O calcitriol (**1,25-diidroxicolecalciferol [1,25(OH)$_2$D$_3$]**) demonstrou modular a atividade de transcrição do gene *PTH* e a produção da forma de pró-hormônio do PTH. Finalmente, apesar de se supor que o fósforo sérico não possui nenhum efeito direto sobre a secreção do PTH, estudos recentes sugeriram que níveis altos de íon fosfato estimulam a síntese do PTH independentemente dos efeitos do íon sobre a produção do 1,25 (OH)$_2$D$_3$. Apesar de os órgãos-alvo clássicos para o PTH serem os ossos e os rins, os receptores para o hormônio foram identificados em diversos outros tecidos, um fato que deve ser mantido em mente quando se consideram outras ações possíveis do PTH.
2. **Estrutura.** O gene *PTH* reside no cromossomo 11 e codifica um polipeptídeo precursor, o preproPTH, que sofre clivagens seqüenciais para desenvolver a forma madura secretada do hormônio (PTH 1-84). O PTH 1-84 é também metabolizado nas glândulas paratireóides e em sítios extracelulares (p. ex., fígado, rim, ossos), formando **fragmentos carboxiterminais (C-terminais) e aminoterminais (N-terminais).** Tanto o PTH 1-84 quanto o fragmento N-terminal (contendo pelo menos os primeiros 32 aminoácidos) são biologicamente ativos. Alguns estudos *in vitro* também demonstraram atividade biológica seletiva para os peptídeos C-terminais, apesar de a significância fisiológica destas observações ainda precisar ser estabelecida. Os fragmentos C-terminais são eliminados pela filtração glomerular e subseqüente degradação pelo rim. Sob condições de função renal diminuída, o desaparecimento do fragmento C-terminal é prolongado. A redução da função renal tem menos efeitos sobre o *clearance* plasmático do fragmento N-terminal, que é filtrado pelo rim e removido pela captação peritubular e metabolismo em locais de ação. Foram desenvolvidos radioimunoensaios para medir o PTH-1-84 e os fragmentos C-terminal e N-terminal. Além disso, desenvolveu-se um ensaio específico para uma seqüência peptídea localizada no meio do hormônio. Ensaios para o PTH 1-84 são bastante úteis, pois os níveis não são afetados pela insuficiência renal subjacente. Demonstrou-se que o ensaio do PTH intacto comercial-

mente disponível (*Nichols Institute Intact* PTH) também mede os fragmentos não intactos do hormônio. Ensaios mais específicos para o PTH 1-84 estão sendo desenvolvidos.

3. **Ação.** O PTH age sobre o osso para modular diretamente a atividade osteoblástica e indiretamente a atividade osteoclástica por meio da atividade acoplada de remodelamento do osso. Apenas os osteoblastos têm receptores para o PTH. No rim, o PTH modula o transporte transtubular dos íons fósforo, cálcio, bicarbonato e magnésio. O principal efeito do PTH sobre o transporte intestinal do cálcio é indireto, p. ex., por meio da sua função regulatória sobre a formação do calcitriol a partir do seu precursor, 25-hidroxicolecalciferol [25 (OH)D].

B. Vitamina D_3 (colecalciferol)

1. **Vitaminas D_2 e D_3**
   a. A vitamina D é um termo geral que tem sido usado para se referir à atividade conjunta de vários metabólitos diferentes do colecalciferol (vitamina D_3) ou análogos relativos. Os metabólitos são esteróis cuja produção ocorre em vários órgãos diferentes. A vitamina D_2 (**ergocalciferol**) provém das plantas e dos fungos e foi sintetizado para fortificar diversos alimentos e produtos vitamínicos farmacêuticos. Em geral, a atividade biológica da vitamina D_2 e dos seus metabólitos é igual ao da vitamina D_3. Para propósitos de testes diagnósticos, níveis dos metabólitos respectivos de ambos são geralmente mensurados conjuntamente, apesar de medidas separadas da vitamina D_3 e da vitamina D_2 poderem ser realizadas.
   b. A vitamina D_3 é um **pró-hormônio** produzido na epiderme a partir da conversão do **7-desidrocolesterol (7-DHC; provitamina D_3) em pré-vitamina D_3**, reações que precisam da absorção da radiação ultravioleta e isomerização induzida termicamente. Elas (vitamina D_3+ vitamina D_2) circulam em pequenas quantidades (1 a 2 ng/mL) ligadas a uma única **proteína ligadora de vitamina D (DBP)**, que liga e transporta todos os esteróis de vitamina D. Numerosos fatores podem influenciar na produção da vitamina D_3 na pele, inclusive a pigmentação da pele pela melanina, idade, estação do ano e latitude geográfica. Pelo fato de a idade reduzir os níveis de 7-DHC, a produção inadequada de vitamina D_3 contribui para a depleção, particularmente das pessoas idosas durante os meses de inverno. O uso prolongado de protetores solares pode contribuir para o surgimento de deficiência de vitamina D_3. Em contraste, a intoxicação pela vitamina D não é conhecida com exposição excessiva ao sol em pacientes saudáveis.
2. **Calcidiol.** A vitamina D é metabolizada no fígado pelo **citocromo P450 hidroxilase** para formar 25 (OH)D (**calcidiol**). Quantitativamente, ele é o principal metabólito circulante da vitamina D. Como a sua formação no fígado não é estritamente regulada, pode haver amplas flutuações fisiológicas e não fisiológicas nos níveis circulantes. Clínica e diagnosticamente, as mensurações dos níveis plasmáticos de 25 (OH)D são usadas para indicar o "*status* da vitamina D" de um indivíduo (delineação da suficiência de vitamina, depleção ou intoxicação, com a última sendo atribuível a uma administração excessiva de vitamina D_2/D_3). Dependendo da localização geográfica, níveis de 25(OH)D sofrem variações sazonais, com os níveis mais elevados ocorrendo durante o verão e os níveis mais baixos durante o inverno e o início da primavera. Os níveis normais geralmente variam de 15 a 60 ng/mL. Houve algumas evidências experimentais de que o 25(OH)D é hormonalmente ativo, mas não há nenhuma concordância geral quanto à questão. O metabólito é aproximadamente 1/10 a 1/100 tão ativo quanto o 1,25 $(OH)_2D$ (**calcitriol**), dependendo do ensaio *in vitro* ou *in vivo* que é utilizado. O $25(OH)_3$ sintético está disponível para uso clínico em uma dose de 20 μg.
3. **Calcitriol.** Sob condições fisiológicas, 25(OH)D sofre uma segunda hidroxilação no rim para 1,25 $(OH)_2D$ ou 24,25 $(OH)_2D$, o primeiro considerado como a forma hormonalmente ativa da vitamina D.
   a. Uma possível função fisiológica para o **24,25$(OH)_2$D** em humanos é controversa, com algumas evidências sugerindo que este metabólito tem uma função na formação da cartilagem e no remodelamento esquelético. A sua formação também tem sido considerada uma via de descartamento, utilizada quando a necessidade de síntese de calcitriol está diminuída. Ele circula a níveis 100 vezes maior do que os do calcitriol.

b. A formação enzimática do calcitriol **25(OH)-1α-hidroxilase** é muito estritamente regulada, envolvendo fatores como os níveis do PTH, ingesta dietética, concentrações extracelulares de cálcio e de fósforo, o nível do próprio calcitriol e, possivelmente, (direta ou indiretamente), outros hormônios, incluindo a calcitonina, estrogênio, insulina e hormônio do crescimento. A secreção do calcitriol é modulada pelo PTH e pelos níveis extracelulares e intracelulares do fósforo e do cálcio. A hipofosfatemia, a hipocalcemia e os níveis elevados de PTH estimulam a secreção. Além do rim, outros tecidos, como os monócitos, macrófagos, linfócitos e células cutâneas podem exprimir a atividade da 25(OH)-1α-hidroxilase e produzir calcitriol sob condições patológicas. No último contexto, a secreção do calcitriol não está sob regulação fisiológica. Durante a gravidez, a placenta também pode produzir o hormônio.

c. O calcitriol é reconhecido como o metabólito natural mais ativo que estimula o transporte intestinal ativo de cálcio. No osso, o calcitriol promove a formação dos osteoclastos a partir das células tronco, embora os osteoclastos maduros não possuam receptores de vitamina D. Em contraste, os osteoblastos maduros possuem receptores de vitamina D e respondem ao calcitriol produzindo numerosas citocinas e outros fatores humorais. Esses últimos então podem modular a atividade osteoclástica. O calcitriol promove a mineralização óssea ao manter as concentrações extracelulares dos íons divalentes em uma variação fisiológica que permite o depósito de hidroxiapatita de cálcio na matriz óssea osteóide ou não mineralizada.

4. **Receptores da vitamina.** Receptores nucleares de alta afinidade para o calcitriol foram identificados em numerosos tecidos-alvo para a vitamina D. Eles incluem tecidos, além do intestino, ossos e rins. Os receptores foram identificados no pâncreas, músculo esquelético, músculo liso vascular, ceratinócitos epidérmicos, elementos celulares hematopoéticos e linfócitos, assim como em outras células do sistema imune. Isso indica que os esteróis da vitamina D têm funções celulares além da regulação das concentrações dos íons divalentes extracelulares.

C. **Calcitonina**

1. **Ação.** A calcitonina é um peptídeo com 32 aminoácidos, produzido primariamente pelas **células C parafoliculares** da glândula tireóide. Outras células neuroendócrinas também possuem a capacidade de produzir calcitonina. Como o PTH, a secreção celular de calcitonina é modulada por um CaSR. No entanto, a secreção pelas células C tireoidianas é estimulada por uma elevação no cálcio extracelular e inibida por uma queda no cálcio. Além disso, a secreção da calcitonina também pode ser modulada por vários hormônios gastrointestinais, inclusive a gastrina.

a. A calcitonina reduz a reabsorção óssea pela inibição da atividade osteoclástica. Ela também pode aumentar a atividade osteoblástica, deste modo produzindo formação óssea.

b. No rim, a calcitonina reduz a reabsorção tubular tanto do cálcio quanto do fósforo, produzindo uma modesta elevação na excreção de ambos os íons. O primeiro pode contribuir para o efeito hipocalcêmico da calcitonina.

c. Uma função homeostática da calcitonina pode ser tamponar o cálcio absorvido através do intestino. O efeito líquido da estimulação da secreção de calcitonina (ou administração exógena) é uma redução nos níveis séricos de cálcio e de fósforo.

d. Em mulheres, o **estrogênio** também pode exercer um papel na manutenção da capacidade secretória da calcitonina. Existem algumas evidências de que, em estados de deficiência do estrogênio (menopausa natural ou artificial), o nível de calcitonina é reduzido, dessa forma afetando a perda óssea acelerada da menopausa.

2. **Aplicação clínica.** A mensuração dos níveis circulantes da calcitonina possui limitada aplicabilidade clínica. No entanto, a calcitonina é o principal marcador tumoral do **carcinoma medular da glândula tireóide.** Utiliza-se a secreção de calcitonina basal, assim como a estimulada pela pentagastrina e pelo cálcio para avaliar a atividade tumoral.

3. **Peptídeo relacionado com o gene da calcitonina (CGRP)** é um peptídeo com 37 aminoácidos produzido pela expressão alternativa do gene da calcitonina. Secretado pelas células neuroendócrinas, ele age como um neurotransmissor e tem ação vasodilatadora. Provavelmente, contribui

muito pouco com a homeostase do íon divalente no esqueleto e extracelular, mas liga-se fracamente ao receptor da calcitonina.

D. PTHrP

1. O PTHrP foi originalmente descoberto como o fator circulante responsável pelo desenvolvimento da hipercalcemia em pacientes com diversos distúrbios malignos (hipercalcemia humoral da malignidade). Níveis circulantes elevados de PTHrP foram demonstrados em 50 a 80% dos pacientes com hipercalcemia associada a doença maligna.

A codificação genética para o PTHrP está situada no cromossomo 12 e supõe-se que compartilhe a sua origem ancestral com o gene *PTH* situado no cromossomo 11. O PTHrP é uma molécula muito maior do que o PTH e é sintetizado em três diferentes isoformas polipeptídeas. Estas são produzidas pela divisão de um RNA mensageiro (RNAm) alternativo (**PTHrP 1-139, PTHrP 1-141, PTHrP 1-173**). Além disso, o processamento subseqüente da molécula PTHrP resulta em produção de diversos fragmentos peptídeos com ações biológicas distintamente diferentes.

2. **Ação.** O PTH e o PTHrP possuem homologia estrutural apenas em 8 dos primeiros 13 aminoácidos do terminal amino, o que explica a similaridade em algumas das atividades biológicas. Tanto o PTH quanto os fragmentos aminoterminais do PTH ligam-se com alta afinidade a um receptor comum (**receptores PTH/PTHrP**) e produzem ações fisiológicas comuns. Uma segunda família de receptor PTH agora foi identificada com elevada afinidade apenas para o PTH. Não foi identificado um único receptor celular para o PTHrP, embora existam receptores aparentemente específicos para alguns dos seus fragmentos.

Sob circunstâncias fisiológicas normais, o PTHrP circula em níveis muitos menores do que o PTH. Um papel importante na manutenção da homeostase do íon divalente normal não foi demonstrada. No entanto, um grande número de evidências indica que o PTHrP tem funções fisiológicas importantes na regulação do crescimento em tecidos fetais em desenvolvimento e em tecidos adultos. Estas são ações locais (ações autócrinas e parácrinas), e não ações sistêmicas do hormônio ou de seus fragmentos peptídeos. O PTHrP foi demonstrado em numerosos tecidos, incluindo cartilagem, musculatura esquelética e cardiovascular, sistema nervoso central (SNC), túbulos renais distais, placenta e tecidos epiteliais, como os da mama, epiderme, folículos capilares e glândulas mamárias. No que diz respeito à mama, o PTHrP parece ter papéis tanto na morfogênese quanto na lactação. Concentrações elevadas do PTHrP foram demonstrados no leite humano. Outras observações sugerem que PTHrP funciona no útero para modular a homeostase mineral através da placenta e no feto em desenvolvimento. Observações recentes sugerem que **níveis elevados do PTHrP** estão envolvidos na patogênese da **hipercalcemia da infância.**

II. **Distúrbios associados à hipercalcemia**

A. **Características clínicas da hipercalcemia.** A apresentação clínica da hipercalcemia pode variar de um distúrbio assintomático leve detectado durante o exame de rotina até uma condição potencialmente ameaçadora à vida que precisa de tratamento médico emergencial. No entanto, para a maioria dos casos, os sintomas e sinais associados à hipercalcemia são um reflexo da idade do paciente, do processo patológico primário subjacente, distúrbios médicos concomitantes, e do grau, duração e velocidade do desenvolvimento do cálcio elevado. A hipercalcemia grave que se desenvolve gradualmente em um indivíduo mais jovem pode ser surpreendentemente bem tolerado com sintomas mínimos, enquanto a hipercalcemia leve a moderada desenvolvida agudamente pode ser associada a sintomas graves. Os pacientes idosos freqüentemente são sensíveis a elevações no cálcio sérico. A maioria dos sintomas refletem distúrbios nos sistemas renal, gastrointestinal, cardiovascular, neuromuscular e do sistema nervoso central.

1. **SNC.** Os sintomas referenciáveis a distúrbios induzidos pela hipercalcemia no sistema neurovascular e do SNC incluem a fraqueza, fadiga, lassitude, anorexia, depressão e confusão e, em casos graves, estupor e coma. Um prejuízo na função cognitiva é comum, particularmente no idoso, mesmo em casos de elevação leve no cálcio sérico. Um comportamento agitado, incluindo psicose franca, pode ocorrer com os níveis séricos maiores que 14 a 15 mg/dL.

2. **Sistema cardiovascular.** Possíveis distúrbios no sistema cardiovascular incluem a hipertensão, bradicardia, arritmias cardíacas inespecíficas (intervalo QT encurtado no eletrocardiograma) e uma sensibilidade aumentada aos glicosídeos digitálicos. Se o volume intravascular não for mantido, pode ocorrer a hipotensão.
3. **Renal.** As alterações na função renal incluem uma capacidade de concentração urinária prejudicada, poliúria (com conseqüente polidipsia), taxa de filtração glomerular reduzida, nefrocalcinose e nefrolitíase. Dependendo do distúrbio primário, a excreção urinária de cálcio pode variar de baixa a acentuadamente elevada. A nefrocalcinose e/ou nefrolitíase podem ocorrer particularmente em condições associadas à hipercalcemia crônica.
4. **Gastrointestinal.** Os distúrbios gastrointestinais variam de náusea, vômitos e anorexia até sintomas de refluxo gastrointestinal, com ou sem a presença de doença ulcerosa péptica, até constipação. A pancreatite aguda é uma condição de apresentação incomum, porém grave, da hipercalcemia.

B. **Causas de hipercalcemia.** Um diagnóstico diferencial para a hipercalcemia inclui um extenso grupo de distúrbios (Tabela 23.1). Uma história clínica meticulosa e uns poucos testes diagnósticos prontamente disponíveis geralmente podem reduzir a lista das causas possíveis. Os distúrbios mais comuns incluem o hiperparatireoidismo primário, malignidade, doenças granulomatosas e medicações. Uma abordagem útil é classificar os distúrbios de acordo com a condição fisiológica alterada responsável pelo desenvolvimento da hipercalcemia: (a) liberação aumentada de cálcio a partir do osso (reabsorção aumentada); (b) absorção intestinal aumentada de cálcio; (c) uma combinação de absorção intestinal aumentada de cálcio e reabsorção óssea; e (d) excreção diminuída de cálcio.

Em algumas poucas condições, o mecanismo da hipercalcemia permanece mal caracterizado.

1. **Hiperparatireoidismo primário (HPP).** O HPP é a causa mais comum de hipercalcemia em um contexto clínico não selecionado. Pode ocorrer tanto a forma esporádica como a familial do distúrbio, a última sendo muito incomum a rara, com herança autossômica dominante demonstrada na maioria dos casos. **O(s) adenoma(s) da paratireóide**, únicos ou múltiplos, são encontrados em 80 a 85% dos casos; **a hiperplasia da paratireóide** envolvendo todas as glândulas ocorre em 15 a 20% dos casos. O carcinoma paratireoidiano é raro, ocorrendo em menos de 1% dos casos. Os **cistos paratireoidianos** benignos raramente estão associados à hipercalcemia, apesar de os níveis elevados de PTH poderem ser demonstrados no líquido aspirado do cisto.

   Formas hereditárias de HPP ocorrem tanto como distúrbios isolados da paratireóide quanto em associação com outras condições geneticamente determinadas. **A neoplasia endócrina múltipla tipo 1 (NEM1/síndrome de Wermer)** é um distúrbio distinto no qual o HPP é a característica mais comum (ocorrendo em mais de 95% dos casos), mas no qual as neoplasias enteropancreáticas e hipofisárias concomitantes podem também ocorrer com elevada freqüência (a freqüência varia entre os diferentes tipos). As lesões pancreáticas mais comuns são **as síndromes dos tumores produtores de gastrina (síndrome de Zollinger-Ellison)** e **tumores produtores de insulina.** O tumor hipofisário mais comumente encontrado é o **prolactinoma.** Uma variedade de outras substâncias pode ser produzida por estes tumores respectivos (pâncreas – **glucagon, polipeptídeo intestinal vasoativo, polipeptídeo pancreático**; hipófise – **hormônio do crescimento, ACTH**), mas essas síndromes associadas ocorrem menos comumente. **A hiperplasia supra-renal e os adenomas da tireóide** também foram descritos em alguns tipos. O desenvolvimento da NEM1 foi ligado à expressão de uma mutação inativante de um gene supressor tumoral (**gene Menim/NEM1**) que está localizado no **cromossomo 11q13**. A expressão clínica do HPP na NEM1 é similar à do HPP esporádico, mas tende a ocorrer em idades mais jovens e com uma freqüência igual em ambos os sexos. Apesar de os adenomas solitários da paratireóide terem sido descritos na NEM1, eles geralmente são caracterizados pela presença de hiperplasia paratireóide multiglandular. O carcinoma da paratireóide foi relatado, mas é raro na NEM1.

   A neoplasia endócrina múltipla tipo 2A (NEM 2A/síndrome de Sipple) é um distúrbio distinto caracterizado pela expressão do carcinoma medular da tireóide (aproximadamente 100% dos casos), feocromocitoma bilateral (mais de 50% dos casos) e hiperplasia da paratireóide (50 a

Tabela 23.1 Classificação das causas de hipercalcemia de acordo com a sua patogênese

Aumento da liberação do cálcio do osso	
Hiperparatireoidismo primário	
Terapia exógena com PTH	
Malignidade	
Hipercalcemia humoral maligna (produção tumoral de PTHrP)	
Metástases ósseas osteolíticas	
Produção de citocina ectópica associada ao tumor	
PTH ectópico produzido pelo tumor	
Imobilização	
Tireotoxicose	
Intoxicação pela vitamina A	
Doença de Paget do osso	
Reajuste do sensor-receptor paratireoidiano de cálcio	
Hipercalcemia hipocalciúrica familial	
Lítio	
Aumento da absorção intestinal de cálcio	
Hiperparatireoidismo autônomo de etiologias diversas	
Intoxicação pela vitamina D	
Doença granulomatosa crônica (formação de 1,25 $(OH)_2D_3$ extra-renal)	
Malignidade (formação de 1,25 $(OH)_2D_3$ extra-renal)	
Excreção diminuída de cálcio pelo rim	
Hipercalcemia hipocalciúrica familial	
Insuficiência renal aguda	
Síndrome leite-álcali	
Captação diminuída de cálcio pelo osso	
?Toxicidade pelo alumínio	
Pseudo-hipercalcemia	
Hiperalbuminemia	
Macroglobulinemia de Waldenström	
Mieloma	
Hiperlipidemia	
Causas diversas de patogênese incerta	
Insuficiência supra-renal	Diuréticos tiazídicos
Feocromocitoma	Teofilina, aminofilina
Tumores pancreáticos produtores de VIP (VIPomas)	Estrogênios e antiestrogênios (Tamoxifen)
Hiperalimentação parenteral	Androgênios
Hemodiálise (dialisato com Ca alto)	Hormônio do crescimento

PTH, hormônio da paratireóide; PTHrP, peptídeo relacionado com o hormônio da paratireóide; VIP, polipeptídeo intestinal vasoativo.

70% dos casos). A HPP clínica tende a ser leve na NEM-2. A síndrome é causada por uma **mutação ativante do proto-oncogene RET no cromossomo 10.** Testes genéticos comerciais estão disponíveis para a identificação dos indivíduos sob risco de NEM 2A.

Outras síndromes familiares associadas ao HPP incluem **síndrome paratireóide-mandibular hereditária (HJTS) e HPP isolado familial.** A HJTS é um distúrbio autossômico dominante caracterizado por HPP de início precoce (infância e adolescência), freqüentemente grave. Foram descritos adenomas recorrentes e carcinomas da paratireóide. As lesões ósseas associadas à HJTS ocorrem como lesões císticas em saca-bocados na mandíbula e no maxilar, variando desde pequenos cistos assintomáticos até grandes massas desfigurantes. Elas diferem dos clássicos "tumores marrons" do HPP, pois eles não possuem osteoclastos. Vários tipos de tumores renais, incluindo o tumor de Wilms e os hamartomas, foram descritos em diferentes famílias. A genética associada à HJTS foi localizada no **cromossomo 1q21-q31.** O diagnóstico de HPP isolado familial requer a exclusão da presença de NEM 1, HJTS e, em alguns casos, de hipercalcemia hipocalciúrica benigna familial.

a. **Fisiopatologia do HPP.** Em indivíduos com adenomas da paratireóide, o ponto de ajuste para a supressão da secreção do PTH induzida pelo cálcio é alterado ou "desviado", de modo que o nível do hormônio secretado é inapropriadamente aumentado para o nível do cálcio (p. ex., uma perda de controle de *feedback*). O ponto de ajuste do cálcio para a secreção do PTH (efetuado pelo CaSR) é um nível de cálcio ionizado de 4 mg/dL (1 mmol/L). No PTH resultante da hiperplasia das paratireóides, o ponto de ajuste do cálcio é normal, mas o número de células secretoras de PTH está aumentada. As alterações genéticas que contribuem para o desenvolvimento dos adenomas da paratireóide permanecem esquivas para a maioria dos casos. Em um pequeno número de tumores, uma mutação resultante no rearranjo do promotor do crescimento celular, **o proto-oncogene *PRAD-1* (ciclina D1)** foi identificado. Este rearranjo genético resulta em uma localização de um elemento regulador do crescimento celular proximal ao gene que controla a síntese do PTH. A ativação da expressão do gene *PTH,* portanto, também promove o crescimento celular. Estudos em separado mostraram níveis aumentados de *PRAD1* em mais de 20% dos tumores. O gene supressor do tumor NEM1 também foi identificado em alguns adenomas esporádicos.

   Com o excesso do PTH, aumenta o remodelamento ósseo e há uma liberação aumentada de cálcio, contribuindo para a geração de hipercalcemia. No rim, o limiar tubular para a reabsorção do fosfato é reduzido, aumentando a fosfatúria e contribuindo para o desenvolvimento da hipofosfatemia. A reabsorção tubular do cálcio é aumentada, mas o seu efeito líquido sobre a excreção urinária do cálcio é balanceada pelo aumento da carga filtrada do cálcio como uma função do grau de hipercalcemia. Tanto o excesso de PTH quanto a hipofosfatemia estimulam a produção do calcitriol e o aumento na absorção intestinal de cálcio. A hipercalciúria e o aumento na absorção intestinal de cálcio estão presentes em 40 a 60% dos pacientes, respectivamente.

b. **Características clínicas do HPP** (Tabela 23.2)

   (1) A incidência de HPP **esporádica** na população geral é de aproximadamente 0,5 a 10%, com uma relação mulheres/homens de 3:1. O distúrbio ocorre em todas as faixas etárias com um pico de incidência entre as idades de 60 e 70 anos.

   (2) Atualmente, aproximadamente 50% dos pacientes diagnosticados são assintomáticos, com a hipercalcemia descoberta fortuitamente. Observando-se mais atentamente, pode-se constatar que muitos desses pacientes têm padrões clínicos sutis atribuíveis à hipercalcemia e/ou níveis elevados de PTH. Em pacientes mais jovens, freqüentemente há uma fraca relação entre o grau de hipercalcemia e a presença ou ausência de sintomas.

   (3) A doença metabólica óssea grave (**osteíte fibrosa cística**) com desenvolvimento de cistos ósseos, tumores marrons, e fibrose do espaço medular agora é incomum no HPP. Uma doença esquelética grave é mais provável de ser encontrada em pacientes com insuficiência renal subjacente ou distúrbios familiares como HJTS. Independentemente da gravidade da doença óssea, a biópsia óssea mostra características histológicas qualitativas característi-

Tabela 23.2 Espectro das características clínicas do hiperparatireoidismo de acordo com os sistemas orgânicos

Sistema nervoso central	**Neuromusculares e articulares**
Fadiga	Miopatia
Prostração	Gota
Depressão	Pseudogota
Prejuízos à memória	Condrocalcinose
Demência	Artrite erosiva
Psicose	**Cardiovasculares**
Coma	Hipertensão
Oculares	Hipertrofia ventricular esquerda
Cataratas	Intervalo QT encurtado
Ceratopatia em bandas	Rigidez arterial
Gastrointestinais	Arritmias
Doença ulcerosa péptica	Calcificações vasculares e cardíacas
GERD	**Renais**
Colelitíase	Poliúria
Pancreatite	Defeito na concentração da urina
Constipação	Nefrolitíase
Esqueléticas	Acidose tubular renal
Osteopenia	**Diversos**
Osteoporose	Anemia
Fraturas	Febre de origem desconhecida
Cistos ósseos	
Tumores marrons	
Fibrose da medula óssea	
Osteosclerose	

cas do HPP na maioria dos casos. **Osteopenia** agora é a anomalia óssea mais comumente observada no HPP, presente em aproximadamente 30% dos casos, dependendo do método de avaliação. Há evidências de que as taxas de fraturas no antebraço, quadril e coluna estão aumentadas.

(4) **Nefrolitíase pelo cálcio ou nefrocalcinose** está presente em 40 a 50% dos pacientes com HPP sintomático. Em contraste, menos de 5% dos formadores de cálculos de cálcio têm HPP. A doença calculosa renal tende a ocorrer em pacientes mais jovens com HPP, com um pico de incidência relatado na terceira e quarta décadas. As correlações podem ser demonstradas entre a presença de doença calculosa e o grau de hipercalciúria e a elevação no nível de calcitriol.

(5) **Hipertensão** foi relatada em **30 a 50% dos pacientes com HPP.** Ainda não foi esclarecido se isso difere da prevalência na população geral quando corrigida pela idade, sexo e raça. Também não se sabe se a incidência de hipertensão na HPP é maior do que nas outras causas de hipercalcemia. Uma elevação aguda nos níveis séricos de cálcio está associada a uma elevação na pressão arterial em indivíduos normais.

c. **Diagnóstico.** A suspeita clínica é uma consideração importante no diagnóstico de HPP.

(1) **Hipercalcemia** está presente na maioria dos pacientes. Em casos em que o cálcio sérico é intermitentemente normal ou apenas marginalmente elevado, as determinações do cálcio ionizado são um coadjuvante útil para confirmar a presença de hipercalcemia. Alguns pacientes podem ter normocalcemia persistente (**HPP normocalcêmico**) que pode representar uma fase transitória da história natural do distúrbio. Raramente, a presença de deficiência da vitamina D com osteomalácia mascara a hipercalcemia. O tratamento com doses de reposição da vitamina D desmascarará o HPP neste contexto (**teste de estímulo com vitamina D**).

(2) **Níveis de PTH** podem ser medidos usando-se numerosos ensaios altamente sensíveis, e o mais útil é **específico para a região intermediária** (aminoácidos 43-68) ou aqueles que medem o **hormônio intacto** (PTH 1-84). Eles empregam técnicas de radioimunoensaio em um ou dois sítios, respectivamente. Mais recentemente, ensaios imunoquimioluminométricos para o hormônio intacto foram introduzidos para medir o PTH 1-84. É essencial que o cálcio sérico ou ionizado seja medido simultaneamente com o PTH. Na maioria dos casos, isso é suficiente para o diagnóstico.

(3) A medida da excreção urinária do **monofosfato de adenosina cíclico** (**AMPc**) total **ou nefrogênico** fornece uma avaliação da ação do PTH sobre o rim. Com o desenvolvimento de ensaios sensíveis e clinicamente úteis para o PTH, a mensuração da excreção do AMPc é menos freqüentemente empregada como auxílio diagnóstico no HPP, mas continua a ser usada para esclarecer alterações fisiológicas em outros distúrbios do metabolismo mineral.

(4) **A excreção urinária do cálcio** varia de normal a elevada no HPP, dependendo do nível de cálcio sérico, carga filtrada de cálcio pelo rim, absorção intestinal de cálcio, ingesta dietética e efeito do PTH sobre a reabsorção tubular do cálcio. Como a maioria das causas não-HPP para a hipercalcemia estão associadas à presença de hipercalciúria, a excreção normal do cálcio urinário na presença de hipercalcemia freqüentemente é de maior valor diagnóstico do que a presença de um cálcio urinário aumentado. No HPP, o grau de hipercalciúria correlaciona-se com níveis elevados de 1,25 $(OH)_2D$.

(5) **Hipofosfatemia** está presente em aproximadamente 50% dos casos e está associada a um **limiar renal reduzido para a reabsorção do fósforo,** isto é, **a reabsorção tubular máxima do fósforo (TmP)** expressa como uma função da taxa de filtração glomerular (GFR) (**TmP/100 mL GFR**).

(6) Uma relação sérica elevada da **relação cloreto/fosfato** (normal > 32) ocorre em 60 a 70% dos pacientes com HPP, indiretamente refletindo o efeito do HPP ao reduzir a excreção tubular máxima do bicarbonato (elevação leve no cloreto sérico e depressão do bicarbonato sérico).

(7) **Marcadores bioquímicos de remodelamento ósseo** estão tipicamente aumentados no HPP (p. ex., **marcadores da formação – osteocalcina e fosfatase alcalina;** e **marcadores da reabsorção – hidroxiprolina, desoxipiridinolina,** e **colágeno *N*-telopeptídeo**). Essas alterações podem ocasionalmente ser úteis na distinção entre o HPP e outros distúrbios associados à hipercalcemia.

d. **Procedimentos pré-operatórios e intra-operatórios de localização da paratireóide.** A utilização rotineira de técnicas para a tentativa de localização dos tumores da paratireóide antes da exploração cirúrgica permanecem controversos. As taxas de sucesso associadas à cirurgia das paratireóides pela primeira vez, quando realizadas por cirurgiões endócrinos altamente experientes (aproximadamente 95%), excedem aquelas obtidas com o uso das técnicas de imagem e de ultra-sonografia rotineiras atualmente disponíveis. O uso desses procedimentos, com ou sem o possível acréscimo da angiografia seletiva e procedimento de cateterismo venoso, está indicado em pacientes que sofreram uma cirurgia prévia no pescoço.

(1) Dependendo da experiência do radiologista, **a ultra-sonografia** localiza o aumento da paratireóide em mais de 80% dos casos. Resultados ligeiramente melhores foram relatados com tomografias computadorizadas (TC) com uso de contraste ou com ressonância magnética (RM).

(2) **Cintilografia com ^{99m}Tc sestamibi** tornou-se amplamente empregada como um procedimento sensível de localização (sensibilidade acima de 80%) para as paratireóides. Como todos os procedimentos de localização não invasivos estão associados a resultados falso-positivos e falso-negativos, a confirmação dos achados com dois procedimentos pode oferecer maior confiabilidade nos resultados dos testes.

(3) **Angiografia das paratireóides,** particularmente quando combinada com cateterismo venoso seletivo para identificar um gradiente nos níveis do PTH, pode localizar glândulas hiperplásicas ou um adenoma na maioria dos casos (80 a 95%). O custo e a experiência disponível são limitações para a utilização rotineira dessas técnicas.

(4) **Localização intra-operatória das paratireóides** atualmente está sendo testada usando-se uma combinação de dosagem rápida do PTH com exame de imagem com ^{99m}Tc sestamibi. Um detector de radiação manual (**explorador gama**) é usado pelo cirurgião. Os níveis de PTH podem ser dosados a partir de tecidos identificados selecionados ou após a remoção de lesões suspeitas. Novamente, esta abordagem requer uma experiência não disponível em muitos centros.

e. **Tratamento clínico**

(1) A remoção cirúrgica e a ablação angiográfica (infarto seletivo) das glândulas paratireóides são os únicos tratamentos definitivos para o HPP. Atualmente, existe um grande interesse nas abordagens cirúrgicas minimamente invasivas, e a cirurgia sob anestesia local está sendo cada vez mais aplicada.

(2) **Injeção transcutânea dos adenomas com álcool** tem sido executada em vários centros com o uso da ultra-sonografia. O procedimento tem sido associado a uma elevada incidência de complicações, como a lesão ao nervo laríngeo recorrente.

(3) Pacientes com fracos riscos cirúrgicos que já se submeteram a uma cirurgia que fracassou ou que não desejam ser operados, podem se beneficiar do tratamento clínico.

(a) A administração dos **sais de ortofosfato** em doses que fornecem 1 a 3 g/dia de fósforo pode controlar a hipercalcemia, assim como certas formas de nefrolitíase (p. ex., oxalato de cálcio, hidroxiapatita de cálcio) em alguns pacientes. Essa forma de tratamento não deve ser executada em pacientes com insuficiência renal, com cálcio sérico maior do que 12 mg/dL ou sob condições de pobre hidratação habitual. O tratamento com sais de fósforo podem intensificar a formação de cálculos renais de fosfato de cálcio. Além disso, o tratamento com sais de ortofosfato podem aumentar os níveis de PTH.

(b) Demonstrou-se que o estrogênio antagoniza a reabsorção óssea mediada pelo PTH. Vários estudos em mulheres após a menopausa tratadas com estrogênio com ou sem progesterona demonstraram reduções nos níveis séricos do cálcio sem efeitos significativos sobre os níveis do PTH.

(c) Vários bisfosfonatos, incluindo o **pamidronato, alendronato** e **risendronato,** foram usados no tratamento clínico a longo prazo do HPP. Tal tratamento pode ser oferecido a pacientes que recusam a cirurgia ou têm elevados riscos cirúrgicos por vários motivos. Dependendo do protocolo de tratamento, os níveis séricos de cálcio podem ser reduzidos geralmente com alterações mínimas dos níveis de PTH. Em estudos com o alendronato, o tratamento por um período de um ano ou mais mostrou resultar em uma maior densidade óssea na coluna. A eficácia e segurança clínicas a longo prazo do tratamento com HPP com estes ou outros agentes bisfosfonatos não foram firmemente estabelecidas.

(4) **Uma nova classe de drogas (calcimiméticos)** que age como agonistas do sensor-receptor do cálcio foi desenvolvida. A administração a curto prazo de um composto (**R-568**) a um pequeno número de pacientes com HPP mostrou reduzir tanto o cálcio sérico quanto os níveis de PTH. Os estudos estão em progresso para avaliar a eficácia clínica deste e de outros agentes relacionados.

2. **Hipercalcemia hipocalciúrica familial (HHF).** Também conhecida como **hipercalcemia benigna familial**, é uma doença incomum que pode ser confundida com o HPP. Ela pode representar 1 a 2% dos casos de hipercalcemia assintomática. A principal pista para o diagnóstico é uma história familiar de hipercalcemia, algumas vezes com indivíduos que sofreram cirurgia exploratória da paratireóide malsucedida.

   a. A herança é autossômica dominante e é **expressa muito precocemente na vida**, com a hipercalcemia algumas vezes detectada nos primeiros dias de vida. Os casos esporádicos também foram descritos. Na maioria dos casos de HHF estudados, a presença de **uma mutação inativante (perda da função) do CaSR** foi demonstrada. Numerosas diferentes mutações foram identificadas em diferentes famílias e foram mapeadas nos genes no **braço longo do cromossomo 3, assim como no braço longo e no curto do cromossomo 19.** Essas mutações do CaSR causam um desvio no ponto de ajuste para a supressão da secreção do PTH, resultando em um limiar mais alto de cálcio sérico para suprimir a secreção do hormônio e a presença de hipercalcemia leve a moderada. A presença de CaSR mutante no rim produz uma redução variável na excreção urinária de cálcio freqüentemente aos níveis da hipocalciúria.

   b. As características bioquímicas incluem graus variáveis de excreção reduzida do cálcio urinário ("hipocalciúria"), hipercalcemia, hipomagnesúria, e hipermagnesemia. A excreção urinária do cálcio geralmente é expressa como a **relação entre o *clearance* de cálcio e o *clearance* de creatinina (C_{Ca}/C_{Cr})** que é um índice mais sensível da excreção renal do cálcio do que o cálcio urinário total. O C_{Ca}/C_{Cr} na HHF é geralmente menor do que 0,1, permitindo a discriminação do HPP. Os níveis séricos do fosfato são variáveis. Os níveis de PTH são normais a ligeiramente elevados assim como a excreção do AMPc urinário. Os níveis do metabólito da vitamina D são normais.

   c. Os pacientes com HHF não possuem as características clínicas do HPP ou das síndromes NEM. Os níveis séricos de cálcio geralmente estão leve a moderadamente elevados com agrupamentos de níveis similares de cálcio em indivíduos afetados em famílias. A pancreatite aguda e recorrente foi descrita em indivíduos e em parentes com graus maiores de hipercalcemia. A resposta à cirurgia da paratireóide na HHF é invariavelmente ruim, dessa forma frisando a necessidade de se distinguir o distúrbio da HPP antes de se realizar a cirurgia exploradora. O desenvolvimento de pancreatite recorrente pode necessitar de paratireoidectomia total na HHF. Na cirurgia, as paratireóides podem ter a aparência de hiperplasia das células principais (**hiperplasia das células pseudo-adenomatosas**).

   d. **Hiperparatireoidismo primário neonatal GRAVE** (HPPNG) tem sido descrito em casos em que ambos os pais têm um gene *HHF* mutante. Em alguns casos, ele foi descrito como um distúrbio autossômico recessivo ou HHF foi apenas documentada em um dos pais. O HPPNG está associado à hipercalcemia grave, potencialmente ameaçadora à vida. A hiperplasia da paratireóide geralmente é grave, e a paratireoidectomia total é necessária. Em outros casos, o hiperparatireoidismo secundário clinicamente franco (desenvolvido *in utero*) pode se desenvolver em um bebê afetado pela HHF nascido de uma mãe não afetada. Neste contexto, o distúrbio geralmente é autolimitado.

3. **Hipercalcemia maligna (HCM).** Esta é a causa mais comum da hipercalcemia em pacientes hospitalizados. A patogênese dq HCM é multifatorial, variando entre os diferentes tipos de malignidade. A hipercalcemia ocorre mais comumente em pacientes com diversos carcinomas de células escamosas, câncer da mama, carcinoma de células renais, carcinoma da bexiga, mieloma múltiplo e diversos linfomas. É incomum em certas malignidades, como os cânceres de cólon e da próstata. O desenvolvimento da hipercalcemia foi considerado um péssimo sinal prognóstico, pois ele ocorria tardiamente no curso da malignidade; no entanto, avanços no tratamento para os diversos tipos de câncer está modificando esta perspectiva. Como ocorre com outros distúrbios hipercalcêmicos, desidratação, imobilização e tratamento com determinadas drogas (p. ex., diuréticos tiazídicos, lítio, vitamina D) podem contribuir para o desenvolvimento potencial da HCM. Outras causas **específicas** incluem:

- Invasão direta do osso (osteólise local).
- Produção tumoral de um ou mais fatores circulantes que aumenta a reabsorção osteoclástica do osso (hipercalcemia humoral maligna).
- Produção ectópica de 1,25 $(OH)_2D_3$.
- Produção ectópica de PTH.
- Malignidade concomitante e HPP ou distúrbios granulomatosos.
- Tratamento com estrogênios ou antiestrogênios (tamoxifeno).

a. **Osteólise local associada ao tumor** é responsável pela hipercalcemia em aproximadamente 20 a 40% dos casos.

(1) Apesar de poder ocorrer reabsorção direta do osso pelas células malignas, não se supõe que ele seja o principal mecanismo de osteólise local.

(2) Numerosos **fatores osteoclástico-ativantes (FOAs)** localmente produzidos que ativam a reabsorção osteoclástica do osso (p. ex., por uma via parácrina) foram identificados. Tais fatores podem ser produzidos ou podem estar sob a influência de células malignas que agem *in situ* sobre elementos da célula óssea. Elas são compostas por **prostaglandinas** das séries E e por várias citocinas, incluindo **fatores de necrose tumoral** α **(caquexina) e** β **(linfotoxina), fatores transformadores do crescimento** α **e** β, e várias **interleucinas (IL-1**α **e IL-1**β). Supõe-se atualmente que o **FOA** causal para a hipercalcemia no mieloma múltiplo e talvez alguns linfomas seja a linfotoxina.

b. **Hipercalcemia humoral maligna (HHM)** refere-se a uma condição na qual um tumor maligno produz um ou mais fatores circulantes que causam hipercalcemia na ausência de evidências para metástases esqueléticas. A HHM é responsável pela hipercalcemia associada à malignidade em 40 a 50% dos casos. O termo **pseudo-hiperparatireoidismo** foi originalmente usado para descrever esta condição.

(1) Agora se reconhece que a produção tumoral de um PTHrP é a principal causa da HHM. Níveis circulantes elevados do PTHrP foram relatados para numerosas malignidades utilizando-se vários ensaios comerciais diferentes.

(2) A hipercalcemia mediada pelo PTHrP está associada ao PTH baixo a indetectável, hipofosfatemia devida a um TmP/GRF diminuído, excreção do AMPc urinário nefrogênico aumentado e hipercalciúria relativa. No entanto, em contraste com o HPP, os níveis de 1,25 $(OH)_2D$ estão baixos ou reduzidos (Tabela 23.3).

c. Os tumores capazes de produzir um peptídeo imunológica e fisiologicamente idêntico ao PTH nativo (p. ex., **hiperparatireoidismo primário ectópico**) são raros. A prova da ocorrência inclui a extração do PTH do tumor, demonstração de um gradiente arteriovenoso para o PTH por meio do tumor, detecção do RNAm nas células tumorais, produção do PTH pelas células cultivadas e, otimamente, cura do hiperparatireodismo com obliteração da malignidade. Os pacientes cujo HPP ectópico satisfaz esses critérios incluem aqueles com **carcinoma escamoso**

Tabela 23.3 Comparações das características bioquímicas do hiperparatireoidismo primário, hipercalcemia humoral maligna (síndrome do PTHrP ectópico) e hipercalcemia hipocalciúrica familial

Característica	HPP	HHM	HHF
Ca sérico	A	A	A
PTH	A	D	N/lig.A
PTHrP	N	A	N
Ponto de ajuste do CaSR	A/N[a]	N	A
Fósforo sérico	D/N	D	N/lig. D
TmP/GFR	D	D	N
Cloreto sérico	N/A	N/D	N
Cálcio urinário	A/N	A	D
NcAMP urinário	A	A	N/lig.A
1,25 $(OH)_2D_3$	A/N	D	N
Osteocalcina	A/N	D	N
Telopeptídeo N-colágeno urinário com ligações cruzadas	A/N	A	N

[a]O ponto de ajuste do CaSR é normal na hiperplasia idiopática da paratireóide.
HPP, hiperparatireoidismo primário; HHM, hipercalcemia humoral maligna; HHF, hipercalcemia hipocalciúrica familial; A, aumentado; lig. A, ligeiramente aumentado; D, diminuído; lig. D, ligeiramente diminuído; CaSR, sensor-receptor do cálcio; PTH, hormônio da paratireóide; PTHrp, peptídeo relacionado com o hormônio da paratireóide; NcAMP, fosfato cíclico de adenosina nefrogênico.

do pulmão, adenocarcinoma ovariano, timoma, carcinoma papilar da tireóide e **carcinomas de células pequenas do pulmão e do ovário.**

d. A hipercalcemia causada pela **produção extra-renal de 1,25 $(OH)_2D$** afeta pacientes com neoplasias linfoproliferativas, incluindo a **doença de Hodgkin, os linfomas de células B e o linfoma de Burkitt.** A célula linfóide maligna é o sítio da atividade 1α-hidroxilase. Em alguns casos de **linfoma da célula T**, a hipercalcemia pode ser atribuída pelo menos em parte à produção tumoral de calcitriol; no entanto, em outros casos, **o fator predominante parece ser a produção ectópica de PTHrP.**

e. Alguns tumores de células escamosas ou carcinomas pouco diferenciados foram relatados como produzindo níveis elevados de prostaglandina E (PGE-M). A produção tumoral de **prostaglandina** E_2 foi descrita em alguns pacientes com carcinoma renal. O tratamento com **aspirina** ou **indometacina (inibidores da prostaglandina sintetase)** resultou em uma redução concomitante de níveis urinários altos de PGE-M e controle da hipercalcemia. Isso não parece ser um mecanismo comum para a HCM e contrasta com a osteólise local mediada pela prostaglandina.

f. O tratamento de algumas mulheres com câncer de mama com estrogênio ou tamoxifeno pode produzir uma **crise hipercalêmica.** O mecanismo não é bem compreendido.

4. **Doenças granulomatosas** (Tabela 23.4)

a. A hipercalcemia ocorre em aproximadamente 10% dos pacientes com sarcoidose pulmonar ativa; a hipercalciúria é detectada ainda mais freqüentemente, em mais de 50% dos casos. Pode-se mostrar uma correlação entre o grau de gravidade da sarcoidose ou elevações nos níveis de enzima conversora da angiotensina e o grau da hipercalcemia.

Tabela 23.4 Tumores associados à produção ectópica de 1,25 $(OH)_5D_3$

Distúrbios malignos
- Linfoma de células B
- Doença de Hodgkin
- Mieloma (incomum)
- Granulomatose linfomatosa

Distúrbios granulomatosos crônicos

Doenças infecciosas
- Tuberculose
- Histoplasmose
- Coccidioidomicose
- Candidíase
- Febre da arranhadura do gato
- Lepra

Condições não infecciosas
- Sarcoidose
- Granulomatose por corpo estranho (silicone, parafina, pneumonia lipóide)
- Beriliose
- Granulomatose eosinofílica
- Granulomatose de Wegener

(1) Demonstrou-se que os pacientes com sarcoidose têm níveis circulantes elevados de 1,25 $(OH)_2D$ e que a causa era a produção ectópica de 1,25 $(OH)_2D$ por macrófagos do granuloma contendo 25 (OH)-vitamina D-1α-hidroxilase, similar a do rim. A regulação fisiológica normal da formação do calcitriol está ausente no tecido granulomatoso. A maior sensibilidade à vitamina D derivada da ingesta dietética ou da exposição solar e classicamente descrita na sarcoidose pode ser explicada como uma conversão rápida e desregulada dos precursores a metabólitos ativos. Os níveis circulantes de calcitriol também se correlacionam com a gravidade da doença. Na sarcoidose disseminada, a formação de calcitriol no osso pode contribuir para uma osteólise acentuada mediada pela vitamina D.

(2) O tratamento com esteróides é tanto rápido quanto altamente eficaz no controle da hipercalcemia e da hipercalciúria da sarcoidose. Um **teste supressor de esteróides** para a hipercalcemia foi usado para distinguir a sarcoidose do HPP. Este teste é realizado pela administração de 150 mg de hidrocortisona (ou 40-60 mg de prednisona) diariamente por 7-10 dias. Os níveis séricos de cálcio em pacientes com sarcoidose invariavelmente caem durante o tratamento, normalmente em 3 dias, enquanto os indivíduos com HPP em geral não mostram qualquer modificação. Esse teste não pode identificar o raro paciente que apresenta ambos os distúrbios. Pelo fato de o paciente com sarcoidose não complicada ter níveis baixos de PTH, essa medida em geral permite a diferenciação do HPP.

(3) **A cloroquina, hidroxicloroquina e o cetoconazol** também mostraram reduzir a produção de 1,25 $(OH)_2D$ e controlam tanto a hipercalcemia quanto a hipercalciúria em pacientes com sarcoidose.

(4) Além das medidas anteriormente citadas, a redução da exposição ao sol, evitar a ingesta excessiva de vitamina D exógena e o controle da ingesta dietética de cálcio para não mais do que 1.000 mg/d são eficazes no controle da hipercalciúria e hipercalcemia.

b. A hipercalcemia também foi relatada em numerosas outras doenças granulomatosas (Tabela 23.4). Níveis séricos elevados de 1,25 $(OH)_2D$ foram documentados na maioria dessas doenças. O mecanismo da produção ectópica do calcitriol pode ser similar ao da sarcoidose. No entanto, outros mecanismos de homeostasia alterada do cálcio podem estar operantes, pois níveis baixos do calcitriol na presença de hipercalcemia foram descritos em casos isolados.

O tratamento com esteróides, hidratação e redução da ingesta dietética de cálcio podem ser úteis e eficazes no controle da hipercalciúria e da hipercalcemia em diversos distúrbios granulomatosos.

5. **Intoxicação pela vitamina D**

   a. O desenvolvimento da hipercalcemia durante o tratamento prolongado com doses farmacológicas de vitamina D geralmente resulta do acúmulo de níveis altos de 25 (OH)D, mas também pode resultar de ingesta dietética excessiva de suplementos de cálcio ou laticínios. A intoxicação pela vitamina D também foi descrita em indivíduos que ingerem laticínios erroneamente fortificados por quantidades excessivas de vitamina D. Apesar dos níveis plasmáticos de 25 (OH)D, que podem ser 5 a 10 vezes maiores do que o normal nos pacientes intoxicados pela vitamina D, os níveis do 1,25 $(OH)_2D$ geralmente, mas não invariavelmente, são normais ou apenas ligeiramente elevados. Neste contexto, a hipercalcemia e a hipercalciúria desenvolvem-se como aparente conseqüência do efeito de ação em massa dos níveis elevados de 25 (OH)D agindo em receptores de vitamina D no intestino e possíveis sítios esqueléticos. Em virtude do armazenamento e liberação lenta do 25 (OH)D no músculo e no tecido adiposo, níveis circulantes altos e o potencial para a intoxicação sintomática pela vitamina D podem persistir por semanas a meses após a suspensão da medicação.

   b. Em comparação com os riscos associados às vitaminas D_2 e D_3, o potencial para o desenvolvimento da hipercalcemia durante o tratamento é maior com compostos mais potentes, como o $25(OH)D_3$, 1,25 $(OH)_2D_3$ e os compostos sintéticos **diidrotaquisterol e 1α-hidroxivitamina D_3** (ambos metabolizados no fígado para as suas formas biologicamente ativas, respectivamente, **25 (OH)-diidrotaquisterol** e calcitriol). No entanto, pelo fato de esses compostos serem metabolizados rapidamente, a duração da hipercalcemia em comparação com a vitamina D_2 e vitamina D_3 é encurtada.

   c. O tratamento da intoxicação pela vitamina D inclui redução da ingesta dietética de cálcio e suspensão da preparação da vitamina D. Em casos graves, o uso de esteróides (prednisona, 40 a 60 mg/dia), que bloqueia as ações intestinais e provavelmente esqueléticas da vitamina D, pode ser necessário, algumas vezes por semanas ou meses.

6. **Outras causas endócrinas de hipercalcemia.**

   a. **Hipertireoidismo.** A hipercalcemia foi relatada como ocorrendo na tireotoxicose e na tireoidite aguda em 15 a 50% dos casos. O mecanismo parece ser o aumento da reabsorção óssea pelo aumento da atividade osteoclástica mediada pelo hormônio tireoidiano. Os níveis de PTH e de calcitriol são suprimidos, e a hipercalcemia geralmente é leve, possivelmente refletindo as perdas urinárias compensatórias de cálcio e a absorção intestinal reduzida do cálcio.

      (1) O diagnóstico geralmente não é difícil, a menos que o hipertireoidismo não seja reconhecido ou seja complicado por distúrbios coexistentes como HPP, sendo que, neste caso, a confirmação do hipertireoidismo como a causa da hipercalcemia ocorre com o tratamento efetivo do hipertireoidismo.

      (2) Um β-bloqueador (p. ex., propranolol 20 a 40 mg quatro vezes ao dia) pode ser um tratamento eficaz para a hipercalcemia enquanto se aguarda a resposta à terapia antitireoidiana em distúrbios como a doença de Graves ou bócio multinodular tóxico.

   b. **Feocromocitoma.** A hipercalcemia freqüentemente é observada em pacientes com tumores adrenomedulares secretores de catecolaminas. Apesar de o feocromocitoma e o HPP ocorrerem conjuntamente na NEM2-a, a hipercalcemia freqüentemente é encontrada na ausência de doença paratireoidiana intrínseca. Vários mecanismos estão envolvidos no desenvolvimento da hipercalcemia. Entre eles estão a contração de volume e a hemoconcentração induzidas pela catecolamina, a secreção de PTH induzida pela epinefrina e, em alguns casos de tumores malignos, a secreção do PTHrP. A resolução rápida da hipercalcemia geralmente se segue à remoção do tumor.

c. **Insuficiência supra-renal.** A insuficiência supra-renal aguda (**crise addisoniana**) pode se apresentar com hipercalcemia moderada a grave. Poucos casos bem estudados foram relatados. Os fatores que provavelmente contribuem para o desenvolvimento da hipercalcemia incluem a depleção de volume com hemoconcentração e redução no GFR, que facilita a reabsorção tubular aumentada de cálcio, e uma liberação esquelética aumentada de cálcio, possivelmente devida a uma maior sensibilidade à vitamina D. A correção da depleção volumétrica e o tratamento com corticosteróides rapidamente corrigem a hipercalcemia neste contexto. O distúrbio deve ser considerado nos pacientes hipercalcêmicos com AIDS em virtude da possível presença de agentes infecciosos concomitantes, como *Mycobacterium avium-intercellulare*, que pode causar insuficiência supra-renal.

d. **Tumores das células das ilhotas pancreáticas.** A hipercalcemia em pacientes com tumores das células das ilhotas pancreáticas pode ocorrer como resultado de várias anormalidades diferentes. Esses tumores podem se desenvolver como parte da síndrome NEM1 e ocorrem em associação com o HPP. Em outros casos, os níveis circulantes elevados de PTHrP foram relatados. No entanto, essa ocorrência de hipercalcemia é particularmente alta em pacientes com tumores que secretam **polipeptídeos vasoativos intestinais (VIPomas)**. O mecanismo da hipercalcemia nessa condição não foi estabelecido.

7. **Causas diversas de hipercalcemia**

a. **Síndrome leite-álcali.** A ingestão de quantidades excessivas de leite (ou suplementos de cálcio) e álcali solúvel (antiácido absorvível) pode causar a hipercalcemia. O tratamento com a vitamina D pode potencializar ainda mais a síndrome, assim como a presença de distúrbios nos quais a absorção aumentada de cálcio é parte do distúrbio fisiopatológico (p. ex., HPP). Os sais habitualmente implicados são o bicarbonato de sódio e o carbonato de cálcio. As formas agudas e crônicas de síndrome leite-álcali são reconhecidas.

(1) **Síndrome leite-álcali crônica (síndrome de Burnett)** está associada à calcificação dos tecidos moles nos rins e nefrocalcinose. Pode ocorrer insuficiência renal progressiva.

(2) O diagnóstico de **síndrome leite-álcali aguda** é reconhecido pela história clínica apropriada e perfil laboratorial: hipercalcemia freqüentemente com fósforo sérico ligeiramente elevado, leve azotemia e alcalose metabólica.

(3) Os fatores que contribuem para o desenvolvimento do distúrbio incluem uma absorção intestinal aumentada de cálcio e uma excreção urinária reduzida de cálcio devido a uma redução no GFR e aumento da reabsorção tubular de cálcio na presença de alcalose metabólica.

(4) A incidência do distúrbio declinou em virtude da disponibilidade de antiácidos não absorvíveis e o uso de agentes bloqueadores da secreção de H_2, como a cimetidina e ranitidina. No entanto, uma ênfase recente no uso de carbonato de cálcio como parte dos regimes de tratamento para a osteoporose resultaram em um aumento na incidência.

(5) O tratamento consiste em suspensão dos suplementos de cálcio e de álcalis e reidratação. Isso geralmente resulta em uma rápida correção da hipercalcemia. A exclusão do HPP coexistente (com a doença ulcerosa péptica) em um contexto compatível com o desenvolvimento de síndrome leite-álcali pode ser necessária em alguns casos.

b. **Hipercalcemia induzida por drogas.** O tratamento com numerosas drogas pode elevar os níveis séricos de cálcio e induzir hipercalcemia de novo ou pela exacerbação dos efeitos de outras condições ou distúrbios nos quais a hipercalcemia comumente ocorre (Tabela 23.5). O(s) mecanismo(s) de hipercalcemia associado(s) a algumas dessas drogas atualmente não é(são) compreendido(s).

Tabela 23.5 Medicações associadas ao desenvolvimento da hipercalcemia

Diuréticos tiazídicos
Análogos da vitamina D (vitamina D, calderol, calcitriol, DHT, calcipotriol tópico)
Vitamina A e análogos (ácido *cis*-retinóico, ácido all-*trans*-retinóico)
PTH humano 1-34; PTH 1-84 recombinante humano
Lítio
Estrogênio e antiestrogênio (Tamoxifeno)
Hormônio do crescimento
Aminofilina, teofilina
Foscarnet
8-cloro-AMPc

DHT, diidrotestosterona; PTH, hormônio da paratireóide; AMPc, 3',5'-monofosfato de adenosina cíclico.

(1) **Análogos da vitamina D.** O termo "**intoxicação pela vitamina D**" foi previamente empregado para descrever uma condição na qual o tratamento prolongado com grandes doses de vitamina D_2 ou D_3 ou diidroxitaqüisterol foi usado no tratamento de um distúrbio específico (p. ex., hipoparatireoidismo). A formação de níveis altos de metabólitos 25-hidroxi dessas drogas resultou no desenvolvimento de hipercalcemia. Também se demonstrou que a fortificação comercial excessiva de laticínios do leite de vaca produzia intoxicação pela vitamina D e hipercalcemia. Com a disponibilidade de análogos mais potentes da vitamina D, como a $25(OH)D_3$, $1\alpha(OH)D_3$ e $1,25\ (OH)_2D_3$ e o seu emprego no tratamento em uma variedade de contextos clínicos, a hipercalcemia freqüentemente é encontrada. Os fatores contribuintes para o desenvolvimento da hipercalcemia podem ser múltiplos, mas incluem a hiperabsorção do cálcio (na presença de suplementação excessiva de cálcio) e aumento da reabsorção óssea. O tratamento inclui reduções na dose ou suspensão da droga, redução na ingesta dietética de cálcio e tratamento com glicocorticóides por períodos variáveis.

(2) **Análogos da vitamina A.** O tratamento com doses de vitamina A maiores que 50.000 UI/dia podem resultar em hipercalcemia. A hipercalcemia é também ocasionalmente observada em pacientes que estão sendo tratados com **ácido *cis*-retinóico e ácido all-*trans*-retinóico.** O mecanismo de aumento no cálcio sérico parece ser a reabsorção óssea mediada pelos osteoclastos, realçada pela vitamina A.

(3) **Diuréticos tiazídicos.** O tratamento com essas drogas freqüentemente está associado à hipercalcemia leve. O achado de elevação mais grave no cálcio sérico geralmente indica a presença de um distúrbio subjacente no metabolismo do cálcio (p. ex., HPP) ou de um distúrbio ósseo associado a elevadas taxas de remodelamento ósseo, como a doença de Paget ou a osteoporose juvenil. O(s) mecanismo(s) de hipercalcemia inclui(em) uma reabsorção tubular renal aumentada de cálcio, aumento na atividade de reabsorção óssea e depleção de volume induzida por diuréticos.

(4) **Carbonato de lítio.** O uso do carbonato de lítio no tratamento do distúrbio bipolar está associado a uma elevação no cálcio sérico na maioria dos pacientes e no desenvolvimento de hipercalcemia em aproximadamente 5% dos casos. O aumento das paratireóides foi descrito, mas o mecanismo predominante parece ser um reajuste no CaSR. A reabsorção aumentada de cálcio pelo túbulo renal induzida pelo lítio também foi descrita. A hipercal-

cemia é geralmente observada com doses maiores de carbonato de lítio. A redução na dosagem ou suspensão geralmente causa redução nos níveis séricos de cálcio.

C. Princípios gerais para o manuseio da hipercalcemia

1. Correção da desidratação e da depleção de volume.
2. Correção das anormalidades eletrolíticas (freqüentemente hipopotassemia).
3. Suspensão ou redução na dosagem do digital (a hipercalcemia potencializa a toxicidade digitálica).
4. Suspensão do tratamento com medicamentos que contribuem para o desenvolvimento da hipercalcemia (p. ex., vitamina D, vitamina A, estrogênios, antiestrogênios, diuréticos tiazídicos etc.).
5. Redução da ingesta dietética do cálcio naqueles distúrbios nos quais a hiperabsorção intestinal do cálcio pode contribuir para o desenvolvimento da hipercalcemia (p. ex., intoxicação pela vitamina D, síndrome leite-álcali).
6. Mobilização de pacientes confinados ao leito sempre que possível.

Quando a causa da alteração da homeostase mineral é conhecida, pode ser exeqüível selecionar um agente ou regime terapêutico que aja no sítio de geração da hipercalcemia.

D. Tratamento da hipercalcemia

1. Agentes que diminuem a liberação de cálcio do osso ou aumentam a captação do cálcio no osso

a. **Calcitonina.** A administração parenteral de calcitonina mostrou-se eficaz no tratamento agudo da hipercalcemia. A calcitonina do salmão agora é o análogo mais freqüentemente empregado, pois sua potência é maior do que a da calcitonina porcina ou humana.

(1) O mecanismo de ação é a rápida inibição da atividade osteoclástica e redução na reabsorção tubular de cálcio (p. ex., excreção urinária de cálcio aumentada). Existem também evidências de que a calcitonina estimula a atividade osteoblástica, resultando em uma captação esquelética aumentada de cálcio. O início de ação é rápido, com a redução de cálcio sendo aparente em 2 a 4 horas após a administração, mas a duração de ação de uma única dose é breve.

(2) A calcitonina é administrada ou por infusão contínua ou por injeções intramusculares ou subcutâneas a intervalos de 6 a 12 horas a uma dosagem de 3 a 8 UI/kg. Freqüentemente, uma perda da eficiência da resposta ocorre após dosagens repetidas por mais de 3 a 4 dias. Existem evidências de que esse fenômeno de "escape" pode ser bloqueado pela administração de glicocorticóide (prednisona 30 a 60 mg/d). Esse último pode resultar em uma redução sustentada nos níveis de cálcio por várias semanas. O *spray* nasal e as preparações de supositórios retais (não disponíveis nos Estados Unidos) geralmente não são úteis no tratamento da hipercalcemia.

(3) A calcitonina geralmente produz uma modesta redução nos níveis séricos de cálcio, mas o seu perfil de baixa toxicidade torna-o um agente útil no contexto clínico apropriado. Ela pode ser particularmente útil no tratamento da hipercalcemia associada à intoxicação pela vitamina D ou da imobilização. Em outros contextos clínicos, a administração da calcitonina em combinação com outros agentes, como os bisfosfonatos ou a plicamicina, pode ser sinérgica, produzindo uma redução rápida e sustentada no cálcio sérico não obtida com qualquer um dos dois agentes isolados.

b. **Bisfosfonatos**

(1) Este grupo de compostos é estruturalmente relacionado com o pirofosfato, um produto metabólico natural. Esses compostos ligam a hidroxiapatita na matriz óssea e inibe a sua dissolução; eles também inibem a atividade osteoclástica.

(2) As preparações parenterais para administração tanto do **etidronato** quanto do **pamidronato (Aredia)** estão atualmente disponíveis nos Estados Unidos. Em virtude da sua maior potência em reduzir o cálcio sérico, início de ação mais rápido e duração de ação mais longa, o pamidronato em grande parte substituiu o etidronato para essa indicação. Um terceiro

ro bisfosfonato, o clondronato, está disponível na Europa. O pamidronato é geralmente infundido como uma dose única (60 a 90 mg) durante um período de 4 horas. Os regimes individualizados de tratamento com dosagens repetidas de pamidronato podem obter o controle do cálcio sérico por dias a semanas. Os efeitos colaterais à terapia parenteral podem incluir febre de baixo grau, mialgias e leucopenia. A hipocalcemia leve e a hipofosfatemia podem ocorrer em alguns casos, geralmente quando doses múltiplas da droga forem administradas. Essas alterações são geralmente leves e não precisam de medidas corretivas.

(3) Os preparados orais de bisfosfonatos geralmente não foram eficazes no tratamento agudo e a longo prazo da hipercalcemia. No entanto, o pamidronato (e o **clondronato**) foram usados no tratamento do câncer da mama e do mieloma múltiplo. No câncer de mama, a terapia com bisfosfonato tem sido usada para reduzir o desenvolvimento de metástases, retardar o desenvolvimento de hipercalcemia, controlar a dor óssea e, possivelmente, exercer um efeito antineoplásico sobre as células tumorais no osso, e retardar ou reverter a progressão de lesões metastáticas estabelecidas. Similarmente, o tratamento com um bisfosfonato pode retardar ou reduzir a expressão de complicações esqueléticas no mieloma múltiplo. A administração a longo prazo do etidronato foi associada ao desenvolvimento de um defeito na mineralização e, ocasionalmente, osteomalácia.

c. **Plicamicina (mitramicina).** Essa droga citotóxica é um agente quimioterápico antineoplásico que inibe a síntese do RNA. A doses diárias únicas de 15 a 25 µg/kg, ela rapidamente diminui a atividade osteoclástica. Os efeitos redutores do cálcio podem ocorrer em 12 a 24 horas. As respostas são variáveis, algumas vezes ocorrendo com uma única dose ou precisando de várias doses para se obter o controle da hipercalcemia. A redução sustentada do cálcio sérico pode durar por períodos prolongados com intervalos de 1 a 3 semanas entre os tratamentos. Portanto, a plicamicina pode ser útil no tratamento a longo prazo da hipercalcemia, particularmente aquela associada à malignidade. No entanto, os efeitos colaterais potenciais ou demonstráveis podem limitar a sua utilidade. Estes podem incluir os efeitos sobre a medula óssea (trombocitopenia), disfunção renal (elevação na creatinina sérica e proteinúria) e danos hepáticos (elevação nas transaminases). A disponibilidade dos bisfosfonatos potentes reduziu enormemente o uso da plicamicina no tratamento da hipercalcemia.

d. **Nitrato de gálio (Ganite).** Este agente inibe a reabsorção óssea pela adsorção e redução na solubilidade da hidroxiapatita na matriz óssea. Um efeito direto sobre a função osteoclástica é possível, mas não claramente estabelecido. A administração é por infusão contínua, geralmente por 5 a 10 dias. Cursos mais curtos de terapia são eficazes na normalização do cálcio sérico em alguns casos. Para a hipercalcemia grave, a dose habitual é 200 mg/m^2 de área de superfície corporal. O início da ação geralmente é aparente em 24 a 48 horas, com o cálcio decaindo gradualmente, freqüentemente não atingindo um nadir por 5 a 8 dias. A duração da normocalcemia, quando obtida, geralmente é de 6 a 10 dias. Um efeito colateral importante do nitrato de gálio é a nefrotoxicidade. A droga deve ser usada com cautela em pacientes com insuficiência renal e nunca quando os níveis de creatinina sérica forem maiores do que 2,5 mg/dL.

e. **Fosfato.** Os sais de fosfato administrados oralmente e intravenosamente foram eficazes no tratamento da hipercalcemia. Os mecanismos de ação incluem a inibição da atividade osteoclástica e provável aumento no acréscimo mineral esquelético. O tratamento com esses agentes geralmente é contra-indicado em pacientes com insuficiência renal em virtude da piora rápida da função renal atribuível à precipitação intra-renal de sais de fosfato de cálcio que pode ocorrer nesse contexto. A dosagem oral habitual varia de 1.000 a 1.500 mg/d de fósforo elementar em doses divididas, não excedendo 3.000 mg/dia. A administração parenteral do fósforo não deve exceder 1.000 mg por 24 horas, com a infusão ocorrendo durante um período de 4 a 6 horas. Os eletrólitos e a função renal devem ser cuidadosamente monitorados. O depósito ectópico em tecidos moles dos complexos de cálcio-fósforo pode ocorrer quando o tratamento com os sais de fosfato excede 40. Por esse motivo, o tratamento a longo prazo com sais de fosfato geralmente não é empregado quando os níveis séricos de cálcio excedem 12 a 13 mg/dL e devem ser monitorados com radiografias periódicas e avaliações da função renal.

f. **WR-2721 (ethiofos/amifostine).** Essa droga foi originalmente desenvolvida como agente radioprotetor e quimioprotetor para uso na terapia do câncer. Ela exerce uma ação redutora do cálcio no soro por vários modos de ação. Estes incluem a inibição direta da secreção do PTH, inibição da reabsorção óssea osteoclástica e danos na reabsorção tubular renal do cálcio, dessa forma facilitando a excreção urinária do cálcio. A experiência clínica com o WR-2721 é limitada. A duração de ação é curta, e a administração contínua é necessária para manter um efeito redutor de cálcio. Embora essa droga seja relativamente não tóxica, os efeitos colaterais incluem a náusea, êmese, sonolência, espirros e hipotensão.

2. **Agentes que aumentam a excreção urinária de cálcio:**

a. **Diuréticos de alça e salina.** A infusão intermitente de salina normal com doses periódicas de furosemida (ou de ácido etacrínico) para a manutenção da natriurese máxima e calciurese é amplamente utilizada no tratamento inicial da hipercalcemia. **A excreção urinária de cálcio é diretamente proporcional à excreção de sódio.** A terapia geralmente consiste na administração de 4 a 8 L por 24 horas, alternando salina e soro glicosado a 5% a uma proporção de 3:1 a 4:1. A dosagem usual de furosemida é de 80 a 120 mg a cada 2 a 6 horas. A administração dos diuréticos deve ser precedida pela correção da depleção volumétrica. Pelo fato de as perdas urinárias de potássio e de magnésio serem grandes com esse regime, os requerimentos de reposição desses eletrólitos são determinados pelo cuidadoso monitoramento dos níveis séricos. O monitoramento eletrocardiográfico e da pressão venosa central pode ser necessário em um contexto de terapia extremamente agressiva. Complicações potenciais adicionais incluem a sobrecarga volumétrica causada por uma diurese insuficiente e depleção volumétrica causada por a uma diurese excessiva. Mesmo na sua forma mais agressiva, essa abordagem terapêutica geralmente produz apenas uma queda modesta nos níveis séricos de cálcio.

b. **Hemodiálise ou diálise peritoneal.** Em situações nas quais estão presentes uma insuficiência renal marcante ou insuficiência cardíaca congestiva fulminante ou incipiente ou nas quais existe uma hipercalcemia maligna ameaçadora à vida, a hemodiálise ou a diálise peritoneal devem ser consideradas. A diálise com um dialisato livre em cálcio pode rapidamente reduzir os níveis séricos de cálcio. O monitoramento cuidadoso dos parâmetros cardiovasculares é necessária, pois a redução rápida do cálcio pode resultar em hipotensão, requerendo expansão volumétrica e administração de agentes pressores.

3. **Agentes que reduzem a absorção intestinal de cálcio.** A hiperabsorção enteral do cálcio contribui para o desenvolvimento e manutenção da hipercalcemia em um número limitado de contextos clínicos.

a. Nos **distúrbios do excesso de vitamina D** (intoxicação iatrogênica pela vitamina D ou produção ectópica de 1,25 $(OH)_2D_3$) o tratamento com glicocorticóides (prednisona 30 a 60 mg/d) é altamente eficiente na redução da absorção do cálcio.

b. A **redução da ingesta de cálcio dietético** a curto prazo pode ser uma manobra útil nos estados de excesso de vitamina D, assim como na síndrome leite-álcali. O tratamento com **fosfato de celulose** que faz um complexo com o cálcio no intestino também tem sido usado para reduzir a absorção intestinal líquida efetiva de cálcio.

c. **Cetoconazol,** um agente antifúngico, mostrou reduzir os níveis plasmáticos de 1,25 $(OH)_2D_3$ em indivíduos normais, assim como em pacientes com sarcoidose e hiperparatireoidismo primário.

III. Distúrbios hipocalcêmicos

A. **Características clínicas da hipocalcemia.** Os sinais e sintomas da hipocalcemia são derivados do nível do cálcio sérico, da idade no início e duração, níveis de magnésio e potássio séricos e distúrbios associados na homeostase acidobásica. Em certa extensão, as manifestações clínicas da hipocalcemia relacionam-se com o tipo de patologia subjacente. Portanto, ausência ou deficiência do PTH por si pode ser responsável por alguns sinais e sintomas de hipocalcemia no hipoparatireoidismo. Em contraste, o **hiperparatireoidismo secundário** pode contribuir para alguns dos sintomas presentes em pacientes com deficiência da vitamina D ou distúrbios resistentes ao PTH associados à hipocalcemia. Os padrões clínicos mais freqüentemente reconhecidos da hipocalcemia envolvem o SNC e os sistemas neuromuscular, ocular e ectodérmico.

1. Uma irritabilidade neuromuscular aumentada, resultando em câibras musculares (tetania), é um padrão comum da hipocalcemia. O sinal clássico da tetania é o espasmo carpopedal (**sinal de Trousseau**). O **sinal de Chvostek** é evidência de aumento de irritabilidade no quinto par craniano. Outros sinais neuromusculares incluem parestesias, laringoespasmos, broncoespasmos, câibras abdominais e hiper-reflexia generalizada. Estes podem ser induzidos ou agravados pela hiperventilação, que causa uma leve alcalose metabólica. Os distúrbios do SNC incluem equivalentes convulsivos (**convulsões hipocalcêmicas**), convulsões tipo pequeno ou grande mal, síncope, memória prejudicada, psicose e distúrbios da função extrapiramidal, como parkinsonismo e coreoatetose. As alterações observadas no eletroencefalograma são inespecíficos e são principalmente aumentos nos surtos de alta voltagem, atividade de onda lenta. Em geral, essas anormalidades aumentam ou lentamente revertem para o normal com a correção da hipocalcemia.
2. A manifestação ocular mais importante da hipocalcemia crônica é o desenvolvimento de **cataratas;** os depósitos de cálcio podem ser encontrados nas localizações zonular subcapsular, anterior ou posterior. Tanto o papiledema quanto o **pseudotumor cerebral** podem ocorrer.
3. **Distúrbios cardiovasculares** incluem anormalidades eletrocardiográficas caracterizadas por **prolongamento do intervalo QT** e pelas alterações inespecíficas da onda T. **A insuficiência cardíaca refratária** com resistência ao digital foi relatada na hipocalcemia crônica associada ao hipoparatireoidismo. A hipotensão resistente a doses convencionais de agentes pressores ou reposição volumétrica também foi descrita.
4. Outras características da hipocalcemia crônica devida ao hipoparatireoidismo incluem **calcificação dos tecidos moles** e exostoses. O depósito periarticular dos sais de cálcio é comum, como apresentação ocasional de condrocalcinose e pseudogota. A calcificação dos gânglios basais freqüentemente está presente.
5. A anemia megaloblástica macrocítica atribuída a uma ligação deficiente de vitamina B12 ao fator intrínseco na presença de hipocalcemia foi relatada. Essa anormalidade (teste de Schilling anormal) e a anemia são reversíveis com a correção da hipocalcemia.

B. **Distúrbios das glândulas paratireóides** (Tabela 23.6)

1. **Hipoparatireoidismo cirúrgico.** O dano ou a remoção cirúrgica do tecido paratireoidiano é responsável pela maioria dos casos de perda da função paratireoidiana. A **insuficiência parcial ou transitória do PTH** também é uma ocorrência comum, a última tornando-se aparente durante períodos de estresse quando se desenvolve a hipocalcemia sintomática. Um espectro de insuficiência do PTH pode ser demonstrado pela infusão de ácido etilenediaminetetracético (EDTA) ou de citrato de sódio, ambos os quais quelam o cálcio de acordo com o grau de gravidade da hipocalcemia e hiperfosfatemia presentes no estado não tratado.
2. **Hipoparatireoidismo idiopático.** O termo engloba vários distúrbios diferentes nos quais o hipoparatireoidismo ocorre como uma condição isolada ou como parte de um complexo sindrômico. Os distúrbios podem ocorrer como condições esporádicas e familiares. Dependendo do distúrbio específico, o início ou expressão clínica pode ocorrer durante a infância ou mais tarde, na idade adulta. O diagnóstico é estabelecido pela demonstração de níveis baixos ou ausentes de PTH e respostas fisiológicas normais à administração exógena do hormônio. Outros padrões bioquímicos incluem a hiperfosfatemia, níveis plasmáticos reduzidos de $1,25(OH)_2D$, mas níveis normais

Tabela 23.6 Classificação dos distúrbios das paratireóides (estrutura ou função) associados à hipocalcemia

Distúrbios do desenvolvimento da paratireóide (agenesia)
Hipoparatireoidismo isolado
Síndrome de DiGeorge (seqüência de DiGeorge)
Síndrome de Kenny-Caffey
Neuromiopatias mitocondriais
Deficiência da desidrogenase hidroxiacil-CoA de cadeia longa
Distúrbios resultantes da destruição das paratireóides
Hipoparatireoidismo pós-cirúrgico
Hipoparatireoidismo auto-imune (deficiência auto-imune poliglandular)
Metástases para as paratireóides
Doença granulomatosa
Radiação
Distúrbios da sobrecarga de metais
Ferro – hemocromatose, múltiplas transfusões
Cobre – doença de Wilson
Alumínio – insuficiência renal crônica
Distúrbios da resistência ao PTH
Pseudo-hipoparatireoidismo tipo Ia (osteodistrofia hereditária de Albright)
Pseudo-hipoparatireoidismo tipo Ib
Pseudo-hipoparatireoidismo tipo II
Depleção do magnésio
Anticorpos ao PTH (iatrogênico)
Deficiência isolada de 1,25 $(OH)_2D_3$
Distúrbios do processamento ou da secreção do hormônio da paratireóide
Mutações ativadoras do sensor-receptor do cálcio
Processamento defeituoso do preproPTH
Depleção de magnésio

CoA, coenzima A; PTH, hormônio da paratireóide.

de 25 (OH)D. Os marcadores do remodelamento ósseo geralmente estão reduzidos (osteocalcina, desoxipiridinolina) ou normais (fosfatase alcalina). A excreção urinária de cálcio está baixa no estado sem tratamento.

a. **Hipoparatireoidismo auto-imune (vide infra)** ocorre tanto como parte da **síndrome poliglandular auto-imune (PGA) tipo I** quanto como parte de um distúrbio auto-imune isolado. A PGA, referida também como **endocrinopatia poliglandular auto-imune – candidíase- distrofia ectodérmica (APECED)** é transmitida como uma condição **autossômica recessiva** ligada a mutações do **gene regulador auto-imune *(AIRE)*** localizado no **cromossomo 21q22.3. Os anticorpos paratireoidianos** circulantes foram relatados como sendo detectados em 40% dos pacientes com PGA. As condições mais comumente associadas incluem a **doença de Addison** e a **candidíase mucocutânea.** Os anticorpos paratireoidianos foram descritos em aproximadamente 30% dos pacientes com **hipoparatireoidismo isolado.** O hipoparatireoidismo auto-imune, ou como condição isolada ou como parte da PGA, pode ser clinicamente expresso na infância e na idade adulta jovem. Padrões menos comumente associados da PGA incluem alopecia, esteatorréia, hipogonadismo primário, hipotireodismo primário, hepatite crônica ativa, anemia perniciosa e vitiligo.

b. **Hipoparatireoidismo devido à síntese defeituosa do PTH.** O hipoparatireoidismo também pode resultar da síntese defeituosa de PTH. Vários tipos de **mutação no éxon 2 do gene *PTH* localizado no cromossomo 11** foram descritos em famílias com hipoparatireoidismo isolado. Essa porção do gene *PTH* contém o códon inicial para a síntese do PTH e subseqüente processamento do peptídeo e translocação intracelular. Em um caso, uma única substituição de base no éxon 2 resultou em uma conversão prejudicada do **peptídeo conversor do PTH (preproPTH)** ao hormônio ativo maduro (herança autossômica recessiva). As formas **autossômicas dominantes** associadas a outras mutações também foram descritas. Em uma família, todo o éxon 2 foi constatado como estando deletado. Nessas famílias, a doença clínica foi expressa muito precocemente com níveis circulantes muito baixos a indetectáveis de PTH.

c. **Hipoparatireoidismo devido à regulação alterada de PTH. Mutações ativantes (ativação constitutiva) do CaSR** produzem um **estado de hipoparatireoidismo funcional** (p. ex., diminuição no ponto de ajuste da secreção do PTH). Tanto os casos esporádicos quanto as heranças autossômicas dominantes foram identificados. Em muitos casos, a hipocalcemia é leve e não precisa de tratamento.

3. **Anomalias no desenvolvimento das paratireóides.** Existem numerosos distúrbios pediátricos diferentes, variando desde agenesia isolada das paratireóides até uma variedade de síndromes nas quais as anormalidades das paratireóides ocorrem em associação com uma variedade de outras anormalidades do desenvolvimento. A **síndrome de DiGeorge** tradicionalmente tem sido referida como uma condição na qual há graus variáveis de **displasia da paratireóide** e **hipoplasia tímica, deficiência imune, defeitos cardíacos conotruncais, malformações craniofaciais e prejuízos intelectuais.** O termo **seqüência DiGeorge** agora é favorecida, pois ela expressa a grande heterogeneidade desses distúrbios. Outra condição, **síndrome velocardiofacial (Schprintzen)**, apresenta uma superposição com as características da seqüência de DiGeorge. Ambas as síndromes resultam das microdeleções do **braço longo do cromossomo 22** (22q,11.21-q11.23), apesar de outras anormalidades cromossômicas terem sido descritas. Há uma considerável variação na expressão fenotípica dos defeitos nessas síndromes. **Padrões de herança autossômicos dominantes, recessivo e ligado ao X** foram descritos. A sobrevida até a idade adulta é incomum, mas pode ocorrer quando os distúrbios são incompletamente expressos. Distúrbios de desenvolvimento menos compreendidos são a **síndrome de Kenny-Caffey (aplasia paratireoidiana, estenose medular dos ossos longos e retardo do crescimento)** e a **síndrome de Barakat (hipoparatireoidismo, surdez nervosa e displasia renal).**

   Observou-se que o hipoparatireoidismo é uma parte de vários outros distúrbios, inclusive as neuromiopatias pelo gene mitocondrial mediadas por neurônios (**síndrome de Kearns-Sayre**), e um padrão da miopatia associada à **deficiência da desidrogenase A hidroxiacil-coenzima A em cadeia-longa**, um distúrbio da oxidação de ácido graxo.

4. **Outras formas do hipoparatireoidismo**

   a. Indivíduos com **hemocromatose** idiopática ou síndrome de sobrecarga de ferro secundária devida a tratamento a longo prazo com transfusões sanguíneas (p. ex., **talassemias**) mostraram que desenvolvem hipoparatireoidismo. O exame do tecido paratireóide em tais casos revela depósitos de ferro e destruição fibrótica.

   b. Hipoparatireoidismo também foi descrito na **doença de Wilson**, presumivelmente devido ao depósito de cobre nas paratireóides.

   c. Em pacientes com insuficiência renal crônica, **depósito de alumínio nas paratireóides** pode resultar em secreção prejudicada de PTH e, portanto, em insuficiência parcial a completa das paratireóides.

d. A insuficiência transitória (e infreqüentemente permanente) da paratireóide foi relatada após a **terapia com** ^{131}I para o hipertireoidismo. Ela deve ser distinguida da hipocalcemia transitória como conseqüência da síndrome do osso faminto após o tratamento do hipotireoidismo.

e. A destruição das paratireóides pelas **metástases tumorais** (carcinoma da mama) ou **doença granulomatosa** é uma causa incomum do hipoparatireoidismo.

f. **Hipermagnesemia** causa supressão da secreção do PTH e, quando sustentada, é uma causa incomum de hipotireoidismo.

C. **Síndromes de resistência ao PTH.** O termo **pseudo-hipoparatireoidismo (PsHP)** tem sido empregado para descrever um grupo de distúrbios com padrões bioquímicos e clínicos de hipoparatireoidismo, mas com resistência do órgão-alvo ao PTH conforme indicado pelos níveis elevados de PTH. Nas duas principais formas desse distúrbio (PsHP tipo Ia e PsHP tipo Ib), a correção da hipocalcemia geralmente resulta na supressão dos níveis de PTH, mas falha em corrigir a resistência do órgão-alvo ao hormônio.

1. **PsHP tipo Ia**

a. Esse distúrbio clássico, originalmente descrito por Fuller Albright, é reconhecido pelas clássicas características bioquímicas do hipoparatireoidismo em associação com padrões característicos no desenvolvimento e somáticos (baixa estatura, face redonda, obesidade, **bradidactilia, pseudomembranas em teia no pescoço, calcificações subcutâneas e ossificações**). O retardo mental é um padrão variável. O termo **osteodistrofia hereditária de Albright (OHA)** tem sido usado para descrever os padrões fenotípicos característicos associados ao PsHP tipo Ia.

b. Os indivíduos com PsHP tipo Ia compartilham um defeito esporádico ou hereditário na função da **proteína guanina nucleotídea acopladora estimulatória (proteína G_s)**. Essa proteína ligada à membrana heterotrimérica transmite um sinal gerado pela ligação de um hormônio ao receptor da superfície celular ao adenilato ciclase catalítico, que estimula a formação intracelular de AMPc assim como vários outros "segundos mensageiros" intracelulares. Numerosas mutações inativantes diferentes foram identificadas no **gene *GNASI*** [código para a subunidade α da proteína G_s ($G_s\alpha$)] em pacientes com PsHP tipo Ia.

c. Além da resistência ao PTH, os pacientes com PsHP tipo Ia podem exprimir outras síndromes de resistência hormonal e defeitos neurossensoriais atribuíveis a um defeito generalizado na deficiência da proteína $G_s\alpha$. Os mais comuns desses distúrbios são **resistência ao hormônio tireóide-estimulante (TSH) (hipotireoidismo), resistência ao glucagon** (nenhum distúrbio clínico), **resistência à gonadotropina (amenorréia)**. A resistência ao TSH e ao glucagon podem ser demonstrados em 50 a 70% dos pacientes, mas a resistência às gonadotropinas ocorre menos comumente.

d. **Um diagnóstico** de PsHP tipo Ia é estabelecido pela presença de características de OHA, atividade reduzida da proteína $G_s\alpha$ (reduzida em aproximadamente 50% nas membranas das hemácias), e evidências de resistência do órgão-alvo ao PTH exógeno. Evidências dessa última é implicada pelo achado de **hipocalcemia e PTH circulante elevado** ou uma elevação amortecida na excreção urinária do AMPc nefrogênico acoplado a uma resposta fosfatúrica amortecida ou ausente ao PTH exógeno (**teste de infusão do PTH**). A estimulação do PTH ausente ou amortecida da produção renal do 1,25 $(OH)_2D$ e uma resposta calcêmica (resistência esquelética) também podem ser demonstrados.

e. A hipocalcemia é intermitente em alguns pacientes, apesar de os níveis de PTH geralmente estarem persistentemente elevados. A excreção urinária de cálcio é baixa, refletindo a ação do PTH na reabsorção distal do néfron do cálcio filtrado. Apesar da normocalcemia, esses pacientes manifestam respostas renais amortecidas ao PTH exógeno.

f. O termo **pseudopseudo-hipoparatireoidismo (pseudoPsHP)** tem sido usado para descrever um grupo de indivíduos que têm as características da OHA, mas que são normocalcêmicos, e que **não possuem evidências de resistência ao PTH.** O pseudoPsHP é geneticamente relacionado com o PsHP, sendo que ambos podem ocorrer nos mesmos parentes e ambos demonstram aproximadamente 50% de redução na atividade da proteína $G_s\alpha$ nos isolados de membrana. Por que indivíduos com pseudoPsHP não exprimem resistência hormonal ainda não é explicado.

g. A herança do PsHP tipo Ia e pseudoPsHP se dá por transmissão **autossômica dominante.** Existem fortes evidências de que a herança materna da deficiência de proteína Gsα resulta em PsHP tipo I, enquanto a transmissão paterna resulta em pseudoPsHP, implicando a possível ocorrência de **impressão genômica** do gene *GNASI.*

2. **PsHP tipo Ib** caracteriza-se pela ocorrência de resistência isolada ao PTH, atividade normal da $G_s\alpha$ e ausência de padrões de OHA. A expressão bioquímica da resistência ao PTH é idêntica ao da PsHP tipo Ia, elevação amortecida ou ausente no AMPc urinário e resposta fosfatúrica ao PTH exógeno. É provável que o diagnóstico do PsHP tipo Ib abranja mais de um distúrbio. Um defeito de impressão do gene *GNASI* foi descrito.

3. **PsHP tipo Ic.** Pacientes com esse distúrbio apresentam padrões de OHA, formas múltiplas de resistência hormonal análoga ao PsHP tipo Ia, mas atividade normal da proteína G_s. Existem evidências de que o defeito metabólico nesses pacientes está na atividade da proteína G_s apesar de isso não ser demonstrável com os atuais ensaios.

4. **PsHP tipo II.** Esse tipo de resistência ao PTH parece ser raro, e várias variedades foram descritas. Os indivíduos afetados descritos não possuem os padrões da OHA. A administração do PTH exógeno produz uma elevação normal na excreção nefrógena urinária de AMPc, mas uma resposta fosfatúrica amortecida ou ausente. A normalização do cálcio sérico pode normalizar a resposta fosfatúrica ao PTH. O PsHP tipo II foi descrito em pacientes com osteomalacia secundária à depleção da vitamina D.

5. **Outras formas de PsHP.** Vários outros distúrbios com aparente resistência ao PTH endógeno e exógeno foram descritos. Estes são raros e parecem não estar relacionados com os tipos previamente descritos de PsHP.

   a. O termo **pseudo-hipoiperparatireoidismo** também foi aplicado a um distúrbio no qual parece haver uma resistência renal ao PTH, mas uma resposta esquelética normal. Esta última é demonstrada pela presença de padrões radiológicos esqueléticos de hiperparatireoidismo grave (p. ex., osteíte fibrosa, cistos ósseos, tumores marrons).

   b. **Hiperparatireoidismo pseudo-idiopático** refere-se a um distúrbio no qual uma forma estruturalmente anormal de PTH está presente. Esses indivíduos falham em responder normalmente ao seu próprio PTH, mas respondem de maneira normal ao hormônio exógeno.

   c. Uma forma variante de PsHP foi descrita na qual a resistência esquelética ao PTH exógeno foi atribuída a uma deficiência primária de produção de 1,25 $(OH)_2D$. O tratamento a curto prazo com calcitriol restabeleceu a responsividade ao PTH exógeno em um período curto demais para ter permitido uma cicatrização importante da doença metabólica óssea subjacente.

D. **Depleção de magnésio.** A depleção do magnésio é uma causa comum de hipocalcemia no contexto hospitalar público.

1. Causas de desenvolvimento de depleção do magnésio podem ser agrupadas em distúrbios da ingesta dietética adequada, perdas excessivas pelo trato gastrointestinal e excreção urinária excessiva. Além disso, a deficiência de magnésio e/ou depleção podem ocorrer em vários distúrbios endócrinos e metabólicos comuns. Os distúrbios gastrointestinais ou doenças associadas ao desenvolvimento da depleção do magnésio incluem perda excessiva dos líquidos gastrointestinais devida a vômitos, sucção nasogástrica, diarréia, síndromes de má absorção e esteatorréia de diversas etiologias, síndrome do intestino curto devida à ressecção cirúrgica ou procedimentos de *bypass*

íleo-jejunal, e pancreatite aguda. Casos raros de transporte defeituoso de magnésio intestinal esporádico ou familiar foram descritos. O tratamento a longo prazo com diuréticos magnesúricos (tiazidas ou furosemida) é uma causa comum de deficiência do magnésio que pode resultar em depleção. Outras condições associadas a perdas urinárias de magnésio aumentadas incluem alcoolismo agudo e crônico, hiperalimentação, acidose metabólica crônica e perda de magnésio associada a doenças renais crônicas, como pielonefrite e doença policística. O tratamento com numerosos medicamentos pode produzir **perda de magnésio renal (nefropatia perdedora de magnésio)**. Entre eles estão **antibióticos aminoglicosídeos (gentamicina, tobramicina, amicacina)**, outros agentes antiinfecciosos (**anfotericina B, pentamidina**), o agente anticanceroso ***cis-platinum***, e o agente imunossupressor **ciclosporina**. Causas raras de depleção de magnésio, incluindo a **nefropatia perdedora de magnésio isolada familial ou esporádica**, também foram relatadas. A depleção de magnésio é encontrada freqüentemente em pacientes com diabetes melito mal controlada. Os fatores contribuintes incluem a diurese osmótica associada à glicosúria e perdas urinárias de magnésio aumentadas, acidose metabólica e desnutrição relativa. A hipomagnesemia e a depleção de magnésio são freqüentemente observadas em pacientes com hiperaldosteronismo primário. Este último é atribuído à expansão volumétrica e efeitos diretos da aldosterona sobre a excreção do magnésio. A hipercalciúria está associada a uma reabsorção renal diminuída do magnésio. Os pacientes com hipoparatireoidismo tratados com vitamina D podem desenvolver depleção de magnésio em face da hipercalciúria persistente e acentuada. A remineralização esquelética rápida (síndrome do osso faminto) após cirurgia de paratireóide bem-sucedida, ou, em raros casos, cirurgia tireoidiana pela doença de Graves ou outras causas de tireotoxicose, pode resultar em hipomagnesemia e características clínicas de depleção de magnésio.

2. O mecanismo da hipocalcemia nos estados de depleção de magnésio é multifatorial.
   a. Secreção de PTH prejudicada.
   b. Resistência do órgão-alvo ao PTH tanto nos rins quanto no esqueleto.
3. No estado sem tratamento, os níveis circulantes de PTH são baixos ou reduzidos, relativos ao grau de depleção de magnésio e hipocalcemia. Os níveis plasmáticos de 1,25 $(OH)_2D$ são freqüentemente baixos, e pode haver uma resistência à ação da vitamina D no intestino.
4. Um diagnóstico de depleção de magnésio é aceito clinicamente, com a demonstração de um nível de magnésio sérico baixo (< 1 mEq/L) e baixo magnésio urinário (< 1 mEq/D, a menos que exista um estado de perda renal de magnésio), em um contexto apropriado.
5. A terapia de reposição com os sais de magnésio resulta em uma rápida elevação nos níveis circulantes de PTH, em minutos a horas, inicialmente atingindo níveis várias vezes maiores que o normal. No entanto, o restabelecimento dos níveis séricos de cálcio ao normal pode necessitar vários dias.

E. Diagnóstico de hipoparatireoidismo e distúrbios de pseudo-hipoparatireoidismo

1. O diagnóstico do hipoparatireoidismo idiopático geralmente é de exclusão. A demonstração de pouco ou nenhum PTH na presença de hipocalcemia, freqüentemente com hiperfosfatemia e sem nenhuma evidência de depleção de magnésio, corrobora fortemente este diagnóstico.
2. A depleção do magnésio pode se desenvolver em indivíduos com hipoparatireoidismo, potencialmente complicando a avaliação diagnóstica. Tais indivíduos podem manifestar resistência ao PTH ou falhar em responder normalmente ao tratamento com vitamina D com base na depleção de magnésio; isso é revertido com a correção do déficit de magnésio.
3. A demonstração de uma responsividade normal ao PTH exógeno por meio de um **teste padronizado de infusão do PTH** exclui o diagnóstico de algumas formas de PsHP, com a exceção do raro indivíduo que tem uma forma circulante anormal de PTH endógeno (p. ex., hipoparatireoidismo idiopático). O teste de infusão do PTH geralmente é realizado com uma infusão de 5 a 10 minutos de 200 unidades de PTH sintético 1-34 (humano). A resposta normal geralmente é maior do que 10 a 20 vezes de aumento no AMPc urinário e uma duplicação da excreção fracional de fósforo.

4. A resistência à ação do PTH na estimulação da formação renal de 1,25 $(OH)_2D$ foi demonstrada pela mensuração dos níveis de calcitriol, primeiro em um dia controle e novamente na manhã seguinte à administração de duas doses separadas de 200 unidades de PTH 1-34 injetadas IM 12 a 24 horas antes da amostragem. Uma resposta normal é um aumento no calcitriol de aproximadamente 50% ou uma elevação dos níveis subnormais a normais.

5. A demonstração de níveis tissulares baixos (hemácias) de atividade da proteína G_s na presença de hiperpatireoidismo secundário com ou sem a presença de hipocalcemia corrobora o diagnóstico de PsHP tipo Ia. Se os níveis de cálcio e de PTH são normalizados como uma conseqüência do tratamento com vitamina D, pode ser necessário um teste de infusão de PTH para distinguir o PsHP tipo Ia do pseudoPsHP, já que a atividade da proteína G_s também está reduzida nessa última condição.

6. Os indivíduos com PsHP tipos Ib e Ic também têm respostas anormais à infusão de PTH, mas níveis normais de atividade da proteína G_s. Os pacientes com PsHP tipo Ic até o momento descritos apresentam padrões de OHA.

7. Pacientes com PsHP tipo II em resposta a um teste de infusão de PTH mostram uma dissociação da resposta urinária do AMPc (normal) e a resposta fosfatúrica (amortecida). Em alguns casos, isso é observado apenas sob condições de hipocalcemia, pois a normalização do cálcio pela terapia vitamínica ou infusão de cálcio também pode normalizar a resposta fosfatúrica ao PTH. Portanto, no paciente tratado, pode não ser possível fazer um diagnóstico de PsHP tipo II.

IV. **Distúrbios do metabolismo da vitamina D.** A hipocalcemia pode estar presente em numerosos distúrbios primários ou secundários do metabolismo da vitamina D. Neste contexto, a hipocalcemia desenvolve-se como conseqüência tanto da disabsorção seletiva do cálcio (e possivelmente fósforo e magnésio) quanto da emergência da doença óssea por deficiência de vitamina D (p. ex., **raquitismo** ou **osteomalacia**). Este último está associado à resistência adquirida às ações calcêmicas do PTH. Além disso, as ações sinergísticas da vitamina D na promoção dos processos reabsortivos ósseos podem ser amortecidas ou ausentes. Nesses distúrbios, o desenvolvimento da hipocalcemia está associado ao hiperparatireoidismo secundário. A doença óssea da deficiência de vitamina D é invariavelmente associada à hipofosfatemia (em contraste ao hipoparatireoidismo ou distúrbios resistente ao PTH).

A. **Distúrbios do metabolismo do 25(OH)D.** Apesar de a deficiência de vitamina D nutricional ser uma condição comum em muitas partes do mundo, não foi ainda amplamente reconhecida como um problema nos Estados Unidos. No entanto, agora se reconhece que a **deficiência de vitamina D** é um problema comum no idoso, particularmente nos pacientes confinados com uma ingesta dietética reduzida dos alimentos fortificados pela vitamina D e exposição reduzida ao sol. O desenvolvimento da deficiência da vitamina D como resultado da localização geográfica (exposição solar anual reduzida) ou hábitos de vestimenta culturalmente determinados foi reconhecido em muitas áreas do mundo, mas é incomum neste país. A mensuração dos níveis plasmáticos de 25(OH)D pode definir o ***status* de vitamina D** clínico e fisiológico. Alterações no metabolismo do 25(OH)D podem ocorrer primariamente como uma conseqüência da doença hepática ou hepatobiliar, do tratamento com drogas que alteram o metabolismo hepático da vitamina D, distúrbios gastrointestinais associados à má-absorção ou perturbações na circulação enteroepática de vitamina D, e distúrbios com perda protéica associados à maciça perda de vitamina D ligada a proteínas.

Deve-se enfatizar que, apesar de os níveis de 25(OH)D serem baixos nessas condições, os níveis circulantes de 1,25 $(OH)_2D$ podem ser baixos, normais ou elevados. Portanto, níveis normais ou elevados de 1,25 $(OH)_2D$ não excluem o diagnóstico de deficiência de vitamina D.

1. **Doença hepática e hepatobiliar.** Os níveis circulantes de 25(OH)D podem ser baixos em numerosas doenças hepáticas parenquimatosas em virtude de uma formação prejudicada de vitamina D_3 ou D_2. Os distúrbios incluem a hepatite alcoólica, a hepatite crônica ativa, a hepatite lupóide e a cirrose alcoólica. No entanto, uma doença clinicamente ativa comumente não ocorre, a menos que esteja presente uma desnutrição grave. Foi descrita uma correlação significativa entre os níveis circulantes de 25 (OH)D e resultados do teste de respiração da aminopirina que fornece uma medida da função hepatocelular. Em contraste, uma doença hepática colestática, particularmente cirrose biliar, está associada a uma elevada incidência de doença óssea metabólica, um componente significativo da qual é a osteomalacia. No entanto, nesses distúrbios, foi relatada a resistência ao tratamento com doses convencionais de vitamina D, sugerindo que fatores além da deficiência de vitamina D estão envolvidos na doença óssea associada.

2. **Distúrbios gastrointestinais.** Tanto a má-absorção intestinal de vitaminas lipossolúveis quanto a perturbação da circulação enteroepática dos metabólitos da vitamina D, particularmente 25 (OH)D contribuem para o desenvolvimento da deficiência da vitamina D. Exemplos de patologias nas quais isso ocorre incluem a doença primária do intestino delgado (enterite regional, enterite ulcerativa) e procedimentos cirúrgicos, como a gastrectomia total e subtotal e a cirurgia de *bypass* jejunoileal para a redução de peso nos morbidamente obesos.

3. **Distúrbios de perdas protéicas.** Os metabólitos da vitamina D circulam predominantemente em um estado ligado a proteínas. Os distúrbios associados à perda protéica, como as diversas enteropatias, e doenças nas quais se desenvolve a síndrome nefrótica freqüentemente manifestam níveis plasmáticos baixos de 25 (OH)D. A incidência de doença óssea metabólica nesse contexto, devida à deficiência não complicada de vitamina D, permanece pouco claro.

4. **A alteração induzida por drogas no metabolismo da 25(OH)D.** Agentes anticonvulsivantes como o fenobarbital e a fenitoína (Dilantin) mostraram aumentar a conversão hepática da 25(OH)D a metabólitos inativos. Isso resulta em níveis circulantes baixos de 25(OH)D e pode causar raquitismo ou osteomalacia em pacientes sob tratamento a longo prazo. A exposição direta adequada à luz solar ou uma ingesta modestamente elevada de vitamina D (1.000 a 3.000 U/d) geralmente é eficaz em prevenir o desenvolvimento ou em tratar a condição.

B. **Distúrbios do metabolismo do 1,25 $(OH)_2D$.** O reconhecimento de fatores envolvidos na regulação da produção renal de 1,25 $(OH)_2D$ forneceu revelações importantes sobre a fisiopatologia de numerosos distúrbios. Os níveis circulantes de 1,25 $(OH)_2D$ estão aumentados em aproximadamente 50% dos pacientes com hiperparatireodismo primário, correlacionando-se muito de perto com o grau de hipercalciúria e a prevalência de nefrolitíase. Em contraste, em pacientes com hipoparatireoidismo e diversas formas de PsHP, níveis de 1,25 $(OH)_2D$ estão reduzidos em associação com a absorção intestinal diminuída de cálcio, fornecendo uma base para a terapia de reposição hormonal nessas condições. Similarmente, na insuficiência renal crônica, pode ser mostrada uma correlação inversa entre a função renal (*clearance* de creatinina) e níveis circulantes de calcitriol. Essa observação, conjuntamente com o conhecimento que o rim é o único sítio de produção fisiológica de calcitriol (exceto pela placenta durante a gravidez), forneceu uma considerável compreensão de numerosas características fisiopatológicas da osteodistrofia renal. Atualmente, o reconhecimento do papel das alterações primárias no metabolismo de 1,25 $(OH)_2D$ forneceu informações adicionais concernentes à patogênese de vários distúrbios anteriormente mal compreendidos.

1. **Raquitismo dependente de vitamina D (RDVD) tipo I.** Esse raro distúrbio, também denominado **raquitismo pseudodependente da vitamina D** é herdado como uma condição autossômica recessiva e geralmente é expresso na primeira infância por volta dos 2 anos de idade. A análise de ligação genética identificou o cromossomo 12q14 como o sítio de mutação responsável pelo RDVD tipo I. Estudos subseqüentes demonstraram várias mutações inativantes na codificação do gene para a atividade da 25 (OH)-vitamina D-1α-hidroxilase. As mutações identificadas até o

momento resultaram na abolição da atividade enzimática. Outras mutações podem resultar em uma atividade enzimática apenas reduzida e formas mais leves do distúrbio.

a. Apesar de a medida direta desta enzima no tecido renal pelo indivíduo que sofre de RDVD tipo I não ter sido relatado, os **níveis de 1,25(OH)$_2$D** circulantes **são baixos.**

b. O tratamento com doses de reposição hormonal de calcitriol, 0,5 a 3,0 µg/d efetivamente reverte as características clínicas da deficiência de vitamina D nesse distúrbio; anteriormente, doses farmacológicas de vitamina D ou de 25 (OH)D_3 eram necessárias no tratamento de pacientes com RDVD tipo I. É incerto como níveis circulantes altos de 25 (OH)D exercem a sua ação benéfica nesse distúrbio; explicações possíveis incluem a formação de outro metabólito ativo indefinido, exercício de efeito de ação de massa de 25(OH)D em um receptor intracelular para o 1,25 (OH)$_2$D ou uma possível formação local em órgão-alvo de 1,25 (OH)$_2$D.

2. **Raquitismo dependente de vitamina D tipo II.** O distúrbio RDVD tipo II abrange um grupo heterogêneo de condições nas quais o desenvolvimento de raquitismo ou osteomalacia ocorre como conseqüência de **resistência do órgão-alvo ao calcitriol.** Os indivíduos afetados possuem **níveis plasmáticos de 1,25 (OH)$_2$D acentuadamente elevados,** 5 a 20 vezes o normal ou mais. Tanto as formas esporádicas quanto familiares (herança autossômica recessiva) desses distúrbios foram relatadas. A expressão clínica do RDVD tipo II geralmente ocorre precocemente (infância e adolescência), mas casos mais leves foram diagnosticados ao final da idade adulta. Aproximadamente dois terços dos indivíduos afetados expressam graus variados de alopecia, que varia de ausência discreta dos cabelos até **alopecia total. As anomalias ectodérmicas (cistos epidermais, oligodontia)** também estão presentes em alguns pacientes. A expressão e o grau da alopecia pode refletir a gravidade da doença em termos de início da expressão clínica e resposta à terapia. Vários defeitos celulares diferentes no processamento do 1,25 (OH)$_2$D foram caracterizados entre os diversos parentes com RDVD tipo II. Entre eles estão a ligação defeituosa do 1,25 (OH)$_2$$D_3$ pelos receptores da superfície celular (capacidade ligadora diminuída, afinidade diminuída dos receptores e ligação hormonal ausente), localização nuclear diminuída do 1,25 (OH)$_2$D e ligação deficiente do receptor hormônio ao DNA. Níveis baixos a indetectáveis de **24,25 (OH)$_2$$D_3$** e **deficiência da 24 (OH)-25-hidroxilase** também foram relatados. O tratamento com doses maciças de vitamina D (10 a 20 mg/d) ou de 1,25 (OH)$_2$$D_3$ [ou 1α (OH)D_3] em doses que variam de 10 a 60 µg/d (6 µg/kg de peso corporal) com quantidades variáveis de suplementos de cálcio podem ser necessários para controle dos sintomas nesse distúrbio. O tratamento bem-sucedido pode incluir o restabelecimento do crescimento capilar, além de mineralização óssea e correção da hipocalcemia. Em alguns pacientes extremamente resistentes a calcitriol, a administração a longo prazo de altas doses de cálcio administrado oralmente ou intravenosamente pode resultar em uma melhora clínica significativa.

3. **Raquitismo resistente à vitamina D e osteomalacia (RVDO)**

a. O RDVD é a causa mais comum de raquitismo não complicado nos Estados Unidos. Ele também se apresenta como osteomalacia nos adultos. Tanto formas esporádicas quanto familiares ocorrem. A forma mais comumente reconhecida é **RDVD hipofosfatêmico ligado ao X,** ou **hipofosfatemia primária.** O RDVD geralmente é diagnosticado durante a infância geralmente em virtude do retardo no crescimento e deformidades esqueléticas. As formas variantes de RVDO foram descritas como se apresentando durante a idade adulta.

b. **Padrões bioquímicos** de RDVD incluem hipofosfatemia, normocalcemia, níveis normais de PTH e hiperfosfatúria relativa ao grau de redução no fósforo sérico. O TmP/GRF está reduzido. Os níveis circulantes de 25 (OH)D são normais, enquanto os níveis de 1,25 (OH)$_2$D variam de normal a ligeiramente reduzidos. Os pacientes com RDVD ligados ao X não demonstram aminoacidúria, mas algumas formas variantes de RDVD ou de RVDO podem ser associadas à aminoacidúria seletiva.

c. Os estudos de ligação genética localizaram o gene responsável pelo RDVD ligado ao X na região Xp.22.1-22.2 do cromossomo X. Este gene agora é referido como **PHEX.** As mutações desse gene foram identificados em casos esporádicos, assim como em casos de parentes com RDVD. O defeito metabólico primário subjacente no RDVD ligado ao X parece envolver uma alteração no transporte do fósforo das células epiteliais nos rins e possivelmente nos intestinos. A observação de níveis normais a reduzidos de 1,25 $(OH)_2D$ na presença de hipofosfatemia (normalmente um estímulo à produção de calcitriol) sugere um defeito mediado pelo fosfato no metabolismo da vitamina D. Existem, também, algumas evidências de que a síntese de calcitriol está prejudicada no RDVD.

d. **Tratamento** dos pacientes com RDVD e distúrbios relacionados envolve a administração de suplementos de fósforo e vitamina D. Apesar de as doses farmacológicas da vitamina D terem sido previamente utilizadas nos regimes de tratamento, a terapia com doses fisiológicas de calcitriol 1,25 $(OH)_2D_3$ (aproximadamente 0,5 a 2,0 μg/d) permite um controle mais preciso dos níveis de PTH, que podem estar aumentados como uma conseqüência de grandes doses de fósforo administrado (hiperparatireoidismo secundário). Dosagens de até 4.000 mg/d de fósforo elementar em doses divididas e distribuídas ao longo das 24 horas podem ser necessárias para fornecer uma correção sustentada da hipofosfatemia. Com tais vigorosos regimes de tratamento, o restabelecimento de velocidades de crescimento esquelético normal foram obtidos em crianças e adolescentes. As complicações potenciais incluem hiperparatireoidismo iatrogênico e depósito intersticial do fosfato de cálcio nos rins.

4. **Raquitismo hipofosfatêmico hipercalciúrico.** Foi descrita uma forma de raquitismo hipofosfatêmico hereditário, na qual os padrões bioquímicos e fisiológicos incluem a hipofosfatemia, a perda renal de fosfato, níveis elevados de calcitriol associados a aumento da absorção intestinal de cálcio e hipercalciúria, normocalcemia e níveis reduzidos de PTH. Os pacientes apresentam baixa estatura e padrões de raquitismo ou osteomalacia, mas não têm nefrolitíase. Foram descritas formas esporádicas e familiares (autossômicas recessivas).

5. **Osteomalacia induzida por tumores (OIT).** Apesar de ser incomum, a OIT, também denominada **osteomalacia oncogênica,** está sendo reconhecida com cada vez maior freqüência. Essa síndrome paraneoplásica inicialmente foi reconhecida pela associação de um tumor maligno ou benigno e a presença de padrões clínicos, bioquímicos e radiológicos de osteomalacia ou, em alguns casos, de raquitismo. A cura cirúrgica, quando possível, era seguida por melhora ou resolução da osteomalacia/raquitismo. Os casos iniciais, de origem mesenquimal, envolviam mesenquimomas ossificantes e não ossificantes, hemangiomas e tumores de células gigantes dos ossos. Subseqüentemente, uma diversidade muito maior de tipos tumorais foram reconhecidos, inclusive carcinoma de próstata, carcinoma da mama, carcinoma de pequenas células e *oat-cells,* mieloma múltiplo e malignidades hematógenas, como a leucemia linfocítica crônica.

a. **Características clínicas** da OIT podem inicialmente ser sutis e inespecíficas, mas geralmente evoluem para incluir a dor óssea, fraqueza muscular, fraturas patológicas recorrentes e pseudofraturas. As anormalidades bioquímicas incluem a hipofosfatemia, níveis séricos de cálcio que variam do normal para a hipocalcemia franca, níveis de PTH variando com o cálcio sérico e níveis elevados de fosfatase alcalina. Os níveis séricos de 25(OH)D são normais, enquanto os níveis de 1,25 $(OH)_2D$ são baixos ou inapropriadamente reduzidos para o grau de hipofosfatemia. A perda urinária de fosfato está presente com um limiar reduzido para a reabsorção de fósforo (TmP/GFR). A aminoacidúria pode estar presente em alguns casos.

b. **A patogênese** da OIT supostamente envolve a elaboração pelo tumor de um ou mais fatores humorais que afetam as funções tubulares renais proximais, incluindo a reabsorção de fosfato, e, em alguns casos, a excreção de glicose e de aminoácidos e a formação de 1,25 $(OH)_2D$. Um produto tumoral candidato extraído de culturas celulares (de um paciente com hemangioma esclerosante associado a OIT) recebeu o nome provisório de **"fosfatonina".**

Tabela 23.7 Preparações orais e parenterais de cálcio disponíveis para o tratamento dos distúrbios hipocalcêmicos agudos e crônicos

Sal de cálcio	% cálcio elementar	Conteúdo de cálcio
Preparações orais		
Carbonato de cálcio	40	400 mg/1 g (1 g/5 mL)
Glucobionato de cálcio	7	64 mg/1 g (1,8 g/5 mL)
Gluconato de cálcio	9	90 mg/1 g
Lactato de cálcio	13	130 mg/1 g
Citrato de cálcio	21	211 mg/1 g
Fosfato tricálcico	39	390 mg/1 g
Preparações intravenosas		
Cloreto de cálcio	36	360 mg/1 g (1 g/10 mL)
Gluconato de cálcio	9	90 mg/1 g (1 g/10 mL)

c. A remoção cirúrgica completa do tumor invariavelmente resulta em cura. Antes da cirurgia, os indivíduos afetados são caracteristicamente resistentes ao tratamento com dosagens farmacológicas de vitamina D ou diidrotaquisterol. No entanto, em pacientes não curados pela cirurgia, o tratamento com suplementos de fósforo e doses quase que fisiológicas de 1,25 $(OH)_2D_3$ (1 a 3 μg/d) pode resultar em melhora clínica da dor óssea com cura da osteomalacia.

V. **Tratamento dos distúrbios hipocalcêmicos.** A administração de suplementos orais de cálcio ou de análogos da vitamina D é central no manuseio dos distúrbios hipocalcêmicos. No tratamento dos distúrbios hipoparatireóideos, o objetivo é a correção da hipocalcemia sintomática sem indução de hipercalcemia. Em geral, o objetivo final terapêutico é a manutenção de níveis séricos de cálcio na variação de 8,5 a 9,5 mg/dL, com níveis urinários séricos abaixo de aproximadamente 400 mg/d. Este objetivo final nem sempre é obtido em todos os pacientes.

Tabela 23.8 Preparações de vitamina D comercialmente disponíveis

Composto	Nome comercial	Potência relativa à vitamina D_3	Início de acão (dias)	Término de ação
Vitamina D_3 (colecalciferol)	Delta D_3	1	10-14	Semanas a meses
Vitamina D_2 (ergocalciferol)	Drisdol	1	10-14	Semanas a meses
Diidrotaquisterol	Hytackerol	5-10	4-7	7-21 dias
Cacifediol (25-hidroxivitamina D_3)	Calderol	10-15	7-10	Semanas
Alfacalcidiol[a,b] (1α-hidroxivitamina D_3)	One-alpha	1.000	1-2	2-3 dias
Calcitriol (1,25-diidroxivitamina D_3)	Rocaltrol, Calcijex+	1.000	1-2	2-3 dias

[a]Não aprovado para uso clínico nos Estados Unidos.
[b]Disponível para administração parenteral.

A. **Os suplementos orais de cálcio** administrados isoladamente (3 a 7 g/d de cálcio elementar) em múltiplas doses divididas podem ser eficazes mesmo na correção de hipocalcemia moderadamente grave, a menos que uma síndrome disabsortiva esteja presente. Essa forma de tratamento geralmente é efetiva a curto prazo, mas pode ser a forma de tratamento escolhida por alguns pacientes para uma terapia prolongada. A escolha de suplemento de cálcio freqüentemente é assunto de preferência pessoal (Tabela 23.7).

B. Dosagens das diversas formas de análogos da vitamina D necessárias para corrigir a hipocalcemia variam de acordo com o distúrbio subjacente.

1. Em distúrbios associados a defeitos da mineralização esquelética subjacentes (p. ex., osteomalacia), uma dose maior de vitamina D poderia ser tolerada ou requerida mais precocemente no curso da terapia. Com a remineralização progressiva, a redução na dosagem poderia ser necessária para prevenir o desenvolvimento de hipercalcemia.
2. Com o uso de formas mais potentes de vitamina D, como 1,25 $(OH)_2D_3$, o requerimento para suplementação de cálcio é reduzida. Alguns indivíduos que ingerem dietas com elevado conteúdo de cálcio poderia não precisar de cálcio adicional. Em contraste, o tratamento com vitamina D_2 ou D_3 geralmente requer a administração concomitante de quantidades maiores de suplementos de cálcio.
3. Similarmente, ajustes simultâneos da ingesta de cálcio e dosagens de 1,25 $(OH)_2D_3$ podem ser difíceis em virtude da extrema potência dessa forma de vitamina D. Portanto, ou a ingesta de cálcio ou a dosagem de calcitriol devem ser ajustadas.

   As principais considerações envolvidas na escolha de uma forma particular de vitamina D incluem a potência, início de ação, término de ação e intervalo para o retorno do cálcio sérico aos níveis normais, em uma base hospitalar ou ambulatorial. Essas propriedades, conforme aplicadas ao tratamento com as diversas formas de esteróis da vitamina D ou dos seus análogos, são resumidas na Tabela 23.8.

Referências Selecionadas

Beilezikian JP, Marcus R, Levine MA, eds. *The parathyroids: basic and clinical concepts.* New York: Raven Press, 1994.

Favus MJ, ed. *Primer on the metabolic bone disorders of mineral metabolism,* 4th ed. Philadelphia: Lippincott, Williams and Wilkins, 1999.

Feldman D, Glorieux FH, Pike JW, eds. *Vitamin D.* San Diego: Academic Press, 1997.

Mundy GR. *Bone remodeling and its disorders,* 2nd ed. London: Martin Dunitz, 1999.

24. Doença Óssea Metabólica

Theodore J. Hahn

I. **Introdução**

A. **Fisiologia do osso.** O osso está em um constante estado de equilíbrio dinâmico. O seu formato e força são continuamente regulados pelo equilíbrio entre a formação e a reabsorção (degradação). Quando a reabsorção excede a formação, isso resulta em uma diminuição da massa óssea. O osso é composto por três elementos principais: células, matriz protéica e minerais. As células ósseas ocupam aproximadamente 3% do volume ósseo e são de três tipos principais: osteoblastos, osteócitos e osteoclastos.

1. **Osteoblastos**, as células formadoras dos ossos são derivadas dos precursores mesenquimais adjacentes. Elas são encontradas em camadas contínuas nas superfícies do osso em formação, são ricas em fosfatase alcalina e produzem a matriz protéica sobre a qual o mineral ósseo é depositado.
2. **Osteócitos** são osteoblastos maduros, relativamente inativos, encontrados nas lacunas criadas pelas recém-formadas camadas de osso.
3. **Osteoclastos** são células multinucleadas grandes responsáveis pela reabsorção óssea que derivam de células das séries monócitos/macrófagos.

B. **Bases dos distúrbios metabólicos ósseos.** A composição química, massa e propriedades mecânicas do osso são, em grande parte, controladas por mecanismos regulatórios externos. Em termos mais simples, os distúrbios metabólicos ósseos são o resultado de perturbações na função da célula óssea causadas por estímulos hormonais, iônicos ou físicos anormais. A homeostase óssea pode ser perturbada por:

1. Ingesta, absorção ou retenção mineral diminuídas.
2. Defeitos na absorção ou na ativação da vitamina D.
3. Produção endógena diminuída do estrogênio ou da testosterona.
4. Produção endógena aumentada de hormônio da paratireóide (PTH), hormônio da tireóide ou cortisol.
5. Tratamento crônico com doses suprafisiológicas de glicocorticóides ou hormônio da tireóide, ou doses-padrões de certas drogas (p. ex., anticonvulsivantes, agentes quimioterápicos).
6. Atividade física diminuída, provocando uma formação óssea osteoblástica diminuída.
7. Declínios relacionados com a idade na produção ou função dos osteoblastos.
8. Distúrbios congênitos da formação do colágeno ósseo.

II. **Testes diagnósticos**

A. **Determinações séricas.** As concentrações do cálcio sérico total, o cálcio ionizado, o fosfato, o PTH intacto e uma proteína óssea gla (osteocalcina) devem ser medidas em uma amostra de sangue em jejum pela manhã, pois existe uma considerável variação diurna e/ou pós-prandial. Os ensaios do PTH imunorreativo molecular intacto (iPTH) são os mais sensíveis na avaliação do *status* da paratireóide.

B. **Determinações urinárias**

1. As medidas do cálcio urinário durante 24 horas devem ser realizadas com o paciente na ingesta dietética habitual. A excreção urinária reduzida de cálcio é definida como menos de 1,5 mg de cálcio por quilograma de peso corporal ideal (PCI) a cada 24 horas; a hipercalciúria corresponde à excreção do cálcio de mais de 4 mg de cálcio por quilograma de PCI a cada 24 horas. A creatinina deve ser medida simultaneamente para se assegurar da completude da coleta. **Cautela:** a administração de diurético tiazídico reduz a excreção urinária do cálcio de 24 horas em 24 a 40%, e a administração de furosemida pode aumentar a excreção do cálcio.
2. Excreção do *N*-**Telopeptídeo (NTx)**, um indicador da atividade de perda óssea (reabsorção), deve ser determinado na segunda micção da manhã. Os valores normais variam com o sexo e a idade, mas, em

geral, valores maiores do que 80 nm BCE/mmol de creatinina indicam uma atividade de perda óssea aumentada, e valores abaixo de 35 indicam uma supressão satisfatória da reabsorção óssea.

C. **Detecção radiológica da diminuição da massa óssea**

1. **Radiografias-padrão** são um indicador pouco confiável de massa óssea diminuída. Elas podem detectar uma diminuição da massa óssea apenas após um declínio de 30 a 50% e estão sujeitas a variações técnicas significativas. As radiografias-padrão geralmente mais úteis para avaliar o grau de perda óssea vertebral são as incidências laterais das vértebras torácicas e lombares. O grau de **perda óssea** pode ser muito grosseiramente estimado como a seguir:

   a. **Precoce:** densidade diminuída nos corpos das vértebras com acentuação do córtex.

   b. **Moderadamente avançada:** indentação côncava dos córtex vertebrais superiores e inferiores devida à pressão proveniente dos discos intervertebrais (vértebras em bacalhau – *cod-fish*)

   c. **Avançada:** fraturas múltiplas vertebrais por compressão com angulação anterior.

   As radiografias planas de alta resolução das mãos ocasionalmente podem detectar reabsorção subperióstea do córtex das falanges no hiperparatireoidismo crônico grave. No entanto, este é um achado incomum. As radiografias dos ossos longos, especialmente dos fêmures, tíbias, pelve e escápulas podem, ocasionalmente, expor pseudofraturas na osteomalacia gravc de longa data.

2. **Medida da massa óssea da coluna vertebral e do quadril total** pela absortiometria fotônica com duplo feixe com base em raios X (DEXA) é o método de rotina mais sensível e reprodutível para detectar e quantificar a perda óssea. Uma perda de massa óssea de 2 a 3% pode ser confiavelmente detectada, com boa reprodutibilidade e uma dose mínima de radiação (2 a 4 mrem). A medida da densidade do osso da coluna vertebral pela tomografia computadorizada quantitativa (TCQ) tem uma acurácia similar em mãos experientes; ela também pode diferenciar o cálcio ósseo de calcificações ectópicas superpostas, mas fornece uma dose de radiação maior (aproximadamente 300 mrem).

C. **Biópsia óssea** muito raramente é necessária para confirmar um diagnóstico histológico na perda óssea de etiologia incerta ou para acompanhar os efeitos do tratamento em determinados distúrbios, como a osteodistrofia renal. As biópsias ósseas precisam ser realizadas sob condições padronizadas (biópsia por agulha da crista ilíaca) por um indivíduo experiente e interpretadas por um patologista ósseo experiente.

III. **Massa óssea diminuída**

A. **Definição. A massa óssea diminuída** é um diagnóstico clínico e radiológico que indica uma deficiência na massa óssea relativas aos valores normais para o sexo e a raça. As alterações histológicas ósseas nesta situação são de três tipos principais:

1. **Osteoporose:** perda paralela de mineral e matriz óssea devida a uma atividade osteoblástica desproporcionalmente baixa.

2. **Osteomalacia:** mineralização óssea deficiente com um acúmulo de matriz não mineralizada, recém-formada (osteóide), e uma relação diminuída entre o mineral e a matriz.

3. **Osteíte fibrosa:** o resultado do aumento na reabsorção osteoclástica mediada pelo PTH de minerais e da matriz, com reposição pelos tecidos fibrosos.

   Em muitas situações, pode haver uma combinação desses padrões histológicos com um deles predominando.

B. **Avaliação**

1. **Radiografias** não podem confiavelmente avaliar a perda óssea, mas as radiografias laterais-padrão da coluna vertebral são úteis para uma avaliação basal das compressões vertebrais. Além disso, se houver suspeita de osteomalacia crônica, a pelve, os fêmures, as tíbias e as fíbulas podem ser examinadas para pseudofraturas.

2. **As medidas da massa óssea pela DEXA ou TCQ** são a técnica apropriada para a quantificação precisa da massa óssea. A **densidade mineral óssea** da DEXA ou **conteúdo** (referido a seguir como **BMD**) medido da coluna vertebral e do quadril é o método mais comumente empregado.

a. As medidas individuais da massa óssea são expressas em relação ao número de desvios-padrão (DP) pelo qual o valor difere das normas da população. O **valor T** indica o número de DP pelo qual o valor medido em um determinado local difere do valor médio de massa **óssea do adulto** para aquele local (p. ex., um valor *T* de -2,0 indica um valor que se encontra 2,0 DP abaixo do valor PABM médio). **O valor Z** indica o número de diferença DP do **valor normal médio para a idade/sexo.** O valor *T* é o indicador mais comumente empregado.

b. Os **critérios para a gravidade da perda óssea** comumente empregados pela Organização Mundial de Saúde (OMS) conforme medidos pela DEXA são os seguintes:

(1) Normal: BMD ≤ 1,0 DP abaixo do PABM (*T* = –1,0 ou acima).

(2) Osteopenia: BMD > 1,0 DP abaixo do PABM, mas < 2,5 DP abaixo do PABM (*T* = –1,1 a –2,4).

(3) Osteoporose: BMD ≥ 2,5 DP abaixo do PABM (*T* = –2,5 ou abaixo).

(4) Osteoporose grave: BMD ≥ 2,5 DP abaixo do PABM (*T* = –2,5 ou menor) *mais* história de uma ou mais fraturas por fragilidade (trauma mínimo).

Nota: O termo "osteoporose", conforme usado nos relatos da medida do BMD, *não* implica em um diagnóstico histológico de osteoporose, mas meramente indica o grau de perda óssea conforme medido pela DEXA. Essa é uma convenção algo confusa. Para cada 1 DP de diminuição no BMD o risco atual de fratura (5 anos) aumenta em aproximadamente duas vezes. Trinta por cento ou mais de mulheres após a menopausa serão classificadas como tendo "osteoporose" ou "osteoporose grave" pela medida BMD.

c. **Quando medir a densidade óssea pela DEXA**

(1) **Mulheres.** Pelos atuais critérios, para se determinar a necessidade do tratamento para a diminuição da massa óssea, deve ser determinada a BMD da coluna vertebral e do quadril em:

(a) Todas as mulheres após a menopausa caucasianas ou asiáticas que tenham:

(i) menos de 65 anos de idade e um ou mais *fatores de risco* (veja a seguir) se não estiver em terapia de reposição estrogênica (**TRE**).

(ii) mais de 65 anos de idade estejam ou não em TRE.

(b) Todas as mulheres que tiveram uma fratura vertebral ou do quadril com trauma mínimo, independentemente da idade.

Além disso, a medida da BMD na menopausa pode ser útil se houver incerteza quanto a começar ou não TRE.

Fatores de risco para as fraturas osteoporóticas em mulheres incluem (i) história de doenças clínicas que sabidamente estão associadas à osteoporose (hiperparatireoidismo, hipertireoidismo, doença de Cushing, perda prematura da função gonadal, hemigastrectomia, disabsorção, doença hepática crônica, diabetes melito insulinodependente, artrite reumatóide); (ii) tratamento a longo prazo com doses suprafisiológicas de glicocorticóides ou hormônio da tireóide, ou drogas que sabidamente causam perda óssea (anticonvulsivantes, agentes quimioterápicos, heparina em altas doses etc.); (iii) história familiar de osteoporose em um parente em primeiro grau; (iv) fatores de risco do estilo de vida, incluindo o tabagismo, ingesta excessiva de álcool, ingesta crônica baixa de cálcio e baixo nível de atividade física; (v) quedas recorrentes ou fragilidade; e (vi) hábito corporal com alto risco de fraturas (peso corporal < 127 libras (± 65 kg; constituição magra com altura > 5 pés 6 polegadas (± 1,75 m)).

(2) **Homens.** Com o aumento na longevidade da população, aproximadamente 30% de todas as fraturas do quadril osteopênicas agora ocorrem em homens. Os critérios para a realização de medidas da BMD em homens são menos bem definidos, mas incluem:

(a) História de fraturas ósseas com pequeno trauma.

(b) Deformidade vertebral na radiografia-padrão, sugerindo massa óssea diminuída.

(c) A presença de doenças clínicas que sabidamente estão associadas à osteoporose (veja fatores de risco i-v anteriormente).

(d) Idade ≥ 75 anos, especialmente se houver história de quedas recorrentes.

3. **Malignidade generalizada,** especialmente mieloma múltiplo, sempre deve ser considerada na avaliação da osteoporose. A eletroforese das proteínas séricas deve ser obtida em adultos quando apropriado.

4. **Estudos bioquímicos:** Uma avaliação basal mínima para um paciente com osteoporose estabelecida inclui um hemograma completo, painel bioquímico sanguíneo em jejum (incluindo cálcio, fosfato e fosfatase alcalina), nível de 25-hidroxivitamina D sérica (25-OHD), nível do hormônio tireóide estimulante ultra-sensível e nível do NTx na urina na segunda micção da manhã (ou outro índice de reabsorção) para avaliar a velocidade atual da perda óssea. O iPTH sérico, a proteína gla do osso ou a fosfatase alcalina específica do osso (para avaliar a atividade osteoblástica) e os níveis de cortisol, as medidas hormonais gonadais ou outros índices específicos para as doenças podem ser úteis em casos individuais.

IV. Distúrbios específicos associados à diminuição da massa óssea

A. Osteoporose

1. Osteoporose pós-menopáusica

a. Patogênese

(1) **A deficiência aguda de estrogênios** na menopausa (ou em qualquer idade) resulta em perda óssea acelerada a uma velocidade de 3 a 4% ao ano por um período de 5 a 7 anos, em virtude da perda da inibição pelo estrogênio da reabsorção óssea osteoclástica. Mais de 20 a 25% da massa óssea total pode ser perdida durante esse intervalo.

(2) A massa óssea em todos os indivíduos tende a se reduzir com a **idade**, em aproximadamente 1% ao ano após a idade de 30 a 35 anos, com a perda diminuindo para aproximadamente 0,6% por ano por volta dos 70 anos.

(3) Além disso, o **sexo** é um determinante importante da massa óssea; após a adolescência, as mulheres apresentam valores de massa óssea consistentemente menores do que os homens. Conseqüentemente, a incidência de osteoporose nas mulheres após a menopausa é maior do que nos homens de idade correspondente.

b. Fatores de risco para a osteoporose pós-menopáusica

(1) Genética:

(a) Há uma forte **incidência familiar** de osteoporose. Uma história de osteoporose em parentes de primeiro grau de uma mulher coloca uma mulher de meia-idade em risco aumentado para desenvolvimento de osteoporose clinicamente significativa.

(b) Existem também fatores de risco **étnicos.** As caucasianas e asiáticas têm um pico de massa óssea na idade adulta menor e, portanto, são mais propensas à osteoporose mais tardiamente na vida.

(2) **Atividade física** diminuída em virtude de preferências de estilo de vida idade, e/ou distúrbios debilitantes associados, como artrite reumatóide, diminui a formação óssea osteoblástica e acelera a velocidade da perda óssea.

(3) **Peso corporal** < 127 libras (± 65 kg) aumenta o risco geral de osteoporose, e **altura** > 5 pés 7 polegadas (± 1,75 m) aumenta o risco de fratura de quadril devido a fatores biomecânicos.

(4) **O tabagismo e a ingesta excessiva de álcool** estão associados à massa óssea diminuída.

(5) **Ingesta de cálcio** dietética baixa durante a vida também pode predispor à osteoporose.

(6) Uma história de qualquer outra **causa secundária de osteoporose** (veja Fatores de Risco anteriormente) aumenta o risco de osteoporose clinicamente significativa após a menopausa.

c. **Diagnóstico.** O diagnóstico é essencialmente de exclusão de outros distúrbios ósseos metabólicos, como a osteomalacia e causas endócrinas de perda óssea, incluindo o excesso de glicocorticóides exógeno e endógeno, hiperparatireoidismo e hipertireoidismo. Além disso, o mieloma múltiplo deve ser considerado, pois aproximadamente 30% dos casos se apresentam com osteopenia generalizada.

d. Tratamento

(1) **Medidas gerais. A prevenção** é a abordagem mais importante, pois a osteoporose estabelecida é difícil de ser revertida.

(a) Obter **um pico máximo de massa óssea de adulto** é uma medida importante em todas as mulheres, especialmente quando há uma história familiar de osteoporose. Isso é mais bem obtido assegurando-se uma ingesta total de cálcio de 1.200 a 1.500 mg/dia, exercícios regulares e menstruações normais nos anos da adolescência e no início da idade adulta.

(b) **Dieta.** Todas as mulheres adultas antes da menopausa devem ter uma ingesta diária total de **cálcio** de pelo menos 1.000 mg, de modo a manter o balanço do cálcio. Uma dieta média contém 400 a 600 g de cálcio por dia, dependendo da ingesta de laticínios. Após a menopausa, uma ingesta diária de cálcio de 1.200 a 1.500 mg/dia é recomendada. A suplementação de cálcio para obter a ingesta requerida de cálcio é mais convenientemente fornecida como carbonato de cálcio em doses divididas nas refeições. O citrato de cálcio fornece melhor absorção de cálcio em pacientes mais velhas com acloridria. A ingesta de **vitamina D** deve ser suficiente para manter o nível sérico de 25-OHD na variação de 30 a 70 ng/mL (p. ex., suplementação com 400 a 800 UI de vitamina D por dia ou 25.000 a 50.000 UI uma vez por mês). Onde se suspeita de hipercalciúria preexistente (p. ex., história de cálculos renais), a excreção de cálcio urinário por 24 horas deve ser determinada antes de se iniciar o cálcio ou os suplementos de vitamina D para excluir a excreção aumentada de cálcio urinário.

(c) **Exercício.** Exercícios regulares com carga devem ser encorajados para estimular a formação óssea osteoblástica e melhorar a marcha e o equilíbrio. Uma caminhada diária rápida de 20 a 30 minutos é um regime mínimo conveniente.

(d) **Evitar o tabagismo e a ingesta excessiva de álcool,** ambos fatores de risco para a osteoporose.

(2) **Tratamento específico**

(a) **Medidas gerais.** Todas as mulheres devem manter uma excelente ingesta dietética de cálcio e de vitamina D (veja *Dieta,* anteriormente), e modificar estilos de vida prejudiciais (inatividade física, tabagismo, excesso de álcool). Além disso, pelos atuais critérios, na menopausa, a todas as mulheres elegíveis deve ser oferecida a TRE. Em mulheres que precisam de tratamento para a osteoporose, mas têm contra-indicações para a TRE ou uma preferência pessoal por evitar o uso de estrogênios, os bisfosfanatos e a calcitonina são alternativas efetivas.

(b) **Indicações de tratamento** para o tratamento da osteoporose após a menopausa em mulheres **baseiam-se na BMD e nos fatores de risco**, conforme a seguir:

(i) **BMD normal** ($T \geq -1{,}0$): otimizar a ingesta dietética e os fatores de estilo de vida e realizar uma medida de acompanhamento da BMD em 3 a 5 anos.

(ii) **Osteopenia** ($T = -1{,}1$ a $-2{,}4$): o tratamento geralmente é indicado na presença de um ou mais fatores de risco (veja "Fatores de Risco" anteriormente), como a seguir:

- Mulheres pós-menopáusicas até 65 anos de idade que não estejam em TRE. e tenham um ou mais *fatores de risco* devem ser tratadas se o escore $T = < 1{,}5$ ou menor em qualquer local.

- Todas as mulheres com mais de 65 anos, quer estejam ou não em TRE, devem ser avaliadas pela BMD. Nesta população: (i) Na presença de um ou mais fatores de risco, o tratamento é indicado se $T = < 1,5$ ou menor em qualquer local. (ii) Se $T = -2,0$ ou menor em qualquer local ou sem fatores de risco, o tratamento está indicado.

(iii) **Pessoas com osteoporose** ($T < -2,5$) ou **osteoporose grave** ($T \leq -2,5$ com ou mais fraturas por traumas mínimos) sempre devem ser tratadas em qualquer idade.

(iv) Além disso, *todas* as mulheres após a menopausa que têm **fratura com trauma mínimo** do quadril ou das vértebras estão sob risco maior de fraturas subseqüentes e devem ser tratadas independentemente dos seus valores de BMD.

(v) Se o valor BMD e a presença de fatores de risco indicarem que o tratamento é justificado e a paciente já estiver em TRE, uma terapia adicional com bisfosfonatos ou calcitonina deve ser iniciada.

(vi) As mulheres que sofrem **menopausa prematura** (devida a cirurgia, irradiação ou quimioterapia) devem possuir uma BMD basal e então iniciar o tratamento preventivo com TRE, bisfosfanatos ou calcitonina, conforme descrito a seguir.

(c) **Avaliando a resposta ao tratamento**

(i) Em pacientes que estão sendo tratadas de osteoporose, as **medidas da BMD** com intervalos de pelo menos 12 meses são necessárias para detectar com precisão uma alteração de 2% ou mais na BMD. As pacientes em tratamento ativo para a osteoporose devem realizar medidas da BMD com intervalos de 12 a 24 meses para monitorar a progressão, enquanto a massa óssea continuar a aumentar (3 a 5 anos) e, então, a cada 24 meses subseqüentemente durante a terapia de manutenção.

(ii) **Marcadores ósseos bioquímicos** fornecem um meio conveniente de se avaliar a resposta entre as medidas da BMD. Por exemplo, um índice-padrão de resposta adequada aos agentes anti-reabsortivos é uma redução no valor de **NTx** urinário na segunda micção matinal em 35% ou mais a partir dos valores basais e/ou uma queda para abaixo de 38 BCE unidades mm/mm de creatinina por 3 meses após o início da terapia. Posteriormente, o valor de NTx pode ser acompanhado a intervalos de 6 meses para se assegurar sobre a aderência e eficácia.

(d) **Regimes de tratamento.** Todos os pacientes que estejam recebendo tratamento para a osteoporose devem ser encorajados a manter uma ingesta apropriada de cálcio e de vitamina D, e níveis de exercício (veja anteriormente) e em modificar estilos de vida adversos, como o tabagismo ou consumo excessivo de álcool. Os agentes terapêuticos atualmente aprovados para a osteoporose (estrogênios, bisfosfonatos e calcitonina) são todos os agentes reabsortivos que reduzem a reabsorção óssea osteoclástica. O primeiro agente estimulante da formação efetivo para a osteoporose (o PTH injetável) estará disponível em futuro próximo.

(i) **Terapia de reposição do estrogênio**

- **Efeitos.** A TRE freqüentemente é a terapia de primeira linha em mulheres na menopausa na ausência de contra-indicações específicas (p. ex., história de câncer de mama, distúrbios tromboembólicos) ou preferência da paciente em não receber estrogênios. A TRE é o tratamento comprovado mais custo-eficaz preventivo para a osteoporose e tem outros benefícios positivos para a saúde, incluindo a melhora nos níveis dos lipídios sanguíneos e redução na morbidade e mortalidade cardiovasculares. A TRE geralmente produz um aumento de 3 a 5% na BMD da coluna vertebral e de 2 a 3% na BMD do quadril após 3 a 5 anos de tratamento, e reduz a velocidade subseqüente de perda óssea pela metade. O tratamento com TRE por 7 a 10 anos após a menopausa está associada a uma redução de 30 a 60% na incidência de fraturas vertebrais, do quadril e dos punhos. Demonstrou-se que a TRE melhora a massa óssea em pacientes idosas. A suspensão da TRE provoca um rápido retorno da velocidade da perda óssea aos níveis pré-tratamento. Em mulheres com osteoporose grave, o tratamento com TRE mais um bisfosfonatos (veja a seguir) pode produzir um maior aumento na massa óssea do que qualquer um dos dois agentes isolados.

- **Preparações estrogênicas** comumente usadas que se mostraram eficazes na osteoporose incluem o estrogênio conjugado (p. ex., Premarin) 0,625 mg/dia ou um adesivo transdérmico (*e. g.,* Estraderm) liberando 0,05 mg/dia de etinil estradiol. O estrogênio conjugado em baixas doses (0,3 mg/dia) permite alguma proteção com menos efeitos colaterais. Em mulheres com um **útero intacto**, é essencial acrescentar a progesterona ou diariamente (p. ex., 2,5 a 5 mg de medroxiprogesterona por dia) ou ciclicamente (p. ex., 10 mg de medroxiprogesterona nos dias 12 a 24 do mês) para reduzir o risco de câncer uterino. Precauções apropriadas devem ser tomadas, incluindo o monitoramento da pressão arterial, assim como um teste anual de Papanicolaou e mamografia. Em que extensão a TRE aumenta o risco de câncer de mama ainda não foi resolvido.

(ii) **Moduladores seletivos do receptor do estrogênio (SERMs)** apresenta-se efeitos diferenciais sobre os órgãos-alvo chave. **Raloxifeno** (Evista) é o SERM atualmente aprovado para uso na osteoporose pós-menopausa. O raloxifeno 60 mg/dia por 3 anos produz aproximadamente 2 e 3% de aumento na BMD vertebral e do quadril, respectivamente, e reduz o risco de fraturas vertebrais em aproximadamente 30%. Os efeitos sobre os riscos de fratura do quadril ainda não foram definidos. O raloxifeno tem efeitos positivos menores sobre a massa óssea e os níveis de lipídios do que os estrogênios padronizados, mas ele não estimula o tecido endometrial ou mamário e, possivelmente, pode ser protetor contra a ocorrência do câncer de mama. Os efeitos colaterais incluem **ondas** de calor e câibras noturnas nas pernas. O raloxifeno produz um aumento do risco de trombose comparável ao da terapia estrogênica-padrão.

(iii) **Bisfosfanatos** são análogos químicos não hormonais de pirofosfato que são adsorvidos nas superfícies ósseas e inibem a reabsorção óssea pelo bloqueio da atividade osteoclástica. O efeito colateral primário dos bisfosfanatos orais é a irritação gastrointestinal (GI), geralmente transtorno gástrico ou plenitude gástrica. Esofagite grave, ulcerações e sangramento ocasionalmente foram relatados. Os bisfosfanatos precisam ser tomados em jejum logo de manhã cedo com 6 a 8 onças (± 200 mL) de água. Os pacientes devem estar sentados em posição ereta (para evitar a irritação esofagiana) e jejuar (para otimizar a absorção) por 30 a 45 minutos após a dosagem. Os bisfosfanatos orais são *contra-indicados* em pacientes com anormalidades esofagianas que retardam o esvaziamento esofagiano (p. ex., estreitamentos ou acalasias) e em pacientes que são incapazes de permanecer em pé ou sentados eretos por pelo menos 30 minutos. Esses agentes precisam ser usados com *cautela* em pacientes com distúrbios GI superiores ativos, como disfagia, doenças esofagiana, gastrite, duodenite ou úlceras.

- **Bisfosfanatos de primeira linha. Alendronato** (Fosamax) e **risendronato** (Actonel) são os dois bisfosfanatos atualmente aprovados nos Estados Unidos para o tratamento da osteoporose. Ambos são tomados oralmente, e ambos atualmente foram aprovados para a prevenção da osteoporose na menopausa, tratamento da osteoporose pós-menopáusica estabelecida e tratamento da osteoporose induzida por glicocorticóides em homens e mulheres. O alendronato é também aprovado para uso na osteoporose masculina. (i) A dose de **alendronato** é 10 mg/dia para a osteoporose em tratamento e 5 mg/d para a prevenção na menopausa. Na osteoporose pós-menopáusica, um curso de 3 anos de alendronato 10 mg/d aumenta a BMD da coluna vertebral e do quadril em 6 a 8% e 3 a 4%, respectivamente, e reduz tanto as taxas de fraturas da coluna vertebral quanto do quadril em 40 a 50%. Recentemente, formulações de dose uma vez por semana de 70 mg e 35 mg de alendronato foram aprovadas para o tratamento e prevenção da osteoporose, respectivamente. Essas formas de dosagens mais convenientes são tão eficazes quanto o regime diário e têm melhor tolerabilidade GI a longo prazo. (ii) A dose de **risendronato** para a prevenção e tratamento da osteoporose é de 5 mg/d. O risendronato diário foi relatado como produzindo pouco menos irritação GI do que o alendronato diário. Um curso de 3 anos de risendronato 5 mg/dia na osteoporose pós-menopáusica aumenta o BMD da coluna vertebral e do quadril em 4 a 5 e 3 a 4%, respectivamente, e diminui a taxa de fratura tanto da coluna vertebral quanto do quadril em aproximadamente 40%.

- **Bisfosfonatos alternativos.** O **etidronato** oral (Didronel) parece ser 40% a 60% tão eficaz quanto os bisfosfonatos em aumentar a BMD e precisam ser usados ciclicamente (400 mg/dia por 2 semanas a cada 3 meses) para assegurar uma mineralização óssea normal. Demonstrou-se que ele é eficaz na osteoporose pós-menopáusica, induzida por glicocorticóides e outras formas de osteoporose, e geralmente é bem tolerado. O **pamidronato** intravenoso (Aredia) 30 mg infundido durante 3 a 4 horas a cada 3 meses mostrou aumentar a BMD em várias formas de osteoporose. Nem o etidronato nem o pamidronato foram aprovados para uso na osteoporose nos Estados Unidos.
- Calcitonina atualmente está disponível como um *spray* nasal ou sob a forma de injetável subcutânea. Ambas as formas foram aprovadas para uso na osteoporose pós-menopáusica. O tratamento com a calcitonina de salmão (Miacalcina) em *spray* nasal a 200 UI (um *puff*) por dia, por 3 anos, mostrou aumentar a BMD na coluna vertebral e no quadril em aproximadamente 1 e 0,5%, respectivamente, e reduzir a taxa de fraturas vertebrais em mais de 30% na osteoporose pós-menopáusica. Os efeitos colaterais da calcitonina nasal são em grande parte limitados a uma ocasional irritação da mucosa nasal. A calcitonina de salmão injetável (Calcimar, Miacalcina) em uma dose de 50 a 100 UI subcutaneamente 3 a 7 vezes por semana mostrou produzir um aumento ligeiramente maior na massa óssea nas diversas formas de osteoporose. No entanto, a forma injetável atualmente é usada menos freqüentemente em virtude da inconveniência de injeções e um aumento na incidência dos efeitos colaterais.
- **Vitamina D** e o cálcio são comumente empregados para suplementar outros modos de tratamento na osteoporose. No entanto, o tratamento com vitamina D (700 a 800 UI/dia) mais cálcio (500 a 1.000 mg/dia) somente podem aumentar ligeiramente a BMD da coluna vertebral e do quadril e reduzir a incidência de fraturas nas pessoas mais velhas. Doses preventivas-padrão de vitamina D são 200 UI/dia até a idade de 50 anos, 400 UI/dia até a idade de 70 anos, e 600 a 800 UI/dia além dos 70 anos.
- **Suplementação** de cálcio, aumenta a eficácia da terapia com estrogênio e bisfosfonato. No entanto, não é adequadamente efetivo como agente isolado na osteoporose significativa.

- **Duração do tratamento.** Uma excelente duração do tratamento da osteoporose permanece indefinida. Certamente, exercícios, ingesta apropriada de cálcio e de vitamina D, e evitar o tabagismo e a ingesta excessiva de álcool, devem continuar durante toda a vida. Recomenda-se que a TRE seja continuada por pelo menos 7 a 10 anos para um melhor efeito. O estrogênio, SERMs e calcitonina, todos tipicamente produzem um aumento na BMD por 3 a 5 anos, após o qual a BMD permanece estável ou pode declinar lentamente enquanto os bisfosfonatos produzem um aumento contínuo na BMD por pelo menos 7 anos. A suspensão do tratamento hormonal (estrogênio, SERMs, calcitonina) está associada a um retorno rápido à velocidade prévia de perda óssea, enquanto aBMD pode permanecer estável por um ano ou mais após o tratamento com bisfosfonato em virtude da retenção do bisfosfonato no osso. Mesmo um período de 3 a 5 anos de tratamento freqüentemente pode "empurrar para adiante" o risco de aumento de fraturas em uma década ou mais. Em indivíduos com perda óssea grave, pareceria razoável continuar uma terapia de manutenção com doses reduzidas (p. ex., alendronato 70 mg a cada 2 a 4 semanas) por pelo menos vários anos após o curso padronizado de 3 anos de tratamento, monitorando a resposta via índices de reabsorção (p. ex., NTx) e BMD. No entanto, a eficácia clínica de tal terapia de manutenção em baixas doses ainda está para ser determinado.

2. **Osteoporose masculina**

a. **Incidência e etiologias.** Com o aumento da longevidade da população, a incidência de fraturas osteoporóticas em homens está aumentando. A incidência etária das fraturas em homens fica grosseiramente 10 anos depois da incidência em mulheres em virtude de uma massa óssea inicial maior no início da vida e ausência de perda súbita dos hormônios gonadais como ocorre na menopausa. Aproximadamente 6% dos homens com mais de 50 anos têm osteoporose grave ($T \leq -2,5$), e 30% das fraturas de quadril atualmente ocorrem em homens. As causas globais de osteoporose em homens e mulheres são similares. No entanto, por causa da atual menor incidência de osteoporose relacionada com a idade em homens, aproximadamente 30% das osteoporoses masculinas devem-se a **causas secundárias**, particularmente terapia glicocorticóide, hipogonadismo, alcoolismo, doença renal e distúrbios GI e hepáticos. Os critérios para a medida da BMD em homens são dados na Seção III.B.

b. **Prevenção.** Medidas gerais para a prevenção da osteoporose em homens são como as descritas anteriormente para as mulheres na seção IV.A.1.d. e incluem a manutenção de uma boa ingesta de cálcio e de vitamina D, exercícios físicos regulares, e evitar o tabagismo e a ingesta excessiva de álcool.

c. **Tratamento** as abordagens incluem as medidas gerais descritas anteriormente e o tratamento de qualquer distúrbio clínico associado concorrente que poderia acelerar a perda óssea. Se houver evidências de hipogonadismo, a terapia de reposição de testosterona aumentará a massa óssea; se não, a testosterona tem poucos benefícios. Os bisfosfonatos são eficazes nesse distúrbio, e o alendronato mostrou aumentar a BMD e reduzir a incidência de fraturas em homens com osteoporose de diversas causas.

3. **Osteoporose secundária**

a. **Excesso de glicocorticóides**

(1) **Patogênese.** Níveis suprafisiológicos de glicocorticóides produzem osteopenia por dois mecanismos:

(a) Supressão da atividade osteoblástica pelos efeitos diretos sobre as células ósseas (esse parece ser o efeito primário).
(b) Intensificando a atividade osteoclástica ao suprimir a absorção intestinal de cálcio, dessa maneira causando hiperparatireoidismo secundário.

(2) **Exógeno (iatrogênico)**, excesso de glicocorticóides, é a causa secundária mais comum de osteoporose. A gravidade da perda óssea correlaciona-se grosseiramente com a dose total de glicocorticóides e a duração da terapia, e é agravada pela diminuição da atividade física associada à patologia subjacente pela a qual os glicocorticóides foram administrados.
(a) **Diagnóstico** baseia-se na situação clínica e na exclusão de outras causas de perda óssea.
(b) **Tratamento**
(i) A dose de glicocorticóide deve ser reduzida para o menor nível possível pelo uso de agentes antiinflamatórios não esteroidais e outras drogas adjuvantes. A atividade física de carga por pelo menos 20 a 30 minutos/dia deve ser encorajada e mantida uma ingesta apropriada de cálcio e de vitamina D.
(ii) Após o início da terapia com glicocorticóides, freqüentemente ocorre uma **fase hipercalciúrica inicial** que pode durar 6 a 24 meses e, presumivelmente, é devida a uma grave depressão da função osteoblástica com "extravasamento" urinário de cálcio não assimilado. A hidroclorotiazida 25 mg duas vezes ao dia mais suplementos de potássio devem ser administrados para reduzir os níveis urinários de cálcio, e o cálcio urinário de 24 horas deve ser acompanhado a intervalos de 8 a 12 semanas.
(iii) De modo a prevenir um hiperparatireoidismo secundário devido a uma absorção de cálcio reduzida, quando a excreção urinária de cálcio decair para o normal (1,5-4,0 mg/kg PC/24 h) ou níveis subnormais, os pacientes devem ser *cautelosamente* suplementados com (a) vitamina D 800-1.000 UI/d ou 50.000 1-2 vezes por mês para manter o 25-OHD sérico no limite superior do normal (40-80 ng/mL) e (b) cálcio 1.200-1.500 mg/d para promover a absorção de cálcio. O cálcio sérico e urinário de 24 horas devem ser monitorados a intervalos de 8 a 12 semanas.
(iv) A terapia de reposição de estrogênio é benéfica em mulheres pós-menopáusicas tratadas com glicocorticóides, e reduções induzidas pelo glicocorticóide dos níveis séricos de testosterona em homens (devidas a uma supressão supra-renal) devem ser tratados com reposição apropriada de testosterona (p. ex., Testaderm 5 mg, um adesivo diariamente, ou etantato de testosterona 200 mg intramuscular a cada 3 semanas). Os bisfosfonatos alendronato e risendronato mostraram-se eficazes em aumentar a BMD e em diminuir as fraturas nesse distúrbio. Começar a terapia preventiva com um bisfosfonato pode ser benéfico quando mais do que 3 meses de tratamento com altas doses de glicocorticóides é planejado, especialmente em indivíduos sob alto risco de osteoporose.

(3) **Endógeno**
(a) **Doença de Cushing** geralmente está associada à osteoporose grave devida a excesso de glicocorticóides. O tratamento é cirúrgico ou correção clínica do distúrbio hormonal subjacente. Algum grau de remineralização geralmente ocorre quando os níveis de glicocorticóides retornam ao normal. A osteoporose residual deve ser manuseada conforme descrito anteriormente, na Seção IV.A.1.
(b) Em virtude do seu curso rápido, a **síndrome do hormônio adrenocorticotrófico (ACTH) ectópico** raramente causa osteopenia significativa. No entanto, certos tumores indolentes (p. ex., carcinoma medular da tireóide produtor de ACTH) ocasionalmente pode produzir osteoporose significativa. Em tais casos, a redução da massa

tumoral ou a supressão da função de glicocorticóides da adrenal com metirapona (ou ambos) lentificará a progressão da perda óssea. Os bisfosfonatos também podem ser úteis.

b. Deficiência do hormônio gonadal prematura

(1) **Patogênese.** A ausência congênita ou a perda prematura da função gonadal invariavelmente causa perda óssea clinicamente significativa. O hipogonadismo é uma causa comum de osteopenia em adultos do sexo masculino. As doenças clínicas comumente encontradas incluem o hipogonadismo primário, a síndrome de Klinefelter, a atrofia testicular idiopática e a supressão androgênica pela terapia para o câncer prostático em homens e menopausa prematura induzida pela radiação, cirurgia ou por drogas em mulheres.

(2) **Diagnóstico.** O diagnóstico de hipogonadismo é feito por medidas padronizadas da função testicular ou ovariana, e o grau de redução da massa óssea é quantificado radiologicamente.

(3) **Tratamento.** Todos os indivíduos com deficiência do hormônio gonadal devida a um hipogonadismo primário ou adquirido ou falência gonadal estão sob risco de perda óssea acelerada. A massa óssea inicial deve ser quantificada radiologicamente, e a reposição hormonal, se apropriada, começada assim que o diagnóstico for estabelecido. Em mulheres, o melhor agente que contém estrogênio para a prevenção de osteopenia é o Premarin 0,625 mg, ou equivalente. Em homens, regimes padronizados de reposição da testosterona (p. ex., Testoderm 5 mg em adesivos ou metiltestosterona de depósito 200 mg a cada 3 semanas) são eficazes. A reposição deve ser mantida durante toda a vida. Os bisfosfonatos também são eficazes em aumentar e manter a massa óssea nos indivíduos hipogonádicos.

c. Hipertireoidismo

(1) **Patogênese.** O hormônio da tireóide estimula a reabsorção osteoclástica em excesso em relação à atividade de formação óssea osteoblástica, desse modo produzindo perda óssea. A perda óssea é mais rápida em indivíduos mais jovens que têm taxas de remodelamento ósseo basais maiores. Nesses pacientes, a hipercalciúria e até mesmo uma leve hipercalcemia são relativamente comuns, especialmente quando a função osteoblástica está deprimida pela atividade física reduzida (p. ex., repouso no leito). A reposição prolongada com doses levemente suprafisiológicas de hormônio tireoidiano produz uma perda óssea significante primariamente em mulheres pós-menopáusicas que não estão em uso de TRE.

(2) **Diagnóstico e tratamento.** O hipertireoidismo é diagnosticado pelos meios clínicos e bioquímicos-padrão. O exercício rotineiro com carga deve ser encorajado. Geralmente, apenas a reversão do estado hipertireóideo é necessário, já que a perda óssea geralmente não é grave em virtude da curta duração do hipertireoidismo. Em indivíduos mais velhos, a osteoporose residual deve ser manuseada conforme descrito anteriormente, na Seção IV.A.1.

d. Diabetes melito

(1) **Patogênese.** Uma incidência aumentada de osteoporose é observada nos pacientes com diabetes melito insulinodependentes. A patogênese da perda óssea é obscura, mas pode ser primariamente devida a uma formação óssea reduzida resultante de uma estimulação reduzida pela insulina e pelo fator de crescimento semelhante à insulina (IGF) da atividade osteoblástica, acidose, atividade física diminuída e possível produção diminuída de 1,25 $(OH)_2D$.

(2) **Tratamento.** Não existe nenhuma terapia específica. Um bom controle do diabetes, exercício e uma ótima ingesta de vitamina D (400 a 800 U/dia) e de cálcio (1.000 a 1.500 mg/dia) devem ser mantidos. A terapia com bisfosfonatos é eficaz em aumentar a BMD nesse distúrbio.

e. **Imobilização**

(1) **Patogênese.** A imobilização aguda produz um rápido declínio na taxa de formação óssea em virtude da estimulação física diminuída da atividade osteoblástica. A reabsorção óssea osteoclástica inicialmente permanece inalterada. Como resultado, ocorre perda óssea. A perda é mais rápida em indivíduos mais jovens e em outros com velocidades altas de remodelamento ósseo (p. ex., hiperparatireoidismo, doença de Paget). A imobilização total pode produzir hipercalciúria e hipercalcemia em tais indivíduos.

(2) **Tratamento.** A suplementação com cálcio, fosfato e vitamina D é contra-indicada na imobilização aguda por causa da tendência à hipercalciúria e à hipercalcemia. O exercício passivo e a terapia de compressão mecânica são de benefício mínimo. O paciente deve ser mobilizado o mais rápido possível. É necessária uma boa hidratação para promover diurese de cálcio e reduzir a concentração urinária de cálcio. Os bisfosfonatos administrados intravenosamente (pamidronato) ou oralmente (alendronato, risendronato) em doses-padrão são úteis no controle da hipercalcemia e na atenuação da perda óssea. A hipercalcemia grave também pode ser temporariamente controlada com calcitonina injetável (50 a 200 U a cada 12 a 24 horas); no entanto, geralmente ocorre um escape em 2 a 4 semanas.

4. **Osteogênese imperfeita tardia** é um raro distúrbio genético, cuja variante pode produzir uma osteoporose grave em adultos jovens.

a. **Patogênese.** A base da osteoporose é um defeito congênito na formação óssea devido a uma síntese defeituosa no colágeno ósseo como resultado de mutações no gene do colágeno tipo I. O diâmetro no meio da diáfise e a força dos ossos afetados podem ser acentuadamente reduzidos. O distúrbio pode não se tornar clinicamente aparente até a terceira ou quarta décadas de vida.

b. **Diagnóstico.** Há, geralmente, uma história de fraturas múltiplas dos ossos longos datando da infância. A esclerótica azulada, devido ao afilamento da esclera, freqüentemente está presente. Uma série completa de radiografias ósseas podem demonstrar "deformidades em frasco" de vários ossos longos, especialmente os metacarpos e metatarsos. Essas deformidades são o resultado de um acentuado afilamento da parte mediana da diáfise, que se afila para dentro de uma metáfise normal (porção terminal). A biópsia óssea pode revelar uma formação de matriz óssea anormal e números aumentados de osteócitos. Todas as outras causas de osteoporose devem ser excluídas.

(1) **Tratamento.** Não há nenhum tratamento específico para esse distúrbio. A terapia com bisfosfonatos pode ser eficaz em aumentar a BMD.

B. **Osteomalacia e Raquitismo. Osteomalacia** é caracterizada pelo acúmulo de quantidades aumentadas de matriz óssea não mineralizada (osteóide). A velocidade de formação óssea é acentuadamente reduzida. Na criança em crescimento, esse processo resulta em mineralização deficiente das cartilagens das epífises, causando enfraquecimento e espessamento das epífises, acompanhados de arqueamento dos ossos longos que suportam o peso devido a uma mineralização deficiente. Essas características clínicas são típicas de crianças com **raquitismo.** Apesar de a osteomalacia leve ser caracterizada por uma tendência a fraturas ósseas, essa doença nos adultos freqüentemente é assintomática. Nas formas mais graves, a dor nas costelas, pelve e extremidades inferiores é comum. A radiografia pode demonstrar uma diminuição generalizada e leve na massa óssea e, ocasionalmente, pode revelar **pseudofraturas** (zonas Looser), que são radioluscências lineares indolores estendendo-se perpendicularmente da via do córtex através dos ossos longos, pelve e escápulas. A osteomalacia e o raquitismo podem ser causados pela deficiência de vitamina D, metabolismo defeituoso da vitamina D, hipofosfatemia crônica e defeitos congênitos ou adquiridos da função do osteoblasto.

1. **Deficiência da vitamina D** é caracterizada pela absorção intestinal reduzida de cálcio, concentrações de cálcio e fosfato séricos reduzidos, fosfatase alcalina reduzida, 25-OHD sérico reduzido e níveis de i-PTH ligeiramente aumentados. A taxa de excreção urinária de 24 horas está acentuadamente reduzida.

a. **Distúrbios GI**

(1) **Patogênese.** Ocorre uma deficiência moderada a grave de vitamina D mais comumente em distúrbios associados à má-absorção das gorduras: enteropatias sensíveis ao glúten, insuficiência pancreática, obstrução biliar, síndromes de alças cegas e após *bypass* jejunoileal para a obesidade. A ligação do cálcio dietético pelos ácidos graxos para formar sabões insolúveis pode diminuir ainda mais a absorção de cálcio. Nos pacientes pós-gastrectomizados, os hábitos dietéticos alterados podem contribuir para deficiência da vitamina D. A osteoporose com freqüência ocorre concomitantemente, provavelmente em virtude da desnutrição crônica de cálcio e de proteínas e reabsorção óssea aumentada devida ao hiperparatireoidismo secundário.

(2) **Tratamento.** O tratamento do distúrbio subjacente e a correção da má absorção da gordura são de importância primordial. A vitamina D é administrada oralmente a uma dose de 50.000 unidades ou mais 1 a 5 vezes por semana, conforme necessário, para manter o nível sérico de 25-OHD a 30 a 70 ng/mL. O 25-OHD oral (Calderol), 50 a 150 μg/d é uma alternativa útil por causa da maior hidrossolubilidade e início de ação mais rápida. A suplementação de cálcio (1.000 a 2.000 mg/dia) é administrada como carbonato de cálcio. O cálcio sérico e o cálcio urinário de 24 horas precisam ser acompanhados freqüentemente, pois a melhora na doença subjacente pode ser associada a uma redução acentuada nos requerimentos de vitamina D.

b. **Deficiência nutricional de vitamina D** ocorre raramente nos Estados Unidos, em virtude da abundância de alimentos suplementados com vitamina D. Uma leve deficiência de vitamina D é ocasionalmente observada em indivíduos com deficiência dietética crônica (< 70 UI de vitamina D por dia) e exposição limitada à luz solar, especialmente em pessoas idosas. A administração de uma dose de ataque de vitamina D (p. ex., 50.000 UI/dia por 7 dias), seguida por uma dose fisiológica de manutenção (400 a 800 UI/dia), geralmente é suficiente para normalizar o *status* da vitamina D.

2. **Metabolismo e ação defeituosa da vitamina D**

a. **Terapia com droga anticonvulsivante.** O uso a longo prazo de drogas anticonvulsivantes, particularmente do fenobarbital e da fenitoína, produzem uma incidência aumentada de raquitismo e de osteomalacia em pessoas com ingesta limítrofe de vitamina D e exposição à luz solar. A base do distúrbio é um catabolismo hepático aumentado e maior excreção biliar de vitamina D e dos seus metabólitos biologicamente ativos. A fenitoína adicionalmente inibe a absorção intestinal de cálcio e a função dos osteoblastos. Os níveis séricos de 25 OHD e a excreção urinária de cálcio estão reduzidas, e outros marcadores bioquímicos da deficiência da vitamina D estão presentes. Casos graves precisam de 4.000 a 20.000 U de vitamina D mais 1.000 a 1.500 mg de cálcio por dia por 6 meses ou mais. A profilaxia de rotina é fornecida pela administração de 800 a 1.200 unidades de vitamina D por dia (p. ex., 2 a 3 tabletes de multivitaminas) ou 50.000 unidades uma vez por mês.

b. **Raquitismo por pseudodeficiência de vitamina D** (raquitismo dependente da vitamina D) é um distúrbio autossômico recessivo raro que simula o raquitismo nutricional, mas precisa de doses maiores de vitamina D (10.000 a 30.000 U/dia). A base do distúrbio parece ser uma produção renal defeituosa de 1,25-$(OH)_2$D. O diagnóstico baseia-se nas anomalias somáticas características, no 25-OHD sérico normal e níveis reduzidos de 1,25$(OH)_2$D, e falha em responder a doses fisiológicas de vitamina D (400 a 1.000 U/dia). Outro grupo de distúrbios caracterizados por resistência parcial à vitamina D e originalmente denominado **raquitismo dependente de vitamina D tipo II** resulta de resistência celular hereditária ao 1,25 $(OH)_2$D. As características clínicas e bioquímicas de osteomalacia, ocasionalmente associadas à alopecia, ocorrem na presença de 25-OHD sérico normal e níveis aumentados de 1,25-$(OH)_2$D. Doses suprafisiológicas variáveis de 1,25-$(OH)_2D_3$ são necessárias para o tratamento.

3. **Hipofosfatemia**

a. **Osteomalacia associada a tumores.** Determinados tumores dos tecidos moles ou dos ossos de origem mesenquimal produzem osteomalacia em associação com a hipofosfatemia e perda renal de fosfato. Os níveis do cálcio sérico, PTH e do 25-OHD são normais, mas a concentração de 1,25 $(OH)_2D$ está reduzida. A perda renal de fosfato é demonstrada por uma taxa reduzida de reabsorção tubular renal ou fosfato máximo para a taxa de filtração glomerular (TmP/GRF). A base para esse distúrbio parece ser a produção tumoral de um fator fosfatúrico circulante (fosfatonina). A administração de fosfato neutro (p. ex., Neutra-Phos-K, K-Phos-Neutral) 2 a 4 g/d em 4 ou 5 doses divididas, suplementos de cálcio (1.000 a 1.500 mg/dia) mais 1,25-$(OH)_2D_3$ (Rocaltrol 0,5 a 1,5 μg/dia) podem reverter as anormalidades bioquímicas e a osteomalacia. A remoção do tumor é curativa. No entanto, freqüentemente é difícil localizar o tumor, e o exame de imagem com ressonância magnética de todo o corpo pode ser útil em casos difíceis. O câncer prostático e o mieloma múltiplo também podem ser associados à osteomalacia hipofosfatêmica iniciada na idade adulta. No mieloma, a perda do fosfato renal geralmente é associado à síndrome de Fanconi.

b. **Hipofosfatemia familial ligada ao X (XLH, raquitismo resistente à vitamina D hipofosfatêmico).**

(1) **Características clínicas.** XLH é uma das causas mais comuns de raquitismo e osteomalacia. A maioria dos casos é familiar, com transmissão dominante ligada ao X. A tríade clínica clássica é a hipofosfatemia, deformidades nos membros inferiores e velocidade de crescimento interrompida. As manifestações clínicas variam da hipofosfatemia leve assintomática até uma acentuada hipofosfatemia com doença óssea grave. Os homens são mais gravemente afetados. O quadro clínico é o de raquitismo grave com desmineralização generalizada, pseudofraturas, arqueamento dos ossos longos e aumento da incidência de fraturas. Os achados bioquímicos incluem cálcio sérico normal, fosfato reduzido, aumento da fosfatase alcalina e iPTH normal. Há perda de fosfato renal acentuada (TmP/GFR reduzida), e a excreção urinária de cálcio pode ser ligeiramente diminuída. O diagnóstico pode ser estabelecido antes da idade de 2 anos. A gravidade dos sintomas ósseos diminui após o fechamento das epífises, mas a doença óssea grave pode ocorrer em adultos mais velhos e sem tratamento.

(2) **Patogênese.** A base do distúrbio parece ser uma mutação no gene *PHEX* no cromossomo X, resultando em níveis aumentados de um peptídeo fosfatúrico circulante, fosfatonina. Os níveis séricos de 25-OHD são normais e os níveis de 1,25-$(OH)_2D$ são baixos a normais, uma resposta inapropriada, pois a hipofosfatemia normalmente provoca uma elevação na concentração sérica de 1,25-$(OH)_2D$.

(3) **Tratamento.** A suplementação de fosfato, 1,5 a 3,0 g de fósforo elementar por dia dado como fosfato neutro (p. ex.., Neutra-Phos-K, K-Phos-Neutral) em 3 ou 4 doses, Rocaltrol [1,25 $(OH)_2D_3$] 0,5 a 1,5 μg/dia e cálcio 1.000 a 1.500 mg/dia são administrados para estimular a absorção de cálcio, manter os níveis séricos de fosfato e prevenir o hiperparatireoidismo secundário que pode ser causado pela suplementação de fosfato. Relatou-se que esse regime produz uma reversão significativa de alterações radiológicas e bioquímicas e melhora a velocidade do crescimento nas crianças. No entanto, as respostas podem variar. A osteotomia pode ser necessária para corrigir o arqueamento nas extremidades inferiores. O tratamento provavelmente deve ser mantido durante toda a vida, e doses menores de fosfato são necessárias em adultos.

c. **Variados defeitos tubulares renais adquiridos.** Uma variedade de defeitos tubulares renais adquiridos pode produzir osteomalacia. As mais amplamente reconhecidas dessas patologias são a acidose tubular renal distal (ATR) e a síndrome de Fanconi. Ambas têm formas esporádicas e familiares e podem ter defeitos associados no manuseio renal do fosfato, íon hidrogênio, glicose, aminoácidos, sódio e potássio. A ATR geralmente está associada à hipercalciúria e, ocasionalmente, à hiperplasia secundária das paratireóides. O tratamento consiste em correção da acidose com bicarbonato e, no caso da doença óssea grave, suplementação temporária com 1,25-$(OH)_2D$ (1,0 a 2,0 μg/d), cálcio e fosfato, como para a XLH.

d. **Abuso de antiácidos.** Os pacientes que ingerem cronicamente doses excessivas de antiácidos de magnésio não absorvível ou hidróxido de alumínio que se ligam ao fosfato podem desenvolver uma síndrome de deficiência de fosfato caracterizada por dor óssea, osteomalacia, fraqueza muscular, hipofosfatemia e hipercalciúria. A reabsorção tubular proximal do fosfato, uma TmP/GFR normal e uma excreção de cálcio urinário durante as 24 horas distingue essa forma de outras formas de osteomalacia. O tratamento consiste em suspensão dos antiácidos e suplementação com fosfato e cálcio.

C. **Hiperparatireoidismo primário**

1. **Patogênese.** O hiperparatireoidismo primário é relativamente comum na população adulta (aproximadamente 1 em 500 indivíduos) com uma relação de 3:1 entre mulheres e homens. Apenas 20% dos pacientes são sintomáticos, e pelo menos 50% dos casos ocorrem nas mulheres após a menopausa. Com uma técnica sensível, como a densitometria óssea de duplo feixe, a perda da massa óssea pode ser demonstrada na maioria dos pacientes. A perda óssea deve-se primariamente a um aumento estimulado pelo PTH na atividade óssea reabsortiva dos osteoclastos.

2. **Diagnóstico.** Geralmente, o diagnóstico é rapidamente estabelecido pela demonstração de hipercalcemia em jejum, fosfato sérico em jejum baixo ou normal baixo, e iPTH sérico aumentado. A presença de achados bioquímicos típicos do hiperparatireoidismo em associação com os níveis suprimidos de iPTH sérico sugere a presença de hipercalcemia associada à malignidade devida ao peptídeo relacionado com o PTH. O grau de perda óssea pode ser quantificada pela densitometria óssea DEXA.

3. **Tratamento.** Muitos pacientes podem ser tratados clinicamente mantendo-se a ingesta normal de cálcio e de sódio, hidratação e aumento dos exercícios com carga. A terapia de reposição estrogênica é particularmente útil nas mulheres pós-menopáusicas com hiperparatireoidismo. As indicações para o tratamento cirúrgico do hiperparatireoidismo incluem (a) apresentação sintomática (cálculos renais, osteíte fibrosa cística, doença óssea ou sintomas neuromusculares), (b) hipercalcemia acentuada (cálcio sérico consistentemente > 1,5 mg/dL acima dos limites superiores do normal), (c) hipercalciúria (cálcio urinário de 24 horas > 400 mg/dia), (d) aumento dos cálculos renais já existentes, (e) função renal diminuída ou (f) acentuada perda óssea em um sítio cortical (antebraço, quadril) ou trabecular (vertebral), conforme demonstrado pela BMD com um valor de *T* abaixo de –2,0. Mesmo na ausência dessas indicações, a intervenção cirúrgica deve ser fortemente considerada em pacientes mais jovens (< 50 anos de idade). Portanto, pelos atuais critérios, quase 50% dos pacientes são candidatos à cirurgia. A cintilografia com ^{99m}Tc sestamibi é o melhor método para a localização pré-operatória do tecido paratireóide anormal.

V. **Osteodistrofia renal**

A. **Patogênese.** A osteodistrofia renal comumente representa uma mistura de quatro alterações histológicas ósseas causadas pela insuficiência renal crônica (IRC): osteomalacia, osteoporose, osteíte fibrosa cística e osteosclerose. Qualquer combinação entre elas pode ocorrer em um determinado paciente. A taxa de remodelamento ósseo pode ser baixa, normal ou alta.

1. **A osteíte fibrosa** é a forma mais comum de doença óssea renal de alto remodelamento, resulta de um grave hiperparatireoidismo secundário e freqüentemente se torna proeminente com o avanço da insuficiência renal. A secreção do PTH está aumentada pelo estímulo hipocalcêmico produzido pela retenção de fosfato e, então, agravada pelos efeitos da produção reduzida de 1,25-$(OH)_2D$ conforme a função renal declina. Quando a ingesta de vitamina D é normal, a osteíte fibrosa associada a calcificações metastáticas extensas freqüentemente é a lesão esquelética dominante. Nos Estados Unidos, os pacientes com predomínio de osteíte fibrosa abrangem aproximadamente 40% da população total com osteodistrofia renal.

2. **Osteomalacia** pode ser a primeira lesão esquelética e pode ser indistinguível de outras formas de osteomalacia. A osteomalacia comumente ocorre em pacientes com níveis séricos de 25-OHD baixos devidos à ingesta deficiente de vitamina D. Ela também ocorre na doença óssea renal com baixo remodelamento como resultado da terapia com glicocorticóides, diabetes melito, paratireoidectomia, sobrecarga de alumínio e outros distúrbios.
3. **Osteoporose** geralmente ocorre em associação com outras alterações patológicas na IRC. Fatores contribuintes incluem o cálcio cronicamente reduzido e os níveis aumentados de PTH, acidose e desnutrição protéica.
4. **Osteosclerose** em áreas locais do esqueleto freqüentemente ocorre tardiamente no curso da insuficiência renal. Pode ser mais aparente nas vértebras inferiores como bandas de osteosclerose alternando com osso menos denso, produzindo a "coluna de rigger-jersey". A osteosclerose é mais comum em pacientes com um produto cálcio × fosfato maior e parece ser o resultado de uma produção localmente aumentada de matriz que se torna calcificada.

B. Tratamento

1. **Restrição dietética de fosfato** deve ser iniciada quando o GRF cai para menos de 50% do normal. Quando o GRF cai para 25 a 30% do normal, o fosfato sérico deve ser controlado pela restrição adicional de ingesta de fosfato e redução da absorção de fosfato pela administração de carbonato de cálcio 1 a 12 g/dia em doses divididas com as refeições. Os géis ligantes de fosfato que contêm alumínio devem ser usados com parcimônia, e o citrato de cálcio ou os ligantes de fósforo que contêm fosfato devem ser evitados, de modo a se limitar a absorção do alumínio. Os níveis séricos de cálcio devem ser estritamente monitorados. O fosfato sérico deve idealmente ser mantido a 4 a 5 mg/dL. Níveis menores podem resultar em osteomalacia, enquanto níveis maiores produzem maior estimulação hipocalcêmica e podem acelerar as calcificações metastáticas.
2. **Administração de um metabólito da vitamina D** geralmente é necessário para promover a absorção intestinal de cálcio e, desse modo, reduzir o hiperparatireoidismo secundário. Tal tratamento pode dar origem a complicações sérias, no entanto, e somente deve ser executado por indivíduos experientes. Nenhum tratamento com metabólito da vitamina D deve ser administrado antes do controle dos níveis séricos do fosfato. O tratamento com 1,25 $(OH)_2D$ (Rocaltrol), 0,25 a 0,75 μg/d, em combinação com o controle do fosfato sérico produz uma melhora significativa nos sintomas ósseos, uma redução nos níveis séricos do iPTH sérico e da fosfatase alcalina e melhora da mineralização óssea nos pacientes com predominância de osteíte fibrosa. Os pacientes com predominância da osteomalacia podem exibir uma melhora clínica após 6 a 12 meses de tratamento com 1,25 $(OH)_2D$, apesar de a mineralização óssea mostrar uma recuperação apenas parcial. A administração de 1,25 $(OH)_2D$ em pulso (p. ex., 1 a 4 μg 3 vezes por semana) pode ser mais eficaz do que a administração diária na supressão do PTH.
3. **Paratireoidectomia** pode ser necessária em pacientes com hiperparatireoidismo secundário avançado que têm (a) cálcio sérico persistentemente maior do que 11,0 a 11,5 mg/dL (na ausência de doença óssea pelo alumínio), (b) prurido intratável, (c) calcificação extra-esquelética progressiva ou (d) hiperfosfatemia persistente.
4. **Doença óssea pelo alumínio** anteriormente era responsável por uma proporção significativa de casos de osteomalacia quase pura e um número destes com osteomalacia mista e osteíte fibrosa. O alumínio é derivado de fontes de água, constituintes de soluções parenterais e géis ligantes de fosfato que contêm alumínio (Amphojel, Basaljel) usado para controlar a concentração do fosfato sérico. A retenção excessiva no osso ocorre em virtude de uma excreção renal prejudicada de alumínio na IRC. A doença óssea pelo alumínio na IRC caracteriza-se por dor óssea, maior número de fraturas, níveis abaixo do esperado de iPTH sérico, osteomalacia refratária à administração do metabólito da vitamina D e uma tendência à hipercalcemia após o tratamento com vitamina D e cálcio. O tratamento consiste primariamente em minimizar a ingesta de alumínio. Limitando o uso de géis que contêm alumínio, tendo estrita atenção ao conteúdo de alumínio na água e evitando os compostos que contêm citrato (que aumenta a absorção de alumínio), reduziu-se acen-

tuadamente a ocorrência da síndrome. A terapia de quelação com deferoxamina para remover as reservas de alumínio do corpo é útil em casos graves. Com a melhora da função renal (p. ex., após o transplante), há uma redução gradual nas reservas ósseas de alumínio; no entanto, níveis elevados de alumínio no osso podem persistir por anos.

VI. Doença de Paget

A. Características clínicas

1. **Apresentação.** A doença de Paget ocorre em 3% da população com mais de 50 anos de idade, e 15 a 30% dos pacientes têm uma história familiar da doença. A doença geralmente é assintomática e normalmente é detectada via nível sérico de fosfatase alcalina elevado em exame de sangue de rotina. Normalmente, há apenas envolvimento local de um ou dois ossos, mas formas extensas e multifocais podem produzir dor acentuada, deformidade e incapacitação. O processo pode "desaparecer", permanecer localizado, melhorar e piorar ou progredir rapidamente.
2. **Sintomas** são produzidos pelos seguintes (em ordem aproximada de freqüência):
   a. Dor óssea no local pagético, possivelmente causada pelas freqüentes microfraturas.
   b. Estiramento muscular e osteoartrite acelerada causados pelas alterações na postura e no eixo que suporta o peso do corpo; essas últimas alterações são produzidas pelo arqueamento do fêmur e da tíbia.
   c. Deformidade articular devida ao envolvimento do osso periarticular, especialmente no quadril.
   d. Compressão da raiz nervosa causada pelo alargamento da vértebra.
   e. Estreitamento dos óstios cranianos com compressão dos nervos cranianos, especialmente o segundo e o oitavo nervos.
   f. Otosclerose causando progressiva perda auditiva do tipo condução aérea.
   g. Imobilização prolongada resultando em hipercalcemia e hipercalciúria devidas a uma diminuição na atividade formadora do osso osteoblástico.
   h. Envolvimento da base do crânio, causando platibasia e danos em trajetos longos.
   i. Aumento do fluxo sanguíneo para o osso, produzindo uma insuficiência cardíaca de alto débito nos indivíduos mais velhos com doença extensa.
   j. Desenvolvimento de sarcoma osteogênico em pacientes com doença extensa, de longa data. Essa complicação rara, letal, ocorre mais comumente no úmero proximal e manifesta-se como uma dor nova em um sítio pagético.

B. Patogênese.

A lesão iniciante é um aumento local na atividade de reabsorção do osso osteoclástico, seguido por um aumento caótico, hiperexuberante na formação óssea osteoblástica. A base da atividade osteoclástica aumentada é desconhecida, mas uma causa paramixoviral foi sugerida, em combinação com a suscetibilidade genética. Em áreas envolvidas, o remodelamento ósseo está acentuadamente aumentado. Os ossos envolvidos podem gradualmente aumentar de tamanho e são suscetíveis à fratura ou à deformidade devidA a sua estrutura desorganizada.

C. Diagnóstico.

Achados radiológicos característicos, fosfatase alcalina sérica aumentada, e atividade óssea aumentada na cintilografia com ^{99m}Tc são suficientes para o diagnóstico. Nos ossos longos, a doença de Paget sempre começa em uma extremidade e progride na direção da diáfise mediana. A cintilografia óssea é particularmente útil para detectar atividade nas áreas não suspeitadas. Áreas que mostram aumento na atividade na cintilografia óssea devem ser confirmadas como sítios pagéticos pelas radiografias-padrão. Ocasionalmente, regiões com aparência radiográfica característica de doença de Paget não mostra atividade aumentada na cintilografia óssea. Essas áreas representam doença "em regressão". O achado radiológico mais precoce é uma radioluscência local, correspondendo à hiperatividade osteoclástica inicial, e é mais comumente visto como uma luscência ampla em uma região do crânio (**osteoporose circunscrita**). Os níveis séricos e urinários de cálcio geralmente são normais, mas podem se tornar significativamente elevados quando um paciente com envolvimento disseminado é colocado em repouso no leito. A biópsia do osso é indicada apenas no raro paciente no qual os achados radiológicos sugerem malignidade. A acentuação súbita da dor óssea em uma área específica em um paciente com doença extensa, de longa data, deve levantar a suspeita do desenvolvimento de sarcoma osteogênico. Um padrão característico de "sol irradiante" com elevação periosteal pode ser visto na radiografia.

D. **Tratamento** direcionado especificamente a deter a doença (bisfosfonatos, calcitonina) está indicado para aliviar os sintomas e/ou prevenir complicações. Os **sintomas** que mais provavelmente serão aliviados pelo tratamento incluem a dor óssea ou dor nos sítios pagéticos, calor excessivo sobre os ossos envolvidos, cefaléia devida a envolvimento do crânio, lombalgia devida ao envolvimento vertebral e certas síndromes de compressão neural (radiculopatia, compressão da medula espinhal lentamente progressiva). O tratamento **preventivo** está indicado em pacientes com envolvimento de ossos longos ou articulações que suportam o peso (especialmente o quadril), áreas osteolíticas extensas, envolvimento disseminado do crânio (para prevenir a compressão dos foramens) e para prevenir a piora de uma insuficiência cardíaca congestiva mal controlada devida a uma vascularidade aumentada do osso pagético. O tratamento por vários meses antes da cirurgia eletiva sobre os ossos pagéticos está indicado para reduzir a perda sanguínea causada pela hipervascularidade.

1. **Medidas gerais.** A hidratação adequada e a mobilização até a tolerância devem ser mantidos em todos os pacientes. Em pacientes confinados agudamente ao leito, deve-se tomar extremo cuidado em assegurar uma ingesta abundante de líquidos para se evitar a hipercalcemia. A deambulação precoce deve ser encorajada. A maioria dos pacientes com doença leve que manifestam apenas sintomas musculoesqueléticos e osteoartríticos pode receber alívio sintomático satisfatório por uma terapia com analgésicos leves, como o ibuprofeno (1.600 a 2.400 mg/dia) ou um inibidor Cox-2.

2. **Tratamento específico.** Os bisfosfonatos são a base da terapia, com a calcitonina como uma alternativa menos potente. Ambos os agentes agem pela inibição da atividade reabsortiva do osso osteoclástica, e a resposta osteoblástica subside secundariamente. Nenhum dos agentes é eficaz em reverter as deformidades dos ossos longos. Uma reversão significativa dos sintomas compressivos neurais pode ocorrer após tratamento prolongado. A resposta é monitorada acompanhando-se a fosfatase alcalina sérica e os sintomas clínicos a intervalos de 1 a 2 meses. Com um envolvimento extenso, as cintilografias ósseas a intervalos de 6 a 12 meses também podem ser úteis em acompanhar a atividade da doença.

   a. **Bisfosfonatos** aprovados para o uso na doença de Paget nos Estados Unidos incluem o risendronato, o alendronato, o tilendronato e o etidronato orais e o pamidronato intravenoso. Todos os bisfosfonatos orais são dados com 8 onças de água (± 200 mL) em estômago vazio após o jejum durante a noite inteira, e os pacientes devem permanecer sentados eretos ou em pé por 30 minutos, para evitar a irritação esofagiana. Efeitos colaterais comuns incluem a irritação gástrica e GI e artralgias ocasionais. Respostas à terapia são monitoradas pela redução no nível da fosfatase alcalina sérica durante 2 a 3 meses. A normalização rápida dos índices da reabsorção óssea (p. ex., NTx urinário) após 1 a 3 semanas é um indicador precoce de eficácia da droga. Os níveis da osteocalcina sérica (proteína gla óssea) *não* são um indicador confiável de resposta. Os pacientes devem manter uma ingesta normal de cálcio e de vitamina D para evitar a hipocalcemia quando se administram os bisfosfonatos.

      (1) **Bisfosfonatos orais**

         (a) **Doença de Paget leve a grave.** Risendronato e alendronato são adequados para uso em todas as formas de doença de Paget e são razoavelmente bem tolerados. O *risendronato* administrado a uma dose de 30 mg/dia por 2 meses produz uma redução em 80% na fosfatase alcalina sérica em 50 a 70% dos pacientes. Os respondedores subótimos podem se beneficiar de 1 a 2 meses de tratamento adicional. Uma vez que se obtenha resposta máxima, o tratamento é suspenso até que a fosfatase alcalina sérica se eleve (i) para acima dos limites normais ou (ii) em 25% acima do nadir, e outro ciclo de tratamento então é começado. O período de supressão comumente dura de meses a um ano, ou mais. O *alendronato* a uma dose de 40 mg/dia por 6 meses normaliza a fosfatase alcalina sérica em mais de 60% dos pacientes. Os critérios de retratamento são iguais aos do risendronato.

(b) **Doença de Paget leve** (fosfatase alcalina sérica < 3 vezes o limite superior do normal). *Tiludronato* (Skelid) 400 mg/dia por 3 meses produz supressão a níveis normais de fosfatase alcalina na maioria dos casos e é muito bem tolerada. O retratamento é como para o risentronato. O etidronato é dado a 400 mg/dia em ciclos alternantes de 6 meses com/sem e geralmente produz uma supressão de 50% na fosfatase alcalina em casos leves a moderados. Atualmente, raramente é usado para a doença de Paget em virtude do risco de produzir defeitos de mineralização e aceleração das lesões osteolíticas devidos à supressão da atividade osteoblástica.

(2) **Bisfosfonato intravenoso.** *Pamidronato* dado intravenosamente é o tratamento preferencial quando uma resposta rápida é requerida (p. ex., na compressão neural). Uma dose única de 60 mg IV (dada em 500 mL de salina normal ou soro glicosado a 5% durante 4 horas) pode normalizar a fosfatase alcalina sérica em 2 a 3 meses. Três a quatro doses a intervalos semanais podem ser necessárias para a doença mais grave. A supressão do NTx urinário a valores quase normais 2 a 3 dias após o tratamento é uma indicação da eficácia da dose.

b. **Calcitonina.** A calcitonina de salmão injetável (Calcimar, Miacalcin) a uma dosagem de 100 U/dia subcutaneamente pode produzir uma supressão de até 50% na fosfatase alcalina sérica em 3 a 6 meses em 70 a 80% dos pacientes; depois disso, a dose pode ser reduzida para 50 a 100 unidades 3 vezes por semana para manutenção. O tratamento deve ser continuado indefinidamente, e a resistência à droga pode ocorrer. Efeitos colaterais comuns incluem rubor facial, náusea, anorexia e um gosto metálico na boca. O *spray* nasal de calcitonina pode produzir supressão parcial na doença leve. O uso de calcitonina na doença de Paget atualmente é em grande parte limitado a pacientes que não conseguem tolerar os bisfosfonatos.

Referências Selecionadas

Ankrom MA, Shapiro JR. Paget's disease of bone (osteitis deformans). *J Am Geriatr Soc* 1998;46:1025-1033.

Bilezikian JP. Osteoporosis in men. *J Clin Endocrinol Metab* 1999;84:3431-3434. Black DM, Cummings SR, Karpf DB, et al. Randomized trial of effect of alendronate on risk of fracture in women with existing vertebral fractures. *Lancet* 1996;348:1535-1541.

Bone HG, Greenspan SL, Mckeever C, et al. Alendronate and estrogen effects in postmenopausal women with low bone mineral density. *J Clin Endocrinol Metab* 2000;85:727-733.

Boutsen Y, Devogelaer JP, Noel H, et al. Antacid induced osteomalacia. *Clin Rheum* 1996;15:75-80.

Byers PH. Disorders of collagen biosynthesis and structure. In: Scriver CR, Beaudet AL, Sly WS, et al., eds. *The metabolic and molecular bases of inherited disease,* 8th ed. New York: McGraw-Hill, 1999.

Carpenter TO. New perspectives on the biology and treatment of X-linked hypophosphatemic rickets. *Pediatr Clin N Am* 1997;44:443-446.

Cauley JA, Seeley DG, Ensrud K, et al. Estrogen replacement therapy and fractures in older women: Study of Osteoporotic Fractures Research Group. *Ann Intern Med* 1995;122:9-16.

Cummings SR, Black DM, Thompson DE, et al. Effect of alendronate on risk of fracture in women with low bone density but without vertebral fractures: results from the Fracture Intervention Trial. *JAMA* 1998;280:2077-2082.

Dawson-Hughes B, Harris SS, Krall EA, et al. Effect of calcium and vitamin D on bone density in men and women 65 years of age or older. *N Engl J Med* 1997;337:670-676.

Downs RW, Bell NH, Ettinger MP, et al. Comparison of alendronate and intranasal calcitonin for treatment of osteoporosis in postmenopausal women. *J Clin Endocrinol Metab* 2000;85:1783-1788.

Ettinger B, Black DM, Mitlak BH, et al. Reduction of vertebral fracture risk in postmenopausal women with osteoporosis treated with raloxifene: results from a 3-year randomized clinical trial. *JAMA* 1999;282:637-645.

Feldkamp J, Becker A, Wittee OW, et al. Long-term anticonvulsant therapy leads to low bone mineral density: evidence for direct drug effects of phenytoin and carbemazepine on human osteoblast-like cells. *Exp Clin Endocrinol Diabetes* 2000;108:37-43.

Glorieux FH, Azabian A, Delvin EE. Pseudo-vitamin D deficiency: absence of 25-hydroxyvitamin D 1-hydroxylase activity in human placenta decidual cells. *J Clin Endocrinol Metab* 1995:80:2255-2258.

Greenspan SL, Greenspan FS. The effect of thyroid hormone on skeletal integrity. *Ann Intern Med* 1999:130:750-758.

Hanley DA, Ioannidis G, Adachi JD. Etidronate in the treatment and prevention of osteoporosis. *J Clin Densitometry* 2000;3:79-95.

Harris ST, Watts NB, Genant HK, et al. Effects of risedronate treatment on vertebral and nonvertebral fractures in women with postmenopausal osteoporosis: a randomized controlled trial. *JAMA* 1999;282:1344-1352.

Hui SL, Slemenda CW, Johnston CC Jr. Age and bone mass as predictors of fracture in a prospective study. *J Clin Invest* 1988;81:1804-1809.

Johnson SR. Menopause and hormone replacement therapy. *Med Clin N Am* 1998;82:297-320.

Kemink SA, Hermus AR, Swinkels LM, et al. Osteopenia in insulin-dependent diabetes mellitus: prevalence and aspects of pathophysiology. *J Endocrinol Invest* 2000;23:295-303.

Khovidhunkit W, Shoback DM. Clinical effects of raloxifene hydrochloride in women. *Ann Intern Med* 1999;130:431-439.

Kumar R. Tumor-induced osteomalacia and the regulation of phosphate homeostasis. *Bone* 2000:27:333-338.

Lane NE, Lukert B. The science and therapy of glucocorticoid-induced bone loss. *Endocrinol Metab Clin N Am* 1998;27:465-483.

Malloy PJ, Eccleshall TR, Groiss C, et al. Hereditary vitamin D resistant rickets caused by a novel mutation in the vitamin D receptor that results in decreased affinity for hormone and cellular hyporesponsiveness. *J Clin Invest* 1997;99:297-304.

McClung MR, Guesens P, Miller PD, et al. Effect of risedronate on the risk of hip fracture in elderly women. *N Engl J Med* 2001;344:333-340.

Miller PD. Bone densitometry: the best way to detect osteoporosis and to monitor therapy. *J Clin Endocrinol Metab* 1999;84:1867-1871.

Miller PD. Management of osteoporosis. *Adv Intern Med* 1999;44:175-207.

Moka D, Voth E, Dietlein M, et al. Preoperative localization of parathyroid adenomas using 99mTc-MIBI scintigraphy. *Am J Med* 2000;108:733-736.

National Osteoporosis Foundation. Osteoporosis: review of the evidence for the prevention, diagnosis, and treatment-a cost-effectiveness analysis. *Osteoporosis Int* 1998;8:1-88.

Nieves JW, Komar L, Cosman F, et al. Calcium potentiates the effect of estrogen and calcitonin on bone mass: review and analysis. *Am J Clin Nutr* 1998;67:18-24.

Orwoll E, Ettinger M, Weiss S, et al. Alendronate for the treatment of osteoporosis in men. *N Engl J Med* 2000;343:604-610.

Orwoll E, Ettinger M, Weiss S, et al. Alendronate for the treatment of osteoporosis in men. *N Engl J Med* 2000;343:604-610.

Payne RB. Renal tubular reabsorption of phosphate (TmP/GFR): indications and interpretation. *Ann Clin Biochem* 1998;35(Pt 2):201-206.

Raisz LG. Physiology and pathophysiology of bone remodeling. *Clin Chem* 1999;45(8 Pt 2):1353-1358.

Reginato AJ, Faalsca GF, Pappu R, et al. Musculoskeletal manifestations of osteomalacia: report of 26 cases and literature review. *Semin Arth Rheum* 1999;28:287-304.

Sakhaee K, Gonzales GB. Update on renal osteodystrophy: pathogenesis and clinical management. *Am J Med Sci* 1999;317:251-260.

Shaw NJ, Boivin CM, Crabtree NJ. Intravenous pamidronate in juvenile osteoporosis. *Arch Dis Child* 2000;83:143-145.

Silverberg SJ, Shane E, Jacobs TP, et al. A 10-year prospective study of primary hyperparathyroidism with or without parathyroid surgery. *N Engl J Med* 1999:341:1249-1255.

Therapeutic controversies in primary hyperparathyroidism. *J Clin Endocrinol Metab* 1999;84:2275-2285.

Tonino RP, Meunier PJ, Emkey R, et al. Skeletal benefits of alendronate: 7-year treatment of postmenopausal osteoporotic women. *J Clin Endocrinol Metab* 2000;85:3109-3115.

Van der Poest Clement E, Patka P, Vandormael K, et al. The effect of alendronate on bone mass after distal forearm fracture. *J Bone Min Res* 2000;15:586-593.

Watt NB. Clinical utility of biochemical markers of bone remodeling. *Clin Chem* 1999;45(8 Pt 2):1359-1368.

Watts NB. Postmenopausal osteoporosis. *Obstet Gynecol Surv* 1999;54:532-538.

Watts NB. Treatment of osteoporosis with bisphosphonates. *Endocrinol Metab Clin N Am* 1998;27:419-439.

Wysolmerski JJ, Broadus AE. Hypercalcemia of malignancy: the central role of parathyroid hormone-related protein. *Annu Rev Med* 1994;45:189-200.

Zura RD, Minasi JS, Kahler DM. Tumor-induced osteomalacia and symptomatic looser zones secondary to mesenchymal chondrosarcoma. *J Surg Oncol* 1999;71:58-62.

25. DISTÚRBIOS ÓSSEOS E MINERAIS NA INFÂNCIA

Joseph M. Gertner

Mais de 90% do cálcio corporal e 80% do fósforo corporal residem no esqueleto. Portanto, distúrbios metabólicos envolvendo esses dois elementos, assim como doenças da mineralização esquelética, podem convenientemente ser consideradas em conjunto. Ainda é verdade, no entanto, que tanto o cálcio quanto o fósforo apresentam papéis vitais fora da área de metabolismo esquelético. Esse capítulo concentra-se nas manifestações esqueléticas e não esqueléticas das doenças infantis da homeostase do cálcio e do fósforo, assim como de outros distúrbios esqueléticos específicos que afetam as crianças.

I. **Distúrbios da homeostase do cálcio.** O cálcio na sua forma livre ou ionizada fornece um elo essencial entre o estímulo e a resposta em sistemas celulares que variam desde a secreção endócrina até a contratilidade miocárdica. A manutenção da concentração do Ca^{2+} extracelular dentro de estritos limites é essencial para que esse acoplamento estímulo-resposta opere confiavelmente. De acordo com isso, um sistema homeostático que exerce um estrito controle sobre o Ca^{2+} extracelular foi desenvolvido (Fig. 25.1).

A. **Fisiologia.** A Figura 25.1 ilustra as duas alças desse sistema de *feedback*, ambos dependentes das glândulas paratireóides como sensores da concentração do Ca^{2+} e como efetores finais no seu controle. A alça interna responde rapidamente a alterações no Ca^{2+} usando o hormônio da paratireóide (PTH) para modular o fluxo de cálcio entre o osso e o sistema extracelular. A alça externa responde mais lentamente a alterações no *status* do cálcio. Aqui, ajustando-se a velocidade da absorção do cálcio do intestino, modifica-se a troca de cálcio entre o líquido extracelular e o ambiente externo. O **calcitriol** também parece capaz de regular diretamente a secreção do PTH (linha pontilhada na Fig. 25.1), mas a significância dessa interação com a fisiologia normal não é conhecida. Os distúrbios da homeostase do cálcio provêm da falha em um ou mais componentes desse sistema regulador ou da sobrecarga do sistema por circunstâncias externas adversas. Esses distúrbios podem provocar hipocalcemia ou a hipercalcemia.

B. **Valores normais.** Os valores normais séricos de cálcio para recém-nascidos e para crianças mais velhas são fornecidos na Tabela 25.1. Os níveis tendem a ser marginalmente maiores (em aproximadamente 0,2 mg) em crianças em crescimento, quando comparadas com adultos. O componente fisiologicamente ativo de cálcio sérico é o Ca^{2+} (normal entre 3,8 a 4,2 mg/dL), o restante sendo em grande parte ligado à proteína (albumina). O Ca^{2+} pode ser medido diretamente com eletrodos íons-sensíveis, mas os valores também podem ser calculados a partir da concentração do cálcio total e da albumina sérica usando uma fórmula como a originalmente descrita por McLean e Hastings, e posteriormente modificada por Payne *et al.* Tais fórmulas não foram validadas para o período neonatal, diferentes padrões de proteína sérica podem tornar imprecisos os cálculos de cálcio livre com base nas relações de cálcio-proteína derivadas dos dados de adultos.

C. **Hipocalcemia.** Categorias clinicamente importantes de hipocalcemia e algumas características associadas à falha no controle do cálcio são listadas na Tabela 25.2. Os sintomas e sinais de hipocalcemia são em grande parte explicados pelo distúrbio na excitabilidade neuromuscular atribuível a uma redução na concentração do Ca^{2+} extracelular. A tetania muscular e parestesias perturbadoras freqüentemente se apresentam com convulsões epilépticas em bebês e crianças pequenas. Nos pacientes criticamente enfermos, a hipocalcemia pode ser associada ao débito cardíaco reduzido e diminuição da pressão arterial média.

1. **Hipocalcemia neonatal precoce**

a. **Características clínicas.** No recém-nascido, movimentos irritadiços, convulsões e, ocasionalmente, apnéia, e disfunção miocárdica, podem todos representar as conseqüências clínicas da hipocalcemia. Embora o prognóstico para as convulsões hipocalcêmicas no recém-nascido

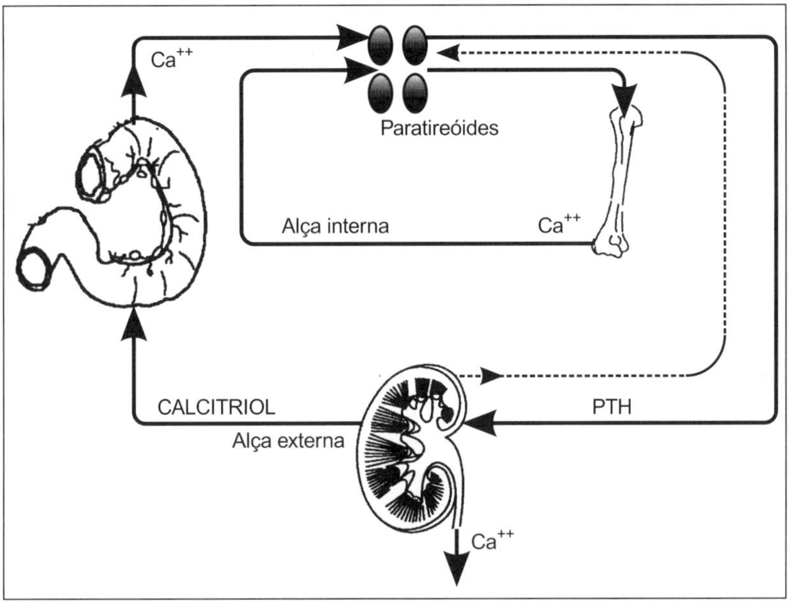

FIG. 25.1. Papel central das glândulas paratireóides na regulação da concentração de cálcio ionizado (Ca^{2+}) extracelular. O hormônio da paratireóide (PTH) mobiliza o Ca^{2+} do osso e reduz o *clearance* fracional do Ca^{2+}. Por sua vez, o Ca^{2+} age sobre as paratireóides para inibir a secreção do PTH. Estimulando o 25-hidroxicalciferol 1α-hidroxilase renal, o PTH intensifica a formação de calcitriol e, dessa forma, a absorção intestinal de Ca^{2+}. A *linha pontilhada* indica um efeito inibitório direto do calcitriol sobre a secreção do PTH.

seja bom, é bem possível que as conseqüências da hipocalcemia possa contribuir para chances menores de sobrevida em bebês bastante enfermos. Qualquer recém-nascido suscetível que sofra desses sintomas deve ter o seu sangue colhido para a determinação do cálcio. Uma medida direta do Ca^{2+} é teoricamente mais útil do que um nível sérico total de cálcio, pois não se precisa fazer nenhuma correção para a concentração protéica ou pH sanguíneo. Uma concentração de Ca^{2+} menor que 2,5 mg/dL pode causar sintomas clínicos. Os valores eletrocardiográficos maiores que 0,4 para $Q_0T/\sqrt{t}$ (onde Q_0T é o tempo decorrido desde a onda Q até a origem da onda T e t é o comprimento do ciclo cardíaco) foi tomado como evidência de hipocalcemia, mas a precisão de tais estimativas é baixa, e a determinação direta do Ca^{2+} usando-se um sistema de eletrodo sensível ao cálcio é preferida.

Tabela 25.1 Valores normais de cálcio sérico na primeira e na segunda infâncias

Categoria etária	Cálcio total (mg/dL)
Recém-nascidos (1-3 semanas, em jejum)	7,6 -11,4
Meninos 1-15 anos e meninas 1-12 anos	9,6-10,6
Meninos de 15-17 anos	9,5-10,5
Meninos de 15-17 anos e meninas de 12-15 anos	9,5-10,4
Menias de 15-19 anos	9,1-10,3

Tabela 25.2 Categorias clinicamente importantes de hipocalcemia

	Nível sérico			
Categoria	**Fósforo**	**25-OHD**	**1,25 $(OH)_2D$**	**PTH**
Recém-nascidos				
Hipocalcemia precoce	N	N	N ou B	N ou B
Hipocalcemia tardia				
Hipoparatireoidismo	A	N	N ou B	B
Uremia	A	N	B	A
Crianças mais velhas				
Doença crítica	N	N	N	B
Hipoparatireoidismo	A	N	B	A
Pseudo-hipoparatireoidismo	A	N	B	A
Deficiência de vitamina D	B, N ou A	B	B,N ou A	A
Dependência de vitamina D	B	N	A	A
Sobrecarga aguda de fósforo	A	N	?	A

B, baixa; N, normal; A, alta; PTH, hormônio da paratireóide.

b. **Etiologia e fisiopatologia.** Esse distúrbio comumente afeta recém-nascidos de baixo peso e enfermos entre 1 a 4 dias de idade. Pode ser considerado um exagero na queda fisiológica no Ca^{2+} observado nessa idade.

(1) **Fisiologia.** Durante a gravidez, a placenta age como uma bomba para transferir o cálcio ativamente da mãe para o feto. A concentração do cálcio na circulação fetal é maior do que normalmente observada em crianças mais velhas e adultos, com conseqüente supressão da atividade paratireóide fetal. Ao nascimento, a passagem transplacentária de cálcio cessa e uma inabilidade transitória das glândulas paratireóides em mobilizar o cálcio ósseo pode permitir uma queda nos níveis de Ca^{2+} no líquido extracelular. Os níveis de calcitriol nos recém-nascidos não são menores do que nos indivíduos mais velhos, mas não sabemos se o sistema 1α-hidroxilase é capaz de responder plenamente ao desafio da hipocalcemia neonatal.

(2) **Fisiopatologia.** No recém-nascido prematuro, pequeno ou enfermo, a defesa da concentração de Ca^{2+} é ainda mais prejudicado pela ausência de ingesta oral substancial de alimentos (e, portanto, de cálcio). Também é possível que hormônios de estresse, como a calcitonina e o cortisol, ajam para estabilizar o osso, diminuindo a liberação induzida pelo PTH. Além dessas causas naturais de hipocalcemia, a transfusão de grandes volumes de sangue total contendo citrato ou fosfato pode reduzir o cálcio ionizado (Ca^{2+}) pela formação de fosfatos ou citratos de cálcio. A correção excessivamente rápida de uma acidose com bicarbonato ou hiperventilação também pode causar uma queda rápida no Ca^{2+} aumentando-se a fração do cálcio circulante que se liga à proteína.

(3) **Hipomagnesemia** predispõe à hipocalcemia e pode exacerbar os sintomas. As razões para esses efeitos de níveis de magnésio baixos não são bem compreendidos.

2. **Hipocalcemia neonatal tardia.** Esse termo descreve hipocalcemia que se apresenta clinicamente em 5 a 10 dias de idade em recém-nascidos a termo e aparentemente saudáveis. Esse tipo de hipocalcemia é invariavelmente associado a *elevações nos níveis séricos de fósforo.* A hiperfosfatemia tende a desviar o equilíbrio no fluxo de cálcio entre o osso e o líquido extracelular na direção do osso. Ele também diminui a síntese do calcitriol. Ambas as alterações operam para reduzir o nível plasmático de cálcio.

a. **Hipoparatireoidismo** é discutido a seguir. É incomum que essa patologia se apresente no período neonatal, mas uma exceção fascinante é o hipoparatireoidismo temporário associado à hipercalcemia materna. O cálcio da mãe sempre deve ser verificado em casos em que a hipocalcemia infantil é de início tardio ou de duração prolongada, particularmente se acompanhada por hiperfosfatemia.

b. **Sobrecarga de fósforo.** O leite de vaca contém seis vezes mais fósforo do que o leite humano (950 *versus* 162 mg/L). A ingestão de um volume caloricamente adequado de leite de vaca sobrecarrega a capacidade do rim neonatal de excretar fósforo, com conseqüente hiperfosfatemia. Esse fenômeno também foi observado com as fórmulas de alimentação infantil precoce que ainda tem um conteúdo de fósforo muito maior do que o leite humano. No entanto, mesmo nas fórmulas de leite de vaca "humanizadas", a relação entre o cálcio e o fósforo é menor do que no leite materno. Comparados com bebês amamentados no seio, os bebês que tomam essas fórmulas têm níveis de cálcio (Ca^{2+}) ionizado ligeiramente séricos, porém, significativamente menores durante as primeiras 2 semanas de vida.

c. **Uremia.** A insuficiência renal pode se apresentar na primeira ou segunda semanas de vida com convulsões ou tetania. Esses sinais podem ser devidos a uma hipocalcemia secundária à retenção do fosfato renal. A uréia e a creatinina sanguíneas devem ser medidas em todos os casos de hipocalcemia neonatal com hiperfosfatemia.

3. **Hipocalcemia além do período neonatal.** Crianças mais velhas e bebês são capazes de manter um nível normal de cálcio sérico com muito menos dificuldade do que os bebês. No entanto, a hipocalcemia pode ocorrer em momentos de doenças críticas e como conseqüência de hipoparatireoidismo (e pseudo-hipoparatireoidismo), distúrbios da nutrição ou do metabolismo da vitamina D, e aumentos agudos no fosfato sérico. (Distúrbios do metabolismo da vitamina D são discutidos na seção E).

   a. **Doença crítica.** Há muito se sabe que a hipocalcemia ocorre em recém-nascidos enfermos. Mais recentemente, numerosos relatos descreveram a hipocalcemia em bebês e crianças mais velhas criticamente enfermas. A ocorrência de tal hipocalcemia é limitada a pacientes extremamente enfermos, freqüentemente após cirurgia cardíaca ou grande cirurgia. Existem pontos de vista conflitantes quanto à possibilidade de a hipocalcemia nesses casos ser devida a um hipoparatireoidismo relativo ou a algum outro fator, como a hipercalcitoninemia.

   b. **Hipoparatireoidismo e pseudo-hipoparatireoidismo (PsHP).** As causas da insuficiência paratireoidiana e resistência ao PTH, juntamente com algumas das características clínicas associadas a essas síndromes são listadas na Tabela 25.3. Como se poderia esperar, os distúrbios congênitos tendem a se apresentar em crianças mais jovens e bebês, enquanto a doença adquirida é observada mais tardiamente como um acompanhamento à destruição patológica ou iatrogênica da paratireóide.

      (1) O hipoparatireoidismo geralmente é diagnosticado durante a investigação da hipocalcemia sintomática. No entanto, ocasionalmente, o hipoparatireoidismo ou o pseudo-hipoparatireoidismo é revelado pelos testes executados em virtude da presença de alguma característica associada listada na Tabela 25.3. Os ensaios do PTH sensível, especialmente os ensaios imunorradiométricos em dois estágios para a molécula intacta do PTH, facilitaram o diagnóstico de hipoparatireoidismo em casos suspeitos.

      (2) **Pseudo-hipoparatireoidismo**

         (a) Nessa rara condição, os tecidos mostram um grau variável de resistência ao PTH. O PsHP, originalmente descrito por Albright em pacientes que mostravam um fenótipo de braquidactilia, faces arredondada, baixa estatura e retardo mental (osteodistrofia hereditária de Albright, OHA), pode ser clinicamente separada em entidades distintas. Em alguns casos, a aparência física é completamente normal. Geralmente, o PsHP com as alterações somáticas de OHA é denominado como PsHP tipo Ia, e PsHP sem OHA é classificado como PsHP tipo Ib.

         (b) A lesão bioquímica subjacente no PsHP tipo Ia é expressa como uma falha dos tecidos que normalmente contêm adenilato-ciclase sensível ao PTH em gerar monofosfato de

Tabela 25.3 Hipoparatireoidismo e distúrbios relacionados na infância

Tipo	Paratireóide	Idade de início[a]	Padrões associados
Neonatal transitória	Supressão fisiológica	2-10 dias	Hipercalcemia materna
Síndrome de DiGeorge	Disgenesia paratireoidiana	0-1 mês	Del22q11 [1941] Déficits cardíacos e tímicos (imunes)
Endocrinopatia pela *Candida*	Destruição auto-imune	3+ anos	Mutação do gene *AIRE* Candidíase mucocutânea, falência supra-renal
Hipocalcemia familial com hipercalciúria	"Ponto de ajuste" reduzido para o Ca^{2+}	Primeira e segunda infâncias	Mutação do gene *CaSR;* história familiar positiva
Talassemia/sobrecarga de ferro	Depósito de ferro	Adolescência e além	Disfunção cardíaca, hepática e endócrina
Pós-cirúrgica	Necrose isquêmica	Qualquer uma	Após tireoidectomia
Pseudo-hipoparatireoidismo	Resistência ao PTH	Infância até 10 anos	
Hipomagnesemia	Produção reduzida de PTH e resistência ao PTH	Qualquer uma	Defeito intestinal específico ou má absorção generalizada

[a]Idades mais típicas são fornecidas. Os casos individuais podem variar muito.
PTH, hormônio da paratireóide.

adenosina cíclico (AMPc) com a exposição ao PTH. O distúrbio da produção do AMPc deve-se a uma função reduzida do componente G_s do receptor do PTH, que, por sua vez, é secundário a mutações, que afetam a codificação do gene (GNAS) para a subunidade α do G_s. Essa redução na atividade é demonstrável nos tecidos não normalmente responsivos ao PTH, como as hemácias. A mutação pode se apresentar em membros da família dos pacientes com PsHP, que são, eles mesmos, portadores dos estigmas do OHA, mas bioquimicamente normais, com a diferença na expressão sendo atribuída a uma impressão variável do gene GNAS mutante. Portanto, mutações no GNAS são necessárias. mas não suficientes para o desenvolvimento de PsHP tipo Ia pleno.

(c) Bioquimicamente, a distinção crítica entre o hipoparatireoidismo e o PsHP é o nível de PTH imunorreativo circulante, que é baixo no hipoparatireoidismo e alto no PsHP. Pelo fato de os atuais ensaios de PTH prontamente permitirem essa distinção, os testes dinâmicos da resposta bioquímica ao PTH não mais são rotineiramente necessários.

4. **Hipocalcemia autossômica dominante com hipercalciúria.** Essa patologia recém-denominada deve-se a mutações ativas no receptor sensor do cálcio (CaSR), que é expresso nas células paratireóides e no túbulo renal distal. O efeito é reduzir o "ponto de ajuste" da paratireóide para o Ca^{2+}. Os déficits bioquímicos na síndrome são o inverso daqueles da hipercalcemia familial benigna, que se deve a mutações com perda de função no mesmo gene. Clinicamente, a patologia se assemelha ao hiperparatireoidismo e os tratamentos usados são similares. No entanto, antagonistas específicos do CaSR agora foram desenvolvidos e sugeriu-se que eles poderiam ser usados para tratar esta doença.

5. **Tratamento da hipocalcemia.** Embora a hipocalcemia leve possa não precisar de terapia, qualquer recém-nascido com nível de cálcio sérico abaixo de 7,5 mg/dL (Ca^{2+} < 2,8 mg/dL) ou uma criança mais velha com um nível sérico de cálcio menor que 8,0 a 8,5 mg/dL devem ser tratados para prevenir a tetania e outros sintomas.

   a. **Agudo.** Na hipocalcemia sintomática aguda, a terapia intravenosa é necessária. Isso não deve ser realizado de modo superficial, pois (i) a injeção rápida pode causar arritmias cardíacas sérias e (ii) todos os sais de cálcio são localmente tóxicos e podem provocar dano tissular com o extravasamento acidental. As injeções rápidas de sais de cálcio (0,1 mL/kg de cloreto de cálcio a 10% ou 0,3 mL/kg de gluconato de cálcio a 10%) somente devem ser administradas em emergências cardíacas agudas. Sob essas circunstâncias, 20 a 50 mg/kg por dia de cálcio elementar como o gluconato (2 a 5 mL/kg por dia de uma solução de gluconato a 10%) pode ser usado para a correção intravenosa de hipocalcemia grave. Se apenas um cateter periférico estiver disponível para a reposição, o gluconato de cálcio pode ser injetado direta, lenta e cautelosamente. Quando está disponível um cateter central, o gluconato de cálcio pode ser diluído em salina ou soro glicosado e dado continuamente, em velocidades apropriadas.

   b. **Crônica.** Na ausência de tetania, convulsões e graus graves de hipocalcemia, a terapia oral será suficiente. O glucobionato de cálcio (Neo-Calglucon) é o agente mais adequado para os bebês e crianças pequenas, pois ele é dispensado como um xarope de gosto mais razoavelmente agradável. A dosagem habitual é 5 mL/kg por dia (115 mg de cálcio elementar por quilograma por dia) dado em 4 a 6 doses em doses divididas. Dosagens maiores podem causar diarréia em virtude do elevado conteúdo de açúcar do preparado.

      Nas crianças mais velhas, a terapia oral freqüentemente é usada como coadjuvante durante o tratamento para a hipocalcemia crônica. A quantidade total de cálcio necessário com base ajustada pelo peso geralmente é menor do que o descrito para os recém-nascidos. Os tabletes de gluconato de cálcio, carbonato ou lactato podem ser dados como alternativas ao xarope de glucobionato. Uma dosagem de 50 mg/kg por dia de cálcio elementar geralmente é prescrito. **Para calcular o equivalente de um suplemento de cálcio em relação ao outro**, é útil saber que o gluconato consiste em aproximadamente de 9% de cálcio elementar, 40% de carbonato e 13 de lactato.

   c. **Vitamina D**

      (1) A hipocalcemia crônica, exceto em casos mais leves, é tratada pela administração da vitamina D ou dos seus metabólitos. Em virtude do início lento de ação e persistência após a interrupção da terapia, a vitamina D nativa e o seu análogo, diidrotaquisterol, agora raramente são usados no tratamento da hipocalcemia, e o metabolismo mais ativo da vitamina D, **calcitriol, tornou-se o tratamento preferencial para os pacientes com hipocalcemia crônica.** O calcitriol é favorecido em relação à vitamina D, pois é o metabólito ativo natural e não precisa passar a etapa taxa-limitante da 1α-hidroxilase renal de modo a se ter atividade *in vivo*. Além disso, ele persiste no corpo por apenas 1 a 2 dias, enquanto a vitamina D pode persistir por semanas ou meses. Essa última propriedade intensifica enormemente a segurança da terapia, pois a hipercalcemia devida à hiperdosagem inadvertida é rapidamente revertida ao interromper-se a medicação.

      (2) A dosagem do calcitriol na infância geralmente é maior se ajustada pelo peso do que nos adultos. Qualquer dose entre 0,25 e 3,0 μg/dia pode ser necessária. A medicação é administrada uma a duas vezes ao dia, e a dosagem é ajustada até que a normocalcemia seja atingida. Pelo fato de o hipoparatireoidismo reduzir o limiar renal para o cálcio, a nossa prática é manter o cálcio sérico no limite inferior do intervalo normal de modo a minimizar a hipercalciúria e o risco de urolitíase. Ocasionalmente, o diurético tiazídico, como a

clorotiazida ou hidroclorotiazida, pode ser acrescentado ao regime para reduzir as perdas urinárias de cálcio.

D. **Hipercalcemia.** A hipercalcemia é menos comum na infância do que a hipocalcemia. Em virtude da significância clínica potencial de elevações ligeiras do cálcio sérico, é importante que ele seja medido acuradamente, levando em conta as alterações na albumina sérica. Algumas das causas de elevação de níveis de cálcio na infância e achados bioquímicos associados são resumidas na Tabela 25.4.

1. **Características clínicas.** Os sintomas de hipercalcemia variam muito pouco com a idade. Entre eles estão o mal-estar geral e dificuldade de desenvolvimento, poliúria e sede, vômitos, constipação e dor abdominal. A hipercalciúria, algumas vezes provocando formação de cálculo renal, freqüentemente acompanha a hipercalcemia crônica. Áreas ecogênicas indicando as áreas de calcificação intra-renal podem ser notadas na ultra-sonografia renal, e, em casos mais avançados, a função renal pode ser prejudicada. Além dos sintomas gerais de hipercalcemia, as crianças afetadas podem manifestar os sinais da doença subjacente à elevação do cálcio.

2. **Hipercalcemia infantil idiopática.** Nessa síndrome não familial, que freqüentemente recebe o epônimo de **síndrome de Williams,** as anomalias faciais e cardiovasculares congênitas e prejuízos cognitivos são freqüentemente acompanhados pela hipercalcemia infantil transitória. A face é característica (Fig. 25.2), e as anomalias cardiovasculares, p. ex., estenose aórtica supravalvular e estenose pulmonar periférica, também formam uma combinação facilmente reconhecível. A hipercalcemia pode ser grave e é exacerbada pela suplementação dietética de vitamina D.

   a. **Etiologia.** Essa síndrome é conhecida como decorrente de microdeleções heterozigotas na região cromossômica 7q11.2, que contém o gene da elastina. A perda do gene da elastina pode ser responsável por alguns dos defeitos morfológicos e cardiovasculares, mas a causa molecular da hipercalcemia característica permanece misteriosa. Os distúrbios do metabolismo da vitamina D foram propostos, assim como uma liberação deficiente da calcitonina. No entanto, estudos do gene da calcitonina nos indivíduos afetados não mostraram qualquer anormalidade, e nem o gene da calcitonina nem o do seu receptor encontram-se dentro da área deletada, embora o gene para o receptor da calcitonina esteja localizado na proximidade, no 7q21.3. O prejuízo cognitivo não parece ser uma conseqüência dos níveis elevados de cálcio sérico na infância.

   b. **Tratamento.** Os pacientes com hipercalcemia infantil idiopática freqüentemente respondem a uma dieta com baixo teor de cálcio (menos de 400 mg de cálcio por dia) e à administração de corticosteróides (hidrocortisona 10 mg/kg/por dia). A hipercalcemia geralmente entra em remissão entre os 9 e 18 meses de idade. Como a hipercalcemia é autolimitada, a necessidade de terapia continuada deve ser reavaliada continuamente.

3. **Hipercalcemia hipocalciúrica familial** (HHF)

   a. **Etiologia.** Esta é uma síndrome herdada de maneira dominante, ligada em algumas famílias à ocorrência de hiperparatireoidismo neonatal grave. Ambas as doenças são ligadas a mutações com perda da função do CaSR, que é expresso nas células paratireóides e tubulares renais. Em muitos casos, os bebês gravemente hiperparatireóideos são homozigotos para as mutações CaSR que causam HHF em heterozigotos. **A HHF também foi denominada hipercalcemia familiar benigna,** um nome que reflete com precisão o quadro clínico habitual. Fora os casos de constipação e pouco ganho de peso, as crianças afetadas geralmente parecem saudáveis. Elas freqüentemente são diagnosticadas após um rastreamento bioquímico de rotina ou pelo fato de se ter constatado uma hipercalcemia assintomática em um parente próximo.

Tabela 25.4 Classificação da hipercalcemia na infância

	Sérico				Urina	
Tipo	**Fos**	**Calcidiol**	**Calcitriol**	**PTH**	**Ca**	**Notas**
Idiopática (síndrome de Williams)	N	N	N	N	A	Deleção no 17q11.23. Prejuízos cognitivos, face de elfo, estenose aórtica
Hiperparatireoidismo infantil	B	N	A	A	A	Freqüentemente genética (neoplasia endócrina múltipla)
Hiperparatireoidismo neonatal grave	B	N	A	A	A	Mutação de perda-da-função (geralmente homozigota) no CaSR
Hipocalciúria familial	N	N	N	N	B	Mutação de perda-da-função (geralmente heterozigota) no CaSR
Imobilização	N	N	B	B	A	
Malignidade (metastática)	N	N	B	B	A	
Malignidade (não-metastática)	B	N	B	B (PTHrP elevado)	A	Liberação das substância reabsorventes do osso; notadamente PTHrP

PTH, hormônio da paratireóide; PTHrP, peptídeo relacionado o hormônio paratireoidiano; CaSR, gene sensor-receptor do cálcio.

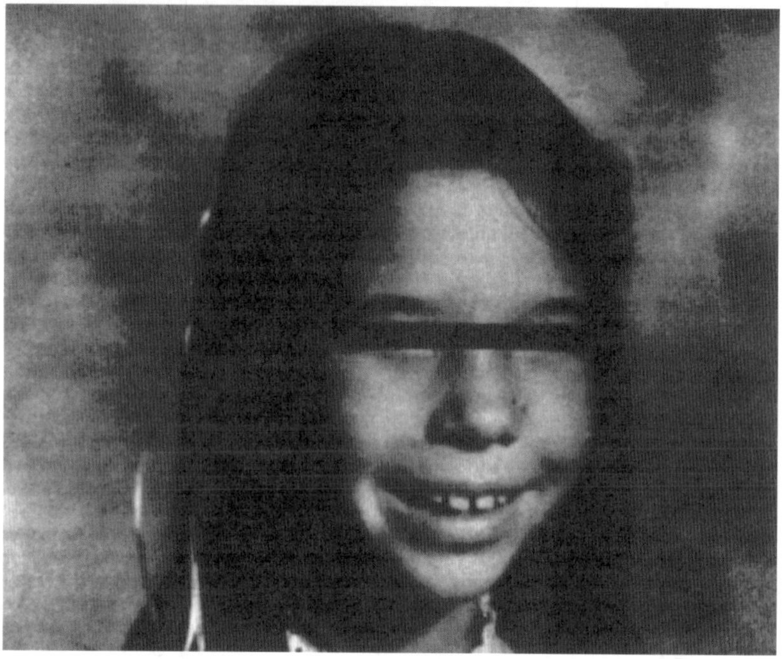

FIG. 25.2. Características faciais de uma menina de 10 anos de idade com hipercalcemia idiopática da infância (síndrome de Williams).

b. **Achados clínicos.** Em comparação com os indivíduos equivalentemente hipercalcêmicos com hiperparatireoidismo primário, os indivíduos com HHF têm *clearances* de creatinina e níveis de magnésio maiores e valores menores de PTH e de excreção do AMPc nefrogênico. Uma característica do HHF é a excreção de cálcio urinário menor do que a esperada (para o grau de hipercalcemia). Em uma série, nenhum paciente com HHF excretou mais do que 0,2 mg/100 mL de filtrado glomerular durante 24 horas. Como resultado da mutação no CaSR, parece que diversas células, incluindo as dos túbulos renais e da paratireóide, compartilham um defeito no transporte do cátion divalente (Ca^{2+} e Mg^{2+}). Em virtude da natureza benigna da síndrome, o tratamento geralmente não é necessário.

4. **Hiperparatireoidismo**

a. **Fisiopatologia.** O hiperparatireoidismo é muito raro na infância. As crianças afetadas são hipercalcêmicas em virtude da reabsorção óssea aumentada e aumento da absorção de cálcio, este último sendo uma conseqüência da síntese de calcitriol mediada pelo PTH. O fósforo sérico é baixo, pois o PTH diminui a reabsorção tubular renal de fosfato. Os níveis de PTH e de calcitriol estão elevados. No **hiperparatireoidismo primário,** a secreção do PTH é inapropriadamente alto, enquanto no **hiperparatireoidismo secundário** a hiperatividade das paratireóides é uma resposta apropriada à hipocalcemia. O hiperparatireoidismo secundário é observado no raquitismo com deficiência da vitamina D e na uremia, e é discutido no Capítulo 23. O hiperparatireoidismo primário pode surgir da hiperplasia de todas as glândulas paratireóides ou do desenvolvimento de tumores em uma ou mais glândulas. Em adultos, a relação entre a hiperplasia e o tumor é de 1:6; na infância, a relação inclina-se para a hiperplasia com casos freqüentemente associados a uma das três síndromes familiares: neoplasia endócrina múltipla tipos 1 e 2, e hiperparatireoidismo neonatal grave.

O **hiperparatireoidismo terciário** é a expressão usada para descrever o desenvolvimento de uma hipersecreção autônoma nas glândulas sujeitas à estimulação prolongada. Ele é muito raro na infância, mas pode ocorrer na uremia ou durante a terapia prolongada para o raquitismo hipofosfatêmico familiar (RHF).

a. **Tratamento.** O tratamento para o hiperparatireoidismo primário e terciário é cirúrgico. Os pacientes com hiperparatireoidismo secundário devem, por definição, responder à correção da causa subjacente. Além das abordagens clássicas de remoção de um adenoma da paratireóide, ou remoção de três e três quartos das glândulas paratireóides hiperplásticas, o autotransplante da paratireóide com relocação do tecido paratireóide excisado dentro da musculatura do antebraço recentemente foi oferecido como uma alternativa ao procedimento.

5. **Imobilização**

a. **Fisiopatologia.** A imobilização prolongada ou mesmo a ausência de peso da viagem espacial podem causar perda considerável do mineral esquelético. As crianças e os adultos jovens são particularmente suscetíveis à perda óssea rápida quando imobilizados, resultando em hipercalciúria e freqüentemente em hipercalcemia. A hipercalcemia pode ser observada após a imobilização por queimaduras ou a aplicação de extensos gessos nas partes inferiores do corpo. No entanto, na maioria das vezes, a hipercalcemia se segue a lesões altas da medula espinhal, resultante de quadriplegia traumática. A hipercalcemia pode ser grave, com danos à função glomerular renal. A hipercalcemia parece ser quase que inteiramente atribuível a uma reabsorção óssea aumentada. A função da paratireóide e a produção do calcitriol são suprimidos.

b. **Tratamento.** A mobilização precoce, sempre que possível, e a hidratação eficaz podem prevenir as manifestações da hipercalcemia de imobilização. A hidratação com salina (até 4 L/dia em um adolescente plenamente desenvolvido, proporcionalmente menos para as crianças menores) e a administração de furosemida (1 mg/kg 1 a 4 vezes ao dia) aumentam a excreção renal de cálcio. Essas manobras são muito úteis na terapia precoce da hipercalcemia da imobilização, mas a furosemida não deve ser dada até que a hidratação seja adequada. A calcitonina (4 U/kg a cada 12 horas) dada por injeção subcutânea, é efetiva no início, mas a resistência ao hormônio ocorre muito rapidamente. Outras medicações, inclusive os difosfonatos, como o pamindronato, podem ser necessárias quando a hipercalcemia é intratável.

6. **Intoxicação pela vitamina D**

a. **Etiologia.** A intoxicação pela vitamina D é incomum, mas pode surgir de uma superdosagem crônica inadvertida de vitamina dada para propósitos terapêuticos ou como resultado de administração pessoal (ou pelos pais) inadvertida de preparações vitamínicas. A imobilização e a ausência de uma supersensibilidade plena da paratireóide (conforme é observado na insuficiência renal crônica) predispõe ao desenvolvimento de toxicidade pela vitamina D. Todos os preparados disponíveis de vitamina D são tóxicos em excesso, e, em cada caso, a hipercalcemia, freqüentemente com hipercalciúria, com nefrocalcinose ou formação de cálculos, é a principal manifestação da toxicidade.

b. **Tratamento.** A hipercalcemia da intoxicação pela vitamina D pode ser grave e deve ser vigorosamente tratada com hidratação, furosemida (que aumenta a excreção fracional de cálcio renal), restrição dietética de cálcio e corticosteróides. As injeções de calcitonina podem ter um efeito transitório benéfico.

E. **Doença óssea metabólica.** Um grande número de distúrbios esqueléticos na infância são direta ou indiretamente atribuíveis a perturbações metabólicas sistêmicas ou a distúrbios metabólicos confinados aos tecidos do esqueleto.

1. **Raquitismo**

a. **Princípios gerais.** O raquitismo resulta da submineralização da placa de crescimento epifisário cartilaginosa. Deduz-se que o raquitismo é limitado à infância, enquanto o esqueleto está crescendo, e afeta apenas a placa de crescimento. O equivalente em adultos é o amolecimento generalizado do esqueleto devido a uma redução na mineralização conhecida como *osteomala-*

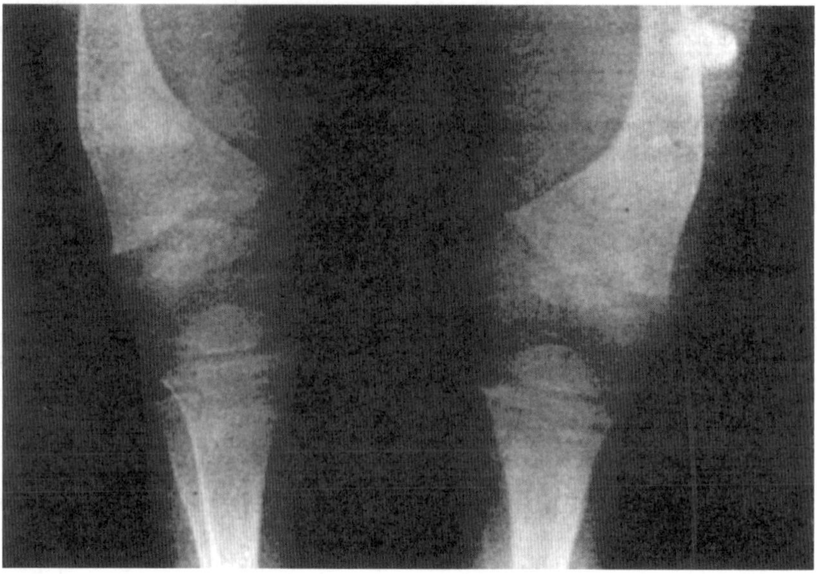

FIG. 25.3. Raquitismo de longa data em uma criança de 5 anos. Observe as epífises femorais inferiores e tibiais superiores em leque, assim como uma acentuada angulação da femoral inferior devida à osteomalacia.

cia. As crianças com raquitismo freqüentemente também sofrem de osteomalacia, de modo que as diáfises dos ossos longos, assim como as placas de crescimento, são afetadas (Fig. 25.3). Apesar de algumas características do raquitismo variarem com a causa, o alargamento e o formato em leque das epífises é observado em todas as formas. A bossa frontal ocorre quando o início se dá na primeira infância. As costelas (junções costocondrais), tornozelos, pulsos e joelhos são outros locais comumente afetados nas crianças em crescimento. A gravidade do envolvimento das epífises em particular depende da velocidade relativa do crescimento, o que varia com a idade.

A deformidade devida a crescimento epifisário não homogêneo e amolecimento dos ossos longos é comum nos casos graves. A natureza da deformidade é dependente da idade. A deformidade típica dos membros inferiores é o *genu varum*, quando a idade de início é de menos de 3 a 4 anos de idade, e *genu valgum*, quando o raquitismo começa nas crianças em idade escolar. Essas diferenças são possíveis em virtude da mudança nas velocidades relativas do crescimento nas diversas epífises.

b. **Nomenclatura.** À medida que as causas subjacentes dos diversos tipos de raquitismo são descobertas, nomes mais racionais podem ser aplicados às síndromes raquíticas individuais. O termo "raquitismo renal" deve ser abandonado, enquanto o termo "**raquitismo resistente à vitamina D**" deve ser reservado ao raquitismo causado pela não-responsividade do órgão-terminal ao calcitriol (1,25-diidroxivitamina D). Esses termos habitualmente eram aplicados, respectivamente, a numerosas condições que não se solucionam com doses nutricionalmente adequadas de vitamina D ou são atribuíveis a uma variedade de defeitos na função renal. Os nomes dos vários tipos de raquitismo dados neste capítulo foram selecionados pelo fato de serem os menos ambíguos e os mais informativos no que concerne à etiologia.

O raquitismo pode ser causado por numerosas anormalidades distintas da ingesta de vitamina D, assim como da homeostase mineral. As fontes e o metabolismo da vitamina D são delineados na Figura 25.4, assim como um resumo dos achados bioquímicos proeminentes.

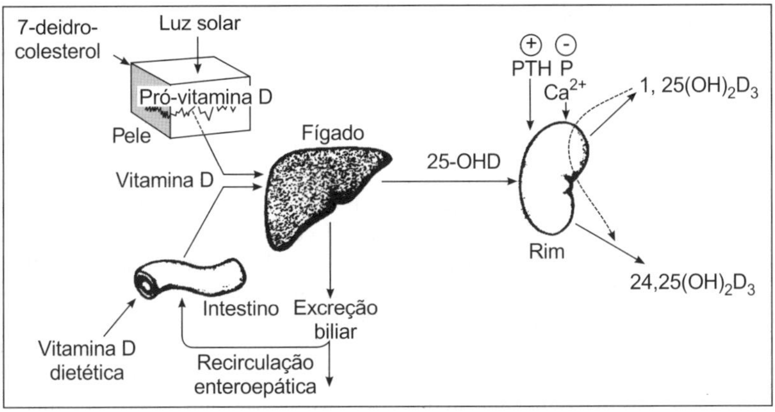

FIG. 25.4. Fontes e destino metabólico da vitamina D em humanos. Os fatores promotores ou antagonistas da 1α-hidroxilação renal de calcidiol são indicados por + e –, respectivamente. A 24-hidroxilação é estimulada pelo calcitriol conforme mostrado pela *linha pontilhada*. (De Gertner JM. Disorders of bone and mineral metabolism. In: Clayton BE, Round JM, eds. *Chemical pathology and the sick child*. Oxford: Blacwell Scientific, 1984).

c. **Raquitismo por deficiência de vitamina D.** A vitamina D e os seus metabólitos são componentes essenciais do processo de mineralização ósseo. Os esteróis parecem não somente exercer um papel na manutenção de concentrações adequadas de cálcio e de fósforo no líquido extracelular, mas também agem diretamente sobre os tecidos esqueléticos para ajudar na mineralização. As crianças com raquitismo pela deficiência de vitamina D freqüentemente manifestam dor óssea e miopatia, cuja combinação pode provocar uma falta de habilidade na deambulação em crianças que estão aprendendo a andar. A hipocalcemia é comum e pode causar tetania e, até mesmo, convulsões.

(1) **Privação nutricional.** Antes o flagelo das crianças mais pobres em países industrializados no norte, esta doença ainda é comum em muitos países em desenvolvimento. Como a vitamina D é obtida da dieta ou é sintetizada na pele com a exposição à luz solar, a maioria das crianças afetadas sofre de uma combinação de nutrição inadequada e de falta de exposição ao sol. Em anos recentes, alguns casos nos Estados Unidos foram relatados em crianças que receberam amamentação prolongada de mães vegetarianas nas quais a nutrição com vitamina D também era marginal. A maioria desses casos envolvia crianças negras, possivelmente em virtude da capacidade reduzida da pele intensamente pigmentada em sintetizar a vitamina D com a exposição ao sol.

(2) **Doenças gastrointestinais e hepáticas.** Nos países ocidentais, o raquitismo pela deficiência de vitamina D geralmente se segue à doença gastrointestinal, como a atresia biliar e a doença celíaca. A ocorrência da deficiência de vitamina D em tais crianças, apesar de uma exposição adequada à irradiação solar, dá credenciais para a noção de uma circulação enteroepática da vitamina D, cuja interrupção pode depletar o corpo de vitamina D derivada da pele, assim como a dietética.

(3) **Terapia anticonvulsivante.** O raquitismo pela deficiência de vitamina D é observado em crianças em uso de terapia anticonvulsivante de longa data, possivelmente porque as drogas aumentam a demanda por vitamina D pela aceleração da sua eliminação hepática. O fenobarbital e a difenilidantoína foram incriminados na patogênese do raquitismo pelo anticonvulsivante. As doses e duração da terapia que podem levar ao desenvolvimento de raquitismo não foram claramente definidos. No entanto, é evidente que apenas uma

suplementação modesta com vitamina D pode prevenir o raquitismo causado por anticonvulsivante, e esta condição afeta crianças epilépticas que já estejam recebendo doses inadequadas de vitamina D pela dieta e exposição inadequada à luz do sol.

(4) **Tratamento**

(a) Essa forma de raquitismo pode ser prevenida pela administração de 400 UI de vitamina D por dia, direta ou indiretamente, ou suplementação de alimentação. A verdadeira dosagem mínima necessária pode ser substancialmente menor e, naturalmente, depende da exposição da criança à luz do sol e, portanto, da estação do ano. O tratamento da deficiência da vitamina D estabelecida consiste na administração de 1.600 a 2.000 UI diariamente, a menos que esteja presente uma disabsorção intestinal. Essa dosagem pode ser reduzida a 400 UI/d quando o raquitismo for curado. Em casos de disabsorção, a melhor dose de reposição pode ser tão alto, quanto 10.000 UI/d. A dosagem precisa ser individualizada para cada paciente por tentativa e erro, com um estrito monitoramento quanto ao desenvolvimento de hipercalcemia.

(b) **Cirurgia ortopédica** pode ser necessária em casos graves. Nitidamente, programas educacionais e nutricionais projetados para prevenir a ocorrência desse tipo de raquitismo são preferíveis à necessidade de terapia após o evento.

a. **Raquitismo por deficiência de cálcio.** Em anos recentes, tornou-se claro que o raquitismo típico das crianças pequenas, atribuído inteiramente à deficiência da vitamina D, pode ser devido completamente ou em parte à deficiência de cálcio. Essa condição foi descrita como endêmica em partes da África (Nigéria e África do Sul) e Ásia, mas também ocorre esporadicamente em outras regiões, incluindo os Estados Unidos. Os pacientes afetados tendem a ter um período de amamentação reduzido em comparação aos controles. Os motivos pelos quais algumas crianças com baixa ingesta de cálcio desenvolvem raquitismo enquanto outras na mesma baixa ingesta não o fazem permanecem sem esclarecimento.

(1) **Tratamento.** Em um estudo controlado de 24 semanas executado na Nigéria, a suplementação de cálcio (1.000 mg/dia) com ou sem vitamina D (600.000 UI IM nas semanas zero e 12) foi mais eficaz no tratamento do raquitismo infantil do que apenas a vitamina D.

e. **Raquitismo da prematuridade**

(1) **Etiologia.** Os bebês prematuros podem desenvolver raquitismo, particularmente quando precisam de hiperalimentação parenteral. Evidências recentes sugerem que alguns bebês de muito baixo peso ao nascer, mas de outro modo saudáveis, podem desenvolver raquitismo. Isso foi atribuído à deficiência de fósforo em bebês alimentados exclusivamente de leite materno. Apontou-se que não apenas o fósforo, mas também o conteúdo de cálcio do leite humano, é inadequado para as necessidades do bebê de baixo peso que está crescendo rapidamente.

(2) **Terapia.** A terapia apropriada reside na suplementação nas dietas desses bebês com cálcio e fósforo. Sugeriu-se que a suplementação precoce da alimentação dos bebês com um peso muito baixo pode *prevenir* o raquitismo. Os suplementos de vitamina D não são suficientes para prevenir o raquitismo da prematuridade, e, na realidade, a concentração do calcitriol é elevada, como poderia se esperar sob condições de privação dietética de fósforo. Com suplementação mineral apropriada, não mais do que a dose diária recomendada para a vitamina D (400 UI/dia) precisa ser dada nesses bebês.

f. **Raquitismo hipofosfatêmico**

(1) **Etiologia e genética.** O raquitismo que ocorre na ausência de qualquer defeito na nutrição da vitamina D mais freqüentemente está associado à hipofosfatemia. Supõe-se que, em tais casos, a concentração extracelular de fósforo é menor do que é necessário para a mineralização. A privação dietética de fósforo [veja Seção E 1.D (1)], disfunção tubular renal proximal (síndrome de Fanconi), tumores fibrosos e síndrome de McCune-Albright

podem todos ser associados ao raquitismo hipofosfatêmico. De longe, a causa mais comum desse tipo de raquitismo, no entanto, é a hipofosfatemia ligada ao X (XLH), uma condição dominada pela perda de fosfato pelo túbulo proximal renal. XLH é herdada como dominância ligada ao X. Existe um bom modelo animal para o RHF (o camundongo *hyp*), e, tanto no humano quanto no modelo animal, sabe-se que a causa é a mutação com perda da função no gene PHEX localizado no Xp22.1. O gene parece ser uma endopeptidase.

A causa molecular de uma forma fenotipicamente similar de raquitismo, herdada como autossômica dominante, recentemente foi identificada. Parece que os pacientes afetados carreiam mutações no gene para o fator de crescimento do fibroblasto 23, um fator produzido pelo osso que na saúde exerce um papel na homeostase renal do fosfato inibindo o transporte renal de fosfato. Constatou-se que o fator de crescimento do fibroblasto 23 era um substrato para o PHEX; portanto, distúrbios do mesmo sistema explicam tanto o XLH quanto o raquitismo hipofosfatêmico autossômico dominante.

(2) **Patogênese.** O raquitismo aparece no primeiro ano de vida. Os achados bioquímicos (Tabela 25.5) são dominados pela hipofosfatemia com normocalcemia. A relação do limite máximo de reabsorção tubular para o fosfato em relação à taxa de filtração glomerular (TmP/GFR) sempre é subnormal no raquitismo hipofosfatêmico. A concentração normal de calcitriol em face da hipofosfatemia (que geralmente estimula a formação de calcitriol) sugere que as conseqüências do defeito genético fundamental envolve o metabolismo da vitamina D, assim como o transporte tubular renal de fosfato.

(3) **Achados clínicos.** Apesar de a lesão renal primária consistir em perda de fosfato tubular renal proximal isolada, a glicosúria renal também pode ser observada em alguns pacientes mais velhos. Sem tratamento, a doença resulta em retardo grave no crescimento e deformidade em homens. O curso é mais variável nas mulheres; algumas são seriamente afetadas, enquanto em outras a baixa estatura ou o achado bioquímico de capacidade reabsortiva de fósforo tubular renal diminuída pode ser a única manifestação.

(4) **Terapia.** Em virtude da designação original de Albright de raquitismo resistente à vitamina D, as primeiras tentativas em tratar o RHF apoiava-se em altas doses de vitamina D. Posteriormente, com a percepção de que as perdas renais de fósforo eram a causa fundamental da síndrome, tentou-se a terapia com fosfato oral. Muitos pacientes assim tratados desenvolveram hiperparatireoidismo secundário, e, eventualmente, **uma combinação de vitamina D e fosfato oral** foi reconhecida como constituindo a terapia mais eficaz.

O principal papel da vitamina D é elevar o cálcio plasmático, dessa forma contrabalançando a tendência da terapia com fosfato de causar hiperparatireoidismo secundário. O calcitriol é o metabólito de vitamina D preferido no manuseio do RHF, pois a sua meia-vida curta reduz enormemente o risco e a gravidade da hipercalcemia iatrogênica. A prática atual é usar o calcitriol conjuntamente com uma preparação solúvel de fosfato, dando até 1.000 mg de fósforo diariamente, dividido em quatro doses. A dosagem de calcitriol é ajustada para evitar hipercalciúria ou hipercalcemia (geralmente 1 a 2 µg/dia). Observações recentes sugerem que a ultra-sonografia renal é um modo efetivo de se preservar quanto ao possível dano renal pela nefrocalcinose. O hiperparatireoidismo ainda pode ser incômodo em alguns pacientes tratados com esse tipo de terapia combinada. Sugeriu-se que o tratamento com o metabólito 24,25 diidroxivitamina D pode reduzir a secreção do PTH e melhorar a histologia óssea durante o tratamento para o RHF.

Tabela 25.5 Padrões bioquímicos do raquitismo

		Sérico						Urina
Tipos de raquitismo		**Fos**	**Ca**	**HCO_3**	**25-OHD**	**$1,25(OH)_2D$**	**PTH**	**Ca**
Nutricional	Deficiência da vitamina D	B a A	B	N	B	B a A	A	B
	Deficiência de Ca	B	B	N	N	A	A	B
	Prematuridade[a]	B	N	N	N	A	N	A
Hipofosfatêmico	Ligado ao X	B	N	N	N	N	N a A[a]	N a A[b]
	Autossômico dominante	B	N	N	N	N	N	N
	Hipercalciúrico	B	N	N	N	A	B	A
	Síndrome de Fanconi	B	N	B	N	N a B	N a A	N a A
Metabolismo de vitamina D desordenado	Deficiência de 1α-hidroxilase	B a N	B	N	N	B	A	B
	Resistência ao calcitriol	B a N	B	N	N	A	A	B
Urêmico	Osteodistrofia	A	B a A	B	N	B	A	B a A

[a]Mais comumente devido a uma privação relativa de fósforo.
[b]PTH e Ca urinário elevados observados como conseqüência do tratamento.
Nota: A fosfatase alcalina e outros marcadores do remodelamento ósseo estão aumentados sob todas as formas.
PTH, hormônio da paratireóide; B, baixo; N, normal; A, alto.

g. **Raquitismo hipercalciúrico** é uma condição rara herdada de modo autossômico recessivo na qual a perda de fósforo renal leva a uma elevação "esperada" de concentrações de calcitriol. Conseqüentemente, os indivíduos afetados podem hiperabsorver o cálcio e então excretar quantidades excessivas na urina com resultante nefrolitíase.

h. **Deficiência de calcitriol.** Este termo é usado para descrever uma forma muito rara de raquitismo familiar, primeiramente descrito por Prader como raquitismo de pseudodeficiência. Os achados bioquímicos desta doença autossômica recessiva são muito similares aos do raquitismo nutricional. **No entanto, os níveis de calcidiol são normais e os níveis de calcitriol são muito baixos.** A doença é atribuível à atividade diminuída ou ausente de 25-hidroxivitamina D-1α-hidroxilase associada a mutações no gene que codifica a 25-hidroxivitamina D-1α hidroxilase. Os sintomas não melhoram com a vitamina D, mas respondem prontamente a doses fisiológicas de calcitriol (1 a 3 μg/dia).

I. **Resistência ao calcitriol (raquitismo por pseudodeficiência tipo II).** Nesta condição herdada recessivamente, a **alopecia** grave freqüentemente acompanha o raquitismo como um achado clínico importante. As características bioquímicas assemelham-se ao da deficiência de calcitriol, com exceção que **os níveis de calcitriol são altos.** A condição do paciente é o de resistência à administração de calcitriol, embora alguns pacientes respondam a dosagens tão altas quanto 12,5 a 20 μg/dia. A resistência ao calcitriol foi demonstrada em nível celular com pouca ligação do calcitriol aos receptores citosólicos ou captação nuclear diminuída do complexo esterol-receptor. Em vários parentes, as mutações responsáveis foram delineadas com precisão, e constatou-se que elas envolviam diversos componentes do receptor calcitriol, incluindo a região digitiforme do DNA ligadora do zinco.

2. **Osteodistrofia urêmica (ODU)**

a. **Patogênese**

(1) Pelo fato de os rins serem o principal sítio de ativação da vitamina D e exercerem uma parte importante na regulação da economia corporal do cálcio e do fósforo, não é de se surpreender que a **disfunção renal** possa afetar adversamente o esqueleto. Apesar de freqüentemente incômoda para os adultos, são as crianças que acabam assumindo o maior ônus da osteodistrofia da uremia. O retardo no crescimento e as anormalidades bioquímicas e histológicas podem ocorrer em crianças com leve prejuízos da função renal (GFR 25 a 50 mL/min por 1,73 m^2), mas as formas mais graves são limitadas a crianças com insuficiência renal mais pronunciada.

(2) O distúrbio ósseo provém principalmente de uma **combinação de ativação inadequada de vitamina D e hiperparatireoidismo.** Este último é devido a uma compensação pelos efeitos redutores do cálcio ou baixos níveis de calcitriol e concentrações elevadas de fosfato plasmático. Histológica e radiologicamente, os ossos mostram uma combinação, em graus variáveis, de osteomalacia com raquitismo e doença óssea hiperparatireóidea. O hiperparatireoidismo contribui para a reabsorção óssea, que pode ser observada em radiografias como erosões subperiósteas das falanges e erosões dos cantos metafisários dos ossos longos. Histologicamente, o quadro é de fibrose e elevada atividade osteoclástica. A destruição grave e a lise das áreas epifisárias, particularmente dos quadris, podem ocorrer, dando origem à chamada aparência de coto corroído ou à necrose das cabeças femorais.

(3) As **características bioquímicas** que acompanham a ODU são fornecidas na Tabela 25.5. Deve-se observar que as crianças urêmicas geralmente são acidóticas e que a acidose pode contribuir para a gravidade do problema esquelético.

b. **Tratamento.** Dá-se uma considerável importância ao tratamento da ODU infantil durante o tratamento conservador para a insuficiência renal crônica. A nutrição adequada, incluindo-se uma ingesta adequada de cálcio, deve ser mantida, e a acidose, corrigida. A tendência à hiperfosfatemia pode ser reduzida pela restrição dietética e a administração de substâncias ligadoras de fósforo. O carbonato de cálcio agora é preferido em relação aos géis de hidróxido de alumínio para este propósito. A vitamina D ou um dos seus metabólitos (geralmente o calcitriol) é dada para manter o cálcio sérico e melhorar a mineralização esquelética.

3. **Osteoporose juvenil**

   a. **Definição. Na osteoporose, a quantidade de mineral ósseo é reduzida, mas a mineralização geralmente é normal.** Os ossos são, portanto, tornados frágeis e suscetíveis a fraturas. Graus leves de osteoporose, insuficientes para causar sintomas, freqüentemente são referidos como **osteopenia.** Estes estados devem ser contrastados com a osteomalacia (veja Seção E.1.a) na qual há submineralização de quantidades adequadas de matriz óssea, tornando os ossos macios e suscetíveis à deformação. Informações sobre algumas das causas de osteoporose na infância são dadas na Tabela 25.6.

   b. **Etiologia**

      (1) **Causas específicas.** A osteoporose é provavelmente a manifestação da doença óssea metabólica mais comum em adultos, mas é **rara na infância.** Freqüentemente é uma conseqüência da atrofia de desuso do esqueleto (p. ex., após a imobilização por traumas graves) ou de terapia de corticosteróide em altas doses. A osteoporose também é observada em associação com **malignidade** disseminada (p. ex., leucemia ou neuroblastoma) e em sín-

Tabela 25.6 Uma classificação de osteoporose em crianças

Categoria	Diagnóstico	Comentários
Distúrbios genéticos da matriz do tecido conectivo	*Osteogenesis imperfecta*	
	Síndrome de Ehlers-Danlos	
	Síndrome de Osteoporose-pseudoganglioma	
Reabsorção óssea localmente mediada	Malignidades, incluindo leucemia	Dor esquelética pode ser grave
	Talassemia e outras causas de expansão ou proliferação mielóide	Pode ser exacerbada pelos agentes quelantes usados para manuseio da sobrecarga do ferro
Estados catabólicos mediados pelas citocinas que afetam a matriz do tecido conectivo	Doença inflamatória intestinal	Pode ser piorada pelo uso de corticosteróides
	Artrite inflamatória	Pode ser piorada pelo uso de corticosteróides
Endócrina e metabólica	Hipercortisolismo, iatrogênico ou devido à doença hipofisária ou adrenal	
	Tireotoxicose	
	Hipogonadismo	Inclui falhas na conversão dos androgênios em estrogênios e defeitos dos receptores do estrogênio
	Anorexia nervosa	
Desuso e subutilização	Paraplegia congênita e adquirida	
	Distrofia muscular	
Não classificada	Osteoporose juvenil idiopática	Geralmente entra em remissão na puberdade; distúrbios hereditários do colágeno identificados em alguns casos

dromes raras como a **homocistinúria e síndrome de Turner** nas quais diz-se que está presente em mais do que 50% dos pacientes não tratados com mais de 18 anos de idade.

(2) **Idiopática.** Quando essas condições e a *osteogenesis imperfecta* (ver Seção E.4) tiverem sido excluídas, permanece um pequeno número de crianças com osteoporose cujo curso segue um padrão bem definido, mas cujas causas ainda são obscuras 30 anos após a condição ter sido primeiramente descrita. Recentemente, uma análise molecular de alguns casos sugeriu a presença de mutações nos genes para o colágeno tipo I, mutações que também causam *osteogenesis imperfecta.* A doença é observada em crianças aparentemente saudáveis de ambos os sexos com colapso osteoporótico de uma ou mais vértebras da coluna (geralmente lombares) ou com fraturas dos ossos longos com trauma mínimo. Radiológica e histologicamente, há evidências de osteopenia disseminada sem danos da mineralização esquelética. Não há anormalidades bioquímicas esqueléticas.

Apesar de a incapacitação e deformidades poderem ser graves durante a fase ativa da doença, a osteoporose juvenil idiopática tende a entrar completamente em remissão logo após o início da puberdade, presumivelmente sob a influência da secreção esteroidal gonadal. A causa da doença é desconhecida, e nenhum método de terapia satisfatório foi descrito. Em casos graves, manobras ortopédicas (colocação de talas ou de gesso) podem ser necessárias, mas deve ser lembrado que a conseqüente imobilização local pode tornar o grau de perda óssea ainda pior.

4. ***Osteogenesis imperfecta*** **(OI)** descreve várias patologias hereditárias caracterizadas por uma incidência aumentada de fraturas ósseas em conexão com trauma mínimo.

a. **Etiologia.** Os diversos tipos de OI são causados por mutações que afetam a natureza da velocidade de síntese das cadeias peptídeas que constituem o colágeno tipo I, o principal colágeno do esqueleto. Apesar de afetarem o tecido conectivo não ósseo, o impacto da maioria deles recai de modo mais intenso particularmente sobre o esqueleto.

b. **Taxonomia.** A OI é dividida em subtipos que são genética, patológica e clinicamente distintos uns dos outros. A sua taxonomia foi esclarecida por Sillence (Tabela 25.7), assim que as técnicas moleculares para a análise da estrutura do colágeno e os genes associados foram se tornando disponíveis. A classificação de Sillence ainda é útil para propósitos clínicos e substituiu os termos anteriormente empregados de OI congênita e OI tardia, assim como outros termos descritivos e epônimos.

c. **Fisiopatologia.** Para uma compreensão mais fundamental da fisiopatologia das síndromes OI, assim como para o aconselhamento genético e diagnóstico pré-natal potencial, precisamos de um ponto de vista molecular que não é oferecido pela classificação de Sillence. Esta área permanece complicada em virtude do grande tamanho da molécula de colágeno e do grande número de mutações distintas que foram observadas na OI.

Tabela 25.7 Classificação de Sillence da *osteogenesis imperfecta*

Tipo	Fragilidade	Escleróticas	Dentes	Herança	Comentários
IA	Presente	Azuis	Anormais	Autossômica dominante	Relativamente comum
IB	Presente	Azuis	Normais	Autossômica dominante	Gravidade variável
II	Extrema	Azuis[a]	–	Dominante? (célula germinativa)	Apresentação perinatal
III	Grave	Normais	Normais	Dominante? (célula germinativa)	Deformidade esquelética
IVA	Presente	Normais	Anormais	Autossômica dominante	Incomum
IVB	Presente	Normais	Normais	Autossômica dominante	Gravidade variável

[a]As escleróticas freqüentemente são azuladas em bebês normais.

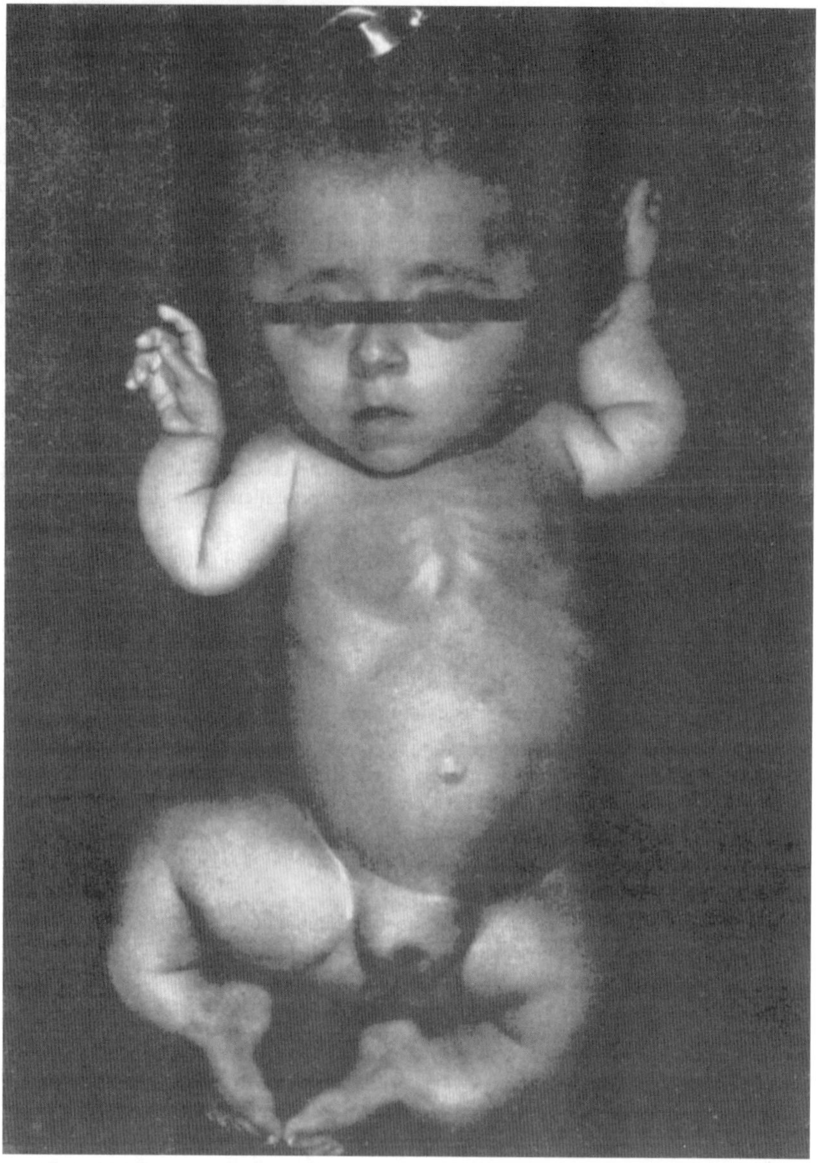

FIG. 25.5. Deformidades graves dos ossos longos e das costelas em uma criança de 5 anos com *osteogenesis imperfecta*. (De Gertner JM, Root L. Osteogenesis imperfecta. *Orthop Clin N Am* 1990; 20:151-162).

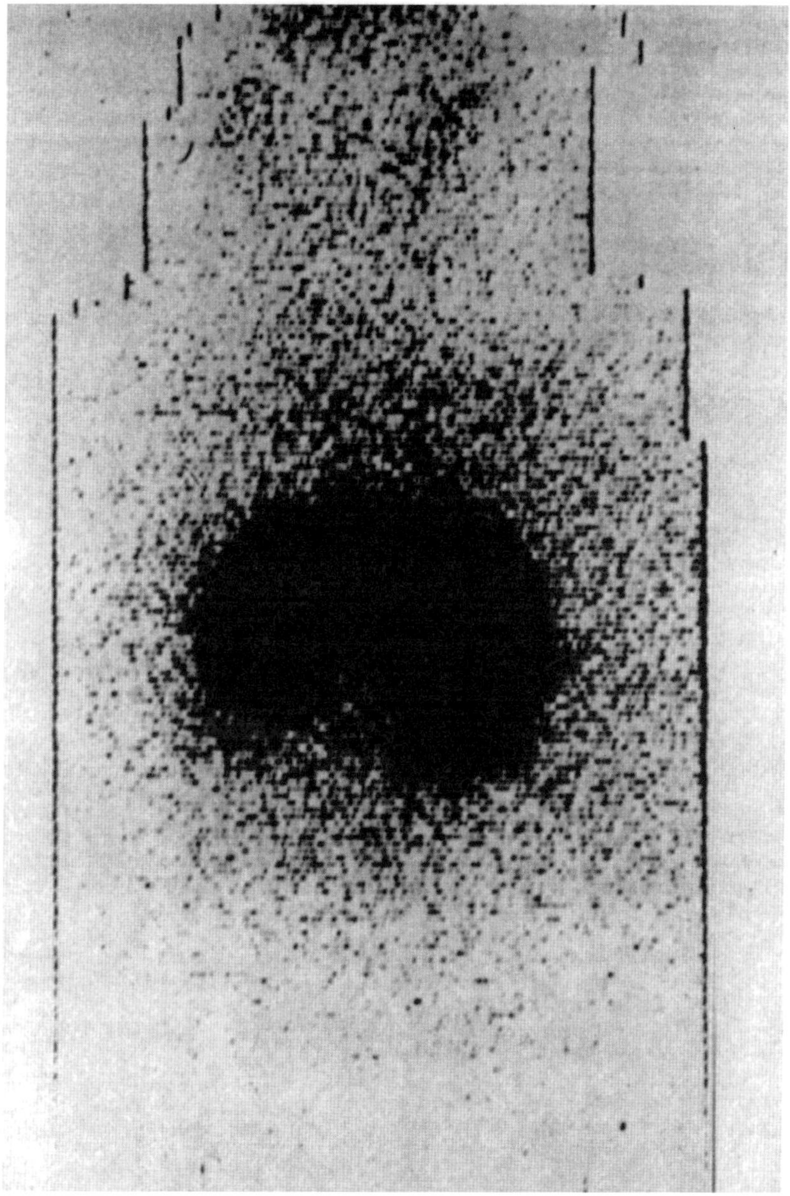

A

FIG. 25.6. A. Osteoporose. Cintilografia com ferro radioativo em um bebê de seis meses mostrando captação intensa no fígado e no baço devida à hematopoiese extramedular. **B.** Cintilografia similar em um bebê com uma distribuição normal do tecido hematopoiético.

B

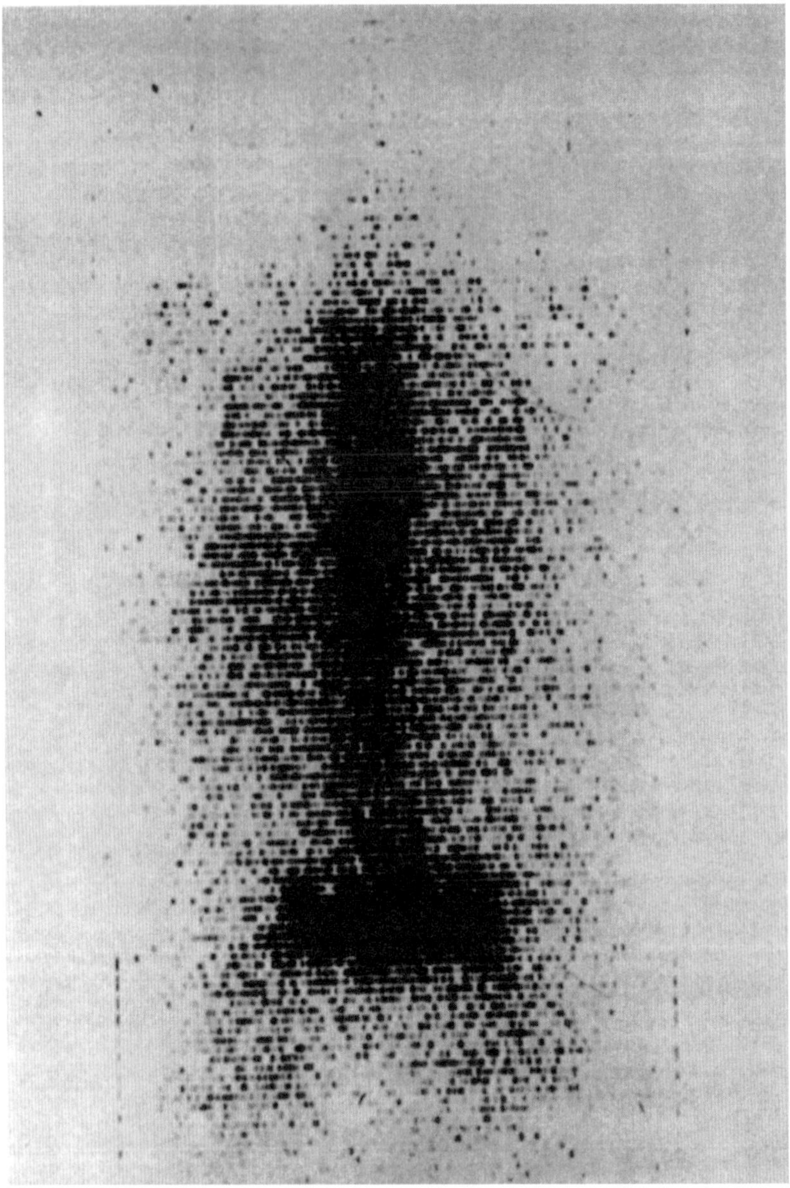

FIG. 25.6. *(Continuação)*

d. **Hereditariedade.** Tanto os tipos II e III foram geralmente considerados como sendo herdados como autossômicos recessivos. No entanto, a ocorrência de múltiplos casos em irmãos nascidos de pais não afetados agora está sendo considerada como sendo devida a mutações em linhas germinativas nas quais múltiplas células germinativas são heterozigotas para uma mutação dominante expressa nos filhos.

e. **Características clínicas.** As características clínicas do OI depende do tipo genético do distúrbio, da idade do seu início e da gravidade dos efeitos esqueléticos. Os bebês afetados ao nascimento têm um péssimo prognóstico. Aqueles no tipo II de Sillence nascem com fraturas múltiplas que aparecem *in utero*, algumas em cicatrização com encurtamento e alargamento dos ossos longos. A natimortalidade ou a morte precoce geralmente resultam de falência respiratória ou de danos cerebrais. No tipo III, as fraturas são menos disseminadas, e o encurtamento e a deformação dos membros podem estar ausentes ao nascimento. Essas crianças freqüentemente sobrevivem por vários anos com deformidades graves progressivas dos ossos longos (Fig. 25.5). Uma vez mais, a insuficiência respiratória é freqüentemente o evento terminal. Os tipos I e IV de Sillence são condições mais discretas nas quais o modo de herança é dominante. A tendência esquelética a um excesso de fraturas é acompanhada por frouxidão das articulações, equimoses fáceis e surdez do tipo de condução. Os dentes podem ser afetados por *dentinogenesis imperfecta* (os chamados subtipos Ia e IVa), enquanto os pacientes com os subtipos Ib e IV-b têm dentes normais. A característica distintiva do tipo I é um azulamento persistente das escleróticas (as escleras azuis são normais na primeira infância). Os pacientes do tipo IV apresentam um quadro clínico muito similar, mas as escleras são brancas e normais.

f. **Tratamento.** Tratamentos, incluindo fluoretos, vitamina D, calcitonina e zinco, foram propostos para a OI, mas não existem evidências de que qualquer um deles seja capaz de reduzir a fragilidade esquelética. Recentemente, demonstrou-se que os bisfosfonatos, particularmente o pamidronato (dose média 6,8 mg/kg/IV a cada 4 a 6 meses) pode aliviar a dor óssea e reduzir a incidência de fraturas em crianças com OI. O tratamento conservador e a correção ortopédica continuam sendo a base da terapia na OI.

5. **Osteopetrose**

a. **Características clínicas.** A osteopetrose apresenta-se nos primeiros meses de vida como resultado de uma invasão esquelética sobre os espaços medulares hematopoéticos e sobre os foramens neurais no crânio. Pancitopenia acompanhada por hepatosplenomegalia devida à hematopoese, extramedular é um achado precoce (Fig. 25.6). A cegueira e a surdez são comuns, e o desenvolvimento motor é prejudicado pelo aumento do peso do crânio. A morte geralmente ocorre durante a primeira década.

b. **Achados laboratoriais.** As investigações bioquímicas mostraram **hipocalcemia** com conseqüente hipoparatireoidismo secundário com hipofosfatemia. A absorção intestinal de cálcio está aumentada, e a hipocalcemia é devida a uma falha do esqueleto em liberar o cálcio em resposta aos altos níveis prevalentes de PTH. A histologia óssea mostra um aumento de osteóides, e pode ocorrer raquitismo. Os osteoclastos são numerosos, mas ineficazes.

c. **Tratamento.** Em estudos distintos com um modelo animal de osteopetrose, o camundongo cinzento-letal, Walker mostrou que a função osteoclástica poderia ser restabelecida pela infusão de células esplênicas de camundongos saudáveis da mesma cepa. Desde então, tem sido reconhecido que os osteoclastos em humanos por fim são de origem tímica e, portanto, relacionados com as células do sistema imune. Foram feitas tentativas, com sucesso variável, de tratar a osteopetrose humana maligna pelo transplante da medula óssea de doadores compatíveis. Recentemente, no rato osteopetrótico, demonstrou-se uma reversão na disfunção tanto dos sistemas imune quanto osteoclástico com o tratamento com o interferon-γ.

Referências Selecionadas

Bai M, Quinn S, Trivedi S, et al. Expression and characterization of inactivating and activating mutations in the human $Ca2^{+}$ sensing receptor. *J Biol Chem* 1996;271:19537-19545.

Broner CW, Stidham GL, Westenkirchner DF, et al. Hypermagnesemia and hypocalcemia as predictors of high mortality in critically ill pediatric patients. *Crit Cane Med* 1990;18:921-928.

Burritt MF, Forsman RW, Offord KP, et al. Pediatric reference intervals for 19 biologic variables in healthy children. *Mayo Clin Proc* 1990;65:329-336.

Carpenter TO, Keller M, Schwartz D, et al. 24,25-Dihydroxyvitamin D supplementation corrects hyperparathyroidism and improves skeletal abnormalities in X-linked hypophosphatemic rickets-a clinical research center study. *J Clin Endocrinol Metab* 1996;81:2381-2388.

Chandrasekharappa SC, Guru SC, Manickam P et al. Positional cloning of the gene for multiple endocrine neoplasia type 1. *Science* 1997;276:404-407.

Cohn DH, Starman BJ, Blumberg B, et al. Recurrence of lethal osteogenesis imperfecta due to parental mosaicism for a dominant mutation in a human type I collagen gene *(COL1A1). Am J Hum* Genet 1990;46:591-601.

Colletti RB, Pan MW Smith EWP, et al. Detection of hypocalcemia in susceptible neonates. The Q-oTc interval. *N Engl J Med* 1974;931-935.

Dent CE, Friedman M. Idiopathic juvenile osteoporosis. *Q J Med* 1966;34:177-210.

Forman DT, Lorenzo L. Ionized calcium: its significance and clinical usefulness. *Ann Clin Lab Sci* 1991;21:297-304.

Gershanick JJ, Levkoff AH, Duncan R. The association of hypocalcemia and recurrent apnea in premature infants. *Am J Dis Child* 1972;113:646-652.

Glorieux FH, Bishop NJ, Plotkin H, et al. Cyclic administration of pamidronate in children with severe osteogenesis imperfecta. *N Engl J Med* 1998;339:947-952.

Holland PC, Wilkinson AR, Diez J, et al. Prenatal deficiency of phosphate, phosphate supplementation, and rickets in very-low birthweight infants. *Lancet* 1990;335: 697-701.

Hughes MR, Malloy PJ, Kieback DG, et al. Point mutations in the human vitamin D receptor gene associated with hypocalcemic rickets. *Science* 1988;242:1702-1705.

HYP Consortium. A gene (PEX) with homologies to endopeptidases is mutated in patients with X-linked hypophosphatemic rickets. *Nat Genet* 1995;11:130-136.

Juppner H, Schipani E, Bastepe M, et al. The gene responsible for pseudohypoparathyroidism type Ib is paternally imprinted and maps in four unrelated kindreds to chromosome 20q13.3. *Proc Natl Acad Sci USA* 1998;95:11798-11803.

Lajeunesse D, Busque L, Menard P, et al. Demonstration of an osteoblast defect in two cases of human malignant osteopetrosis. Correction of the phenotype after bone marrow transplant. *J Clin Invest* 1996;98:1835-1842.

Lowery MC, Morris CA, Ewart A, et al. Strong correlation of elastin deletions, detected by FISH, with Williams syndrome: evaluation of 235 patients. *Am J Hum Genet* 1995;57:49-53.

Matsuoka LY, Wortsman J, Haddad JG, et al. Racial pigmentation and the cutaneous synthesis of vitamin D. *Arch Dermatol* 1991;127:536-538.

McLean FC, Hastings AB. Clinical estimation and significance of calcium ion concentration in the blood. *Am J Med Sci* 1935;189:601-613.

Nussbaum SR, et al. Highly sensitive two-site immunoradiometric assay of parathyrin, and its clinical utility in evaluating patients with hypercalcemia. *Clin Chem* 1987;33:1364-1367.

Rizzoli R, Bonjour JP. Determinants of peak bone mass and mechanisms of bone loss. *Osteoporos Int* 1999;9(Supp12):S17-S23.

Rowe JC, Wood DH, Rowe DW et al. Nutritional hypophosphatemic rickets in a premature infant fed breast milk. *N Engl J Med* 1979;300:293-296.

Specker BL, Tsang RC, Ho ML, et al. Low serum calcium and high parathyroid hormone levels in neonates fed "humanized" cow's milk-based formula. *Am J Dis Child* 1991;145:941-945.

Stewart AF, Adler M, Byers CM, et al. Calcium homeostasis in immobilization: an example of resorptive hypercalciuria. *N Engl J Med* 1982;306:1136-1140.

Thacher TD, Fischer PR, Pettifor JM, et al. Case-control study of factors associated with nutritional rickets in Nigerian children. *J Pediatr* 2000;137:367-373.

Thacher TD, Fischer PR, Pettifor JM, et al. A comparison of calcium, vitamin D, or both for nutritional rickets in Nigerian children. *N Engl J Med* 1999;341:563-568.

Troughton O, Singh SP. Heart failure and neonatal hypocalcemia. *Br Med J* 1972;4:76-79.

Verge CF, Silink M, Howard NJ, Cowell CT, Simpson JM, Lam A. Effects of therapy in X-linked hypophosphatemic rickets. *N Engl J Med* 1991;325:1843-1848.

Walton RJ, Bijvoet OLM. Nomogram for derivation of renal threshold phosphate concentration. *Lancet* 1975;2:309-310.

Wilson LC, Oude LM;-Clayton PT, et al. Parental origin of Gs alpha gene mutations in Albright's hereditary osteodystrophy. *J Med Genet* 1994;31:835-839.

Zaloga GP. Hypocalcemia in critically ill patients. *Crit Care Med* 1992;20:251-262.

VI. DISTÚRBIOS DA TIREÓIDE

26. Avaliação da Função Tireoidiana

Peter A. Singer

I. **Princípios gerais da secreção e do metabolismo do hormônio tireoidiano**

A. **Eixo hipotalâmico-hipofisário-tireoidiano.** Os hormônios tireoidianos tiroxina (T_4) e triiodotironina (T_3) são secretados sob a influência estimulatória da tirotropina hipofisária (hormônio estimulante da tireóide ou TSH). A secreção do TSH é primariamente regulada por um mecanismo dual:

1. **Hormônio regulador da tirotropina (TRH)**, um peptídeo hipotalâmico, atravessa um plexo venoso conectando a eminência mediana da haste e a hipófise anterior, estimulando a síntese e liberação do TSH.
2. **Os hormônios tireoidianos** T_4 e T_3 inibem diretamente a secreção hipofisária. O T_4 tem um efeito mais inibitório do que o T_3 e exerce-o via conversão intracelular para o T_3. O hormônio tireoidiano também exerce um efeito de *feedback* sobre o hipotálamo. Parece que o hormônio tireoidiano exerce a influência dominante sobre a secreção do TSH.

   Figura 26.1 representação do eixo hipotálamo hipofisário tireoidiano. (Nota que um número de outros fatores altera a secreção de TSH tanto direta quanto indiretamente, embora o papel fisiológico regulador do TSH destes agentes sejam considerado pequeno).

B. **Proteínas ligantess da tireóide e hormônio livre.** Existe hormônio tireoidiano em circulação tanto nas formas livre (ou não ligada) e ligada. A quantidade de hormônio livre, que é o componente metabolicamente ativo do hormônio tireoidiano, é extremamente pequena, sendo responsável por aproximadamente 0,03% do T_4 total circulante e 0,3% do T_3 total circulante, respectivamente. A maior parte do hormônio é avidamente ligada a proteínas ligantes da tireóide, a mais importante das quais é a TBG, que é responsável por aproximadamente 75% da ligação do hormônio tireoidiano. As outras proteínas de ligação, a pré-albumina ligante da tireóide (TBPA), também denominada transtiretina, e a albumina, são responsáveis por aproximadamente 15% e 10% da ligação do T_4, respectivamente. O T_3 não é ligado pela TBPA ou pela albumina.

1. Alterações nas concentrações das proteínas ligantes da tireóide, principalmente TBG, resultam em alterações nas concentrações de T_4 e de T_3. Um aumento na TBG resulta em aumento nos níveis de hormônio tireoidiano, e a deficiência de TBG resulta em menor concentração total do hormônio. No entanto, as quantidades de hormônio livre *não se modificam*, de modo que o *status* metabólico permanece inalterado. Os hormônios totais e livres existem em equilíbrio dinâmico. Os estados de alterações nas concentrações da TBG são mostrados na Tabela 26.1.
2. Alterações nas concentrações da TBPA ou da albumina levam a alterações menos significativas nos níveis séricos de T_4 em virtude da afinidade de ligação significativamente menor do T_4 para estas proteínas. No entanto, existe uma síndrome de excesso de T_4 eutireoidiano familiar, na qual ocorre a ligação anormal de T_4 (mas não de T_3) à albumina sérica. Neste distúrbio, o T_4 livre (FT_4) permanece normal. Também existe um raro distúrbio de níveis séricos aumentados de TBPA no qual o T_4 total está elevado, e a FT_4 é normal.

C. **Metabolismo periférico do hormônio tireoidiano**

1. A glândula tireoidiana é a única fonte de T_4. No entanto, aproximadamente 80% do T_3 no sangue deriva da desiodinação do T_4 a T_3 no tecido periférico (principalmente hepático e renal). Portanto, apenas 20% da produção diária de T_3 deriva da secreção da glândula tireoidiana. Aproximadamente 80 a 90 μg de T_4 é secretada pela glândula tireoidiana diariamente, e a produção média diária de T_3 é de aproximadamente 20 a 30 μg.
2. Quando a conversão normal de T_4 para T_3 é prejudicada, uma via alternativa de desiodinação é empregada, e um estereoisômero de T_3, o **T_3 reverso** (RT_3), é produzido. O RT_3 não possui nenhum efeito biológico tissular conhecido ou efeito de *feedback* sobre a glândula hipófise. A taxa

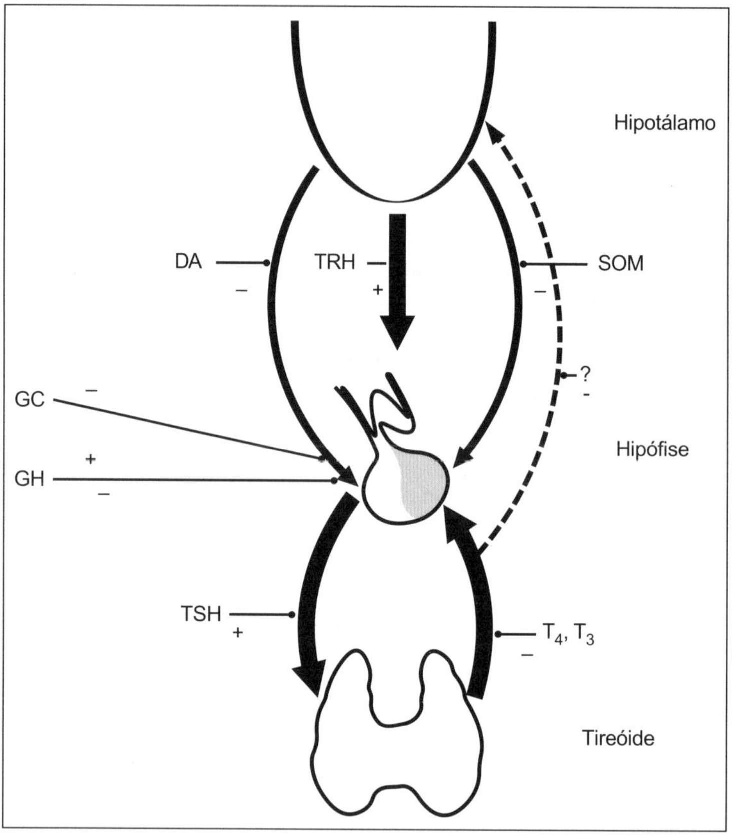

Fig. 26.1. Eixo hipotalâmico-hipofisário-tireoidiano. A dopamina (DA) e a somatostatina (SOM) podem ser reguladores fisiológicos menores da secreção do hormônio estimulante da tireóide (TSH). Os possíveis efeitos inibitórios do hormônio de crescimento (GH) podem ocorrer pela estimulação da síntese hipotalâmica de SOM. Os glicocorticóides (GC) podem ter efeitos sobre o tireotrofo e o hipotálamo. TRH, hormônio liberador da tirotropina; T_4, tiroxina; T_3, triiodotironina.

de produção diária de RT_3 é de aproximadamente 30 μg, a maioria da qual deriva do T_4. Os fatores que prejudicam a conversão do T_4 em T_3 são listados na Tabela 26.2.

II. Testes de função tireoidiana

A. Testes *in vitro*

1. **T_4 sérico.** O T_4 sérico total é medido ou por métodos de radioimunoensaio (RIA) ou pelos métodos não radioativos, e geralmente refletem o estado funcional da tireóide. No entanto, alterações na concentração das proteínas ligantes da tireóide, geralmente secundárias à terapia estrogênica ou gravidez, alteram a concentração de T_4 sem afetar o *status* tireometabólico (veja seção I.B.1). Outros fatores que podem alterar a concentração do T_4 total sem modificar o metabolismo incluem a síndrome do eutireoidismo doente, a resistência periférica ao hormônio tireoidiano, anticorpos endógenos ao T_4, e certas drogas (veja a seguir). Portanto, em algumas circunstâncias, a concentração sérica de T_4 pode não refletir com precisão o *status* metabólico do indivíduo. A síndrome do eutireoidismo doente também pode estar associada a níveis de T_4 elevados ou baixos.

2. **Tiroxina livre (FT_4).** A FT_4 sérica mais precisamente reflete o *status* metabólico e não é afetada por alterações nas proteínas séricas ou na síndrome do eutireoidiano doente. O "padrão ouro" é a

Tabela 26.1 Estados de TBG alterados que afetam as concentrações dos hormônios tireoidianos

Excesso de TBG
Gravidez
Administração de estrogênio
Hepatite aguda
Hepatite crônica ativa
Porfiria hepática intermitente aguda
Tumores produtores de estrogênio
Heroína
Metadona
Perfenazina
Clofibrato
Idiopático
Hereditário
Deficiência de TBG
Administração de androgênio
Acromegalia
Tumores produtores de testosterona
Doses grandes de glicocorticóides
Nefrose
Hipoproteinemia
Doença hepática crônica (p. ex., cirrose)
Hereditariedade

TBG, globulina ligante de tiroxina.

medida da FT_4 por diálise de equilíbrio; no entanto, o método da diálise pode demandar tempo e é relativamente caro; portanto, a sua utilidade clínica pode ser limitada.

A maioria dos ensaios FT_4 comerciais emprega técnicas de imunoensaio, que podem ser afetados por alterações nas proteínas ligantes. De modo a superar isso, uma estimativa relativamente precisa da FT_4 pode ser calculada. Isso é feito multiplicando-se o T_4 sérico total por uma avaliação indireta da capacidade da TBG. Os métodos indiretos de TBG variam; entre eles estão o teste de captação do T_3, o teste de captação tireoidiana e a relação de captação tireoidiana. Qualquer que seja o método usado, uma estimativa da FT_4 (também denominada índice de T_4 livre) geralmente se correlaciona muito de perto com a FT_4.

Tabela 26.2 Fatores que inibem o metabolismo de T_4 para T_3

Doença sistêmica (aguda ou crônica)
Privação calórica: jejum, anorexia nervosa, malnutrição calórico-protéica
Cirurgia
Recém-nascido
Envelhecimento
Glicocorticóides
Propranolol
Amiodarona
Corantes de colecistografia: ipodato, ácido iopanóico
Propiltiouracil

T_3, triiodotironina; T_4, tiroxina.

3. **T_3 sérico.** O T_3 é medido pelo RIA ou por métodos não isotópicos. Pelo fato de o T_3 ser ligado à TBG, ele é sujeito às mesmas alterações do T_4 devidas a alterações das proteínas ligantes. Portanto, um índice de T_3 livre (FT_3I) pode ser obtido usando-se o mesmo método usado no cálculo da FT_4I. Como principal fonte de T_3 circulante é o T_4, as condições que afetam o metabolismo do T_4 também afetam os níveis de T_3 (veja Tabela 26.2). Clinicamente a síndrome do eutireoidiano doente é a condição não tireoidiana que mais comumente está associada ao T_3 sérico baixo.
4. **TSH sérico.** Avanços metodológicos na mensuração do TSH durante os últimos 10 anos tornaram este teste idealmente adequado para determinar disfunções tireoidianas muito leves. A maioria das medidas de TSH são derivadas dos métodos imunométricos. A atual terminologia para o TSH inclui o TSH sensível (S-TSH) e o TSH ultra-sensível. A designação *sensível* tem pouca relevância nos dias de hoje; no entanto, praticamente todos os ensaios clínicos atualmente empregados têm uma sensibilidade funcional aceitável e conseguem diferenciar o hipertireoidismo do eutireoidismo. Embora os ensaios TSH sejam altamente sensíveis e reprodutíveis, o teste TSH apresenta limitações, especialmente nos pacientes hospitalizados (veja Seção III).

B. Testes *in vivo*

1. **Teste de captação do iodo radioativo (RAIU).** O RAIU é realizado administrando-se oralmente ^{123}I e medindo-se a captação porcentual da dose do radionuclídeo em qualquer momento entre 4 e 24 horas depois. O teste é mais útil para diferenciar os tipos de hipotireoidismo entre alta e baixa captação e deve ser realizado em pacientes hipertireóideos nos quais não é evidente um diagnóstico de doença de Graves. A Tabela 26.3 classifica o hipertireoidismo de acordo com o RAIU.
2. **Teste de TRH.** Este teste tem sido usado para avaliar a reserva hipofisária de TSH, assim como o grau de supressão do TSH. Em virtude da ampla disponibilidade dos ensaios de TSH ultra-sensíveis, este teste raramente é usado hoje em dia.
3. **Teste de supressão T_3 tireoidiana.** Hoje em dia, este teste, projetado para testar a função tireoidiana autônoma, é usado infreqüentemente, por causa da disponibilidade de testes bioquímicos específicos e de técnicas de imagem da tireóide. O teste é realizado medindo-se RAIU tireoidiano basal e repetindo o RAIU após a dose diária de 75 μg de administração de T_3 oral. A função tireoidiana autônoma estará presente se o RAIU falhar em ser suprimido para menos de 50% do basal.

C. **Outros testes sorológicos.** Numerosos testes associados à auto-imunidade tireoidiana, como a medida dos anticorpos antitireoglobulina e antimicrossômicos, anticorpos contra T_4 e T_3 e dos anticorpos estimulantes e bloqueadores da tireóide, são discutidos no Capítulo 29. A utilidade dos testes sorológicos para o câncer tireoidiano, como as medidas de tireoglobulina e calcitonina, é discutida no Capítulo 30.

III. **Avaliação da suspeita de disfunção tireoidiana**

A. **Hipotireoidismo**

1. **Hipotireoidismo primário.** O diagnóstico laboratorial de hipotireoidismo primário é estabelecido pela presença de T_4 sérico baixo (FT_4I) e TSH sérico elevado. O TSH sérico é o teste mais sen-

Tabela 26.3 RAIU nos estados hipertireóideos

RAIU alto	RAIU baixo
Doença de Graves	Tireoidite subaguda
Bócio multinodular tóxico	Tireoidite indolor
Adenoma tóxico	Doença de Graves com sobrecarga aguda de iodo
Hashitoxicose	Hipertireoidismo induzido pelo iodo
Coriocarcinoma	Terapia hormonal tireoidiana
Mola hidatiforme	Carcinoma metastático funcionante da tireóide
Tumor hipofisário produtor de TSH	*Struma ovarii*

RAIU, captação de iodo radioativo; TSH, hormônio estimulante da tireóide.

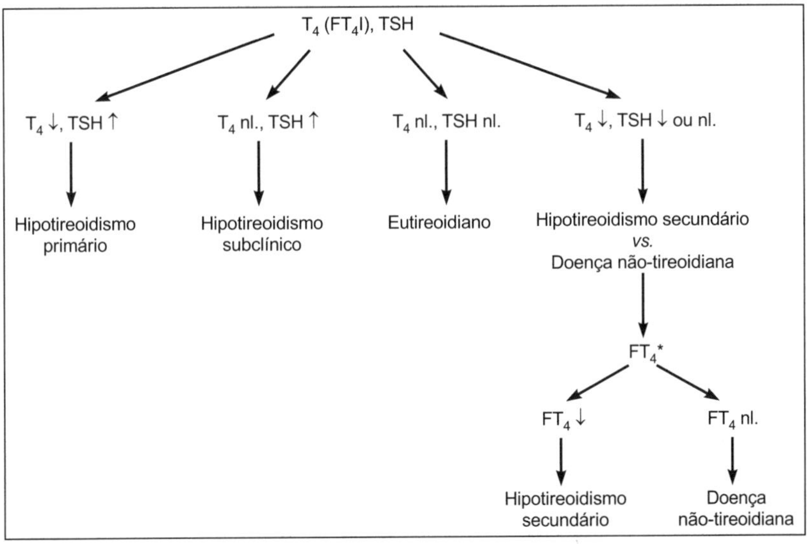

Fig. 26.2. Avaliação laboratorial da suspeita de hipotireoidismo. T_4, tiroxina; FT_4, T_4 livre; FT_4I, índice de T_4 livre; TSH, hormônio estimulante da tireóide; nl, normal (*Onde há incerteza quanto ao diagnóstico clínico, o FT_4 deve ser medido pela diálise de equilíbrio, para se evitar alterações induzidas pelas proteínas ligantes).

sível no diagnóstico do hipotireoidismo primário. No hipotireoidismo leve, o nível do T_4 pode estar dentro dos limites normais na presença de elevação do TSH. Isso é denominado **hipotireoidismo subclínico.** Um algoritmo sugerido para a avaliação da suspeita de hipotireoidismo empregando-se o TSH sérico é mostrado na Figura 26.2.

2. **Hipotireoidismo secundário.** Um T_4 sérico baixo e um TSH normal ou baixo sugere o diagnóstico de hipotireoidismo secundário (hipofisário) ou terciário (hipotalâmico). Tais pacientes devem ser avaliados adicionalmente para a suspeita de doença hipofisária ou hipotalâmica. Os pacientes com T_4 sérico baixo e níveis de TSH normais ou baixos secundariamente à síndrome do eutireoidismo doente também precisam ser diferenciados dos pacientes com hipotireoidismo secundário ou terciário (veja Capítulo 29).
3. **T_3 sérico.** O T_3 sérico é de pouco uso na avaliação da suspeita de hipotireoidismo já que ele pode ser normal em mais de um terço dos indivíduos hipotireóideos. Portanto, este teste não é recomendado para pacientes com suspeita de hipotireoidismo.

B. Hipertireoidismo

1. A Figura 26.3 delineia uma estratégia para avaliar os pacientes com suspeita de hipertireoidismo. Observe que o TSH sérico é central nesta estratégia, em parte porque os tipos raros de hipertireoidismo, incluindo os tumores hipofisários produtores de TSH e resistência central ao hormônio tireoidiano, estão associados a concentrações inapropriadamente normais a altas de TSH.
2. O FT_4 sérico está elevado em todos os tipos de hipertireoidismo, exceto pela "toxicose T_3", onde o nível sérico de T_3 está elevado e o FT_4 sérico pode ser normal.
3. Os níveis séricos de T_3 estão elevados em praticamente todos os pacientes com hipertireoidismo, e pacientes com doença de Graves têm elevações de T_3 desproporcionais em comparação com outros tipos de hipertireoidismo. Em geral, não é necessário obter os níveis de T_3 para fazer o diagnóstico de hipertireoidismo. No entanto, uma medida do T_3 é útil nas seguintes situações:

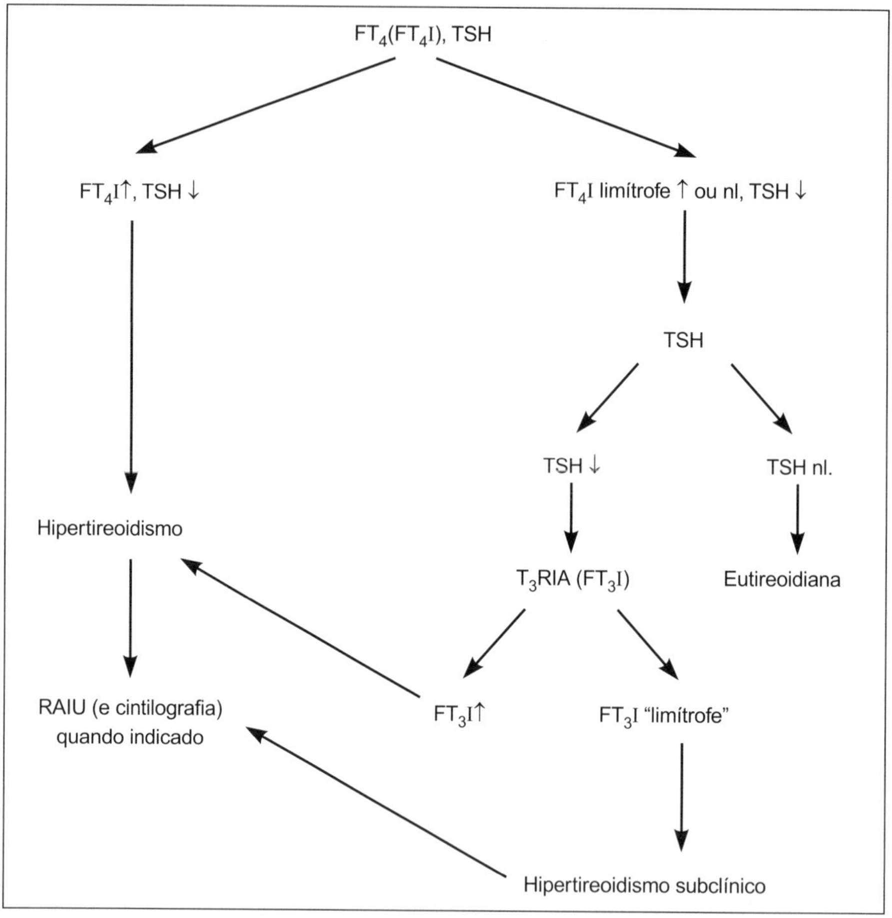

Fig. 26.3. Avaliação laboratorial da suspeita de hipertireoidismo. Esta abordagem pode ser usada para a avaliação do hipertireoidismo óbvio. De outro modo, o TSH sérico deve ser usado como teste de primeira linha (veja o texto). T_4, tiroxina; FT_4I, índice de T_4 livre; T_3, triiodotironina; FT_3, T_3 livre; FT_3I, índice de T_3 livre; RAIU, captação do iodo radioativo; TSH, hormônio estimulante da tireóide; nl, normal.

a. Em pacientes com sintomas sugestivos de hipertireoidismo nos quais os níveis de FT_4 são normais ou limítrofes.

b. Em pacientes nos quais o hipertireoidismo é detectado em rastreamento de rotina, mas nos quais os sintomas e sinais de hipertireoidismo estão ausentes. Tais pacientes na realidade podem ser eutireoidianos e ter hipertiroxinemia isolada, secundária a alterações nas proteínas ligantes da tireóide.

c. A hipertiroxinemia e a hipertriiodotironemia sem hipertireoidismo também são observados em pacientes com distúrbio hereditário de resistência periférica ao hormônio tireoidiano. Os indivíduos com este distúrbio raro, apesar de terem níveis de T_4 e de T_3 totais e livres elevados, são metabolicamente eutireoidianos, ou, às vezes, mesmo discretamente hipotireóideos. Apesar de a hipertiroxinemia sem hipertireoidismo ser incomum, ela está sendo reconhecida com freqüência cada vez maior. A Tabela 26.4 delineia os estados hipertiroxinêmicos sem hipertireoidismo.

Tabela 26.4 Testes de função tireoidiana na hipertiroxinemia sem hipertireoidismo

Estado	Testes				
	T_4	T_3	FT_4I	T_4 livre	TSH
Excesso de TBG	↑	↑	N	N	N
Ligação anormal de albumina	↑	N	↑	N	N
TBPA aumentado	↑	N	↑	N	N
Resistência hormonal tireoidiana periférica	↑	↑	↑	↑	N ou ↑
Doença não tireoidiana (leve)	↑	↓	↑	N, ↑ ou ↓	N
Terapia com amiodarona	↑	N	↑	↑	N

T_4, tiroxina; T_3, triiodotironina; FT_4I, índice de T_4 livre; TSH, hormônio estimulante da tireóide; N, normal; ↑, elevado; ↓, reduzido; TBG, globulina ligante de tiroxina; TBPA, pré-albumina ligante de tiroxina.

C. **Obstáculos na mensuração do TSH.** Existem numerosas condições nas quais o TSH sérico não reflete com precisão o *status* tireometabólico.

1. **Doença não tireoidiana (síndrome do eutireoidiano doente).** O TSH sérico pode ser suprimido nos pacientes hospitalizados com doenças graves. Durante a recuperação, o TSH pode se elevar, embora geralmente não acima de 10 mU/L. Apesar das alterações na concentração do TSH durante a enfermidade, os níveis de T_4 permanecem normais e os pacientes são eutireoidianos.
2. ***Status* tireoidiano em mutação.** O *status* tireoidiano precisa ser estável para permitir uma interpretação confiável do TSH sérico. Apesar de o nível suprimido de TSH sérico ser indicativo de hipertireoidismo no indivíduo não tratado, pacientes que estão sendo tratados com drogas antitireoidianas ou que se submeteram à ablação tireoidiana com iodo radioativo pelo hipertireoidismo podem exibir níveis de TSH suprimidos por vários meses após o T_4 e o T_3 séricos terem atingido níveis normais; isso reflete uma supressão prolongada do eixo hipotalâmico-hipofisário-tireoidiano. Um fenômeno similar pode ocorrer em pacientes que previamente estavam tomando doses excessivas de hormônio tireoidiano.

   Os pacientes hipotireóideos que recentemente iniciaram a terapia com hormônio tireoidiano também podem ter um TSH sérico discordante com os níveis de T_4 devido à lacuna na queda do TSH após o início da terapia. Portanto, níveis normais de T_4 e níveis elevados de TSH após um mês e pouco de terapia não necessariamente refletem sobreposição com levotiroxina. Isso frisa a recomendação de que as alterações da dose não devem ser feitas com maior freqüência do que a cada 6 a 8 semanas, a menos que a situação clínica ordene outra forma.

   A adesão variável com a tomada de hormônio tireoidiano também pode fornecer resultados enganosos. Os pacientes que tomam a medicação intermitentemente ou que tomaram consistentemente apenas umas poucas semanas antes da visita ao consultório, podem ter níveis de T_4 relativamente normais e níveis de TSH séricos elevados.
3. **Hipotireoidismo central.** Conforme mencionado anteriormente, o hipotireoidismo devido a uma doença hipofisária ou hipotalâmica caracteriza-se por níveis séricos de T_4 baixos e níveis normais de TSH. Portanto, confiar no TSH sérico para o rastreamento de um possível hipotireoidismo em tais pacientes resultaria em falha em realizar o diagnóstico correto. Felizmente, a maioria dos indivíduos com hipotireoidismo central exibe deficiências hormonais adicionais ou tem sintomas de efeito de massa (como anormalidades da acuidade visual ou do campo visual), dessa forma diminuindo a probabilidade de o diagnóstico correto ser deixado de lado.
4. **Hipertireoidismo associado à secreção inapropriada do TSH**
   a. **Tumor hipofisário secretor de TSH.** Os níveis séricos de TSH estão elevados ou inapropriadamente normais nestes pacientes com hipertireoidismo devido a tumores produtores de TSH. Tais lesões são raras, compondo apenas aproximadamente 0,5% de todos os tumores hipofisários, e tipicamente são macroadenomas.

Tabela 26.5 Efeitos dos agentes farmacológicos sobre a função tireoidiana

Local de ação e droga	Testes				Comentários
	T_4 sérico	T_4 livre	T_3	TSH	
Eixo hipotalâmico-hipofisário					
Dopamina	↓	↓	↓	↓	
Levo-Dopa	N	N	N	↓	Hipotireoidismo clínico não observado em normais
Glicocorticóides	↓	↓	↓	↓	
Anfetaminas	↑	↑	↑	N ou ↑	Efeitos clínicos menores
Metoclopramida	N	N	N	↑	Aumento do TSH transitório
Síntese/liberação da tireóide					
Sulfonamidas, sulfoniluréias, PAS, fenilbutazona, aminoglutetamida, 6-mercaptopurina	↓	↓	↓	↑	Efeitos menores e geralmente com anormalidade tireoidiana subjacente
Carbonato de lítio	↓	↓	↓	↑	Sinérgica com iodetos produtores de hipotireoidismo
Iodetos	↓	↓	↓	↑	
	↑				↑ ↑ ↓
Ligação protéica alterada					
Estrogênios, perfenazina, clofibrato, heroína, metadona	↑	N	↑	N	Concentrações de TBG aumentadas; FT_4 e FT_3 normais
Androgênios, danazol, glicocorticóides, L-asparaginase	↓	N	↓	N	Concentrações de TBG diminuídas; FT_4 normal
Fenitoína	↓	↓	N	N	Inibe o T_4, ligação do T_3 ao TBG; efeitos adicionais sobre o metabolismo (veja a seguir)
Fenilbutazona, salicilatos, fenclofenaco	↓	N		N	Inibe T_4, ligação de T_3 ao TBG

Metabolismo do hormônio tireoidiano alterado					
Propranolol, propiltiouracil, glicocorticóides	N	N	↓	N	Inibe a conversão periférica de T_4 em T_3
Ipodato, ácido iopanóico, amiodarona	↑	↑	↑	↓	Inibe a conversão de T_4 em T_3 intra-hipofisária, assim como periférica; também efeitos de iodeto com a amiodarona
Fenitoína	↓	↓	N	N	Acelera a captação celular e a disposição de T_4. Alterações clínicas observadas em pacientes tratados com T_4 e com hipotireoidismo
Fenobarbital	↓	↓		↑	Acelera a disposição; as alterações observadas apenas nos pacientes tratados com T_4
Heparina	N	↑	N	N	Captação celular diminuída de T_4
Ipodato	↑	↑	↓	↑	Captação celular diminuída de T_4
Inibidores da absorção gastrointestinal do hormônio tireoidiano					
Colestiramina, colestipol, sulfato ferroso, carbonato de cálcio	↓	↓	↓	↑	Tomar o L-T_4 com intervalos de pelo menos 4 horas

T_3, triiodotironina; T_4, tiroxina; TSH= hormônio estimulante da tireóide; FT_3, triiodotironina livre; FT_4, tiroxina livre; TBG= globulina ligante de tiroxina; N, normal.

b. **Resistência central ao hormônio tireoidiano.** Este raro distúrbio genético caracteriza-se por níveis de T_3 e de T_4 elevados e concentrações de TSH inapropriadamente normais ou levemente elevadas. Conforme ocorre com os pacientes portadores de tumores produtores de TSH, o diagnóstico deste distúrbio prevenirá a terapia inapropriada para o hipertireoidismo.

D. **Outros usos do TSH sérico.** Além do rastreamento para a disfunção tireoidiana, as medidas do TSH sérico são úteis para (a) avaliação da adequação da reposição de hormônio tireoidiano em pacientes com hipotireoidismo; (b) avaliação da adequação da terapia supressora do hormônio tireoidiano em pacientes com câncer tireoidiano diferenciado; e (c) avaliação da terapia supressora de TSH em pacientes com bócio nodular.

IV. **Efeitos das drogas sobre a função tireoidiana** (Tabela 26.5). Muitos agentes farmacológicos estão disponíveis para o tratamento da doença não-tireoidiana que pode afetar significativamente a síntese ou liberação do hormônio tireoidiano, afetando a concentração das proteínas ligantes da tireóide e a afinidade de ligação dos hormônios tireoidianos pelas proteínas, alterando o metabolismo periférico do hormônio tireoidiano ou a captação do hormônio tireoidiano pelas células e prejudicando a absorção gastrointestinal dos hormônios administrados.

A. **Drogas que afetam a regulação central da secreção do TSH**

1. **Dopamina**, um agente comumente empregado em pacientes hipotensos na unidade de terapia intensiva, reduz os níveis de TSH; portanto, um TSH baixo em um paciente que esteja recebendo dopamina não pode ser considerado válido. Também se observou que a dopamina normalizou os níveis de TSH em pacientes hipotireóideos.
2. **Glicocorticóides** quando administrados em quantidades farmacológicas, inibem o TSH. Os pacientes hospitalizados que recebem esteróides freqüentemente apresentam níveis baixos de TSH.
3. **Octreotídeo,** um análogo sintético da somatostatina usado no tratamento da acromegalia, reduz os níveis de TSH, mas não causa hipotireoidismo.
4. **Anfetaminas** podem resultar em níveis aumentados de hormônio tireoidiano, possivelmente pela estimulação na secreção do TSH. Já que os indivíduos que abusam das anfetaminas podem parecer hipermetabólicos, o hipertireoidismo poderia ser erroneamente diagnosticado.

B. **Drogas que afetam a síntese ou liberação do hormônio tireoidiano**

1. **Função tireoidiana diminuída**

a. **Iodos** podem causar hipotireoidismo inibindo a liberação do hormônio tireoidiano. O hipotireoidismo secundário aos iodetos mais freqüentemente ocorre nos indivíduos com doença tireoidiana subjacente, especialmente a tireoidite auto-imune crônica (Hashimoto) e doença de Graves previamente tratada. A **amiodarona**, uma droga antiarrítmica, contém 37% de iodo por peso e mostrou-se produzir hipotireoidismo primário em aproximadamente 10% dos pacientes tratados com este agente nos Estados Unidos.

b. **O carbonato de lítio**, um agente usado para o manuseio dos pacientes maníaco-depressivos, inibe a liberação do hormônio tireoidiano, resultando em diminuição do hormônio tireoidiano e aumento nas concentrações de TSH em 15 a 40% dos pacientes, a maioria dos quais com doença tireoidiana auto-imune subjacente. Se usado em conjunção com os iodetos, o efeito tende a ser significativo.

c. **Cetoconazol,** um agente antifúngico, que sabidamente inibe a esteroidogênese supra-renal, também foi relatado como causando hipotireoidismo, provavelmente por prejudicar a síntese do hormônio tireoidiano.

d. **Citocinas** (veja Capítulo 28), especialmente o interferon-α e a interleucina-2, podem causar hipotireoidismo, geralmente em indivíduos com tireoidite auto-imune crônica subjacente.

2. **Função tireoidiana aumentada**

a. Além de **inibir** a função tireoidiana, os iodos podem também **aumentar** a função tireoidiana. Os pacientes com bócio nodular que têm tecido tireoidiano funcionando de forma autônoma, podem desenvolver hipertireoidismo após ingestão de iodo exógeno ou administração intravenosa, geralmente em 2 a 3 semanas.

b. **Amiodarona** também pode causar hipertireoidismo, ou devido ao excesso de iodo em pacientes com bócio subjacente ou devido à indução de uma síndrome tipo tireoidite indolor em pacientes sem uma história de doença tireoidiana (veja Capítulo 27).

c. **Citocinas** podem causar hipertireoidismo ao produzir uma resposta típica de tireoidite (veja Capítulo 27).

C. **Drogas que afetam as proteínas ligantes da tireóide**

1. **Alterações nas concentrações de proteína ligante da tireóide**

a. Níveis **elevados de TBG** geralmente são causados por compostos que contêm estrogênios.

b. Níveis **diminuídos de TBG** são produzidas pelos androgênios, como o danazol (um agente usado no tratamento da endometriose) e L-asparginase (uma droga antineoplásica).

c. A principal conseqüência das alterações dos níveis de TBG é produzir aumentos correspondentes no T_4 total e no T_3 quando o TBG aumenta ou, quando os níveis de TBG são reduzidos, uma diminuição nos níveis de T_4 ou de T_3. As concentrações de hormônio livres permanecem inalteradas, e os pacientes são eutireoidianos.

2. **Alterações na afinidade da proteína ligante da tireóide.** Várias drogas inibem a ligação do hormônio tireoidiano ao TBG. Clinicamente, as alterações mais freqüentemente observadas ocorrem com a fenitoína, onde o efeito é reduzir os níveis totais de T_4 total sem modificar o TSH. O fenclofenaco e o Salsalate podem também causar modificações similares.

D. **Drogas que alteram o metabolismo do hormônio tireoidiano**

1. **Desiodinação periférica do T_4.** Numerosos agentes farmacológicos inibem a desiodinação de T_4 para T_3, com uma resultante diminuição no T_3. O propranolol, o propiltiouracil e os glicocorticóides exercem os seus efeitos primariamente nas vias de desiodinação hepática e renal. O iodeto, o ácido iopanóico e a amiodarona, além de reduzirem a conversão periférica de T_4 a T_3, também inibem a conversão intra-hipofisária de T_4 a T_3. Isso pode resultar em um ligeiro aumento na secreção do TSH, com um aumento leve secundário nos níveis de T_4 sérico e T_4 livre. Os níveis aumentados de T_4 também foram observados em pacientes que tomam grandes doses de propranolol.

2. **Agentes que afetam a captação celular de hormônio tireoidiano.** A fenitoína parece aumentar a captação celular de T_4 nos tecidos, assim como acelerar o seu metabolismo. É importante reconhecer esse mecanismo, pois os pacientes que tomam hormônio tireoidiano para o hipotireoidismo e que também tomam fenitoína precisarão de maiores doses de reposição tireoidiana. Similarmente, a droga **fenobarbital**, assim como a droga antituberculosa rifampicina, parecem acelerar o metabolismo do T_4, e os pacientes hipotireóideos que recebem terapia de reposição também podem precisar de doses maiores de T_4.

E. **Agentes que afetam a absorção do hormônio tireoidiano administrado.** Os agentes hipolipidêmicos colestiramina e colestipol, assim como a farinha de soja, inibem a absorção do hormônio tireoidiano exógeno pela sua ligação com o T_4 e o T_3 no intestino. O agente antiinflamatório sucralfate também pode ter efeitos similares, assim como o sulfato ferroso, especialmente quando tomado com o hormônio tireoidiano. O carbonato de cálcio, quando ingerido conjuntamente com a levotiroxina, também mostrou causar uma leve inibição da absorção tireoidiana. Portanto, os pacientes que tomam hormônio tireoidiano devem ser instruídos a tomarem as suas medicações várias horas separadas das drogas que interferem na absorção do hormônio tireoidiano.

Referências Selecionadas

Arafah BM. Decreased levothyroxine requirements in women with hypothyroidism during androgen therapy for breast cancer. *Ann Intern Med* 1994;121:247-251.

Bishnoi A, Carlson HE, Gruber BL, et al. Effects of commonly prescribed nonsteroidal anti-inflammatory drugs on thyroid hormone measurement. *Am J Med* 1994;96:235-238.

Bitton RN, Wexler C. Free triiodothyronine toxicosis: a distinct entity. *Am J Med* 1990;88:531-533.

Blackshear JL, et al. Thyroxine replacement requirements in hypothyroid patients receiving phenytoin. *Ann Intern Med* 1983;99:341.

Bocchetta A, Bernardi F, Pedditzi M, et al. Thyroid-abnormalities during lithium treatment. *Acta Psychiatr Scand* 1991;83:193-198.

Borowski GD, Garofano CD, Rose LI. Effect of long term amiodarone therapy on thyroid hormone levels and thyroid function. *Am J Med* 1985;78:443-453.

Borst GC, Eil C, Burman KD. Euthyroid hyperthyroxinemia. *Ann Intern Med* 1983;98:366.

Braverman LE. Iodine and the thyroid: 33 years of study. *Thyroid* 1994;4:351-356.

Campbell NRC, Hasinoff BB, Stalts H, et al. Ferrous sulfate reduces thyroxine efficacy in patients with hypothyroidism. *Ann Intern Med* 1992;117;1010-1013.

Casko G, et al. Direct and indirect techniques for free thyroxin compared in patients with nonthyroidal illness: effect of prealbumin and thyroxin-binding globulin. *Clin Chem* 1989;35:1655.

Cavalieri RR, et al. Serum thyroxine, free T4, triiodothyronine, and reverse-T3 in diphenylhydantoin-treated patients. *Metabolism* 1979;28:1161.

Cavalieri RR, Pitt-rivers R. The effect of drugs on the distribution and metabolism of thyroid hormone. *Pharmacol Rev* 1987;33(2):55-80.

Chopra IJ, et al. Thyroid function in nonthyroidal illnesses. *Ann Intern Med* 1983;98:946.

Cooper DS. Thyroxine suppression therapy for benign nodular disease. *J Clin Endocrinol Metab* 1995;80:331-334.

Cooper DS, Daniels GH, Ladenson PW, et al. Hyperthyroxinemia in patients treated with high dose propranolol. *Am J Med* 1982;73:867-571.

Emerson CH, Dyson WL, Utiger RD. Serum thyrotropin and thyroxine concentrations in patients receiving lithium carbonate. *J Clin Endocrinol Metab* 1973;36:338.

Faber J, Kirkegaard C, Rasmussen B, et al. Pituitary-thyroid axis in critical illness. *J Clin Ondocrinol Metab* 1987;65:315-320.

Figg WD, Thilbault A, Sarto AO, et al. Hypothyroidism associated with aminoglutethimide in patients with prostate cancer. *Arch Intern Med* 1994;154:1023-1025.

Figge HL, Figge J. The effects of amiodarone on thyroid hormone function: a review of physiology and clinical manifestations. *J Clin Pharmacol* 1990;30:588-595.

Fradkin JE, Wolff J. Iodide-induced thyrotoxicosis. *Medicine* 1983;62:1.

Hamblin PS, Dyer SA, Mohr VS, et al. Relationship between thyrotropin and thyroxine changes during recovery from severe hypothyroxinemia or critical illness. *J Clin Endocrinol Metab* 1986;62:717-722.

Havrankova J, Lanaie R. Levothyroxine binding by sucralfate. *Ann Intern Med* 1992;117:445-446.

Hay ID, Bayer MF, Kaplan MM, et al. American Thyroid Association assessment of current free thyroid hormone and thyrotropin meastirements and guidelines for future clinical assays. *Clin Chem* 1991;37:2002.

Heath H, Lee RB, Diamond RC, et al. Conjugated estrogen therapy and tests of thyroid function. *Ann Intern Med* 1974;81:351.

Helfand M, Crapo LM. Screening for thyroid disease. *Ann Intern Med* 1990;112:840.

Isely WL. Effect of rifampin therapy on thyroid function test in a hypothyroid patient on replacement with L-thyroxine. *Ann Intern Med* 1987;107:517-518.

Itoh S, Tanaka K, Kimagae M, et al. Effect of subcutaneous injection of a long acting analogue of somatostatin (SMS 201-995) on plasma thyroid stimulating hormone in normal human subjects. *Life Sci* 1988;42:2691-2699.

Ivor MD, Jackson MRCP Thyrotropin-releasing hormone. *N Engl J Med* 1982;306:145-155.

Kaptein EM. Clinical applications of free thyroxine determinations. *Clin Lab Med* 1993;13:653-672.

Kaptein EM, Spencer CA, Kamiel MB, et al. Prolonged dopamine administration and thyroid hormone economy in normal and critically ill subjects. *J Clin Endocrinol Metab* 1980;51:387.

Kitching NH. Hypothyroidism after treatment with ketoconazole. *Br Med J* 1986; 293:993-994.

Klee GG, Hay ID. Biochemical thyroid function testing. *Mayo Clin Proc* 1994;69:469-470.

Larsen PR. Feedback regulation of thyrotropin secretion by thyroid hormones. *N Engl J Med* 1982;306:23.

Larsen PR, Alexander NM, Chopra IJ, et al. Revised nomenclature for tests of thyroid hormones and thyroid related proteins in serum. *J Clin Endocrinol Metab* 1987;64:1089.

Liel Y, Sperber AD, Shany S. Nonspecific intestinal absorption of levothyroxine by aluminum hydroxide. *Am J Med* 1994;97:363-365.

Mooradian AD, et al. Decreased serum triiodothyronine is associated with increased concentrations of tumor necrosis factor. *J Clin Endocrinol Metab* 1990;71:1239.

Morley JE, Shafer RB, Elson MK, et al. Amphetamine-induced hyperthyroxinemia. *Ann Intern Med* 1980;3:707-709.

Moses AC, Lawler J, Haddow J, et al. Familial euthyroid hyperthyroxinemia resulting from increased thyroxine-binding to thyroxine-binding prealbumin. *N Engl J Med* 1982;306:966-969.

Nelson JC, Tomel RT. Direct determination of free thyroxine in undiluted serum by equilibrium dialysis. *Clin Chem* 1988;34:1737.

Refetoff S, DeWind T, DeGroot LJ. Familial syndrome combining deaf-mutism stippled epiphyses, goiter, and abnormally high PBI: possible target organ refractoriness to thyroid hormone. *J Clin Endocrinol Metab* 1967;27:2779-2794.

Refetoff S, Weiss RE, Usala SJ. The syndromes of resistance to thyroid hormone. *Endocr Rev* 1993;14:348-399.

Ross DS. Hyperthyroidism, thyroid hormone therapy and bone. *Thyroid* 1994;4:319-326.

Ruf J, Feldt-Rasmussen U, Hegedus L, et al. Bispecific thyroglobulin and thyroperoxidase autoantibodies in patients with various thyroid and autoimmune diseases. *J Clin Endocrinol Metab* 1994;79:1404.

Sawin CT, Geller A, Wolfe PA, et al. Low serum thyrotropin concentrations as a risk factor for atrial fibrillation in older persons. *N Engl J Med* 1993;77:334-338.

Schimmel M, Utiger RD. Thyroidal and peripheral production of thyroid hormones. *Ann Intern Med* 1977;87:760.

Silva JE. Effects of iodine and iodine-containing compounds on thyroid function. *Med Clin North Am* 1985;69:881.

Simons RJ, et al. Thyroid dysfunction in elderly hospitalized patients: effect of age and severity of illness. *Arch Intern Med* 1990;150:1249.

Singer PA. Clinical approach to thyroid function testing. In: Falk SA, ed. *Thyroid disease: endocrinology, surgery, nuclear medicine, and radiotherapy.* New York: Lippincott-Raven, 1998.

Singer PA, Cooper DS, Levy EG, et al. Treatment guidelines for patients with hyperthyroidism and hypothyroidism. *JAMA* 1995;273:808-812.

Singh N, Singh P, Hershman J. Effect of calcium carbonate on the absorption of levothyroxine. *JAMA* 2000;283:2822-2825.

Smallridge RC. Thyrotropin secreting tumors. *Endocrinol Metab Clin N Am* 1987;16:765-792.

Surks MI, et al. American Thyroid Association guidelines for use of laboratory tests in thyroid disorders. *JAMA* 1990;263:1529.

Trip MD, Wiersinga W, Plomp TA. Incidence, predictability, and pathogenesis of amiodarone-induced thyrotoxicosis and hypothyroidism. *Am J Med* 1991;91:507.

Tunbridge WM, Brewis M, French JM, et al. Natural history of autoimmune thyroiditis. *Br Med J* 1981;282:258-262.

Uy HL, Reasoner CA, Samuels MH. Pattern of recovery of the hypothalamic-pituitarythyroid axis following radioactive iodine therapy in patients with Graves' disease. *Am J Med* 1995;99:173.

Wartofsky L. Does replacement thyroxine therapy cause osteoporosis? *Adv Endocrinol Metab* 1993;4:157-175.

Wartofsky L, Burman KD. Alterations in thyroid function in patients with systemic illness: the "euthyroid sick syndrome." *Endocr Rev* 1982;3:164.

Wehmann RE, et al. Suppression of thyrotropin in the low-thyroxine state of severe nonthyroidal illness. *N Engl J Med* 1985;312:546.

27. TIREOIDITE

Peter A. Singer

Os diversos tipos de tireoidite compõem um grupo heterogêneo de distúrbios inflamatórios de etiologias e características clínicas diversas. Em todas as formas de tireoidite ocorre a destruição da arquitetura folicular normal, embora cada distúrbio apresente características histológicas distintas. Foram propostas diversas classificações de distúrbios inflamatórios tireoidianos. Para o propósito deste capítulo, a tireoidite é subdividida em tipos dolorosos e indolores (Tabela 27.1).

Tireoidite Dolorosa

I. **Tireoidite aguda (tireoidite supurativa, tireoidite bacteriana aguda, tireoidite piogênica)**

A. **Etiologia.** Este distúrbio raro geralmente ocorre apenas nos hospedeiros imunocomprometidos e geralmente é causado por um patógeno bacteriano, mais comumente *Staphylococcus aureus, Streptococcus hemolytica, Streptococcus pneumoniae,* ou organismos estreptocócicos anaeróbicos. A infecção devida a patógenos bacterianos como o *Meningococcus, Salmonella e Escherichia coli* foi relatada, assim como infecções fúngicas como a coccidioidomicose. A infecção ocorre ou secundária a uma disseminação hematogênica ou linfática ou como resultado de uma introdução direta de um agente infeccioso por trauma direto. Anormalidades persistentes do ducto tireoglosso também foram associadas à tireoidite aguda.

B. **Características clínicas.** Febre, calafrios e outros sinais e sintomas sistêmicos de formação de abscesso estão presentes. O início rápido dos sintomas de dor na região cervical anterior e edema são habituais, com a dor ocasionalmente se irradiando para a orelha ou para a mandíbula. O exame físico é notável pela presença de uma massa dolorosa, flutuante, com eritema da pele sobrejacente.

C. **Testes laboratoriais.** A leucocitose com desvio para a esquerda geralmente está presente. As concentrações de hormônio tireoidiano no sangue geralmente são normais, embora tenha sido relatada hipertiroxinemia, provavelmente devida à descarga de hormônio pré-formado. A cintilografia de tireóide (que está indicada em qualquer paciente com uma massa dolorosa na parte anterior do pescoço) revela uma ausência de captação de isótopo na área envolvida. Se for suspeitada uma tireoidite aguda, deve-se realizar uma aspiração com agulha fina e obter esfregaços e culturas apropriados.

D. **Diagnóstico diferencial.** O diagnóstico diferencial inclui qualquer doença associada a uma massa cervical anterior aguda, dolorosa, incluindo a tireoidite subaguda, celulite da parte anterior do pescoço, hemorragia aguda dentro de um cisto tireoidiano, adenoma ou carcinoma, infecção do espaço profundo anterior do pescoço, cisto do ducto tireoglosso infectado e cisto da fenda branquial infectado (Tabela 27.2).

E. **Tratamento.** Os antibióticos parenterais devem ser administrados de acordo com o patógeno específico identificado. Se estiver presente uma flutuação, a incisão e a drenagem são necessárias. A tireoidite bacteriana deve ser tratada precoce e agressivamente, pois a formação de abscesso ocasionalmente pode dissecar para baixo e para dentro do mediastino. As recorrências desta doença são muito raras, como na disfunção permanente da tireóide. Se ocorrer recorrência da tireoidite aguda, indica-se um exame para facilitar a descoberta de um defeito não diagnosticado, como uma fístula interna ou um cisto do ducto tireoglosso.

II. **Tireoidite subaguda (tireoidite viral, tireodite granulomatosa subaguda, tireoidite de Quervain, tireoidite de células gigantes)**

A. **Etiologia.** A tireoidite subaguda (TSA) é mais provavelmente de origem viral. Os agentes implicados responsáveis por esta doença incluem os *vírus coxsackie*, adenovírus, vírus da caxumba, *echovirus*, vírus da *influenza* e vírus *Epstein-Barr.* A evidência clínica, que sugere uma causa viral inclui relatos de surtos de infecção, a presença comum de um pródromo semelhante a uma enfermidade viral e a

Tabela 27.1 Classificação dos distúrbios tireoidianos inflamatórios

- Tireoidite inflamatória
  - Agentes infecciosos
    - Tireoidite piogênica (bacteriana)
    - Tireoidite viral subaguda
    - Agentes oportunistas (p. ex., *Pneumocystis carinii)*
  - Trauma
    - Tireoidite por radiação
    - Trauma direto (p. ex., aspiração com agulha fina, cirurgia, palpação)
- Tireoidite indolor
  - Patologias espontâneas
    - Tireoidite auto-imune crônica (tireoidite de Hashimoto)
    - Tireoidite linfocítica subaguda (pós-parto)
    - Tireoidite linfocítica subaguda (esporádica)
  - Agentes farmacológicos
    - Citocinas (interferon-α, interleucina-2)
    - Tireoidite induzida pela amiodarona
  - Formas invasivas fibrosa de tireoidite (Riedel)

distribuição sazonal da doença no verão e no outono. Além disso, existem títulos para anticorpos virais no soro dos convalescentes em pacientes com TSA.

B. **Características clínicas.** O sintoma mais comum é uma dor unilateral na região anterior do pescoço freqüentemente associado à irradiação da dor para a orelha ou para a mandíbula. A dor freqüentemente é precedida por algumas semanas de mialgias, febre baixa, mal-estar e dor de garganta. A disfagia também é comum. Os sintomas de tireotoxicose são comuns e incluem a taquicardia, palpitações, perda de peso, nervosismo e diaforese. Conforme a doença progride, a dor freqüentemente migra para o lado contralateral.

O exame físico revela uma massa muito dolorosa, dura, mal definida, que geralmente é unilateral apesar de poder estar presente um dolorimento do lobo oposto. O dolorimento freqüentemente é tão extremo que a palpação é limitada. Taquicardia, pele quente e tremor fino nas mãos também são observados quando está presente hipertireoidismo.

Tabela 27.2 Diagnóstico diferencial da massa dolorosa cervical

Tireoidite subaguda viral
Hemorragia dentro de um cisto ou um nódulo tireoidiano
Tireoidite bacteriana aguda
Cisto do ducto tireoglosso infectado
Cisto da fenda branquial infectado
Câncer da tireóide de crescimento rápido
Tireoidite de Hashimoto dolorosa
Tireoidite radioativa
Tireoidite induzida por trauma
Celulite da parte anterior do pescoco

Observe que a tireoidite viral subaguda e a hemorragia dentro de um cisto ou nódulo constituem a grande maioria das lesões tireoidianas dolorosas.

C. **Testes laboratoriais**

1. O hemograma completo geralmente revela anemia normocítica-normocrômica discreta e contagem normal dos leucócitos. No entanto, pode ocorrer leve leucocitose. A velocidade de hemossedimentação geralmente é maior do que 50 mm/h. Os níveis séricos de triidotironina (T_3) e de tiroxina (T_4) freqüentemente estão elevados e a tirotropina sérica (hormônio estimulante da tireóide, TSH), está suprimida. A gravidade da tireotoxicose correlaciona-se com o grau de processo destrutivo. Tende a haver uma elevação desproporcional do T_4 sérico em relação ao T_3 sérico, já que os níveis sanguíneos refletem quantidades proporcionais de hormônios pré-formados liberados na circulação durante a fase inflamatória ativa.
2. Os auto-anticorpos tireoidianos [antimicrossômicos (TPO) e antitireoglobulina] podem estar ligeiramente elevados várias semanas após o início dos sintomas e então retornam ao normal, geralmente em alguns meses. A elevação transitória dos anticorpos provavelmente é uma resposta à liberação da tireoglobulina para dentro da circulação, e não uma resposta auto-imune. A tireoglobulina sérica está significativamente elevada durante a inflamação ativa.
3. A captação do iodo radioativo pela tireóide (RAIU) sempre está suprimida durante a fase aguda da doença, geralmente para menos de 2% em 24 horas. A captação suprimida deve-se a uma perturbação do mecanismo de aprisionamento do iodo devido à inflamação e destruição celular. O teste RAIU é necessário para a confirmação do diagnóstico clínico de TSA e é essencial na exclusão de outras doenças associadas à massa na região anterior do pescoço.

D. **Diagnóstico diferencial.** A tireoidite subaguda precisa ser diferenciada dos estados eutireoidianos e hipertireoideanos associados à dor na região anterior do pescoço (Tabela 27.2).

E. **Curso clínico e tratamento.** A tireodite subaguda geralmente consiste em quatro fases:

1. A fase aguda ou inicial está associada à dor, RAIU suprimido e hipertireoidismo. Esta fase dura por 4 a 8 semanas, durante as quais o tratamento é direcionado para o alívio da dor, inflamação e sintomas de hipertireoidismo. A prednisona, 10 a 20 mg oralmente três vezes ao dia, é praticamente sempre eficaz na redução da dor, geralmente várias horas após a dose inicial. Na verdade, se a dor não se abater rapidamente, o clínico deve questionar o diagnóstico de TSA. Após 1 semana, a prednisona pode ser ajustada com redução em 5 mg a cada 2 a 3 dias.

   No entanto, um aumento da dor algumas vezes ocorre durante a suspensão do esteróide, sendo que, neste momento, a dosagem de prednisona pode ser aumentada novamente, e o processo de redução da dosagem, reiniciado. Um desconforto leve pode ser tratado com agentes antiinflamatórios não esteroidais.

   Os sintomas de hipertireoidismo são controlados com o uso do hidrocloreto de propranolol 10 a 20 mg oralmente 3 ou 4 vezes ao dia. As drogas antitireoidianas não são indicadas, nem teriam qualquer benefício.
2. Após a fase aguda, restabelece-se o eutireoidismo conforme a tireóide torna-se depletada do hormônio armazenado. Os pacientes podem permanecer eutireoidianos ou, em casos mais graves, progredir para uma fase hipotireóidea, caracterizada por hipotireoidismo bioquímico, e, às vezes, sintomático. A fase hipotireóidea raramente dura mais do que 2 a 3 meses, e, durante este intervalo, a reposição do hormônio tireoidiano, sob a forma de lexotiroxina sódica (LT_4) 0,10 a 0,15 mg/d, deve ser administrada. Após vários meses de tratamento, LT_4 pode ser suspenso e pode ser repetido um TSH após 6 a 8 semanas.
3. Após a fase hipotireóidea, ocorre *recuperação,* e os padrões histológicos normais e a capacidade secretória são restabelecidos. Durante esta fase, os níveis plasmáticos do hormônio tireoidiano são normais, mas o RAIU pode estar temporariamente elevado em virtude da ávida captação de iodo pela tireóide em recuperação. Deve-se enfatizar que é desnecessário realizar o RAIU durante o curso da TSA, exceto inicialmente para a confirmação do diagnóstico. Embora o hipotireoidismo permanente tenha sido relatado após tireoidite subaguda, ele é incomum e o eutireoidismo quase sempre sobrevém. No entanto, demonstrou-se que a administração de iodo exógeno em pacientes com episódios prévios de TSA pode resultar em hipotireoidismo. Portanto, apesar de o TSA quase sempre ser autolimitado, os pacientes com uma história de TSA que recebem iodo devem ser avaliados quanto à presença de hipotireoidismo com TSH sérico.

III. **Tireoidite pelo *Pneumocystis carinii*.** A tireoidite pelo *Pneumocystis carinii* foi relatada por vários autores, e as suas características clínicas são similares às da TSA, inclusive a dor cervical, hipertireoidismo ou hipotireoidismo e RAIU suprimido. O ***Pneumocystis carinii*** deve ser considerado em pacientes imunocomprometidos com dor cervical. O diagnóstico somente pode ser estabelecido realizando-se biópsia com agulha fina e coloração para os organismos ***P. carinii*** com metanamina de prata de Gomori. O tratamento da tireoidite pelo *Pneumocystis carinii* consiste em pentamidina ou trimetoprim-sulfametoxazol.

IV. **Tireodite por radiação.** Esta patologia geralmente se caracteriza por uma leve dor anterior cervical e dolorimento tireoidiano, e pode ocorrer aproximadamente uma semana após o recebimento de ^{131}I para a doença de Graves tireotóxica. Os sintomas podem durar até um mês após a administração de ^{131}I.

Os pacientes tratados com ^{131}I para o câncer da tireóide podem também desenvolver tireoidite por radiação, especialmente se uma quantidade significativa do tecido tireoidiano tiver sido deixado após a tireoidectomia. Se a dor for significativa, pode-se usar prednisona 20 a 40 mg/d durante um curto período.

Tireoidite Indolor

Distúrbios Espontâneos

I. **Tireoidite linfocítica subaguda (tireoidite linfocítica, tireoidite indolor, tireoidite silenciosa)**

A. **Antecedentes.** Esta patologia caracteriza-se por sintomas de tireotoxicose, níveis séricos de T_3 e de T_4 elevados, TSH sérico suprimido, RAIU baixo e bócio indolor. A tireoidite linfocítica (TL) subaguda geralmente ocorre em mulheres, e a maioria das pacientes é observada após o parto. Casos esporádicos são incomuns. A doença é relatada como ocorrendo em aproximadamente 8% das mulheres pós-parto na América do Norte.

B. **Etiologia.** A tireodite subaguda linfocítica provavelmente é de origem auto-imune e provavelmente é uma variante da tireoidite auto-imune crônica (Hashimoto) (veja a seguir). Aproximadamente 80% dos pacientes apresentam níveis elevados de anticorpos tireoidianos microssômicos (TPO). Uma predisposição genética também é provável, pois há uma prevalência significativa de antígenos de histocompatibilidade HLA-DRw3 e HLA-DRw5. Em virtude do curso clínico similar que a TL compartilha com a TSA, também foi sugerida uma causa viral.

C. **Características clínicas**

1. Sintomas de hipertireoidismo, como nervosismo, palpitações, ansiedade, diaforese, intolerância ao calor e perda de peso, são comuns, variando de leve a acentuado, dependendo da gravidade da doença. Os casos pós-parto ocorrem da 6ª semana até 3 meses após o parto.
2. O exame físico geralmente mostra um bócio ligeiramente aumentado, não doloroso, embora 50% dos pacientes relatem ausência de bócio palpável.
3. Os padrões clínicos da TL também podem ser muito difíceis de serem distinguidos dos da doença de Graves. Os achados clínicos e laboratoriais úteis em diferenciar estas duas doenças são listados na Tabela 27.3.

D. **Testes laboratoriais**

1. Os níveis séricos totais e livres de T_3 e de T_4 estão leve a moderadamente elevados, e o TSH sérico está suprimido. Os níveis séricos de T_3 estão menos elevados proporcionalmente aos níveis de T_4 do que é observado com a doença de Graves. A relação de T_3 e T_4 foi sugerida como sendo útil em distinguir a TL da tireotoxicose de Graves onde os níveis de T_3 são consideravelmente maiores por causa da secreção preferencial de T_3 pela imunoglobulina estimulante da tireóide.
2. O RAIU está suprimido geralmente para menos de 3% em 24 horas, durante a fase hipertireóidea da TL. É essencial obter um teste RAIU, a menos que o diagnóstico de doença de Graves seja clinicamente evidente com os dados clínicos.

E. **Diagnóstico diferencial.** Uma vez que se tenha excluído a doença de Graves, o diagnóstico diferencial do hipertireoidismo indolor associado a um RAIU baixo precisa ser considerado (veja Capítulo 28). A maioria das doenças pode ser prontamente distinguidas umas das outras com base em uma história e exame físicos cuidadosos. Por exemplo, uma história de exposição recente ao iodo ou de ingestão de hormônio tireoidiano facilmente levarão ao diagnóstico correto.

Tabela 27.3 Diferenciação entre a tireoidite linfocítica e o hipertireoidismo de Graves

Característica clínica	Tireoidite linfocítica	Tireoidite de Graves
Início	Abrupto	Gradual
Gravidade dos sintomas	Leve a moderada	Moderada a acentuada
Duração dos sintomas (habitual)	< 3 meses	> 3 meses
Bócio	Firme, difuso, ligeiramente aumentado ou ausente	Leve a moderadamente firme, difuso, grande
Frêmito tireoidiano	Ausente	Freqüentemente presente
Exoftalmia, dermopatia	Ausente	Pode estar presente
Relação T_4/T_3	< 20:1	> 20:1
RAIU	Suprimido	Elevado

T_3, triiodotironina; T_4, tiroxina; RAIU, captação do iodo radioativo.

F. **Curso clínico e tratamento.** O curso clínico da TL é similar ao da TSA:

1. Há uma fase hipertireóidea inicial que dura aproximadamente 6 semanas a 3 a 4 meses (raramente mais tempo). O tratamento durante esta fase é direcionado para o alívio dos sintomas de hipertireoidismo usando-se β-bloqueadores. As drogas antitireoidianas, como o metimazol e o propiltiouracil, são ineficazes e devem ser evitadas.
2. Após a fase hipertireóidea, há um intervalo eutireoidiano de aproximadamente 3 a 6 semanas, durante o qual a tireóide torna-se depletada do hormônio.
3. Isso é seguido em 25 a 40% dos pacientes por um período hipotireóideo, durante o qual o hipotireoidismo sintomático e bioquímico pode ocorrer. O hipotireoidismo geralmente não dura mais do que 2 a 3 meses, e a suplementação com o hormônio tireoidiano com LT_4 pode ser necessária.
4. Após a fase hipotireóidea, os pacientes geralmente permanecem clinicamente eutireoidianos. Anormalidades tireoidianas persistentes, como o bócio e/ou hipotireoidismo franco, ocorrem em mais de um terço dos pacientes. Portanto, um acompanhamento longo dos pacientes que tiveram um episódio de TL é necessário. Praticamente todos os pacientes que tiveram TL pós-parto apresentarão recorrência após uma gravidez subseqüente. A TL pós-parto ocorre em aproximadamente 25% das mulheres com diabetes melito tipo 1.

II. Tireoidite de Hashimoto (TH; também conhecida como tireoidite auto-imune crônica, tireoidite linfocítica crônica, tireoidite crônica, *struma lymphomatosa*)

A. **Etiologia.** A TH é um distúrbio auto-imune órgão-específico que é a doença inflamatória tireoidiana mais comum. O defeito básico subjacente a este distúrbio não é inteiramente conhecido embora evidências atuais sugiram uma anormalidade nos linfócitos T supressores que permitem aos linfócitos T *helper* interagirem com os antígenos específicos direcionados contra a célula tireoidiana. Uma predisposição genética é sugerida em virtude da freqüente ocorrência de antígenos de histocompatibilidade HLA-DR5 e HLA-B8 em pacientes com TH. Esta doença pode estar associada a outros distúrbios auto-imunes órgão-específicos (Tabela 27.4).

B. **Manifestações clínicas**

1. A TH pode exibir um amplo espectro de padrões clínicos, variando desde um indivíduo eutireoidiano assintomático com bócio até um mixedema franco. Ela é a principal causa de hipotireoidismo no mundo industrializado. A apresentação mais comum é a de uma mulher de meia-idade com um bócio pequeno e assintomático. Aproximadamente 95% dos pacientes são mulheres. Ocasionalmente, os pacientes podem se queixar de um discreto desconforto na região cervical anterior, especialmente se a tireóide estiver aumentando rapidamente, apesar disso ser incomum. Em geral, o aumento tireoidiano é insidioso e assintomático. Os sintomas de hipotireoidismo podem estar presentes, dependendo do grau de hipotireoidismo, se presente. O hipotireoidismo é a manifestação de apresentação em aproximadamente 20% dos pacientes.

Tabela 27.4 Padrões diferenciais do hipertireoidismo induzido pela amiodarona

	Tipo 1 (excesso de iodo)	Tipo 2 (tireoidite)
História de doença tireoidiana	Freqüentemente	Não
Bócio	Nodular	Pequeno ou ausente
FT_4	↑, ↑↑	↑, ↑↑
FT_3	↑	↑
TSH	↓	↓
IL-6	N ou ligeiramente ↑	↑
RAIU tireoidiano	↓, N ou ocasionalmente ↓	↓

FT_4, tiroxina livre; FT_3, triiodotironina livre; IL-6, interleucina 6; n, normal; RAIU, captação do iodo radioativo.

2. O exame físico geralmente apresenta um bócio simetricamente aumentado, muito firme; é comum uma consistência nodular ou como pedregulhos. Ocasionalmente, os pacientes se apresentam com um nódulo tireoidiano isolado.
3. Enquanto o hipotireoidismo é a forma típica de disfunção tireoidiana associada à TH, um subgrupo menor de pacientes (provavelmente 2 a 4%) apresenta-se com hipertireoidismo e tem "hashitoxicose". A imunoglobulina estimulante da tireóide foi detectada no soro de alguns destes pacientes, sugerindo comumente a doença de Graves.

C. **Testes laboratoriais**

1. Aproximadamente 80% dos pacientes com TH têm níveis de T_4, T_3 e TSH circulantes normais no momento do diagnóstico. Os anticorpos antimicrossômicos (TPO) estão elevados em mais de 90% dos pacientes. Embora os anticorpos antitireoglobulina também geralmente estejam elevados, é desnecessário obter ambos os testes.
2. A presença de um bócio de crescimento rápido, firme a endurecido e anticorpos antitireoidianos TPO notavelmente elevados, especialmente em pacientes idosos, deve alertar o clínico quanto a possibilidade de linfoma tireoidiano primário. No entanto, o TH não é suposto como sendo etiológico no desenvolvimento do linfoma.
3. A cintilografia da tireóide tipicamente mostra uma tireóide simetricamente alargada, com um padrão irregular de captação do iodo. Ocasionalmente, a única anormalidade observada será um nódulo único e "frio". O RAIU pode variar com captações baixas, normais ou elevadas. O RAIU e a cintilografia contribuem muito pouco com a avaliação dos pacientes com suspeita de TH.

D. **Tratamento**

1. A levotireoxina ($L\text{-}T_4$) é o tratamento preferencial para a TH quando está presente o hipotireoidismo. O bócio tende a encolher com a normalização dos níveis de TSH. O hormônio tireoidiano deve ser continuado indefinidamente em pacientes com HT e hipotireoidismo. Existem opiniões diferentes concernentes à eficácia da $L\text{-}T_4$ no paciente eutireoidiano com um bócio. Os pacientes com insuficiência tireoidiana leve (*i. e.,* os níveis normais de T_4 séricos e concentrações elevadas de TSH) têm aproximadamente 5% por ano de probabilidade de se tornarem francamente hipotireóideos; portanto, a administração da $L\text{-}T_4$ é justificada em tais pacientes. No entanto, não acredito que o tratamento com $L\text{-}T_4$ seja necessário no paciente com bócio e concentração normal de TSH, a menos que haja sintomas de desconforto ou o paciente fique preocupado com os efeitos cosméticos do bócio. Nos pacientes eutireoidianos, o bócio geralmente não encolhe com o tratamento com a $L\text{-}T_4$.

2. Relatou-se que as doses farmacológicas de glicocorticóides são eficazes na TH quando há um bócio rapidamente crescente associado a sintomas de compressão. Uma apresentação delas é rara, e, se os glicocorticóides forem empregados, o seu uso deve ser breve. Os efeitos colaterais dos corticóides a longo prazo superariam as vantagens do seu uso.
3. A cirurgia é indicada na TH apenas se sintomas persistentes significativos de obstrução estiverem presentes. Tal cenário é raro.

III. **Tireoidite de Riedel (estruma de Riedel).** Esta doença inflamatória extremamente rara é de causa incerta, e sugestões anteriores de que ela poderia ser uma variante fibrosa da TH não foram substanciadas. Clinicamente a tireoidite de Riedel apresenta-se com sintomas de compressão, e, no exame físico, palpa-se uma tireóide extremamente dura "como madeira", imóvel. A tireoidite de Riedel apresenta uma prevalência feminina-masculina de 3:1 e geralmente ocorre entre as idades de 30 a 60 anos. A doença pode ser associada a outras síndromes esclerosantes focais, inclusive a fibrose retroperitoneal e mediastinal, e a colangite ascendente. Os testes de função tireoidiana revelam hipotireoidismo em aproximadamente 30% dos pacientes. Os resultados dos testes de anticorpos tireoidianos geralmente são negativos.

O tratamento da tireodite de Riedel é cirúrgico nos pacientes nos quais os sintomas de obstrução ocorrem. Recentemente, o tamoxifen mostrou-se útil em alguns pacientes. Os glicocorticóides raramente são eficazes. L-T_4 é necessária para o tratamento do hipotireoidismo, mas não é efetiva para o encolhimento do bócio.

IV. **Tireoidite indolor devida a agentes farmacológicos**

A. **Citocinas**

1. **Interferon-α (IFN-α)**, que é usado no tratamento da hepatite C crônica (HCV), pode estar associado a uma síndrome do tipo tireoidite linfocítica. Os pacientes com disfunção tireoidiana induzida pelo IFN-α podem apresentar hipo ou hipertireoidismo.

Os fatores predisponentes para o desenvolvimento de disfunção tireoidiana associada ao IFN-α incluem o sexo feminino, idade mais avançada, duração mais longa do tratamento com IFN e preexistência de anticorpos anti-TPO. As anormalidades tireoidianas podem ocorrer em mais de 60% dos pacientes que recebem IFN-α e que apresentam anticorpos TPO positivos antes do tratamento, enquanto apenas 3% dos pacientes que desenvolvem disfunção tireoidiana tem anticorpos TPO negativos.

O mecanismo para a disfunção tireoidiana induzida pelo IFN-α provavelmente está relacionado com a intensificação do processo auto-imune. Também, a terapia com IFN-α mostrou induzir produção de anticorpos TPO em pacientes com HCV.

a. **Características clínicas.** A disfunção tireoidiana induzida pelo IFN-α pode se apresentar com hipotireodismo ou hipertireoidismo. Diferenciar o hipotireoidismo da fadiga normalmente associada à terapia pelo IFN-α pode ser difícil, frisando a importância de se monitorar todos os pacientes que recebem IFN-α com níveis séricos periódicos de TSH séricos.

Um bócio pequeno, firme e indolor pode estar presente, especialmente em pacientes com TH subjacente, apesar de em algumas situações não se observar bócio.

b. **Achados laboratoriais.** Os testes de função tireoidiana associada ao IFN-α são similares aqueles notados com a TL indolor. Os pacientes que se apresentam com hipertireoidismo devem ser avaliados com teste RAIU para excluir a possibilidade de tireotoxicose de Graves.

c. **Tratamento.** O tratamento da disfunção tireoidiana induzida pela IFN-α depende da gravidade das manifestações clínicas e do grau de anormalidade bioquímica. O hipotireoidismo deve ser tratado com L-T_4 pela duração do tratamento com IFN-α, e os pacientes devem ser monitorados com níveis séricos periódicos de TSH. Após o IFN-α ser suspenso, L-T-$_4$ pode ser interrompida e TSH sérico verificado 4 a 6 semanas depois. O hipotireoidismo pode persistir por muitos meses (ou até mesmo permanentemente) em alguns pacientes.

Os sintomas de hipertireoidismo associado à terapia com IFN-α podem ser manuseados com β-bloqueadores. Os pacientes com doença de Graves (infreqüentemente) devem ser tratados com iodo radioativo, e não com drogas tionamidas, em virtude do risco potencial, apesar de pequeno, de dano hepático pelas drogas antitireoidianas.

2. **Interleucina-2 (IL-2)** é usada como uma terapia coadjuvante no tratamento de diversas doenças malignas, incluindo tumores sólidos metastáticos e leucemias, e pode estar associada a uma síndrome do tipo tireoidite linfocítica indolor. As taxas de prevalência variaram de 2 a 39% dos pacientes tratados com IL-2, e, como ocorre com a IFN-α, o sexo feminino e a preexistência de auto-anticorpos tireoidianos são fatores de risco para o desenvolvimento da disfunção tireoidiana. Como o IFN-α, a IL-2 provavelmente ativa o processo auto-imune, já que a sua administração está associada ao desenvolvimento de anticorpos tireoidianos, assim como a um aumento nos títulos de anticorpos TPO preexistentes. Digno de nota é que a imunoterapia combinada com IFN-α e IL-2 resulta em uma prevalência ainda maior de disfunção tireoidiana do que ocorre com qualquer um dos agentes isolados.

   A avaliação laboratorial, os padrões clínicos e o tratamento da disfunção tireoidiana associada IL-2 são os mesmos da associada à terapia com IFN-α.

B. Tireoidite associada à amiodarona

1. Amiodarona, um potente agente antiarrítmico que contém 37% de iodo, causa hipertireoidismo em aproximadamente 3% dos pacientes nos Estados Unidos que tomam este medicamento. Isso contrasta com aproximadamente 10% dos pacientes que desenvolvem hipertireoidismo associado à amiodarona e que residem em áreas deficientes em iodo. O hipertireoidismo geralmente ocorre alguns meses após o início da droga, mas pode começar a qualquer momento após o início do tratamento. Os sintomas do hipertireoidismo freqüentemente estão ausentes, provavelmente em virtude da atividade β-bloqueadora da amiodarona. No entanto, os pacientes não estão protegidos contra os efeitos tissulares da tireotoxicose e podem experimentar perda de peso, piora da arritmia ou o desenvolvimento de insuficiência cardíaca congestiva.
2. Existem dois tipos de hipertireoidismo induzido pela amiodarona: o tipo 1 resulta do excesso de iodo e do aumento da síntese de hormônio tireoidiano, e o tipo 2 é um processo tireodestrutivo inflamatório. É importante para o clínico diferenciar esses dois tipos de hipertireodismo induzido pela amiodarona, pois o tratamento é diferente para cada um deles. A presença de um bócio nodular sugere hipertireoidismo induzido por iodo, enquanto a ausência de um aumento tireoidiano sugere tireoidite inflamatória. A Tabela 27.4 delineia alguns dos padrões diagnósticos de ambos os tipos de doenças. A medida dos níveis de IL-6 séricos pode ser o único marcador bioquímico que permite diferenciar os dois tipos de hipertireoidismo induzido pela amiodarona.
3. O tratamento do hipertireoidismo induzido pela amiodarona tipo 2 consiste em doses farmacológicas de glicocorticóides (p. ex., prednisona 40 mg/d) em doses divididas. Os agentes tionamidas não são úteis, apesar de que, se o diagnóstico estiver em questão, uma combinação de glicocorticóides e drogas tionamidas (que geralmente são reservadas para o tipo 1) podem ser indicadas. O hipertireoidismo induzido pela amiodarona do tipo 2 segue um curso similar ao observado com outras formas de tireoidite indolor ou linfocítica.

Agradecimentos: O autor reconhece agradecidamente a assistência especializada de Elsa C. Ahumada.

Referências Selecionadas

Amino N, Mori H, Iwatani Y, et al. High prevalence of transient postpartum thyrotoxicosis and hypothyroidism. *N Engl J Med* 1982;306:849.

Amino N, Yabu Y, Miki T, et al. Serum ratio of triiodothyronine to thyroxine and thyroxine-binding globulin and calcitonin concentrations in Graves disease and destructive induced thyrotoxicosis. *J Endocrinol Metab* 1981;53:113-116.

Bartalena L, Briogioni S, Grasso L, et al. Treatment for amiodarone induced thyrotoxicosis, a difficult challenge: results of a prospective study. *J Clin Endocrinol Metab* 1996;81:2930-2933.

Berger SA, Zonsein J, Villamena P, et al. Infectious diseases of the thyroid gland. *Rev Infect Dis* 1983;5:108-122.

Brennan MD, Erickson DZ, Carney JA, et al. Nongoitrous (type II) amiodarone associated thyrotoxicosis: evidence of follicular disruption in vitro and in vivo. *Thyroid* 1995;5:177-182.

DeLange WE, Freling NJ, Molenaar WM, et al. Invasive fibrous thyroiditis (Riedel's struma): a manifestation of multifocal fibrosclerosis? A case report with review of the literature. *Q J Med* 1989;72:709-717.

Deutch M, Dourakis S, Manesis EK, et al. Thyroid antibodies in chronic viral hepatitis and their relationship to interferon-alpha therapy. *Hepatology* 1997;26:206-210.

Drucker DJ, Bailey D, Rotstein L. Thyroiditis as the presenting manifestations of disseminated extrapulmonary *Pneumocystis carinii* infection. *J Clin Endocrinol Metab* 1990;71:1663-1665.

Farid NR, Hawe BS, Walfish PG. Increased frequency of HLA-DR3 and 5 in the syndromes of painless thyroiditis with transient thyrotoxicosis: evidence for an autoimmune etiology. *Clin Endocrinol* 1983;19:699.

Farwell AP, Braverman LE. Inflammatory thyroid disorders. *Otolaryngol Clin N Am* 1996;29:541-56.

Fernandez-Soto L, Gonzalez A, Escobar-Jimenez F, et al. Increased risk of autoimmune thyroid-Soto L, Gonzalez A, Escobar-Jimenez F, et al. Increased risk of autoimmune thyroid disease in hepatitis C vs hepatitis B before, during, and after discontinuing interferon therapy. *Arch Intern Med* 1998;158:1445-1448.

Gerstein HC. How common is postpartum thyroiditis? A methodologic overview of the literature. *Arch Intern Med* 1990;150:1397-4000.

Guttler R, Singer PA, Axline SG, et al. *Pneumocystis carinii* thyroiditis: report of three cases and review of the literature. *Arch Intern Med* 1993;153:393-396.

Koh LKH, Greenspan FS, Yeo PP. Interferon-a induced thyroid dysfunction: three clinical presentations and a review of the literature. *Thyroid* 1997;7:891-896.

Lazarus JH. Silent thyroiditis and subacute thyroiditis. In: Braverman LE, Utiger RD, eds. The thyroid: a fundamental and clinical text, 8th ed. Philadelphia: Lippincott Raven Publishers, 2000;577-591.

Lazarus JH, Hall R, Othman S, et al. The clinical spectrum of postpartum thyroid disease. *Q J Med* 1996;89:429-435.

Lio S, Pontecorvi A, Carusa M, et al. Transitory subclinical and permanent hypothyroidism in the course of subacute thyroiditis (de Quervain). *Acta Endocrinol* 1984;106:67-70.

Marazuela M, Garcia-Buy L, Gonzalez-Fernandez B, et al. Thyroid autoimmune disorders in patients with chronic hepatitis C before and during interferon-a therapy. *Clin Endocrinol* 1996;44:635-642.

Matsuzuka LC, et al. Clinical aspects of primary thyroid lymphoma: diagnosis and treatment based on our experience of 119 patients. *Thyroid* 1993;3:93-99.

Nikolai TF, Turney SL, Roberts RC. Postpartum lymphoyctic thyroiditis: prevalence, clinical course, and long term follow up. *Arch Intern Med* 1987;147:221.

Nikolai TF, Coombs GJ, McKenzie AK. Lymphocytic thyroiditis with spontaneously resolving hyperthyroidism and subacute thyroiditis: long term follow up. *Arch Intern Med* 1981;141:1455-1458.

Ohsako N, Tamai H, Sudo T, et al. Clinical characteristics of subacute thyroiditis classified according to human leukocyte antigen typing. *J Clin Endocrinol Metab* 1995;80:3653-3656.

Preziati D, La Rosa L, Covina G, et al. Autoimmunity and thyroid dysfunction in patients with chronic active hepatitis treated with recombinant interferon alpha 2a. *Eur J Endocrinol* 1995;132:587-593.

Roti E, Minelli R, Gardini E, et al. Iodine induced hypothyroidism in euthyroid subjects with a previous episode of subacute thyroiditis. *J Clin Endocrinol Metab* 1990;70:1581.

Roti E, Minelli R, Giuberti T, et al. Multiple changes in thyroid function in patients with chronic active HVC hepatitis treated with recombinant interferon-alpha. *Am J Med* 1996;101:482-487.

Schwartzentruber DJ, White DE, Zweig MH, et al. Thyroid dysfunction associated with immunotherapy for patients with cancer. *Cancer* 1991;115:178-83.

Sheigmasa C, Ueta Y, Mitani Y, et al. Chronic thyroiditis with painful tender thyroid enlargement and transient thyrotoxicosis. *J Clin Endocrinol Metab* 1990;70:385-390.

Singer PA. Thyroiditis, acute, subacute and chronic. *Med Clin N Am* 1991;75:1-77.

Stagnaro-Green A, Roman SH, Cobin RH, et al. A prospective study of lymphocytic initiated immunosuppression in normal pregnancy: evidence of T cell etiology for postpartum thyroid dysfunction. *J Clin Endocrinol Metab* 1992;74:645-653.

Taguchi T, Okuno A, Fujita K, et al. Etiologic factors in acute suppurative thyroiditis. *J Infect Dis* 1982;146:447.

Tunbridge WMG, Brewis M, French JM, et al. Natural history of autoimmune thyroiditis. *Br Med J* 1981;181:258-262.

Vanderpump MPJ, Tunbridge WMG, French A, et al. The incidence of thyroid disorders in the community: a twenty year follow up of the Whickham Study. *Clin Endocrinol* 1995;45:55-68.

Vialettes B, Guillerand MA, Viens P, et al. Incidence rate and risk factors for thyroid dysfunction during recombinant interleukin-2 therapy in advanced malignancies. *Acta Endocrinol (Copenh)* 1993;129:31-38.

Volpe R. Subacute thyroiditis. *Prog Clin Biol Res* 1981;74:115.

Weetman AP. Chronic autoimmune thyroiditis. In: Braverman LE, Utiger RD, eds. *The thyroid: a fundamental and clinical text,* 8th ed. Philadelphia: Lippincott-Raven Publishers, 2000;738-748.

Woolner LB, McConahay WM, Beahrs OH. Invasive fibrous thyroiditis (Riedel's strums). *J Clin Endocrinol Metab* 1957;17:201-220.

Zimmerman-Belsing T, Feldt-Rasmusen A. Riedel's thyroiditis: an autoimmune or primary fibrous disease? *J Intern Med* 1994;235:271-274.

28. Hipotireoidismo e Hipertireoidismo

Jerome M. Hershman

Hipotireoidismo

I. **Definição.** O hipotireoidismo é uma condição resultante da falta de efeitos do hormônio tireoidiano sobre os tecidos corporais. Pelo fato de o hormônio tireoidiano afetar o crescimento e o desenvolvimento e regular muitos processos celulares, a ausência ou deficiência de hormônio tireoidiano apresenta muitas conseqüências prejudiciais.

II. Causas de hipotireoidismo

A. **Primeira e segunda infâncias**

1. Mal-desenvolvimento – hipoplasia ou aplasia.
2. Deficiências inatas da biossíntese ou da ação do hormônio tireoidiano.
3. Tireoidite de Hashimoto.
4. Hipo-hipofisarismo ou doença hipotalâmica.
5. Deficiência grave de iodo.

B. **Adultos**

1. Tireoidite de Hashimoto.
2. Tireoidite linfocítica após hipertireoidismo transitório.
3. Ablação tireoidiana:
   a. Cirurgia.
   b. Após tratamento do hipertireoidismo com ^{131}I
   c. Radiação das neoplasias cervicais.
4. Hipo-hipofisarismo ou doença hipotalâmica.
5. Drogas:
   a. Iodo, inorgânico ou orgânico (p. ex., amiodarona).
   b. Antitireoidianos: tionamidas (propiltiouracil, metimazole), perclorato de potássio, tiocianato.
   c. Lítio.

III. **Incidência.** O hipotireoidismo é uma doença comum. O hipotireoidismo congênito é diagnosticado pelos métodos de rastreamento em 1 de cada 4.000 recém-nascidos. Em adultos com menos de 65 anos, a incidência é de aproximadamente 10%. A incidência na população é de aproximadamente 1 a 2%.

IV. **Sintomas, sinais e fisiopatologia**

A. **Sistema nervoso.** Os pacientes com hipotireoidismo podem se queixar de esquecimento, memória reduzida, alentecimento mental, depressão, parestesia (algumas associadas à compressão dos nervos, como a síndrome do túnel do carpo), ataxia e redução da audição. As contraturas de tendões mostram relaxamento alentecido ou *hung-up*.

B. **Sistema cardiovascular.** Pode haver bradicardia, débito cardíaco reduzido, bulhas cardíacas abafadas, miocárdio flácido, derrame pleural, baixa voltagem e ondas T achatadas no eletrocardiograma, e edema nas posições dependentes. A cardiomegalia vista na radiografia simples geralmente é mostrada como atribuível ao derrame pela ecocardiografia.

C. **Sistema gastrointestinal.** A constipação é comum no hipotireoidismo. Ocorre acloridria freqüentemente associada à anemia perniciosa. O líquido ascítico, como os outros derrames serosos no mixedema, possui um elevado conteúdo protéico.

D. **Sistema renal.** Uma redução na excreção de uma sobrecarga de água pode ser associada a hiponatremia. O fluxo sanguíneo renal e a taxa de filtração glomerular (GFR) estão reduzidos, mas a creatinina sérica é normal.

E. **Sistema pulmonar.** As respostas ventilatórias à hipóxia e à hipercapnia estão reduzidas. O hipotireoidismo grave pode causar retenção de dióxido de carbono. Os derrames pleurais possuem um elevado conteúdo de proteínas.

F. **Sistema musculoesquelético.** Artralgia, derrames articulares, câibras musculares e músculos rígidos ocorrem. A creatina-fosfoquinase sérica pode ser muito alta.

G. **Hemopoese.** A anemia pode ocorrer, geralmente do tipo normocítico. A anemia megaloblástica sugere anemia perniciosa coexistente.

H. **Pele e cabelos.** A presença de uma pele seca e fria é comum. As glicosaminoglicanas, principalmente o ácido hialurônico, acumulam-se na pele e nos tecidos subcutâneos, causando retenção de sódio e de água. A face é inchada, e as feições, grosseiras. A pele tem um aspecto amarelado e pode ser descamada. A pele também pode ser alaranjada em virtude dos depósitos de carotenos. O cabelo não tem brilho. As sobrancelhas laterais afilam-se, e o pêlo corporal é escasso.

I. **Sistema reprodutor.** A menorragia por ciclos anovulatórios pode ocorrer, ou a menstruação pode se tornar escassa e mesmo cessar completamente em virtude da secreção deficiente de gonadotrofinas. Nos adolescentes pode haver amenorréia primária. A hiperprolactinemia ocorre por causa da ausência do efeito inibitório do hormônio tireoidiano sobre a secreção da prolactina e causa galactorréia e amenorréia.

J. **Desenvolvimento.** O crescimento e o desenvolvimento das crianças é retardado. As epífises permanecem abertas. A secreção do hormônio de crescimento é deficiente, pois o hormônio tireoidiano é necessário para a síntese do hormônio de crescimento. O hipotireoidismo não tratado nas mulheres grávidas pode resultar em função intelectual reduzida na progênie.

K. **Sistema metabólico.** A hipotermia é comum. A intolerância à temperatura fria é um achado específico. A hiperlipidemia com aumento no colesterol e nos triglicerídeos séricos ocorre em virtude da redução no número de receptores da lipoproteína lipase; as condições hiperlipidêmicas hereditárias são exacerbadas pelo hipotireoidismo. O ganho de peso é comum apesar da redução na ingesta alimentar, mas obesidade grave é raramente causada pelo hipotireoidismo.

L. **Glândula tireóide.** O alargamento da glândula tireóide nas crianças pequenas com hipotireoidismo sugere um defeito biossintético. O hipotireoidismo com bócio nos adultos é causado pela tireoidite de Hashimoto.

V. Testes diagnósticos

A. A concentração da tiroxina (T_4) sérica, T_4 livre ou índice de T_4 livre e concentração de tireotrofina sérica (hormônio estimulante da tireóide, TSH) são uma excelente bateria para o diagnóstico do hipotireoidismo.

B. A concentração do **TSH** sérico (variação normal 0,4 a 4,0 mU/L) pode estar modestamente elevada na variação de 4 a 10 mU/L em pacientes com concentração normal de T_4 e indica uma reserva tireoidiana prejudicada ou hipotireoidismo subclínico. Os valores do TSH séricos de 10 a 20 mU/L indicam um prejuízo mais grave da função tireoidiana, apesar de que o T_4 sérico ainda pode ser normal. Quando a concentração sérica de TSH excede 20 mU/ml, é provável que esteja presente hipotireoidismo franco. Em virtude da sensibilidade do nível de TSH sérico como um indicador de hipotireoidismo primário, o TSH sérico pode ser o melhor método para o rastreamento deste distúrbio.

C. **Hipotireoidismo central** geralmente está associado a outras evidências de disfunção hipofisária ou hipotalâmica. As concentrações de T_4 e TSH séricos são baixas. Em alguns pacientes, especialmente aqueles com lesões hipotalâmicas, o TSH sérico está dentro da variação normal, mas o TSH provavelmente apresenta uma atividade biológica reduzida. Os testes neurorradiológicos, como a ressonância magnética (RM) ou tomografia computadorizada (TC) podem mostrar a lesão, mais comumente um tumor hipofisário. O alargamento da hipófise também ocorre no hipotireoidismo primário por causa da hiperplasia dos tireotrofos. Em resposta à terapia com hormônio tireoidiano, ocorre o restabelecimento do tamanho hipofisário normal.

D. Testes de liberação do hormônio liberador de tireotrofina (TRH)

1. Para o diagnóstico do hipotireoidismo primário, o teste do TRH oferece poucas informações além da fornecida pelo nível sérico basal elevado de TSH em pacientes com suspeita de hipotireoidismo primário. A resposta do TSH ao TRH é proporcional à concentração basal de TSH sérico. O pico máximo de TSH após o TRH é de aproximadamente 20 mU/l em homens e de 30 mU/L em mulheres. Quando o pico dos níveis séricos de TSH após o TRH excedem esses limites, o médico não recebe nenhuma informação adicional útil além da fornecida pelo TSH sérico basal.
2. No hipotireoidismo central, uma ausência de resposta do TSH ao TRH sugere uma deficiência hipofisária. Um pico retardado de TSH (60 minutos ou mais tarde, em vez de 30 a 45 minutos) após o TRH com um incremento normal sugere uma causa hipotalâmica. No entanto, ocorrem exceções, e o teste é um pouco "aquisição de dados acadêmicos". O nível de T_4 livre sérico baixo ou limítrofe em um paciente com um processo no SNC e características clínicas de hipotireoidismo é a base do diagnóstico do hipotireoidismo central, e não de um teste de TRH.

VI. **Diagnóstico de hipotireoidismo em pacientes que tomam hormônios da tireóide.** Muitos pacientes tomam hormônios tireoidianos sem um diagnóstico adequado de hipotireoidismo ter sido estabelecido. Indicações errôneas típicas incluem fadiga, ganho de peso e menstruações irregulares. Se tanto o paciente quanto o médico concordam que o diagnóstico nunca foi adequadamente estabelecido, então a melhor abordagem ao diagnóstico envolve a interrupção da terapia de reposição com L-tiroxina ou extrato dessecado de tireóide por 5 semanas. Nesse período, as concentrações séricas de T_4 e de TSH indicarão ou um estado eutireoidiano ou hipotireoidismo primário. Se os testes forem executados 10 a 14 dias após a retirada da terapia eles podem refletir um hipotireoidismo fisiológico pela supressão do eixo hipofisário-tireoidiano pelo hormônio exógeno. Uma abordagem alternativa é a redução nas doses de tiroxina pela metade e, então, avaliação da função tireoidiana em 5 semanas. Se o TSH estiver elevado acima do normal em doses reduzidas, o paciente tem hipotireoidismo primário. Se o paciente esteve em terapia crônica com triiodotironina sintética (liotironina, T_3), ela deve ser interrompida 10 dias antes de os estudos diagnósticos serem realizados. Em virtude da disposição metabólica mais rápida do T_3 comparado ao T_4, o efeito supressor do T_3 desaparecerá mais rapidamente; as medidas do T_4 e do TSH séricos 10 dias após a suspensão do T_3 podem ser suficientes para o diagnóstico do hipotireoidismo primário ou de uma condição eutireoidiana.

VII. **Função tireoidiana e doença não tireoidiana**

A. T_3. A doença sistêmica grave reduzirá as concentrações séricas de T_3 bloqueando a produção extratireoidiana de T_3 a partir do T_4. A inibição do 5′-monodesiodinação ocorre em muitas doenças, inclusive doenças hepáticas, uremia, infecções graves, cetoacidose diabética, cirurgia geral, caquexia, queimaduras e infarto do miocárdio grave.

B. T_4. Com a doença mais grave, a concentração sérica de T_4 cai a níveis subnormais, e a concentração de T_4 livre pode ser normal ou baixa. O TSH sérico é normal. Essa condição pode ser interpretada como uma forma transitória de hipotireoidismo central, que é uma adaptação a uma doença catabólica grave. Durante a recuperação, o TSH sérico recupera-se, algumas vezes aos níveis de 10 a 20 mU/mL, e as concentrações de T_3 e de T_4 retornam ao normal.

VIII. **Terapia**

A. **Preparações**

1. **Levotiroxina sódica.** A preparação de escolha é a levotiroxina sódica sintética, pois ela produz níveis séricos estáveis tanto de T_4 quanto de T_3. A absorção é de aproximadamente 75%.
2. **Extrato dessecado da tireóide, USP** é um extrato de glândulas tireóides de porco e de gado dessecadas, que é padronizado com base no seu conteúdo de iodo, apesar de ensaios do conteúdo hormonal também serem realizados pelos principais fabricantes farmacêuticos. Ele contém uma relação T_4/T_3 de aproximadamente 4:1. Aproximadamente 4 a 8 horas após a ingestão, os níveis de T_3 podem elevar-se até acima do limite superior da normalidade. A potência relativa da tireóide dessecada para T_4 é de aproximadamente 1:1.000 (1 mg de tireóide dessecada é equivalente a 1 μg de tiroxina sintética).
3. **T_3 sintético (liotironina, Cytomel).** Na realidade não existe nenhuma indicação para a terapia crônica com o T_3 sintético. Ele somente é usado quando se planeja uma retirada rápida da terapia

com hormônio tireoidiano e para alguns testes diagnósticos. A absorção é de aproximadamente 90%. Os pacientes que utilizam a terapia com T_3 apresentam concentrações elevadas de T_3 por várias horas após a ingestão, que gradualmente cai para níveis muito menores 24 horas depois. Recentemente, constatou-se que a substituição do 12,5μg de T_3 por 50 μg de T_4 como componente da terapia melhorava o humor e os parâmetros psicométricos, mas isso precisa de verificação.

4. **Combinação T_4-T_3 sintética (liotrix).** Esta preparação foi desenvolvida antes de se ter observado que o T_4 era convertido para T_3 fora da tireóide. Ele tem uma relação molar de 4:1 T_4/T_3 sintética e está disponível em várias doses.

B. **Adultos jovens.** A dose de reposição habitual de tiroxina é de 1,5 a 2,2 μg/kg/de peso corporal ideal. A dose total de reposição pode ser prescrita desde o início da terapia. Para se evitar precipitação dos sintomas, como nervosismo e ansiedade devidos a uma reposição rápida, prefiro começar com a metade da dose de reposição por 1-2 semanas. No segmento dos pacientes é importante explicar a eles que a melhora clínica ocorre gradualmente ao longo de várias semanas e que o efeito pleno da terapia no restabelecimento do estado eutireoidiano provavelmente levará de 2 a 3 meses. Os índices laboratoriais de resposta mostram uma elevação no T_4 sérico para o intervalo normal em poucos dias. As concentrações do T_3 sérico podem ser normalizadas em 2 a 4 semanas, mas as concentrações séricas de TSH precisam aproximadamente 6 a 8 semanas para caírem a níveis normais. Após esse tempo, o ajuste da dosagem em 12,5 a 25 μg de T_4 é realizado para se otimizar a resposta clínica e trazer o TSH sérico e o T_4 para dentro da variação normal. Não existem índices laboratoriais válidos da ação do hormônio tireoidiano; portanto, confia-se, principalmente, nas medidas hormonais séricas e na avaliação clínica.

C. **Pacientes de meia-idade.** Os indivíduos hipotireoidianos neste grupo etário que estejam saudáveis podem ser tratados com aproximadamente 1,5 a 2,0 μg de T_4 por quilograma de peso. Se houver doença cardíaca isquêmica ou doença pulmonar crônica coexistente, então é melhor iniciar a terapia com uma pequena dose de T_4 como 25 μg, e aumentar a dose 25 μg por mês dependendo da resposta clínica. A base para esta abordagem "baixa e lenta" é o medo de que (a) o restabelecimento do estado eutireoidiano aumentará as demandas e piorará a angina, e (b) que o coração seja particularmente suscetível à ação cronotrópica do hormônio tireoidiano, de modo que se possa induzir uma taquicardia fatal nos pacientes suscetíveis. Esse receio tende a ser exagerado e hiperenfatizado. A abordagem "baixa e lenta" leva ao prolongamento do estado hipotireóideo, de modo que a justificação para ele precisa ser claramente aparente.

D. **Pacientes idosos.** Nos idosos, é melhor assumir que pode existir uma doença cardíaca isquêmica, possivelmente subclínica, e iniciar a terapia de reposição com uma baixa dosagem de T_4, como 12,5 a 25 μg/d. A dosagem pode ser aumentada em 25 μg a cada 4 a 6 semanas até que o TSH sérico esteja dentro da variação normal.

E. **Gravidez.** Em mulheres grávidas com hipotireoidismo preexistente, a dose de hormônio tireoidiano deve ser aumentada em 25 a 50% para manter os núris de TSH dentro da normalidade.

IX. **Hipotireoidismo subclínico.** Esta entidade geralmente é definida como um estado assintomático no qual o T_4 sérico e o T_4 livre são normais, mas o TSH sérico está elevado na variação de 5 a 20 mU/L. Muitos endocrinologistas tratariam tais pacientes com T_4, especialmente se a hipercolesterolemia ou a depressão estivessem presentes. Mesmo na ausência de hiperlipidemia, uma tentativa de terapia poderia se justificar para determinar se o paciente experimenta uma melhora (*i. e.,* a terapia poderia proporcionar ao paciente maior energia, uma sensação de bem-estar, mesmo apesar de o paciente não ter consciência desses sintomas antes da terapia). Presumivelmente, a concentração sérica normal de T_4 antes da terapia não reflete efeitos tissulares adequados do hormônio tireoidiano nestes pacientes. Infelizmente, é difícil diferenciar esse tipo de resposta do efeito placebo. Portanto, também é razoável acompanhar esses pacientes sem uma terapia com T_4 vigiando a função tireoidiana a intervalos de 4 a 6 meses para determinar se ocorreu falência tireoidiana, conforme indicado pela queda do T_4 sérico a níveis subnormais conjuntamente com um maior aumento no TSH sérico e aparecimento de sintomatologia nítida. No entanto, prefiro tratar qualquer pessoa na qual o TSH sérico esteja elevado mais do que 50% acima da variação normal ou qualquer um com um TSH sérico elevado mais um T_4 livre sérico na variação 25% inferior do normal.

X. **Doença arterial coronariana, cirurgia eletiva e hipotireoidismo.** Se o hipotireoidismo não tratado predispõe à doença arterial coronariana causando hiperlipidemia é um ponto obscuro. Ocasionalmente, os pacientes são portadores tanto de doença arterial coronariana grave quanto de hipotireoidismo não tratado coexistente. Em tais pacientes, a arteriografia e os procedimentos de revascularização miocárdica devem ser realizados, se indicados, antes do início da terapia com o hormônio tireoidiano. Posteriormente, o paciente apresentará melhor tolerância aos efeitos inotrópicos e cronotrópicos do hormônio tireoidiano. O hipotireoidismo não tratado provavelmente não é um fator de risco importante para a cirurgia geral, como antes se acreditava. No entanto, na ausência de doença coronariana grave, é preferível restabelecer um estado eutireoidiano antes de uma cirurgia eletiva. A cirurgia de urgência não precisa ser adiada em virtude de um hipotireoidismo.

XI. **Coma mixedematoso é o resultado final do hipotireoidismo não tratado de longa duração.** Esses pacientes têm hipotermia, bradicardia, hipoventilação alveolar, faces e pele mixedematosas típicas e obnubilação grave ou coma. Geralmente. essa condição é precipitada por uma doença intercorrente, como uma infecção ou um acidente vascular cerebral ou um estado de sedação medicamentosa a partir do qual o paciente não acorda. Se deixado sem tratamento, a mortalidade chega a 100%. Essa mortalidade é prevenida com a terapia agressiva, que consiste em administrar 250 a 500 μg de levotiroxina sódica IV. As dosagens parenterais subseqüentes podem ser aproximadamente de 100 μg de T_4 diariamente. Algumas autoridades preferem usar triiodotironina IV em uma dose de 10 a 20 μg a cada 4 a 8 horas pelos primeiros dias por causa da reduzida conversão de T_4 a T_3 no mixedema. A terapia consistindo tanto de T_4 quanto de T_3 IV também foi advogada. A terapia inicial é de 250 μg de T_4 mais 20 μg de T_3 seguido por 10 μg T_3 a cada 8 horas até que o paciente responda. A terapia de suporte e o tratamento das doenças subjacentes são essenciais. O reaquecimento do paciente pode ser prejudicial, pois ele causa vasodilatação periférica e conseqüente hipotensão.

Hipertireoidismo

I. **Definição.** O hipertireoidismo é a condição resultante do efeito de quantidades excessivas de hormônios tireoidianos nos tecidos corporais. A tireotoxicose é um sinônimo. Alguns preferem usar o termo hipertireoidismo em um senso mais estrito para denotar o estado no qual a glândula tireoidiana está produzindo hormônio tireoidiano em excesso em contraste com a ingestão excessiva de medicação com hormônio tireoidiano ou liberação do hormônio tireoidiano na tireoidite.

II. **Causas** (Tabela 28.1)

A. **Doença de Graves** é a causa mais comum de hipertireoidismo. O **bócio multinodular tóxico** é encontrado principalmente no idoso e na pessoa de meia-idade.

B. Administração de iodo inorgânico como iodeto de potássio ou compostos iodados orgânicos, como a amiodarona, a pacientes idosos com bócio multinodular podem causar uma forma autolimitada de hipertireoidismo que dura vários meses.

C. A tireotoxicose induzida pelo iodo (o fenômeno Jod-Basedow) também pode ocorrer em menos de 1% daqueles que estejam recebendo suplementação de iodo em regiões de bócio endêmico.

D. A maioria dos adenomas hiperfuncionantes autônomos não produz hipertireoidismo, mas quando o adenoma (nódulo "quente") excede 3 cm em diâmetro, esse resultado é mais provável. As mutações ativantes do receptor do TSH foram encontradas em muitos desses adenomas.

E. O adenoma hipofisário secretor de TSH é muito raro e, geralmente, relativamente grande; ele pode ser parte de um outro tumor hipofisário funcionante, como um que causa acromegalia; o TSH sérico está elevado e não aumenta muito após a administração do TRH.

F. A *hipófise pode ser resistente* ao efeito supressor do hormônio tireoidiano, enquanto outros tecidos podem ser sensíveis ao hormônio tireoidiano; as concentrações do T_4 e do T_3 séricos nesses pacientes estão elevadas, enquanto o TSH sérico é inapropriadamente anormal. Os pacientes não apresentam evidências neurorradiológicas de tumor hipofisário. Esses pacientes possuem mutações do receptor T_3 que são responsáveis pela resistência hipofisária.

Tabela 28.1 Causas de Hipertireoidismo

Causa	Ativador tireoidiano
Hiperprodução do hormônio tireoidiano	
Doença de Graves	TSI
Bócio multinodular tóxico	Autonomia ou TSI
Adenoma autônomo hiperfuncionante	Mutação ativante do TSH-R
Adenoma hipofisário secretor de TSH	TSH
Hiperprodução de TSH devida a uma resistência hipofisária ao efeito supressor do hormônio tireoidiano	TSH
Mola hidatiforme ou coriocarcinoma	HCG
Hiperêmese gravídica	HCG
Destruição tireoidiana resultando em vazamento de hormônio tireoidiano	Nenhuma
Tireoidite linfocítica	
Tireoidite granulomatosa (subaguda)	
Outras	
Tireotoxicose medicamentosa (ou factícia)	
Struma ovarii	
Carcinoma metastático da tireóide	

TSI, imunoglobulina estimuladora da tireóide; TSH, hormônio estimulante da tireóide; HCG, gonadotropina coriônica humana.

G. As molas hidatiformes e os coriocarcinomas secretam grandes quantidades de gonadotropina coriônica humana (HCG). Quando as concentrações séricas de HCG excedem 200 UI/mL (várias vezes os níveis de pico da gravidez normal), pode haver hipertireoidismo. O HCG é um estimulador tireoidiano fraco, dispara o receptor TSH e causa hipertireoidismo nesses pacientes. A remoção da mola ou uma quimioterapia eficaz do coriocarcinoma são curativos. Na hiperêmese gravídica, as secreções do HCG estão aumentadas e pode ocorrer hipertireoidismo (tireotoxicose gestacional).

H. Tireodite (veja Seção VII, B e VII.C).

I. Ingestão excessiva de hormônio tireoidiano pode causar tireotoxicose. Alguns pacientes recebem doses excessivas de hormônio tireoidiano prescrito pelos seus médicos, por motivos pouco claros. Outros pacientes tomam quantidades excessivas disfarçadamente, algumas vezes para obter perda de peso. Esses pacientes têm glândulas tireoidianas pequenas, baixa captação do radioiodo pela tireóide e baixos níveis de tireoglobulina sérica, enquanto os pacientes com tireoidite e baixa captação na tireóide têm um nível de tireoglobulina sérica elevado.

J. Teratomas ovarianos com elementos tireoidianos *(struma ovarii)* e grandes carcinomas foliculares funcionantes metastáticos são causas muito raras de hipertireoidismo.

III. **Freqüência.** A doença de Graves é a causa mais comum de hipertireoidismo e é razoavelmente comum na população. Em um momento ou em outro, aproximadamente 0,5 a 1% da população sofre de hipertireoidismo.

IV. **Sintomas, sinais e fisiopatologia.** A manifestação depende da duração e da gravidade do distúrbio.

A. **Sistema nervoso.** O nervosismo e uma sensação de tensão interna são sintomas comuns nos pacientes com hipertireoidismo. A incapacidade de conviver com outros, depressão, labilidade emocional, concentração ruim e redução no desempenho na escola e no trabalho também podem ocorrer. O tremor é comum e os reflexos são bruscos.

B. **Sistema cardíaco.** Há taquicardia, geralmente supraventricular, devida aos efeitos diretos do hormônio tireoidiano sobre o sistema de condução. A fibrilação atrial pode ser superposta à uma doença cardíaca subjacente ou pode ser devida apenas ao hipertireoidismo. A tireotoxicose de longa data pode causar cardiomegalia e resultar em insuficiência cardíaca apesar de um alto débito cardíaco.

Sopros de fluxo são comuns. Os sons extracardíacos devem-se a um coração hiperdinâmico batendo fortemente.

C. **Sistema musculoesquelético.** Os músculos tornam-se atróficos e fracos em virtude de um catabolismo muscular excessivo. Há uma redução no desempenho muscular ao caminhar, subir, elevar-se a partir de uma posição ajoelhada ou levantar peso. A **miastenia grave** ou a **paralisia periódica hipocalêmica** podem acompanhar o hipertireoidismo. O paciente parece esquálido. A reabsorção óssea excede a formação óssea, resultando em hipercalciúria e, algumas vezes, hipercalcemia. O hipertireoidismo de longa data pode causar osteopenia.

D. **Sistema gastrointestinal.** A ingesta de alimentos aumenta e alguns pacientes apresentam um apetite insaciável. Apesar disso, a perda de peso é comum. Ocorre hiperdefecação devida a uma motilidade mais rápida, mas a diarréia é rara. Testes de função hepática anormais refletem a desnutrição de um hipertireoidismo excessivamente avançado.

E. **Olhos.** A retração da pálpebra superior devida a um tônus simpático aumentado dá a alguns pacientes uma mirada com olhos arregalados. A oftalmopatia infiltrativa é parte da doença de Graves, mas apenas uma minoria dos pacientes com doença de Graves apresenta evidências clínicas de oftalmopatia. Pode haver proptose, edemaciamento muscular extra-ocular e fibrose causando restrição da motilidade ocular e diplopia. Os olhos expostos ficam avermelhados. A pressão sobre o nervo óptico ou a queratite pode causar cegueira. A doença ocular de Graves geralmente faz paralelo com o hipertireoidismo, mas podem correr um curso independente. Supõe-se que a causa seja auto-imune. Raramente, essa oftalmopatia ocorre em pacientes com tireoidite de Hashimoto e nos pacientes eutireoidianos sem nenhuma história ou evidência de doença tireoidiana (doença de Graves eutireoidiana).

F. **Pele.** A pele do paciente é quente, úmida e aveludada, dando-lhe uma aparência juvenil. As palmas suadas são quentes, ao invés de frias. A onicólise (retração da unha a partir dos seus leitos ungueais) indica uma duração mais longa do hipertireoidismo. A dermopatia da doença de Graves, um espessamento em casca-de-laranja das áreas pré-tibiais, é rara.

G. **Sistema reprodutivo.** O hipertireoidismo prejudica a fertilidade em mulheres e pode causar oligomenorréia. Em homens, a contagem de esperma é reduzida, e pode ocorrer impotência. A ginecomastia ocorre em virtude da conversão periférica aumentada de androgênio em estrogênio apesar dos níveis elevados de testosterona. O hormônio tireoidiano aumenta a globulina ligante do hormônio sexual e, dessa forma, eleva os níveis totais de testosterona e de estradiol, enquanto o hormônio luteinizante sérico e o hormônio foliculoestimulante podem estar aumentados ou normais.

H. **Sistema metabólico.** A perda de peso é um achado comum, especialmente em pacientes mais velhos que desenvolvem anorexia. Alguns adolescentes e adultos jovens perdem controle do seu apetite, "devoram como porcos os alimentos" e ganham peso. A produção aumentada de calor causada pelo hormônio tireoidiano é dissipada pela sudorese aumentada e é acompanhada por uma ligeira polidipsia. Muitos pacientes descrevem uma aversão ao calor e preferem temperaturas frias. O requerimento de insulina de um diabético aumenta.

I. **Glândula tireoidiana.** A tireóide geralmente está aumentada. O seu tamanho e consistência dependem da doença subjacente. A glândula aumentada e hiperfuncionante apresenta um fluxo sanguíneo aumentado, causando um sopro tireoidiano.

V. A doença de Graves é um *distúrbio auto-imune* responsável por mais de 80% dos casos de hipertireoidismo. Nessa condição, há um anticorpo para o receptor da tireotrofina na célula folicular tireoidiana, resultando na estimulação desse receptor, dessa forma recebendo o nome de imunoglobulina estimulante da tireóide (TSI) ou anticorpo para o receptor TSH. A concentração do TSI no soro apresenta uma grosseira correlação com a gravidade do hipertireoidismo. A causa da produção de TSI é desconhecida. Os anticorpos contra outros constituintes da tireóide, especialmente o anticorpo antiperoxidase, também estão presentes.

A doença de Graves é familial. Em brancos com doença de Graves, há uma produção aumentada de HLA-B8, e nos asiáticos, de HLA-BW35.

VI. Os testes de função tireoidiana podem ser categorizados: (a) naqueles que precisavam estabelecer se há um hipertireoidismo e (b) naqueles que mostram a causa do hipertireoidismo.

A. **Testes de função tireoidiana**

1. Concentrações séricas de T_4, T_4 livre ou índice de T_4 livre estão aumentados em quase todos os pacientes hipertireóideos.
2. As concentrações séricas do T_3, concentração do T_3 livre e índice de T_3 livre também estão elevadas. Em uma pequena fração de pacientes (> 5%), a concentração sérica de T_3 ou T_3 livre está elevada quando o T_4 livre sérico não está; essa entidade é denominada tireotoxicose pelo T_3.
3. TSH sérico, medido pelos métodos sensíveis amplamente disponíveis atualmente, é indetectável ou subnormal. O teste do TRH é desnecessário para mostrar que o TSH está suprimido. Aproximadamente 2% dos pacientes idosos eutireoidianos apresentarão TSH sérico suprimido. TSH normal ou elevado em um paciente hipertireóideo indica hipertireoidismo induzido por TSH, que é raro (veja Tabela 28.1).
4. A captação tireoidiana de radioiodo (^{123}I ou ^{131}I) em 4, 6 ou 24 horas está aumentada em pacientes com produção aumentada de hormônio tireoidiano e reduzida quando a glândula está "vazando" hormônio tireoidiano (tireoidite granulomatosa ou linfocítica).
5. O teste de supressão de T_3 ou T_4. A captação do radioiodo não é supressível pelo hormônio tireoidiano exógeno (3 mg de T_4 como dose única ou 75 μg de T_3 por dia por 8 dias) no paciente hipertireóideo. Esse teste raramente é realizado atualmente, pois os demais testes são suficientes para se fazer o diagnóstico. O teste é contra-indicado nos pacientes com doença cardíaca e nos idosos.

B. **Testes para a etiologia**

1. TSI (TSIgG) atualmente está disponível comercialmente como um marcador para a doença de Graves ativa. Se positivo, ele confirma que o hipertireoidismo é o resultado de doença de Graves.
2. O anticorpo ao receptor do TSH mede a ligação do IgG do paciente para um receptor TSH. Ele é positivo em aproximadamente 75% dos pacientes com doença de Graves ativa e tecnicamente é mais fácil de ser medido do que o TSIgG.
3. Anticorpo antiperoxidase (antimicrossômico). Esse teste é positivo na doença de Graves (e na tireoidite linfocítica de Hashimoto), desse modo ajudando a diferenciar a doença de Graves de outras causas de hipertireoidismo.
4. As cintilografias tireoidianas são úteis em pacientes com bócio nodular e hipertireodismo para determinar (a) se há um nódulo autônomo hiperfuncionante que concentra todo o radioiodo e suprime o tecido glandular normal, (b) se múltiplos nódulos concentram radioiodo ou (c) se os nódulos são frios e o tecido hiperfuncionante se encontra entre os nódulos palpáveis. Essa diferenciação pode ser importante no que concerne à terapia (veja Seção VII).

VII. **Diagnóstico diferencial**

A. **Estabelecimento do diagnóstico de hipertireoidismo.** Em pacientes com perda de peso e características de hipermetabolismo, os testes de função tireoidiana são muito sensíveis, de modo que o diagnóstico do hipertireoidismo é direto. Os casos mais leves podem ser de difícil diagnóstico. O TSH sérico é subnormal em pacientes com hipertireoidismo mínimo. Portanto, uma discussão de diagnóstico diferencial com base nos padrões clínicos sutis é supérflua.

B. **Tireoidite.** Tireoidite granulomatosa subaguda é um distúrbio incomum no qual há sinais de doença inflamatória viral com febre e mal-estar associada à dor tireoidiana. A dor faringiana é incomumente grave; há dor à deglutição que se irradia nos ouvidos. A glândula tireoidiana é irregular e muito firme. O processo começa em um lobo e progride para envolver o outro lobo em uns poucos dias. A velocidade de hemossedimentação é elevado; os anticorpos antitireoidianos geralmente são negativos, e a captação tireoidiana de radioiodo é muito baixa. Uma **fase hipertireoidiana** dura por várias semanas, seguida por uma transição para uma fase hipotireoidiana de várias semanas e, então, recuperação. A dor à palpação da tireóide é a marca registrada do distúrbio. Os casos de "tireoidite subaguda silenciosa" nos quais o dolorimento tireoidiano está ausente provavelmente representa a tireoidite linfocítica.

Os padrões de hipertireoidismo geralmente respondem bem aos bloqueadores β-adrenérgicos. O propanolol pode ser usado para reduzir a taquicardia. As drogas antiinflamatórias não esteroidais ou aspirina podem ser suficientes para a dor e o desconforto e reduzirão a inflamação e a febre. Em pacientes que não melhoram em poucos dias, a prednisona é dada, 30 a 40 mg/dia por 10 a 14 dias, e, então, diminuída e descontinuada em 2 a 3 semanas.

C. **Tireoidite linfocítica.** Esse distúrbio é responsável por uma pequena porcentagem de novos casos atualmente. Ela é um variante da tireoidite de Hashimoto. Geralmente, um pequeno bócio firme está presente, mas a tireóide pode não estar aumentada ou pode ser até três vezes maior do que o tamanho normal. Não há dolorimento tireoidiano. A diferenciação entre a doença de Graves baseia-se na baixa captação tireoidiana na tireoidite linfocítica. Os níveis sanguíneos de T_4 aumentados ocorrem porque glândula "vaza" hormônio tireoidiano. A relação T_3/T_4 é menor do que na doença de Graves, pois a tireóide de Graves estimulada secreta mais T_3, mas isso não é invariável. Os anticorpos antiperoxidase tireoidianos são positivos.

A tireoidite linfocítica com hipertireoidismo ocorre comumente no estado pós-parto. A fase hipertireoidiana pode durar 4 a 12 semanas e é acompanhado por uma fase hipotireoidiana que dura por vários meses. Uma forma subclínica leve ocorre em 8% das mulheres pós-parto. A recuperação, em vez de hipotireoidismo, é a regra. Quase 25% das mulheres em pós-parto com o distúrbio apresentarão recorrência após uma gravidez subseqüente.

Para a fase hipertireóidea, o propanolol pode ser administrado para controlar os sintomas. O uso de drogas antitireoidianas que bloqueiam a síntese do hormônio tireoidiano não é racional.

D. **Psicose aguda.** Em muitos pacientes hospitalizados com psicose aguda, foi relatada a elevação transitória do T_4 sérico e índice de T_4 sérico. Aproximadamente metade dos pacientes também tem elevações da concentração de T_3 sérico. A anormalidade é autolimitada. Testes repetidos 2 semanas depois geralmente são normais. Se isso é devido à liberação central do TSH pelo processo subjacente da psicose ainda não se sabe. As medidas do TSH sérico realizadas após o reconhecimento do distúrbio geralmente mostram níveis suprimidos, em vez de elevados, mas em uma fase mais precoce do distúrbio, os níveis do TSH sérico podem estar elevados ou inapropriadamente normais, em vez de suprimidos. Por outro lado, uns poucos pacientes com abuso de anfetamina tiveram níveis de TSH sérico inapropriadamente normais quando o T_4 sérico estava elevado.

E. **Hipertireoidismo no idoso.** Os pacientes idosos com hipertireoidismo podem não apresentar os padrões clínicos típicos. Os padrões de apresentação do seu hipertireoidismo "apático" podem ser perda de peso, fraqueza e depressão ou apatia. Em um estudo, 20% dos pacientes hipertireóideos idosos não tinham bócio. A fibrilação atrial e a insuficiência cardíaca são mais comuns do que nos jovens. A proptose e a oftalmopatia de Graves são incomuns nos idosos.

VIII. Terapia

A. Drogas

1. **Drogas antitireoidianas da série das tionamidas** continuam sendo a coluna vertebral da terapia. A eficácia da terapia foi estabelecida por mais de 50 anos de experiência com o propiltiouracil e metimazol (Tapazol). Eles bloqueiam a biossíntese dos hormônios tireoidianos pela inibição da produção da peroxidase tireoidiana. Além disso, o propiltiouracil (mas não o metilmazol) bloqueia a produção periférica de T_3 a partir de T_4.

   a. **Dosagem.** A dose diária terapêutica habitual é de 300 a 600 mg de propiltiouracil ou 30 a 60 mg de metimazol dados em doses divididas a cada 8 horas. Ambas as drogas concentram-se na glândula tireóide. A experiência com a terapia uma vez ao dia sugere que as doses divididas são muito mais eficazes. Para o paciente esquecido, o metimazol pode ser dado uma vez ao dia, se necessário, pois ele tem uma ação mais longa do que o propiltiouracil.

   b. **Acompanhamento.** Os pacientes devem ser acompanhados inicialmente a intervalos mensais para avaliar a resposta à terapia e para ajustar a dosagem da droga. Quando os pacientes respondem bem, a dosagem pode ser reduzida à metade a dois terços da dosagem inicial. Prefiro manter a terapia por 1,5 a 2 anos, pois existem evidências de que a remissão a longo prazo ocorre mais provavelmente em pacientes que receberam a terapia por um longo tempo em contraste com pacientes tratados por apenas os poucos meses necessários para controlar o hipertireoidismo.

c. **Efeitos adversos.** Os efeitos colaterais dessas drogas incluem o *rash* cutâneo, artralgia, doença do soro, testes de função hepática anormais e, raramente, agranulocitose. Advirto os pacientes para me contactarem se ocorrer uma infecção incomum, mas não realizo contagens rotineiras de leucometria, a menos que haja uma infecção.

d. **Prognóstico.** Na minha experiência, aproximadamente, metade dos pacientes sofrem remissão a longo prazo quando o curso da terapia é completado. Geralmente, ocorrem recaídas no primeiro ano após se interromper a terapia. O acompanhamento a longo prazo dos pacientes tratados com drogas antitireoidianas 20 a 25 anos atrás mostrou que alguns se tornaram hipotireóideos, sugerindo que ocorre uma destruição espontânea da tireóide nos pacientes de Graves.

2. **Bloqueadores β-adrenérgicos**

a. Propanolol causa uma melhora rápida ao bloquear a atividade adrenérgica excessiva do hipertireoidismo. Ele também causa uma redução modesta na concentração sérica de T_3, bloqueando a conversão de T_4 a T_3, que provavelmente é independente do seu efeito sobre os β-receptores. A sua dosagem habitual é de 20 a 40 mg a cada 4-6 horas. A dosagem é ajustada para a menor freqüência cardíaca em repouso para aproximadamente 70 a 80 batimentos por minuto. Conforme o hipertireoidismo é controlado, a dose é diminuída e a droga é suspensa quando se atinge um estado eutireoidiano.

b. Um bloqueio β-adrenérgico efetivo eliminará a taquicardia, o tremor, a ansiedade, o nervosismo e a sudorese, dessa forma mascarando a condição e tornando ainda mais difícil a avaliação clínica.

c. Outros bloqueadores β-adrenérgicos são igualmente eficazes. O atenolol tem ação mais longa e apresenta menor probabilidade de causar depressão. A redução na concentração do T_3 sérico não ocorre com os agentes mais β-1 seletivos.

d. Os bloqueadores β-adrenérgicos são especialmente indicados para a taquicardia, mesmo na presença de insuficiência cardíaca, se a taquicardia for devida à tireotoxicose e se a insuficiência cardíaca for devida à taquicardia. A asma e a doença pulmonar obstrutiva são contra-indicações relativas ao uso do propanolol.

e. Os pacientes hipertireóideos não devem ser tratados com β-bloqueadores apenas, pois esses agentes não possuem nenhum efeito direto sobre a tireóide.

3. **Outros agentes**

a. **Ipodato de sódio (Oragrafin) e ácido iopanóico (Telepaque).** Os agentes de contraste radiográfico ipodato de sódio e ácido iopanóico são inibidores muito potentes da conversão periférica de T_4 a T_3. Além disso, o iodo nessas drogas é desiodinado, retirado da tireóide, e inibe a liberação do hormônio da glândula. Uma dosagem de 1 g de ipodato de sódio diariamente geralmente resulta em uma queda significativa do T_3 sérico em 24 a 48 horas e pode ser continuada por 7 a 14 dias. O uso a longo prazo desses agentes não resultou em uma remissão a longo prazo do hipertireoidismo.

b. **Iodo inorgânico.** A solução saturada de iodeto de potássio (SSIK), 250 mg (5 gotas) duas vezes ao dia, é eficaz para a maioria dos pacientes, mas o escape dos seus efeitos geralmente ocorre em aproximadamente 10 dias. O seu principal uso reside no preparo dos pacientes para a cirurgia, pois o iodo torna a tireóide firme e reduz a sua vascularização. Hoje em dia, raramente é usado como terapia definitiva. O iodeto de sódio pode ser dado intravenosamente, se necessário.

c. **Corticosteróides.** Doses grandes de corticosteróides, como 8 mg/dia de dexametasona, reduz a secreção do hormônio tireoidiano por um mecanismo desconhecido e também inibe a conversão periférica de T_4 para T_3. Portanto, a terapia esteróide por 2 a 4 semanas pode estar indicada para o hipertireoidismo grave.

B. Iodo radioativo. O ^{131}I tem sido usado por mais de 40 anos para a terapia definitiva do hipertireoidismo. Ele é eficaz e simples de ser administrado. As dosagens habituais são de 5 a 15 mCi para liberar aproximadamente 80 a 120 mCi/g de peso estimado da tireóide, corrigido pela captação de 24 horas da tireóide. Tais doses proporcionam 5.000 a 15.000 rad (50 a 150 Gy) à tireóide. Houve uma tendência e recentemente, usar doses no limite superior deste intervalo para se obter maior certeza quanto à eliminação do hipertireoidismo. A terapia com ^{131}I resulta no restabelecimento gradual do estado eutireoidiano na maioria dos pacientes durante um período de 6 meses. As doses devem ser aumentadas em aproximadamente 25% em pacientes que tomaram drogas antitireoidianas nos 10 dias anteriores.

1. Em alguns pacientes, o ^{131}I causa pouca melhora, e, em outros, o hipotireoidismo permanente pode se desenvolver. O hipotireoidismo é transitório em aproximadamente 25% daqueles que se tornam hipertireóideos nos primeiros 6 meses. Pelo fato de os pacientes geralmente serem muito sintomáticos quando sofrem uma transição rápida do hipertireoidismo para o hipotireoidismo, prescrevo terapia com T_4 para todos os pacientes hipotireoidianos na dose habitual de reposição por aproximadamente 1 ano e, então, suspendo-o neste grupo para determinar se o hipotireoidismo é permanente. O hipotireoidismo que se desenvolve mais do que 1 ano após a terapia é quase sempre permanente. A incidência do hipotireoidismo é de aproximadamente 10 a 20% após o 1º ano e aumenta a uma velocidade de 2 a 4% a cada ano, de modo que a incidência cumulativa é de pelo menos 50%. Com doses maiores de ^{131}I, o hipotireoidismo permanente apresenta maior probabilidade de ocorrência. Os pacientes que recebem doses de ^{131}I precisam de avaliações anuais permanentes para o hipotireoidismo. Aproximadamente um terço dos pacientes precisam de mais de uma dose de ^{131}I, mas apenas uns poucos precisam de três ou mais doses. Tais pacientes apresentam resistência à radiação por motivos ainda não esclarecidos.
2. A terapia com ^{131}I causa uma liberação aguda do hormônio a partir da glândula, resultando em concentrações séricas significativamente aumentadas de T_4 e de T_3 em aproximadamente 20% dos pacientes, geralmente em torno de 5 a 10 dias após o ^{131}I ter sido administrado. Isso pode estar associado à exacerbação dos sintomas. Em virtude do potencial para a piora da condição pelo ^{131}I, não o administro a pacientes gravemente hipertireóideos, até que a doença tenha sido controlada com drogas antitireoidianas. A tionamida precisa ser interrompida por 1 a 2 dias antes de se administrar o ^{131}I, de modo que ela não interfira na captação da dose terapêutica; ela pode ser reiniciada 2 ou 3 dias depois.
3. Em virtude do controle incerto do hipertireoidismo com ^{131}I, prefiro administrar drogas antitireoidianas posteriormente por um período de 3 a 12 meses, para controlar a condição com maior certeza. Suspendo a tionamida quando o paciente está eutireoidiano em uma dose diária pequena da droga, como 50 mg de propiltiouracil ou 5 mg de metimazol. Em pacientes mais jovens, não administro uma segunda dose de ^{131}I até 1 ano após a primeira dose, de modo a permitir a ocorrência de um efeito pleno do ^{131}I e reduzir a possibilidade de hipotireoidismo por administração desnecessária de uma segunda dose de ^{131}I. Em pacientes mais velhos, com co-morbidades, recomendo doses adicionais de ^{131}I, 4 meses ou mais após a primeira dose, se o hipertireoidismo não tiver sido curado. Há relutância em se utilizar o ^{131}I em adultos jovens e crianças por causa do efeito carcinogênico em potencial da radiação. O acompanhamento cuidadoso dos pacientes por mais de 30 anos não mostrou nenhum aumento no carcinoma tireoidiano, leucemia ou defeitos congênitos na progênie daqueles que receberam essa terapia para o hipertireoidismo, de modo que o ceticismo concernente ao tratamento de pacientes com menos de 35 anos não parece ser justificado.

C. Tireoidectomia cirúrgica

1. **Preparação para a cirurgia.** Tireoidectomia subtotal tem sido usada há mais de 60 anos como uma terapêutica eficaz do hipertireoidismo. É preferível realizá-la depois que os pacientes tiverem restabelecido o seu peso e estiverem em boas condições. Portanto, esses pacientes devem ser tratados com drogas tionamidas por vários meses. O iodo inorgânico é acrescentado por 7 a 10 dias para reduzir a vascularização da glândula. Alternativamente, os pacientes podem ser tratados por

um curto período com doses altas de β-bloqueadores isoladamente como preparação para a cirurgia. Isso controla alguns dos sintomas e efeitos cardiovasculares do hipertireoidismo, mas não reverte o estado catabólico. Pode ser justificável sob circunstâncias nas quais os pacientes não possam tomar as drogas tionamidas ou têm um hipertireoidismo leve.

2. **Complicações.** A tireoidectomia subtotal apresenta uma incidência apreciável de complicações. Estas incluem o hipotireoidismo em aproximadamente 25%, hipertireoidismo persistente ou recorrente em 10%, hipoparatireoidismo em 1%, paralisia do nervo laríngeo recorrente em 1%, infecções da ferida, e quelóides. Por causa dessas complicações, a terapia cirúrgica deve ser reservada para situações especiais, como alergia a drogas antitireoidianas, a falta de vontade do paciente de tomar ^{131}I, bócio multinodular tóxico que também esteja causando obstrução das vias aéreas ou do esôfago e hiperparatireoidismo coexistente. Além disso, o custo financeiro atualmente é maior do que o da terapia definitiva com drogas ou com ^{131}I.

D. **Escolha da terapia.** Prefiro usar as drogas antitireoidianas como terapia definitiva para a maioria dos pacientes, especialmente adultos jovens e de meia-idade. A sua principal vantagem é que a terapia é reversível e não destrói a glândula tireoidiana. Para os pacientes mais idosos e para os portadores de doença cardiovascular ou co-morbidades, o ^{131}I é a terapia preferida, pois apresenta maior probabilidade de produzir cura permanente do hipertireoidismo; a sua principal limitação é que ela causa uma elevada incidência de hipotireoidismo. A administração de ^{131}I tornou-se o tratamento mais comumente utilizado para o hipertireoidismo nos Estados Unidos. A cirurgia é reservada para situações especiais, conforme citado anteriormente.

IX. Hipertireoidismo na gravidez

A. **Incidência.** A doença de Graves ocorre comumente em mulheres em idade fértil, complicando aproximadamente 0,1% das gravidezes. Pelo fato de o hipertireoidismo grave tender a reduzir a fertilidade, essa combinação é incomum. Mais comumente, o tratamento medicamentoso das pacientes com hipertireoidismo melhora a fertilidade, e, então, pode seguir-se uma gravidez. Para evitar essa complicação, as mulheres grávidas hipertireóideas em uso de drogas tionamidas devem ser incentivadas a praticar contracepção. A hiperêmese gravídica está associada a hipertireoidismo leve em uma elevada proporção de casos. Isso se deve às elevadas concentrações de HCG; o distúrbio é autolimitado e desaparece quando a hiperêmese remite.

B. **Tratamento.** As drogas antitireoidianas e a cirurgia são alternativas.

1. O ^{131}I nunca é usado em mulheres que estejam grávidas, pois ele cruza a placenta e concentra-se na tireóide fetal após 10 semanas de gestação, resultando em cretinismo.

2. O propiltiouracil cruza a placenta em menor extensão do que o metimazol, portanto é a droga preferida. Para evitar o hipotireoidismo fetal, a dosagem deve ser ajustada para a menor dose necessária para manter um estado quase que eutireoidiano. As mulheres jovens grávidas toleram muito bem um hipertireoidismo leve.

3. Se necessário, a tireoidectomia cirúrgica deve ser realizada no primeiro ou segundo trimestres da gravidez, pois a cirurgia geral no terceiro trimestre pode induzir parto prematuro.

C. **Prognóstico.** Aproximadamente 80 a 90% das mulheres hipertireóideas adequadamente tratadas têm evolução normal da gravidez. A incidência de prematuridade e de aborto espontâneo não é maior do que a encontrada em gravidezes sem hipertireoidismo.

D. **Recém-nascido.** O hipertireoidismo pode ocorrer no recém-nascido em virtude da transmissão de TSI através da placenta para o feto. A droga antitireoidiana administrada à mãe pode controlar o hipertireoidismo *in utero*, mas ela também pode causar bócio e hipotireoidismo. Portanto, o recém-nascido de uma mãe com doença de Graves requer atenção especial para essas possibilidades. A medida rotineira do TSI na mulher grávida provavelmente não será útil, pois ainda não se demonstrou que ela oriente o tratamento da mãe, do feto ou do recém-nascido (veja Capítulo 30).

X. **Tempestade tireotóxica**

A. **Clínica.** A tempestade tireotóxica é uma condição perigosa de tireotoxicose descompensada. O paciente tem taquicardia, febre, agitação, inquietação ou psicose, náuseas, vômitos e/ou diarréia. Ela geralmente resulta de um hipertireoidismo prolongado grave e negligenciado, sobre o qual ocorre uma doença intercorrente complicante, como uma gastroenterite ou pneumonia, ou uma cirurgia emergencial.

B. **Tratamento.** A terapia é multifatorial e inclui medidas de suporte apropriadas, como líquidos e eletrólitos, e manuseio de uma infecção subjacente com antibióticos apropriados. O tratamento específico direcionado para o hipertireoidismo inclui:

1. As drogas antitireóideas em doses elevadas (600 mg de propiltiouracil ou 60 mg de metimazol inicialmente e metade dessa dose a cada 6 horas) dadas por sonda enteral, se necessário.
2. O ipodato de sódio 1 g/d por 2 semanas ou iodo oral (0,5 mL de solução saturada de iodeto de potássio duas vezes ao dia) ou intravenosamente (1 g de iodeto de sódio).
3. Propanolol em grandes doses orais (40 a 80 mg a cada 4 a 6 horas) ou doses pequenas IV (1 mg a cada 5 min até 10 mg) para reduzir a freqüência cardíaca com base no monitoramento cardíaco ou esmolol IV (250 a 500 μg/kg/por minuto em dose de ataque seguido por 50 μg/kg por minuto por 4 minutos com monitoramento cardíaco. Uma infusão de manutenção nessa dose pode ser usada com monitoramento cardíaco).
4. A dexametasona 4 a 8 mg/dia, a menos que contra-indicada por uma infecção grave. Como resultado de se receber todas ou várias dessas drogas associadamente, os pacientes geralmente experimentam significativa melhora em poucos dias.

XI. **Doença de graves ocular**

A. **Clínica.** A doença ocular de Graves (oftalmopatia) afeta aproximadamente 25 a 50% dos pacientes com hipertireoidismo de Graves e também ocorre raramente nos pacientes com tireoidite de Hashimoto ou naqueles sem doença tireoidiana auto-imune franca. Apenas 1 a 5% dos pacientes com doença de Graves têm doença ocular significativa. Os principais achados são proptose, vermelhidão da conjuntiva, desconforto ocular, diplopia e edema periorbital. As TCs das órbitas mostram espessamento dos músculos oculares, que podem comprimir o nervo óptico e prejudicar a visão. A patogênese deve-se a uma inflamação retroorbitária induzida pelas citocinas. Existem evidências de que o receptor do TSH pode ser o antígeno orbital que tem um papel no desencadeamento dessa doença.

B. **Tratamento.** Não existe nenhuma terapia inteiramente satisfatória. Felizmente, a condição melhora espontaneamente na maioria dos pacientes, apesar de não ocorrer resolução completa. Em pacientes com manifestações graves, a terapia com corticosteróide em altas doses algumas vezes é eficaz em reduzir a inflamação. Os pacientes devem ser acompanhados em conjunto com um oftalmologista. A descompressão orbital por um cirurgião oftalmologista experiente pode ser realizada após a condição se estabilizar, o que pode levar de 6 a 24 meses.

Referências Selecionadas

Allannic H; et al. Antithyroid drugs and Graves' disease: a prospective randomized evaluation of the efficacy of treatment duration. *J Clin Endocrinol Metab* 1990;70:675-679.

Bartalena L, et al. Treatment of amiodarone-induced thyrotoxicosis, a difficult challenge: results of a prospective study. *J Clin Endocrinol Metab* 1996; 81:2930-2933.

Bartalena L, Pinchera A, Marcocci C, et al. Management of Graves ophthalmopathy: reality and perspectives. *Endocr Rev* 2000;21:168-199.

Braverman LE, Utiger RD (eds). *Werner and Ingbar's The thyroid,* 8th ed. Philadelphia: Lippincott Williams and Wilkins, 2000.

Fish LH, et al. Replacement dose, metabolism, and bioavailability of levothyroxine in the treatment of hypothyroidism. Role of triiodothyronine in pituitary feedback in humans. *N Engl J Med* 1987;316:764-770.

Geffner DL, Hershman JM. Beta-adrenergic blockade for therapy of hyperthyroidism. *Am J Med* 1992;93:61-68.

Haddow JE, et al. Maternal thyroid deficiency during pregnancy and subsequent neuropsychological development of the child. *N Engl J Med* 1999;341:549.

Hershman JM. HCG and the thyroid: hyperemesis gravidarum and trophoblastic tumors. *Thyroid* 1999;9:653.

Kaplan MM. Monitoring thyroxine treatment during pregnancy. *Thyroid* 1992;2:147.

Kaplan MM, et al. Treatment of hyperthyroidism with radioactive iodine. *Endocrinol Metab Clin N Am* 1998;27:205.

Klein I, Becker DV, Levey GS. Treatment of hyperthyroid disease. *Ann Intern Med* 1994;121:281.

Mestman JH. Hyperthyroidism in pregnancy. *Endocrinol Metab Clin N Am* 1998;27:127.

Nystrom E, et al. A double-blind cross-over 12-month study of 1-thyroxine treatment of women with subclinical hypothyroidism. *Clin Endocrinol* 1988;29:63-76.

Robuschi G, et al. Hypothyroidism in the elderly. *Endocr Rev* 1987;8:142-153.

Samuels MH. Subclinical thyroid disease in the elderly. *Thyroid* 1998;8:803.

Singer PA, et al. Treatment guidelines for patients with hyperthyroidism and hypothyroidism. Standards of Care Committee, American Thyroid Association. *JAMA* 1995;273:808.

Solomon B, Glinoer, Lagasse R, et al. Current trends in the management of Graves disease. *J Clin Endocrinol Metab* 1990;70:1518-1524.

29. TUMORES TIREOIDIANOS EM ADULTOS

Andre J. Van Herle

I. **Princípios gerais**

A. Incidência

1. A **incidência** do carcinoma da tireóide na população representa apenas uma fração dos pacientes que são portadores de nódulos tireoidianos. Em nódulos únicos, a incidência de carcinoma tireoidiano é de aproximadamente 20%; em contraste, nos bócios multinodulares, a incidência de câncer tireoidiano é de apenas 4,8%. Estudos recentes constaram que não havia diferenças na incidência de câncer da tireóide nos indivíduos com nódulos isolados *versus* aqueles com bócios multinodulares. No estudo de Framingham, a incidência global de nódulos da tireóide na população em estudo foi de 4,2%, com uma incidência anual de detecção de novos nódulos de 0,09% por ano. Conseqüentemente, com base nesses dados, pode-se esperar uma incidência total de nódulos tireoidianos na população dos EUA estimada em 9 milhões de casos.
2. Nos Estados Unidos, 12.000 **novos casos de câncer de tireóide** desenvolvem-se a cada ano. O fato de que menos de 0,2% dos cânceres tireoidianos se tornam clinicamente evidentes a cada ano sugere que um certo número de indivíduos apresenta doença subclínica.

B. **Princípios diagnósticos.** Quase todos os processos patológicos envolvendo a glândula tireóide (processos inflamatórios, anormalidades no desenvolvimento, eventos traumáticos, defeitos metabólicos intrínsecos e neoplasmas) podem se manifestar como um nódulo ou massa tireoidiana. Portanto, um grupo de técnicas foi desenvolvido para ajudar a distinguir as lesões benignas das malignas da glândula tireóide. Um grupo de princípios diagnósticos concernentes aos nódulos tireoidianos é resumido na Tabela 29.1. Nenhum dos fatores listados é decisivo no diagnóstico de malignidade, mas eles podem intensificar a suspeita do clínico se tais fatores estiverem presentes. A classificação histológica dos tumores tireoidianos é representado na Tabela 29.2.

II. **Avaliação dos nódulos tireoidianos**

A. **Características clínicas.** As seguintes características clínicas são consideradas altamente sugestivas da presença de uma lesão tireoidiana maligna:

1. Expansão rápida de um nódulo existente.
2. Textura firme da lesão.
3. Compressão sobre estruturas adjacentes.
4. Fixação do nódulo a estruturas circunjacentes.
5. Sintomas obstrutivos.
6. Disfagia.
7. Paralisia das cordas vocais, freqüentemente se manifestando como rouquidão.
8. Síndrome de Horner.
9. Presença de linfonodos cervicais aumentados (suspeitos especialmente em crianças).

Deve-se apontar, no entanto, que quase todos esses sintomas e sinais foram associados a lesões benignas comprovadas; portanto, não se pode confiar neles cegamente. Para dar um exemplo, a paralisia da corda vocal foi descrita como um achado clássico de malignidade da glândula tireoidiana; no entanto, em um estudo de dez pacientes com um nódulo tireoidiano e paralisia das cordas vocais, a paralisia era devida a uma lesão benigna em quatro casos. Similarmente, a presença de linfonodos cervicais em associação com um nódulo tireoidiano não é um sinal absoluto de malignidade, mas permanece como um achado extremamente suspeito em pacientes independente da sua idade. Já que os achados clínicos que acompanham um nódulo tireoidiano freqüentemente não são confiáveis para distinguir uma lesão benigna de uma maligna, os seguintes testes foram desenvolvidos para ajudar o médico no diagnóstico diferencial.

Tabela 29.1 Avaliação do nódulo tireoidiano: fatores sugestivos de malignidade[a]

	História			Sinais clínicos associados			Métodos ancilares de exame e de visualização	
Área geográfica de residência	**História familiar**	**Sexo do indivíduo**	**Exposição à radiação**	**Características do crescimento tumoral**	**Testes sanguíneos**	**Radiografia simples**	**Avaliação isotópica**	**Ultra-sonografia**
Havaí	Freqüência de carcinoma medular em determinadas famílias[b]	Nódulos em homens é muito suspeito de malignidade[b]	Direcionado para: Mediastino – bebês com timo hiperplásico	Lesões duras e pétreas[b]	Tireocalcitonina sérica elevada em pacientes com carcinoma medular, antes e após estimulação com pentagastrina	Calcificações granulosas e pequenas em tecidos moles	Nódulo frio na cintilografia com ^{123}I	Lesão sólida tem maior incidência de malignidade do que a lesão cística pura; lesões mistas sólido-císticas têm uma incidência intermediária de malignidades
Israel			Tonsilas – aumento tonsilar	Infiltração das estruturas circunjacentes[b]				
Ilhas Marshall			Face – adolescente com acne	Crescimento rápido com disseminação aos linfonodos[b]				

[a]A presença de qualquer um dos indicadores listados nesta tabela, não é necessariamente diagnóstico de carcinoma da tireóide.
[b]Quando positivo, indicação importante para a remoção cirúrgica da lesão.
Adaptado de Van Herle AJ, Uller RP. Thyroid cancer classification, clinical features, diagnosis and therapy. *Pharmacol Ther* 1977;2:215.

Tabela 29.2 Classificação histológica dos tumores tireoidianos

Tumores epiteliais
Benignos
Adenoma folicular
Outros (p. ex., adenoma papilar)
Malignos
Carcinoma folicular
Carcinoma papilar
Carcinoma de células escamosas
Carcinoma indiferenciado (anaplásico)
Tipo células em fuso
Tipo células gigantes
Tipo células pequenas
Carcinoma medular
Tumores não epiteliais
Benigno
Maligno
Fibrossarcoma
Outros
Tumores diversos
Carcinossarcoma
Hemangioendotelioma maligno
Linfoma maligno
Teratoma
Tumores secundários (p. ex., carcinoma metastático)
Tumores não classificados
Lesões semelhantes a tumores (p. ex., bócio adenomatoso)

Reimpresso de Hedinger C, Sobin LH. Histological typing of thyroid tumors. Geneva: World Health Organization, 1974 (International Histological Classification of Tumors, Nº 11), p 17. Reimpresso com permissão.

B. Procedimentos diagnósticos

1. **Exames de sangue.** Os estudos da função tireoidiana são importantes na avaliação dos pacientes com nódulo tireoidiano.

   a. **Tireotoxicose** pode ser observada em pacientes com adenoma tóxico, e estes quase que invariavelmente representam lesões benignas. Umas poucas exceções foram relatadas. No entanto, em qualquer paciente com doença de Graves tireotóxica, a presença de um nódulo tireoidiano poderia representar uma malignidade; portanto, a sua natureza benigna precisa ser provada.

   b. **Hipotireoidismo** por si mesmo raramente é uma manifestação de malignidade dentro da glândula tireoidiana, embora ocasionalmente tenham sido observados casos desse tipo.

   c. Níveis de **tireoglobulina sérica** (Tg) não tem nenhum papel na avaliação dos indivíduos com nódulos tireoidianos antes da remoção de um tumor, primariamente porque muitas outras condições tireoidianas benignas estão associadas a níveis de Tg séricos elevados. Condições que levam a níveis elevados de Tg séricos são listados na Tabela 29.3. A recíproca também é verdadeira, isto é, os níveis normais de Tg foram relatados em pacientes com malignidades tireoidianas. O exemplo primário é um carcinoma medular da tireóide no qual os níveis de Tg são invariavelmente normais. Também, os carcinomas papilares nem sempre levam a níveis elevados de Tg. No entanto, as medidas de Tg sérico revolucionaram a avaliação pós-operatória dos pacientes com câncer da tireóide diferenciado.

Tabela 29.3 Níveis de tireoglobulina sérica (Tg) nos indivíduos normais e em pacientes com várias condições patológicas benignas da glândula tireóide

Condição	Nível médio de Tg sérico ± DP (ng/mL)	Nº de indivíduos
Indivíduos-controle (doadores de sangue)	5,1 ± 0,49	95
Doença de Graves ativa	176,0 ± 30,0	33
Tireotoxicose sem doença de Graves[a]	145,0 ± 27,0	7
Tireoidite subaguda (fase aguda)	136,8 ± 74,5	12
Adenoma tireoidiano	424,6 ± 189,4	27
Bócio endêmico	108,1 ± 19,8	77

[a]Bócio multinodular tóxicoe adenomas tóxicos.
DP, erro-padrão (desvio-padrão) da média.
De Van Herle AJ. Thyroid nodules and thyroid cancer. In Carlson HE, ed: *Endocrinology.* New York, Copyright © 1983, John Wiley and Sons. Reimpresso com permissão.

d. As medidas da **tireocalcitonina sérica** (TCT) representam um excelente marcador no diagnóstico pré-operatório do carcinoma medular da tireóide, especialmente se puder ser demonstrada uma elevação da TCT 3 a 5 minutos após a administração de pentagastrina (Pentavlon) 0,5 µg/kg/ IV em *bolus* ou após uma infusão de cálcio. Esses testes certamente devem ser solicitados em todos os indivíduos que possuem um parente com neoplasia familiar endócrina múltipla tipo 2 (NEM2). No entanto, os níveis de TCT recentemente se mostraram elevados em pacientes com outros tumores malignos (p. ex., câncer de pulmão, cólon, mama, pâncreas e estômago). Também, algumas condições clínicas benignas resultaram em um aumento no nível sérico de TCT (p. ex., insuficiência renal e hemorragia gastrointestinal aguda). Em um estudo recente das medidas de rotina do TCT sérico em pacientes com doença tireoidiana nodular, a presença de carcinomas medulares em 1,4% da população estudada foi apresentada. Nesse estudo, apenas 14 dos 34 pacientes (41%) com níveis de TCT séricos elevados tinham carcinoma medular.

2. **Teste *RET*.** Na NEM2A, o proto-oncogene *RET* mutado está presente no cromossomo 10 que codifica um receptor tirosina quinase. A maioria dos pacientes que possuem um parente com NEM2A ou com uma síndrome de carcinoma tireoidiano medular familiar tem mutações no domínio extracelular ou transmembranoso do receptor da tirosina quinase. Em contraste, os pacientes que possuem parentes com NEM2B têm uma modificação no códon 918 (domínio intracelular) onde a metionina regular é substituída por um resíduo de treonina. Um estudo recente indica que em famílias com NEM2A, 94,3% dos indivíduos são portadores de uma mutação conhecida. Em 5,7% nenhuma mutação conhecida pôde ser estabelecida, mas novas mutações são regularmente descobertas. A análise das mutações agora está comercialmente disponível nos Estados Unidos e deve ser utilizada clinicamente para rastreamento das famílias. As indicações para o teste *RET* na NEM2A são resumidas na Tabela 29.4.

Tabela 29.4 Indicações para o teste RET nas neoplasias endócrinas múltiplas tipo 2A e 2B

1) Membro de um parentesco estabelecido. Parente em primeiro grau de um indivíduo com NEM2, NEM2B, ou carcinoma medular da tireóide familiar (FMTC)
2) Parente em primeiro grau de um indivíduo portador de NEM2B, ou FMTL com mutação RET
3) Parente em primeiro grau de um indivíduo falecido com MTC
4) Indivíduo com um feocromocitoma (unilateral ou bilateral)
5) Indivíduo com doença de Hirschprung

FMTC, carcinoma medular da tireóide familiar; NEM, neoplasia endócrina múltipla.

3. **Supressão tireoidiana.** Por muitas décadas, as doses supressivas de hormônio tireoidiano foram usadas para separar os nódulos tireoidianos benignos de malignos. Se um nódulo regredisse completamente sob a influência de terapia tireoidiana hormonal, presumia-se que a lesão era benigna. Se ocorresse crescimento ou se a lesão permanecesse estável ou regredisse apenas parcialmente, colocava em dúvida a natureza benigna da lesão. No passado, isso, freqüentemente resultava em remoção cirúrgica desses nódulos. A supressão tireoidiana ainda é usada, mas outras técnicas fornecem informações mais específicas concernentes à natureza benigna ou maligna de uma lesão. Uma dose supressiva de levotiroxina varia de 0,10 a 0,15 mg/d. Doses maiores geralmente levam a uma supressão completa do TSH e à tireotoxicose subclínica, que pode, a longo prazo, causar osteoporose. Uma terapia de prova geralmente dura de 3 a 6 meses. Os pacientes com problemas cardíacos não devem receber terapia supressiva em virtude dos possíveis efeitos colaterais cardíacos.
4. **Ultra-sonografia tireoidiana.** A ultra-sonografia distingue as lesões císticas das lesões sólidas ou mistas sólido-císticas. Supunha-se que isso era importante, pois as lesões císticas puras são malignas em apenas 7% dos casos (lesões císticas de pelo menos 4 cm em diâmetro mais freqüentemente são malignas). As lesões mistas sólido-císticas são malignas em 12% dos casos, e as lesões sólidas são malignas em 21% dos casos. Alguns nódulos da tireóide foram analisados pela ultra-sonografia e forneceram um quadro com um halo ao redor da lesão. O halo era considerado a marca registrada de um adenoma benigno, mas essa idéia desde então foi abandonada. Pelo fato de a ultra-sonografia não fornecer um diagnóstico histopatológico, os estudos ultra-sonográficos são úteis apenas nas seguintes situações:
   a. Para diagnosticar a presença de bócio multinodular que não seja clinicamente óbvio.
   b. Para avaliar a presença e a natureza (cística *versus* sólida) de um nódulo durante a gravidez quando estão contra-indicados os estudos isotópicos.
   c. Para ajudar a se assegurar da natureza puramente cística de um nódulo e, eventualmente, evitar a cirurgia.
   d. Para avaliar objetivamente o grau de regressão de um nódulo tireoidiano sob a influência da terapia com tiroxina (T_4).
   e. Para servir como guia para o clínico realizar uma punção aspirativa com agulha fina (PAAF) quando a lesão é pequena e de difícil localização apenas pela palpação (PAAF orientada pela ultra-sonografia do nódulo tireoidiano). Também, os nódulos que foram biopsiados sem sucesso com o método convencional devem ser reposicionados por PAAF orientada pela ultra-sonografia.
5. **Cintilografia da tireóide**
   a. Principalmente os isótopos do iodo (^{123}I, ^{125}I, ^{131}I) foram utilizados com esse propósito; o tecnécio-99m (^{99m}Tc) também tem sido freqüentemente empregado. Os dados coletados da literatura mundial com base nos estudos com isótopos do iodo, nos quais todos os pacientes estudados foram encaminhados à cirurgia, revelaram a seguinte incidência de malignidade tireoidiana: Nos "nódulos frios" (um nódulo sem nenhuma captação), constatou-se que 16% destes eram malignos; nos nódulos hipofuncionantes (nódulos com captação reduzida quando comparados com o resto da glândula) e nódulos normofuncionantes (nódulos cuja captação mescla-se com o resto da glândula), a taxa combinada de malignidade foi de 9%. Em contraste, mais de 4% de todos os nódulos hiperfuncionantes (nódulos que captam toda a radioatividade com supressão do resto da glândula) foram associados à malignidade.
   b. Com o uso do ^{99m}Tc como isótopo, o porcentual de malignidades encontradas nos nódulos não funcionantes foi de 22%; nos nódulos hipofuncionantes ou normofuncionantes, foi de 13%, e, nos nódulos hiperfuncionantes, ele chegou a 29%. A partir desses dados, concluímos que as cintilografias tireoidianas em geral acrescentam muito pouca informação diagnóstica concernente a um nódulo tireoidiano, pois elas não possuem especificidade.

c. Outros isótopos como o citrato de gálio 64 e o césio 137 foram usados na tentativa de melhorar essa situação, mas sem nenhum resultado. A cintilografia com tálio-201 obteve um certo interesse como um instrumento na avaliação pós-operatória dos pacientes com câncer diferenciado de tireóide, assim como em certos carcinomas medulares da tireóide. Algumas lesões que não eram detectadas com cintigrafias para pesquisa de corpo inteiro com ^{131}I poderiam ser detectados pela cintilografia com tálio-201 ou com sestamibi.

6. **Ressonância magnética (RM), tomografia computadorizada (TC) e tomografia por emissão de pósitron (PET).** Todas essas três modalidades têm sido usadas em pacientes com câncer da tireóide para visibilidade de tecido tumoral residual, recorrente ou envolvimento de linfonodo. Apesar de cara, a PET pode ser a técnica mais eficaz para a determinação de câncer de tireóide recorrente. Estudos adicionais são necessários para determinar a sua utilidade.

7. **Biópsia com PAAF.** Em 1952, a PAAF da tireóide foi popularizada na Suécia por Söderstrom.

   a. Essa técnica consiste na remoção de um número considerável de células da glândula tireóide por meio de uma agulha fina (calibre 21 a 27) usando uma seringa com um êmbolo especial. A técnica é simples e custo-eficaz, e pode ser executada no consultório.

   b. Os efeitos colaterais são mínimos, e a disseminação do tumor via trajeto da agulha não foi relatada. No entanto, deve-se ter em mente que o valor da PAAF depende de dois fatores:
   (1) Da habilidade do médico que obtém as preparações citológicas.
   (2) Da experiência do patologista na interpretação das amostras submetidas.

   c. Uma pesquisa na literatura mundial envolvendo mais de 1.000 pacientes mostrou 2,6% de diagnósticos falso-negativos e 1,5% de falso-positivos, e 6% das amostras eram insuficientes para análise. A PAAF, portanto, representa uma técnica com uma acurácia diagnóstica que excede 90%. Um fluxograma para a avaliação e terapia de um nódulo tireoidiano único com base nos resultados da PAAF é apresentado na Figura 29.1. Digno de nota é que, apesar de o carcinoma folicular poder ser diagnosticado pela citologia, a distinção entre o adenoma e o carcinoma folicular requer confirmação patológica da amostra ressecada.

   d. Um estudo recente comparando as características pré-operatórias da PAAF com o diagnóstico histopatológico pós-operatório em lesões com predominância de célula folicular é resumido na Figura 29.2. A partir desse estudo, torna-se claro que a histopatologia das lesões foliculares, conforme definida pelos critérios citológicos (PAAF), compõe os carcinomas papilares e foliculares (27,6%), adenomas foliculares (34,2%) e nódulos colóides (38,2%). Isso indica que apenas aproximadamente 25% das neoplasias foliculares são verdadeiramente malignas. Novos métodos para distinção entre os adenomas e os carcinomas foliculares são necessários. O mesmo aplica-se a lesões com suspeita de tumor de células de Hürtle. Em um estudo com 38 desses pacientes, 8% tinham carcinoma de células de Hürtle, 42% tinham adenoma de células de Hürtle, 34% tinham doença de Hashimoto e os 16% restantes tinham bócio nodular.

III. Tratamento dos nódulos tireoidianos

A. **Tratamento não cirúrgico.** É claro que se um regime terapêutico com T_4 for bem sucedido (com regressão completa de uma lesão) ela permanece como a terapia preferencial. Infelizmente, isso ocorre em apenas uns poucos pacientes. Além disso, a terapia precisa ser continuada durante toda a vida para se evitar a recorrência dos nódulos.

B. **Tratamento cirúrgico**

1. O tipo de cirurgia a ser realizado varia desde uma simples nodulectomia (um procedimento raramente recomendado quando há malignidade) até uma tireoidectomia total com ressecção cervical modificada quando há malignidade metastatizada. As indicações para a remoção de um nódulo tireoidiano são as seguintes:

   a. A presença de uma lesão maligna ou suspeita de malignidade (neoplasias foliculares e de células de Hürtle devem ser consideradas suspeitas).

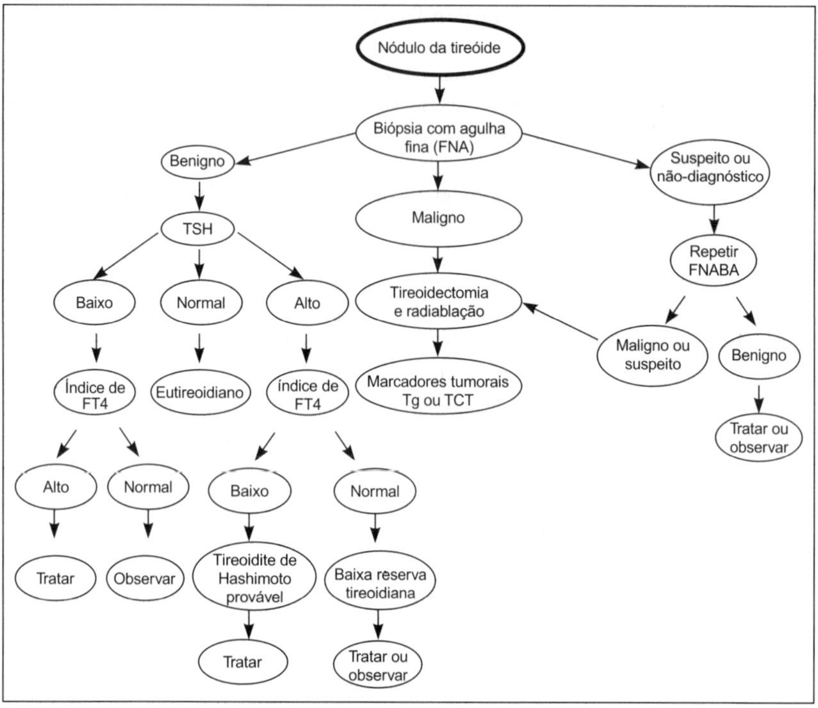

FIG. 29.1. Árvore de decisão para o tratamento de um nódulo tireoidiano.

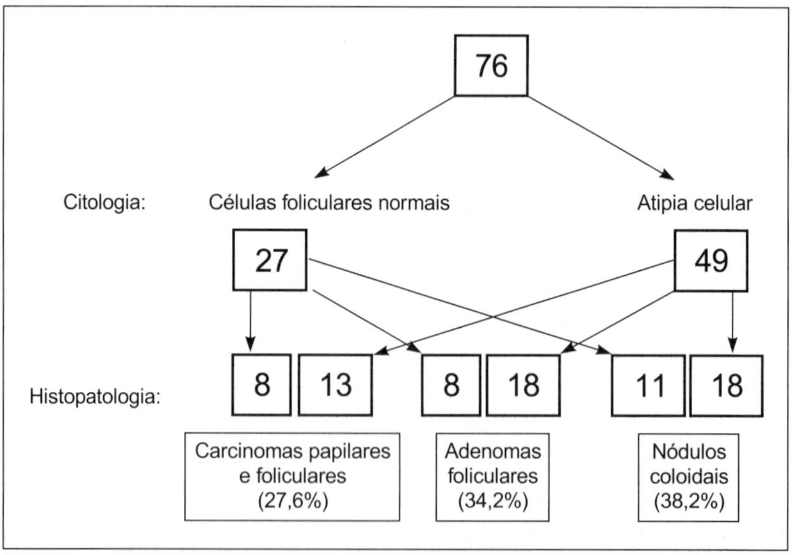

FIG. 29.2. Resultado histológico de 76 amostras citológicas obtidas por pulsão aspirativa com agulha fina (PAAF) com predominância de células foliculares nos nódulos tireoidianos. (Adaptado de DeJong SA, et al. Follicular cell predominance in cytologic examination of dominant thyroid nodules indicates a 60% incidence of neoplasia. *Surgery* 1990;108:794-800).

b. Quando o nódulo ou o bócio causam compressão das estruturas circunjacentes, causando disfagia, disfonia ou problemas respiratórios.

c. Quando está presente uma tireotoxicose associada.

d. Por motivos cosméticos.

2. Os argumentos a seguir favorecem a tireoidectomia total quando é encontrado um tumor maligno no corte congelado:

a. Mais de 87% dos indivíduos com câncer da tireóide têm disseminação intratireoidiana ou extratireoidiana, ou ambas, no momento da cirurgia.

b. Aproximadamente 7 a 10% dos pacientes desenvolvem câncer clínico recorrente no lobo tireoidiano remanescente.

c. O acompanhamento dos pacientes com cintilografias do corpo inteiro com ^{131}I e a determinação dos níveis séricos de Tg tornam-se frutíferos apenas se foi realizada ressecção total da glândula tireoidiana seguida pela ablação tireoidiana com ^{131}I.

3. O tipo de cirurgia a ser realizada pode então ser resumido como a seguir e freqüentemente é o resultado de uma decisão intra-operatória feita pelo cirurgião:

a. Se a lesão tireoidiana for benigna no corte congelado, realiza-se a lobectomia. A istectomia com ressecção do terço anterior de cada lobo é realizada se a lesão estiver localizada no istmo.

b. Se a lesão for maligna, indica-se a tireoidectomia total. A dissecção cervical modificada é recomendada em casos de carcinoma diferenciado de tireóide e de carcinoma medular da tireóide. Recentemente, a linfadenectomia sentinela foi aplicada a tumores tireoidianos. Essa técnica consiste em injeção intra-operatória do tumor com corante azul isosulfan, que pode ser acompanhado até o linfonodo sentinela. Esse nódulo então é ressecado e analisado a partir do corte congelado para a presença de envolvimento tumoral. Se o linfonodo sentinela for positivo, executa-se imediatamente a ressecção da cadeia ganglionar central. O linfonodo também é submetido a uma imunocoloração para citoqueratina. Se a imunocoloração for positiva para a citoqueratina, outros linfonodos podem ser positivos e deve-se contemplar uma ressecção ganglionar modificada em um segundo tempo cirúrgico. Essa técnica evita numerosas ressecções da cadeia ganglionar central, o que evita enormemente as complicações dessas ressecções nos pacientes com câncer da tireóide (*i. e.,* paralisia do nervo recorrente, hipoparatireoidismo).

c. Se estiver presente um tumor anaplásico, a cirurgia freqüentemente não é indicada, a menos que o tumor esteja no seu estágio inicial. O paciente geralmente é tratado com radioterapia com o feixe de irradiação externa ou com quimioterapia (paclitaxel), ou ambos. Pode-se realizar uma traqueostomia para impedir o sufocamento por esses tumores de crescimento rápido. As complicações da tireoidectomia total devem ser evitadas a todo custo; elas incluem o hipoparatireoidismo permanente e paralisia do nervo laríngeo.

C. **Tratamento pós-operatório dos nódulos benignos.** No período pós-operatório o T_4 geralmente é administrado aos pacientes para prevenir a formação recorrente dos nódulos ou o bócio. Uma dosagem de 0,125 mg/dia geralmente é supressiva. A adequação da terapia pode ser testada ao medir os níveis do hormônio estimulante da tireóide (TSH) usando-se o ensaio com o TSH ultra-sensível (terceira geração).

D. **Outras modalidades terapêuticas**

1. **Ablação com ^{131}I.** O argumento a favor do tratamento do carcinoma diferenciado da tireóide com ^{131}I ablativo após a cirurgia é triplo:

a. A menos que se tenha obtido uma ablação tireoidiana total, os níveis de Tg séricos não podem ser empregados para monitorar tais pacientes e, portanto, não podem ser preditivos da recorrência desses tumores. Como este é o marcador mais efetivo disponível, todos os esforços devem ser feitos para facilitar o seu uso.

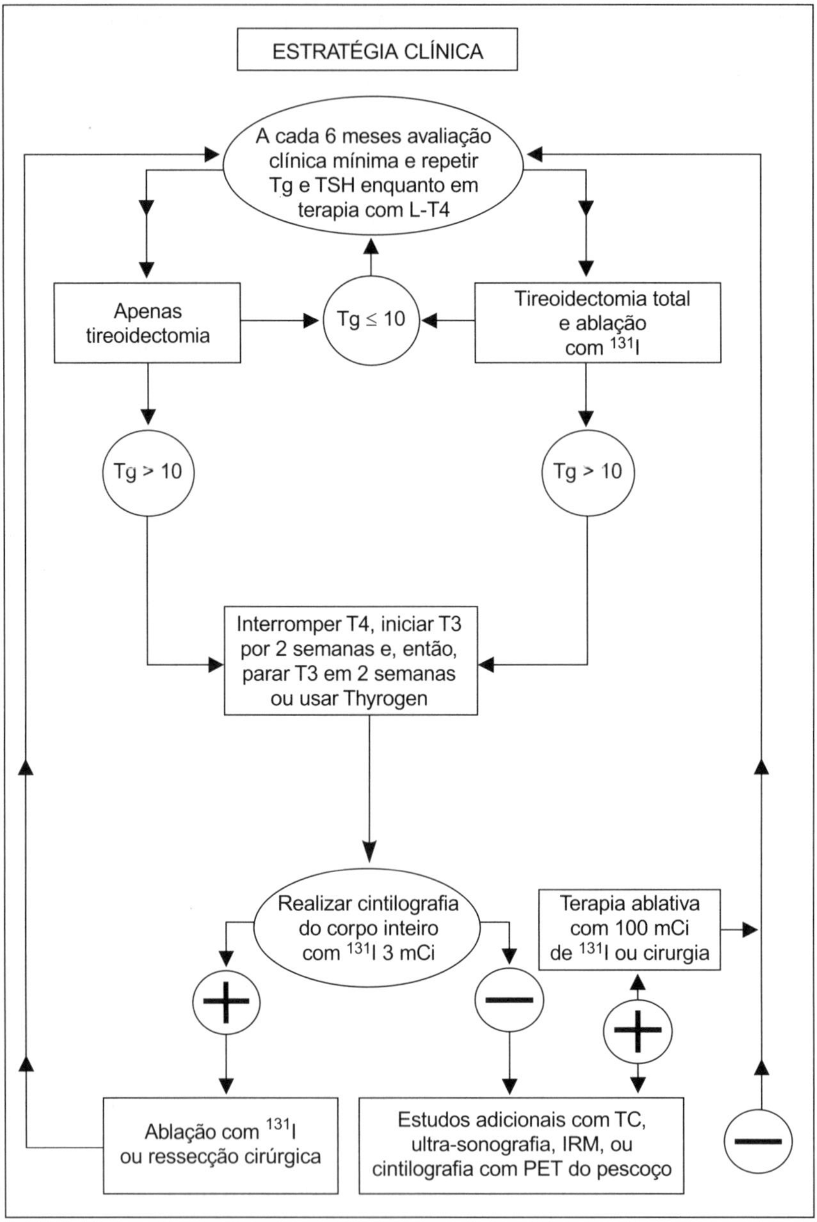

FIG. 29.3. Estratégia clínica para o acompanhamento dos pacientes tratados para o câncer bem diferenciado da tireóide negativo para a antitireoglobulina. Os níveis de tireoglobulina (Tg) são expressos em nanogramas por mililitro. (Adaptado de Van Herle AJ; Van Herle KAM. Thyroglobulin in benign and malignant thyroid disease. In: Falk S.A., ed.: *Thyroid disease, endocrinology, surgery, nuclear medicine and radiotherapy.* Chapter 30. Philadelphia: Lippincott-Raven Publishers, 1997:587-599.)

b. Se estiver presente um tecido tireoidiano residual, o acúmulo do traçador pelo remanescente tireoidiano normal impedirá a captação de ^{131}I por qualquer metástase tireoidiana existente. Estudos recentes indicaram que os pacientes tratados com ^{131}I para o câncer papilar da tireóide apresentam melhor taxa de sobrevida do que aqueles não tratados com este isótopo. Esse tratamento deve ser administrado após o paciente estar sem T_4 por 4 semanas. Um esquema freqüentemente seguido é suspender a terapia de T_4 do paciente e trocá-la por triiodotironina (T_3) (Cytomel 25 μg duas vezes ao dia) por 2 semanas. Após 2 semanas de terapia com T_3, a administração da T_3 também é suspensa por mais 2 semanas, e finalmente, realiza-se a cintilografia com 3 mCi de ^{131}I. Em caso de se observar captação no tecido tireoidiano, o paciente deve se submeter à ablação tireoidiana com ^{131}I. A dose usada varia de 30 a 200 mCi. Foram desenvolvidas orientações para integrar os resultados das determinações séricas de Tg e da pesquisa de corpo inteiro na decisão pós-operatória tomada em relação à terapia (Fig. 29.3).

2. **Cintilografia com ^{131}I com injeção de TSH recombinante.** Recentemente, o TSH recombinante tornou-se disponível (Thyrogen) e foi liberado pela Food and Drugs Administration (FDA) para a realização das cintilografias com ^{131}I enquanto os pacientes permaneciam em uso de sua terapia com levotiroxina. O protocolo consiste na injeção intramuscular de 0,9 mg de Thyrogen na segunda e na terça; na quarta o paciente recebe 3 a 4 mCi de ^{131}I, e, na sexta, obtém-se o nível sérico de Tg do paciente e realiza-se a pesquisa de corpo inteiro do paciente. Se a cintilografia for negativa, e o nível sérico de Tg do paciente permanecer inalterado após a estimulação com Thyrogen, não se administra nenhuma terapia com ^{131}I. Na verdade, com os dois critérios satisfeitos, exclui-se a recorrência tumoral em 99% dos casos. O Thyrogen tem efeitos colaterais mínimos. O uso do Thyrogen ainda não foi aprovado pela FDA em conjunto com a terapia com ^{131}I. O custo do uso de Thyrogen é substancial, mas é coberto pela maioria das seguradoras de saúde.
3. **Radiação externa.** A radioterapia externa é menos eficiente no tratamento da doença metastática ganglionar. No entanto, a irradiação externa com supravoltagem pode ser usada para o tratamento do câncer invasivo da tireóide; 4.500 a 5.000 rad são administrados durante 4,5 a 5 semanas. Para o tratamento da doença metastática que invade os ossos, administra-se 3.500 a 4.500 rad durante 3 a 4,5 semanas. No carcinoma medular da tireóide, a pedra angular da terapia é a cirurgia. A tireoidectomia total com ressecção central modificada geralmente é indicada nesses casos. O ^{131}I algumas vezes é administrado no período pós-operatório em uma tentativa de se ablar todas as células cancerosas malignas pelo ^{131}I aprisionado pelas células tireoidianas normais circunjacentes. Esse isótopo não pode ser usado para tratamento das metástases a distância ou das metástases em linfonodos por um carcinoma medular, pois o próprio câncer não capta ^{131}I. Aqui, apenas a cirurgia (quando exeqüível) ou a radioterapia são indicadas.
4. **Quimioterapia.** A adriamicina foi testada no carcinoma medular com apenas remissão parcial. A dose cumulativa da droga foi limitada a 550 mg/m^2 para se evitar a cardiotoxicidade.
5. **Hormônio tireoidiano.** Em todos os pacientes que sofrem tireoidectomia total para o câncer da tireóide, está indicada a terapia com hormônio tireoidiano. Essa suplementação também é feita em uma tentativa de se prevenir a recorrência do tumor.

IV. **Prognóstico**. As seguintes declarações podem ser feitas no que concerne ao prognóstico dos pacientes com tumores tireoidianos.

A. Os tumores diferenciados de tireóide têm melhor prognóstico na infância do que após 40 anos de idade.

B. O câncer diferenciado de tireóide tem um péssimo prognóstico quando ocorre disseminação extratireoidiana.

C. O carcinoma medular da tireóide tem um péssimo prognóstico se já tiver ocorrido envolvimento dos linfonodos ou de outros órgãos no momento da cirurgia.

D. O carcinoma anaplásico da tireóide tem o pior prognóstico independentemente da terapia empregada.

Referências Selecionadas

Ashcraft WM, Van Herle AJ. The comparative value of serum thyroglobulin measurements and iodine 131 total body scans in the follow up study of patients with treated differentiated thyroid cancer. *Am J Med* 1981;71:806.

Ashcraft WM, Van Herle AJ. Management of thyroid nodules. *Head Neck* 1981;3:216, 298.

Attie JN. Modified neck dissection in treatment of thyroid cancer: a safe procedure. *Eur J Cancer Clin Oncol* 1988;24:315-324.

Burman KD, et al. Management of patients with thyroid carcinoma: application of thallium-201 scintigraphy and magnetic resonance imaging. *J Nucl Med* 1990;31:1958-64.

Carmeci C, et al. Ultrasound-guided fine-needle aspiration biopsy of thyroid masses. *Thyroid* 1998;8:283-289.

Conti RS, et al. Imaging of locally recurrent and metastatic thyroid cancer with positron emission tomography. *Thyroid* 1999;8:797-804.

DeJong SA, et al. Follicular cell predominance in the cytologic examination of dominant thyroid nodules indicates a sixty percent incidence of neoplasia. *Surgery* 1990;108:794-800.

Favus MH, et al. Thyroid cancer occurring as a later consequence of head and neck irradiation: evaluation of 1056 patients. *N Engl J Med* 1976;294:1019.

Girelli ME, et al. Medullary thyroid carcinoma: clinical features and long-term followup of seventy-eight patients treated between 1969 and 1986. *Thyroid* 1998;8:517-523.

Gottlieb JA, Hill CS Jr. Chemotherapy of thyroid cancer with adriamycin: experience with 30 patients. *N Engl J Med* 1974;290:193.

Grant SC, et al. Long-term follow-up of patients with benign thyroid fine needle aspiration cytologic diagnosis. *Surgery* 1989;106:980-986.

Hagag P, et al. Role of ultrasound-guided fine-needle aspiration biopsy in evaluation of nonpalpable thyroid nodules. *Thyroid* 1998;8:989-995.

Hermus AR, Huysmans DA. Treatment of benign nodular thyroid disease. *N Engl J Med* 1998;338:1438-1447.

Ibanez ML, et al. Thyroid carcinoma: biological behavior and mortality. *Cancer* 1966;9:1039.

Khurana KK, et al. The role of ultrasonography-guided fine-needle aspiration biopsy in the management of nonpalpable and palpable thyroid nodules. *Thyroid* 1998;8:511-515.

Konrad HR, Canalis RE Lethal thyroid carcinoma. *Arch Otolaryngol Head Neck Surg* 1978;104:454.

Löwenhagen T, et al. Aspiration biopsy cytology (ABC) in nodules of the thyroid gland suspected to be malignant. *Surg Clin N Am* 1979;59:3.

Mazzaferri EL, et al. Papillary thyroid carcinoma: the impact of therapy in 576 patients. *Medicine* 56:1977;171.

Melvin KEW, et al. Studies in familial (medullary) thyroid carcinoma. In: Astwood EG, ed. *Proceedings of the Laurentian Hormone Conference.* New York: Academic Press, 1971.

Robbins J, et al. Thyroid cancer: a lethal endocrine neoplasm. *Ann Intern Med* 1991;115:133-147.

Schneider AB. Radiation-induced thyroid tumors. *Endocrinol Metab Clin N Am* 1990;19:495-508.

Schwartz KE, et al. Calcitonin in nonthyroidal cancer. *J Clin Endocrinol Metab* 1979;49:438.

Söderstrom N. Puncture of goiters for aspiration biopsy. *Acts Med Scand* 1952;144:237.

Tunbridge WMG, et al. The spectrum of thyroid disease in a community: the Whickham survey. *Clin Endocrinol* 1977;7:481.

Vander JB, et al. The significance of nontoxic thyroid nodules. *Ann Intern Med* 1968;69:537.

Van Herle AJ. Pathophysiology of thyroid cancer. In: Greenfield LD, ed. *Thyroid cancer.* Boca Raton: CRC Press, 1978:23-26.

Van Herle AJ, et al. The thyroid nodule. *Ann Intern Med* 1982;96:221.

Van Herle AJ, Uller RP Thyroid cancer classification, clinical features, diagnosis and therapy. *Pharmacol Ther* 1977;2:215.

Van Herle AJ, Vassart G, Dumont JE. Control of thyroglobulin synthesis and secretion. *N Engl J Med* 1979;301:239, 307.

Van Herle AJ, Van Herle KA. Thyroglobulin in benign and malignant thyroid disease. In: Falk SA, ed. *Thyroid disease, endocrinology, surgery, nuclear medicine and radiotherapy,* 2nd ed. Philadelphia: Lippincott-Raven Publishers, 1997: 587-599.

Varma VM, et al. Treatment of thyroid cancer: death rates after surgery and after surgery followed by sodium iodide I131. *JAMA* 1970;214:1437.

Woolner LB, et al. Classification and prognosis of thyroid carcinoma: a study of 885 cases observed in a thirty year period. *Am J Surg* 1961;102:354.

Young RL, et al. Pure follicular thyroid carcinoma: impact of therapy in 214 patients. *J Nucl Med* 1980;21:733.

30. Distúrbios Tireoidianos nos Recém-Nascidos e seu Rastreamento

Stephen LaFranchi

Apesar de o hormônio tireoidiano ser importante na regulação do metabolismo corporal por toda a vida, ele é crucial para o crescimento do sistema nervoso central fetal e durante os primeiros 3 anos. A ausência de hormônio tireoidiano suficiente durante esse período resulta em retardo mental e outras seqüelas neurológicas. Na sua maior parte, o hipotireoidismo congênito não é um distúrbio hereditário, pois a maioria desses casos é esporádico. Portanto, não é possível identificar-se uma população de mulheres grávidas de alto risco que poderiam dar à luz a um bebê com hipotireoidismo congênito, e, até o momento, nenhum teste pré-natal confiável para o hipotireoidismo fetal além da amostragem do sangue fetal (cordocentese) foi desenvolvido. Além disso, as manifestações clínicas do hipotireoidismo congênito freqüentemente são sutis ou inespecíficas, ou até mesmo ausentes, de modo que essa condição geralmente não é suspeitada ou diagnosticada no período neonatal. Ainda assim, alguns poucos distúrbios respondem significativamente ao tratamento. Pelas razões citadas, os programas de rastreamento dos recém-nascidos foram desenvolvidos para o hipotireoidismo congênito. Estes programas de rastreamento tornaram-se possíveis pela aplicação de radioimunoensaios precisos para o hormônio tireoidiano para técnicas de rastreamento em massa, permitindo o diagnóstico e o tratamento do hipotireoidismo nas primeiras semanas de vida antes das manifestações clínicas serem aparentes. Os programas de rastreamento permitem a detecção do hipotireoidismo a uma taxa de 1 em 4.000 recém-nascidos. A maioria dos casos de hipotireoidismo congênito é resultado de um defeito embriológico.

I. Fisiologia da tireóide fetal

A. Desenvolvimento da tireóide fetal. A tireóide fetal desenvolve-se a partir de um abaulamento para fora do intestino anterior na base da língua e migra para a sua posição normal sobre a cartilagem tireóide nas primeiras 4 a 8 semanas da gestação. O seu formato bilobado é reconhecido na 7ª semana de gestação. O primeiro sinal de função tireoidiana, a produção de tireoglobulina, é aparente na 8ª semana de gestação, e, na 10ª semana, a tireóide é capaz de captar iodo. Por volta da 12ª semana de gestação ocorre a produção do hormônio tireoidiano e o armazenamento do colóide é aparente histologicamente. As concentrações do hormônio estimulante da tireóide fetal (TSH), a globulina ligante da tiroxina (TBG) e a tiroxina total e livre (T_4) gradualmente se elevam desde a 12ª semana de gestação e atingem valores médios de adulto por volta da 36ª semana de gestação. A elevação da triiodotironina sérica fetal (T_3) é menor, mais provavelmente pela ação da desiodinase placentária que converte T_4 em T_3 reverso (rT_3).

B. Relação tireoidiana materno-fetal

1. Uma parte dos hormônios tireoidianos maternos cruzam a placenta, suficientes para resultar em concentrações séricas de T_4 que são 25 a 33% das de bebês a termo. Portanto, os hormônios tireoidianos maternos podem ter um papel no desenvolvimento fetal normal antes da maturação do eixo hipotalâmico-hipofisário-tireoidiano fetal. Há evidências de que os hormônios tireoidianos maternos podem parcialmente proteger um feto hipotireóideo até o parto, mas que não normalizarão as concentrações séricas de T_4 fetais. Uma proteção adicional é fornecida pela atividade da 5′-desiodinase no cérebro fetal, que aumenta a conversão de T_4 em T_3.

2. **Mulheres hipotireóideas** (0,3% das gestações) tendem a ser anovulatórias e, se concebem, elas têm uma taxa de abortos espontâneos que chega a 50%; isso pode ser evitado pela reposição com T_4. O hipotireoidismo materno durante a gravidez pode afetar adversamente o desenvolvimento neurológico do filho. Em um estudo filhos nascidos de mães com elevações do TSH (ocorrendo a uma freqüência de 1 em 400) tinham um QI de 103, comparado a um grupo controle de 107. Em um segundo estudo, os filhos nascidos de mães com uma concentração de T_4 no 5º percentil

mais baixo tinham um índice de desenvolvimento psicomotor 14 pontos menor (PDI = 86) comparado com o restante do grupo (PDI = 100).

C. **Tratamento do hipotireoidismo fetal.** Raramente descobre-se que um feto é hipotireóideo durante a gravidez. Isso pode ocorrer com disormonogênese familiar, doença tireoidiana materna autoimune, com transferência dos anticorpos bloqueadores dos receptores da tireotrofina (TRBAb), tratamento com drogas antitireoidianas na doença de Graves ou tratamento inadvertido com iodo radioativo (RAI) de uma mulher grávida. O hipotireoidismo fetal pode ser comprovado pela amostragem do sangue fetal. As injeções intra-amnióticas de levotiroxina 250 a 500 μg semanalmente até o termo da gestação mostraram reduzir o tamanho do bócio fetal e normalizar os níveis de T_4 e as concentrações do TSH no sangue do cordão.

II. **Fisiologia da tireóide neonatal**

A. **Bebê a termo**

1. **Modificações tireoidianas ao nascimento.** Ocorrem modificações significativas na função tireoidiana logo após o nascimento. Trinta minutos após o parto há um aumento abrupto nas concentrações séricas de TSH até 80 μU/mL, mais provavelmente como resultado dos estresses do processo de nascimento e do clampeamento do cordão. A concentração sérica de TSH gradualmente cai a menos de 10μU/mL durante a primeira semana de vida.
2. **Função tireoidiana durante as próximas 6 semanas.** Essa elevação brusca no TSH estimula aumentos rápidos no T_4 sérico, T_4 livre, e concentrações de T_3 para níveis de hipertireoidismo (veja Tabela 30.6 para os valores normais em cada idade). As concentrações séricas de T_4 e de T_3 gradualmente caem por várias semanas.

B. **Bebê prematuro**

1. **Alterações da tireóide ao nascimento.** Os bebês prematuros têm uma elevação reduzida do TSH, até 50 mU/L. No sangue do cordão, as concentrações do T_4, T_4 livre e T_3 são reduzidas em comparação aos bebês a termo e diretamente proporcionais à idade gestacional e ao peso ao nascimento.
2. **Função tireoidiana após o nascimento.** As alterações tireoidianas nos bebês pré-termo após o nascimento são qualitativamente similares, mas quantitativamente menores do que as dos bebês a termo. Em bebês com um peso ao nascimento muito baixo, as concentrações séricas de T_3 e de T_4 na realidade podem decair para abaixo dos níveis ao nascimento na primeira semana de vida. Essa queda é um resultado de múltiplos fatores, incluindo a imaturidade do eixo hipotalâmico-hipofisário-tireoidiano, falta de contribuição materna de tiroxina e alterações semelhantes ao eutireoidiano doente.
3. **Hipotiroxinemia da prematuridade, morbidade e prognóstico neurológico.** Vários estudos correlacionam medidas de morbidade e de mortalidade com as concentrações séricas reduzidas de T_4, mas não estabelecem causa e efeito. Enquanto alguns estudos mostram melhora em algumas dessas medidas com o tratamento com a tiroxina, a maioria dos estudos controlados não mostra nenhum efeito. Globalmente, o tratamento com a tiroxina não parece afetar o QI, apesar de evidências provenientes de um estudo holandês terem sugerido que o subgrupo de bebês prematuros com menos de 27 semanas podem se beneficiar do tratamento com a tiroxina.

C. **Conseqüências neurológicas do hipotireoidismo congênito**

1. **Fisiopatologia.** O hormônio tireoidiano estimula a proliferação e a migração dos neuroblastos fetais, o crescimento axonal e dendrítico, a diferenciação dos oligodendrócitos e a mielinação. Os estudos em animais mostraram receptores tireoidianos nucleares em componentes neuronais e gliais do cérebro; o hipotireoidismo resulta em um retardo na expressão do gene da proteína mielina.
2. **QI.** Vários estudos indicam uma correlação inversa entre a idade no diagnóstico e tratamento e o prognóstico intelectual (Tabela 30.1). Mesmo quando o tratamento era iniciado nos primeiros 3 meses de vida, o QI médio era de 89, um pouco reduzido. Apesar de haver variações individuais, geralmente era mantido que quanto mais tardio fosse o diagnóstico, menor era o QI. Um estudo constatou a incidência de hipotireoidismo nos pacientes mentalmente retardados institucionalmente como sendo de aproximadamente 5%.
3. **Outras seqüelas neurológicas.** Além da função cognitiva anormal, anormalidades do tônus muscular, da marcha, da coordenação, da fala, da audição e da visão podem estar presentes (Tabela

Tabela 30.1 Idade de início do tratamento para o hipotireoidismo congênito e desenvolvimento intelectual antes do rastreamento do recém-nascido[a]

Idade (meses)	QI (X)	Variação
0-3	89	64-107
3-6	71	35-96
> 6	54	25-80

[a]Outras seqüelas neurológicas incluem as seguintes: (1) ataxia, (2) incoordenação motora grosseira e fina (3) hipotonia e espasticidade; (4) distúrbios da fala, (5) perda auditiva neurossensorial, (6) estrabismo e (7) tempo de atenção curto.
($\bar{X}$), média.
Adaptado de Klein AH, *et al.* Improved prognosis in congenital hypothyroidism treated before age 3 months. *J Pediatr* 1972;81:912.

30.1). Em uma tentativa de prevenir o retardo mental e as seqüelas neurológicas, foram desenvolvidos programas de rastreamento para diagnosticar e tratar bebês com hipotireoidismo congênito nas primeiras semanas de vida.

III. **Programas de rastreamento para o hipotireoidismo congênito.** O rastreamento para o hipotireoidismo congênito tornou-se rotina em todos os Estados Unidos e no Canadá, Europa Ocidental, Israel, Japão, Austrália e Nova Zelândia e está sob desenvolvimento ou estabelecido no México, América Latina e do Sul, Ásia e África. Mundialmente, estima-se que 12 a 15 milhões de bebês são rastreados anualmente para o hipotireoidismo congênito

A. **Abordagens para rastreamento**

1. ***Backup* primário T_4-TSH.** A maioria dos programas nos Estados Unidos usa esta abordagem.

a. Uma medida de T_4 com filtro de papel é executada em todos os bebês; naqueles bebês com um nível de T_4 abaixo de um ponto de corte prescrito, geralmente 10%, realiza-se uma determinação do TSH. Em um relato da Califórnia, 80% dos bebês afetados tinham valores séricos de T_4 abaixo de 7 μg/dL (< 90 mmol/L) e 20% caíam no intervalo de 7 a 12 μg/dL (90 a 154 nmol). Aproximadamente 67% tinham valores de TSH acima de 100 μU/mL, 88% tinham mais de 50 μU/mL mas 12% tinham valores de TSH de 20 a 50 μU/mL. A prevalência do hipotireoidismo primário detectada nesses programas é em torno de 1 em 4.000.

b. Se os testes de rastreamento com T_4 baixo forem acompanhados, essa abordagem também tem o potencial de detectar os bebês com hipotireoidismo e uma elevação retardada do TSH, hipotireodismo hipotalâmico-hipofisário e deficiência de TBG; ele deixará de diagnosticar bebês com hipotireoidismo subclínico (T_4 normal; TSH elevado). O *backup* primário T_4-TSH tende a ter uma taxa de reteste elevado, em torno de 0,2%. Isso significa que oito bebês serão novamente testados para cada um em que se detecte hipotireoidismo. Embora os programas quisessem trocar para uma abordagem com um teste de TSH primário para reduzir esta taxa de reteste a alta precoce dos bebês com menos de 24 horas, quando o nível normal de TSH pode se estender acima de 50 μU/mL, torna isso problemático. Os programas que adotaram o rastreamento primário do TSH se tornaram bem sucedidos desenvolvendo um ponto de corte do TSH ajustado pela idade em que a amostra foi obtida.

2. **TSH primário.** A maioria dos programas de rastreamento no Canadá, Europa, Japão e Austrália usa a abordagem do TSH primário. Essa abordagem possui uma taxa de detecção ligeiramente maior, em torno de 1 em 3.800, talvez porque ele identifique os bebês com hipotireoidismo subclínico e hipertirotropinemia transitória. Uma abordagem com rastreamento primário do TSH não identificará os bebês com hipotireoidismo primário ou deficiência de TBG. A taxa de reteste tende a ser ligeiramente menor, em torno de 0,05%, com dois bebês retestados para cada um com hipotireoidismo congênito.

Tabela 30.2 Resumo do rastreamento mundial para o hipotireoidismo congênito

Tipo	Incidência
Hipotireoidismo primário permanente	1:3.800-4.000
Aplasia (30%)	
Ectopia (60%)	
Disormonogênese (10%)	
Hipotireoidismo primário transitório	1:50.000 (América do Norte)
	1:200-1:8.000 (Europa)
Hipotireoidismo hipotalâmico-hipofisário	1:30.000-100.000

Adaptado de Fisher DA. Second international conference on neonatal thyroid screening: progress report. *J Pediatr* 1983;102:653.

3. **Coleta de amostra em dois tempos.** Aproximadamente dez estados, representando 10% dos recém-nascidos nos Estados Unidos, realizam rastreamento de recém-nascidos em amostras coletadas em dois tempos, inicialmente nos primeiros 5 dias de vida e, então, na primeira visita de retorno, geralmente em torno de 2 a 6 semanas de vida. Em geral, esses programas usam uma abordagem de *backup* T_4-TSH primário. Aproximadamente 10% dos casos (1 em 30.000) são detectados pelo segundo teste de rastreamento. Esses programas tendem a diagnosticar mais bebês com hipotireoidismo subclínico além daqueles com elevação tardia no TSH.

B. **Resultados dos programas de rastreamento.** Um resumo do rastreamento mundial para o hipotireoidismo congênito é apresentado na Tabela 30.2.

1. O rastreamento tireoidiano mostra que a aplasia/hipoplasia está presente em mais de 30%, as glândulas ectópicas, em 60%, e as glândulas grandes com captação aumentada, mais provavelmente representando disormonogênese, em 10%. O hipotireoidismo primário transitório é raro nos Estados Unidos, ocorrendo em aproximadamente 1 em 50.000; ele é mais comum na Europa, variando em incidência de 1 a 200 para 1 em 8.000. A incidência maior resulta de deficiência materna de iodo e, portanto, fetal, em áreas com deficiência endêmica de iodo, como partes da Bélgica. Os casos transitórios nos Estados Unidos podem ser o resultado de passagem transplacentária de TRBAb em mães com doença tireoidiana auto-imune, exposição fetal a drogas antitireoidianas em mães tratadas para a doença de Graves ou exposição fetal ou neonatal a iodo excessivo, como na aminofetografia ou uso de anti-sépticos iodados.
2. A incidência de hipotireoidismo hipotalâmico-hipofisário é de aproximadamente 1 em 50.000, sendo responsável por aproximadamente 5% de todos os casos, apesar de a experiência de rastreamento no noroeste dos Estados Unidos indicar que a incidência poderia ser mais próxima de 1 em 25.000.

C. **Resultados atípicos no rastreamento**

1. **T_4 baixo-TSH normal.** Em programas de rastreamento com T_4-TSH primário, por definição, uma certa porcentagem de bebês terão resultados T_4 baixo-TSH normal. A grande maioria desses bebês é normal, de modo que o programa escolhe apenas acompanhar os bebês com resultados T_4 baixo-TSH elevado. Nos programas que tentam investigar melhor os resultados T_4 normal-TSH baixo, as seguintes condições foram descritas:

   a. **Prematuros e outros** bebês com baixo peso ao nascer, que compõem aproximadamente 5% da população de nascimento normal, tendem a apresentar um T_4 total e concentrações de T_4 livre menores enquanto mantêm um nível normal de TSH sérico (veja Seção II.B). Com o passar do tempo, as concentrações do T_4 total e do T_4 livre tendem a se elevar até os valores normais sem terapia. Para os bebês prematuros e de baixo peso que têm concentrações de T_4 baixas e TSH elevado, indicativas de hipotireoidismo primário, indica-se o tratamento com tiroxina.

   b. **Eutireoidismo doente.** As doenças agudas ou crônicas podem resultar em concentrações reduzidas do hormônio tireoidiano; o eutireoidismo doente caracteriza-se por concentrações de T_3

ou de T_4 baixas; concentrações de T_4 livre baixas, normais ou altas, níveis aumentados de r-T_3; e concentrações normais de TSH. Com a resolução do eutireoidismo doente, os estudos de função tireoidiana revertem-se ao normal. Nos bebês enfermos, prematuros ou outros com baixo peso ao nascimento, isso pode explicar os níveis baixos séricos de T_4 total e mesmo de T_4 livre.

c. **Elevação retardada do TSH.** Alguns bebês inicialmente têm o T_4 baixo e concentração normal de TSH, mas, em um segundo teste de rastreamento, têm T_4 baixo e concentração elevada de TSH, confirmada por estudos séricos. Esses casos são incomuns, ocorrendo em aproximadamente 1 em cada 100.000 recém-nascidos; eles são mais comuns em bebês prematuros e parecem ser o resultado da maturação tardia do eixo hipotalâmico-hipofisário-tireoidiano.

d. **Hipotireoidismo hipotalâmico-hipofisário.** Veja Seção V.C.

e. **Deficiência de TBG.**

2. **T_4 normal- TSH elevado**

a. **Hipotireoidismo subclínico.** Bebês com T_4 normal e concentração de TSH elevada são mais comumente detectados por programas de rastreamento do TSH. Eles também podem ser detectados por um programa de *backup* T_4-TSH onde o T_4 inicial em filtro de papel é baixo e o TSH é elevado, e ainda assim o teste sérico confirmatório mostra concentrações de T_4 normais e um TSH sérico elevado. Nesse caso, a cintilografia da tireóide geralmente mostra tecido tireoidiano residual.

b. **Hipertirotropinemia transitória.** No Japão, aproximadamente 1 em 18.000 bebês tem uma síndrome de hipertirotropinemia transitória com concentrações normais de T_4 e de T_3, que se resolvem após vários meses a anos. O mecanismo para explicar esses achados é desconhecido.

IV. Epidemiologia

A. **Incidência.** Os programas de rastreamento dos recém-nascidos detectam hipotireoidismo a uma taxa de 1 em 3.800 a 1 em 4.000.

B. **Hereditariedade.** Aproximadamente 85% dos casos de hipotireoidismo congênito são esporádicos e 15% são hereditários. As formas hereditárias mais comumente são secundárias a um dos erros inatos da síntese, secreção ou utilização do hormônio tireoidiano, mas elas também podem ocorrer como resultado de mutações raras para os fatores de transcrição que regulam o desenvolvimento da glândula tireóide. Os casos familiares ocorrem em bebês nascidos de mães com doença tireoidiana auto-imune e passagem de TRBAb.

1. Quase todos os programas de rastreamento relatam uma **predominância feminina com uma relação de 2:1 entre mulheres e homens.** Um estudo recente relatou uma relação de quase 3:1 em bebês com glândulas ectópicas, enquanto a proporção de sexos em bebês com atireose era quase que igual, sugerindo que mecanismos genéticos e não genéticos diferentes são responsáveis pela ectopia e atireose.
2. Apesar de existirem **uns poucos relatos de disgenesia tireoidiana** ocorrendo em ambos os gêmeos homozigóticos, a maioria dos estudos aponta uma discordância para o hipotireoidismo congênito entre gêmeos.
3. **Algumas diferenças raciais** foram relatadas na prevalência de hipotireoidismo congênito. No programa de rastreamento do estado da Geórgia, a incidência de hipotireoidismo congênito na população branca era de 1 em 5.526, enquanto que na população negra era muito menor – 1 em 32.378; ainda assim, a deficiência de TBG era aproximadamente a mesma em ambos os grupos. Um estudo no sul da Califórnia relatou que a incidência na população mexicana-americana estava aumentada para 1 em cada 2.111.
4. Hipotireoidismo **hipotalâmico ou hipofisário** também tende a ser de natureza esporádica, apesar de existir relatos ocasionais de hipotireoidismo hipofisário familial. Talvez a causa mais comumente reconhecível de hipotireoidismo hipotalâmico-hipofisário envolve os defeitos congênitos do desenvolvimento do mesencéfalo, como a **displasia septoóptica;** essa síndrome tem predominância feminina e tende a ocorrer em bebês nascidos de mães adolescentes. As mutações genéticas

Tabela 30.3 Causas de hipotireoidismo congênito

A. Hipotireoidismo primário permanente
- **1.** Disgenesia tireoidiana
  - **a.** Aplasia
  - **b.** Hipoplasia
  - **c.** Glândula ectópica
- **2.** Disormonogênese
- **3.** Tratamento materno com iodo radioativo
- **4.** Associado à síndrome nefrótica

B. Hipotireoidismo primário transitório
- **1.** Transferência materna dos anticorpos bloqueadores do receptor da tireotrofina
- **2.** Doença de Graves materna e passagem transplacentária de droga antitireoidiana
- **3.** Deficiência materna de iodo
- **4.** Exposição do feto ou do recém-nascido ao iodo

C. Hipotireoidismo permanente hipotalâmico-hipofisário
- **1.** Defeitos congênitos do desenvolvimento da linha média
- **2.** Trauma de parto ou asfixia com transecção da haste hipofisária
- **3.** Aplasia congênita da hipófise
- **4.** Mutações genéticas no receptor TRH

D. Hipotireoidismo hipotalâmico-hipofisário transitório

TRH, hormônio liberador da tireotrofinas; TSH, hormônio estimulante da tireóide.

nos genes para o receptor do hormônio liberador da tireotrofina (TRH) ou para o TSH ou o seu receptor são causas raras de hipotireoidismo hipotalâmico ou hipofisário.

C. **Diagnóstico pré-natal.** Os estudos dos níveis de T_4, T_3 , rT_3 e TSH no líquido amniótico não mostram nenhuma correlação entre a função tireoidiana materna e fetal ou neonatal. No entanto, o diagnóstico pré-natal do hipotireoidismo pode ser feito pela amostragem do sangue fetal pela cordocentese.

V. **Etiologia.** O hipotireoidismo congênito não é o resultado de um único distúrbio; em vez disso, há um espectro de disfunções tireoidianas, conforme listado na Tabela 30.3.

A. **Hipotireoidismo primário permanente**

1. **Disgenesia tireoidiana,** que inclui a aplasia, hipoplasia e glândulas ectópicas, são responsáveis por 80 a 90% dos hipotireoidismos primários permanentes. As glândulas tireoidianas ectópicas são a causa de dois terços de todos os casos de disgenesia tireoidiana. Os fatores etiológicos envolvidos na disgenesia são em grande parte desconhecidos. A investigação dos fatores de transcrição **TTF-1, TTF-2** e **PAX-8**, que possuem um papel na morfogênese e diferenciação da glândula tireoidiana, mostra que os casos familiares raros (e esporádicos) de disgenesia tireoidiana são o resultado de mutações na codificação genética para o TTF-2 e PAX-8; nenhuma mutação no TTF-1 foi relatada até o momento. Em um relato, dois irmãos com uma mutação no TTF-2 e disgenesia tireoidiana também tinham uma fenda palatina e atresia coanal. Pelo fato de a maioria dos casos de disgenesia tireoidiana não parecer ser hereditária, não é de se surpreender que essas condições autossômicas recessivas não sejam encontradas mais comumente.

   Alguns estudos sugerem que uma **tireoidite auto-imune intra-uterina**, conforme evidenciado pela citotoxicidade citomediada anticorpo-dependente, possa ter um papel na disgenesia tireoidiana. Evidências de conexão com certos antígenos haplótipos do leucócito humano (HLA) – Bw44, Aw24 e B18 – fornecem suporte indireto à hipótese auto-imune.

2. **Disormonogênese,** ou erros inatos da síntese, secreção e utilização do hormônio tireoidiano, compõem as deficiências das enzimas, herdados de forma autossômica recessiva que são responsá-

veis por aproximadamente 10% dos casos de hipotireoidismo primário permanente. Os defeitos hereditários em praticamente todos esses passos já foram descritos.

a. **Defeito no receptor do TSH ou pós-receptor** (raro). Mutações com perda da função no receptor ligante do TSH localizado nas membranas das células tireoidianas são reconhecidas como causas de atireose. Em raras situações, o receptor do TSH é normal, mas há uma falha na ativação do sistema adenilato-ciclase.
b. **Defeitos no transporte do iodo** (incomum). As mutações do canal de co-trans parte do sódio/iodo resultam na falha da bomba de iodo em concentrar o iodo sanguíneo através da membrana da célula tireoidiana.
c. **Defeitos no sistema peroxidase** (mais comum). As mutações no gene da peroxidase tireoidiana resultam em uma falha na oxidação do iodeto a iodo de modo que ele possa se ligar aos resíduos de tirosina da tireoglobulina (organificação). Um defeito na enzima peroxidase também pode resultar na falha de acoplamento da monoiodotirosina (MIT) e diiodotirosina (DIT) para formar T_3 ou DIT e DIT para formar o T_4.
d. **Defeitos da tireoglobulina** (incomum). As mutações que causam anormalidades na proteína tireoglobulina resultam na falha em liberar apropriadamente o T_4 e o T_3 dentro da circulação.
e. **Defeitos da iodotirosina desiodinase** (incomum). As mutações nas enzimas desiodinase resultam em uma falha da desiodinação das iodotirosinas MIT e DIT e não ocorre a reciclagem do iodo.

3. **Tratamento materno com iodo radioativo.** Se uma mulher inadvertidamente receber iodo radioativo como tratamento para a doença de Graves ou câncer da tireóide além da 8ª a 10ª semana de gestação, o iodo radioativo cruzará a placenta, será captado pela tireóide fetal e resultará em ablação tireoidiana. Isso também pode causar outros problemas, como estenose traqueal e hipoparatireoidismo.
4. **Associado à síndrome nefrótica.** O hipotireoidismo congênito foi relatado em associação com a síndrome nefrótica congênita. A patogênese dessa situação mais provavelmente envolve uma perda urinária aumentada de iodo e iodotirosinas, juntamente com desnutrição e ingesta inadequada de iodo.

B. **Hipotireoidismo primário transitório**

1. **Transferência materna de TRBAb.** Relata-se que o hipotireoidismo congênito mediado por anticorpos maternos resultante da passagem transplacentária de TRBAb ocorre em aproximadamente 1 em 100.000 recém-nascidos. Essas mães têm alguma forma de tireoidite auto-imune e produzem um TRBAb IgG que cruza a placenta e bloqueia a ligação do TSH fetal ao receptor tireoidiano. Ao nascimento, esses bebês têm a concentração de T_4 baixa e TSH elevado, e a cintilografia da tireóide pode mostrar aplasia, mas um exame ultra-sonográfico pode mostrar uma certa quantidade de tecido tireoidiano na localização normal. Com o desaparecimento do anticorpo IgG ao longo dos primeiros meses de vida, a glândula tireoidiana do bebê desenvolve-se e começa a funcionar. Quando há uma história de doença tireoidiana auto-imune materna, ou em casos de hipotireoidismo congênito nos irmãos subseqüentes, recomenda-se que as mães e os bebês sejam testados para o TRBAb. Se presente, a reposição com tiroxina pode ser suspensa quando a função tireoidiana do bebê voltar ao normal.
2. **Doença de Graves materna** e a passagem transplacentária da droga antitireoidiana. As drogas tiouracil usadas para tratar a doença de Graves materna cruzam a placenta e bloqueiam a produção de hormônio tireoidiano fetal. O propiltiouracil, em dosagens tão baixas quanto 200 a 400 mg/d, está associado ao hipotireoidismo neonatal. Essa forma de hipotireoidismo é transitória, já que a droga tiouracil é metabolizada e excretada pelo recém-nascido e geralmente resolve-se em 1 a 2 semanas.
3. **Deficiência materna de iodo.** Em áreas geográficas de deficiência de iodo, associadas ao bócio endêmico, a deficiência materna e, portanto, fetal, é a causa mais comum de hipotireoidismo fetal. As principais áreas de bócio endêmico são o sul do Pacífico, a China e a África, mas partes da Europa também são afetadas. O hipotireoidismo pode ser transitório, se o bebê receber uma ingestão adequada de iodo, ou mais duradouro, se persistir a deficiência de iodo. Duas formas de cretinismo endêmico foram descritas.

a. **Cretinismo neurológico** está associado ao distúrbio de marcha, sinais piramidais e problemas de audição e de fala; o crescimento é menos afetado e os indivíduos encontram-se em estado eutireoidiano.

b. **Cretinismo mixedematoso** caracteriza-se pelo bócio, atraso no crescimento, seqüelas neurológicas e hipotireoidismo persistente.

As diferenças entre esses dois tipos clínicos de cretinismo endêmico podem ser a duração e a gravidade do hipotireoidismo pós-natal devidas à deficiência continuada de iodo.

4. **Exposição do feto ou do recém-nascido ao iodo.** Um excesso de iodo inadvertidamente ingerido pela mãe grávida ou recebido por meio da assepsia da cérvix com anti-sépticos que contém iodo, como algumas vezes é feito após a ruptura das membranas amnióticas antes do ponto, via amniografia ou pela assepsia do coto umbilical pós-parto ou preparo da pele para colocação de cateteres intravenosos ou procedimentos cirúrgicos, pode produzir hipotireoidismo neonatal transitório. Essa prática deve ser evitada, e outra solução anti-séptica, usada, se necessário. Os bebês prematuros são mais suscetíveis ao hipotireoidismo induzido pelo iodo ou deficiência de iodo.

C. **Hipotireoidismo hipotalâmico-hipofisário permanente** é responsável por aproximadamente 5% dos casos de hipotireoidismo congênito detectado pelos programas de rastreamento. Esses defeitos encontram-se geralmente no nível hipotalâmico (deficiência de TRH) e são comumente associados a outras deficiências de hormônios hipofisários.

1. **Defeitos congênitos do desenvolvimento do mesencéfalo.** O hipo-hipofisarismo associado a outros defeitos no desenvolvimento da linha média agora aparecem como sendo a causa mais comumente reconhecível de deficiência congênita de TSH. Esses defeitos da linha média podem envolver hipoplasia do nervo óptico, incluir ausência do *septum pellucidum* ou do corpo caloso (displasia septoóptica) ou estão associadas a fendas na linha média dos lábios ou do palato. Casos raros de displasia septoóptica são causadas pelas mutações no gene HES-X.
2. **Trauma do parto ou asfixia com transecção da haste hipofisária.** A associação entre casos esporádicos de hipo-hipofisarismo congênito e trauma de parto ou asfixia foram observados no passado. As técnicas de imagem, como a ressonância magnética (RM) agora revelam que alguns casos são o resultado de transecção da haste hipofisária. Um achado associado é a glândula hipófise posterior ectópica.
3. **Aplasia congênita da hipófise,** algumas vezes familial, é uma causa incomum de hipo-hipofisarismo. Cada vez mais reconhecidas são as mutações nos genes Pit-1 ou Prop-1 que funcionam como fatores de transcripção importantes na morfologia e na diferenciação da glândula hipófise. Os defeitos nos genes Prop-1 também podem ser associados a grandes glândulas hipofisárias.
4. **Mutações no receptor do TRH**, no **TSH e no receptor do TSH** foram descritas e são causas relativamente raras de hipotireoidismo hipotalâmico-hipofisário.

D. **Hipotireoidismo hipotalâmico-hipofisário transitório.** Os bebês com concentrações de T_4 total e livre baixas mas TSH normal podem ter o hipotireoidismo hipo-hipofisário de natureza transitória. Esse distúrbio parece ocorrer mais freqüentemente em bebês prematuros, nos quais a imaturidade do eixo hipotalâmico-hipofisário poderia ter um papel no seu desenvolvimento. Pode ser difícil separar o hipotireoidismo hipofisário transitório do eutireoidismo doente nos bebês a termo ou prematuros enfermos. As medidas do T_4 livre séricas pela diálise de equilíbrio são o método mais preciso para fazer essa distinção. Em bebês prematuros, os níveis de T_4 e T_3 séricos elevam-se com a idade e geralmente atingem o intervalo normal para os bebês a termo com 1 a 2 meses de idade (veja Seção II.B.1-3).

VI. **Manifestações clínicas.** No momento em que os bebês com hipotireoidismo são detectados pelos programas de rastreamento de recém-nascidos, as manifestações clínicas são sutis, inespecíficas ou ausentes na maioria dos bebês. Menos de 5% dos bebês detectados pelos programas de rastreamento têm suspeita de hipotireoidismo com bases clínicas antes da notificação do laboratório de rastreamento. A ausência de características clínicas iniciais pode ser o resultado dos efeitos parcialmente protetores dos hormônios tireoidianos maternos, mas eles mais provavelmente dependem da causa do hipotireoidismo, idade de

Tabela 30.4 Manifestações clínicas do hipotireoidismo congênito

Sintomas	Sinais
Icterícia prolongada	Mosqueamento cutâneo
Letargia	Hérnia umbilical
Constipação	Icterícia
Problemas de alimentação	Macroglossia
Frio ao toque	Fontanelas largas, suturas amplas
	Abdome distendido
	Grito rouco
	Hipotonia
	Pele seca
	Reflexos lentos
	Bócio

Adaptado de LaFranchi SH et al. Neonatal hypothyroidism detected by the Northwest Regional Screening Program. *Pediatrics* 1979,63,180.

início no útero, da sua gravidade e duração. Nos poucos bebês que são tão afetados que chegam a apresentar manifestações clínicas óbvias na primeira semana de vida, pode-se presumir que eles tenham tido um hipotireoidismo mais grave, de duração mais longa no útero. Em geral, o peso e o comprimento médios ao nascimento estão próximos ao 50º percentil; a circunferência cefálica é ligeiramente aumentada, aproximadamente no 70º percentil, em virtude do mixedema cerebral. Apesar do crescimento somático normal, existem evidências de hipotireoidismo no útero com base no retardo da maturação esquelética ao nascimento. Apesar de as concentrações séricas de T_4 serem baixas, os níveis séricos de T_3 freqüentemente são mantidos no seu intervalo de normalidade, e isso também pode ajudar a explicar a ausência de manifestações clínicas pelo menos em alguns casos. Há também uma tendência à gestação prolongada, com um terço das gravidezes durando 42 semanas ou mais. Os sintomas e sinais mais comuns de hipotireoidismo congênito são listados na Tabela 30.4.

A. **Sintomas.** Os sintomas comuns incluem letargia, evacuação retardada e constipação, problemas de sucção e alimentação e hipotermia. Menos de um terço dos bebês com hipotireoidismo congênito detectados pelos programas de rastreamento manifestam qualquer um desses sintomas no momento da detecção.

B. **Sinais.**

1. **No exame físico,** no momento da detecção, a maioria dos bebês tem poucos ou nenhum dos sinais listados na Tabela 30.4. Um pequeno número de bebês apresenta-se com a clássica aparência física, inclusive a **face** edemaciada, mixedematosa, ponte nasal deprimida com pseudo-hipertelorismo, fontanelas grandes (particularmente a fontanela posterior), suturas largas, uma língua grande e protrusa com a boca aberta (macroglossia), choro rouco, hérnia umbilical com abdome distendido, pele fria e mosqueada *(cutis marmorata)*, icterícia (secundária ao atraso na maturação da enzima hepática glucuronil transferase), hipotonia e reflexos tendinosos profundos retardados. A galactorréia associada aos níveis de prolactina elevados também foi relatada. Apesar de ser incomum, bócio pode ser palpável em bebês com um dos erros inatos do metabolismo da produção do hormônio tireoidiano. No entanto, em bebês nascidos de mães com doença de Graves tratadas com tiouracils, grandes bócios que podem produzir obstrução das vias aéreas foram relatados.

2. **Se o diagnóstico for retardado** ou não for feito, os bebês manifestam uma velocidade de crescimento subnormal e desenvolvimento retardado. Estes podem ser aparentes com 3 a 6 meses de idade. O retardo mental, juntamente com o dano neurológico, incluindo a incoordenação, ataxia, hiper ou hipotonia, perda auditiva neurossensorial e estrabismo, também apresenta possibilidade de ocorrência.

3. **Hipotireoidismo hipotalâmico-hipofisário.** Nesses bebês, a deficiência de TSH geralmente produz um hipotireoidismo mais leve, de modo que as manifestações clínicas são menos óbvias do que com o hipotireoidismo primário. No entanto, deve-se suspeitar de hipotireoidismo secundário nos bebês com defeitos da linha média, como fenda palatina ou lábio leporino, bebês com sinais oculares, como movimentos oculares errantes ou nistagmo, e bebês com sinais de outras deficiências hormonais hipofisárias. Estes incluem a hipoglicemia, que pode ser secundária à deficiência do hormônio de crescimento (GH), e deficiência do hormônio adrenocorticotrófico (e cortisol) e meninos com microgenitália, incluindo a micropenia, escroto hipoplásico e criptorquidia, o que pode ser devida a deficiências do GH e das gonadotrofinas.

C. **Anomalias congênitas associadas.** Os bebês com hipotireoidismo congênito parecem estar sob maior risco para outras anomalias congênitas. Talvez 10% dos bebês têm anomalias, comparados com 3% na população geral. As anomalias cardiovasculares são as mais comumente associadas, incluindo a estenose pulmonar, a comunicação interatrial e a comunicação interventricular. É pouco claro se estas anomalias são secundárias a uma anormalidade genética subjacente ou teratogênica, ou se o hipotireoidismo *in utero* contribui para o seu desenvolvimento, embora o primeiro pareça ser o mais provável. O hipotireoidismo congênito ocorre mais comumente com a trissomia 21 e com a trissomia 18.

D. **Efeitos do hipotireoidismo sobre as funções cardiovascular e neurológica.** Os efeitos secundários do hipotireoidismo congênito também podem ser observados no eletrocardiograma (ECG), ecocardiograma e eletroencefalograma (EEG).

1. **O ECG pode mostrar uma freqüência cardíaca ligeiramente diminuída** e uma amplitude diminuída da onda R.
2. **Alguns, mas nem todos os estudos ecocardiográficos** mostram uma relação entre o período de pré-ejeção e o período de ejeção ventricular esquerda aumentada, conjuntamente com um intervalo de tempo sistólico aumentado. Os derrames pericárdicos foram relatados com o hipotireoidismo congênito, mas eles geralmente são pequenos, não apresentam problemas clínicos e resolvem-se com a terapia de reposição tireoidiana.
3. **O EEG pode mostrar baixa amplitude de um alentecimento difuso.** Também, tanto a resposta visual como a resposta auditiva evocadas podem mostrar uma latência aumentada, que reverte ao normal com o tratamento.

VII. **Testes diagnósticos.** Apesar de os testes de rastreamento identificarem bebês que apresentam probabilidade de serem portadores de hipotireoidismo congênito, os testes laboratoriais devem ser obtidos para confirmar o diagnóstico antes de se iniciar o tratamento (Tabela 30.5).

A. **Testes de rotina.** Os testes mais simples para a confirmação do diagnóstico de hipotireoidismo primário são as medidas de T_4 livre e de TSH séricos. Uma captação do T_4 total e captação em resina

Tabela 30.5 Testes diagnósticos no hipotireoidismo congênito

A. Rotineiros (necessários para a confirmação do diagnóstico)
- **1.** T_4 livre sérico ou T_4 total e T_3 por captação em resina
- **2.** TSH sérico

B. Opcionais
- **1.** Captação e cintilografia da tireóide usando ^{123}I ou ^{99m}Tc
- **2.** Ultra-sonografia tireoidiana
- **3.** Anticorpo bloqueador do receptor da tireotrofina materno (e no bebê)[a]
- **4.** Tireoglobulina sérica
- **5.** Iodeto urinário
- **6.** Radiografia do joelho e do pé para a idade óssea

[a]Ensaios comerciais atualmente disponíveis medem a imunoglobulina inibidora da ligação da tireotrofina.
T_4, tiroxina; T_3, triiodotironina; TSH, hormônio estimulante da tireóide.

Tabela 30.6 Médias normais e variação (± DP) para a tiroxina livre, tiroxina total, triiodotironina pela captação em resina, globulina ligante da tiroxina e hormônio estimulante da tireóide na primeira e na segunda infâncias

Idade	T_4 livre (ng/dL)[a]	T_4(μg/dL)[a]	T_3(ng/dL)[a]	T_3RU	TBG(mg/dL)[a]	TSH(μU/mL)[a]
Bebê prematuro	1,2 (0,5-1,6)	4,0 (2,0-6,5)	32 (14-50)	–	–	2,0 (0,8-5,2)
Sangue do cordão	1,5 (0,9-2,2)	10,2 (7,4-13,0)	45 (15-75)	0,90 (0,75-1,05)	5,6 –	9,0 (1,0-17,4)
1-3 dias	3,7 (2,2-5,3)	17,2 (11,8-22,6)	124 (32-216)	1,15 (0,90-1,40)	5,0 –	8,0 (1,0-17,4)
1-2 semanas	2,7 (1,6-3,8)	13,2 (9,8-16,6)	250 –	1,00 (0,85-1,15)	–	4,0 (1,7-9,1)
2 semanas-4 meses	1,5 (0,9-2,2)	10,7 (7,0-15,0)	180 (120-240)	0,95 (0,80-1,15)	–	2,3 (1,7-9,1)
4-12 meses	1,3 (0,7-1,9)	11,0 (7,8-16,5)	176 (110-280)	0,98 (0,88-1,12)	4,4 (3,1-5,6)	2,0 (0,8-8,2)
1-5 anos	1,5 (0,8-2,3)	10,5 (7,3-15,0)	168 (105-269)	0,99 (0,88-1,12)	4,2 (2,9-5,4)	2,0 (0,8-8,2)
5-10 anos	1,4 (0,7-2,1)	9,3 (6,4-13,3)	150 (94-241)	1,00 (0,88-1,12)	3,8 (2,5-5,0)	2,0 (0,7-7,0)
10-15 anos	1,3 (0,6-2,0)	8,1 (5,6-11,7)	113 (83-213)	1,01 (0,88-1,12)	3,3 (2,1-4,6)	1,9 (0,7-5,7)

[a]Fatores de conversão:
- T_4: livre: 1 ng/dL = 12,87 pmol/L
- T_4: 1μg/dL = 12,87 nmol/L
- T_3: 1 ng/dL = 15,36 pmol/L
- TBG: 1 mg/dL = 10 mg/L
- TSH: 1μU/mL = 1 mu/L

T_4, tiroxina; T_3, triiodotironina; TBG, globulina ligante da tiroxina; TSH, hormônio estimulante da tireóide; T3RU, T_3 pela captação da resina.

Adaptado de LaFranchi SH. Hypothyroidism, congenital and acquired. In: Kaplan, S.A, *Clinical pediatric and adolescent endocrinology*. Philadelphia: WB Saunders, 1982:87, e Nichol´s Institute normal reference range.

Tabela 30.7 Interpretação do rastreamento e testes sanguíneos tireoidianos confirmatórios

	Rastreamento		Confirmatório			
Distúrbio	T_4	TSH	T_4 livre	T_4	T_3RU	TSH
Hipotireoidismo primário	↓	↑	↓	↓	↓-N	↑
Hipotireoidismo subclínico	↓-N	↑	N	N	N	↑
Hipotireoidismo transitório	↓	↑	N	N	N	N
Hipotireoidismo hipotalâmico-hipofisário	↓	"N"	↓	↓	↓-N	↓-N
Deficiência de TBG	↓	N	N	↓	↑	N

N, normal, ↓, diminuído; ↑, aumentado; "N", abaixo do nível de sensibilidade do ensaio de rastreamento (*i. e.*, < 25 μU/ml); T_4, tiroxina; TSH, hormônio estimulante da tireóide; T_3RU, triiodotironina por captação da resina.

do T_3 (T_3RU), podem substituir o T_4 livre. O T_3 sérico total não é útil no diagnóstico, pois ele freqüentemente está dentro do intervalo normal no hipotireoidismo. É importante manter em mente que a variação normal das concentrações séricas do hormônio tireoidiano é maior nas primeiras semanas e meses de vida, de modo que os resultados anormais somente podem ser determinados por comparação com normais relacionados na mesma idade. As variações normais para o T_4 livre, T_4, T_3, T_3RU, TBG e TSH durante a primeira e a segunda infância são apresentadas na Tabela 30.6. A medida do T_4 livre sérico, T_4 total, T_3RU e TSH separam os distúrbios tireoidianos neonatais comuns, conforme resumidos na Tabela 30.7.

1. **As marcas registradas bioquímicas** do hipotireoidismo primário são níveis de T_4 livre sérico baixo (ou T_4) e TSH elevado; bebês com hipotireoidismo subclínico têm T_4 livre normal (ou T_4) e TSH elevado. Os bebês com hipotireoidismo transitório têm resultados de rastreamento anormais que revertem ao normal geralmente nas primeiras semanas de vida, dependendo do fator etiológico subjacente (veja Seção V.B).
2. **Com o hipotireoidismo hipotalâmico-hipofisário** o T_4 livre sérico (ou T_4) é baixo, enquanto o TSH pode ser baixo, mas geralmente é normal. A estimulação do TRH falha em produzir uma elevação no TSH nos distúrbios hipofisários, embora a separação da disfunção hipofisária da hipotalâmica geralmente não seja clinicamente importante.
3. **Bebês com deficiência de TBG** têm um T_4 baixo e um TSH normal no rastreamento; no acompanhamento, os testes séricos mostram um T_4 baixo, mas um T_4 livre normal com concentrações normais de TSH. Os níveis de T_3RU, inversamente proporcionais aos de TBG, está elevado. A deficiência de TBG, geralmente herdada de maneira ligada ao X, ocorre em aproximadamente 1 em 5.000 bebês. Nenhum tratamento está indicado em bebês com deficiência do TBG, pois a função tireoidiana por si mesma é normal.

B. **Estudos opcionais.** Não recomendamos estes testes rotineiramente, pois os seus resultados não alteram o tratamento. Eles realmente fornecem informações úteis e, nos casos de um diagnóstico equivocado, eles ajudam nas decisões de tratamento.

1. **Captação e cintilografia da tireóide** usando iodo radioativo (^{123}I) ou pertecnetato de sódio (^{99m}Tc). A captação e a cintilografia da tireóide são mais bem realizados antes de o tratamento ser iniciado; a reposição com tiroxina exógena bloqueia a captação do ^{123}I e ^{99m}Tc. O ^{131}I libera uma dose maior de radioatividade para a tireóide e para o corpo e não deve ser usado em bebês. Se a captação e a cintilografia da tireóide mostrarem a glândula ectópica, a causa do hipotireoidismo fica estabelecida e nenhum teste adicional é necessário. Em casos em que a captação é elevada e se suspeita de um erro inato no metabolismo, a captação do ^{123}I pode ser seguida por um teste de descarga com perclorato que será anormal em casos de oxidação ou organificação defeituosa do iodo.

   a. Se não for encontrada nenhuma captação, geralmente é indicativo de aplasia tireoidiana. É preciso confirmar com exame ultra-sonográfico (veja Seção VII.B.2).

b. Em uma situação na qual a captação está ausente, mas a ultra-sonografia revela uma glândula normal, um defeito no receptor do TSH ou no transporte do iodo, ou uma transferência materna de TRBAb, podem estar presentes. A medida do TRBAb (veja Seção VII.B.3) em mãe e bebê diagnosticarão esse distúrbio.

c. A exposição a um excesso de iodo bloqueia a captação do ^{123}I, o que se mascara como um defeito no transporte do iodo; a medida do iodo urinário (veja Seção VII.B.5) no bebê aponta com exatidão esse fator etiológico.

d. **Se a captação e a cintilografia da tireóide forem normais,** ou parecem estar aumentadas com uma glândula aumentada, mais provavelmente está presente um dos erros inatos além de um defeito de captação. A medida da tireoglobulina sérica (veja Seção VII.B.4) ajudará a separar os defeitos da síntese de tireoglobulina dos defeitos na peroxidase ou na desiodinase. A exposição a um bociogênico exógeno que não o iodo, como as drogas antitireoidianas, produz um quadro similar.

e. Por fim, alguns bebês com TRBAb podem ter uma cintilografia normal se o seu hipotireoidismo for parcialmente compensado (hipotireodismo subclínico).

2. **O exame ultra-sonográfico da tireóide** é mais útil na confirmação da aplasia tireoidiana após constatar-se que a captação do radionuclídeo é ausente. Esses achados podem também ser observados com um defeito no receptor TSH, defeito no transporte de iodo ou transferência materna de TRBAb (veja Seção VII.B.1.b). Uma glândula grande sugere uma das disormonogêneses. O exame ultra-sonográfico é menos preciso na localização da glândula tireoidiana ectópica.

3. **TRBAb.** A medida do TRBAb nos bebês e mães é recomendada nos casos de hipotireoidismo congênito com doença tireoidiana materna auto-imune e nos casos de hipotireoidismo transitório recorrente em irmãos. Na situação de ausência de captação do radionuclídeo, mas uma glândula normal pelo exame ultra-sonográfico, a presença de TRBAb pelo teste nos bebês e mães separa esses casos de hipotireoidismo transitório de outras causas. A presença de TRBAb também pode explicar o hipotireoidismo em bebês com uma captação normal de radionuclídeo se eles estiverem parcialmente compensados (hipotireoidismo subclínico) (veja Seção VII. B.1).

4. **Concentrações séricas de tireoglobulina** correlacionam-se grosseiramente com a quantidade de tecido tireoidiano funcionante. Os níveis de tireoglobulina são baixos na aplasia, intermediários nas glândulas ectópicas e elevados nas disormonogêneses, com a exceção dos defeitos da síntese de tireoglobulina. No entanto, ocorre uma superposição nos níveis de tireoglobulina entre esses grupos, de modo que esse teste não consegue distinguir o distúrbio subjacente em casos individuais. No contexto de uma captação normal de radioiodo onde os problemas do TRBAb foram excluídos, esse teste é útil no diagnóstico dos defeitos sintéticos da tireoglobulina. Em alguns casos de ausência de captação de radioiodo, as concentrações séricas de tireoglobulina foram normais, indicando algum tipo de tecido tireoidiano funcionante. Nessas instâncias, a tireoglobulina sérica é mais sensível do que a cintigrafia.

5. **Iodo urinário.** Quando há uma história de exposição excessiva ao iodo no útero ou pós-natal, ou em áreas de bócio endêmico devido à deficiência de iodo, as medidas do iodo urinário podem ajudar a apontar exatamente essas causas de hipotireoidismo congênito transitório.

6. **Avaliação da idade óssea.** Uma avaliação da maturidade esquelética pela radiografia do joelho e do pé é útil em datar indiretamente o início do hipotireoidismo. A maior parte dos bebês recém-nascidos mostram ossificação do fêmur distal, da tíbia proximal e do osso cubóide do pé. Se esses centros de ossificação estiverem presentes ou ausentes e se eles forem menores do que o normal, isso pode indicar grosseiramente a duração do hipotireoidismo antes do nascimento.

VIII. Tratamento. O objetivo inicial do tratamento é elevar os níveis do T_4 sérico até o intervalo normal o mais rápido possível para prevenir (ou minimizar) os efeitos indesejáveis do hipotireoidismo no sistema nervoso em desenvolvimento. Uma vez que isso tenha sido conseguido, o objetivo a longo prazo é manter concentrações normais de T_4 séricas para assegurar um crescimento e desenvolvimento normais, inclusive o potencial intelectual máximo sem seqüelas neurológicas. Já que o desenvolvimento do siste-

Tabela 30.8 Dose diária recomendada de levotiroxina sódica (Na L-T_4) no manuseio do hipotireoidismo

Idade	Na L-T_4 (μg/kg/d)
Dose inicial	10-15
0-3-meses	8-12
3-6 meses	7-10
6-12 meses	6-8
1-5 anos	4-6
6-12 anos	3-5
> 12 anos	2-4

ma nervoso central é dependente dos níveis normais de tireóide pelo menos nos primeiros 2 a 3 anos de vida, este é um período crucial para tratamento.

A. **Dosagem de T_4.** A tiroxina sódica é o tratamento preferencial; a dosagem recomendada é apresentada na Tabela 30.8. A dosagem total gradualmente aumenta com a idade, mas a dosagem expressa como microgramas por quilograma de peso corporal gradualmente diminui com a idade. A levotiroxina não deve ser administrada com alimentos ou suplementos nutricionais que contenham proteína de soja ou ferro, pois esses apresentam um potencial para ligação com a tiroxina e interferem na sua absorção.

B. **T_4 sérico.** O alvo do tratamento com T_4 sérico para os bebês é de 10 a 16 μg/dL (130 a 206 nmol/L); para o T_4 livre é de 1,5 a 2,2 ng/dL (19 a 28 pmol/L), *i. e.*, a metade superior da variação normal. A dose inicial recomendada de T_4 de 10 a 15 μg/kg por dia, geralmente 37,5 a 50 μg diariamente para um bebê de 3 a 4 kg, mostrou elevar as concentrações séricas de T_4 acima de 10 μg/dL após uma semana de tratamento. Essa dose inicial mostrou-se segura sem nenhum efeito colateral tireotóxico até a idade de 12 meses. Para minimizar qualquer retardo, o tratamento deve ser iniciado após estudos séricos confirmatórios serem obtidos, mas com resultados pendentes. Apenas tabletes de T_4 devem ser usados; as suspensões de tiroxina variam em potência e devem ser evitadas.

C. **TSH sérico.** Enquanto as concentrações de T_4 sérico e de T_4 livre devem se normalizar rapidamente, as concentrações de TSH séricas levam mais tempo para voltar aos limites normais. Após 2 a 3 meses de tratamento, o TSH sérico normaliza-se na maioria dos bebês. No entanto, alguns dos bebês, geralmente aqueles com aplasia ou hipotireoidismo grave, têm concentrações séricas de TSH na variação de 10 a 20 μU/mL apesar dos níveis de T_4 ou de T_4 livre na metade superior da variação normal. Elevando-se a dosagem de tratamento reduz-se o TSH sérico, mas isso apenas resulta em níveis de T_4 ou T_4 livres acima do normal e sinais e sintomas tireotóxicos-padrões que devem ser evitados. O TSH sérico elevado relativo à concentração parece ser o resultado de um hipotireoidismo *in utero* produzindo um reajuste do nível de limiar de retroalimentação da hipófise-tireóide.

IX. **Controle do acompanhamento.** O cuidadoso controle do acompanhamento com ajustes apropriados da dosagem do T_4 é crucial para assegurar um crescimento e desenvolvimento intelectual normais. O *New England Collaborative Group* mostrou uma associação entre nível sérico de T_4 abaixo de 8 μg/dL (103 nmol/L) no primeiro ano de vida e um resultado menor de QI. Um estudo norueguês relatou que crianças com nível de T_4 sérico médio acima de 14 μg/dL (180 nmol/L) no primeiro ano de vida tinham um índice de desenvolvimento mental aos 2 anos e um QI verbal aos 6 anos maior que as crianças com níveis de T_4 sérico abaixo de 10 μg/dL (129 nmol/L). Por outro lado, um estudo em Toronto relatou que os bebês hipotireóideos tratados com níveis de T_4 séricos maiores, aproximadamente 15 μg/dL (193 nmol/L), têm um temperamento "difícil" no primeiro ano, indicando que o hipertratamento deve ser evitado. As orientações da *American Academy of Pediatrics* para o monitoramento do acompanhamento e do tratamento são apresentados na Tabela 30.9; deve-se enfatizar que o manuseio clínico deve ser individualizado em cada caso.

Tabela 30.9 Monitoramento de acompanhamento e tratamento do hipotireoidismo congênito

A. Avaliação bioquímica (T_4 ou T_4 livre ou TSH)
  1. 2ª e 4ª semanas após início de tratamento
  2. A cada 1-2 meses no primeiro ano
  3. A cada 2-3 meses no segundo e terceiro anos
  4. Objetivos
    a. T_4 sérico 10-16 μg/dL (130-206 nmol/L)
    b. TSH sérico geralmente < 10 U/L sem T_4 elevado ou padrões de tirotoxicose
B. Avaliação clínica do crescimento e desenvolvimento a intervalos menos freqüentes
C. Idade óssea pela radiografia a intervalos de 1-2 anos
D. Tete psicométrico: teste inicial aos 12-18 meses de idade e repetir a cada 5 anos; mais precocemente se necessário

A. **Acompanhamento clínico.** O objetivo do tratamento é obter um crescimento e desenvolvimento normais dentro do contexto do potencial genético da família. A cada visita, a altura, peso e circunferência cefálica da criança devem ser medidos e traçados em um gráfico. Pontos de referência do desenvolvimento, inclusive habilidades motoras mais grosseiras e mais finas, linguagem e desenvolvimento social, podem ser avaliados a cada visita, usando-se um instrumento como o *Denver Development Screen.*

B. **Acompanhamento laboratorial.** Os testes séricos da função tireoidiana devem ser determinados aproximadamente 2 a 4 semanas após o início da terapia, a cada 1 a 2 meses no primeiro ano e a cada 2 a 3 meses no segundo e terceiro anos de vida.

1. **Concentrações séricas de T_4** devem ser mantidas na metade superior da variação normal, 10 a 16 μg/dL (130 a 206 nmol/L).
2. **TSH sérico** geralmente é suprimido na variação normal, apesar de isso poder levar de 2 a 3 meses. Uma vez que a concentração sérica cai abaixo de 10 μU/mL, pode-se confiar nele como um indicador sensível de terapia apropriada. Uma elevação anormal subseqüente geralmente é um sinal de que há necessidade de se elevar a dosagem de T_4, embora problemas como aderência ou coadministração com a proteína de soja ou ferro sejam causas potenciais a serem exploradas.
3. **Hipertratamento com T_4.** O hipertratamento é indesejável, pois ele tem sido associado à craniossinostose. O hipertratamento pode afetar adversamente o tempo de desenvolvimento cerebral e foi associado a distúrbios de temperamento e de atenção.
4. **Maturação esquelética** pode ser avaliada usando uma radiografia do hemiesqueleto nos primeiros 2 anos de vida e depois radiografias de punho a cada 2 anos.

C. **Acompanhamento psicométrico.** O teste psicométrico formal deve ser realizado inicialmente aos 12 a 18 meses de vida e novamente aos 5 anos de idade logo antes de se iniciar a escolarização. O instrumento exato do teste não parece ser crítico, e o consultor pode usar qualquer teste com que ele esteja mais familiarizado. Os resultados dos testes psicométricos são importantes para a identificação de qualquer bebê com QI diminuído ou daqueles com problemas neurológicos específicos; a identificação permite uma intervenção precoce para ajudar esses bebês a obterem o máximo potencial intelectual e neurológico. Dado que **mais de 20%** dos bebês com hipotireoidismo congênito podem ter **problemas auditivos**, os bebês devem ser avaliados pelo exame clínico e por testes auditivos formais, se indicados.

D. **Documentação do hipotireoidismo permanente.** Pode-se tornar claro desde os estudos diagnósticos iniciais que um bebê tem hipotireoidismo permanente (*i. e.*, uma glândula ectópica documentada pela cintilografia ou aplasia documentada pela cintilografia e exame ultra-sonográfico). Nos casos em que a causa exata não foi determinada com base nos estudos realizados, pode não ficar claro se um bebê tem uma forma transitória ou permanente de hipotireoidismo. Nesses casos, se um bebê tem uma "elevação secundária" do TSH acima de 20 μU/mL após 6 meses de idade enquanto em terapia, pode-se presumir que ele tem hipotireoidismo permanente. Se isso não ocorrer por volta dos 3 anos de idade, recomenda-se que o tratamento seja suspenso por 1 mês e sejam repetidos os estudos diagnósticos. A medida do T_4 ou do T_4 livre ou do TSH determinarão se o hipotireoidismo está presente. Novamente, outros estudos como a cintilografia da tireóide ou exame ultra-sonográfico são opcionais.

X. **Prognóstico**

A. **Crescimento e maturação esquelética.** Os programas de rastreamento relatam que os bebês que receberam tratamento adequado com T_4 crescem em percentis normais a ligeiramente acima da média. Digno de nota, foi demonstrada a correlação entre a idade óssea inicial e a duração do hipotireoidismo pós-natal e os percentis de altura, sugerindo uma influência a longo prazo do hipotireoidismo em fase precoce no crescimento.

B. **Prognóstico intelectual e neurológico.** Em geral, os programas de rastreamento relatam que os bebês que iniciam o tratamento precocemente (2 a 6 semanas de vida) e são tratados apropriadamente durante os 3 primeiros anos de vida têm QI similares aos do grupo controle. O *New England Collaborative Group* relatou um QI verbal médio de 109, um QI de desempenho de 107 e um QI de escala completa de 109 aos 6 anos, essencialmente idêntico ao grupo controle composto dos irmãos e colegas de classe. Em um resumo de testes psicométricos de crianças com idades de 4 a 12 anos detectadas por meio de 10 programas de rastreamento em todo o mundo, 6 não relataram nenhuma diferença no escore global de QI, comparado com o grupo controle, mas 4 relataram uma redução nos escores de QI que variavam de 6 a 15 pontos.

C. **Vários programas de rastreamento** relataram subgrupos de bebês com escores de QI inferiores ou dificuldades funcionais específicas como subescores motores ou de linguagem menores. Estes **escores de subgrupos menores** correlacionaram-se com uma concentração de T_4 sérico menor pré-tratamento, uma idade óssea pré-tratamento mais prolongada, levando a níveis séricos de T_4 abaixo de 8 μg/dL (103 nmol/L) no primeiro ano de vida.

1. **T_4 sérico baixo pré-tratamento.** O ***Quebec Screening Network*** relatou que crianças com um T_4 sérico pré-tratamento abaixo de 2 μg/dL (< 26 nmol/L) juntamente com uma área epifisária menor, conforme mostrado em uma radiografia do joelho, tinham QI menores (89 ± 17) em comparação com o grupo com T_4 sérico acima de 2 μg/dL (> 26 nmol/L) e área epifisária maior (QI de 104 ± 12) com a idade de 12 anos. O T_4 sérico menor presumivelmente reflete uma forma mais grave de hipotireoidismo, como a aplasia, ou talvez um efeito menos protetor da passagem do hormônio materno tireoidiano.
2. **Idade óssea prolongada pré-tratamento.** O grupo de Toronto relatou que os bebês com idades ósseas menores que 36 semanas gestacionais tinham escores de QI menores (98 ± 15) comparados com o grupo com idade óssea de 37 semanas até o termo (QI de 109 ± 13). As idades ósseas retardadas supostamente refletem um grau maior de hipotireoidismo fetal.
3. **T_4 sérico menor no primeiro ano.** O *New England Collaborative Group* relatou que quatro bebês que receberam tratamento inadequado no primeiro ano de vida, conforme julgado por uma história de não-aderência, com concentrações séricas de T_4 abaixo de 8 μg/dL e níveis de TSH séricos que não suprimiam até a variação normal até atingirem 18 a 24 meses de idade, tinham QI de 62, 67, 76 e 83 (média = 72).
4. **Outras seqüelas neurológicas.** Uma pequena proporção de bebês, inclusive aqueles com QI normal, pode ter outros problemas neurológicos. Estes incluem incoordenação motora grosseira e fina, ataxia, tônus muscular aumentado ou diminuído, tempo de atenção encurtado e defeitos da fala. Uma perda auditiva neurossensorial também pode estar presente; isso foi diagnosticado em mais de 20% das crianças com hipotireoidismo congênito detectado antes de os programas de rastreamento de recém-nascidos serem iniciados.

XI. **Casos não diagnosticados.** Como medida de saúde pública, o rastreamento de recém-nascidos foi iniciado para identificação de bebês com hipotireoidismo primário. Após 25 anos de experiência, é aparente que o rastreamento dos recém-nascidos tem sido extremamente bem sucedido; aproximadamente um caso deixa de ser diagnosticado para cada 120 casos detectados. Fatores responsáveis pelos casos que deixam de ser diagnosticados incluem os seguintes: nenhuma amostra coletada (uma preocupação com os partos domiciliares e bebês transferidos de um hospital para outro), coleta de uma amostra inadequada, falha no transporte da amostra para o laboratório de rastreamento, erros nos procedimentos laboratoriais, erros no ensaio técnico ou erros humanos no registro de resultados anormais e falta de acompanhamento dos bebês com resultados anormais no rastreamento (especialmente quando as famílias transferem os cuidados para outro médico ou se mudam). Finalmente, alguns bebês com formas mais leves de hipotireoidismo passam em um rastreamento inicial, mas ainda assim desenvolvem um hipotireoidismo mais franco nos primeiros meses de vida (veja Seção III.A.3). Portanto, os médicos que cuidam de bebês não devem presumir que, em casos com padrões clínicos compatíveis, o hipotireoidismo tenha sido excluído com base em um teste de rastreamento neonatal normal. Os médicos precisam ficar alertas para a possibilidade de um hipotireoidismo congênito não diagnosticado e devem realizar os seus próprios testes séricos tireoidianos quando os bebês manifestam sintomas e sinais suspeitos.

XII. **Hipertireoidismo neonatal** (doença de Graves neonatal) é um distúrbio incomum, geralmente transitório em bebês nascidos de mães que tiveram doença de Graves durante a gravidez ou no passado. A doença de Graves neonatal ocorre em menos de 3% dos bebês nascidos de mães com doença de Graves, o que evidencia que somente mães com concentrações muito altas do anticorpo estimulante do receptor da tirotropina (TRSAb) têm bebês afetados. Como a forma transitória da doença é o resultado de uma passagem transplacentária do TRSAb materno, a doença de Graves neonatal ocorre igualmente em bebês do sexo feminino e do sexo masculino.

A. **Patogênese.** A forma transitória de doença de Graves neonatal resulta da passagem transplacentária de TRSAb. Ela geralmente está associada à doença de Graves ativa durante a gravidez, mas também ocorre em bebês cujas mães tinham doença de Graves na forma inativa. As medidas do TRSAb materno pode ajudar a prever a tireotoxicose neonatal; quando o nível de TRSAb materno está acima de 500% do valor controle, é provável a ocorrência de uma doença de Graves neonatal. Na maioria dos bebês, a doença de Graves neonatal resolve-se espontaneamente em 3 a 12 semanas conforme o TRSAb materno desaparece do sangue do bebê. Uma forma mais rara de hipertireoidismo neonatal não é necessariamente associado a uma doença tireoidiana materna auto-imune e persiste por um tempo mais longo do que poderia ser explicado pela passagem transplacentária de TRSAb. A tireotoxicose pode persistir por anos e ter seqüelas a longo prazo. No passado, supunha-se que esses bebês desenvolviam uma verdadeira doença de Graves e produziam o seu próprio TRSAb. Agora se tornou claro que muitos desses bebês têm uma **mutação ativante do receptor TSH** causando hipertireoidismo. Ela pode ser herdada como um traço autossômico dominante ou ocorrer esporadicamente como uma mutação nova. Ela pode se apresentar no período neonatal ou mais tarde, na primeira ou segunda infâncias. O hipertireoidismo neonatal também foi relatado em associação com a **síndrome de McCune-Albright.** Esta é causada por uma **mutação ativante na subunidade α da proteína G.** Estas últimas formas de hipertireoidismo persistem indefinidamente e, portanto, precisam de um tratamento mais definitivo, como tireoidectomia ou ablação por radiodo.

B. **Manifestações clínicas**

1. **Taquicardia fetal** excedendo 160 batimentos/minuto após a segunda parte da gestação é um sinal de tireotoxicose fetal nos fetos sob risco.
2. **Bebês com hipertireoidismo neonatal** podem nascer prematuramente (embora o estado tireotóxico possa influenciar nas estimativas da maturidade fetal), e freqüentemente há retardo no crescimento intra-uterino com pesos ao nascimento de 2,0 a 2,5 kg em bebês a termo.
3. **Microcefalia e alargamento ventricular** podem estar presentes.
4. **Exoftalmia** freqüentemente está presente
5. **Bócio é palpável** em aproximadamente metade dos casos, e pode aumentar e provocar obstrução das vias aéreas.
6. **Os bebês são irritáveis,** sudoréicos, hiperativos e tendem a ter um apetite aumentado (apesar de que alguns se alimentam mal). No entanto, eles manifestam pouco ganho de peso, ou até mesmo perda de peso, o que pode ser exacerbado pelo vômito e diarréia.
7. **Hepatosplenomegalia e icterícia** podem estar presentes.

8. **Taquicardia** geralmente está presente, e freqüentemente foram descritas arritmias e insuficiência cardíaca.
9. **O início, gravidade e duração** dos sintomas são variáveis. Os sintomas e sinais podem não ser aparentes por 10 dias após o nascimento conforme desaparecem os medicamentos antitireoidianos maternos. Raramente, tanto o TRBAb quanto o TRSAb maternos são adquiridos transplacentariamente, e o tipo de doença e o curso temporal dependem de qual anticorpo predomina ou persiste.

C. **Diagnóstico**
1. **Medidas do TRSAb materno** com um nível maior que 500% dos valores controle é preditivo de doença de Graves.
2. **Medida do T_4 sérico** ou T_4 livre, T_3, ou TSH determinam o *status* tireoidiano; deve-se ter em mente o limite superior da normalidade dos testes de função tireoidiana durante a infância (Tabela 30.6). Os bebês com doença de Graves neonatal manifestam T_4 sérico, T_4 livre ou T_3 anormalmente elevados para a idade e concentração de TSH suprimida.
3. **Captação ou cintilografia da tireóide** geralmente não é necessária e pode não ser útil em casos equívocos, já que a captação do radioido é elevada em recém-nascidos.
4. **Radiografias do esqueleto** mostram uma maturação óssea acelerada. Posteriormente, eles podem mostrar craniossinostose.
5. **T_4 e T_3 séricos seriados** são uma indicação da eficácia do tratamento.

D. **Tratamento.** Em casos moderados ou graves, o tratamento deve ser imediato e vigoroso, pois essa doença pode ser ameaçadora à vida. A terapia clínica consiste em uma droga tionamida e um β-bloqueador; alguns especialistas também acrescentam iodo.
1. **Propiltiouracil,** 5 a 10 mg/kg por dia, ou metimazol, 0,5 a 1,0 mg/kg por dia, é administrado em doses divididas a cada 8 horas.
2. **Propranolol, 2 mg/kg por dia,** é um coadjuvante importante na redução da hiperestimulação simpática. Se não se observar nenhuma melhoria clínica em 2 a 4 dias, a dosagem pode ser aumentada em 50 a 100%.
3. **Iodetos** inibem a síntese e liberação do hormônio tireoidiano; uma solução de iodeto, como a solução de Lugol (5% iodeto e 10% de iodeto de potássio, equivalente a 37,7 mg e 75,5 mg, respectivamente, de iodeto por mililitro) é administrada como uma gota (aproximadamente 1,9 mg ou 3,8 mg, respectivamente) a cada 8 horas. Uma vez que se atinja um estado eutireóideo, os iodetos devem ser suspensos.
4. **Terapia adjuvante.** Se houver desenvolvimento de insuficiência cardíaca, está indicado a digital. Se um bócio volumoso produzir obstrução das vias aéreas, a extensão do pescoço sobre um travesseiro pode ser feita em casos mais leves, enquanto a intubação endotraqueal é indicada em casos mais graves. Em casos graves, o acréscimo de corticóides pode inibir agudamente a secreção dos hormônios tireoidianos.
5. **Em casos leves,** nos quais o bebê manifesta problemas clínicos mínimos, somente a observação ou o tratamento a curto prazo com propranolol podem ser os necessários. O hipertratamento e o hipotireoidismo devem ser evitados.

E. **Prognóstico**
1. **Melhoria** freqüentemente é observada em 7 a 10 dias com emissão por 3 a 6 semanas. No entanto, 20% dos casos são prolongados até 3 a 6 meses. Relatou-se uma mortalidade variando de 15 a 20% no passado, e, geralmente, ela é resultado da prematuridade, mas pode estar associada à descompensação cardíaca ou obstrução das vias aéreas.
2. **Craniossinostose** pode ser uma seqüela a longo prazo.
3. **Os danos intelectuais** são uma seqüela comum em muitos bebês. Isso pode ocorrer mesmo quando a terapia antitireoidiana é iniciada precocemente, sugerindo que a tireotoxicose intra-uterina afeta o crânio e o esqueleto em desenvolvimento.
4. **Hipotireoidismo hipofisário,** que pode ser secundário a uma exposição pré-natal da hipófise a níveis excessivos do hormônio tireoidiano durante um estágio crítico do desenvolvimento, foi relatado como seguinte à tireotoxicose neonatal.

Referências Selecionadas

Adams LM, et al. Reference range for newer thyroid function tests in premature infants. *J Pediatr* 1995;126:122.

Alm J, Larsson A, Zetterstrom R. Congenital hypothyroidism in Sweden. Incidence and age at diagnosis. *Acta Paediatr Scand* 1978;67:1.

Alves C, et al. Changes in brain maturation detected by magnetic resonance imaging in congenital hypothyroidism. *J Pediatr* 1989;115:600.

Aronson R, et al. Growth in children with congenital hypothyroidism detected by neonatal screening. *J Pediatr* 1990;116:33.

Bellman SC, et al. Mild impairment of neuro-otological function in early treated congenital hypothyroidism. *Arch Dis Child* 1996;74:215.

Black EG, et al. Serum thyroglobulin in normal and hypothyroid neonates. *Clin Endocrinol* 1982;16:267.

Bogner U, et al. Cytotoxic antibodies in congenital hypothyroidism. *J Clin Endocrinol Metab* 1989;68:671.

Boyages SC, et al. A comparative study of neurological and myxedematous endemic cretinism in western China. *J Clin Endocrinol Metab* 1988;67:1262.

Brown RS, Bhatia V, Hayes E. An apparent cluster of congenital hypopituitarism in central Massachusetts: magnetic resonance imaging and hormonal studies. *J Clin Endocrinol Metab* 1991;72:12.

Brown RS, et al. Incidence of transient congenital hypothyroidism due to maternal thyrotropin antibodies in over one million babies. *J Clin Endocrinol Metab* 1996;81:1147.

Cheron RG, et al. Neonatal thyroid function after propylthiouracil therapy for maternal Graves disease. *N Engl J Med* 1981;304:525.

Cimino P, et al. HLA and congenital hypothyroidism (letter). *N Engl J Med* 1980;303:1177.

Clifton-Bligh RJ, et al. Mutation of the gene encoding human TTF-2 associated with thyroid agenesis, cleft palate and choanal atresia. *Nat Genet* 1998;19:399.

Collu R, et al. A novel mechanism for isolated central hypothyroidism: inactivating mutations in the thyrotropin-releasing hormone receptor gene. *J Clin Endocrinol Metab* 1997;82:1561.

Connors MH, Stynes DM. Transient neonatal "athyrosis" resulting from thyrotropinbinding inhibitor immunoglobulins. *Pediatrics* 1986;78:287.

Daneman D, Howard NJ. Neonatal thyrotoxicosis: intellectual impairment and craniosynostosis in later years. *J Pediatr* 1980;97:257.

Davidson KM, et al. Successful in utero treatment of fetal goiter and hypothyroidism. *N Engl J Med* 1991;324:543.

Delange F, et al. Increased risk of primary hypothyroidism in preterm infants. *J Pediatr* 1984;105:402.

Devos H, et al. A search for the possible molecular mechanisms of thyroid dysgenesis: sex ratios and associated malformations. *J Clin Endocrinol Metab* 1999;84:2502.

Duprez L, et al. Germline mutations in the thyrotropin receptor gene cause nonautoimmune autosomal dominant hyperthyroidism. *Nature Genet* 1994;7:396.

Dussault JH, Coulomke P, Laberge C. Preliminary report on a mass screening program for neonatal hypothyroidism. *J Pediatr* 1974;86:670.

Eoeker BM, et al. Congenital central hypothyroidism due to a homozygous mutation in the thyrotropin beta-subunit gene follows an autosomal recessive inheritance. *J Clin Endocrinol Metab* 1998;83:1762.

Farriaux JP, Dhondt JL. Thyroid scanning, ultrasound, and serum thyroglobulin in determining the origin of congenital hypothyroidism (letter). *Am J Dis Child* 1988;142:1023.

Fisher DA. Second international conference on neonatal thyroid screening: progress report. *J Pediatr* 1983;102:653.

Fisher DA, Foley BL. Early treatment of congenital hypothyroidism. *Pediatrics* 1989;83:785.

Fisher DA. Euthyroid low thyroxine (T4) and triiodothyronine (T3) states in prematures and sick neonates. *Pediatr Clin N Am* 1990;37:1297.

Fisher DA. Clinical Review 19. Management of congenital hypothyroidism. *J Clin Endocrinol Metab* 1991;72:523.

Frank JE, et al. Thyroid function in very low birth weight infants: effects on neonatal hypothyroid screening. *J Pediatr* 1996;128:548.

Gagne N, et al. Apparent congenital athyrosis contrasting with normal plasma thyroglobulin levels and associated with inactivating mutations in the thyrotropin receptor gene: are athyrosis and ectopic thyroid distinct entities? *J Clin Endocrinol Metab* 1998;83:1771.

Germak JA, Foley TP Jr. Longitudinal assessment of L-thyroxine therapy for congenital hypothyroidism. *J Pediatr* 1990;117:211.

Glorieux J, Dussault J, Van Vliet G. Intellectual development at age 12 years of children with congenital hypothyroidism diagnosed by newborn screening. *J Pediatr* 1992;121:581.

Grant SB, et al. Psychomotor development in infants with congenital hypothyroidism diagnosed by newborn screening. *Acta Med Austriaca* 1992;19:54.

Haddow JE, et al. Maternal thyroid deficiency during pregnancy and subsequent neuropsychological development of the child. *N Engl J Med* 1999;341:549.

Hanna CE, et al. Detection of congenital hypopituitary hypothyroidism: ten years experience in the Northwest Regional Screening 91 Program. *J Pediatr* 1986;109:959.

Heyerdahl S, Kase BF, Lie SO. Intellectual development in children with congenital hypothyroidism in relation to recommended thyroxine treatment. *J Pediatr* 1991;118:850.

Hollingsworth DR, Alexander NM. Amniotic fluid concentration of iodothyronines and thyrotropin do not reliably predict fetal thyroid status in pregnancies complicated by maternal thyroid disorders or anencephaly. *J Clin Endocrinol Metab* 1983;57:349.

Hollingsworth DR, Mabry CC. Congenital Graves' disease: four familial cases with long-term follow-up and perspective. *Am J Dis Child* 1976;130:148.

Holtzman C, et al. Descriptive epidemiology of missed cases of phenylketonuria and congenital hypothyroidism. *Pediatrics* 1986;78:553.

Hughes VC, Cameron J, Goonetilleke AS. The prevalence of thyroid dysfunction in mentally handicapped inpatients. *J Ment Defic Res* 1982;26;115.

Hunter MK, et al. Follow-up of newborns with low T4 and "non-elevated" TSH concentrations: results of the 20 year experience in the Northwest Regional Newborn Screening Program. *J Pediatr* 1998;132:70.

Klein AH, Meltzer S, Kenny FM. Improved prognosis in congenital hypothyroidism treated before age three months. *J Pediatr* 1972;81:912.

Kopp P, et al. Congenital hyperthyroidism caused by a mutation in the thyrotropinreceptor gene. *N Engl J Med* 1995;332:150.

LaFranchi SH, et al. Neonatal hypothyroidism detected by the Northwest Regional Screening Program. *Pediatrics* 1979;63:180.

LaFranchi SH, et al. Screening program for congenital hypothyroidism with specimen collection at two time periods: results of the Northwest Regional Screening Program. *Pediatrics* 1985;76:734.

LaFranchi SH, et al. (American Academy of Pediatrics) Newborn screening for congenital hypothyroidism: recommended guidelines. *Pediatrics* 1993;91:1203.

Landau H, et al. Amniotic fluid, 3,3',5'-triiodothyronine in the detection of congenital hypothyroidism. *J Clin Endocrinol Metab* 1980;50:799.

Lapi P, et al. Mutations in the gene encoding thyroid transcriptional factor-1 (TTF-1) are not a frequent cause of congenital hypothyroidism (CH) with thyroid dysgenesis. *Thyroid* 1997;7:383.

Larsen PR, Merker A, Parlow AF Immunoassay of human TSH using dried blood samples. *J Clin Endocrinol Metab* 1976;42:987.

Law WY, et al. Congenital hypothyroidism in Wales (1982-1993): demographic features, clinical presentation and effects on early neurodevelopment. *Clin Endocrinol* 1998;48:201.

Macchia PE, et al. PAX8 mutations associated with congenital hypothyroidism caused by thyroid dysgenesis. *Nat Genet* 1998;19:83.

MacFaul R, Grant DB. Early detection of congenital hypothyroidism. *Arch Dis Child* 1977;52:87.

McLean RH, et al. Hypothyroidism in the congenital nephrotic syndrome. *J Pediatr* 1982;101:72.

Mandel SH, Hanna CE, LaFranchi SH. Diminished thyroid-stimulating hormone secretion associated with neonatal thyrotoxicosis. *J Pediatr* 1986;109:662.

Mastorakos G, et al. Hyperthyroidism in McCune-Albright syndrome with a review of thyroid abnormalities sixty years after the first report. *Thyroid* 1997;7:433.

Matsuura N, et al. Familial neonatal transient hypothyroidism due to maternal TSHbinding inhibitor immunoglobulin. *N Engl J Med* 1980;303:738.

Medeiros-Neto G, et al. A circulating biologically inactive thyrotropin caused by a mutation in the beta subunit gene. *J Clin Invest* 1996;97:1250.

Mitchell ML, Hermos RG. Measurement of thyroglobulin in newborn screening specimens from normal and hypothyroid infants. *Clin Endocrinol* 1995;42:523.

Miyai K, et al. Increased frequency of HLA-AW24 in congenital hypothyroidism in Japan (letter). *N Engl J Med* 1980;303:226.

Muir A, et al. Thyroid scanning, ultrasound, and serum thyroglobulin in determining the origin of congenital hypothyroidism. *Am J Dis Child* 1988;142:214.

New England Congenital Hypothyroidism Collaborative. Characteristics of infantile hypothyroidism discovered on neonatal screening. *J Pediatr* 1984;104:539.

New England Congenital Hypothyroidism Collaborative. Neonatal hypothyroidism screening: status of patients at 6 years of age. *J Pediatr* 1985;107:915.

New England Congenital Hypothyroidism Collaborative. Congenital concomitants of infantile hypothyroidism. *J Pediatr* 1988;112:244.

New England Congenital Hypothyroidism Collaborative. Elementary school performance of children with congenital hypothyroidism. *J Pediatr* 1990;116:27.

Penny R, Hoffman P, Barton L. Congenital hypothyroidism in Spanish-surnamed infants in southern California: increased incidence and clustering of occurrence. *Am J Dis Child* 1989;143:640.

Perelman AA, et al. Intrauterine diagnosis and treatment of fetal goitrous hypothyroidism. *J Clin Endocrinol Metab* 1990;71:618.

Pohlenz J, et al. Congenital hypothyroidism due to mutations in the sodium/iodide symporter. Identification of a nonsense mutation producing a downstream cryptic 3' splice site. *J Clin Invest* 1998;101:1028.

Polak M. Hyperthyroidism in early infancy: pathogenesis, clinical features and diagnosis with a focus on neonatal hyperthyroidism. *Thyroid* 1998;8:1171.

Pop VJ, et al. Low maternal free thyroxine concentrations during early pregnancy are associated with impaired psychomotor development in infancy. *Clin Endocrinol* 1999;50:149.

Pyle I, Sontag LW Variability in onset of ossification in epiphyses and short bones of the extremities. *Am J Roentgenol* 1943;49:795.

Ramsay I; Kaur S, Krassus G. Thyrotoxicosis in pregnancy: results of treatment by antithyroid drugs combined with T4. *Clin Endocrinol* 1983;18:73.

Rettig KR, et al. Discordance for congenital hypothyroidism in one monozygotic twin. *Clin Pediatr* 1980;19:63.

Reuss ML, et al. The relation of transient hypothyroxinemia in preterm infants to. neurologic development at two years of age. *N Engl J Med* 1996;334:821.

Richards GE, et al. Combined hypothyroidism and hypoparathyroidism in an infant after maternal 131I administration. *J Pediatr* 1981;99:141.

Rovet J, Ehrlich RM, Sorbara DL. Intellectual outcome in children with fetal hypothyroidism. *J Pediatr* 1987;110:700.

Rovet J, Ehrlich RM, Sorbara DL. Effect of thyroid hormone levels on temperament in infants with congenital hypothyroidism detected by screening of neonates. *J Pediatr* 1989;114:63.

Rovet JF, Ehrlich RM. Long-term effects of l-thyroxine therapy for congenital hypothyroidism. *J Pediatr* 1995;126:380.

Rovet J, Alvarez M. Thyroid hormone and attention in congenital hypothyroidism. *J Pediatr Endocrinol Metab* 1996;9:63.

Ruiz de Ona C, et al. Developmental changes in rat brain 5'-deiodinase and thyroid hormones during the fetal period: the effects of fetal hypothyroidism and maternal thyroid hormones. *Pediatr Res* 1988;24:588.

Skuza KA, et al. Prediction of neonatal hyperthyroidism in infants born to mothers with Graves' disease. *J Pediatr* 1996;128:264.

Takashima S, et al. Congenital hypothyroidism: assessment with ultrasound. *Am J Neuroradiol* 1995;16:1117.

Thorpe-Beeston TG, et al. Maturation of the secretion of thyroid hormone and thyroidstimulating hormone in the fetus. *N Engl J Med* 1991;324:532.

Tillotson SL, et al. Relation between biochemical severity and intelligence in early treated congenital hypothyroidism: a threshold effect. *Br Med J* 1994;309:440.

Vanderschueren-Lodeweyck M, et al. Sensorineural hearing loss in sporadic congenital hypothyroidism. *Arch Dis Child* 1983;58:419.

Vanhole C, et al. *l*-Thyroxine treatment of preterm newborns: clinical and endocrine effects. *Pediatr Res* 1997;42:87.

Van Wassenaer AG, et al. Effects of thyroxine supplementation on neurologic development in infants born at less than 30 week's gestation. *N Engl J Med* 1997;336:21.

Vulsma T, Gons MH, de Viljder JJM. Maternal-fetal transfer of thyroxine in congenital hypothyroidism due to a total organification defect or thyroid agenesis. *N Engl J Med* 1989;321:13.

Weichsel ME, Jr. Thyroid hormone replacement therapy in the perinatal period: neurological considerations. *J Pediatr* 1978;92:1035.

Zakarija M, McKenzie JM. Pregnancy-associated changes in the thyroid-stimulating antibody of Graves' disease and the relationship to neonatal hypothyroidism. *J Clin Endocrinol Metab* 1983;57:1036.

Zakarija M, McKenzie JM, Eidson MS. Transient neonatal hypothyroidism: characterization of maternal antibodies to the thyrotropin receptor. *J Clin Endocrinol Metab* 1990;70:1239.

31. Distúrbios Tireoidianos em Crianças e Adolescentes

Norman Lavin

Bócio

O bócio é o aumento da glândula tireóide resultante de diversos mecanismos patogênicos diferentes. A incidência de bócio (4 a 5%) aumenta com o envelhecimento e é mais comum em meninas em todas as faixas etárias. A presença de bócio não se correlaciona com a função tireoidiana; os pacientes podem estar eutireoidianos, hipotireoidianos ou hipertireoidianos, embora a maioria das crianças seja clinicamente eutireoideiana. Os bócios podem ser classificados de muitas maneiras; uma dessas classificações é encontrada na Tabela 31.1.

I. **Tipos de bócio** (Fig. 31.1)

A. **Bócio simples** é um aumento adquirido da glândula tireóide com função normal que não é causado por um processo inflamatório ou um tumor. (Outros nomes dados a essa entidade incluem bócio colóide, bócio do adolescente, bócio colóide simples e bócio não tóxico). Pelo menos 25% de todas as crianças com aumento da tireóide têm "bócio simples". Ele afeta as meninas 3-5 vezes mais freqüentemente do que os meninos. Evidências recentes sugerem que alguns casos resultam de uma imunoglobulina estimulante da tireóide (TSI).

1. **Exame físico.** A glândula tende a ser simétrica, lisa e de textura normal.
2. **Diagnóstico**
   a. O diagnóstico comumente é de exclusão.
   b. Testes funcionais normais.
   c. Anticorpos antitireoidianos negativos.
   d. Captação de iodo radioativo e cintilografia normal (RAIU) (geralmente não está indicada).
3. **Tratamento.** A tiroxina (T_4) geralmente não é advogada quando a glândula é cosmeticamente insignificante. Nenhum outro tratamento é recomendado, exceto pela reavaliação periódica.
4. **Prognóstico.** O bócio geralmente regride gradualmente.

B. **Tireoidite de Hashimoto** (veja "Tireoidite" seção III).

C. **Doença de Graves** (veja "Hipertireoidismo" seção II.A)

D. **Bócios congênitos** podem estar presentes ao nascimento ou podem se desenvolver ao longo dos primeiros anos de vida (veja Capítulo 30). A disormonogênese deve ser considerada em qualquer paciente com um bócio com testes negativos para os anticorpos antitireoidianos.

1. A deficiência de iodo na mãe já foi uma causa importante da bócio congênito (substrato de insuficiência para a síntese do hormônio tireoidiano).
2. Atualmente, a causa mais comum de bócio congênito é um defeito na formação do hormônio. Por exemplo, uma deficiência enzimática ao longo da via da síntese do hormônio tireoidiano causa níveis diminuídos de hormônio tireoidiano, aumento na secreção do hormônio estimulante da tireóide (TSH) e o desenvolvimento de bócio. Se for produzido hormônio suficiente como resultado desse mecanismo, o paciente pode inicialmente desenvolver bócio eutireoidiano. Se o processo compensatório for incompleto, o paciente pode manifestar um cretinismo bociogênico (esporádico ou familial).

E. **Tumor tireoidiano**

F. **Bócio endêmico** ocorre predominantemente nas áreas com deficiência de iodo. A deficiência do iodo é a causa mais comum de bócio no mundo. A deficiência extrema ocorre quando a urina diária contém menos de 25 μg de iodeto; a deficiência moderada ocorre quando há 25 a 50 μg; e uma ingesta adequada é refletida pela excreção de 100 a 200 μg/d. Portanto, a suplementação do iodo levou à erradicação do bócio endêmico em muitos países. O diagnóstico de bócio por deficiência de iodo pode ser confirmado se a excreção do iodeto urinário for menor do que 50 μg/g de creatinina.

Tabela 31.1 Classificação dos bócios em crianças

1. Bócio simples (idiopático, colóide ou adolescente)
  a. Encontrado na mulher adolescente (possivelmente causado por um aumento na demanda de iodo na puberdade)
  b. Induzido por iodo
  c. Idiopático
2. Tireoidite
  a. Aguda
  b. Subaguda
  c. Crônica
3. Doença de Graves
4. Bócio congênito
5. Tumor tireoidiano
  a. Benigno
  b. Maligno
6. Bócio endêmico

A tireotoxicose induzida pelo iodeto é mais comum nas áreas deficientes em iodo e afeta pacientes com bócios multinodulares, assim como aqueles com doença de Graves que têm uma deficiência de iodo e que não expressam a doença até que expostos a quantidades adequadas de iodo. Isso também ocorre nessas áreas após a ingestão de amiodarona.

A conseqüência mais séria da deficiência de iodo é o cretinismo endêmico. Existem dois tipos: (1) a **síndrome neurológica** inclui retardo mental, surdez, marcha anormal, *clonus* do pé, sinal de Babinski, bócio eutireoidiano e função tireoidiana normal. Supõe-se que a causa pode ser a deficiência de iodo e um T_4 baixo durante a gravidez, levando a hipotireoidismo fetal e pós-natal. (2) A **síndrome mixedematosa** é caracterizada por retardo mental, surdez, sintomas neurológicos, ausência de bócio, mixedema, atraso no crescimento, níveis de T_4 baixo e de TSH elevado. A ultra-sonografia mostra uma atrofia tireoidiana, mas a causa não está esclarecida.

1. **Achados laboratoriais.** O nível de T_4 é ligeiramente baixo, o nível de triiodotironina (T_3) é normal ou ligeiramente alto e o nível de TSH é elevado, mas esses pacientes são clinicamente eutireoidianos. O T_3 é secretado preferencialmente em maiores quantidades do que o normal na glândula deficiente em iodo. Esse mecanismo adaptativo para o uso mais eficiente do iodo pode ocorrer apenas às custas da formação de bócio e elevação do TSH.
2. **Tratamento**
   a. Iodeto. Em muitos países deficientes em iodo, uma única injeção intramuscular de óleo de semente de papoula iodinado é administrada às mulheres. Ela previne a deficiência de iodo durante as futuras gravidezes por aproximadamente 5 anos. Esse tratamento também pode ser usado em crianças com menos de 4 anos de idade com cretinismo mixedematoso.
   b. T_4 (para dosagem, veja "Hipotireoidismo" Seção V.B). Ou o iodo ou o T_4 interrompem o ciclo, levando a uma diminuição na secreção do TSH e regressão do bócio. Já que a maioria desses bócios cresce por outros mecanismos além da estimulação do TSH, o T_4 nem sempre pode ser útil quando usado isoladamente.

G. **Bociogênicos.** As drogas indutoras de bócio, como os iodetos [solução saturada de iodeto de potássio (SSKI)], amiodarona, amunoglutetimida, diiodoquinona, cobalto, etionamida e ácido p-aminossalicílico, interferem na síntese e na liberação do hormônio tireoidiano.

Grandes doses de iodo inibem a organificação do iodo; portanto, elas também inibem a síntese do hormônio tireoidiano (efeito **Wolff-Chaikoff**) . Ele é de curta duração e não ocorre hipotireoidismo. Se o iodo continuar a ser administrado, um mecanismo auto-regulatório limitará a captação do iodo, causando a diminuição do iodo intratireoidiano e o prosseguimento normal e organificação em pessoas normais. Em pacientes (tireoidite linfocítica, erros inatos) com bócio induzido pelo iodo este escape não ocorre em virtude de um defeito subjacente da biossíntese do hormônio tireoidiano.

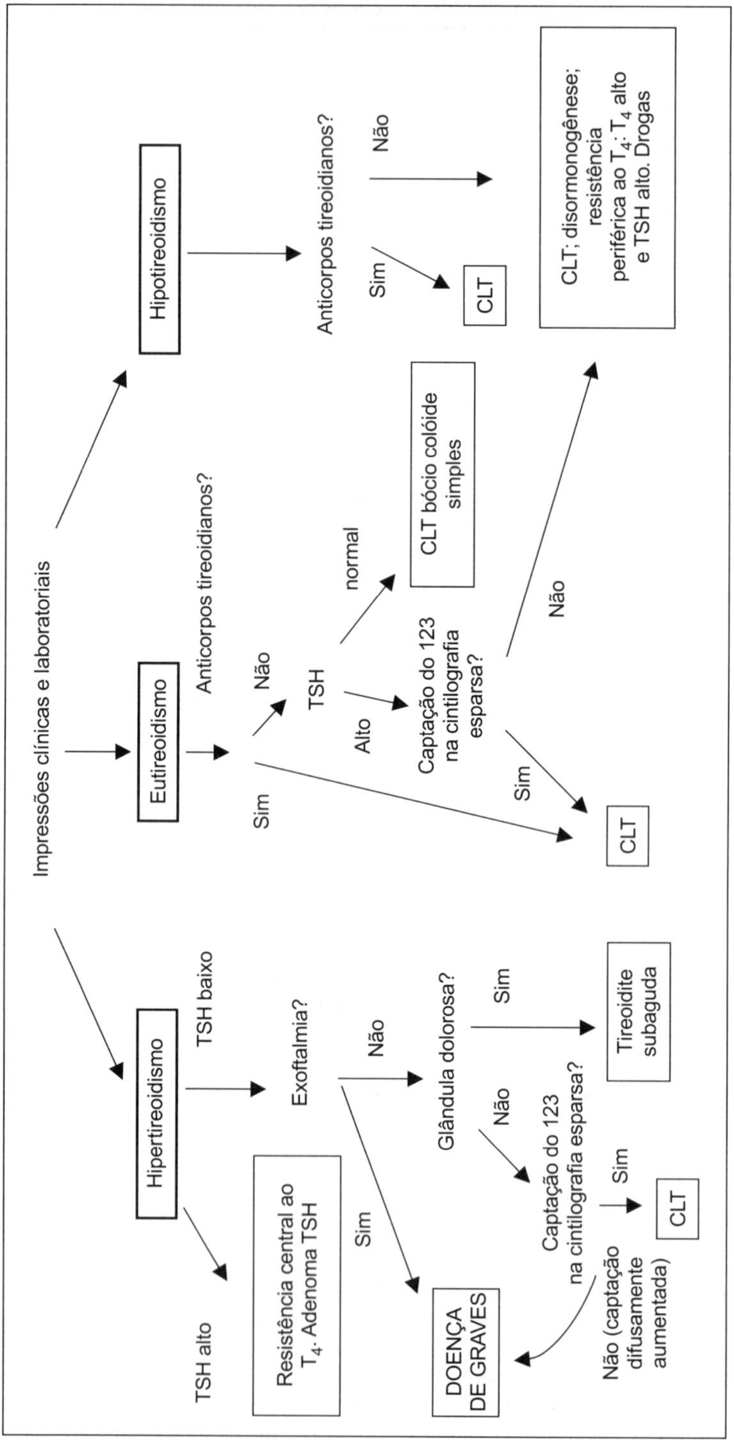

FIG. 31.1. Avaliação de um bócio difuso (Reproduzido com permissão de Alter C, Moshang T. Diagnostic dilemma – the goiter. *Pediatric Clin N Am* 1991;38:3).

Tabela 31.2 Classificação das tireoidites em crianças

Tipo	Etiologia	Freqüência
Hashimoto	Auto-imune	Muito comum, 10-20% de todos os distúrbios tireoidianos
Subaguda	Viral	1,5% de todos os distúrbios tireoidianos
Aguda (bacteriana) supurativa	bacteriana	Rara

II. **Massas cervicais na linha média em crianças**
   A. **Glândula tireoidiana ectópica**
   B. **Lobo piramidal da tireóide**
   C. **Nódulo tireoidiano**
   D. **Cisto do ducto tireoglosso.** Conforme a glândula migra caudalmente para o seu sítio anatômico normal, ela forma um ducto revestido de uma camada epitelial atrás do seu trajeto (o ducto tireoglosso). A não-atrofia do ducto *in utero* pode dar origem a um cisto do ducto tireoglosso mais tardiamente na vida. Eles podem brotar em qualquer parte, desde a base da língua até a chanfradura supra-esternal, geralmente na linha média. A incidência de carcinoma dentro desses cistos é de 1%. A ultra-sonografia da glândula tireoidiana e da massa no pescoço é o procedimento inicial de rastreamento. A cintigrafia com ^{123}I ou com pertecnetato de tecnécio-99m (^{99m}Tc) eliminarão a possibilidade de uma glândula tireoidiana ectópica mascarando-se como um cisto do ducto tireoglosso. A excisão de uma glândula tireoidiana ectópica erroneamente diagnosticada pode resultar em hipotireoidismo, pois 75% dos pacientes com glândula tireoidiana ectópica não possuem nenhum outro tecido tireoidiano funcionante.
   E. **Higroma cístico**
   F. **Lipoma**
   G. **Cisto dermóide**
   H. **Linfonodo**
   I. **Anomalias braquiais**

Tireoidite

A tireoidite e o diabetes melito são dois dos distúrbios endócrinos mais comuns na infância, e os processos inflamatórios são as causas mais comuns de distúrbios tireoidianos (Tabelas 31.2 e 31.3).

I. **Bacteriana aguda (tireoidite supurativa).** Esse distúrbio raramente é observado hoje em dia. Ele geralmente é causado por bactérias Gram-positivas, como estreptococos β-hemolíticos, estafilococos ou pneumococos, e é passível de terapia antibiótica apropriada após incisão, drenagem e cultura para aeróbios e anaeróbios. A glândula está aumentada, dolorosa, vermelha e quente, e freqüentemente flutuante, com o lobo esquerdo afetado predominantemente em crianças.

   A baixa incidência de infecção bacteriana na infância é devida à cápsula tireoidiana, que impede a disseminação da infecção, e ao elevado conteúdo intratireoidiano de iodo, que inibe o crescimento bacteriano.

   A. **Achados clínicos.** O paciente tipicamente se queixa de calafrios, febre e dor na região cervical anterior com edema; a dor pode se irradiar para as orelhas ou para as mandíbulas. Um abscesso sobre a região da tireóide é evidente, conforme descrito anteriormente.
   B. **Achados laboratoriais.** A leucometria está elevada, com desvio para a esquerda. Os testes de função tireoidiana habitualmente são normais, e a cintilografia da tireóide mostrará uma área "fria" ou não funcionante, correspondendo ao abscesso. O RAIU é normal em contraste com a captação acentuadamente diminuída na tireoidite subaguda. Uma pesquisa para defeitos anatômicos que predisponham à infecção precisa ser iniciada em crianças, como um esofagograma com bário para descartar uma fístula do seio piriforme esquerdo, que deve ser removido para evitar infecções recorrentes.
   C. **Diagnóstico diferencial**
      1. Tireoidite subaguda.
      2. Celulite.

Tabela 31.3 Diagnóstico diferencial da tireoidite

Tipo	Febre	Bócio	Leucometria	T_4, T_3	Anticorpos tireoidianos	RAIU
Tireoidite bacteriana aguda	Alta	Dolorido, pode ser flutuante	Elevada	Normal	Negativos	Normal
Tireoidite subaguda	Geralmente presente	Firme, dolorido	Normal	Inicialmente elevada, então pode ser baixa	Baixos títulos precocemente, ausentes tardiamente	Baixo
Tireoidite de Hashimoto	Ausente	Firme, lobular ou nodular	Normal	Normal ou baixa (alta em 5%)	Títulos moderados a altos	Baixo, normal ou alto

T_4, tiroxina; T_3, triiodotironina; RAIU, captação do iodo radioativo.

3. Hemorragia em cisto tireoidiano.
4. Cisto do ducto tireoglosso infectado.
5. Cisto da fenda branquial infectado.

D. **Tratamento**

1. Antibióticos, preferencialmente parenterais.
2. Incisão e drenagem.

II. **Tireoidite subaguda** (TSA: também denominada doença de Quervain) é rara na infância; é mais comum em mulheres com idades entre 20 e 50 anos.

A. **Etiologia.** Provavelmente é causada por um vírus ou uma reação de sensibilidade local ao vírus e ocorre mais comumente em climas mais frios. Além disso, ela pode ser precedida por uma infecção do trato respiratório superior, crises emocionais, trabalhos dentários ou infecção estreptocócica.

B. **Sinais e sintomas.** Os pacientes geralmente se queixam de dor na região cervical com irradiação ocasional para o ouvido, mandíbula, crânio ou tórax. A disfagia pode ocorrer em mais de 50% dos pacientes. Os sinais e sintomas de hipertireoidismo (taquicardia, perda de peso, nervosismo, diaforese) podem ocorrer. No exame, a glândula é dolorosa, nodular e freqüentemente aumentada unilateralmente.

C. **Achados laboratoriais.** O leucograma é normal, mas freqüentemente está presente uma anemia normocítica, normocrômica. Os níveis de T_3 e de T_4 podem estar leve a moderadamente elevados em virtude da descarga desses hormônios dentro da circulação. Os anticorpos antitireoidianos podem ser encontrados em títulos discretamente elevados e geralmente desaparecem conforme o processo se resolve. O RAIU é baixo por causa do dano à função folicular causada pelo distúrbio e da supressão do TSH que resulta dos níveis muito elevados de hormônio tireoidiano em circulação. Portanto, o RAIU é muito útil em distinguir esses pacientes das outras síndromes hipertireóideas, como a doença de Graves (ou bócio nodular tóxico) nas quais o RAIU está aumentado.

D. **Curso clínico**

1. A fase aguda da TSA geralmente dura de 4 a 8 semanas, mas pode durar mais tempo e pode estar associada a hipertireoidismo. O RAIU está suprimido.
2. Os pacientes podem se tornar eutireoidianos durante a segunda fase, mas, ocasionalmente, se segue um hipotireoidismo que dura 2 a 3 meses. O RAIU gradualmente se eleva até o normal. Níveis baixos a normais de T_4 e T_3 com TSH elevado podem ser observados nesse momento.
3. Durante a fase de recuperação, os testes de função tireoidiana são normais, mas o RAIU pode ser maior do que o normal como resultado de uma maior captação de iodo pela glândula tireoidiana em recuperação.

E. **Prognóstico.** Ocasionalmente, podem ocorrer recaídas, mas, geralmente, a doença é autolimitada. Raramente ocorreu hipotireoidismo permanente.

F. **Manuseio da TSA em crianças**

1. **Fase aguda**
   a. Aspirina (1 grama para cada ano de vida a cada 3-4 horas).
   b. Prednisona 0,5 a 0,1 mg/kg por dia em 3 ou 4 doses divididas (se nenhuma resposta à aspirina) por 1 semana, então diminuir durante as 2 semanas seguintes.
   c. Propranolol, se ocorrer manifestação de hipertireoidismo.
   d. **Não estão indicados** tionamidas, tireoidectomia, iodo radioativo, ou antibióticos.
2. **Fase de recuperação.** Se hipotireóideo, tratar com T_4 (0,1 a 0,15 mg) por 3 a 6 meses, então diminuir e suspender. Continuar o acompanhamento para o raro caso de hipotireoidismo permanente.

III. **Tireoidite de Hashimoto (TH; tireoidite auto-imune, tireoidite linfocítica crônica).** A TH é o distúrbio tireoidiano mais comum em crianças; ela é a causa mais comum de bócio eutireoidiano, assim como de hipotireoidismo.

A. **Incidência.** As mulheres predominam em uma relação de 2:1, com uma idade de pico no meio da puberdade; ela é rara abaixo dos 4 anos de idade. O modo específico de herança ainda não é conhecido, mas há uma elevada incidência familiar (mais de 25%).

B. Etiologia. Os auto-anticorpos formados contra o tecido tireoidiano produzem distúrbios que resultam tanto em estimulação (como na doença de Graves) quanto em supressão e destruição da glândula (como na TH). Geralmente uma ou a outra são expressas, mas, ocasionalmente, a TH e a doença de Graves podem coexistir dentro da mesma glândula. Ocorre alteração da imunidade celular e humoral na TH por (1) supressão defeituosa dos linfócitos T direcionados contra a tireóide que agem contra a tireóide do hospedeiro ou (2) liberação de um antígeno após o dano tireoidiano, como por uma infecção viral (caxumba, rubéola) que inicia uma reação auto-imune.

Os anticorpos microssômicos (antiperoxidase tireoidiana, TPO) e anticorpos antitireoidianos contra a tiroglobulina geralmente são positivos; títulos maiores são observados nos estágios mais tardios da doença. Constatou-se que o anticorpo microssômico era específico contra a peroxidase tireoidiana, a enzima que oxida o iodo a iodeto, e parece ser citotóxico para as células foliculares tireoidianas. Outros anticorpos foram descritos, incluindo o TSI, que poderia contribuir para o aumento da glândula.

Os haplótipos HLA-DR4 e HLA DR5 são associados a um risco aumentado de bócio e de tireoidite, enquanto a variante atrófica da tireoidite é encontrada com o HLA-DR3.

C. Patogênese. Há um bloqueio na organificação do iodo, que causa prejuízos à síntese do hormônio tireoidiano. Portanto, o iodo tireoidiano recém-adquirido é prontamente descarregado pelo perclorato. Com os níveis decrescentes de hormônio tireoidiano, o TSH aumenta, resultando em uma hiperplasia compensatória da glândula tireoidiana, que pode prevenir o hipotireoidismo por muitos meses ou anos. O bócio resulta tanto da hiperplasia quanto da infiltração linfocítica. A **criança mais comumente manifesta uma forma hiperplástica** com alguns linfócitos, fibrose mínima e, raramente, células de Hurthle.

D. Achados clínicos. O paciente pode se **apresentar de uma destas três maneiras:**

1. A apresentação mais comum inicialmente é **uma tireóide aumentada** com eutireoidismo. Essa glândula pode estar aumentada simétrica ou assimetricamente, com uma superfície granular; ela pode ser firme e com calombos, lobulada, irregular ou nodular nos estágios mais tardios. Algumas vezes um linfonodo do tamanho de uma ervilha na linha média (nodo delfiano) pode estar presente acima do istmo. O bócio pode encolher, desaparecer ou permanecer inalterado mesmo sem tratamento.
2. **Tireoidite tóxica** (hashitiroxicose) é uma forma transitória, autolimitada, de hipertireoidismo que ocorre em menos de 5% dos pacientes com manifestações de nervosismo, irritabilidade, sudorese, hiperatividade e taquicardia.
3. **Hipotireoidismo** pode ocorrer com ou sem tireomegalia (5 a 10%). As crianças que se apresentam com hipotireoidismo podem permanecer permanentemente hipotireóideas. Pelo menos 10 a 20% dos pacientes eutireoidianos, irão se tornar hipotireóideos em 5 anos desde o momento do diagnóstico. A maior parte dos casos de hipotireoidismo atrófico (não bociogênico) é causada pela tireoidite auto-imune.

E. Avaliação diagnóstica

1. Os testes de função tireoidiana refletirão o *status* metabólico da glândula (baixo, normal ou elevado).

   A maioria das crianças inicialmente é eutireoidiana. A incidência de hipotireoidismo é de 3 a 13%, e o hipotireoidismo subclínico (TSH alto, T_4 normal) ocorre em até 35%; um pequeno número de pacientes apresenta-se com tireotoxicose transitória no momento do diagnóstico.
2. **Auto-anticorpos** (p. ex., tiroglobulina, microssômicos). O teste de fixação de complemento microssômico é positivo mais freqüentemente do que o teste da tireoglobulina. Se forem realizados tanto os testes de anticorpos microssômicos quanto os de tireoglobulina, a incidência de positividade com a TH comprovada pela biópsia é de 90 a 95% (menos com apenas um único anticorpo solicitado). Os anticorpos bloqueadores do receptor da tireotrofina são freqüentemente encontrados, o que pode se relacionar com o desenvolvimento de hipotireoidismo e atrofia tireoidiana em pacientes com tireoidite auto-imune.
   a. Esses anticorpos tireoidianos supostamente não são tóxicos à glândula tireoidiana, mas, em vez disso, refletem a presença de infiltração linfocítica. Estudos recentes agora mostram que os anticorpos TPO inibem a atividade enzimática e estimulam a citotoxicidade da célula *killer*.

b. Os anticorpos positivos não são específicos para a TH, pois títulos ligeiramente elevados podem estar presentes em outras doenças tireoidianas (p. ex., doença de Graves). A diferenciação entre a fase tóxica da TH, a doença de Graves e a coexistência da doença de Graves pode ser difícil. A presença de exoftalmia favoreceria a doença de Graves. Os testes laboratoriais podem ser necessários, como a estimulação do hormônio liberador da tireotrofina (TRH) (ou o ensaio do TSH ultra-sensível), TSI e RAIU (elevado na doença de graves, baixo ou normal na TH). Em um raro caso com a presença de TSI na TH, a captação estaria aumentada.

3. Biópsia por agulha é diagnóstica, mas desnecessária.
4. A cintilografia RAI releva uma distribuição esparsa. Também a cintilografia RAIU (e o teste de descarga do perclorato) podem ser usados em pacientes com suspeita da doença, mas com anticorpos negativos.
5. Um estudo constatou que o resultado da ultra-sonografia foi anormal em 100% dos pacientes cujo teste foi positivo na citologia; mas apenas 90% desses pacientes tinham anticorpos positivos.
6. O **teste de descarga do perclorato** positivo. Esse teste é usado para a confirmação da presença de um defeito de organificação-oxidação congênito ou adquirido, como o encontrado no TH.
   a. Dar perclorato de potássio 10 mg/kg (ou tiocianato de potássio) VO. Após 2 a 4 horas, mede-se o RAIU.
   b. Se estiver presente um defeito, mais de 20% dos iodo acumulado deixa a glândula tireoidiana. (Normalmente, o iodo não é perdido após a administração de perclorato).

F. **Tratamento**

1. Se um paciente estiver hipotireóideo, tratar com L-T_4 (3 a 4 mg/kg em crianças e 1 a 2 mg em adolescentes). O tratamento é continuado até atinge a altura do adulto, quando então se pode considerar uma tentativa de retirada da medicação para determinar se a função tireoidiana retornou ao normal.
2. Se um paciente apresenta "hipotireoidismo iminente" (T_4 normal, mas TSH elevado), também se recomenda a administração de L-T_4.
3. Se um paciente tem anticorpos positivos mas está eutireoidiano, a administração de L-T_4 não é necessária. No entanto, a criança deve ser acompanhada a intervalos regulares (p. ex., a cada 6 a 12 meses) para monitorar os níveis de T_4 e de TSH. De acordo com Foley (1983), o L-T_4 não influencia o título de anticorpos da tireóide ou a progressão da doença. Em um estudo, 50% dos pacientes tiveram a TH remitida espontaneamente em um período de 6 anos sem nenhum tratamento.
4. Se o paciente estiver hipertireóideo (hashitireotoxicose), pode ser prescrito o propranolol (10 mg três a quatro vezes por dia).

G. **Distúrbios associados**

1. **Malignidade tireoidiana e TH**
   a. Existem dúvidas sobre o fato de existir algum aumento na incidência de carcinoma; mas evidências recentes sugerem um risco aumentado de malignidade.
   b. Muito poucos pacientes com TH têm linfoma, mas muitos pacientes com linfoma da tireóide tem TH.
2. **Doença de Graves e TH**
   a. Doenças familiares
   b. Parentes de pacientes com doença de Graves freqüentemente têm TH, e vice-versa.
3. **Distúrbios e síndromes citogenéticas**. Há uma maior associação de TH em pacientes com:
   a. Anomalias cromossômicas [p. ex., Down, Turner (41% de anticorpos positivos) e Kleinfelter].
   b. Síndromes [p. ex., Noonan e síndrome de rubéola congênita (23% de anticorpos positivos)].
   c. Outras doenças auto-imunes [p. ex., diabetes melito tipo 1 (20% dos anticorpos positivos)].
4. **Síndromes poliglandulares auto-imunes**
   a. Tipo I: hipoparatireoidismo, doença de Addison, diabetes melito tipo 1, falência gonadal, monilíase, alopecia, anemia perniciosa, vitiligo, má-absorção, hepatite crônica ativa, TH.
   b. Tipo II: doença de Addison, diabetes melito tipo 1, TH.

c. Tipo IIIa: diabetes melito tipo 1, TH.

d. Tipo IIIb: doença de Graves ou TH; anemia perniciosa.

e. Tipo IIIc: doença de Graves ou TH, alopecia, vitiligo, miastenia grave, púrpura trombocitopênica idiopática.

Hipotireoidismo

I. **Princípios gerais.** O hipotireoidismo é um distúrbio tireoidiano no qual há uma quantidade inadequada de hormônio tireoidiano para satisfazer os requerimentos metabólicos corporais. Nas crianças, quanto mais precoce o início do hipotireoidismo, maior a chance de danos cerebrais irreversíveis (veja Capítulo 30). Se o início se dá após a idade de 2 a 3 anos, no entanto, a maioria dos efeitos adversos são reversíveis.

II. **Causas de hipotireoidismo adquirido em crianças**

A. **Primário**

1. **TH** é a causa mais comum de hipotireoidismo infantil. Estudos em estudantes jovens revelou que 1,2% tinham anticorpos antitireoidianos positivos e 10 a 20% daqueles com anticorpos positivos eventualmente se tornaram hipotireóideos.

2. **Tireoidite subaguda** (de Quervain) é rara em crianças e raramente resulta em hipotireoidismo.

3. **Ingestão de iodo** pode resultar em um estado hipotireóideo.

a. A doença tireoidiana subjacente pode predispor o paciente a um hipotireoidismo induzido pelo iodo.

b. Outros bociogênicos (p. ex., sulfadiazina, lítio ou sulfoniluréias) em combinação com o iodo podem causar hipotireoidismo.

c. O feto pode se tornar hipotireóideo secundariamente à passagem transplacentária de iodo.

4. **Tratamento do hipotireoidismo antecedente com iodo radioativo** pode resultar em hipotireoidismo. Se isso ocorrer durante o primeiro ano após o tratamento, ele é considerado relacionado com a dose. subseqüentemente, pode haver uma incidência de 2 a 4% de novos casos de hipotireoidismo a cada ano, que não está relacionado com a dose.

5. **Tireoidectomia** para o hipertireoidismo ou para um nódulo tireoidiano pode causar hipotireoidismo se tecido em excesso for removido.

6. **A remoção cirúrgica de um cisto do ducto tireoglosso** pode resultar em hipotireoidismo; portanto, ou (a) obter uma cintilografia da tireóide RAIU antes da cirurgia para determinar se todo o tecido tireoidiano é encontrado na parede do cisto ou (b) obter T_4 ou TSH 6 a 8 semanas de pós-operatório para determinar a função tireoidiana.

7. **Doença infiltrativa** da glândula tireoidiana com cistinose ou histiocitose X ocasionalmente pode envolver tecido suficiente para evitar uma produção hormonal normal.

8. **A síndrome do "eutireoidiano doente" ou síndrome do T_3 baixo.** A glândula tireoidiana na síndrome "eutireoidiano doente" está funcionando normalmente, mas há uma anormalidade no metabolismo periférico dos hormônios tireoidianos secundária a uma doença não tireoidiana grave resultando em T_3 baixo, T_3 reverso (rT_3) elevado , T_4 baixo ou normal ou T_4 livre normal, TSH normal e globulina ligante da tireotoxina (TBG) baixa ou normal.

a. Essa condição é encontrada em:

(1) Bebês prematuros e síndrome de angústia respiratória.

(2) Crianças com leucemia aguda ou insuficiência renal (T_4 livre e T_4 total correlacionam-se inversamente com o grau de insuficiência renal).

b. **Tratamento.** A reposição do hormônio tireoidiano não está indicado para essa condição.

9. Foi descrito um hipotireoidismo subclínico em vários casos de **fibrose cística.**

10. **Deficiência de iodo** pode provocar hipotireoidismo com um bócio compensatório estimulado pelo TSH.

11. **Distúrbios tireoidianos congênitos de início tardio,** como a ectopia (criptotireóide), e defeitos da organificação podem ocorrer. A função da glândula tireóide pode não falhar até o final da infância apesar de o distúrbio estar presente desde o nascimento.

a. **Tireóide lingual.** A maioria dos pacientes tem um tecido tireoidiano funcionalmente inadequado e, por fim, precisam de reposição de T_4. Se a glândula estiver aumentada ou causar sintomas compressivos, e não encolher com o tratamento hormonal, pode-se considerar a remoção cirúrgica. Não existem evidências de que as glândulas tireoidianas linguais têm uma maior incidência de malignidade em crianças.

b. **Defeitos enzimáticos.** Na criança típica com hipotireoidismo, a glândula é pequena ou impalpável, mas, nos distúrbios associados a deficiências de enzimas, a glândula tireoidiana pode estar aumentada. Para ajudar no diagnóstico do defeito específico, os seguintes testes podem ser solicitados:

(1) RAIU de 24 horas

(a) valor baixo = defeito de captação do iodo.

(b) valor alto = outros defeitos enzimáticos.

(2) Teste de descarga do perclorato é positivo na deficiência da peroxidase, como a **síndrome de Pendred,** na qual a criança manifesta bócio e surdez nervosa associada a eutireoidismo ou um leve hipotireoidismo.

B. **Hipotireoidismo central [secundário (TSH) ou terciário (TRH)].** A deficiência do TSH ou do TRH ocorre em menos de 5% dos pacientes hipotireóideos pediátricos e pode ser secundária a distúrbios hipofisários ou hipotalâmicos, como tumores (adenomas ou craniofaringiomas), trauma, infecção e anomalias congênitas (p. ex,. displasia septoóptica) e irradiação ou quimioterapia.

Se o hipossupra-renalismo secundário ao hipo-hipofisarismo for suspeitado, a administração de T_4 dada isoladamente antes da correção do hipossupra-renalismo pode resultar em crise supra-renal. Portanto, é importante avaliar a função supra-renal se o paciente tiver T_4 baixa **e TSH baixo**, antes de se iniciar a reposição de T_4.

III. As **manifestações clínicas** do hipotireoidismo na infância variam e dependem em grande parte da idade de início (Tabela 31.4; veja Capítulo 30). Tipicamente a criança é baixa e ligeiramente acima do peso, ao invés de ser muito obesa. (A criança eutireoidiana com obesidade exógena acentuada manifesta um crescimento acelerado com idade óssea avançada e desenvolvimento puberal avançado)

Comumente, o adolescente hipotireóideo apresenta-se com puberdade tardia, mas, ocasionalmente, a puberdade precoce (**síndrome de superposição**) é evidente. O T_4 baixo volta para estimular o TRH e o TSH, assim como a secreção de prolactina, que pode produzir desenvolvimento da mama, galactorréia, pelos pubianos e outros padrões da puberdade precoce. O TSH, assim como o hormônio luteinizante (LH) e o hormônio foliculoestimulante (FSH), tem as mesmas cadeias alfa; portanto, o TRH pode também estimular a secreção do TSH e do LH. Em um estudo com 12 meninas com hipotireoidismo grave de longa data, em 9 constatou-se na ultra-sonografia ovários multicísticos conjuntamente com níveis elevados de LH, que se solucionou com a terapia com T_4. A patogênese dos cistos não é bem compreendida.

IV. **Diagnóstico do hipotireoidismo (Fig. 31.2 e Tabela 31.5).** Os seguintes testes laboratoriais podem ser úteis no diagnóstico do hipotireoidismo:

T_4 – baixo.

T_3 com captação da resina (T_3RU) – baixo.

Índice de T_4 livre (FT_4I) – baixo (útil na gravidez e na deficiência de TBG).

TSH – alto.

T_3 – (radioimunoensaio, RIA) (geralmente desnecessário) – baixo.

T_4 livre (útil no hipotireoidismo hipotalâmico/hipofisário) – baixo.

Anticorpos antitireoidianos (positivos na tireoidite).

TBG (Tabela 26.1).

Cintilografia da tireóide (tireoidite).

RAIU (deficiências enzimáticas).

Outros testes laboratoriais podem ser anormais:

O colesterol sérico pode estar elevado.

Tabela 31.4 Manifestações clínicas do hipotireoidismo infantil

SINTOMAS
Crescimento lento
Pouco apetite
Constipação
Letargia
Fraco desempenho escolar
Intolerância ao frio
Fraqueza
Pele seca e áspera
Ganho de peso
SINAIS
Gerais
- Baixa estatura
- Ligeiramente acima do peso
- Expressão apática
- Bócio (ocasional)
- Pele pálida e fria
- Dentição atrasada
- Fala lenta
- Constipação

Hematológicos: anemia (3 tipos)
- Normocítica-normocrômica
- Hipocrômica-microcítica (deficiência de ferro secundária à menorragia)
- Macrocítica (secundária à deficiência de vitamina B12 e ácido fólico)

Cardiológicos
- Bradicardia
- Derrames pericárdicos
- Ondas T achatadas no ECG

Neuromusculares
- Retorno do reflexo retardado
- Encefalopatia aguda (rara)
- Fraqueza e letargia
- Ocasionalmente hipertrofias musculares, p. ex., síndrome de Kocher-Debri-Sémélaique (aparência "herculana" de patogênese desconhecida)
- Aumento do conteúdo de proteína no líquor
- Retardo mental (se recém-nascido não tratado)
- Perda da memória
- Perda da audição neurossensorial
- Ataxia
- Miopatia (elevação da creatina-fosfoquinase)
- Neuropatias de aprisionamento

Eixo hipotalâmico-hipofisário-gonadal
- Puberdade atrasada
- Síndrome de superposição (puberdade precoce)
- Amenorréia/menstruação escassa

Esqueléticos
- Idade óssea retardada
- Disgenesia epifisária (pontilhamento epifisário)
- Epífises femorais capitais deslizadas
- Sela turca aumentada (no hipotireoidismo primário de longa data secundário à hipertrofia dos tireotrofos)

ECG, eletrocardiograma.

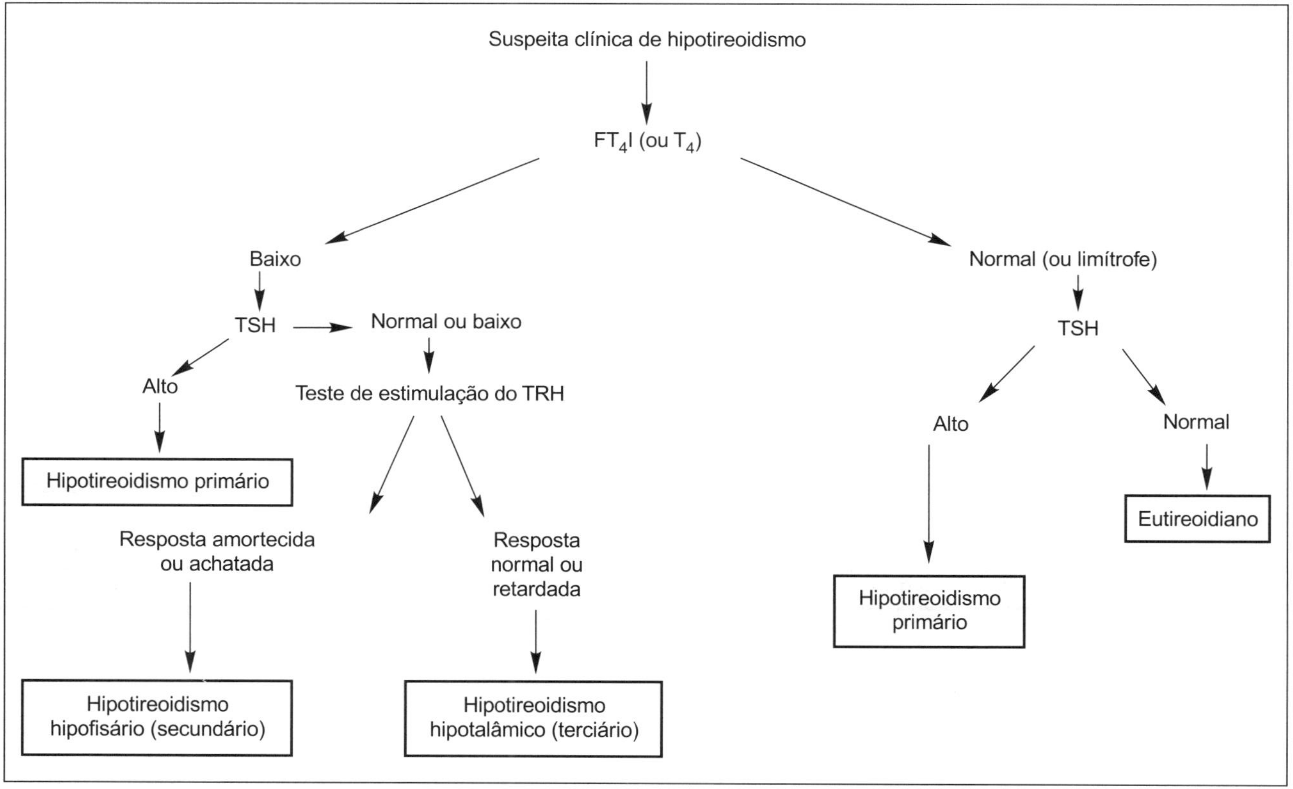

FIG. 31.2. Avaliação do hipotireoidismo em crianças. FT_4I, índice de tiroxina livre; TSH, hormônio estimulante da tireóide; TRH, hormônio liberador da tireóide (De *Endocr Pract* 1999;5:191-192).

Tabela 31.5 Testes de função tireoidiana nos diversos distúrbios tireoidianos

	T_4	T_4 livre	T_3 (RIA)	FT_4I	TSH	Resposta do TSH ao TRH	RT_3	T_3
Hipotireoidismo primário	↓	↓	↓	↓	↑	Exageradamente ↑	↓	↓ ou N
Hipotireoidismo secundário	↓	↓	↓	↓	↓ ou N	↓	↓	↓ou N
Hipotireoidismo terciário	↓	↓	↓	↓	↓ ou N	Retardado ou normal	↓	↓ ou N
TBG baixa	↓	N	↑	N	N	N	↑ ou N	↓ ou N
TBG alta	↑	N	↓	N	N	N	N	↓ ou N
Hipertireoidismo	↑	↑	↑	↑	N ou ↓	↓	↑	↑
Síndrome do eutireoidiano-doente (síndrome do T_3 baixo)	↓ ou N	↓ ou N	↓ ou N	↓ ou N	↓ ou N	N	↑ ou N	↓

↑, alto; ↓, baixo; N, normal; T_4, tiroxina; T_3, triiodotironina; FT_4I, índice de tiroxina livre; RIA, radioimunoensaio; TSH, hormônio estimulante da tireóide; TRH, hormônio liberador da tireotrofina; RT_3, T_3 reverso.

As enzimas musculares [creatino fosfoquinase (fração MM), aspartato aminotransferase, alanino aminotransferase, lactato desidrogenase) podem estar elevadas.

A. **Hipotireoidismo primário**
   1. T_4 baixo, T_3RU baixo (FT_4I baixo), TSH alto.
   2. T_4 baixo limítrofe e TSH elevado podem ser observados no hipotireoidismo primário em fase precoce.

B. **Hipotireoidismo secundário**
   1. T_4 baixo, T_4 livre baixo, TSH normal ou baixo.
   2. Teste do TRH (falha do TSH em responder). (Observe que as lesões hipofisárias-hipotalâmicas podem causar respostas variáveis ao TRH).

C. **Hipotireoidismo terciário**
   1. **Teste do TRH.** Em pacientes com lesões hipotalâmicas, o pico do TSH é **retardado**, mas atinge um nível **normal.**
   2. **A tomografia computadorizada (TC)** do crânio pode ser indicada para descartar um tumor.
   3. Em alguns pacientes, o TSH sérico encontra-se dentro da variação normal, mas o TSH provavelmente tem uma atividade biológica reduzida (TRH provavelmente é necessário para conferir uma plena atividade biológica ao TSH).

V. Tratamento

A. Os **objetivos** do tratamento são o crescimento e o desenvolvimento normais. Estes são obtidos da seguinte maneira:
   1. **Manutenção** do T_4 sérico na metade superior da variação normal.
   2. **Supressão** do TSH para o nível normal (exceto para o hipotireoidismo infantil) (veja Capítulo 30).

B. **Reposição tireoidiana**
   1. L-T_4 é a droga mais recomendada para o hipotireoidismo.
      a. 102 μg/m^2 por dia ou 3,0 a 5,0 μg/kg por dia (varia em bebês) (Tabela 30.8).
      b. **Os ajustes nas dosagens** baseiam-se na resposta clínica e laboratorial da criança, que deve ser avaliada pelo menos a cada 6 a 12 meses, sendo que, nesse momento:
         (1) Determina-se a velocidade do crescimento.
         (2) Medem-se os níveis de T_4 e de TSH.

         Além disso, deve-se avaliar a idade óssea a cada 1 a 2 anos para determinar se ocorreu uma fusão acelerada das epífises pela administração excessiva de L-T_4.
   2. **A tireóide dessecada** é extraída das glândulas tireoidianas animais. A potência pode variar de amostra para amostra, o que pode resultar em T_3 elevado apesar do T_4 normal. Portanto, os endocrinologistas geralmente não recomendam o uso de tireóide dessecada.
   3. **Liotrix** é uma mistura 4:1 de L-T_4/L-T_3 que pode causar T_3 elevado e valores normais ou baixos de T_4.
   4. L-T_3 geralmente não é usado no hipotireoidismo.

C. **Efeitos adversos com dosagem apropriada.** O pseudotumor cerebral associado ao início do T_4 foi descrito em crianças.

D. **Efeitos adversos com dosagem excessiva**
   1. Nervosismo.
   2. Tremores.
   3. Taquicardia.
   4. Hipertensão.
   5. Desenvolvimento neurológico retardado.
   6. Craniossinostose prematura.
   7. Fechamento precoce das epífises.

VI. Prognóstico

A. Os sinais e sintomas listados na Tabela 31.4 devem ser eliminados com terapia de reposição tireoidiana adequada. Se a idade de início do hipotireoidismo for maior do que 2 a 3 anos, não deve ocorrer nenhum dano cerebral permanente ou danos ao funcionamento do SNC.

B. A velocidade de crescimento irá se acelerar e a idade óssea avançará até o normal. Ocorre perda de peso devida ao aumento na taxa metabólica e mobilização da excreção do líquido mixedematoso.

C. O comportamento da criança pode se alterar de quieto e plácido para mais agressivo; portanto, os pais devem estar informados dessa possível transição.

D. Os pacientes hipotireóideos com TH que recuperam a função tireoidiana não precisam de terapia com T_4 durante toda a vida. Eles podem ser identificados durante o tratamento com T_4 por uma resposta tireoidiana normal ao TSH em um teste de estimulação com TRH, evitando a necessidade de se interromper o hormônio tireoidiano por 6 a 8 semanas.

Hipertireoidismo

I. Princípios gerais. O hipertireoidismo é um distúrbio com uma secreção excessiva de hormônio tireoidiano que causa um estado hipermetabólico de praticamente todos os órgãos corporais. Ele é causado por uma variedade de condições, das quais a mais comum é a doença de Graves. Tipicamente, o hipertireoidismo requer medicação antitireoidiana, iodo radioativo ou terapia cirúrgica para o seu tratamento e está associado a uma captação elevada do radioiodo. Reciprocamente, a tireotoxicose também pode estar associada a um RAIU da tireóide baixo, que é encontrado no distúrbio autolimitado geralmente não tratado com terapia antitireóidea (veja Capítulo 26), como a TSA ou o hipertireoidismo induzido pelo iodo (fenômeno de Jod-Basedow).

II. Etiologia do hipertireoidismo (Tabela 31.6)

A. doença de Graves é a produção autônoma de hormônios tireoidianos em excesso por uma glândula tireoidiana geralmente aumentada que não está sob nenhum controle hipofisário. Ela é a causa mais comum de hipertireoidismo em crianças. Essa doença pode raramente consistir em uma tríade de bócio, exoftalmia e mixedema pré-tibial em acréscimo à tireotoxicose; no entanto, a dermopatia em crianças é praticamente inexistente, e a exoftalmia é menos grave do que nos adultos. A doença de Graves provém de processos auto-imunes que incluem a produção de imunoglobulinas contra antígenos na tireóide, tecidos orbitais e derme. Raramente, a doença de Graves pode ocorrer em crianças sem bócio.

1. Etiologia

a. Há uma elevada incidência familiar, e as mulheres predominam em uma relação de 3:1 a 5:1.

b. Alguns estudos mostraram uma maior associação com HLA-B8 e BW-35; em brancos, uma maior incidência de HLA-B8 e HLA-DR3 foi relatada.

c. A tireotoxicose ocasionalmente é precipitada por crises emocionais.

d. Um defeito na imunidade (alteração nos linfócitos T supressores) foi postulado como causa da doença de Graves.

(1) **TSIs** (também conhecidos como TRSAb, anticorpo estimulante do receptor da tireotropina) foram demonstrados em praticamente 100% dos pacientes e são responsáveis por causarem o aumento na síntese do hormônio tireoidiano na doença de Graves. O TSI preferencialmente ocupa o receptor TSH na glândula tireoidiana e inicia a síntese dos hor-

Tabela 31.6 Etiologia do hipertireoidismo na infância

Doença de Graves
Adenoma funcionante (adenoma tóxico)
Ingestão excessiva de hormônios tireoidianos (hipertireoidismo factício)
Hipersecreção inapropriada de TSH
Tireoidite subaguda
Hashitoxicose (hipertireoidismo transitório devido à tireoidite de Hashimoto)
Psicose aguda
Tiretoxicose induzida pelo iodo (rara nos Estados Unidos)

TSH, hormônio estimulante da tireóide.

mônios da mesma maneira que ela o faria se o TSH estivesse presente. O primeiro TSI descrito foi o estimulador tireoidiano de ação longa. Agora existem vários TSIs envolvendo diferentes sistemas de ensaios, mas não é certo se eles todos são os mesmos anticorpos avaliados por diferentes ensaios ou realmente são anticorpos diferentes. A medida do TSI não é necessária para o diagnóstico e tratamento da doença de Graves, mas pode ser usada para ajudar a determinar o *status* de remissão.

(2) **Anticorpos microssômicos contra a tireoglobulina** também são encontrados em muitos pacientes, mas em menores níveis do que na TH. Se forem encontrados níveis muito altos, considerar ambos os distúrbios no mesmo paciente. Alguns investigadores especulam que a doença de Graves e a TH podem ser parte do mesmo espectro patológico.

A remissão espontânea do hipotireoidismo após a terapia medicamentosa antitireoidiana para a doença de Graves (mais de um terço dos pacientes) pode ser secundária a uma tireoidite auto-imune ou anticorpos bloqueadores de TSH.

2. **Distúrbios associados.** A síndrome de Down, o diabetes melito, o hipossupra-renalismo, a doença do colágeno, a TH, a síndrome de McCune-Albright, a miastenia grave, a síndrome da rubéola e o lúpus eritematoso sistêmico foram relatados em associação com a doença de Graves.

3. **Tipos variantes de doença de Graves**

   a. **Doença de Graves eutireoidiana.** O paciente apresenta-se com o quadro clínico de doença de Graves verdadeira, mas o T_4 e o T_3 são normais. O diagnóstico é feito por uma resposta amortecida do TSH à infusão do TRH (ou uma resposta exagerada se o TH também estiver presente).

   b. **Toxicose por T_4** é uma condição na qual um hipertireoidismo não tratado coexiste com uma doença não tireoidiana grave. O T_4 e o T_4 livre estão elevados enquanto o T_3 é normal.

   c. **Toxicose por T_3** ocorre com T_4 normal e T_3 elevado (veja seção A.6.b.).

4. **Padrões clínicos da doença de Graves (Tabela 31.7).**

5. **Oftalmopatia de Graves.** Apesar de mais de 50% das crianças com doença de Graves manifestarem oftalmopatia, esse problema não é tão grave como nos adultos. A retração da pálpebra e a mirada fixa são as mais comuns, enquanto a quemose, a eversão da pálpebra e a paresia dos músculos extra-oculares são encontrados predominantemente em adultos.

   Supõe-se que a oftalmopatia esteja relacionada com uma imunidade alterada, conforme descrito na seção II. A.1.d. No entanto, a gravidade das alterações oculares não está relacionada com a gravidade da disfunção tireoidiana. Parece ser causada por anticorpos contra os antígenos compartilhados pela tireóide e o músculo ocular.

6. **Diagnóstico**

   a. FT_4I elevado (ou T_4).

   b. Se o FT_4I for normal ou no limite superior da normalidade, então obter um T_3 (RIA). Se apenas o T_3 estiver elevado, esta condição é denominada **toxicose por T_3** (15 a 20% dos pacientes). Isso na realidade representa um estágio precoce de tireotoxicose, antes da elevação do T_4.

   c. Se o FT_4I for normal, e o T_3 (RIA) for limítrofe, um teste de estimulação do TRH pode ajudar a fazer um diagnóstico definitivo; por exemplo:

      (1) Resposta do TSH normal – eutireoidiano.

      (2) Resposta do TSH ausente ou deprimida – hipertireoidismo.

   Teste de estimulação do TRH: dar 7 μg/kg ou 250 μg/m^2 de TRH IV(durante 1 a 2 minutos) ou IM. Obter os níveis da prolactina e do TSH a 0, 30 e 60 minutos . O ensaio imunorradiométrico recém-desenvolvido (IRMA) para o TSH pode ser suficientemente sensível a baixos níveis para detectar hipertireoidismo, dispensando a necessidade de um teste de estimulação da tireóide.

   d. A cintilografia com iodo radioativo pode ser usada para diferenciar um nódulo tóxico da doença de Graves, se clinicamente indicada.

   e. A captação radioativa geralmente não é usada para diagnosticar a doença de Graves (elevada captação em crianças), mas pode ser usada para diferenciar a tireoidite "silenciosa" ou indolor (baixa captação) da doença de Graves (veja Capítulo 27). Ela também pode ser usada para dis-

Tabela 31.7 Padrões clínicos da doença de Graves na Infância

Órgão		Sinais	Sintomas
Olhos		Retração palpebral	Turvação visual
		Lagoftalmia	Diplopia
	Menos grave do que nos adultos	Proptose	
	Menos grave do que nos adultos	Quemose	
	Menos grave do que nos adultos	Oftalmoplegia	
Tireóide		Aumentada	
		Frêmito/sopro	
		Sopro cervical/zumbido venoso	
Pele		Macia, quente (vitiligo)	Rubor
		Suave, úmida	Sudorese excessiva
	Muito rara em crianças	Dermopatia	Edema nas pernas
	Muito rara em crianças	Mixedema pré-tibial	
	Muito rara em crianças	Baqueteamento	
Coração		Freqüência cardíaca aumentada	Palpitações
		Batimento apical forte	freqüência cardíaca rápida
		Sopros de fluxo	
		Arritmias	
		Pressão de pulso aumentada (regurgitação mitral)	
Gastrointestinal		Hiperperistalse	Diarréia
			Sede aumentada
			Apetite aumentado
Sistema nervoso central		Tremor fino	Nervosismo
		Hiper-reflexia	
Músculo		Atrofia muscular	Fraqueza muscular
		Miastenia grave	Fatigabilidade fácil
		Paralisia periódica	
Respiratório		Freqüência respiratória aumentada	Dispnéia de esforço
Metabólico		Velocidade de crescimento acelerada	Intolerância ao calor
		Hipercalciúria (hipercalcemia)	Perda de peso
			Ganho ocasional de peso pelo excesso de alimentação
Mental			Nervosismo
			Irritabilidade
			Labilidade emocional
			Problemas escolares
			Tempo de atenção curto
Reprodutivo		Amenorréia	
		Menarca retardada	
		Ginecomastia em meninos	

tinguir a fase tóxica da tireoidite subaguda (baixa captação). Raramente, um paciente está tão hipertireóideo que uma captação precoce a 2 a 4 horas é muito alta, mas com 24 horas ela pode ser normal.

f. O TSH ultra-sensível seria normal ou baixo, a menos que o hipertireoidismo fosse causado por um raro tumor produtor de TSH.

g. A tireoglobulina freqüentemente está aumentada no hipertireoidismo, mas não é necessária para o diagnóstico ou tratamento.

h. Na maioria dos pacientes, os anticorpos microssômicos estão ligeiramente elevados.

I. O eletrocardiograma tipicamente revela freqüência cardíaca elevada e desvio do eixo para a esquerda.

j. O TSH pode ser usado para confirmar o diagnóstico de doença de Graves.

B. **Adenoma tóxico (nódulo solitário hiperfuncionante).** O hormônio tireoidiano proveniente de um adenoma é secretado independentemente da estimulação do TSH. A liberação excessiva de um hormônio tireoidiano suprime a liberação hipofisária de TSH, resultando em atividade diminuída no restante da glândula. Na cintilografia da tireóide, o adenoma tóxico aparece como um "nódulo quente" rodeado por pouco ou nenhum tecido tireoidiano. O T_3 pode estar preferencialmente elevado.

C. **Hipertireoidismo factício (ingestão excessiva de hormônio tireoidiano).** A glândula não está aumentada em virtude da supressão do TSH pelo hormônio exógeno, e há pouca ou nenhuma captação de RAIU. O T_4 livre e o TSH são os mesmos da doença de Graves, mas a tireoglobulina está baixa enquanto na doença de Graves ela está alta.

D. **Hipersecreção inapropriada de TSH.** Essa condição de TSH alto juntamente com um T_4 elevado é secundário ou a um tumor hipofisário secretante de TSH ou a um ponto de ajuste anormal na interação de *feedback* negativo do hormônio tireoidiano e TSH. Existem três tipos:

1. **Tumor hipofisário secretor de TSH.** Esses raros tumores secretam TSH isoladamente ou múltiplos hormônios hipofisários juntamente com o TSH. Os níveis elevados da cadeia alfa de TSH ajudam a distinguir esse tumor da resistência hipofisária.
2. **Resistência isolada da hipófise ao hormônio tireoidiano.** O paciente apresenta TSH elevado e T_4 elevado. mas um nível de T_3 normal. Há, também, uma resposta exagerada ao TSH com a estimulação pelo TRH. A administração do T_3 ou de um análogo do T_3 diminuirá o TSH e controlará o hipertireoidismo em poucos meses.
3. **Resistência generalizada ao hormônio tireoidiano.** Esse distúrbio não causa hipertireoidismo, mas pode ser confundido com ele (veja Seção III.F).

E. TSA – fase hipertireóidea.

F. **Tireoidite linfocítica com hipertireoidismo (hashtireotoxicose).**

G. **Psicose aguda (veja Capítulo 28).**

H. **Tireotoxicose induzida pelo iodo** também é conhecida como fenômeno de Jod-Basedow.

III. **Hipertiroxinemia eutireoidiana.** Existem muitas doenças que causam hipertiroxinemia, mas *não* hipertireoidismo (T_4 total está elevado, mas o T_4 livre e o TSH estão normais).

A. TBG elevada.

B. Disproteinemia (p. ex., hipertireoxinemia disalbuminêmica familial).

C. Doença orgânica

D. Doença psiquiátrica

E. Induzida por medicamentos (p. ex., propranolol)

F. **Uma resistência generalizada ao hormônio tireoidiano** pode ser confundida com a doença de Graves já que existem hormônios tireoidianos elevados associados a um bócio, mas não há nenhum outro sinal ou sintoma de hipertireoidismo. Os níveis elevados de T_4, T_4 livre e de T_3 são necessários para manter um estado **eutireoidano** já que ocorre resistência aos efeitos do hormônio tireoidiano. O TSH está inapropriadamente elevado e o teste de estimulação do TRH é normal (amortecido na doença de Graves). A resposta da prolactina ao TRH é normal (amortecida na tireotoxicose; aumentada no hipotireoidismo). Um atraso na idade óssea e problemas de aprendizagem foram relatados. Alguns casos exibem bócio, surdez neurossensorial e epífises pontilhadas juntamente com o atraso na idade óssea e problemas de aprendizagem. Essas características são compatíveis com hipotireoidismo nos tecidos periféricos. O diagnóstico é de exclusão. Nenhuma terapia está indicada, e os níveis elevados de hormônio não devem ser reduzidos.

IV. **Tratamento do hipertireoidismo**

A. **Medicação antitireoidiana** como o propiltiouracil (**PTU**) ou metimazol (**MMI**) torna o paciente eutireoidiano em 6 semanas com uma taxa de remissão de 36 a 61% em 18 meses. Já que não há efeito algum sobre a liberação do hormônio tireoidiano, haverá pouca melhora nas 1-2 semanas iniciais. Se ocorrer uma recaída, geralmente será nos primeiros 3 a 6 meses após a interrupção da medicação.

1. **Dosagem**
   a. **PTU.** Inicialmente, 6 a 8 mg/kg por dia (ou 150 mg/m^2) em 3 doses divididas.
   b. **MMI.** Um décimo da dose do PTU (0,6 a 0,8 mg/kg/por dia) pode ser administrada uma vez ao dia.
2. **Complicações**
   a. **Leves.** Prurido, erupções cutâneas, urticária, artralgia, leucopenia benigna, linfadenopatia e hepatite. Podem ocorrer hipotireoidismo e um aumento na glândula secundariamente ao TSH aumentado, o que é causado por uma diminuição na síntese do T_4. (Para tratar o hipotireoidismo, reduzir a dosagem de droga antitireoidiana e acrescentar o T_4. Se você apenas reduzir a droga antitireoidiana sem acrescentar o T_4 o hipotireoidismo pode piorar.) Além disso, mais de 5 a 10% dos pacientes desenvolvem hipotireoidismo permanente após a suspensão da terapia antitireoidiana.
   b. **Graves**
      (1) **Agranulocitose** ou depressão da medula óssea (incidência 0,2%) é mais comum durante os primeiros 4 meses após o diagnóstico, mas pode ocorrer a qualquer momento. Ela é mais comum em crianças do que em adultos. Um leucograma periódico em uma criança assintomática provavelmente não é útil, mas se o paciente desenvolver dor de garganta e febre, um leucograma deve ser obtido imediatamente. Isso geralmente é reversível interrompendo-se as tionamidas (PTU ou MMI) se a contagem total de leucócitos for menor do que 2.500 /μL. Infelizmente, há uma certa reação cruzada entre o MMI e o PTU; portanto, outras drogas ou formas de terapia devem ser usadas.
      (2) **Anemia aplásica.** Ocorrência rara.

B. **Mecanismo de ação dos agentes empregados para o hipertireoidismo.** As drogas e outros agentes usados no manuseio do hipertireoidismo agem como inibidores em muitos pontos diferentes na cadeia de síntese, secreção e metabolismo do hormônio tireoidiano. Estudos recentes sugerem que as drogas antitireoidianas diminuem a produção do TSI com um aumento nos linfócitos T supressores.

1. **Inibição da síntese do hormônio**
   a. **PTU.** Bloqueia a organificação e o acoplamento do iodo.
   b. **MMI.** Bloqueia apenas a organificação do iodo.
2. **Inibição da liberação do hormônio**
   a. Iodo.
   b. Carbonato de lítio.
3. **Todas as funções da glândula tireoidiana inibidas**
   a. Tireoidectomia completa.
   b. ^{131}I e ^{123}I
4. **Prejuízo na conversão do T_4 ao T_3** (drogas agem extratireoidianamente)
   a. PTU.
   b. Dexametasona.
   c. Propranolol.
   d. Ipodato (Oragrafin).
5. **Bloqueadores β-adrenérgicos.** Todos os bloqueadores β-adrenérgicos efetivamente neutralizam muitos dos sintomas da hiperatividade autonômica, mas não há nenhuma inibição da síntese ou da liberação do hormônio tireoidiano. No entanto, o propranolol prejudica a conversão do T_4 em T_3 em aproximadamente 30%.
   a. **Propranolol (Inderal)**
      (1) **Dosagem.** 2,5 a 10,5 mg/kg por dia dado a cada 6-8 horas.
      (2) **Indicações**
         (a) Pode ser usado isolado no hipertireoidismo leve.

(b) Pode ser usado em combinação com as tionamidas para o hipertireoidismo moderado a grave.
(c) Pode ser usado para controlar o hipertireoidismo no TSA ou TH.
(d) Foi usado isolado no lugar do iodo antes da tireoidectomia ou da terapia com iodo radioativo.
(e) Um paciente tireotóxico poderia ser preparado para a cirurgia, se necessário, pelo propranolol IV em 1 hora ou pela via oral em 24 horas.

(3) **Ação.** Rapidamente controla os tremores, a agitação, a taquicardia e as arritmias cardíacas.
(4) **Efeitos colaterais.** Bradicardia, hipoglicemia.
(5) **Contra-indicações**
(a) Asma.
(b) Enfisema.
(c) Insuficiência cardíaca congestiva.
(d) Bloqueio atrioventricular completo.
(e) Fenômeno de Raynaud.
(f) Deve ser usado com cautela em pacientes com diabetes melito.

b. **Metoprolol (Lopressor).** Bloqueador β-1.
c. **Nadolol (Corgard).** β-bloqueador de ação longa.

6. **Outras drogas antitireoidianas**

a. **Lítio**
(1) **Mecanismo de ação.** O lítio inibe a liberação hormonal.
(2) **Indicações para uso.** Ele é usado primariamente no lugar do iodo estável para o hipertireoidismo grave ou pré-operatoriamente para a tireoidectomia de Graves. Antes do tratamento com iodo radioativo, ele é preferido por alguns no lugar do iodo estável, pois não bloqueia o RAIU.

b. **Iodo estável (iodo inorgânico).** Quantidades fisiológicas de iodo são essenciais para a síntese dos hormônios tireoidianos, mas quantidades farmacológicas temporariamente inibem essa síntese (efeito de **Wolff-Chaikoff**), assim como uma liberação retardada do hormônio a partir da glândula. A melhora do hipertireoidismo pode ocorrer em 24 a 48 horas.
(1) **Indicações para uso**
(a) **Ele é usado primariamente pré-operatoriamente** para diminuir os níveis hormonais e a vascularidade da glândula, mas *pode ser usado* inicialmente no tratamento do hipertireoidismo até que as tionamidas façam efeito.
(b) Ele *não deve ser usado* pré-operatoriamente para os pacientes com adenomas tóxicos ou no bócio multinodular, pois pode exacerbar o hipertireoidismo.
(2) O iodo estável *não é usado* rotineiramente para corrigir o hipertireoidismo, porque:
(a) Há elevada incidência de toxicidade (edema, doença do soro, lesões cutâneas).
(b) Nem sempre é eficaz.
(c) Há incidência alta de recorrência da tireotoxicose.
(3) **A dosagem** do SSKI é 250 mg (5 gotas) duas vezes ao dia por não mais do que 10 dias.

c. **Agentes colecistográficos orais, como o ipodato (Oragrafina)**
(1) **Mecanismo de ação.** Bloqueia a conversão periférica de T_4 a T_3.
(2) **Indicações.** Tempestade tireotóxica, já que tem um início de ação rápido.
(3) **Efeitos adversos.** Nenhum efeito tóxico foi relatado até agora.
(4) **Dosagem.** 1 g de ipodato de sódio é eficaz em 48 horas e não é usado habitualmente por mais do que 3 a 4 semanas.

C. **Tratamento com IR.** Em crianças, a terapia com IR é primariamente usada se a medicação antitireoidiana resultar em efeitos colaterais sérios, se houver uma recorrência após tireoidectomia ou, ocasionalmente, com a não-aderência. Apesar de muitos clínicos estarem preocupados quanto ao risco praticamente zero de leucemias, carcinoma de tireóide e mutações genéticas, vários centros médicos agora estão usando essa modalidade.

1. **Vantagens.** Administração fácil e eficácia.
2. **Contra-indicações.** Gravidez e aumento grosseiro.
3. **Complicações**
   a. Hipotireoidismo é muito comum (mais após a terapia com IR do que após a tireoidectomia). O hipotireoidismo precoce é relacionado com a dose, enquanto o hipotireoidismo tardio não o é. Ele ocorre em 10 a 30% após um ano e em 3% no ano seguinte.
   b. **Hipoparatireoidismo ou hiperparatireoidismo** são complicações raras que podem ocorrer 3 a 45 anos após a terapia com IR. A incidência de **hiperparatireoidismo em crianças é maior** do que nos adultos. Portanto, é importante o acompanhamento das crianças com níveis de cálcio e de paratormônio.
4. **Técnicas de administração do ^{131}I**
   a. Realizar um teste de gravidez em adolescentes do sexo feminino.
   b. Suspender a medicação antitireoidiana por vários dias (pelo menos 3 dias) antes da administração do RAIU.
   c. O propranolol pode ser administrado nessa fase, se necessário, o que não interferirá no RAIU.
   d. A dose do ^{131}I baseia-se no peso estimado da glândula e na captação de uma dose de traçador do iodo. O ^{131}I é mensurado em 6 horas e 24 horas. Use o maior valor no cálculo. Escolhe-se uma dose de ^{131}I que libere 100 a 200 μCi/g (média de 150).

$$\text{Dose} = \frac{\text{Peso da tireóide} \times 150\ \mu\text{Ci/g}}{\text{RAIU}}$$

   e. Uma dose de traçador IR é dada para assegurar que a captação não está sendo bloqueada.
   f. No dia 4 (se a tionamida foi suspensa por 4 dias) o ^{131}I é administrado.
      (1) **Uma dose alta** (8 a 12 mCi) provavelmente induzirá hipotireoidismo; portanto, o hormônio tireoidiano pode ser acrescentado após o tratamento. Avaliar os testes da função tireoidiana freqüentemente (p. ex., em 4 a 6 semanas) e começar o L-T_4 sódico (100 μg/m^2 ou 2,0 a 2,5 μg/kg por dia), assim que ocorrer o hipotireoidismo. Essa dose maior não causa nenhum aumento no risco global de câncer, nenhuma redução na fertilidade e nenhum aumento nas anomalias congênitas nos filhos dos pacientes tratados.
      (2) **Uma dose menor** (3 a 5 mCi) é administrada em uma tentativa de tornar o paciente eutireoidiano. Acompanhar a criança com testes de função tireoidiana para o hipotireoidismo ou recorrência de hipertireoidismo (p. ex., a cada 2 a 4 semanas).
   g. Três a 7 dias após o tratamento, se o paciente ainda estiver hipertireóideo:
      (1) A tionamida pode ser administrada novamente e diminuída ao longo de algumas semanas a meses para determinar se o paciente está eutireoidiano.
      (2) O propranolol pode ser usado ou no lugar ou em adição às tionamidas.
      (3) O tratamento com ^{131}I pode ser repetido a intervalos de 4 meses até que se obtenha eutireoidismo.

D. Cirurgia para o hipertireoidismo

1. **Vantagem.** Controle rápido do hipertireoidismo.
2. **Indicações**
   a. Doença de Graves.
   b. Adenoma tóxico.
3. **Indicações em crianças**
   a. Reações graves às drogas.
   b. Recaída ou incapacidade de cura após 2 a 3 anos em uso de droga antitireoidiana.
   c. Não-aderência na ingesta do medicamento.
   d. Glândula em crescimento; incapacidade da medicação em reduzir o seu tamanho.
   e. Adenoma tóxico (raro).

4. Para preparar um paciente para a cirurgia:
   a. Continuar a medicação antitireoidiana até o eutireoidismo, se possível.
   b. Aproximadamente 2 semanas antes da cirurgia, acrescentar os iodetos (p. ex., solução de Lugol, 5 gotas duas vezes ao dia, ou iodeto de potássio solução a 10%, 5 gotas três vezes ao dia, por 7 a 10 dias) até o dia anterior à cirurgia. Essa droga reduz a vascularização e a função tireoidiana ao bloquear a secreção do hormônio tireoidiano.
   c. Se o T_3 ainda estiver elevado após a medicação antitireoidiana e a solução de Lugol, então acrescentar **corticosteróides** como a prednisona 1 mg/kg por dia em 3 doses divididas ou propranolol 2 mg/kg por dia em 3 ou 4 doses divididas. Se o propranolol for usado pré-operatoriamente, ele deve ser continuado por 7 a 10 dias no pós-operatório.
5. **Possíveis complicações da cirurgia para o hipertireoidismo**
   a. **Hipocalcemia transitória** (mais de 18% dos pacientes). Isso provavelmente ocorre como resultado de uma lesão leve às glândulas paratireóides durante a cirurgia ou osteodistrofia hipertireóidea secundária ou insensibilidade transitória do paratormônio no tecido ósseo.
   b. Hipoparatireoidismo permanente.
   c. Dano ao nervo laríngeo recorrente.
   d. Recorrência da tireotoxicose.
   e. Curto prazo: 80% eutireóideos; 15% hipotireóideos; 5% hipertireóideos.
   f. Hipotireoidismo permanente (30 a 66% dos pacientes) em 1 ano após a cirurgia.
   g. Infecções da ferida.

E. **Plano de tratamento do hipertireoidismo em crianças e adolescentes.** Nem todas as modalidades terapêuticas são adequadas para todas as crianças. O tratamento específico depende de muitos fatores, incluindo a gravidade do hipertireoidismo, idade, doenças associadas e a preferência do paciente ou dos pais.

1. Começar com uma medicação antitireoidiana quando o diagnóstico for confirmado. Apesar de o MMI e do PTU serem essencialmente intercambiáveis, pode haver situações nos quais um deles é o preferido.
   a. Se a medicação deve ser dada uma vez ao dia, MMI é preferido em virtude da sua meia-vida mais longa.
   b. O PTU pode ser mais potente para o hipertireoidismo grave em virtude da ação adicional de bloqueio da conversão do T_4 a T_3.
   c. O PTU pode ser preferido na gravidez, pois menos dele cruza a placenta do que o MMI.
2. Se os sintomas forem graves, acrescentar o propranolol imediatamente (2 a 3 mg/kg por dia) em 3 a 4 doses iguais.
3. Conforme os sintomas diminuem, reduzir a dose do propranolol e então suspendê-lo em 2 a 6 semanas, conforme a medicação antitireoidiana assume efeito pleno. Acompanhar com níveis seriados de T_4 e de T_3 (inicialmente a intervalos mensais e, então, menos freqüentemente dependendo do curso clínico). Se o paciente estiver em uso de PTU, um T_4 deve ser especialmente obtido, pois o PTU, diferente do MMI, bloqueia a conversão periférica do T_4 a T_3.
4. Se o paciente permanecer eutireoidiano por 2 a 3 meses, planeje continuar a medicação por mais 2 a 3 anos.
   a. Se após 2 a 3 anos a glândula tiver reduzido de tamanho, pode-se optar por testar uma remissão suspendendo-se o PTU ou o MMI e, então, realizar um teste de estimulação do TRH (ou teste de supressão do T_3) em 30 dias.
      (1) Se normal, é provável uma remissão permanente.
      (2) Se anormal, acompanhar os testes de função tireoidiana para determinar se há recorrência do hipertireoidismo. A cirurgia ou a terapia com IR podem agora ser indicadas.
   b. Se a glândula não tiver reduzido em tamanho, então a remissão é menos provável. A cirurgia ou a terapia com IR podem agora ser indicadas.

5. Se a criança permanece hipertireóidea 1 a 3 meses após início, gradualmente aumentar a dosagem de PTU ou MMI. O propranolol também pode ser acrescentado ou continuado desde o início, se indicado, para controlar os sintomas graves. Se não se obtiver um estado eutireoidiano em 6 a 8 meses, considerar a cirurgia ou a ablação com IR.

6. Se ocorrerem anemia aplásica, agranulocitose ou outra séria reação medicamentosa, optar pela tireoidectomia subtotal. Se ocorrer hipotireoidismo, reduzir a dose da medicação antitireoidiana e acrescentar tiroxina.

VI. **Prognóstico para o hipertireoidismo.** Uma taxa de remissão de 30 a 50% ocorre após o tratamento por 6 a 12 meses. No entanto, mais de 50% dos pacientes em remissão eventualmente manifestarão recorrência. A previsibilidade de quais pacientes sofrerão a remissão não é muito acurada.

A. A captação radioativa curta (20 minutos ou 1 hora) pode ser usada para determinar a remissão.

B. O ensaio TSI como previsão de remissão pode se mostrar útil, pois a maioria das remissões são acompanhadas pelo desaparecimento do TSI.

C. As remissões são mais prováveis com uma glândula menor do que o normal e menos prováveis com uma glândula maior do que o normal.

D. Há pouca evidência de que as drogas antitireoidianas alterem o curso da doença.

E. A remissão é mais provável se a tireoglobulina cair a níveis baixos durante a terapia.

F. Os pacientes que são HLA-Dr_3 positivos quase nunca sofrem remissão. Aqueles que são negativos têm uma chance de **60% de remissão.**

G. O acréscimo de L-T_4 ao PTU ou ao MMI em 3 a 6 meses e continuação após interromper o agente antitireoidiano diminuem a recorrência do hipertireoidismo. Isso também é verdade para diminuir a recorrência da tireotoxicose pós-parto quando se inicia o T_4 (Syntroid) no terceiro trimestre.

Nódulos Tireoidianos

I. **Manuseio do nódulo tireoidiano solitário**

A. **Abordagem geral.** Opiniões concernentes ao manuseio apropriado do nódulo tireoidiano solitário em crianças variam. O clínico deve individualizar o tratamento específico após uma análise de dados relevantes na história, exame físico e testes laboratoriais.

1. **História**

a. **Exposição à radiação** direcionada à cabeça e pescoço no inicio da infância pode subseqüentemente resultar em um número significativo de tumores tireoidianos (mais de 7% de incidência de carcinoma da tireóide no adulto jovem). A glândula tireoidiana em crianças é particularmente sensível à radiação com um efeito dose-resposta. Estudos recentes revelaram que doses de 300 a 1.500 rad podem causar câncer da tireóide em até 30% dos pacientes. Dosagens maiores (10.000 rad) causam morte celular antes da degeneração maligna, portanto, não são um fator de risco.

b. **Crescimento rápido** de um nódulo sugere malignidade.

c. **Dor** dentro do nódulo geralmente *não* é compatível com um processo maligno.

d. O carcinoma da tireóide é mais comum em pacientes com doença de **Graves** do que na população geral.

2. **Exame físico**

a. **Linfadenopatia** sugere malignidade, mas isso não é diagnóstico, pois um tumor benigno ocasionalmente pode estar associado a aumento dos linfonodos.

b. Apesar de a maioria dos tumores malignos serem muito **firmes**, a consistência de um nódulo tem um valor diagnóstico limitado, pois as lesões calcificadas benignas são duras enquanto alguns nódulos mais macios podem ser malignos.

c. **Fixação** de um nódulo ao tecido adjacente geralmente indica malignidade.

d. **Dolorimento** é sugestivo de um processo inflamatório.

3. **Achados laboratoriais**
   a. Quase todos os pacientes com nódulos solitários são eutireoidianos, mas podem ocorrer níveis elevados de hormônios tireoidianos (nódulos hiperfuncionantes autônomos), sugerindo um processo benigno. Esses pacientes têm nódulos "quentes" na cintilografia.
   b. A elevação na **calcitonina** é um marcador diagnóstico útil para o carcinoma medular.
   c. **A tireoglobulina sérica** (Tg) pode estar elevada em pacientes com carcinoma papilar e folicular, mas infelizmente ela pode estar elevada em condições benignas (p. ex., tireoidite); portanto, ela **tem pouco valor diagnóstico**. No entanto, ela deve ser usada no pós-operatório para detectar a recorrência e/ou metástases (veja Capítulo 29) em pacientes previamente tratados com tireoidectomia total seguida por ablação com IR.
4. **Exames da imagem da tireóide**
   a. **Cintilografia da tireóide**, usando radioiodo ou tecnécio, é muito útil na avaliação de um nódulo tireoidiano. Um nódulo "frio" (hipofuncionante) na cintilografia aumenta a suspeita de malignidade, mas não é diagnóstico, pois a maioria dos nódulos frios são benignos. Em alguns estudos, 17 a 36% podem ser malignos. Os tumores que são "quentes" ou hiperfuncionantes apresentam uma probabilidade ainda menor de serem malignos. Esses nódulos hiperfuncionantes têm um RAIU aumentado em comparação com o restante da glândula. Alguns nódulos quentes podem ser suprimidos com o hormônio tireoidiano, mas muitos não diminuirão de tamanho, e, ocasionalmente, o paciente pode se tornar hipertireóideo nas tentativas de supressão com tiroxina. Se a área que rodeia o nódulo não for visível na cintilografia, pode ser administrado TSH para revelar esse tecido tireoidiano, de modo a distinguir o nódulo de anomalias não tumorais, como a hemiagenesia. Ocasionalmente, um nódulo que seria frio em uma cintilografia com iodo é quente utilizando-se o tecnécio. Pode ser prudente, portanto, acompanhar um nódulo quente em uma cintilografia com tecnécio com uma cintilografia com ^{123}I (Essa é uma das desvantagens do ^{99m}Tc).
   b. **ultra-sonografia da tireóide**
      (1) Esse procedimento é útil em diferenciar os tumores císticos dos sólidos, mas não pode distinguir nódulos quentes de frios. As lesões císticas são mais freqüentemente benignas do que as lesões sólidas. Os nódulos que são frios na cintilografia e sólidos na ultra-sonografia aumentam a suspeita de malignidade, pois a maioria das lesões sólidas é benigna. As lesões que têm componentes mistos císticos e sólidos devem ser avaliadas da mesma maneira que as lesões puramente sólidas.
      (2) Outro uso para a ultra-sonografia é o **monitoramento do tamanho** do nódulo durante a terapia supressiva com tiroxina. (A ecocardiografia é não-ionizante e, portanto, não é danosa ao tecido).
      (3) Ocasionalmente, pode haver dúvidas quanto a existência de um nódulo no exame clínico. A ultra-sonografia pode ser usada para afirmar ou negar a presença de um nódulo "questionável."
5. **Biópsia por agulha**
   a. **Argumentos favoráveis ao seu emprego.** A biópsia por agulha é o método mais simples e direto para ajudar a determinar a arquitetura do nódulo tireoidiano. Além disso, a cirurgia pode ser evitada se o diagnóstico de câncer anaplásico ou metastático for determinado histologicamente.
   b. **Técnica de biópsia com agulha fina.** A lidocaína é injetada na pele esterilizada sobreposta ao nódulo. Uma agulha calibre 22 então é inserida dentro da área-alvo. Uma vez que a massa tenha sido penetrada, aplica-se uma sucção firme à seringa de aspiração (seringa descartável de 20 mL com ponta de Leur-Lok). A agulha então é mobilizada para frente e para trás firmemente e rodada em diferentes direções. O material aspirado deve ser colocado em uma lâmina e preparado em blocos de células. Em caso de se obter líquido ao se aspirar um nódulo tireoidiano e o líquido for claro e de cor transparente, considerar um cisto de paratireóide no diagnóstico diferencial e, portanto, medir os níveis de paratormônio no aspirado.

c. **Limitações.** A principal limitação é o requerimento de um citologista experiente e de bom conhecimento para interpretar o aspirado. Além disso, em virtude de uma má técnica, o aspirado pode ser inadequado, demonstrando tecido tireoidiano insuficiente para o diagnóstico. Outra limitação é a superposição histológica de alguns tumores benignos e malignos. Quinze por cento de todas as aspirações são compatíveis com um tumor folicular, mas tanto a aspiração com agulha fina quanto o corte congelado freqüentemente são inconclusivos. Pelo fato de uma criança com menos de 8 anos representar um risco aumentado de mortalidade por um carcinoma de tireóide, muitos acham que uma biópsia a céu-aberto é preferível em relação à aspiração com a agulha fina.

6. **Radiografias**

a. **Radiografias do pescoço** podem revelar calcificações puntiformes que se correlacionam com corpos psamoma encontrados freqüentemente nos carcinomas papilares da tireóide.

b. **Radiografia de tórax** pode revelar metástases pulmonares.

7. **Tratamento.** Existem várias abordagens possíveis:

a. **Observação,** se supõe que o nódulo seja benigno.

b. **Supressão com hormônio tireoidiano**

(1) Alega-se que os tumores tireoidianos florescem sob a influência do TSH e podem diminuir de tamanho se o TSH for diminuído para níveis normais baixos ou subnormais. Portanto, alguns investigadores sugerem que a supressão do TSH é o modo inicial de terapia. Se o nódulo não encolhe, é uma possibilidade a existência de malignidade, e o nódulo deve ser excisado.

(2) A dosagem habitual de hormônio tireoidiano para a supressão é ligeiramente maior do que a dosagem de reposição para o hipotireoidismo (veja "**Hipotireoidismo**") para manter o TSH em um nível baixo.

(3) A supressão é mantida por pelo menos 3 meses e é considerada **bem sucedida se o tumor tiver reduzido seu tamanho em pelo menos 50% ou mais.** Se ao final de 3 meses o nódulo não tiver diminuído em mais de 50% ou tiver aumentado, se recomenda a excisão cirúrgica. Se o nódulo tiver menos de 50%. se continua a L-T_4.

(4) Pode-se acompanhar o tamanho nodular com uma régua ou pela ultra-sonografia. Durante a terapia supressiva, os valores de T_4 e de TSH devem ser medidos para avaliar a totalidade da supressão. Um bom objetivo final para a mensuração da supressão do TSH é a incapacidade do TRH de estimular o TSH.

c. **Excisão cirúrgica**

(1) A remoção cirúrgica do nódulo freqüentemente é recomendada se o nódulo for sólido e frio na cintilografia e com um ou mais dos seguintes (Tabela 31.8).

(a) História de radioterapia durante a infância.

(b) Paciente com menos de 20 anos.

(c) Nódulo duro recente e/ou de crescimento rápido.

Tabela 31.8 Elevado índice de suspeita de câncer nos nódulos tireoidianos

Criança do sexo masculino
Início recente
História prévia de irradiação
Nódulo solitário
Nódulo "frio" na cintilografia
Nódulo sólido na ultra-sonografia
Não regride com hormônio tireoidiano
Sintomas compressivos
Linfadenopatia regional

(2) Muitos clínicos agora estão realizando primeiro a biópsia por agulha fina para determinar se o nódulo é maligno (veja Capítulo 29). Em uma criança pequena, somos mais inclinados a remover a maioria dos nódulos sólidos frios e muitos dos nódulos quentes sem biópsia prévia, já que pode ser necessária anestesia geral para a realização da biópsia.

(3) Uma vez que se contemple a cirurgia, as opiniões divergem em relação à excisão do tecido tireoidiano. Existem vários argumentos para a **tireoidectomia total ou quase total:**

(a) Até 87,5% dos pacientes têm câncer microscópico no lobo contralateral.

(b) Em até 10% dos pacientes desenvolve-se câncer clínico no lobo remanescente.

(c) O acompanhamento com cintilografia com IR é mais fácil de ser avaliada para a doença disseminada.

(d) A tireoglobulina pode ser usada como marcador tumoral para o câncer de tireóide diferenciado metastático, pois os níveis séricos devem ser praticamente zero em pacientes após a tireoidectomia total (veja Capítulo 29).

(4) No entanto, a extensão da cirurgia dos linfonodos não tem nenhuma influência significativa sobre a recorrência ou a sobrevida. O cirurgião deve remover qualquer linfonodo que pareça conter metástases, mas uma dissecção radical do pescoço não está indicada, pois não confere nenhuma vantagem.

d. Manuseio pós-operatório

(1) Ocorrem menos recorrências de câncer quando tanto o ^{131}I quanto o hormônio tireoidiano são administrados pós-operatoriamente do que quando a radiação ou o hormônio tireoidiano são administrados isoladamente.

(2) L-T_4 é administrado diariamente como reposição para o tecido tireoidiano removido cirurgicamente e também para prevenir a recorrência do câncer responsivo ao TSH. Um efeito supressor máximo pode ser verificado pela demonstração de uma inibição completa da resposta do TSH à estimulação pelo TRH ou pela medida do TSH ultra-sensível.

(3) Para determinar se as metástases (especialmente as pulmonares) estão presentes, recomendo pesquisa do corpo inteiro com ^{131}I (5 A 10 mCi) 4 a 6 semanas após a tireoidectomia. Na série de Winship, as metástases pulmonares estiveram presentes logo após a cirurgia em 14,4% das crianças e um adicional de 5,2% do mesmo grupo de estudo manifestaram doença pulmonar metastática vários anos depois. Obter apenas uma radiografia de tórax para determinar a presença de metástases pulmonares não é o suficiente, pois, na minha experiência, várias crianças apresentaram no momento do diagnóstico metástases pulmonares evidentes na cintilografia, mas não na radiografia.

Pelo fato de o tecido tireoidiano normal captar o ^{131}I com maior avidez do que o tecido canceroso, uma cintilografia radionuclídea pode ser enganadora se uma quantidade significativa de tecido tireoidiano permanecer. No entanto, a visibilidade do tecido metastático pode ser realçada aumentando-se o nível de TSH sérico, que, por sua vez, aumenta a captação tumoral de ^{131}I. Os níveis endógenos de TSH podem ser elevados substituindo-se a dosagem habitual de Synthroid (T_4) com uma dose equivalente de Cynomel (T_3) (25 μg de T_3 é equivalente a aproximadamente 0,1 mg de T_4) 4 semanas antes de a cintilografia ser realizada. O T_3 é dado três vezes ao dia por 2 semanas e então suspenso por um período de 2 semanas antes do início da cintigrafia. O TSH deve ascender a níveis de aproximadamente 50 μU/mL antes de o radioiodo ser administrado.

(4) O nível de Tg deve ser medido neste momento e subseqüentemente a intervalos regulares. Se houver uma ausência de remanescente tireoidiano normal e tecido tumoral, o nível de Tg deve ser baixo (< 10 ng/mL). Se o nível for alto, o tecido tumoral provavelmente está presente. Isso pode até mesmo ocorrer na ausência de tecido canceroso detectável pela cintilografia de rastreamento externa para o ^{131}I.

No entanto, estudos recentes sugerem que a cintilografia de pesquisa de corpo inteiro é superior ao Tg para a detecção de doença residual ou recorrente no leito tireoidiano e estruturas locais do pescoço, enquanto o Tg é útil em pacientes com doença metastática. A presença de anticorpos anti-Tg pode prevenir o uso de Tg em um subgrupo de pacientes com câncer de tireóide.

(5) Alternativamente, não dar nenhuma medicação (suspendendo-se o T_4) por 4 a 6 semanas antes da cintilografia de rastreamento resultará em um nível de TSH elevado. Alguns clínicos recomendam a administração de TSH intramuscular (10 U/d por 3 dias) para estimular a incorporação de ^{131}I, mas uns poucos pacientes podem ser alérgicos a esse hormônio. O TSH recombinante agora é usado.

(6) Se estiver presente tecido residual, mas não houver evidências de metástases, uma dose ablativa de 30 a 50 mCi é administrada, seguida por uma repetição do rastreamento em 1 semana para determinar se o tecido metastático agora é visível sob essa dosagem maior. Se as metástases forem evidentes em qualquer um dos dois rastreamentos, administra-se uma dose de 100 a 150 mCi de ^{131}I. Doses repetidas geralmente são administradas a intervalos de aproximadamente 6 a 12 meses, se necessário, e não devem ser administradas antes de a medula óssea se recuperar completamente da dose anterior. A leucemia infreqüentemente pode ocorrer em pacientes que recebem múltiplas grandes doses de ^{131}I dadas a intervalos freqüentes.

(7) A fibrose pulmonar raramente ocorre. Após a terapia inicial, se for demonstrado pela cintilografia de pesquisa de corpo inteiro que o paciente está livre de doença, os rastreamentos podem ser repetidos a intervalos de 3 a 5 anos.

e. **Resumo: Tratamento para o câncer da tireóide.**

(1) Realizar uma tireoidectomia total ou (quase que total).

(2) Remover os linfonodos afetados.

(3) Ablar o tecido tireoidiano remanescente com ^{131}I.

(4) Obter a Tg após a cirurgia.

(5) Instituir a supressão com hormônio tireoidiano no pós-operatório.

(6) O tratamento pós-operatório com RAI deve ser considerado em crianças com um tumor de grande tamanho, doença local ou regional, extensão extratireoidiana e metástases a distância.

(7) Acompanhamento

(a) Tg seriada (a cada 6 a 12 meses).

(b) Radiografia de tórax (anualmente).

(c) Cintilografia de pesquisa de corpo inteiro com ^{131}I (intervalos de 3 a 5 anos ou mais freqüentemente se a Tg estiver elevada).

f. **Tratamento do paciente com exposição prévia à radiação externa da cabeça e do pescoço**

(1) Abordagem geral

(a) Se estiver presente um nódulo da tireóide, removê-lo cirurgicamente e tratar no pós-operatório com tiroxina.

(b) Obter uma cintilografia da tireóide ou ultra-sonografia (ou ambas) se um nódulo não for palpável ou se desejar uma confirmação.

(c) Se nenhum nódulo estiver presente, suprimir a formação potencial de um tumor com T_4.

(2) O tratamento agressivo deve ser instituído em virtude dos seguintes fatores:

(a) Há uma incidência de mais de 70% de carcinomas da tireóide nos pacientes adultos com história de irradiação para a cabeça e para o pescoço durante a primeira ou segunda infância.

(b) A incidência do carcinoma de tireóide parece ser 50 a 300 vezes maior em pacientes com exposição à radiação em comparação aos controles.

(c) A incidência de adenomas da paratireóide parece estar aumentada, particularmente em crianças. No entanto, o período latente é mais longo do que para a formação dos tumores tireoidianos.

II. **Câncer da tireóide.** Apesar do declínio dos casos associados à radiação, a incidência de carcinoma na doença tireoidiana nodular em pacientes com menos de 21 anos permanece relativamente alta. Esses pacientes apresentam-se com um estágio mais avançado de carcinoma tireoidiano, mas o tumor é uniformemente menos agressivo e menos freqüentemente fatal. Há uma chance de 30% de que um nódulo encontrado em uma criança seja maligno. Em crianças que têm outras formas de câncer, há um risco 53 vezes aumentado de câncer tireoidiano secundário ao uso de radioterapia (a todos os níveis de dosagem).

A. *O tipo papilar* com elementos foliculares é o mais prevalente na infância (72%) (classificações são mostradas na Tabela 31.9).

1. **Patologia. Esses tumores mais freqüentemente consistem em uma mistura de elementos papilares e foliculares,** mas podem ser apenas papilares. No entanto, a arquitetura específica não tem nenhum peso no prognóstico. Os corpos psamomas são caracteristicamente encontrados nesse tumor e freqüentemente são calcificados; portanto, eles podem ser demonstrados nas radiografias do pescoço. O carcinoma papilar tende a ser não capsulado e tipicamente invade o tecido circunjacente. Setenta e cinco por cento das crianças têm metástases para os linfonodos cervicais no momento da cirurgia inicial.
2. **Prognóstico. O tamanho da lesão primária, em vez da presença de metástases para linfonodos, influencia no prognóstico.** Os nódulos tireoidianos papilares ocultos (15 mm ou menos), mesmo com metástases, não têm nenhum aumento na mortalidade. Os tumores maiores apresentam maior probabilidade de resultarem em morte, mas a taxa global de mortalidade é baixa. Tipicamente, ocorre uma longa sobrevida em crianças com metástases para linfonodos e até mesmo com metástases pulmonares. Os sítios mais comuns para a regressão ou recorrência são os linfonodos cervicais, o leito tireoidiano contralateral e os pulmões.
3. **Incidência.** Os cânceres papilares (na realidade papilares/foliculares mistos) compõem aproximadamente 60 a 80% dos carcinomas primários da tireóide. O pico da incidência em crianças dá-se entre as idades de 11 a 15 anos, e a relação entre homens e mulheres é de 1:1.
4. **Achados clínicos.** O paciente geralmente apresenta um nódulo tireoidiano assintomático único. Os linfonodos cervicais são palpáveis no exame inicial em até 40% das crianças. Menos freqüen-

Tabela 31.9 Classificação dos nódulos tireoidianos

A. Não neoplásicos
- **1.** Cisto
- **2.** Abscesso
- **3.** Tireoidite subaguda (em um lobo)
- **4.** Tireoidite de Hashimoto
- **5.** Hemitireóide
- **6.** Cisto da paratireóide

B. Neoplasia benigna
- **1.** Adenoma
  - **a.** Folicular
  - **b.** Embrionário
  - **c.** Fetal
  - **d.** De células de Hürthler
- **2.** Teratoma (encontrado principalmente em recém-nascidos)

C. Neoplasia maligna
- **1.** Bem diferenciado
  - **a.** Papilar
  - **b.** Folicular
  - **c.** Papilar-folicular (mais comum)
- **2.** Carcinoma medular
- **3.** Carcinoma anaplásico
- **4.** Linfoma primário
- **5.** Carcinoma metastático para a tireóide

temente, se as lesões forem grandes, pode-se desenvolver paralisia das cordas vocais, dor, disfagia ou síndrome de Horner.

5. **Diagnóstico**
   a. Os tumores papilares geralmente são não funcionantes ou "frios" na cintilografia.
   b. A ultra-sonografia da tireóide geralmente revela uma lesão sólida.
   c. A biópsia com agulha fina pode fornecer o diagnóstico.
   d. A radiografia de tórax pode mostrar múltiplas densidades lineares se estiverem presentes metástases pulmonares. Ocasionalmente, a cintilografia pulmonar pode demonstrar metástases mesmo com uma radiografia de tórax normal.
   e. Os pacientes geralmente são eutireoidianos.
   f. A radiografia do tórax pode mostrar os característicos corpos psamoma (calcificações em faixas ou tiras).

B. **Carcinoma folicular.** Esses tumores constituem aproximadamente 10 a 15% de todas as malignidades tireoidianas. O diagnóstico e a terapia do carcinoma papilar essencialmente se aplicam ao carcinoma folicular. Como estes tumores se disseminam por invasão vascular, os linfonodos regionais geralmente não estão envolvidos como nos carcinomas papilares. As metástases para os pulmões, ossos e outros tecidos são mais comuns. Se uma biópsia com agulha fina de um nódulo for interpretado como **adenoma folicular, recomenda-se a excisão cirúrgica**, pois a distinção patológica entre adenoma e carcinoma nem sempre é muito clara.

C. **Carcinoma medular**

1. **Incidência.** Esse tumor é responsável por menos de 7% **de todos os cânceres da tireóide** e pode ocorrer ou esporadicamente ou como parte de um traço hereditário autossômico dominante. Ocasionalmente, o tumor pode estar associado a feocromocitoma e hipertireoidismo ou à síndrome de Cushing, tumor da paratireóide ou hiperplasia da paratireóide (veja Capítulo 49). Raramente, o tumor ocorre em pacientes com um fenótipo em particular caracterizado por neuroma mucoso dos lábios e da língua, características faciais típicas, hábito marfanóide, fibras nervosas corneanas meduladas, ganglioneuromas intestinais, escoliose e *pes cavus.*

2. **Achados laboratoriais**
   a. Os tumores medulares surgem a partir das células C da tireóide e, portanto, secretam **calcitonina**, mas alguns podem precisar de testes estimulantes (cálcio ou pentagastrina) para provocar a hipercalcitonemia (veja Capítulo 29). A calcitonina também pode ser usada **como marcador para detectar membros da família afetados antes de o tumor ser clinicamente notado.** O carcinoma medular da tireóide do tipo familial ocorre em pacientes com a neoplasia endócrina múltipla tipo 2 (NEM2; principalmente 2A, raramente, 2B). O uso de testes genéticos em famílias com NEM2 identifica crianças mesmo antes do aumento na calcitonina basal ou estimulada pela pentagastrina. Essas crianças com mutações desse gene no cromossomo 10 (mutações-ponto encontradas no gene *RET*) devem sofrer uma tireoidectomia total aos 5 anos de idade para prevenir um carcinoma medular da tireóide. Os pacientes que têm hipercalcemia ou hipertensão associadas precisam de avaliação para as síndromes NEM (veja Capítulo 49).
   b. **Catecolaminas** podem ser solicitadas para descartar feocromocitoma que deve ser removido antes da cirurgia tireoidiana.
   c. Obter **cálcio** e níveis do paratormônio para avaliar a função da paratireóide.

3. **Achados clínicos.** A diarréia ocorre em 30% dos pacientes (talvez devida à hipersecreção de outra substância humoral, como a serotonina e/ou prostaglandinas).
4. **Terapia.** O único meio efetivo de terapia é a cirurgia.
5. **Prognóstico.** O carcinoma medular possui um pior prognóstico do que o câncer papilar e folicular no momento do diagnóstico.

D. **Carcinoma anaplásico da tireóide.** Esses tumores constituem aproximadamente **10% dos cânceres da tireóide.** Eles ocorrem primariamente em **pessoas idosas** (idade de 60 a 70 anos) que tipicamente têm um **prognóstico muito ruim.** A sobrevida além de 12 meses é rara.

E. **Linfoma.** Os linfomas primários da tireóide são muito incomuns e ocorrem primariamente em pessoas idosas.

III. **Resumo.** A única maneira segura de se diagnosticar o carcinoma da tireóide é fazendo o exame histológico, pois todos os demais testes têm limitações na sua acurácia. Se uma malignidade for suspeitada em uma criança com um nódulo tireoidiano solitário, recomendo a excisão cirúrgica.

Referências Selecionadas

Aagaard J, Blichert-Toft M, Christiansen C. Serum levels of calcium and parathyroid hormone after subtotal thyroid resection for Graves' disease. *Acta Med Scand* 1982;211:261.

Aiello D, Manni A. Thyroglobulin measurement vs. iodine 1131 total body scan for follow-up of well-differentiated thyroid cancer. *Arch Intern Med* 1990;150:437.

Allard RH. The thyroglossal cyst. *Head Neck Surg* 1982;5:134.

Alter C, Moshang T. Diagnostic dilemma: the goiter. *Pediatr Clin N Am* 1991;38:573.

Bachrach L, Foley T Thyroiditis in children. *Pediatr Rev* 1989;6:184.

Bantle JP, et al. Resistance to thyroid hormones: a disorder frequently confused with Graves' disease. *Arch Intern Med* 1982;142:1867.

Barnes HV, Blizzard RM. Antithyroid drug therapy for toxic diffuse goiter (Graves disease): thirty years experience in children and adolescents. *J Pediatr* 1977; 91:313.

Beckett GJ, et al. Thyroid status in patients with chronic renal failure. *Clin Nephrol* 1983;19:172.

Beierwaltes WH. The treatment of thyroid carcinoma with radioactive iodine. *Semin Nucl Med* 1978;8:79.

Bricker H, Hansen HS, Andersen AP Introduction of leukemia by 1311 treatment of thyroid carcinoma. *Br J Cancer* 1973;28:232.

Carnel NE, et al. *Thyroid* 1998;8:647-652.

Clark OH. Thyroid nodules and thyroid cancer: surgical aspects. *West J Med* 1980;133:1.

Cooper DS, et al. Agranulocytosis associated with antithyroid drugs: effects of patient age and drug dose. *Ann Intern Med* 1983;98:26.

De Luca F, et al. Thyroid function in children with cystic fibrosis. *Eur J Pediatr* 1982;138:327.

Esselstyn CB Jr, et al. Hyperparathyroidism after radioactive iodine therapy for Graves' disease. *Surgery* 1982;92:811.

Fish J, Moore RM. Ectopic thyroid tissue and ectopic thyroid carcinoma. *Ann Surg* 1963;157:212.

Flannery TK, Kirkland JL, Copeland KC, et al. Papillary thyroid cancer: a pediatric perspective. *Pediatrics* 1996;98(3 Pt 1):464-466.

Foley TP Sporadic congenital hypothyroidism. In: Dussault JH, Walker P, eds. *Congenital hypothyroidism.* New York: Marcel Dekker, 1983:231-260.

Gaitan E, et al. Endemic goiter and endemic thyroid disorders. *World J Surg* 1991;15:205.

Gorlin J, Sallan S. Thyroid cancer in childhood. *Endocrinol Metab Clin N Am* 1990;19:649.

Gray HW et al. Intravenous perchlorate test in the diagnosis of Hashimoto's disease. *Lancet* 1974;1:335.

Hodges S, et al. Reappraisal of thyroxine treatment in primary hypothyroidism. *Arch Dis Child* 1990;65:1129.

Ivarsson S, et al. Ultrasonic imaging and the differential diagnosis of diffuse thyroid disorders in children. *Am J Dis Child* 1989;143:1369.

Kenady D, et al. Treatment of thyroid malignancies. *Curr Opin Oncol* 1991;3:128.

Lallier M, St Vil D, Giroux M, et al. Prophylactic thyroidectomy for medullary thyroid carcinoma in gene carriers of MEN2 syndrome. *J Pediatr Surg* 1998;Jun;33(6):846-848.

Lindsay AN, Voorhees ML, MacGillivray MH. Multicystic ovaries in primary hypothyroidism. *Obstet Gynecol* 1983;61:433.

Mahoney C. Differential diagnosis of goiter. *Pediatr Clin N Am* 1987;34:891.

Mazzaferri EL, et al. Papillary thyroid carcinoma: the impact of therapy in 576 patients. *Medicine (Baltimore)* 1977;56:171.

McCowen KD, et al. Low dose radioiodide thyroid ablation in postsurgical patients with thyroid cancer. *Am J Med* 1976;61:52.

Newman KD, Black T, Heller G, et al. Differentiated thyroid cancer: determinants of disease progression in patients <21 years of age at diagnosis: a report from the Surgical Discipline Committee of the Children's Cancer Group. *Ann Surg* 1998;227(4):533-541.

Rallison ML, et al. Occurrence and natural history of chronic lymphocytic thyroiditis in childhood. *J Pediatr* 1975;86:675.

Refetoff S. Syndromes of thyroid hormone resistance. *Am J Physiol* 1982;243:E88.

Safa AM, et al. Long-term follow-up results in children and adolescents treated with radioactive iodine (131i) for hyperthyroidism. *N Engl J Med* 1975;292:167.

Stein RB, Nicoloff JT Triiodothyronine withdrawal test: a test of thyroid-pituitary adequacy. *J Clin Endocrinol Metab* 1971;32:127.

Taksu N, et al. Test for recovery from hypothyroidism during thyroxine therapy in Hashimoto's thyroiditis. *Lancet* 1990;336:1084.

Tucker MA, et al. Therapeutic radiation at a young age is linked to secondary thyroid cancer. *Cancer Res* 1991;51:2885.

Tuttle RM, Lemar LL, Burch HB. Clinical features associated with an increased risk of thyroid malignancy in patients with follicular neoplasia by fine-needle aspiration. *Thyroid* 1998;8(5):377-383.

Uller RP, Van Herle AJ. Effects of therapy on serum thyroglobulin levels in patients with Graves' disease. *J Clin Endocrinol Metab* 1978;46:747.

Van Dop C, et al. Pseudotumor cerebri associated with initiation of levo-thyroxine therapy for juvenile hypothyroidism. *N Engl J Med* 1983;308:1076.

Winship T Carcinoma of the thyroid in children. *Trans Am Goiter Assoc* 1951:364.

Winship T, Rosvoll RV Thyroid carcinoma in childhood: final report on a 20-year study. *Clin Proc Child Rosp DC* 1970;26:327.

VII. Doenças Metabólicas

32. Hipoglicemia em Bebês e Crianças

Mark A. Sperling

I. **Princípios gerais**

A. **Perspectivas.** A hipoglicemia da primeira e da segunda infâncias são um grupo de distúrbios que coletivamente refletem uma incapacidade da manutenção da homeostase normal da glicose devida a deficiências nos substratos disponíveis, enzimas ou hormônios. A hipoglicemia dos bebês e das crianças podem ocorrer em dois momentos:

1. No **período neonatal imediato,** quando as hipoglicemias devem-se à prematuridade ou imaturidade, refletindo armazenamento inadequado de substratos, defeitos genéticos em enzimas, hiperinsulinemia e deficiências hormonais. Esses defeitos são relativamente comuns e são uma causa importante de morbidade neonatal.
2. Na **primeira e na segunda infâncias**, quando a hipoglicemia é menos comum e geralmente se deve a uma lesão adquirida do sistema endócrino, insultos ambientais e, ocasionalmente, persistência de anormalidades congênitas ou do desenvolvimento.

B. **Significância da hipoglicemia.** O principal ímpeto para o reconhecimento e tratamento da hipoglicemia neonatal é permitir o desenvolvimento cerebral normal; a maior proporção da glicose metabolizada é utilizada pelo metabolismo cerebral. O crescimento cerebral é mais rápido durante o primeiro ano de vida e as seqüelas a longo prazo da grave hipoglicemia neonatal são o retardo no desenvolvimento cerebral e a atividade epiléptica convulsivante. Quanto mais jovem for o bebê, e mais grave ou prolongada a hipoglicemia, maior o risco de danos neurológicos permanentes. No entanto, **não há nenhuma correlação direta entre o grau e duração da hipoglicemia e o desenvolvimento neurológico subseqüente.**

C. **Definição.** A hipoglicemia clinicamente significativa no recém-nascido imediato, quer esta seja sintomática ou não, é considerada presente quando a glicose no sangue total é menor do que 40 a 45 mg/dL (menos do que 50 mg/dL no soro ou no plasma) nos recém-nascidos a termo e menos do que 30 a 40 mg/dL nos bebês de baixo peso ou nos prematuros (menos do que 45 mg/dL no soro ou no plasma). Algumas autoridades encaram com suspeita qualquer valor de glicose sanguínea menor do que 50 mg/dL no recém-nascido; além do 3º ao 5º dia de vida, tais valores são considerados definitivamente anormais e precisam de tratamento.

D. **Sintomas e sinais**

1. Os sintomas e sinais em **crianças mais velhas** são similares àqueles em adultos e incluem padrões associados à ativação da liberação da adrenalina, incluindo a sudorese, tremores, taquicardia, ansiedade, fraqueza, fome, náusea e vômitos, e aqueles que refletem glicopenia central, incluindo a cefaléia, confusão mental, sonolência, alterações na personalidade, incapacidade de se concentrar, convulsões e perda da consciência.
2. Nos **bebês**, esses padrões podem ser mais sutis e incluir episódios cianóticos, apnéia, recusa alimentar, surtos de definhamento ou abalos mioclônicos, sonolência, temperaturas subnormais e convulsões. Como esses sintomas são inespecíficos e podem ocorrer em outras condições como sepse, asfixia, sangramentos intraventriculares, doença cardíaca congênita e terapia medicamentosa materna, é importante demonstrar que a glicose sanguínea está baixa no momento da ocorrência dos sintomas e que os sintomas desaparecem quando a glicose parenteral é dada em quantidades adequadas para elevar as concentrações sanguíneas de glicose (tríade de Whipple: glicose baixa no momento dos sintomas; desaparecimento dos sintomas e dos sinais quando a glicose é elevada; reaparecimento dos sinais e sintomas quando a glicose é reduzida).

II. **Classificação e incidência de hipoglicemia em bebês e crianças**

A. **Classificação.** Uma classificação baseada em uma abordagem pelo desenvolvimento é delineada na Tabela 32.1. Na forma neonatal transitória, é importante enfatizar que a hipoglicemia pode ser assintomática e que existem alguns grupos de alto risco conforme delineado na Tabela.

Tabela 32.1 Classificação da hipoglicemia em bebês e crianças

NEONATAL-TRANSITÓRIA
- Associada a substrato ou função enzimática inadequadas
  - Prematuridade
  - Pequeno para a idade gestacional
  - O menor de dois gêmeos
  - Bebês com angústia respiratória grave
  - Bebês de mães toxêmicas
- Associada à hiperinsulinemia
  - Bebês de mães diabéticas
  - Bebês com eritroblastose fetal

NEONATAL NA INFÂNCIA OU QUE PERSISTE NA PRÉ-ADOLESCÊNCIA
- Estados hiperinsulinêmicos
  - Hipoglicemia hiperinsulinêmica da infância (HHI)
  - Hiperplasia da célula β
  - Adenoma da célula β
  - Síndrome de Beckwith-Wiedermann
  - Sensibilidade à leucina
  - *A maioria destes está associada a defeitos genéticos específicos na secreção da insulina
- Deficiência hormonal
  - *Pan-hipopituitarismo*
  - Deficiência isolada do hormônio de crescimento
  - Deficiência do ACTH
  - Doença de Addison
  - Deficiência de glucagon
  - Deficiência de epinefrina
- Substrato limitado
  - Hipoglicemia cetótica
  - Cetonúria de cadeia ramificada (doença da urina em xarope de bordo)
- Doença de armazenamento do glicogênio
  - Deficiência da glicose-6-fosfatase
  - Deficiência da amilo 1,6-glicurosidase
  - Deficiência da fosforilase hepática
  - Deficiência da glicogênio-sintetase
- Distúrbios da gliconeogênese
  - Deficiência da carnitina
  - Deficiência da desidrogenase acyl-CoA de cadeia média e de cadeia longa
  - Intoxicação alcoólica aguda
  - Ingestão de ácido valpróico
  - Intoxicação pelo salicilato
  - Deficiência da frutose 1,6-difosfatase
  - Deficiência da piruvato-carboxilase
  - Deficiência da fosfoenol piruvato carboquinase
- Outros defeitos enzimáticos
  - Galactosemia: deficiência da galactose 1-fosfato uridiltransferase
  - Intolerância à frutose: deficiência da frutose 1-fosfato aldolase

ACTH, hormônio adrenocorticotrófico; CoA, coenzima A.

B. Incidência. A incidência global relatada de hipoglicemia no recém-nascido varia de 1,5 a 3 em 1.000 nascimentos vivos e pode ser várias vezes maior em certos grupos vulneráveis. O bebê prematuro ou pequeno para a idade gestacional (PIG) é especialmente vulnerável à hipoglicemia. Dois terços de bebês que são tanto prematuros quanto PIG desenvolvem hipoglicemia clinicamente significativa. A hipoglicemia nestes bebês deve-se a uma combinação de estoques inadequados de glicogênio, proteína e gordura para manter a produção de glicose (deficiência de substrato) e possível imaturidade das enzimas hepáticas gliconeogênicas; os sistemas hormonais parecem adequados. A maioria dos bebês (80 a 90%) nascidos de mães com diabetes insulinodependente ou gestacional são incluídos neste grupo de hipoglicemias neonatais transitórias. Apenas uma minoria (menos de 20%) tem hipoglicemia grave persistente. Quando a hipoglicemia persiste, alguma forma de hiperinsulinismo é mais provável, especialmente aqueles que se apresentam como recém-nascidos.

III. Tratamento

A. Neonatal transitória. Os recém-nascidos com sintomas sugestivos de hipoglicemia e todos os recém-nascidos em grupos de alto risco (Tabela 32.1) devem ser rastreados para a hipoglicemia por um teste com fita (Hemoglucotest, Chemstrips; Dextrostix) e ter os seus baixos valores confirmados pela determinação formal de uma glicose laboratorial. Se os valores baixos de glicose forem confirmados, o tratamento com uma infusão intravenosa de glicose a 6 a 8 mg/kg por minuto deve ser iniciado. Os valores baixos de glicose tendem a ocorrer durante as primeiras 6 a 10 horas, especialmente se a alimentação for retardada, se houver alguma doença associada à angústia respiratória ou se a mãe for diabética. A hipoglicemia geralmente se resolve em 2 a 3 dias, quando então a glicose intravenosa pode ser gradualmente diminuída até ser suspensa. Três importantes advertências são seguidas:

1. A suplementação oral com glicose pode, por si mesma, não ser adequada, mas a alimentação oral deve ser administrada conforme tolerada.
2. A interrupção súbita da glicose hipertônica (10 a 15%) que foi infundida pode, por si mesmo, desencadear hipoglicemia, de modo que todas as estratégias de tratamento precisam de uma diminuição gradual da velocidade de infusão da glicose intravenosa. O prognóstico para esse grupo é muito bom. Embora possa ocorrer um prejuízo mínimo da função intelectual pode ocorrer, não ocorrem deficiências neurológicas graves.
3. Durante o trabalho de parto e o parto, a infusão intravenosa de glicose para a mãe não deve produzir hiperglicemia materna em excesso de aproximadamente 100 mg/dL. Como a glicose pode ser transferida para o feto, a sua suspensão súbita após a separação do cordão umbilical pode causar uma queda abrupta na concentração de glicose no recém-nascido.

Em bebês de mães diabéticas está se tornando cada vez mais aparente que o controle metabólico *antepartum* estrito minimiza ou elimina a hipoglicemia no recém-nascido assim como outras características tradicionalmente associadas a esses bebês: macrossomia, angústia respiratória, policitemia, hiperbilirrubinemia, hipocalcemia e malformação congênita. Nas mães diabéticas que não foram agressivamente tratadas *antepartum*, esses problemas neonatais precisam de terapia, além do tratamento da hipoglicemia.

B. Neonatal persistente (Tabela 32.1). Quando a hipoglicemia e os sintomas persistem ou recorrem apesar das velocidades de infusão da glicose de 6-8 mg/kg por minuto para 12-16 mg/kg por minuto, é mais provável que haja excesso hormonal (hiperinsulinemia), deficiência hormonal (cortisol, hormônio do crescimento, glucagon) ou um erro inato da síntese do glicogênio ou da gliconeogênese. As velocidades de infusão da glicose de até 20 a 25 mg/kg por minuto podem ser necessárias para manter euglicemia, especialmente em pacientes com hiperinsulinismo. Pistas clínicas para a existência de uma dessas síndromes freqüentemente estão presentes: tamanho grande (macrossomia) na hiperinsulinemia; microcefalia ou defeitos faciais da linha média no hipo-hipofisarismo; e hepatomegalia nas doenças de armazenamento do glicogênio. No momento dos sintomas hipoglicêmicos, o passo essencial para determinar a sua causa é uma amostra de sangue antes e 30 minutos após uma injeção intravenosa ou intramuscular de glucagon a 30 μg/kg. Antes do teste de glucagon, a infusão de glicose deve ser suspensa por 30 a 60 minutos. Enquanto essas amostras estão sendo analisadas quanto aos substratos e hormônios, conforme delineado na Tabela 32.2, a terapia é iniciada de uma maneira seqüencial, conforme delineado na Tabela 32.3. A hipoglicemia neonatal persistente pode quase sempre ser precipitada por um período de jejum. Um jejum de 6 horas ou menos que provoque hipoglicemia quase sempre é devido a um excesso de insulina.

Tabela 32.2 Análise da amostra sanguínea antes e 30 minutos depois da administração de glucagon[a]

Substratos	Hormônios
Glicose	Insulina
Ácidos graxos livres	Cortisol
Cetonas	Hormônio do crescimento
Lactato	T4, TSH[b]
Ácido úrico	Glucagon

1. **Estados hiperinsulinêmicos**
   a. **Avaliação.** Se o bebê for grande, o *incremento* na glicose após o glucagon excede 40 mg/dL, as cetonas estão ausentes ou são baixas, e os ácidos graxos livres (AGLs) são baixos, então a hiperinsulinemia é mais provável. Um nível de insulina maior do que 10 μU/mL no momento em que a glicose é menor do que 40 mg/dL confirma este diagnóstico. Comumente, os níveis de insulina são maiores do que 20 μU/mL, mas qualquer nível maior do que 5 a 10 μU/mL no momento da hipoglicemia é fortemente sugestivo de hiperinsulinemia. Um nível elevado de amônia no soro (maior do que 80 μM/L) sugere deficiência da glutamato desidrogenase. Os pacientes com mutações ativantes de glucoquinase (Fig. 32.1) freqüentemente têm uma história familiar compatível com uma herança autossômica dominante. Tais pacientes respondem favoravelmente a medidas clínicas como o diazóxido (a uma dose modesta de 5 a 15 mg/kg por dia) ou somatostatina de ação longa. Quando essas medidas falham após 2 ou 3 dias, quando há uma forte história familiar compatível com uma herança autossômica recessiva ou se o bebê foi macrossômico ao nascimento, uma destas formas graves de defeitos no canal de potássio (K_{ATP}) que governa a secreção de insulina com hiperplasia variável das ilhotas ou adenoma de células β é provável.
   b. **Etiologia.** Se o bebê tiver alguma forma de hiperplasia das células das ilhotas ou um adenoma, pode ser confirmado definitivamente apenas pelo exame histológico do tecido biopsiado. Alguns centros especializados estão desenvolvendo métodos para distinguir as entidades descritas anteriormente, generalizadas ou localizadas, no pâncreas, por meio de uma estimulação arterial seletiva com amostragem venosa hepática para a detecção de um gradiente progressivo na secreção da insulina, interpretação das amostras de biópsia e técnicas moleculares para determinar se está indicada a pancreatectomia parcial ou quase total. A hiperinsulinemia e a hipoglicemia também ocorrem em aproximadamente 50% dos bebês com a síndrome de **Beckwith-Wiedermann**, que se caracteriza por gigantismo, onfalocele, macroglossia, visceromegalia, fissuras distintas nos lóbulos das orelhas e hiperplasia dos rins, pâncreas e gônadas. Outras características incluem a macrocefalia, hemiipertrofia e, ocasionalmente, nevo flame-

Tabela 32.3 Estratégia terapêutica seqüencial na hipoglicemia neonatal persistente[a]

Duração	Droga	Dosagem
3 dias	Hidrocortisona ou prednisona	5 mg/kg/d IM 1-2 mg/kg/d VO
3 dias	Hormônio do crescimento	1 U/dia IM
5 dias	Diazóxido	10-25 mg/kg/dia VO Doses divididas três vezes ao dia

[a]Se a hipoglicemia persistir e a hiperinsulinemia for confirmada, a pancreatectomia deve ser realizada.

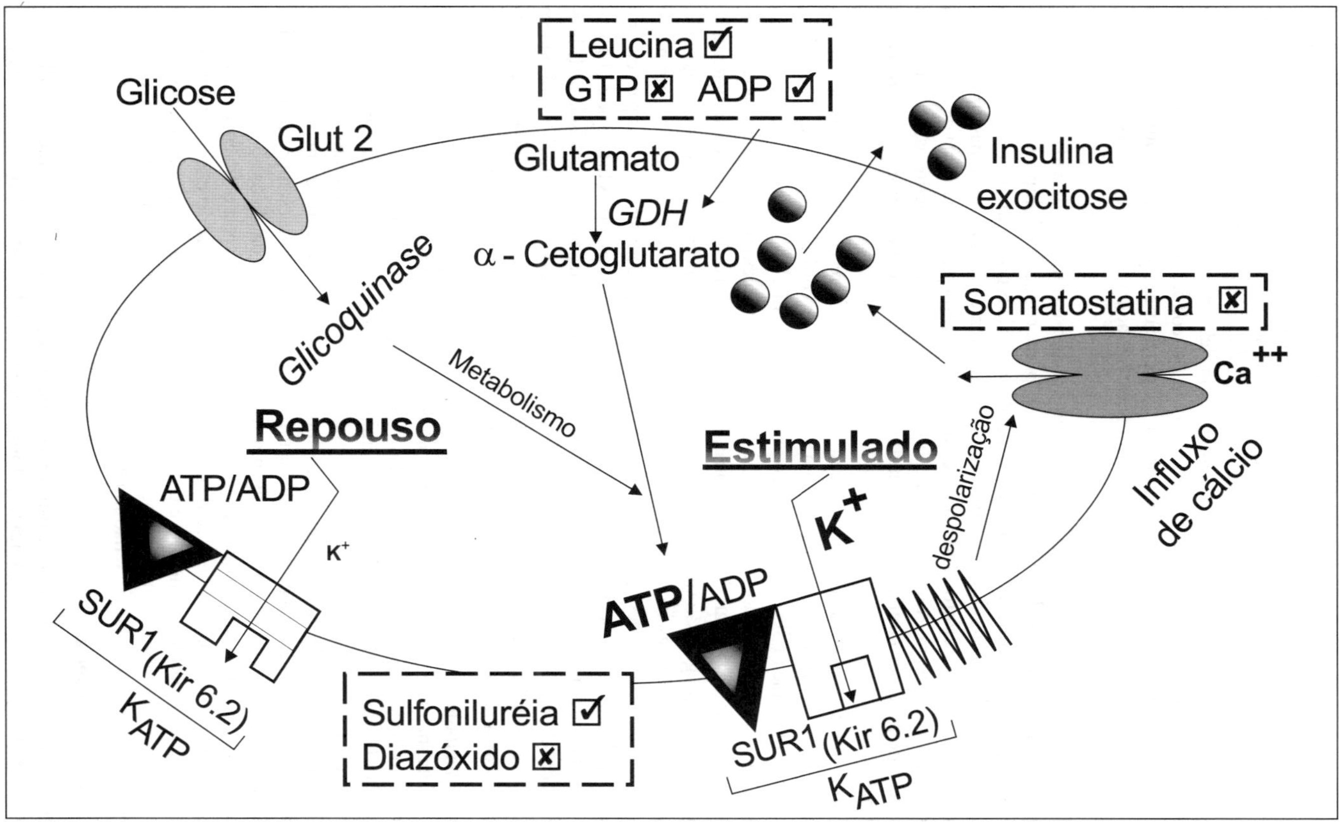

FIG. 32.1. Modelo de secreção de insulina e a sua regulação na célula β-pancreática. (Veja *Endocrinal Metab Clin N Am,* 1999; 28:695-708.)

jante da face. Os indivíduos afetados apresentam uma predileção para o desenvolvimento de tumores, como o tumor de Wilms, hepatoblastoma e rabdomiossarcoma.

c. **Tratamento.** É importante não retardar a pancreatectomia local, subtotal (80%) ou quase total (95%) quando o diagnóstico de hiperinsulinemia é confirmado e a hipoglicemia persiste apesar da administração de glicose intravenosa em excesso de 10 mg/kg por minuto além do tratamento continuado com glicocorticóides e diazóxido, conforme delineado na Tabela 32.3. Esse grupo de pacientes mais provavelmente sofrerá déficits neurológicos permanentes se o tratamento definitivo pela cirurgia for retardado. O octreotídeo análogo da somatostatina de ação longa, fornece uma inibição temporária da secreção excessiva de insulina, mas o seu emprego em hipoglicemia neonatal ou infantil grave causada pela insulina excessiva nem sempre é efetiva.

2. **Deficiência hormonal.** A hipoglicemia grave durante as horas iniciais de vida ocorre com o pan-hipo-hipofisarismo devido a uma hipoplasia ou aplasia congênita da hipófise ou da separação funcional do hipotálamo e dos seus fatores de liberação da hipófise anterior. Apesar da deficiência de hormônio do crescimento, esses bebês têm um tamanho normal ao nascimento. Em homens, a microcefalia e criptorquidia fornecem uma forte pista para a existência de deficiência de gonadotrofina *in utero*. A icterícia e a hepatomegalia são freqüentemente associadas a esta síndrome, que pode ser familiar. Um defeito facial da linha média anterior pode ocorrer em alguns pacientes.

   A **amostra de sangue crítica** no momento da hipoglicemia revela baixos níveis de insulina (menos de 5 a 10 μU/mL) em associação com níveis baixos de cortisol, tiroxina (T_4), hormônio estimulante da tireóide (TSH) e hormônio do crescimento. O nível de hormônio de crescimento precisa ser interpretado sabendo-se que os recém-nascidos normais têm uma concentração basal de 20 a 40 ng/mL nos dias iniciais de vida. Cetonas, AGLs e ácido úrico são normais, e o incremento glicêmico após o glucagon são subnormais, ou dentro da variação normal em vez de exagerados, como ocorre nos recém-nascidos hiperinsulinêmicos. Esses bebês respondem significativamnete à reposição com glicocorticóides e hormônio do crescimento, que podem ser essenciais para evitar a hipoglicemia durante o primeiro ano de vida. A reposição de cortisol em doses fisiológicas (10 a 15 mg/m^2 por dia, duas a três vezes ao dia) é por toda a vida. Raramente, a deficiência isolada de hormônio do crescimento ou a deficiência isolada do hormônio adrenocorticotrófico/cortisol podem ser responsáveis pela hipoglicemia neonatal. O diagnóstico novamente é estabelecido na amostra de sangue de rastreamento. A terapia de reposição com o hormônio melhora os sintomas.

3. **Defeitos metabólicos.** Os defeitos metabólicos que causam hipoglicemia no recém-nascido na fase imediata incluem a doença do armazenamento do glicogênio tipo 1, galactosemia e doença da urina em xarope de bordo. Os bebês afetados têm acidose metabólica, hepatomegalia, concentrações elevadas de ácido úrico e lático, cetonemia e cetonúria, e AGLs elevadas. Eles também podem ter a redução na uréia de um açúcar que não é a glicose. Os níveis plasmáticos de hormônios são normais, mas o incremento glicêmico após o glucagon está acentuadamente diminuído ou ausente. Uma hipoglicemia profunda nos primeiros dias de vida pode estar presente em bebês com **doença do armazenamento do glicogênio tipo 1** (deficiência da glicose-6-fosfatase), pois tanto a degradação do glicogênio quanto a gliconeogênese são detidas pela deficiência dessa enzima na etapa final crítica para a liberação da glicose livre. A **galactosemia** deve ser considerada em um bebê com icterícia, hepatomegalia e um açúcar não reduzido na urina, mas a hipoglicemia não precisa estar consistentemente presente. A maioria dos indivíduos com erros inatos do metabolismo apresenta-se na infância, e não imediatamente após o nascimento.

C. **Primeira e segunda infâncias**

1. **Incidência.** Além do período do recém-nascido, a hipoglicemia em bebês e crianças é distintamente incomum e geralmente significa uma forma mais leve de hiperinsulinemia, como a devida a uma mutação ativante da glucoquinase ou glutamato-desidrogenase (Fig. 32.1), deficiência hormonal ou erro metabólico inato. A incapacidade de manter a euglicemia durante o jejum e a

deficiência adquirida dos hormônios predominam durante o final da primeira e da segunda infância.

2. **Ocorrência.** Um momento comum para a apresentação da hiperinsulinemia mais leve e dos defeitos da gliconeogênese é nas idades de 3 a 6 meses, quando os bebês estão dormindo à noite por períodos progressivamente mais longos. As alimentações não são mais dadas a intervalos de 3 a 4 horas, e o bebê está progressivamente "jejuando" por mais de 8 horas durante o sono noturno. A amamentação de demanda por períodos mais longos pode retardar ainda mais a emergência da hipoglicemia de jejum.
3. **Sinais e sintomas.** Os sintomas podem ser drásticos e incluir convulsões e coma, e podem ser leves, como irritabilidade, incoordenação motora e surtos de letargia. Um elevado índice de suspeita é necessário, especialmente se os sintomas recorrerem a momentos regulares do dia em relação à alimentação e aos seus intervalos.
4. **Avaliação.** Uma amostra de sangue adequada no momento dos sintomas pode documentar a hipoglicemia e pode ser usada para medir os substratos ou os hormônios de modo a confirmar a hiperinsulinemia. Em qualquer bebê que se apresenta com convulsões pela primeira vez, a hipoglicemia deve ser excluída. Se a amostra de sangue crítica não for obtida no momento dos sintomas, é necessário internar a criança por 10 a 20 horas de jejum sob observação. Quando os sintomas são provocados, uma amostra de sangue antes e depois da administração de glucagon é obtida para análise dos substratos e hormônios (Tabela 32.2).
5. **Diagnóstico diferencial**
   a. **Hiperinsulinemia**
      (1) A hiperinsulinemia é a causa mais comum de hipoglicemia nos primeiros 6 meses de vida. Os achados na amostra de sangue inicial no momento dos sintomas demonstram uma glicose baixa, AGLs baixos e cetonas baixas, enquanto os valores de insulina são inapropriadamente altos (maiores do que 5 a 10 μU/mL) quando a glicose é inapropriadamente baixa (menos que 40 mg/dL). Os níveis de cortisol e de hormônio de crescimento são normais e não há acidose metabólica. A *sensibilidade à leucina, anteriormente considerada uma identidade distinta*, agora é encarada como uma variante de hiperinsulinemia provocada pelo conteúdo de aminoácidos no leite e devida a mutações ativas do glutamato desidrogenase (Fig. 32.1). No momento dos sintomas espontâneos, ou se provocados pelo jejum, o teste do glucagon novamente resulta em uma resposta exagerada da glicose sanguínea.

      (2) **O tratamento** difere do tratamento no recém-nascido, pois os bebês afetados não precisam de infusão contínua de glicose, nem o hormônio de crescimento ou o cortisol são indicados. Uma tentativa mais prolongada com diazóxido, a uma dosagem de 5 a 15 mg/kg por dia VO em três dosagens, pode manter a euglicemia nesses pacientes, de modo que, se bem-sucedida, a terapia com o diazóxido pode ser continuada por meses a anos. O octreotídeo pode ser benéfico nessas circunstâncias. No entanto, se a hipoglicemia recorrer apesar de doses adequadas de diazóxido, ou se efeitos colaterais como o hirsutismo, edema, hipertensão e hiperuricemia se tornarem intoleráveis, pode ser indicada a pancreatectomia parcial.

      A *hiperinsulinemia factícia* resultante da injeção deliberada de insulina como uma forma de abuso infantil pode simular a hipoglicemia espontânea devida à hiperinsulinemia endógena e causa episódios repetidos de hipoglicemia sintomática. A suspeita é levantada pela presença de níveis inapropriadamente altos de insulina (maiores do que 100 μU/mL) que então requer medida da concentração do *peptídeo C* na mesma amostra. Já que as concentrações do peptídeo C refletem a secreção endógena de insulina, elas são baixas, enquanto os níveis de insulina são altos na hipoglicemia factícia; na hiperinsulinemia endógena, os níveis do peptídeo C são comensuráveis com o grau de hiperinsulinemia.

   b. **Deficiência hormonal.** A deficiência do **hormônio de crescimento** ou do **cortisol** pode *raramente* causar hipoglicemia após os primeiros meses de vida, mas isso é provável apenas durante o jejum prolongado. O diagnóstico é estabelecido com base nos resultados da amostra de sangue definitiva no momento dos sintomas; o incremento glicêmico após a administração do glucagon é diminuída ou quase normal. Durante o jejum, a glicose também declina enquanto os AGLs e as cetonas aumentam, dessa forma simulando a chamada hipoglicemia **cetótica.** Em crianças mais velhas, pode haver pistas clínicas como baixa estatura, velocidade de crescimento lento ou sintomas associados a uma lesão intracraniana expansiva, indicativos de uma doença hipofisária; há também hiperpigmentação, ânsia por sal, hiponatremia e hiperpotassemia na insuficiência supra-renal progressiva ou doença de Addison.

c. **Hipoglicemia cetótica.** Essa é a causa **mais comum** de hipoglicemia em bebês e crianças com idades de 6 meses a 6 anos.

(1) **Etiologia.** A causa parece ser uma inabilidade em adaptar-se ao jejum, apesar de que, fora a hipoglicemia cetótica associada à deficiência hormonal, os mecanismos específicos não são compreendidos. A hipoglicemia, ocasionalmente com sintomas graves, como convulsões, ocorre após ingesta limitada ou distúrbios gastrointestinais combinados com um jejum relativamente longo após sono prolongado.

(2) **Avaliação.** Na amostra de sangue crítica, a glicose e a insulina são baixas, enquanto as cetonas são altas, e pode haver cetonúria. Há um incremento subnormal glicêmico com o estímulo pelo glucagon, e a síndrome pode ser produzida por um jejum de 14 a 24 horas. Já que a síndrome pode ser simulada pela deficiência hormonal, os níveis do hormônio de crescimento e do cortisol devem sempre ser mensurados, conforme delineado na Tabela 32.2, e a reposição, fornecida conforme indicado.

(3) **Tratamento.** Tipicamente, a deficiência hormonal não está presente e o tratamento consiste em uma dieta com elevado conteúdo de carboidratos e proteínas, com alimentações freqüentes durante o dia. Durante uma doença intercorrente, bebidas com elevado teor de glicose são encorajados e a urina é examinada quanto a presença de cetonas. O aparecimento de cetonúria, apesar de alimentos com alto conteúdo de glicose, justifica admissão para glicose intravenosa temporária a uma velocidade de 6 a 8 mg/kg por minuto para evitar uma grave reação hipoglicêmica. A maioria dos pacientes responde bem a um regime com elevado conteúdo de carboidratos e de proteínas, e resolve espontaneamente a tendência por volta dos 7 a 8 anos.

d. **Deficiência de carnitina.** A deficiência sistêmica de carnitina ou a *deficiência de acilcarnitina transferase* são causas raras de hipoglicemia provocada pelo jejum e algumas vezes associada à hipotonia muscular e miocardiopatia. A carnitina e a sua enzima transferase são essenciais para o transporte de AGLs através da membrana mitocondrial, enquanto o metabolismo dos AGLs produz energia para a gliconeogênese e onde ocorre a cetogênese. A hipoglicemia nessas condições é caracterizada por um nível de cetonas no sangue baixo a ausente, níveis baixos de insulina e de hormônio do crescimento, e um nível normal de cortisol; há uma resposta glicêmica negligenciável ao glucagon. O diagnóstico definitivo pode necessitar da medida dos níveis de carnitina no fígado e no sangue.

(1) Uma situação clínica similar resulta da ingestão de hipoglicina, o princípio ativo da fruta *akee* não madura, que é responsável pela hipoglicemia na **doença de vômitos jamaicana.**

(2) A hipoglicemia não cetótica e os níveis baixos de carnitina algumas vezes associados à hipotonia e à miocardiopatia são também padrões das síndromes cada vez mais reconhecidas da **deficiência da desidrogenase da acyl coenzima A (acyl-CoA) de cadeia média (MCADD) e da deficiência da desidrogenase da acyl coenzima A (Acyl CoA) de cadeia longa. A MCADD não é uma doença incomum, com uma incidência tão elevada quanto 1 a 10.000 nascimentos.** Portanto, essa entidade deve ser considerada em uma criança que se apresenta com convulsões e hipoglicemia durante uma doença intercorrente com vômitos e incapacidade de reter o alimento ingerido. Os ácidos dicarboxílicos na urina e outros testes especiais são necessários para confirmar o diagnóstico. *Observe que essas*

doenças e todas as formas de hiperinsulinemia são associadas a cetonas baixas e podem facilmente ser distinguidas umas das outras com base no nível de insulina e na resposta glicêmica ao glucagon, que é alta na hiperinsulinemia e baixa na deficiência de carnitina. *Em todas as outras formas de hipoglicemia, as cetonas estão elevadas.*

e. **Deficiência de enzimas**

(1) **Doença do armazenamento do glicogênio** (veja Capítulo 37)

(a) A deficiência da glicose-6- fosfatase (doença do armazenamento do glicogênio do tipo 1) pode se apresentar com profunda hipoglicemia nos primeiros dias ou semanas de vida, mas mais tipicamente durante a primeira e a segunda infâncias, com retardo do crescimento, abdome protuberante, hepatomegalia, xantomas eruptivos, acidose crônica e hiperlipidemia; os níveis de AGLs, de triglicerídeos, lactato, piruvato e ácido úrico são altos, e os níveis de insulina são baixos. As tendências hemorrágicas são causadas por uma função plaquetária anormal, mas não por um número anormal de plaquetas. Em resposta à injeção do glucagon, os níveis de lactato elevam-se, mas a resposta glicêmica está ausente. O diagnóstico definitivo requer uma biópsia hepática para o exame histológico, juntamente com uma medida *in vitro* da atividade enzimática. A alimentação intragástrica contínua noturna com glicose, polímero de glicose (4 a 6 mg/kg por minuto), ou amido de milho (para fornecer aproximadamente um terço das calorias totais diárias), juntamente com alimentações freqüentes com alto teor de carboidratos durante o dia, melhorará acentuadamente as anormalidades bioquímicas e resultará em uma recuperação da velocidade do crescimento, assim como em uma acentuada redução no tamanho do fígado. Na criança sem tratamento, os sintomas de hipoglicemia melhoram espontaneamente com a idade. No entanto, com a instituição de uma terapia intensiva pela alimentação intragástrica e a normalização de vários dos índices anormais bioquímicos, a sensibilidade dos sintomas e sinais hipoglicêmicos, inclusive convulsões, retornam. Portanto, é necessária um monitoramento meticuloso, uma vez que se inicie a terapia intensiva.

(b) As características clínicas da hipoglicemia de jejum e a hepatomegalia (mas geralmente sem acidose) ocorrem em um grau muito mais leve na doença de armazenamento do glicogênio do tipo 3 (deficiência da amilo-1,6-glicosidase; deficiência do debrancher) e na doença de armazenamento do glicogênio do tipo 6 (deficiência da fosforilase hepática). Ambas requerem biópsia tissular e medida das enzimas para o diagnóstico definitivo, e ambos os tipos respondem à alimentação freqüente com alto teor de carboidratos, embora a alimentação intragástrica noturna contínua possa ser benéfica em alguns casos de doença do armazenamento do glicogênio do tipo 3.

(c) A deficiência da glicogênio sintase, uma deficiência enzimática extremamente rara, causa hipoglicemia grave com jejum, pois não é possível nenhum acúmulo de glicogênio.

(2) **Distúrbios da gliconeogênese**

(a) **Deficiência da frutose-1,6-difosfatase** está associada a uma hipoglicemia grave durante o jejum prolongado ou com infecções. A hepatomegalia está presente, assim como a acidose crônica exagerada pelo jejum. Os episódios de hipoglicemia podem ser intensamente tratados com glicose e bicarbonato; a *frutose deve ser evitada* em todos os momentos, pois ela, assim como vários metabólicos intermediários (alanina, glicerol, lactato), inibe intensamente a produção da glicose e, portanto, provoca hipoglicemia. O diagnóstico definitivo requer um ensaio enzimático na biópsia hepática ou nos leucócitos.

(b) Com a **intolerância hereditária à frutose (deficiência da frutose-1-fosfato aldolase)** os episódios hipoglicêmicos são provocados apenas após a ingestão da frutose. Os sin-

Tabela 32.4 Diagnóstico da hipoglicemia aguda nos bebês e crianças

SINTOMAS AGUDOS PRESENTES

1. Obter uma amostra de sangue antes e 30 minutos depois da administração do glucagon
2. Obter uma amostra de urina assim que possível. Examinar a presença de cetonas; se não estiverem presentes, e a hipoglicemia for confirmada, suspeitar de hiperinsulinemia ou deficiência de carnitina; se presentes, suspeitar de hipoglicemia cetótica, deficiência hormonal, erro inato do metabolismo do glicogênio ou gliconeogênese
3. Medir a glicose na amostra original de sangue. Se a hipoglicemia for confirmada, prosseguir com a medida do substrato-hormônio como na Tabela 32.2
4. Se o incremento glicêmico após o glucagon exceder 40 mg/dL o basal, suspeitar de hiperinsulinemia
5. Se o nível de insulina no momento da confirmação da hipoglicemia for maior do que 100 μU/mL, suspeitar de hiperinsulinemia factícia (injeção exógena de insulina). Admitir ao hospital para testes provocativos
6. Se o cortisol for menor do que 10 μg/dL e o hormônio do crescimento menor do que 5 ng/dL, suspeitar de insuficiência supra-renal ou doença hipofisária. Admitir ao hospital para teste provocativo

HISTÓRIA SUGESTIVA DE SINTOMAS AGUDOS NÃO PRESENTES

1. História cuidadosa para a relação dos sintomas em relação ao momento e tipo de ingestão alimentar tendo em mente a idade do paciente (Tabela 32.1); excluir a possibilidade de ingestão de álcool e drogas; avaliar a possibilidade de injeção de insulina; ânsia por sal; velocidade de crescimento; doença intracraniana
2. Exame cuidadoso para a hepatomegalia (doença do armazenamento do glicogênio; defeito na gliconeogênese); pigmentação (falência supra-renal); estatura e *status* neurológico (doença hipofisária)
3. Admitir ao hospital para teste provocativo por:
    a. Jejum de 24 horas sob cuidadosa observação; quando os sintomas são provocados, prosseguir com passos 1 a 4 como quando os sintomas agudos estão presentes
    b. Função hipofisária-supra-renal via teste de estimulação arginina-insulina, se indicado
4. Biópsia hepática para histologia e determinação enzimática, se indicada
5. Teste de tolerância à glicose oral (1,75 g/kg; máx 75 g) em caso de suspeita de hipoglicemia reativa em um adolescente

tomas podem ser graves e associados a episódios agudos de vômitos; a má alimentação e a incapacidade de se desenvolver normalmente estão presentes em outros momentos. Os bebês afetados aprendem a evitar alimentos que contêm frutose e doces. Uma *dieta livre em frutose deve ser instituída.*

(c) Na **deficiência do ácido fosfoenolpirúvico carboxiquinase** (deficiência de PEPCK), a hipoglicemia de jejum resulta da incapacidade de se iniciar a gliconeogênese no ponto de entrada-chave de vários intermediários. O diagnóstico requer uma demonstração de que a infusão de lactato ou de alanina não tem nenhum efeito glicêmico, pois eles precisam da PEPCK para penetrar na gliconeogênese, enquanto a infusão de glicerol resulta em uma resposta glicêmica normal, pois não é metabolizado pelo PEPCK. Essa causa é extremamente rara. As técnicas de diagnóstico molecular estão se tornando disponíveis para as doenças de armazenamento da glicose e podem eliminar a necessidade de biópsia hepática ou outros ensaios enzimáticos tissulares.

f. **Álcool e outras drogas.** Uma causa mais importante de hipoglicemia devida à interrupção aguda da gliconeogênese em bebês e crianças é a ingestão de álcool. O metabolismo do álcool a acetaldeído requer co-fatores também essenciais para a gliconeogênese. No entanto, o metabolismo hepático do álcool parece tomar preferência, dessa forma depletando os co-fatores essenciais para a gliconeogênese. Conseqüentemente, a *hipoglicemia induzida pelo álcool* ocorre apenas quando as reservas de glicogênio estão depletadas após 6 a 8 horas de jejum. A deglutição inadvertida de álcool deixado descuidadamente (síndrome da manhã de domingo) ou a alimentação deliberada de álcool como vinho e cerveja a bebês e crianças pequenas privadas de

Tabela 32.5 Clínica e diagnóstico diferencial na hipoglicemia infantil

		Cetonas urinárias (K) ou açúcares		Soro		Resposta glicêmica ao glucagon		Efeito do jejum de 24 a 36 h no plasma				
Condição	**Hipoglicemia**	**reduzidos (S)**	**Hepatomegalia**	**Lipídios**	**Ácido úrico**	**Alimentado**	**Em jejum**	**Glicose**	**Insulina**	**Cetonas**	**Alanina**	**Lactato**
Normal	0	0	0	N	N	↑↑	↑	↓	↓	↑	↓	N
Hiperinsulinemia	Recorrente grave	0	0	N ou↓	N	↑↑	↑↑	↓↓	↑↑	↓↓	N	N
Hiperglicemia cetótica	Grave com perda das refeições	K+++	0	N	N	↑	0-↑	↓↓	↓	↑↑	↓↓	N
Hipo-hipofisarismo	Moderada com a perda das refeições	K++	0	N	N	↑	0-↑	↓↓	↓	↑↑	↓↓	N
Insuficiência supra-renal	Grave com a perda das refeições	K++	0	N	N	↑	0-↑	↓↓	↓	↑↑	↓↓	N
Deficiência enzimática												
Glicose-6-fosfatase	Grave e constante	K+++	+++	↑↑	↑↑	0	0	↓↓	↓	↑↑	↑↑	↑↑
Debrancher	Moderada com o jejum	K++	+	N	N	↑	0	↓↓	↓	↑↑	↓↓	N
Fosforilase	Leve a moderada	K++	+	N	N	0-↑	0	↓	↓	↑↑	↓↓	N
Frutose 1,6-difosfatase	Grave com o jejum	K++++	+++	↑↑	↑↑	↑	0	↓↓	↓	↑↑	↑↑	↑↑
Galactosemia	Após leite e laticínios	O-S +++	+++	N	N	↑	0	↓	↓	↑	↓	N
Intolerância à frutose	Após frutose	0-S+++	+++	N	N	↑	0-↑	↓	↓	↑	↓	N
Eficiência de carnitina	Moderada a grave com o jejum	0	0- +	↓	N	↑	0	↓	↓	↓	N	N-↑

N, normal; 0, asente; ↑, pequeno aumento; ↑↑, grande aumento; ↓, alguma redução, ↓↓, acentuada redução; +, ligeira; ++, pequena; +++, moderada; ++++, grande.

alimentos (p. ex., durante uma longa viagem de carro) podem provocar uma reação hipoglicêmica. A resposta à glicose intravenosa é significativa. Nenhuma investigação para esse episódio isolado de hipoglicemia é necessária se a história de ingestão de álcool puder ser definida. Similarmente, episódios isolados de hipoglicemia causados pelo uso inadvertido de *drogas hipoglicemiantes orais* em crianças não precisam de investigação. O *ácido valpróico,* usado para as convulsões, interfere na oxidação dos ácidos graxos e, indiretamente, na gliconeogênese. Portanto os seus efeitos tóxicos incluem a hipoglicemia não cetótica, especialmente durante o jejum.

g. **Hipoglicemia reativa.** Esta forma de hipoglicemia pós-prandial é freqüentemente suspeitada em crianças e adolescentes, mas, na verdade, é bastante incomum. O diagnóstico requer a demonstração de níveis de glicose sanguínea menores que 50 mg/dL entre a terceira e a quinta horas de um teste oral de tolerância a glicose realizado da maneira prescrita (1,75 g/kg com um máximo de 75 g após 3 dias de ingesta normal de carboidratos).

IV. **Resumo.** Uma abordagem ao diagnóstico da hipoglicemia em bebês além do período neonatal imediato e em crianças é delineado na Tabela 32.4. Os padrões clínicos e o diagnóstico diferencial das formas mais comuns de hipoglicemia infantil são delineados na Tabela 32.5. O tratamento é discutido para cada causa no texto.

Referências Selecionadas

Burchell A, Bell JE, Busuttil A, et al. Hepatic microsomal glucose-6-phosphatase system and sudden infant death syndrome. *Lancet* 1989;2:291-294.

deLonlay-Debeney P, Poggie-Travert F, Founet JC, et al. Clinical features of 52 neonates with hyperinsulinism. *N Engl J Med* 1999;340:1169-1175.

Glaser B, Kesavan P, Heyman M, et al. Familial hyperinsulinism caused by an activating glucokinase mutation. *N Engl J Med* 1998;328:226-230.

Lteif AN, Schwenck WF. Hypoglycemia in infants and children. *Endocrinol Metab Clin N Am* 1999;28:619-646.

Sperling MA. Hypoglycemia. In: Behrman R, ed. *Nelson Textbook* of *pediatrics,* 16th ed. Philadelphia: WB Saunders, 2000:439-450.

Sperling MA, Menon RK Hyperinsulinemic hypoglycemia of infancy. *Endocrinol Metab Clin N Am* 1999;28:695-708.

Stanley CA. Dissecting the spectrum of fatty acid oxidation disorders. *J Pediatr* 1998;132:384-386.

Stanley CA, Baker L. The causes of neonatal hypoglycemia. *N Engl J Med* 1999;340:1200-1201.

Stanley CA, Lieu YK, Hsu BY, et al. Hyperinsulinism and hyperammonemia in infants with regulatory mutations of the glutamate deydrogenase gene. *N Engl J Med* 1998;238:1352-1357.

Verkarre V, Fournet JC, deLonlay P, et al. Paternal mutation of the sulfonylurea receptor (SUR1) gene and maternal loss of 11p15 imprinted genes lead to persistent hyperinsulinism in focal adenomatous hyperplasia. *J Clin Invest* 1998;102:1286-1291.

Wolfsdorf JI, Holm IA, Weinstein DA. Glycogen storage diseases. Phenotypic, genetic, and biochemical characteristics, and therapy. *Endocrinol Metab Clin N Am* 1999;28:801-823.

33. Hipoglicemia em Adultos

Mayer B. Davidson

A hipoglicemia é uma anormalidade, não uma doença. Uma concentração de glicose anormalmente baixa pode ser causada por numerosos fatores, como drogas, tumores, anatomia gastrointestinal alterada e falhas nos tecidos endócrinos e não endócrinos. A hipoglicemia até mesmo ocorre em associação a uma tolerância à glicose prejudicada e infecção, situações que classicamente foram associadas a níveis elevados de glicose. Esse capítulo descreve uma abordagem prática em adultos para o assunto freqüentemente confuso da hipoglicemia.

I. **Definição.** Um dos grandes problemas é como definir a hipoglicemia, isto é, que concentração de glicose é anormalmente baixa? Uma consideração importante é se as concentrações de glicose estão sendo mensuradas no sangue total ou no plasma. A concentração de glicose no plasma ou no soro é aproximadamente 12% maior do que no sangue total (*não* 12 mg/dL, algumas vezes escrito como 12 mg%). As condições sob as quais a amostra é colhida também são importantes. Por exemplo, uma concentração plasmática de glicose de 54 mg/dL é anormal após jejum de uma noite inteira, mas não 4 horas após uma refeição rica em carboidratos ou após estímulo oral com dextrose. Defino a hipoglicemia pelos critérios listados na Tabela 33.1.

II. **Abordagem geral.** A abordagem clínica a um paciente com possível hipoglicemia envolve a documentação de uma baixa concentração de glicose e esforços sistemáticos para determinar qual condição é responsável pela concentração baixa. Ao fazer essa determinação, é importante verificar se a hipoglicemia ocorre nos estados de jejum ou é pós-prandial. Os sintomas desenvolvem-se quando o paciente deixou de tomar o café-da-manhã (ou outras refeições) ou rotineiramente, após o paciente ter comido (especialmente após a ingestão de grandes quantidades de carboidratos simples)? Essa distinção é importante, pois, com poucas exceções, as hipoglicemias de jejum e pós-prandial (também denominada reativa) são causadas por condições diferentes. Além disso, as causas de hipoglicemia de jejum freqüentemente são mais sérias; conseqüentemente, uma avaliação diagnóstica mais diligente geralmente é mais requerida do que na hipoglicemia pós-prandial. Portanto, distinguir a hipoglicemia pós-prandial da de jejum simplifica consideravelmente o diagnóstico diferencial e alerta o médico para a gravidade em potencial da situação. Para que a fisiopatologia dos diversos tipos de hipoglicemia possa ser compreendida, descreve-se a homeostase normal da glicose em jejum e pós-prandial.

III. **Homeostase normal da glicose**

A. Estado em jejum

1. **Utilização da glicose.** Durante um jejum breve, apenas uns poucos tecidos requerem glicose. O consumidor obrigatório mais importante da glicose é o cérebro, que em uma pessoa de 70 kg utiliza aproximadamente 100 g/d. As hemácias e os músculos são os segundos consumidores mais ávidos, utilizando aproximadamente 35 g/d e 30 g/d, respectivamente. A maior parte dos outros tecidos usam predominantemente os ácidos graxos livres (produzidos pela hidrólise do triglicerídeo do tecido adiposo) ou uma pequena quantidade de corpos cetônicos (produzidos pelo catabolismo de ácidos graxos livres).

2. **Produção de glicose.** O fígado é responsável por aproximadamente 80% e os rins por 20% da produção de glicose durante os jejuns breves. A glicose é produzida por meio de duas vias em separado: a glicogenólise e a gliconeogênese. Apenas a gliconeogênese opera nos rins.

   a. **Glicogenólise** é a degradação do glicogênio, a forma de armazenamento da glicose. O glicogênio hepático é lentamente hidrolisado e liberado como glicose para manter níveis estáveis de glicose plasmática durante os períodos em que o indivíduo não está comendo. Durante um jejum noturno, aproximadamente 75% da glicose hepática é produzida por glicogenólise.

Tabela 33.1 Critérios para a definição de hipoglicemia

Concentração de glicose (mg/dL)	Condições do paciente: Em jejum	Alimentado[a]
Plasma	< 60	< 50
Sangue total	< 50	< 40

[a]Após a ingestão de glicose ou de refeições.

b. **Gliconeogênese** é a síntese de glicose nova a partir de precursores não carboidratos. Há três substratos gliconeogênicos principais: o *lactato*, derivado do metabolismo da glicose pelos tecidos periféricos; *aminoácidos* (especialmente alanina), liberados pelo músculo; e glicerol, derivado da degradação dos triglicerídeos no tecido adiposo. Apesar de apenas 25% da produção hepática de glicose derivar da gliconeogênese após um jejum noturno, a contribuição do glicogênio diminui consideravelmente logo depois, e a gliconeogênese torna-se dominante conforme o período de jejum se prolonga.

3. **Resposta ao jejum.** Pelo fato de mecanismos poderosos defenderem a concentração plasmática de glicose (mesmo durante um jejum prolongado), os consumidores obrigatórios de glicose podem continuar a funcionar normalmente. O nível de glicose diminui inicialmente em 15 a 20 mg/dL durante os primeiros dias e, então, geralmente se estabiliza. No entanto, em alguns indivíduos com peso normal (especialmente mulheres), a concentração de glicose pode cair a valores tão baixos quanto 35 a 40 mg/dL sem o desenvolvimento dos sintomas de hipoglicemia. **As concentrações de insulina uniformemente decaem para níveis baixos e permanecem ali.** Portanto, no que concerne à avaliação diagnóstica de um paciente com hipoglicemia de jejum, o ponto importante é que as concentrações de glicose diminuem modestamente em associação com uma queda profunda nos níveis de insulina durante a inanição total.

B. **Estado pós-prandial.** Uma dieta normal inclui tanto carboidratos simples (mono e dissacarídeos) quanto complexos (polissacarídeos). Existe pouca diferença na velocidade de aparecimento da glicose na circulação derivada de carboidratos mais simples e mais complexos contanto que eles sejam ingeridos com uma refeição em vez de isoladamente. A concentração de glicose em elevação na corrente sanguínea estimula as células β do pâncreas a liberarem insulina na veia porta. A insulina recém-secretada atravessa primeiramente o fígado, onde aproximadamente 50% é degradada na primeira passagem. O restante escapa para a circulação geral onde o hormônio se liga a receptores específicos nos três tecidos sensíveis à insulina – fígado, músculos e tecido adiposo. Aproximadamente 10% do carboidrato dietético é diretamente armazenado como glicogênio hepático. Outros 10 a 15% eventualmente são armazenados no fígado, mas apenas após terem sido convertidos a precursores gliconeogênicos nos tecidos periféricos, retornando ao fígado e sendo convertidos em glicose pela gliconeogênese.

As alterações pós-prandiais das concentrações da glicose e da insulina são mostradas na Figura 33.1. O padrão normal é o de valores de pico de glicose e de insulina em 1 hora com o retorno para o basal em 3 a 4 horas. Observe a resposta à insulina acentuadamente maior e concentrações de glicose modestamente elevadas nos indivíduos obesos, contrastando com indivíduos magros. No entanto, **o valor de pico da insulina em 1 hora caracteriza ambos os grupos.**

IV. Respostas hormonais à hipoglicemia

A. **Normal.** Os glicorreceptores no hipotálamo iniciam certas respostas hormonais ou aos níveis baixos de glicose ou à queda rápida nas suas concentrações que ainda não estão dentro das variações hipoglicêmicas. Portanto, apesar de a velocidade na queda de euglicemia para a hipoglicemia não parecer afetar a liberação desses hormônios contra-regulatórios, uma queda rápida de uma hiperglicemia acentuada (300 a 400 mg/dL) para quase euglicemia (100 a 150 mg/dL) o faz. Os hormônios liberados (Tabela 33.2) estimulam potentes mecanismos metabólicos que evitam que as concentrações

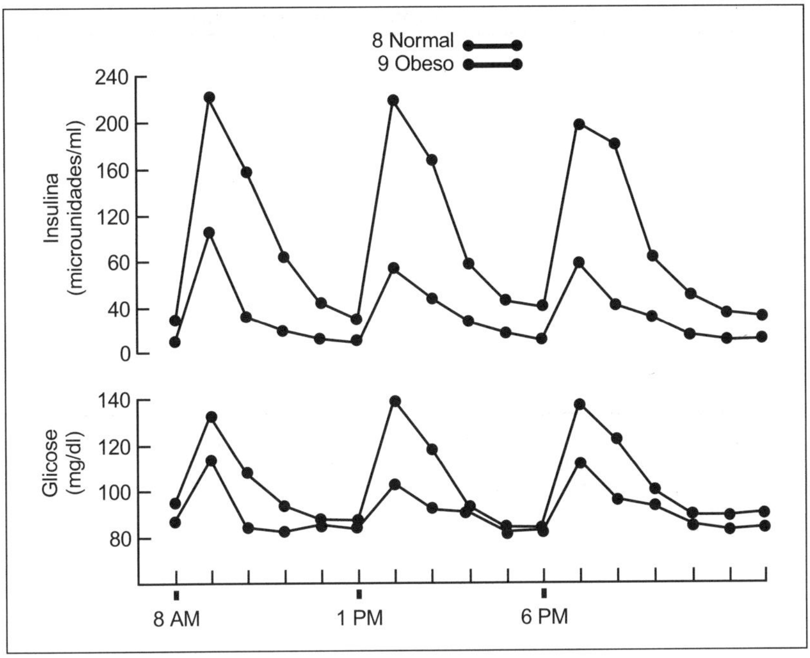

FIG. 33.1. Concentrações de glicose e de insulina durante um período de 16 horas em indivíduos com tolerância normal aos carboidratos e que comeram três refeições idênticas. (Reproduzido com permissão de Genuth SM. Plasma insulin and glucose profiles in normal, obese and diabetic persons. *Ann Intern Med* 1973;79:812).

Tabela 33.2 Respostas hormonais à hipoglicemia

Hormônio	Início de Secreção	Início de Ação	Efeitos
Epinefrina, norepinefrina	Rápida	Rápida	Inibe a utilização da glicose pelo músculo; aumenta a gliconeogênese hepática; estimula a secreção de glucagon; inibe a secreção de insulina; estimula a glicogenólise hepática[a]
Glucagon	Rápida	Rápida	Aumenta a glicogenólise hepática; aumenta a gliconeogênese hepática
Cortisol	Retardada	Retardada	Aumenta a gliconeogênese hepática; inibe a utilização de glicose pelo músculo
Hormônio do crescimento	Retardada	Retardada	Inibe a utilização de glicose pelo músculo; aumenta a gliconeogênese hepática (?)

[a]Apenas a norepinefrina.

Tabela 33.3 Sinais e sintomas de hipoglicemia

Adrenérgico[a]	Neuroglicopênico[b]
Fraqueza	Cefaléia
Sudorese	Hipotermia
Taquicardia	Distúrbios visuais
Palpitações	Embotamento mental
Tremores	Confusão
Nervosismo	Amnésia
Irritabilidade	Convulsões
Dormências nas mãos e dedos	Coma
Fome	
Náusea[c]	
Vômitos[c]	

[a]Causado pelo aumento na atividade do sistema nervoso autonômico; pode ser disparado por uma queda rápida na concentração de glicose.
[b]Causado pela redução na atividade do sistema nervoso central; requer um nível absolutamente baixo de glicose.
[c]Incomum.

de glicose caiam a níveis perigosamente baixos. As concentrações de epinefrina, norepinefrina e de glucagon rapidamente aumentam, enquanto as de cortisol e de hormônio do crescimento aumentam mais lentamente. Portanto, a resposta à hipoglicemia é delicadamente orquestrada (Tabela 33.2). Os fatores anti-hipoglicêmicos começam a exercer os seus efeitos quase que imediatamente após o reconhecimento hipotalâmico das concentrações baixas ou em queda rápida (de muito alta para quase normal) e continuam a operar até 8 a 12 horas depois.

B. **Diabetes tipo 1.** Logo após o início do diabetes tipo 1 (1 a 5 anos), a resposta do glucagon à hipoglicemia é reduzida e, eventualmente, perdida. Posteriormente (> 10 anos), a resposta da epinefrina também se atenua, mesmo em pacientes sem evidências clínicas de neuropatia autonômica. Apesar de outras respostas hormonais permanecerem quase normais, esses pacientes algumas vezes perdem a capacidade de reconhecer os sintomas autonômicos de hipoglicemia (veja Seção V) e ficam sob maior risco de coma hipoglicêmico durante a terapia insulínica intensiva.

C. **Diabetes tipo 2.** As respostas hormonais à hipoglicemia permanecem normais no diabetes tipo 2.

V. **Os sinais e sintomas de hipoglicemia** (Tabela 33.3) recaem em duas categorias: **autonômicos** (aqueles causados pela atividade aumentada do sistema nervoso autonômico) e **neuroglicopênico** (aqueles causados pela atividade deprimida do sistema nervoso central). Nos indivíduos normais, os hormônios contra-regulatórios começam a ser liberados e o sistema nervoso autonômico começa a se descarregar quando o nível de glicose plasmática declina para aproximadamente 70 mg/dL (Fig. 33.2). Se a resposta inicial não restabelecer a euglicemia, a magnitude da liberação de catecolaminas e de acetilcolina geralmente produz os sintomas autonômicos a um nível de glicose de aproximadamente 55 mg/dL. Os sintomas neuroglicopênicos geralmente começam a aproximadamente 50 mg/dL. Essas relações entre os hormônios contra-regulatórios e as respostas do sistema nervoso autonômico, concentrações de glicose e sinais e sintomas de hipoglicemia podem não ser mantidas em pacientes diabéticos. Conforme discutido ante-

FIG. 33.2. Contra-regulação normal da glicose (Adaptado de Cryer PE. Glucose counterregulation: the prevention and correction of hypoglycemia in humans. *Am J Physiol* 1993;264:E149).

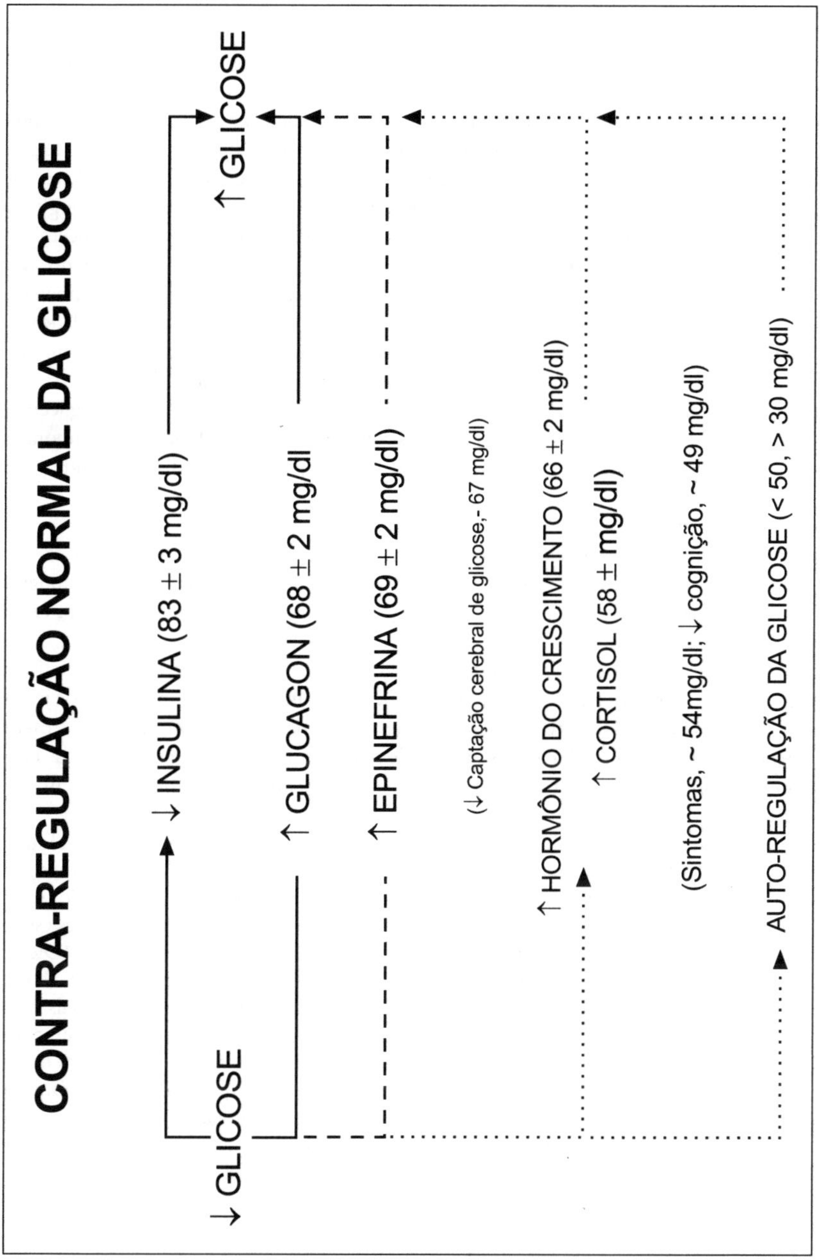
CONTRA-REGULAÇÃO NORMAL DA GLICOSE
↓ GLICOSE
↑ GLICOSE
↓ INSULINA (83 ± 3 mg/dl)
↑ GLUCAGON (68 ± 2 mg/dl)
↑ EPINEFRINA (69 ± 2 mg/dl)
(↓ Captação cerebral de glicose,- 67 mg/dl)
↑ HORMÔNIO DO CRESCIMENTO (66 ± 2 mg/dl)
↑ CORTISOL (58 ± mg/dl)
(Sintomas, ~ 54mg/dl; ↓ cognição, ~ 49 mg/dl)
AUTO-REGULAÇÃO DA GLICOSE (< 50, > 30 mg/dl)

riormente, os pacientes com diabetes tipo 1 podem sofrer de **falta de percepção da hipoglicemia,** uma das causas desta são as respostas prejudicadas do glucagon, da epinefrina e do sistema nervoso autônomo. Eles sofrem os sintomas neuroglicopênicos, mas não os autonômicos. Além disso, o cérebro parece se acomodar às concentrações de glicose prevalentes. Portanto, os pacientes diabéticos (tipo 1 ou tipo 2) com hiperglicemia crônica acentuada podem experimentar os sinais e sintomas autonômicos (mas não os neuroglicopênicos) nos níveis da glicose que não são hipoglicêmicos, mas que são muito menores do que os habituais (p. ex., 120 a 150 mg/dL). Os reajustes da percepção cerebral de que esses níveis não são baixos pode levar várias semanas. Por outro lado, a falta de percepção da hipoglicemia pode ocorrer em pacientes diabéticos estritamente controlados (tipo 1 ou tipo 2) cujas concentrações de glicose prevalentes geralmente são normais e necessariamente associadas a muitos valores baixos. Estes indivíduos podem não sofrer nenhum sinal ou sintoma de hipoglicemia até que concentrações de glicose muito menores sejam atingidas (p. ex., 40 a 50 mg/dL). Esta sensibilidade diminuída à hipoglicemia está associada a um limiar diminuído para a liberação do hormônio contra-regulatório e ativação do sistema nervoso autonômico (*i. e.*, estas não ocorrem até que os níveis de glicose atinjam aproximadamente 50 mg/dL). Já que a hipoglicemia crônica por qualquer causa está associada a esta sensibilidade diminuída, os pacientes com tumores nas células β (insulinomas) (veja Seção VI.G) freqüentemente não sofrem nenhum sintoma até que os seus níveis de glicose atinjam um nível muito baixo.

Neuropatia automática é uma causa incomum e inesperada de hipoglicemia. A hipoglicemia inesperada não é um problema e costuma ser nos pacientes com diabetes tipo 2. Finalmente embora os sinais e sintomas de hipoglicemia variem muito entre os sinais e sujeitos, o padrão individual tende a ser similare durante cada episódio.

VI. **Hipoglicemia de jejum**

A. **Princípios gerais.** Como o início da hipoglicemia de jejum freqüentemente é gradual, o componente autonômico dos sinais e sintomas é mínimo ou ausente em muitos casos. A hipoglicemia de jejum geralmente é persistente e requer a administração de glicose para a sua reversão. O **diagnóstico diferencial** da hipoglicemia em adultos é descrito na Tabela 33.4. Embora a hipoglicemia possa ocorrer tanto no estado de jejum *quanto* após as refeições em três situações (insuficiência suprarenal, com insulinomas e na presença de auto-anticorpos à insulina), o componente de jejum predomina. Todos os demais fatores e condições listadas na Tabela 33.4 causam *ou* hipoglicemia de jejum *ou* pós-prandial. Esse fato frisa a importância de se determinar se os sinais e sintomas ocorrem no estado de jejum ou após uma refeição em um paciente com suspeita de hipoglicemia.

B. **Drogas**

1. **Drogas específicas.** A insulina é obviamente a droga que mais comumente causa a hipoglicemia, e os agentes sulfoniluréia são os segundos agentes mais comuns. Várias outras medicações podem potencializar o efeito hipoglicêmico dos agentes sulfoniluréia pela competição pelos seus sítios de ligação na albumina, dessa forma aumentando o seu componente livre. Entre eles estão os antibióticos sulfonamida e o cloranfenicol (Cloromicetina), a bis-hidroxicumarina (Dicumarol), a fenilbutazona (Butazolidina), oxifenbutazona (Tandearil) e o clofibrato (Atromid-S). Os salicilatos e a pentamidina intravenosa (IV) e inalada (Lomidina) são as drogas que mais comumente causam hipoglicemia quando tomadas isoladamente. Outras drogas que ocasionalmente causam hipoglicemia são o propranolol (Inderal), os inibidores da monoamino-oxidase (apenas os derivados hidrazina), a oxitetraciclina, a disopiramida (Norpace) e a quinina. Existem numerosos relatos de casos isolados de hipoglicemia secundária a diversas drogas agindo isoladamente ou em presença de agentes sulfoniluréias ou insulina, mas freqüentemente as circunstâncias não corroboram uma relação causa-efeito definida e geralmente não existem relatos confirmatórios.

Tabela 33.4 Diagnóstico diferencial de hipoglicemia em adultos

Jejum	Pós-prandial (reativa)
Drogas[a]	Hiperalimentacão
Etanol	Tolerância à glicose prejudicada
Tumores não-células β	Reativa idiopática
Insuficiência hepática	Insuficiência supra-renal[b]
Insuficiência supra-renal	Tumores de células β (insulinomas)[b]
Tumores de células β (insulinomas)	Auto-anticorpos à insulina[c]
Insuficiência renal	
Auto-anticorpos à insulina	
Auto-anticorpos ao receptor de insulina	
Sepse	

[a]Inclui a hipoglicemia factícia.
[b]Apesar de a hipoglicemia pós-prandial ocasionalmente ocorrer, a hipoglicemia de jejum predomina.
[c]Experiência é limitada demais para determinar que forma de hipoglicemia predomina.

2. **Tratamento.** Com a exceção da hipoglicemia induzida pela insulina, o tratamento (pela glicose IV) da hipoglicemia causada por outras drogas não deve ser suspensa rápido demais. A recaída da hipoglicemia pode ser difícil de ser prevenida pela ingestão de carboidratos orais, especialmente se a droga incitante tiver sido um agente sulfoniluréia. Os pacientes com hipoglicemia induzida por sulfoniluréia e uma alteração no estado mental devem ser admitidos ao hospital, pois a hipoglicemia pode recorrer durante dias. Pelo fato de a glicose IV continuar a estimular a secreção de insulina nessa situação, o tratamento com *octreotídeo* (a forma de ação longa da somatostatina) ou o *diazóxido* oral pode ser útil.

A **hipoglicemia factícia** é uma forma incomum de hipoglicemia induzida por drogas nas quais os pacientes emocionalmente perturbados de forma sorrateira tomam insulina ou, ocasionalmente, agentes sulfoniluréia. Eles geralmente são mulheres em ocupações relacionadas com a saúde ou parentes femininos de pacientes diabéticos com acesso a essas drogas. Pelo fato de as preparações comerciais de insulina não conterem o peptídeo conector (peptídeo C), o diagnóstico de hipoglicemia induzida pela insulina **exogenamente** administrada é feito pela constatação de concentrações baixas de peptídeo C em associação com níveis baixos de glicose e concentrações elevadas de insulina (Tabela 33.5). Em pacientes portadores de insulinoma com hipoglicemia induzida pela insulina **endógena**, os níveis de peptídeo C são elevados, pois quantidades equimolares de insulina e de peptídeo C são secretados pelas células β pancreáticas funcionantes. Como a ingestão sorrateira de agentes sulfoniluréia resultam também em hipoglicemia associada a níveis altos de insulina e de peptídeo C, a mensuração desses compostos ou dos seus produtos de degradação no soro ou na urina é necessária para ajudar a diagnosticar essa causa de hipoglicemia factícia. Um elevado índice de suspeita é necessário nesses casos.

Tabela 33.5 Distinção entre os pacientes com insulinomas e administração factícia de insulina ou agentes sulfoniluréia

Condição	Glicose	Insulina	Peptídeo C	Pró-insulina
Insulinoma	Baixa	Alta	Alto	Alta
Insulina[a]	Baixa	Alta	Baixo	Normal
Sulfoniluréia[a]	Baixa	Alta	Alto	Normal

[a]Administração artificial.

C. **Etanol.** A ingesta de etanol é uma causa comum de hipoglicemia. Além disso, muitos casos de hipoglicemia induzida por drogas ocorrem em associação com a ingesta de etanol.

1. **Patogênese.** O metabolismo de etanol no fígado inibe a gliconeogênese. Portanto, a hipoglicemia induzida pelo etanol é observada quando as reservas de glicogênio não são mais capazes de manter as concentrações de glicose e é necessária gliconeogênese. Isso obviamente ocorre em um contexto de ingestão alimentar restrita. Essa condição freqüentemente ocorre em alcoólatras crônicos desnutridos, mas também pode se desenvolver em bebedores de altas quantidades de álcool durante os fins de semana ou mesmo naqueles bebedores sociais que deixam de se alimentar. Deve-se frisar que o etanol diminui as concentrações de glicose nos pacientes com função hepática normal. As crianças são particularmente sensíveis a esse efeito do álcool.
2. **Contexto clínico.** Clinicamente, os sinais e sintomas neuroglicopênicos predominam na hipoglicemia alcoólica. A resposta autonômica é inibida pelo etanol e freqüentemente está diminuída ou ausente. Pelo fato de a utilização da glicose não estar aumentada, as concentrações de glicose diminuem gradualmente, o que pode contribuir para uma resposta autonômica diminuída.
3. **Tratamento.** O diagnóstico e o tratamento imediatos são importantes. A incapacidade de se reconhecer a síndrome pode ser responsável pela *alta mortalidade associada* (aproximadamente 25% em crianças e 10% em adultos). A terapia com glucagon geralmente não é eficaz, pois as reservas de glicogênio já estão depletadas. Em contraste com a hipoglicemia induzida por drogas, a hipoglicemia alcoólica pode não precisar de administração IV contínua de glicose a longo prazo após a resposta inicial à terapia. As recaídas geralmente podem ser evitadas pela ingesta de quantidades modestas de carboidratos.

D. **Tumores não-células β.** Muitos tumores que não são das células β podem causar hipoglicemia. Os tipos e a sua freqüência relativa são listados na Tabela 33.6.

1. **Patogênese.** Apenas em casos muito raros a produção de insulina pode ser provada. O consumo excessivo de glicose pelos grandes tumores mesenquimais não é responsável. Esses tumores não-células β secretam um *fator de crescimento semelhante à insulina (insulina-like) tipo II* (IGF-II). Normalmente, o IGF-II é sintetizado no fígado e liberado na circulação. No soro, o IGF-II normal é complexado à proteína-3 ligante de IGF-II e uma proteína ácido-lábil IGF-II não é muito

Tabela 33.6 Tumores não-células β associados à hipoglicemia

1. Grandes tumores mesenquimais (aproximadamente 50%) – mesoteliomas, fibrossarcomas, neurofibromas, neurofibrossarcomas, sarcomas de células fusiformes, leiomiossarcomas, rabdomiossarcomas)
2. Carcinomas hepatocelulares (hepatomas) (aproximadamente 25%)
3. Carcinomas supra-renais (5-10%)
4. Tumores gastrointestinais (5-10%)
5. Linfomas (5-10%)
6. Tumores diversos (ocasionais) – mais comuns: rins, pulmão, carcinomas anaplásicos, carcinóide

biologicamente ativa. O IGF-II incompletamente processado é maior do que o IGF-II normal (e ensaios especializados podem medir o IGF-II "grande"). Em pacientes com tumores não-células β, a proteína 3-ligante de IGF e a proteína ácido-lábil estão diminuídas. Portanto, apesar de os níveis de IGF-II serem normais ou apenas ligeiramente elevados, há mais IGF-II livre para se ligar aos receptores da insulina, que é o mecanismo pelo qual supõe-se que ocorra a hipoglicemia. Esses níveis de IGF-II ativo inibem a secreção do hormônio de crescimento, o que não apenas limita a resposta à hipoglicemia, mas também causa níveis baixos de IGF-I, outro fator de crescimento sintetizado no fígado.

2. **Diagnóstico diferencial.** O diagnóstico de hipoglicemia tumoral pode ser difícil se a hipoglicemia for a manifestação inicial da neoplasia. A diferenciação geralmente inclui apenas os tumores de células β, a insuficiência supra-renal e a hipoglicemia factícia, já que as outras causas de hipoglicemia de jejum (Tabela 33.4) são facilmente eliminadas. A diferenciação dos tumores de células β e da hipoglicemia factícia requer jejum (geralmente apenas um jejum breve pode ser tolerado) com monitoramento concomitante das concentrações de glicose e de insulina. A avaliação do eixo hipofisário-supra-renal também é simples e é descrito posteriormente. No entanto, o tumor muitas vezes já foi diagnosticado. Isso geralmente ocorre com os grandes tumores mesenquimais e freqüentemente com muitos outros tipos, já que a hipoglicemia é uma manifestação relativamente tardia. IGF-II alto ou normal-alto e IGF-I baixo ou normal-baixo são freqüentemente observados nestes pacientes. Um nível de **IGF-I baixo** freqüentemente caracteriza esses pacientes e é muito útil para fazer o diagnóstico.

   Os carcinomas da supra-renal merecem uma menção especial do ponto de vista diagnóstico. Apesar de raro, eles são comumente representados entre as neoplasias associadas à hipoglicemia. Nos testes endócrinos, muitos desses pacientes têm concentrações de sulfato de desidroepiandrosterona (DHEAS) elevadas. Portanto, o carcinoma supra-renal deve ser suspeitado em um paciente com *hipoglicemia* de jejum e concentrações séricas de *DHEAS* elevadas.

3. **Tratamento.** O tratamento dos pacientes com hipoglicemia tumoral é freqüentemente difícil. Se grandes quantidades do tumor (especialmente os grandes tumores mesenquimais) puderem ser removidos cirurgicamente, as remissões a longo prazo da hipoglicemia são prováveis. A rádio ou quimioterapia efetiva também podem aumentar as concentrações de glicose. No entanto, em muitos casos, a terapia direcionada para o tumor não é bem sucedida e o tratamento específico para a hipoglicemia é necessária. Alimentações freqüentes são a primeira escolha óbvia, mas freqüentemente são ineficazes. A administração IV contínua de glicose não é prática por qualquer duração de tempo. A administração de glicocorticóides algumas vezes é útil, pois eles estimulam a gliconeogênese hepática e, em alguma extensão, inibem a utilização periférica da glicose. A dose inicial deve ser equivalente a 15 a 20 mg de prednisona, com aumentos razoavelmente rápidos se nenhum efeito for detectável. Apesar de existirem poucos relatos publicados de experiência com essa forma de tratamento para a hipoglicemia tumoral, se uma dose equivalente a 60 a 80 mg de prednisona for atingida e nenhum efeito for observado, a dose provavelmente deve ser diminuída rapidamente para se evitar a supressão supra-renal e a dependência de glicocorticóides exógenos. Se o paciente receber terapia glicocorticóide por menos que 1 mês, o eixo hipotalâmico-hipofisário-supra-renal geralmente retorna ao normal.

E. **Insuficiência hepática.** A morte pela insuficiência hepática é comum, mas a hipoglicemia associada é distintamente incomum. Isso se deve ao fato de que o fígado tem uma tremenda capacidade de produzir glicose e a hipoglicemia segue-se apenas quando o fígado está gravemente comprometido. O diagnóstico é óbvio, já que o paciente tem todos os estigmas clínicos e laboratoriais da insuficiência hepática. Apesar de o tratamento ser simples (*i. e.,* suporte da concentração de glicose com dextrose IV até que o fígado regenere a capacidade de manter níveis apropriados por si mesmo), a hipoglicemia nessa situação é um sinal prognóstico grave, indicando que resta pouco tecido hepático funcionante. Na verdade, a capacidade do fígado em produzir glicose pode ser restabelecida, mas o paciente ainda sucumbe às outras complicações da insuficiência hepática.

F. Insuficiência supra-renal

1. **Patogênese.** O mecanismo pelo qual a insuficiência supra-renal primária ou secundária leva à hipoglicemia de jejum é direto. O **cortisol** é necessário para manter a gliconeogênese; na sua ausência, a produção hepática de glicose é significativamente prejudicada. Apesar de uma deficiência no hormônio de crescimento algumas vezes causar hipoglicemia em crianças, a ausência desse hormônio em adultos não está associado à hipoglicemia. Os pacientes com destruição hipofisária que estejam recebendo uma reposição adequada de glicocorticóides não sentem dificuldades em manter as concentrações normais de glicose.

2. O **diagnóstico** de insuficiência supra-renal geralmente também é direto, uma vez que ele seja considerado. Existem vários testes para se fazer o diagnóstico, dois envolvendo a coleta de urina e pelo menos três testes de estimulação, com amostras de sangue. Nenhum desses testes diferencia a insuficiência supra-renal primária da secundária, o que precisa ser distinguido por outros meios (veja Capítulo 11).

   a. **Coleta de urina de 24 horas** para a medida dos 17-hidroxisteróides ou para o cortisol livre.

   b. **Aumento do cortisol/creatinina urinário.** Esse teste recém-descrito baseia-se no fato de que o sono é um estímulo confiável e reprodutível do hormônio adrenocorticotrófico (ACTH), causando aumento na secreção do cortisol, que se reflete em uma elevação na secreção urinária de cortisol livre no início da manhã. A creatinina urinária também é medida para corrigir as diferenças no volume urinário. Urinas de dupla micção são coletadas à meia-noite e 1 hora após o despertar. Isso é obtido esvaziando-se a bexiga às 23 horas e coletando-se uma amostra da urina 1 hora depois. A bexiga é novamente esvaziada ao despertar, e a segunda amostra de urina é coletada 1 hora depois. O incremento cortisol/creatinina é definido como **a relação matinal cortisol/creatinina menos a relação cortisol/creatinina à meia-noite.** *Valores acima de 9 são normais.* Valores menores são diagnósticos de insuficiência supra-renal. Esse teste correlaciona-se extremamente bem com a estimulação pela Cortrosyn e os testes de tolerância à insulina.

   c. **Teste de estimulação pela Cortrosyn.** Esse teste pode ser realizado rotineiramente. Alternativamente, se o tratamento com corticóides é considerado imperativo, **o teste de estimulação com a Cortosyn** (a seqüência 1-24 de aminoácidos do ACTH; cosintropina) deve ser realizado antes da administração do esteróide. Isso é importante, pois uma avaliação confiável do eixo hipofisário-supra-renal será extremamente difícil após o tratamento ser iniciado. O teste, que pode ser completado em 1 hora, envolve a injeção IV ou IM de 0,25 mg de Cortrosyn; amostras sanguíneas para a medida dos níveis de cortisol plasmático são obtidas antes da injeção, assim como em 30 e 60 minutos depois. Uma resposta normal é classicamente definida como um valor basal de pelo menos 5 µg/dL *e* um aumento de mais de 7 µg/dL *e* um nível máximo de mais de 18 µg/dL. Alguns endocrinologistas acham que qualquer aumento acima de 10 µg/dL constitui uma resposta normal independentemente dos níveis basais e máximos. No entanto, em alguns pacientes, os níveis de cortisol plasmático podem aumentar em menos de 7 µg/dL em relação a um nível basal relativamente alto. Portanto, se qualquer valor for maior do que 20 µg/dL, a insuficiência supra-renal é essencialmente descartada. O teste de estimulação da Cortrosyn é normal em 10 a 15% dos pacientes com insuficiência supra-renal secundária. Ele é o teste preferencial se houver suspeita de insuficiência supra-renal primária.

   d. O **teste de tolerância à insulina** é considerado o padrão ouro para o diagnóstico da insuficiência supra-renal. No entanto, ele é muito laborioso (em muitas instituições é requerida a presença do médico durante o teste), desagradável para o paciente, ocasionalmente perigoso, e, algumas vezes, precisa ser repetido. As contra-indicações ao teste são um nível de cortisol em jejum menor que 5 µg/dL (já sugestivo de insuficiência supra-renal), crise convulsiva, estado mental alterado e doença cardíaca isquêmica. Os sintomas de hipoglicemia devem ser explicados ao paciente antes do teste, e um carrinho de parada deve estar disponível. Após um jejum noturno, uma amostra basal é coletada e 0,15 U/kg de insulina é administrado como um *bolus* intravenoso. As amostras sanguíneas são coletadas 30 e 60 minutos depois. O monitoramento da glicose sanguínea deve ser realizado em cada uma dessas amostras, para determinar se foi obtida uma hipoglicemia adequada (< 40 mg/dL). Caso contrário, a dose de insulina é repetida com ajustes de coleta das amostras subseqüentes 30 e 60 minutos depois. Um pico de concentração de cortisol de mais de 18 µg/dL indica uma função hipotalâmica-hipofisária-adrenal adequada. Deve ser dada uma refeição na conclusão do teste. Se houver forte suspeita de insuficiência adrenal a dose inicial de insulina deve ser de 0,1 U/kg. Pelo fato de a maioria dos pacientes terem sintomas moderados a acentuados de hipoglicemia, e em virtude dos riscos potenciais do teste, raramente o uso.

e. **Teste de estimulação da metirapona.** A metirapona (Metopirone) bloqueia a 11-hidroxilação no córtex da supra-renal, que é o passo final na síntese do cortisol (composto F). A liberação do ACTH não é inibida pelo seu precursor imediato, 11-desoxicortisol (composto S). Portanto, o cérebro percebe um nível de cortisol baixo e secreta mais ACTH, que estimula o córtex da supra-renal a sintetizar mais composto S. O composto S pode ser medido separadamente no plasma, e o seu acúmulo sinaliza uma resposta hipofisária-supra-renal normal à metirapona.

A metirapona (0,25 mg tabletes) é dada via oral aproximadamente às 23 horas e uma amostra de plasma é coletada às 8 horas da manhã do dia seguinte. Para os pacientes que pesam mais de 50 kg, a dose é de 3,0 g; para aqueles que pesam menos de 50 kg, a dose é de 2,0 g. Uma resposta normal consiste em uma concentração de composto S de mais de 7 a 8 µg/dL (independente do valor concomitante do composto F). Uma resposta anormal válida de menos de 7 a 8 µg/dL requer que o nível de cortisol seja menor do que 5 µg/dL. Esse último valor prova que a etapa da de 11-hidroxilação foi adequadamente bloqueada, e, portanto, o paciente era incapaz de montar uma resposta satisfatória do composto S. Uma concentração do composto S que estivesse abaixo do normal na presença de um nível de composto F maior do que 5 µg/dL significa que o bloqueio não foi completo. Nesse caso, ou o teste precisa ser repetido (com uma dose maior de metirapona se uma dose de 2,0 g tiver sido usada) ou uma abordagem diagnóstica alternativa deve ser usada.

Alguns pacientes têm náusea e, ocasionalmente, vômitos secundariamente à administração de metirapona. Esses sintomas são reações adversas reconhecidas à droga e não representam insuficiência supra-renal aguda, que não foi relatada sob essas circunstâncias.

3. **O tratamento** da hipoglicemia associada à insuficiência supra-renal é direto. Além do *bolus* IV de glicose, o paciente deve receber 100 mg de cortisol durante um período de 8 horas e iniciar uma dose de manutenção subseqüentemente.

G. **Tumores de células β**

1. **Achados clínicos.** Apesar de os **insulinomas** serem tumores raros, o diagnóstico correto é extremamente importante. Não apenas eles geralmente são curáveis, mas os pacientes que permanecem sem diagnóstico por períodos longos podem desenvolver seqüelas neuropsiquiátricas permanentes. Como o nível de glicose geralmente flutua para baixo lentamente nos pacientes afetados, os sinais e sintomas autonômicos (Tabela 33.3) freqüentemente estão ausentes, e a presença de hipoglicemia pode não ser evidente. Os pacientes com insulinoma tendem a se apresentar com os sinais e sintomas neuroglicopênicos mais confusos, que podem incluir dificuldades visuais, síndromes neurológicas transitórias, confusão mental, convulsões e alterações de personalidade. O ganho de peso é comum nesses pacientes, pois a hiperinsulinemia crônica com hipoglicemia levam a uma ingesta calórica excessiva e deposição de gordura.

2. **Diagnóstico** de um tumor de células β geralmente não é difícil uma vez que ele seja considerado. A regra cardinal na avaliação da função glandular é estimular a glândula se houver a suspeita de hipofunção e suprimi-la se houver suspeita de hiperfunção.

   a. O modo mais fisiológico de se suprimir a secreção de insulina é pelo **jejum.** Alterações características na relação entre a glicose e as concentrações de insulina durante a privação calórica total são encontradas em quase todos os pacientes testados apropriadamente. Nos indivíduos normais, os níveis tanto da glicose quanto da insulina caem durante a inanição. Em algumas mulheres, conforme mencionado previamente, as concentrações plasmáticas de glicose podem diminuir assintomaticamente a valores tão baixos quanto 30 a 35 mg/dL após 24 a 72 horas sem alimentação. No entanto, os níveis de insulina geralmente caem proporcionalmente mais, de modo que a relação insulina/glicose (I/G) diminui (Fig. 33.3). Em pacientes com insulinomas, as concentrações de insulina ou não são suprimidas ou aumentam de alguma maneira durante o jejum, de modo que o I/G aumenta.

   Portanto, a maneira mais confiável de diagnosticar um tumor de células β é simplesmente estender o jejum noturno até que o paciente fique sintomático. As amostras sanguíneas para a determinação da glicose e da insulina são colhidas após o jejum noturno e então a cada 2 a 4 horas depois. Se a história revelar que os pacientes precisam se levantar e comer durante a noite para evitar a hipoglicemia, o jejum precisa necessariamente começar pela manhã, quando o paciente está sob supervisão médica. Os níveis de glicose podem ser medidos por um teste de fita com amostra de sangue colhida da ponta do dedo. Uma amostra em separado de sangue

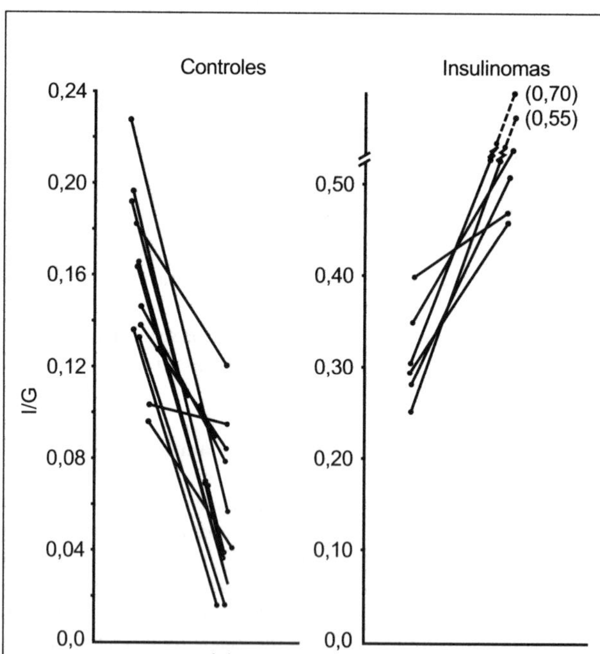

FIG. 33.3. Relações entre a insulina (mU/mL) e a glicose (mg/dL) no plasma no início do jejum (basal) e no nadir da concentração da glicose. (De Merimee TJ, Tyson JE. Hypoglycemia in man: pathologic and physiologic variants. *Diabetes* 1977;26:161. Reproduzido com permissão do American Diabetes Association, Inc.)

deve também ser coletada para a insulina e a glicose plasmática se os valores da glicemia capilar forem menores que 50 mg/dL (ou quando os sintomas de hipoglicemia ocorrerem). O teste deve ser continuado até que os sintomas de hipoglicemia impeçam a sua continuação. Aproximadamente dois terços dos pacientes sofreram sintomas hipoglicêmicos nas primeiras 24 horas de privação alimentar. Outro quarto ou mais irão se tornar sintomático durante as segundas 24 horas de inanição. Um terceiro dia de jejum é necessário em apenas 5% dos pacientes portadores de insulinomas. As relações I/G acima de 0,3 são anormais e fazem o diagnóstico, presumindo-se que se excluiu a hipoglicemia factícia (veja Tabela 33.5).

b. **Testes estimulatórios** com tolbutamida, glucagon, cálcio ou leucina produzem muitos falso-negativos e falso-positivos para serem confiáveis. O teste de tolerância à glicose oral não tem valor para fazer o diagnóstico de insulinoma, pois ele pode ser normal, achatado (o que ocorre em 20% da população normal) ou mostrar intolerância à glicose.

c. No raro paciente com suspeita de abrigar um insulinoma, as alterações nas concentrações de insulina e de glicose durante o jejum não são diagnósticas. Nesses pacientes, a medida do **conteúdo pró-insulina** do plasma em jejum deve ser considerado. Normalmente, a pró-insulina (que é medida juntamente com a insulina no radioimunoensaio habitual) é menos do que 20% da insulina total do imunoensaio. Na grande maioria dos pacientes com insulinoma, a pró-insulina constitui mais do que 20% da insulina total do radioimunoensaio. Alguns ensaios recentes podem medir a pró-insulina diretamente. Quando esses ensaios são usados, quase todos os pacientes com insulinomas têm níveis elevados de pró-insulina.

d. Finalmente, na situação extremamente rara na qual um insulinoma se desenvolve em um paciente diabético tipo 2 dependente de insulina, a secreção de insulina endógena pode ser mostrada pela medida dos níveis de **peptídeo C**, pois esse polipeptídeo não é contido nas preparações comerciais de insulina, conforme mencionado anteriormente.

e. A **localização pré-operatória** de um insulinoma diagnosticado é extremamente útil para o cirurgião em virtude do pequeno tamanho desse tipo de lesão. **A localização deve somente ser realizada depois que o diagnóstico bioquímico do insulinoma ter sido estabelecido.** De outro modo, resultados falso-positivos levarão a uma cirurgia desnecessária. Por outro lado, pacientes com diagnóstico bioquímico devem se submeter à cirurgia mesmo se o tumor não tiver sido encontrado pelos procedimentos de localização. A arteriografia pancreática identifica corretamente um tumor de células β em aproximadamente metade dos casos. Outros métodos de localização do tumor (ultra-sonografia, cintilografia radionuclídea, tomografia computadorizada) podem não ser úteis, pois os tumores freqüentemente são menores do que 2,0 cm. No entanto, a tomografia computadorizada com contraste recentemente foi empregada com sucesso na localização de pequenos insulinomas em vários pacientes. O método mais sensível pode ser a ultra-sonografia durante a cirurgia (*i. e.*, com o pâncreas exposto). Outros métodos de localização de um insulinoma incluem a ultra-sonografia endoscópica, a amostragem venosa portal para os níveis de insulina (geralmente realizada apenas após uma exploração malsucedida) e injeções intra-arteriais seletivas (*i. e.*, para dentro das artérias hepáticas, mesentéricas superiores, gastroduodenais e esplênicas) de cálcio como um secretagogo com medidas subseqüentes das concentrações de insulina na veia hepática direita. Esse último método de localização acrescenta apenas uns poucos minutos ao tempo necessário para a arteriografia pancreática e tem sido executado com muito sucesso.

3. **Tratamento.** Se a cirurgia não curar o paciente em virtude da presença de múltiplos tumores, hiperplasia ou disseminação metastática, a terapia medicamentosa para bloquear a secreção da insulina freqüentemente é útil. O diazóxido oral (Proglycem), 100 mg três a quatro vezes ao dia, é usado mais freqüentemente, conferindo benefícios em aproximadamente metade dos pacientes. Uns poucos pacientes responderão à fenitoína (Dilantin), clorpromazina, propranolol ou verapamil. A droga preferencial para o carcinoma metastático das células das ilhotas é a estreptozotocina.

Os pacientes cujos carcinomas são refratários à estreptozotocina ocasionalmente respondem à L-aspararginase, doxorrubicina (Adriamicina) ou mitramicina.

H. **Insuficiência renal.** A hipoglicemia que acompanha a insuficiência renal está cada vez mais sendo reconhecida. Apesar de a baixa ingesta dietética ter sido associada a muitos dos casos relatados, alguns pacientes são claramente muito bem alimentados. Um prejuízo à gliconeogênese está provavelmente envolvido, embora alguns pacientes permaneçam hipoglicêmicos apesar da administração IV de grandes quantidades de glicose, sugerindo uma maior utilização de glicose nestas circunstâncias. Quando isso ocorre, a hipoglicemia pode ser um problema por várias semanas a meses, e, então, espontaneamente, entra em remissão por nenhuma razão aparente. Já que ela tende a ser intermitente nos pacientes em que ocorre, alimentações freqüentes devem ser usadas para preveni-la. Se isso for ineficaz, a terapia com glicocorticóides (15 a 20 mg de prednisona) pode ser necessária, mas tal terapia deve ser diminuída e mesmo eventualmente suspensa assim que exeqüível. Há uma impressão clínica de que a hipoglicemia em doentes com doença renal em estágio terminal é um sinal de péssimo prognóstico. Muitos desses pacientes morrem por volta de um ano, mas geralmente não da hipoglicemia.

I. **Causas diversas**

1. **Auto-anticorpos à insulina.** Ocasionalmente, um paciente desenvolve espontaneamente anticorpos à insulina apesar de nunca ter recebido injeções de insulina. O mecanismo envolvido na hipoglicemia provavelmente está relacionado com a ligação de grandes quantidades de insulina endógena com liberação subseqüente de insulina livre em momentos inapropriados. Essa causa incomum de hipoglicemia pode ser parte de uma síndrome endócrina auto-imune conforme evidenciado pela sua ocorrência em pacientes com doença de Graves, artrite reumatóide e lúpus eritematoso. A maioria dos casos foi relatada em pacientes japoneses, muitos dos quais estavam tomando compostos sulfidrílicos.

2. **Auto-anticorpos ao receptor da insulina.** Um raro paciente (geralmente mulher) tem uma síndrome de resistência à insulina e acantose *nigricans* associada a certos padrões imunológicos como velocidade de hemossedimentação elevada, títulos altos de anticorpos antinucleares e antiDNA, hipergamaglobulinemia e níveis diminuídos do complemento (veja Capítulos 2 e 49). Os pacientes afetados também têm auto-anticorpos ao receptor da insulina (não à molécula da insulina, conforme descrito anteriormente). A presença desses anticorpos é responsável pela resistência à insulina nesses pacientes, pois a insulina é incapaz de exercer as suas ações na etapa crítica inicial de ligação. Alguns desses pacientes manifestam hipoglicemia recorrente, porque o anticorpo ligado ao receptor é capaz de exercer um efeito como o da insulina sob certas circunstâncias.

3. **Sepse.** A hipoglicemia não é considerada como clinicamente associada à infecção. Classicamente, de fato, a resistência à insulina e a hiperglicemia foram descritas em conjunção com a infecção. No entanto, a hipoglicemia é ocasionalmente observada em pacientes com septicemia por organismos Gram-positivos e Gram-negativos.

4. **Malária pelo *falciparum*.** A hipoglicemia foi relatada na malária grave pelo *falciparum*. O mecanismo pode envolver a maior utilização da glicose pelas hemácias parasitadas. Embora a quinina (veja Seção B.1) possa ter contribuído para isso, a hipoglicemia ainda era observada em pacientes com níveis baixos ou ausentes de quinina. As pacientes grávidas e aqueles com envolvimento cerebral parecem apresentar uma predisposição particular. No entanto, alguns sentem que a hipoglicemia não é uma complicação específica da malária cerebral mas ocorre em pacientes gravemente enfermos em jejum, especialmente crianças.

5. **Insuficiência cardíaca congestiva.** Uns poucos pacientes com insuficiência cardíaca congestiva desenvolveram hipoglicemia de jejum. Características comuns incluíram perda de peso, anorexia, baixo débito cardíaco e apenas leve disfunção hepática. Em tais casos, postula-se que a hipoglicemia é secundária à liberação diminuída de substratos gliconeogênicos ao fígado como resultado

de pouco apetite e fluxo sanguíneo hepático diminuído. Tendo em vista a prevalência extremamente alta de insuficiência cardíaca congestiva e o número escasso de casos de hipoglicemia associada, essa associação provavelmente é muito rara.

VII. Hiperglicemias pós-prandiais

A. Princípios gerais. Em contraste com os sinais e sintomas da hipoglicemia de jejum, aqueles da hipoglicemia pós-prandial são predominantemente *autonômicos* (Tabela 33.3). O seu início é caracteristicamente rápido. O componente neuroglicopênico é incomum na hipoglicemia reativa. Esse tipo de hipoglicemia é transitória e geralmente é revertida pelas respostas hormonais normais (Tabela 33.2). A administração da glicose exógena acelerará o alívio dos sinais e sintomas autonômicos, mas geralmente não é necessária.

O diagnóstico diferencial da hipoglicemia pós-prandial é descrito na Tabela 33.4. Conforme discutido previamente, duas das seis causas listadas (insuficiência supra-renal e insulinomas) levam a hipoglicemias predominantemente de jejum. Isso também pode ser verdadeiro para uma terceira causa, a presença de auto-anticorpos à insulina, apesar de existirem pouquíssimos relatos de caso para se basear uma conclusão definitiva. Os outros três diagnósticos listados – **hiperalimentação, tolerância à glicose prejudicada e hipoglicemia reativa idiopática** – precisam ser considerados quando um paciente fornece uma história sugestiva de apenas hipoglicemia pós-prandial.

B. Teste oral de tolerância à glicose. Os padrões das concentrações de glicose e de insulina nessas três condições após um estímulo oral com dextrose são apresentados na Figura 33.4. A hiperglicemia alimentar é um nome mais antigo para o que agora é chamado hiperalimentação; a pré-diabetes é agora chamada tolerância à glicose prejudicada; e a hipoglicemia funcional foi renomeada hipoglicemia reativa idiopática. Cada curva na figura representa dados de um paciente diferente. O padrão característico para a hipoglicemia da hiperalimentação consiste em concentrações de glicose iniciais mui-

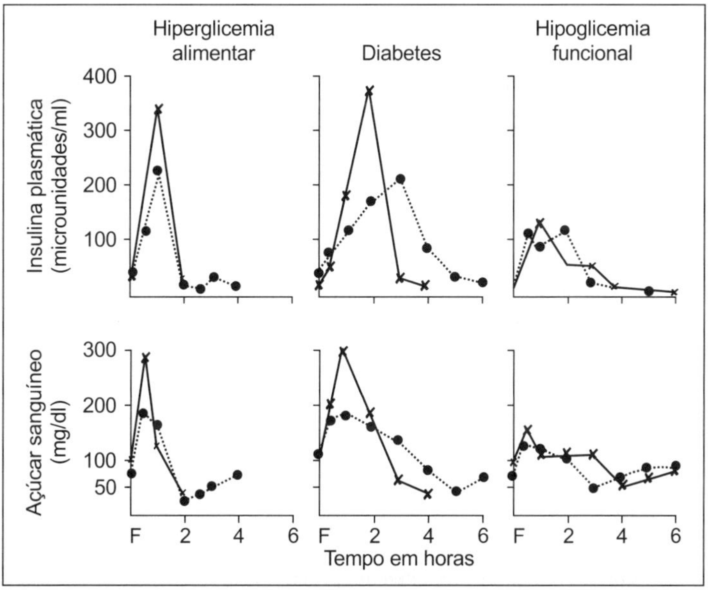

FIG. 33.4. Hipoglicemia após carga de glicose oral (100 g). Concentrações características de glicose e de insulina em três tipos comuns de hipoglicemia pós-prandial (reativa). Dados de dois pacientes com cada condição são mostrados. (De Yalow RS, Berson S.A. Dynamics of insulin secretion in hypoglycemia. *Diabetes*, 1968;14:341. Reproduzido com permissão do American Diabetes Association, Inc.)

to altas e uma hipoglicemia relativamente precoce (após 2 a 3 horas). Tanto a tolerância à glicose prejudicada quanto à hipoglicemia reativa idiopática são associadas à hipoglicemia mais tardia (após 3 a 5 horas). Níveis de glicose anormalmente altos na parte inicial do teste de tolerância à glicose oral obviamente definem uma tolerância à glicose prejudicada, enquanto uma concentração normal caracteriza a hipoglicemia reativa idiopática.

C. **Hiperalimentação.** O contexto convencional para a hipoglicemia reativa causada pela hiperalimentação é um paciente que sofreu uma cirurgia gástrica. A relação normal entre o estômago e o intestino delgado é alterada, de modo que a entrada dos conteúdos gástricos para dentro do duodeno não é retardada pelo esfíncter pilórico. Essa entrada rápida dentro do duodeno aumenta a velocidade de absorção da glicose proveniente do intestino delgado para dentro da circulação sistêmica e é responsável pela hiperglicemia precoce.

Esses níveis elevados de glicose disparam uma resposta intensificada da insulina (Fig. 33.4), que subseqüentemente causam hipoglicemia. No entanto, o esvaziamento gástrico rápido pode não ser a única explicação. Os pacientes que sofreram antrectomia (remoção da parte inferior do estômago) apresentam muito menor probabilidade de se tornarem hiperglicêmicos apesar de o alimento penetrar no duodeno rapidamente. Essa observação sugere um papel para um ou mais dos hormônios gastrointestinais que amplificam a secreção de insulina estimulada pela glicose. A situação é adicionalmente complicada pelo paciente ocasional que tem todas as características de hipoglicemia reativa secundária à hiperalimentação, mas que não se submeteu a uma cirurgia gástrica. Portanto, a hipoglicemia reativa secundária à hiperalimentação provavelmente representa mais de um distúrbio.

D. **Tolerância à glicose prejudicada.** A resposta normal em um teste de tolerância à glicose oral são valores de pico tanto da glicose quanto da insulina em 1 hora do mesmo modo ocorre após uma refeição (apresentado na Figura 33.1). Esse padrão normal contrasta com a resposta da insulina em pacientes com hipoglicemia reativa causada por tolerância prejudicada à glicose, conforme mostrado no painel intermediário na Figura 33.4. Nos dois pacientes apresentados, as concentrações de insulina foram máximas em 2 horas, ou posteriormente. A explicação convencional para a hipoglicemia tardia é que níveis altos de insulina várias horas após uma refeição leva as concentrações de glicose a se tornarem anormalmente baixas em virtude de o influxo de carboidrato suficiente proveniente do trato intestinal não estar disponível nesse momento para amortecer o efeito do hormônio. Apesar da secreção de insulina em pacientes com tolerância à glicose prejudicada e hipoglicemia reativa estar retardada em comparação aos indivíduos normais, muitos indivíduos com tolerância anormal à glicose têm respostas de insulina retardadas sem hipoglicemia tardia. Portanto, outros fatores não identificáveis também podem ter um papel.

E. **Hipoglicemia reativa idiopática**

1. **Definição.** A hipoglicemia reativa idiopática não é uma entidade bem definida. O padrão característico da glicose, conforme apresentado no painel à direita da Figura 33.4 consiste em concentrações normais precoces e níveis tardios baixos. Os dois indivíduos descritos podem ter respostas retardadas ou excessivas.

2. **Classificação controversa.** A classificação da hipoglicemia reativa idiopática como uma entidade clínica definida é cercada por numerosos problemas. Pelo fato de os resultados do teste de tolerância oral à glicose em um único indivíduo não serem confiavelmente reprodutíveis, pode o diagnóstico ser legítimo em uma semana mas não na seguinte? A grande quantidade de carboidrato simples usada no teste oral de tolerância à glicose é certamente não-fisiológica. Portanto, questiona-se se um diagnóstico baseado nos resultados desse teste é uma explicação válida para os sintomas que ocorrem sob condições diferentes. Além disso, freqüentemente existe uma disparidade entre os números gerados nos testes de tolerância à glicose e os sintomas ou ausência destes experimentados durante os testes. De preocupação maior no estabelecimento de uma entidade clinicamente relevante é que muitos pacientes que têm hipoglicemia reativa idiopática de acordo com critérios clínicos não sofrem sintomas compatíveis com esse diagnóstico nas suas vidas cotidianas.

3. **Critérios diagnósticos.** Apesar dessas considerações, parece haver alguns pacientes que têm hipoglicemia reativa idiopática e que rotineiramente têm sintomas quando ingerem grandes quantidades de carboidratos simples. No meu ponto de vista, **quatro critérios** precisam ser satisfeitos antes de esse diagnóstico poder ser feito legitimadamente:
   a. As concentrações de glicose diminuídas precisam ser documentadas (Tabela 33.1).
   b. Os sinais e sintomas precisam ocorrer no momento da hipoglicemia.
   c. Os sinais e sintomas devem melhorar acentuadamente **logo** depois que o paciente comer.
   d. O padrão anteriormente escrito precisa ser de ocorrência regular.

   O primeiro ponto levanta a questão adicional de qual valor define a hipoglicemia pós-prandial. Durante o teste de tolerância à glicose oral em pessoas normais assintomáticas, uma grande proporção destes testados rotineiramente tem valores de glicose baixos. Portanto, a mera presença de uma concentração de glicose adequadamente baixa durante um teste de tolerância à glicose não é base suficiente para se fazer o diagnóstico de hipoglicemia reativa idiopática. Apenas se todos esses critérios forem preenchidos no contexto do estilo de vida habitual do paciente justifica-se o diagnóstico de hipoglicemia reativa idiopática.

   Poucos indivíduos satisfazem esses critérios. Tipicamente, o paciente fornece uma história vaga que inclui o seguinte: cansaço, letargia, ansiedade, fraqueza, depressão, embotamento mental, cefaléia, parestesias, perda da vitalidade, irritabilidade e uma sensação de tremor. Geralmente, é difícil obter uma descrição clara desses sintomas; em vez disso a história é caracterizada por ser muito vaga. Não existe nenhuma relação clara entre a ingesta de alimentos e/ou o início ou o alívio dos sintomas. Os pacientes freqüentemente têm esses sintomas ao despertar, o que melhora apenas lentamente (várias horas) após comer. Outros pacientes queixam-se do início dos sintomas 30 a 60 minutos depois de comer. Infelizmente, esses indivíduos estão convencidos de que estão "hipoglicêmicos" e que a sua condição melhorará apenas se a dieta correta, vitaminas e sais minerais e outros aditivos forem prescritos.

4. **Não-hipoglicemia.** A síndrome da não-hipoglicemia é o resultado de (a) similaridade superficial entre os sintomas de ansiedade e aqueles da hipoglicemia; (b) elevada prevalência de baixos valores de glicose durante um teste oral de tolerância à glicose; (c) elevada incidência de ansiedade na nossa sociedade e (d) atribuições errôneas. O último termo refere-se ao desejo do paciente (e algumas vezes do médico) a atribuir a queixas funcionais anormalidades bioquímicas, em vez de confrontar a situação social ou pessoal que geralmente é a base do sintoma. O fato de que uma elevada porcentagem de pacientes com essa síndrome de não-hipoglicemia tem perfis anormais no teste *Minnesota Multiphasic Personality Inventory (MMIP)* ou teve distúrbios psiquiátricos corrobora o elo entre os distúrbios emocionais e as síndromes de não-hipoglicemia. No entanto, uns poucos indivíduos parecem ter sintomas recorrentes após as refeições, que são compatíveis com os da hipoglicemia na ausência de baixas concentrações de glicose. Isso foi denominado **"síndrome pós-prandial"**.

5. **Teste de tolerância à glicose plano.** Uma outra situação deve ser mencionada no que concerne ao diagnóstico da hipoglicemia reativa idiopática. Os pacientes cujos testes de tolerância à glicose dão resultados "planos" algumas vezes são considerados como tendo hipoglicemia pós-prandial. No entanto, um teste de tolerância à glicose plano é observado em aproximadamente 20% da população normal e simplesmente reflete a eficiência dos mecanismos fisiológicos em dispor de uma carga de glicose oral.

6. **Diagnóstico.** A tarefa habitual que o médico defronta é persuadir o paciente de que ele não tem hipoglicemia e que os valores baixos de glicose durante o teste de tolerância oral à glicose não têm nenhum significado clínico. A maneira mais específica de obter isso é ensinar aos pacientes ao automonitoramento da glicose sanguínea e solicitar que eles a meçam e registrem os seus níveis de

Tabela 33.7 Cardápio para uma refeição com aproximadamente 75 g de carboidratos (metade simples e metade complexa)

CAFÉ-DA-MANHÃ

1. 75 a 90 ml bisnaga (uma média) (ou 3 fatias de torradas): 35 g de CHO complexos
   295 ml de suco de frutas (maçã, laranja): 37 g de CHO simples

ou

2. 1 1/2 xícara de cereal não processado, não refinado frio (tipo farelo de trigo, sem passas etc.): 30-40 g de CHO complexos
   120 ml de leite com baixo teor de gordura: 6 g de CHO simples
   295 ml de suco de frutas (maçã, laranja): 37 g de CHO simples

ou

3. Uma xícara de cereal quente não adoçado (aveia, creme de trigo etc.): 30 g de CHO complexos
   120 ml de leite com baixo teor de gordura: 6 g de CHO simples
   295 ml de suco de frutas (maçã, laranja): 37 g de CHO simples

ALMOÇO

1. Sanduíche com duas fatias de pão: 30 g de CHO complexo
   3 biscoitos *crakers*: 8 g de CHO complexos
   295 ml de suco ou refrigerante regular: 37 g de CHO simples

ou

2. Um prato de macarrão cozido: 30 g de CHO complexos
   1/2 xícara de molho de tomate: 5 g de CHO complexos/simples
   295 ml de suco ou refrigerante regular: 37 g de CHO simples
3. 175 ml de batata cozida: 30 g de CHO complexos
   1 prato de vegetais crus (brócolis, cenouras etc.): 5 g de CHO complexo
   235 ml de suco ou refrigerante regular: 37 g de CHO simples

CHO, carboidratos; ML, mililitros (1 Oz = 28,35 g).

glicose sanguínea quando sofrem os sintomas. Apenas muito poucos têm uma hipoglicemia legítima nesses momentos. Se esta abordagem não for exeqüível, realizo um **teste de tolerância alimentar** consistindo em 37,5 g de carboidratos simples e 37,8 g de carboidratos complexos (Tabela 33.7) e realizo amostragens a cada 30 minutos por 5 horas. Quando os pacientes percebem que não ficam hipoglicêmicos quando sofrem os sintomas ou após uma refeição pesada com carboidratos, alguns deles ficam mais dispostos a considerar a possibilidade de uma base emocional para os seus sintomas.

F. Manuseio da hipoglicemia reativa

1. **Dieta.** A base do tratamento para as pessoas com hipoglicemia pós-prandial é a dieta. O elemento mais importante na prescrição dietética é **evitar os carboidratos simples ou refinados.** Os pacientes que verdadeiramente sofrem de hipoglicemia reativa geralmente descobrem isso por conta própria. Pelo fato de aproximadamente 50% ou mais das calorias na dieta americana típica derivarem de carboidratos e metade das calorias dos carboidratos estarem sob a forma simples, há muito potencial para a redução na ingesta de carboidratos simples. Para os indivíduos obesos, uma dieta de redução de peso é importante. Se a redução na ingesta de carboidratos simples não for inteiramente eficaz, o próximo passo é a limitação de ingesta dos carboidratos para 35 a 40% do número total de calorias ingerida. Se essa modificação dietética não aliviar os sintomas, a ingesta alimentar deve ser dividida em múltiplas refeições menores (p. ex., três refeições por dia intercaladas por três lanchinhos). Colocar-se limites na ingesta dos carboidratos simples é eficaz

na maioria dos pacientes. Uma redução na ingesta total de carboidratos resolve o problema na maioria dos casos restantes. Múltiplas refeições pequenas geralmente não são necessárias, exceto no paciente com hiperalimentação no qual a abordagem dietética freqüentemente é empregada.

2. **Drogas.** Se as alterações dietéticas não forem eficazes, várias drogas podem ser testadas. O brometo de propantelina (Pro-Banthine) 7,5 mg, tomado 30 minutos antes das refeições, tem sido útil, embora os sintomas anticolinérgicos (boca seca, visão turva e retenção urinária) possa limitar a sua utilidade. A fenitoína, 100 a 200 mg três vezes ao dia, pode ser efetiva e provavelmente funciona inibindo a secreção da insulina. O propranolol (10 mg dados 30 minutos antes das refeições) foi eficaz em abolir os sintomas em pacientes com hiperalimentação, apesar de os níveis baixos de glicose não se alteraram muito. Finalmente, os bloqueadores do canal de cálcio e os inibidores da α-glicosidase (acarbose e miglitol) podem ser úteis. Estes últimos poderiam parecer particularmente apropriadas, pois eles inibem a degradação dos carboidratos complexos à glicose no intestino delgado.
3. **Cirurgia.** Finalmente, em pacientes com hiperalimentação com sintomas graves refratários a outras terapias, a colocação de um segmento jejunal revertido próximo ao trato de saída gástrico resultou em inibição antiperistáltica da entrada rápida de glicose na circulação e uniformemente corrigiu a hipoglicemia, assim como aliviou os sintomas incapacitantes em um pequeno grupo de pacientes.

Referências Selecionadas

Geral

Amiel AS, et al. Defective glucose counterregulation after strict glycemia control of insulin-dependent diabetes mellitus. *N Engl J Med* 1987;316:1376.

Bantle JP, et al. Postprandial glucose and insulin responses to meals containing different carbohydrates in normal and diabetic subjects. *N Engl J Med* 1983;309:7.

Boyle PJ, Kempers SF, O'Connor A, et al. Brain glucose uptake and unawareness of hypoglycemia in patients with insulin-dependent diabetes mellitus. *N Engl J Med* 1995;333:1726.

Cersosimo E, Molina PE, Abumrad NN. Renal glucose production during insulininduced hypoglycemia. *Diabetes* 1997;46:643.

Cryer PE. Hypoglycemia begets hypoglycemia in IDDM. *Diabetes* 1993;42:1691.

Fanelli C, Pampanelli S, Epifano L, et al. Long-term recovery from unawareness, deficient counterregulation, and lack of cognitive dysfunction during hypoglycemia, following institution of rational, intensive insulin therapy in IDDM. *Diabetologia* 1994;37:1265.

Gerich JE, et al. Hypoglycemia unawareness. *Endocr Rev* 1991;12:356.

HvidbergA, Fanelli CG, Hershey T, et al. Impact of recent antecedent hypoglycemia on hypoglycemic cognitive dysfunction in nondiabetic humans. *Diabetes* 1996;45:1030.

Lingenfelser T, Renn W, Sommerwerck U, et al. Compromised hormonal counterregulation, symptom awareness, and neurophysiological function after recurrent short-term episodes of insulin-induced hypoglycemia in IDDM patients. *Diabetes* 1993;42:610.

Merimee TJ, Tyson JE. Stabilization of plasma glucose during fasting: normal variations in two separate studies. *N Engl J Med* 1974;291:1275.

Ovalle F, Fanelli CG, Paramore DS, et al. Brief twice-weekly episodes of hypoglycemia reduce detection of clinical hypoglycemia in type 1 diabetes mellitus. *Diabetes* 1998;47:1472.

Stumvoll M, Meyer C, Mitrakou A, et al. Renal glucose production and utilization: new aspects in humans. *Diabetologia* 1997;40:749.

White NH, et al. Identification of type 1 diabetic patients at increased risk for hypoglycemia during intensive therapy. *N Engl J Med* 1983;308:485.

Drogas

Assan R, Perronne C, Assan D, et al. Pentamidine-induced derangements of glucose homeostasis: determinant roles of renal failure and drug accumulation-a study of 128 patients. *Diabetes Care* 1995;18:470.

Bouchard PH, et al. Diabetes mellitus following pentamidine-induced hypoglycemia' in humans. *Diabetes* 1982;31:40.

Boyle PJ, Justice K, Krentz AJ, et al. Octreotide reverses hyperinsulinemia and prevents hypoglycemia induced by sulfonylurea overdoses. *J Clin Endocrinol Metab* 1993;76:752.

Burge MR, Schmitz-Fiorentino K, Fischette C, et al. A prospective trial of risk factors for sulfonylurea-induced hypoglycemia in type 2 diabetes mellitus. *JAMA* 1998;279:137.

Goldberg J, Brown K, Rayfield J. Disopyramide (Norpace)-induced hypoglycemia: *Am J Med* 1980;69:463.

Krentz AJ, Boyle PJ, Justice KM, et al. Successful treatment of severe refractory sulfonylurea-induced hypoglycemia with octreotide. *Diabetes Care* 1993;16:184.

Limburg PJ, Katz H, Grant CS, et al. Quinine-induced hypoglycemia. *Ann Intern Med* 1993;119:218.

Marks V, Teale JD. Drug-induced hypoglycemia. *Endocrinol Metab Clin N Am* 1999;28:555.

Seltzer HS. Severe drug-induced hypoglycemia: a review. *Compr Ther* 1979;5:21.

Tumores Não-Células β

Daughaday WH. The pathophysiology of IGF-II hypersecretion in non-islet cell tumor hypoglycemia. *Diabetes Rev* 1995;3:62.

Le Roith D. Tumor hypoglycemia. *N Engl J Med* 1999;341:757.

Seckl MJ, Mulholland PJ, Bishop AE, et al. Hypoglycemia due to an insulin-secreting small-cell carcinoma of the cervix. *N Engl J Med* 1999;341:733.

Adrenal Insufficiency

Kong WM, Alaghband-Zadeh J, Jones J, et al. The midnight to morning urinary cortisol increment is an accurate, noninvasive method for assessment of the hypothalamicpituitary-adrenal axis. *J Clin Endocrinol Metab* 1999;84:3093.

Tumores Células β

Cohen RM, et al. Proinsulin radioimmunoassay in the evaluation of insulinomas and familial hyperproinsulinemia. *Metabolism* 1986;35:1137.

Doppman JL, Chang R, Fraker DL, et al. Localization of insulinomas to regions of the pancreas by intra-arterial stimulation with calcium. *Ann Intern Med* 1995;123:269.

Gorman B, Charboneau JW. Sonographic detection of insulinoma. *The Endocrinologist* 1992;2:29.

Grant CS, et al. Insulinoma: the value of intraoperative ultrasonography. *Arch Surg* 1988;23:843.

Kao PC, Taylor RL, Service FJ. Proinsulin by immunochemiluminometric assay for the diagnosis of insulinoma. *J Clin Endocrinol Metab* 1994;78:1048.

Mitrakou A, Fanelli C, Veneman T, et al. Reversibility of unawareness of hypoglycemia in patients with insulinomas. *N Engl J Med* 1993;329:834.

Rosch T, Lightdale CJ, Botet JF, et al. Localization of pancreatic endocrine tumors by endoscopic ultrasonography. *N Engl J Med* 1992;326:1721.

Sherman BM, et al. Plasma proinsulin in patients with functioning pancreatic islet cell tumors. *J Clin Endocrinol Metab* 1972;35:271.

Causas Diversas de Hipoglicemia de Jejum

Block MB, et al. Spontaneous hypoglycaemia in congestive heart failure. *Lancet* 1972;2:736.

Editorial. Uraemic hypoglycaemia. *Lancet* 1986;1:660.

Flier JS, et al. The evolving clinical course of patients with insulin receptor antoantibodies: spontaneous remission or receptor proliferation with hypoglycemia. *J Clin Endocrinol Metab* 1978;47:985.

Kawo NG, et al. Specificity of hypoglycaemia for cerebral malaria in children. *Lancet* 1990;336:454.

Miller SI, et al. Hypoglycemia as a manifestation of sepsis. *Am J Med* 1980;68:649.

White NJ, et al. Severe hypoglycemia and hyperinsulinemia in falciparum malaria. *N Engl J Med* 1983;309:61.

Uchigata Y, Eguchi Y, Takayama-Hasumi S, et al. Insulin autoimmune syndrome (Hirata disease): clinical features and epidemiology in Japan. *Diab Res Clin Pract* 1994;22:89.

Hipoglicemia (Reativa) Alimentar

Anderson RW, Lev-Ran A. Hypoglycemia: the standard and the fiction. *Psychosomatics* 1985;26:38.

Charles MA, Hofeldt F, Shackelford A, et al. Comparison of oral glucose tolerance tests and mixed meals in patients with apparent idiopathic postabsorptive hypoglycemia: absence of hypoglycemia after meals. *Diabetes* 1981;30:465.

Fariss BL. Prevalence of post-glucose-load glycosuria and hypoglycemia in a group of healthy young men. *Diabetes* 1974;23:189.

Fink WJ, et al. Treatment of postoperative reactive hypoglycemia by a reverse intestinal segment. *Am J Surg* 1976;131:19.

Ford CV, Bray GA, Swerdloff RS. A psychiatric study of patients referred with a diagnosis of hypoglycemia. *Am J Psychiatry* 1976;133:290.

Gerard J, Luyckx AS, Lefebvre PJ. Acarbose in reactive hypoglycemia: a double-blind study. *Int J Clin Pharmacol Ther Toxicol* 1984;22:25.

Hofeldt FD, et al. Are abnormalities in insulin secretion responsible for reactive hypoglycemia? *Diabetes* 1974;23:589.

Johnson DD, et al. Reactive hypoglycemia. *JAMA* 1980;243:1151.

Jung Y, et al. Reactive hypoglycemia in women: results of a health survey. *Diabetes* 1971;20:428.

Leichter SB, Permutt MA. Effect of autonomic agents on postgastrectomy hypoglycemia. *Diabetes* 1975;24:1005.

Lev-Ran A, Anderson RW The diagnosis of postprandial hypoglycemia. *Diabetes* 30:996, 1981.

Palardy J, et al. Blood glucose measurements duringsymptomatic episodes in patients with suspected postprandial hypoglycemia. *N Engl J Med* 1989;321:1421.

Sanke T, et al. Effect of calcium antagonists on reactive hypoglycemia associated with hyperinsulinemia. *Metabolism* 1986;35:924.

Yager J, Young RT. Non-hypoglycemia is an epidemic condition. *N Engl J Med* 1974;291:907.

34. OBESIDADE

Richard A. Dickey e George A. Bray

I. **Princípios gerais.** A obesidade e o excesso de peso atualmente afetam 97 milhões de americanos (mais de 50% da população adulta). A presença de obesidade ou de excesso de peso devem sugerir a possibilidade de diabetes melito, hipertensão, doença cardíaca e cálculos biliares associados. Se os distúrbios associados estão ou não presentes, o paciente obeso deve ser encorajado a perder peso pelos métodos apropriados. Estes incluem dieta, educação nutricional, grupos de auto-ajuda e modificações comportamentais. Sob algumas circunstâncias, a intervenção farmacológica e/ou cirúrgica pode ser considerada para pacientes selecionados.

II. **Definição e mensuração da obesidade**

A. **Obesidade e excesso de peso.** O índice de massa corporal (IMC) é o peso em quilogramas dividido pelo quadrado da altura em metros (IMC = P/A^2) e fornece a melhor estimativa do excesso de peso e da obesidade. A Tabela 34.1 mostra um método para a determinação do índice de massa corporal.

A partir do ponto de vista clínico, o IMC e a circunferência da cintura são as técnicas mais úteis para avaliar o excesso de peso e a obesidade. Um IMC maior de que 25 kg/m^2 é definido como excesso de peso e um IMC de 30 kg/m^2 ou mais é definido como obesidade (Tabela 34.2).

B. **Gordura visceral.** Um aumento na gordura visceral reflete uma obesidade central e aumento do risco. A circunferência da cintura é usada para avaliar a quantidade de obesidade visceral. Uma circunferência da cintura maior do que 40 polegadas (102 cm) em homens e maior do que 35 polegadas (88 cm) em mulheres é o limite para um risco metabólico aumentado (Tabela 34.2).

III. **Prevalência do excesso de peso.** Mais mulheres do que homens têm excesso de peso em qualquer idade. A freqüência do excesso de peso aumenta com a idade, com um pico por volta dos 45 a 54 anos em homens e 55 a 64 anos em mulheres. As pesquisas do *National Health and Nutrition Examination Surveys* (NHANES) observaram um IMC de 25 ou mais em 59,4% dos homens com 20 anos ou mais e em 50,7% das mulheres com 20 anos ou mais. A prevalência da obesidade (IMC $\geq$ 30) foi de 19,5% em homens e de 25,0% em mulheres. A incidência da obesidade continua a aumentar significativamente. Numerosos fatores incluindo a idade, sexo e atividade física influenciam na quantidade de gordura corporal.

Ao nascer, o bebê humano contém aproximadamente 12% de gordura. Durante os primeiros anos de vida a gordura corporal eleva-se rapidamente para atingir um pico de aproximadamente 25% por volta dos 6 meses de idade, declinando ao longo dos 10 anos seguintes para 18%. Na puberdade, há um aumento significante na porcentagem de gordura nas mulheres e uma queda nos homens. Por volta dos 18 anos, os homens têm aproximadamente 15 a 18% da gordura corporal, e as mulheres, 25 a 28%. Entre as idades de 20 a 50 anos, o conteúdo de gordura dos homens aproximadamente se duplica e o das mulheres eleva-se em aproximadamente 50%. No entanto, o peso corporal total eleva-se em apenas 10 a 15%. O aumento da gordura é responsável em parte pela elevação no peso corporal e em parte pela redução na massa corporal magra.

IV. **Riscos relacionados com a obesidade**

A. **Obesidade e excesso de mortalidade.** Conforme o IMC se eleva há um aumento curvilíneo no excesso de mortalidade. Esse excesso de mortalidade eleva-se mais rapidamente quando o IMC está acima de 30 kg/m^2. Um IMC maior do que 40 kg/m^2 está associado a um aumento adicional no risco para a saúde como um todo. As principais causas de excesso na mortalidade associadas ao excesso de peso incluem a hipertensão, o acidente vascular cerebral e outras doenças cardiovasculares, diabetes melito, certos tipos de câncer, distúrbios da reprodução, doenças da vesícula biliar e morte súbita.

B. **O estado de resistência à insulina ou dismetabólico** está fortemente associado à gordura visceral e pode incluir conseqüências como intolerância à glicose, ou diabetes melito tipo 2, hipertensão, síndrome dos ovários policísticos, dislipidemias e outros distúrbios. Estes freqüentemente respondem à perda do peso, especialmente quando isso é obtido precocemente e a perda é mantida.

V. **Desenvolvimento da obesidade.** Os mecanismos etiológicos que levam à obesidade são listados na Tabela 34.3.

A. **Obesidade neuroendócrina**

1. Obesidade hipotalâmica pode se seguir a danos ao hipotálamo ventromedial causados por tumores, lesões inflamatórias ou outras doenças hipotalâmicas. Danos ao hipotálamo lateral têm o efeito oposto com anorexia e perda do peso. Os sintomas de cefaléia e de redução da visão devida ao papiledema resultam do aumento na pressão intracraniana. Os sinais e sintomas endócrinos incluem amenorréia, impotência, diabetes insípido, e insuficiência tireoidiana ou supra-renal. As perturbações neurológicas e psicológicas resultantes da lesão hipotalâmica podem ocorrer (p. ex., convulsões, coma, sonolência, hipotermia ou hipertermia). O tratamento é tanto sintomático quanto específico quando se pode identificar a doença.
2. A doença de Cushing pode se apresentar com obesidade, e o tratamento deve ser direcionado para a causa do aumento de produção de corticosteróides.

B. **Hiperinsulinismo.** O tratamento dos diabéticos com insulina, sulfoniluréias ou tiazolidinedionas, mas não com o metformin, podem aumentar a fome e a ingesta de alimentos, resultando em ganho de peso.

C. **Outros tipos de obesidade induzidos por drogas.** O tratamento com antidepressivos, antiepilépticos e neurolépticos pode aumentar o peso corporal, assim como o podem a ciproeptadina, provavelmente por meio de efeitos sobre as monoaminas no sistema nervoso central.

D. **Obesidade dietética**

1. **Ingesta de alimentos.** A dieta com alto teor de gordura e atividade física reduzida da maioria dos americanos está relacionada com um aumento na corpulência durante o último século. O consumo excessivo de bebidas adoçadas com açúcar e a prevalência de variedades abundantes de alimentos em cafeterias ou supermercados também podem ser fatores dietéticos que contribuem para o desenvolvimento da obesidade.

E. **Gasto energético diminuído** relativo à ingesta de energia é uma causa importante de obesidade na sociedade moderna. O gasto energético pode ser dividido em quatro partes:

1. O metabolismo em repouso varia de 800 a 900 kcal/m^2 por 24 horas. Ele é menor em mulheres do que em homens e declina com a idade. Esse declínio com a idade pode ser responsável por grande parte do aumento nas reservas de gordura se a ingesta de alimentos não declinar similarmente.
2. O exercício físico é variável, mas, em média, é responsável por aproximadamente um terço do gasto energético diário. A partir do ponto de vista terapêutico, esse componente do gasto energético é o mais facilmente manipulado.
3. A termogênese dietética é o gasto energético, medido como captação de oxigênio, que se segue a ingestão de uma refeição. Esse efeito térmico do alimento (também denominado ação dinâmica específica) pode dissipar mais de 10% das calorias ingeridas. A proteína parece ter o maior dos efeitos. Esses efeitos térmicos do alimento são um dos tipos de "ineficiência metabólica" no corpo, isto é, onde as calorias dietéticas não estão disponíveis para o trabalho "útil". No obeso, os efeitos térmicos do alimento são reduzidos, particularmente em indivíduos com tolerância prejudicada à glicose ou diabetes.
4. Termogênese adaptativa. A hiper ou hipoalimentação aguda produz desvios correspondentes no metabolismo global, que pode ser tão grande quanto 15 a 20%.

F. **Fatores genéticos na obesidade**

1. **Obesidade dismórfica ou sindrômica.** Em alguns tipos de obesidade, os fatores genéticos são primários. Os indivíduos dismórficos geralmente apresentam características distintivas incluindo: (a) síndrome de Bardet-Biel, caracterizada por degeneração retiniana, retardo mental, obesidade, polidactilia e hipogonadismo; (b) síndrome de Alström, caracterizada pela retinopatia pigmentar, surdez neural, obesidade e diabetes melito; (c) síndrome de Carpenter, caracterizada pela acrocefalia, retardo mental, hipogonadismo, obesidade e sindactilia pré-axial; (d) síndrome de Cohen, caracterizada por retardo mental, obesidade, hipotonia e face característica; e (e) síndrome de Prader-Willi, caracterizada por hipotonia, retardo mental, hipogonadismo e obesidade.

Tabela 34.1 Tabela de índice de massa corporal usando libras e polegadas ou quilogramas e centímetros

Índice de massa corporal (kg/m^2)												
Polegadas	**19**	**20**	**21**	**22**	**23**	**24**	**25**	**26**	**27**	**28**	**29**	**30**
58	*91*	*95*	*100*	*105*	*110*	*115*	*119*	*124*	*129*	*134*	*138*	*143*
	41	**43**	**45**	**48**	**50**	**52**	**54**	**56**	**58**	**61**	**63**	**65**
59	*94*	*99*	*104*	*109*	*114*	*119*	*124*	*128*	*133*	*138*	*143*	*148*
	43	**45**	**47**	**50**	**52**	**54**	**56**	**59**	**61**	**63**	**65**	**68**
60	*97*	*102*	*107*	*112*	*118*	*123*	*128*	*133*	*138*	*143*	*148*	*153*
	44	**46**	**49**	**51**	**53**	**55**	**58**	**60**	**62**	**65**	**67**	**69**
61	*100*	*106*	*111*	*116*	*121*	*127*	*132*	*137*	*143*	*148*	*153*	*158*
	46	**48**	**50**	**53**	**55**	**58**	**60**	**62**	**65**	**67**	**70**	**72**
62	*104*	*109*	*115*	*120*	*125*	*131*	*136*	*142*	*147*	*153*	*158*	*164*
	47	**50**	**52**	**55**	**57**	**60**	**62**	**65**	**67**	**70**	**72**	**75**
63	*107*	*113*	*118*	*124*	*130*	*135*	*141*	*146*	*152*	*158*	*163*	*169*
	49	**51**	**54**	**56**	**59**	**61**	**64**	**67**	**69**	**72**	**74**	**77**
64	*110*	*116*	*122*	*128*	*134*	*140*	*145*	*151*	*157*	*163*	*169*	*174*
	50	**52**	**55**	**58**	**60**	**63**	**66**	**68**	**71**	**73**	**76**	**79**
65	*114*	*120*	*126*	*132*	*138*	*144*	*150*	*156*	*162*	*168*	*174*	*180*
	52	**54**	**57**	**60**	**63**	**65**	**68**	**71**	**74**	**76**	**79**	**82**
66	*117*	*124*	*130*	*136*	*142*	*148*	*155*	*161*	*167*	*173*	*179*	*185*
	54	**56**	**59**	**62**	**65**	**68**	**71**	**73**	**76**	**79**	**82**	**85**
67	*121*	*127*	*134*	*140*	*147*	*153*	*159*	*166*	*172*	*178*	*185*	*191*
	55	**58**	**61**	**64**	**66**	**69**	**72**	**75**	**78**	**81**	**84**	**87**
68	*125*	*131*	*138*	*144*	*151*	*158*	*164*	*171*	*177*	*184*	*190*	*197*
	57	**60**	**63**	**66**	**69**	**72**	**75**	**78**	**81**	**84**	**87**	**90**
69	*128*	*135*	*142*	*149*	*155*	*162*	*169*	*176*	*182*	*189*	*196*	*203*
	58	**61**	**64**	**67**	**70**	**74**	**77**	**80**	**83**	**86**	**89**	**92**
70	*132*	*139*	*146*	*153*	*160*	*167*	*174*	*181*	*188*	*195*	*202*	*209*
	60	**63**	**67**	**70**	**73**	**76**	**79**	**82**	**86**	**89**	**92**	**95**
71	*136*	*143*	*150*	*157*	*165*	*172*	*179*	*186*	*193*	*200*	*207*	*215*
	62	**65**	**68**	**71**	**75**	**78**	**81**	**84**	**87**	**91**	**94**	**97**
72	*140*	*147*	*155*	*162*	*169*	*177*	*184*	*191*	*199*	*206*	*213*	*221*
	64	**67**	**70**	**74**	**77**	**80**	**84**	**87**	**9**	**94**	**97**	**100**
73	*144*	*151*	*159*	*166*	*174*	*182*	*189*	*197*	*204*	*212*	*219*	*227*
	65	**68**	**72**	**75**	**79**	**82**	**86**	**89**	**92**	**96**	**99**	**103**
74	*148*	*155*	*163*	*171*	*179*	*187*	*194*	*202*	*210*	*218*	*225*	*233*
	67	**71**	**74**	**78**	**81**	**85**	**88**	**92**	**95**	**99**	**102**	**106**
75	*152*	*160*	*168*	*176*	*184*	*192*	*200*	*208*	*216*	*224*	*232*	*240*
	69	**72**	**76**	**79**	**83**	**87**	**90**	**94**	**97**	**101**	**105**	**108**
76	*156*	*164*	*172*	*180*	*189*	*197*	*205*	*213*	*221*	*230*	*238*	*246*
	71	**74**	**78**	**82**	**86**	**89**	**93**	**97**	**101**	**104**	**108**	**112**
IMC	**19**	**20**	**21**	**22**	**23**	**24**	**25**	**26**	**27**	**28**	**29**	**30**

O índice de massa corporal é mostrado como **Negrito Sublinhado** no alto e em baixo. Para determinar o seu IMC, selecione a altura em polegadas ou cm e mova pela fileira até encontrar o seu peso em libras ou quilogramas. IMC pode ser lido no alto ou na parte inferior. *Os itálicos são para as libras e polegadas.*
Os negritos são para quilogramas e para centímetros.

2. **Suscetibilidade genética à obesidade.** Se ambos os pais forem obesos, aproximadamente 80% dos descendentes serão obesos. Se apenas um dos pais for obeso, a possibilidade de obesidade na descendência decai para menos de 10%. Estudos com gêmeos idênticos sugerem que os fatores hereditários são responsáveis por aproximadamente 70% e fatores ambientais (dieta, inatividade física, ou ambos) são responsáveis por 30% da variação no peso corporal.

31	32	33	34	35	36	37	38	39	40	
148	*153*	*158*	*162*	*167*	*172*	*177*	*181*	*186*	*191*	Centímetros
67	**69**	**71**	**73**	**76**	**78**	**80**	**82**	**84**	**86**	**147**
153	*158*	*163*	*168*	*173*	*178*	*183*	*188*	*193*	*198*	
70	**72**	**74**	**77**	**79**	**81**	**83**	**86**	**88**	**90**	**150**
158	*164*	*169*	*174*	*179*	*184*	*189*	*194*	*199*	*204*	
72	**74**	**76**	**79**	**81**	**83**	**85**	**88**	**90**	**92**	**152**
164	*169*	*174*	*180*	*185*	*190*	*195*	*201*	*206*	*211*	
74	**77**	**79**	**82**	**84**	**86**	**89**	**91**	**94**	**96**	**155**
169	*175*	*180*	*186*	*191*	*196*	*202*	*207*	*213*	*218*	
77	**80**	**82**	**85**	**87**	**90**	**92**	**95**	**97**	**100**	**158**
175	*180*	*186*	*192*	*197*	*203*	*208*	*214*	*220*	*225*	
79	**82**	**84**	**87**	**90**	**92**	**95**	**97**	**100**	**102**	**160**
180	*186*	*192*	*198*	*203*	*209*	*215*	*221*	*227*	*233*	
81	**84**	**87**	**89**	**92**	**94**	**97**	**100**	**102**	**105**	**162**
186	*192*	*198*	*204*	*210*	*216*	*222*	*228*	*234*	*240*	
84	**87**	**90**	**93**	**95**	**98**	**101**	**103**	**106**	**109**	**165**
192	*198*	*204*	*210*	*216*	*223*	*229*	*235*	*241*	*247*	
87	**90**	**93**	**96**	**99**	**102**	**104**	**107**	**110**	**113**	**168**
198	*204*	*210*	*217*	*223*	*229*	*236*	*242*	*248*	*255*	
90	**92**	**95**	**98**	**101**	**104**	**107**	**110**	**113**	**116**	**170**
203	*210*	*217*	*223*	*230*	*236*	*243*	*249*	*256*	*263*	
93	**96**	**99**	**102**	**105**	**108**	**111**	**114**	**117**	**120**	**173**
209	*216*	*223*	*230*	*237*	*243*	*250*	*257*	*264*	*270*	
95	**98**	**101**	**104**	**107**	**110**	**113**	**116**	**119**	**123**	**175**
216	*223*	*230*	*236*	*243*	*250*	*257*	*264*	*271*	*278*	
98	**101**	**105**	**108**	**111**	**114**	**117**	**120**	**124**	**127**	**178**
222	*229*	*236*	*243*	*250*	*258*	*265*	*272*	*279*	*286*	
100	**104**	**107**	**110**	**113**	**117**	**120**	**123**	**126**	**130**	**180**
228	*235*	*243*	*250*	*258*	*265*	*272*	*280*	*287*	*294*	
104	**107**	**111**	**114**	**117**	**121**	**124**	**127**	**131**	**134**	**183**
234	*242*	*250*	*257*	*265*	*272*	*280*	*287*	*295*	*303*	
106	**110**	**113**	**116**	**120**	**123**	**127**	**130**	**133**	**137**	**185**
241	*249*	*256*	*264*	*272*	*280*	*288*	*295*	*303*	*311*	
110	**113**	**117**	**120**	**124**	**127**	**131**	**134**	**138**	**141**	**188**
247	*255*	*263*	*271*	*279*	*287*	*295*	*303*	*311*	*319*	
112	**116**	**119**	**123**	**126**	**130**	**134**	**137**	**141**	**144**	**190**
254	*262*	*271*	*279*	*287*	*295*	*303*	*312*	*320*	*328*	
115	**119**	**123**	**127**	**130**	**134**	**138**	**142**	**145**	**149**	**193**
31	32	33	34	35	36	37	38	39	40	IMC

3. **Causas de obesidade atribuídas a um único gene.** A deficiência de leptina e a deficiência do receptor da leptina são raras, mas estão associadas à obesidade humana maciça. A deficiência da proopiomelanocortina, o precursor do hormônio estimulante dos melanócitos e do hormônio adrenocorticotrófico também produziu obesidade maciça associada a cabelos vermelhos e inadequação supra-renal. A ausência da convertase I também foi associada à obesidade em uma família.

Tabela 34.2 Classificação do excesso de peso e da obesidade pelo índice de massa corporal, circunferência da cintura e risco associado de doença

	IMC (kg/m²)	Classe de obesidade	Risco de doença relativo ao peso normal e circunferência da cintura: Homens < 102 cm (< 40 pol.) Mulheres < 88 cm (< 35 pol.)	> 102 cm (> 40 pol.) > 88 cm (> 35 pol.)
Abaixo do peso	> 18,5		–	–
Normal	18,5-24,9		–	–
Acima do peso	25,0-29,9		Aumentada	Alta
Obesidade	30,0-34,9	I	Alta	Muito alta
	35,0-39,9	II	Muito alta	Muito alta
Obesidade extrema	≥ 40,0	III	Extremamente alta	Extremamente alta

IMC, índice de massa corporal.
Reimpresso do National Institutes of Health/National Heart, Lung and Blood Institute. Clinical guidelines on the identification, evaluation and treatment of overweight and obesity in adults. Washington, DC: US Government Printing Office, 1998; Publication no. 98-4083.

4. **Defeitos genéticos que produzem obesidade não sindrômica.** Os defeitos mais comumente associados com a obesidade maciça são as anormalidades no sistema receptor da melanocortina, sendo que até 4% das pessoas maciçamente obesas podem ter este tipo de defeito.

VI. **Avaliação do paciente obeso**

A. **Uma avaliação médica meticulosa, incluindo:**

1. História completa, incorporando a história da doença (obesidade e ganho de peso, história familiar, história pessoal e social, história médica pregressa e revisão dos sistemas e história de medicações).
2. Avaliação do *status* psicológico e mental.
3. Exame físico completo, incluindo a avaliação da altura, peso, circunferência da cintura, gordura corporal, pressão arterial e nível de risco para a saúde do paciente devido à obesidade.
4. Testes laboratoriais apropriados, incluindo painel lipídico, nível de glicose, painel bioquímico para a função hepática e ácido úrico, testes de função hepática e nível de cortisol quando indicado pelos achados clínicos.

B. **A avaliação do paciente é direcionada para:**

1. Estabelecimento do grau de obesidade do paciente e estimativa da gordura visceral.
2. Determinação da presença ou nível do risco do paciente para condições relacionadas com a obesidade, incluindo a hipertensão, dislipidemia, intolerância à glicose, diabetes melito ou estado de resistência à insulina, hiperandrogenismo e síndrome do ovário policístico.
3. Detecção de distúrbios psicológicos subjacentes, como abuso sexual, abuso de drogas, depressão, ou uso de drogas que causam ganho de peso.
4. Identificação das síndromes genéticas associadas à obesidade ou distúrbios neurológicos que contribuem para o ganho de peso.

Tabela 34.3 Classificação etiológica da obesidade

1. Doenças neuroendócrinas associadas à obesidade
2. Obesidade induzida por drogas
3. Obesidade dietética
4. Gasto energético reduzido
5. Fatores genéticos na obesidade

Tabela 34.4 Classificação risco-benefício da obesidade

Classe de risco	Índice de massa corporal (kg/m²)	Ganho de peso recomendado na gravidez (kg)	Classificação de obesidade relacionando risco com escolhas de tratamento: Ingesta calórica (kcal/dia)					
			< 200	200-800	> 800	Exercício	Drogas	Cirurgia
I	< 25	10-12	NA	3	2	1	NA	NA
II	25-29,9	10-12	NA	2	1-2	1	3	NA
III	30-39,9	8-10	NA	1	2	3	2	NA
IV	40 +	6-8	2	1	1	3	2	1-2

NA, não aplicável; 1, primeira escolha; 2, segunda escolha; 3, terceira escolha.

VII. **Classificação risco-benefício da obesidade.** Indivíduos com um IMC normal (20 a 24,9 kg/m^2) têm pouco ou nenhum risco (Tabela 34.4). Qualquer indivíduo neste peso que deseje perder peso por motivos estéticos deve fazê-lo apenas por métodos conservadores.

A. Indivíduos com um IMC de 25 a 29,9 kg/m^2 estão no grupo de baixo risco para desenvolvimento de doenças associadas à obesidade, como a doença cardíaca, hipertensão, doença da vesícula biliar e diabetes melito. Eles também devem ser encorajados a usar tratamentos de baixo risco como restrição calórica e exercícios. Os indivíduos com um IMC de 27 a 30 kg/m^2 ou mais que têm co-morbidades associadas estão sob maior risco, portanto, o emprego de farmacoterapia adjuvante para a perda e controle de peso pode ser apropriado para eles.

B. Indivíduos com um IMC de 30 a 39,9 kg/m^2 têm um risco moderado para o desenvolvimento de doenças associadas à obesidade. Esse risco é realçado ainda mais nos homens e nos indivíduos com menos de 40 anos. Para aqueles na categoria de risco moderada de obesidade, a restrição calórica, drogas e exercício seriam todas categorias apropriadas de tratamento. Os indivíduos com excesso de peso significativo freqüentemente acham o exercício um método difícil para perda do peso; no entanto, o exercício é muito útil em ajudar a manter a perda do peso. O uso de supressores do apetite ou outras medicações que fazem perder peso como coadjuvante ao tratamento também pode ser benéfico neste grupo.

C. Os indivíduos com um IMC de pelo menos 40 kg/m^2 têm um alto risco de desenvolvimento de doenças associadas à sua obesidade. A restrição moderada a severa das calorias é a primeira linha de tratamento, mas para alguns pacientes a cirurgia pode ser recomendada.

VIII. **Tratamento da obesidade**

A. **Modificações dietéticas**

1. **Restrição calórica.** Qualquer dieta precisa restringir a ingesta calórica abaixo do gasto calórico diário. Isso requer uma avaliação dos requerimentos calóricos, o que pode ser realizado de duas maneiras.

a. A primeira maneira é estimar o gasto calórico a partir dos quadros de peso desejável; para os homens, multiplicar o peso desejável por 30 a 35 kcal/kg (14 a 16 kcal/lb); para as mulheres, 25 a 30 kcal/kg (12 a 14 kcal/lb).

b. O segundo método envolve a avaliação dos requerimentos calóricos pelo uso de um cálculo mais complexo, conforme mostrado na Tabela 34.5. Após o requerimento calórico ser determinado, um déficit calórico razoável pode ser prescrito. Um déficit calórico de 500 kcal/dia (3.500 kcal/semana) produzirá a perda de aproximadamente 0,45 kg (1 libra) de tecido gorduroso por semana. A Tabela 34.6 fornece uma lista das dietas divididas em níveis diferentes de energia.

2. **Jejum** não é recomendado como uma forma de terapia em virtude da perda de proteínas e risco aumentado de morte. Existem duas fases da perda do peso.

a. A primeira fase é rápida e reflete a perda de quantidades significativas de água associada ao catabolismo de glicogênio e proteínas. Após 24 a 48 horas, as reservas de glicogênio e a água associada

Tabela 34.5 Estimativas das necessidades energéticas: equações OMS revisadas para a estimativa da taxa metabólica basal

Homens	
18-30 anos = (0,0630 × peso atual em kg + 2,8957) × 240 kcal/dia	
31-60 anos = (0,0484 × peso atual em kg + 3,6534) × 240 kcal/dia	
Mulheres	
18-30 anos = (0,0621 × peso atual em kg + 2,0357) × 240 kcal/d	
31-60 anos = (0,0342 × peso atual em kg + 3,5377) × 240 kcal/d	
Gasto total energético estimado = TMB × fator de atividade	
Nível de atividade	*Fator de atividade*
Baixo (sedentário)	1,3
Intermediário (algum exercício regular)	1,5
Alto (atividade ou trabalho com grande exigência)	1,7

OMS, Organização Mundial de Saúde; TMB, taxa metabólica basal.

estão depletadas. A gliconeogênese a partir da proteína é máxima neste momento. Após as primeiras 1-3 semanas de inanição, a velocidade de perda de peso decai de 1 a 1,5 kg/dia para menos de 0,5 kg/dia, refletindo as perdas reduzidas de proteína corporal e da água e eletrólitos associados.

b. A fase 2 começa depois de 7 a 10 dias, quando o catabolismo da gordura se torna o mecanismo principal para a perda do peso. A perda de peso por qualquer dieta é mais lenta depois de os líquidos em excesso e os tecidos corporais prontamente mobilizados terem sido depletados. A frustração com a perda de peso mais lenta é agregada pela redução no gasto calórico que ocorre com a maioria, se não todas, as dietas que contenham menos de 800 kcal/dia. A taxa metabólica pode declinar em 15 a 20%. A inanição total deve ser feita apenas em hospital, onde as perdas líquidas e a pressão arterial podem ser monitoradas. A elevação nas cetonas com o jejum inibe a excreção do ácido úrico e pode precipitar o desenvolvimento de cálculos renais de urato se o paciente não for apropriadamente tratado.

3. **Dietas com muito baixo teor calórico (abaixo de 800 kcal)** reduzirão a perda líquida do nitrogênio para menos de 1 g/dia dos níveis de 4 a 6 g/dia encontrados durante a inanição. No entanto, existem pouquíssimas evidências de que a perda líquida das proteínas seja completamente interrompida por qualquer uma dessas dietas. A proteína do ovo, caseína ou soja compõe 33 a 70% da energia nessas dietas. No entanto, é recomendável que essas dietas contenham pelo menos 25% das calorias sob a forma de carboidratos. Os suplementos de eletrólitos, incluindo o potássio e os demais sais inorgânicos, assim como vitaminas, incluindo o folato, piridoxina e tiamina, devem ser administrados. Dietas com teor muito baixo de calorias compostas de colágeno digerido

Tabela 34.6 Diferentes tipos de dieta

Tipo de dieta	Exemplos
I. Dieta com baixo teor de calorias (> 1.000 cal)	
A. Dieta com baixo teor de carboidratos	Nova Dieta Revolucionária do Dr. Atkin *Sugar Buster Diet*
B. Alto teor de carboidratos/baixo teor de gordura	Dieta do Dr. Ornish
C. Dieta com déficit balanceado	Dieta Prudente; Dieta dos Vigilantes do Peso
D. Dieta com porções controladas	Alimentos congelados e refeições líquidas
E. Enfatizando alimentos isolados	Dieta do grapefruit; dieta do doce *(candy)*
II. Dieta com um teor calórico muito baixo (400-800)	*Optifast; Modifast; HMR*
III. Jejum (< 400 kcal/d)	

foram associadas a numerosas mortes. Muitas dessas fatalidades ocorreram em mulheres jovens e de meia-idade que perderam mais do que 23 kg (50 lb) e que permaneceram em dieta por mais de 8 semanas. As autópsias mostraram anormalidades no miocárdio com evidência pré-mórbida de arritmias cardíacas incomuns chamadas "*torsades de pointes*". Portanto, dietas com um teor calórico muito baixo devem incluir não somente proteínas, mas também algum carboidrato, e devem ser monitoradas com supervisão médica.

4. **Dietas com teor calórico reduzido**
   a. **Tipos de dieta.** As dietas com mais de 1.000 kcal/dia podem ser divididas em várias categorias. Essas categorias baseiam-se na proporção relativa de macronutrientes incluídos na dieta e da maneira como a dieta é fornecida (Tabela 34.6). Todas as dietas devem reduzir a ingesta calórica para produzir um equilíbrio energético negativo.
      (1) A **dieta com baixo teor de carboidratos** que lhe permite comer toda a proteína e gordura que você quiser acaba reduzindo a ingesta calórica total para aproximadamente 1.500 kcal/dia. Essas dietas, que geralmente têm níveis de carboidratos abaixo de 50 g/dia, portanto são **cetogênicas** e podem ser monitoradas clinicamente pelo aparecimento de cetonas na urina. Essas dietas foram populares por quase 150 anos. Elas variam no nível de fibra que é usada. A dieta de Atkins tem níveis de fibra baixos; a dieta **Sugar Busters** tem níveis mais elevados de fibras.
      (2) **Níveis maiores de carboidratos** podem ser associados a níveis baixos ou muito baixos de gordura. As dietas com teor muito baixo de gorduras (na variação de 10 a 20% das calorias totais) têm um aumento na ingesta de fibras. Essas dietas foram desenvolvidas em um contexto projetado para reverter as placas ateroscleróticas associadas ao risco de doença coronariana, mas, em virtude do elevado conteúdo de fibras elas freqüentemente eram associadas à perda de peso.
      (3) **Níveis moderados de gordura com carboidrato mais elevado** são característicos das amplamente recomendadas "dietas saudáveis". Para a perda de peso a dieta do Departamento de Saúde de Nova York que foi adotada como a "Dieta Prudente" sobreviveu à prova do tempo.
      (4) A **dieta com porções controladas** faz uso de comidas preparadas que têm uma variação estreita de calorias. Entre elas estão as bebidas líquidas ou em pó, assim como entradas congeladas ou enlatadas que contém aproximadamente 300 kcal por refeição. Elas podem ser combinadas convenientemente, desse modo removendo o problema da contagem de calorias pelo indivíduo.
      (5) Dietas que enfatizam **alimentos isolados.** Numerosas dietas populares enfocam um único alimento. Apesar de serem nutricionalmente desequilibradas, estas dietas têm duas características. Elas são simples de serem seguidas e a monotonia dos itens isolados tende a limitar a ingesta de alimentos.
5. **Contagem calórica.** Existem pelo menos duas maneiras de se determinar a ingesta de energia ou calórica:
   a. A primeira é "contar as calorias". Os pacientes podem pesar ou medir os alimentos que comem e obter os valores calóricos a partir de várias tabelas.
   b. Uma segunda maneira é usar a informação publicada nos rótulos nutricionais em quase todos os alimentos empacotados. Um rótulo nutricional típico mostra o tamanho da porção; o número de porções por embalagem; as calorias por porção; as proteínas, carboidratos e gorduras em cada porção; e a porcentagem de oito nutrientes selecionados em cada porção. Isso é acompanhado pelos ingredientes listados em ordem de peso do mais alto até o mais baixo.
6. **Pirâmide de Guia Alimentar.** A Pirâmide de Guia Alimentar fornece uma abordagem para a avaliação da qualidade de uma dieta de um paciente. Na parte inferior da pirâmide estão os grãos, feijões e vegetais com amido, que fornecem vitaminas, minerais, fibras e energia; seis ou mais porções são recomendadas. No nível seguinte estão os vegetais (3 a 5 porções) e as frutas (3 a 4 porções). No terceiro nível estão as carnes, peixes, frango e nozes (2 a 3 porções) juntamente com o

leite e o iogurte (2 a 3 porções). No alto estão as gorduras, os doces e o álcool. Reduzindo-se o número de porções, proporcionalmente fornecerá uma dieta com calorias reduzidas. O mais importante para o dietista, no entanto, é reduzir as gorduras e os açúcares no alto da pirâmide e reduzir ou eliminar as bebidas alcoólicas. Não somente as bebidas alcoólicas têm calorias; elas tendem a reduzir o controle individual na seleção da qualidade e da quantidade de alimentos a serem ingeridos.

7. **Plano progressivo.** Este plano progride de dieta, por meio da nutrição, para o comportamento e o exercício, e, finalmente, para o planejamento do cardápio. Os componentes desse plano progressivo são (a) dieta com 1.000 a 1.500 calorias que use alimentos com porções controladas, como bebidas de fórmulas e alimentos congelados; (2) educação nutricional, tendo como objetivo primário o conteúdo de gordura do alimento; (3) exercício; (4) alterações comportamentais; e (5) planejamento do cardápio.

8. **Modificando os padrões comportamentais da alimentação.** Os princípios básicos das abordagens comportamentais para a obesidade podem ser resumidos sob os **ABCs** da alimentação.

   a. O **A** significa antecedente. Se a alimentação for considerada uma resposta a eventos no meio-ambiente, então os eventos antecedentes são aqueles que são um gatilho para a alimentação.

   b. O **B** significa o comportamento (*behavior* em inglês) da alimentação. Isso inclui, entre outros fatores, o lugar, a velocidade e a freqüência na qual um indivíduo se alimenta. Se o ato de se alimentar pode ser aplicado em um lugar com um prato e lugar na mesa, isso pode ajudar no controle com relação a alimentação.

   c. **O C** significa a conseqüência da alimentação. Os sentimentos do indivíduo a respeito da alimentação podem ser alterados e podem ser instituídas recompensas para a modificação dos padrões alimentares.

B. **Exercício e atividade física.** A única parte do gasto energético que é passível de manipulação significativa é a atividade física. Durante o sono, o menor nível de atividade, aproximadamente 0,8 kcal/min, é consumido. Portanto, se um indivíduo dormir 24 horas sem parar, aproximadamente 1.150 calorias serão gastas. O reclinar aumenta este nível para aproximadamente 1,0 a 1,4 kcal/min. Os pacientes diabéticos e obesos devem ser encorajados a aumentar a sua atividade física por duas razões: primeiro, o exercício consome calorias, mas, segundo e mais importante, o exercício aumenta a utilização da glicose e pode aumentar a sensibilidade à insulina.

C. **Terapia farmacológica.** As drogas supressoras do apetite atualmente comercializadas são listadas na Tabela 34.7. O abuso das anfetaminas, metanfetamina e fenmetrazina é bem estabelecido, e esses agentes não devem ser usados no tratamento da obesidade. O abuso com as demais drogas listadas na Tabela 34.7 é raro e inexistente. O uso de drogas supressoras do apetite deve ser reservado para pacientes com obesidade de risco moderado a alto (IMC > 30 kg/m^2 ou um IMC > 27 kg/m^2 se estiverem presentes co-morbidades). Elas somente devem ser consideradas após o paciente ter completado um programa como o plano progressivo descrito na seção VIII.A.7. Quando as drogas são selecionadas, aquelas do esquema IV devem receber a primeira consideração.

D. **Cirurgia**

1. A operação gástrica reduz o tamanho ou contorna o estômago. Atualmente realizam-se três operações diferentes. O *bypass* gástrico consiste em criar um bolsão na parte superior do estômago (50 mL) com uma linha de grampos. O segundo tipo de operação é uma gastroplastia de bandagem vertical, que se estende ao longo do comprimento do esôfago com uma linha vertical de grampos e abre-se no estômago através de uma entrada estreita e reforçada. O terceiro tipo de cirurgia consiste na colocação de um anel plástico inflável ao redor da parte superior do estômago, juntamente com um reservatório de salina sob a pele que pode ser usado para fazer uma constricção da abertura entre a parte superior e a inferior do estômago. No estudo *Swedish Obese Subjects* a perda de peso com o *bypass* gástrico é superior aos outros dois. As taxas de mortalidade e as complicações pós-operatórias agora estão a níveis muito baixos.

Tabela 34.7 Agentes antiobesidade disponíveis

Esquema	Nome genérico	Nome(s) comercial(ais)	Duração de uso
Esquema III	Benzfentamina	Didrex	Umas poucas semanas
	Fendimetrazina	Bantil-SR; Melfiat-105; Adipost; Prelu-2	Umas poucas semanas
Esquema IV	Dietilpropion	Tenuate	Umas poucas semanas
	Resina de fentermina	Ionamin	Umas poucas semanas
	Fentermina HCl	Adipex-P; Fastin	Umas poucas semanas
	Sibutramina HCl	Meridia	1 ano[a]
		Reductil	
Sem esquema	Orlistat	Xenical	2 anos[a]

[a]Estudos foram publicados para uso de até 2 anos para o Meridia e o Xenical.
Informações sobre as medicações com e sem esquema neste quadro provém do *Physician's Desk Reference,* 54th edition, Medical Economics Company, 2000. O esquema para as medicações sem prescrição médica provém do *Physician's Desk Reference for Nonprescripting Drugs,* 19th Edition, Medical Economics Company, 1998.

2. O *bypass* de Scorpinaro. Nesta cirurgia os conteúdos que penetram o estômago são contornados para dentro de uma alça do jejuno e da parte inferior do estômago, e os conteúdos duodenal e jejunal superior são anastomosados com os conteúdos estomacais para baixo. A operação é tecnicamente difícil, e a desnutrição protéica foi um efeito colateral relatado.

IX. **A criança obesa.** Estimativas da prevalência de obesidade em crianças variam de 3 a 15% e têm se elevado mais rapidamente do que no resto da população. O aparecimento de obesidade na infância e particularmente na adolescência é importante porque, mais freqüentemente, ela persiste na vida adulta. Pode ser um precursor para o aparecimento da diabetes tipo 2 nos adolescentes. O tratamento deve ser considerado para crianças que estejam acima do 75º Percentil do peso para a altura e deve ser estimulado para aquelas que estejam acima do 95º percentil do peso para a altura. O tratamento das crianças pré-púberes deve provavelmente envolver ambos os pais e a criança, pois, nessa idade, o principal controle da disponibilidade alimentar está nas mãos dos pais. No entanto, para os adolescentes, pode ser melhor separar o paciente e os pais, pois a interação entre esses grupos pode ser parte do problema. Onde o crescimento não atingiu a sua plena extensão, a restrição dietética deve enfocar a redução de um ganho de peso adicional. Uma restrição dietética severa e o uso de drogas supressoras do apetite podem lentificar a velocidade do crescimento. Tanto para crianças quanto para adolescentes, o envolvimento em um programa regular de exercícios provavelmente é a primeira linha de tratamento.

Referências Selecionadas

Bray GA. *Contemporary diagnosis and management of obesity.* Bethesda, Maryland: Handbooks in Health Care Company, 1998.

Clinical guidelines on the identification, evaluation, and treatment of overweight and obesity in adults. National Heart, Lung, and Blood Institute (NHLBI), Clinical Guidelines for Obesity, 1998.

Dickey RA, Bartuska DG, Bray GA, et al. AACE/ACE Position statement on the prevention, diagnosis, and treatment of obesity, 1998 revision. *Endocr Pract* 1998;4:299-350.

35. DISTÚRBIOS DO METABOLISMO LIPÍDICO

Stanley H. Hsia

I. Fisiologia

A. Papel dos lipídios, lipoproteínas e apolipoproteínas circulantes. Os lipídios circulantes incluem os lipídios simples (colesterol e ácidos graxos saturados, monoinsaturados e poliinsaturados) e lipídios complexos (ésteres de colesterol, triglicerídeos e fosfolipídios). O colesterol é essencial para a fluidez da membrana de todas as células e também é necessário para a síntese dos ácidos biliares no fígado e hormônios esteróides em diversos órgãos endócrinos. A molécula de colesterol livre é apenas minimamente solúvel em soluções aquosas, como o plasma. A esterificação do colesterol com um ácido graxo torna a molécula (um éster do colesterol) completamente lipossolúvel. Os triglicerídeos servem como uma fonte de energia para as células quando as gorduras são oxidadas. As cadeias de ácidos graxos de triglicerídeos variam em comprimento e em saturação, mas tornam a molécula de triglicerídeo essencialmente lipossolúvel. A substituição de um grupo fosfato no lugar de uma das cadeias criam um fosfolipídio, outro componente comum das membranas celulares. Em virtude da natureza altamente polar desses grupos, os fosfolipídios são hidrofílicos em uma das extremidades.

Por causa das suas propriedades de solubilidade, as moléculas lipídicas não podem circular livremente no plasma por si mesmas. Elas são empacotadas em partículas agregadas, conhecidas como lipoproteínas, uma coleção de fosfolipídios e colesterol livre, com as suas extremidades hidrossolúveis apontando para dentro da partícula. Os ésteres de colesterol e os triglicerídeos residem no núcleo da partícula, protegidos do ambiente aquoso. Cada lipoproteína tem pelo menos uma apolipoproteína, um polipeptídeo que serve a muitas funções críticas para a lipoproteína. As apolipoproteínas identificam a espécie de partícula de lipoproteína, facilitam as interações com receptores específicos, estabilizam a partícula de lipoproteína e podem servir como co-fatores para as enzimas carrearem as funções críticas das partículas.

As diferentes lipoproteínas circulantes diferem em tamanho, em virtude das suas composições amplamente variadas, assim como nas apolipoproteínas que elas carreiam (Tabela 35.1).

B. Via exógena. A via para a circulação dos lipídios derivados da dieta (exógenos) começa com a produção de partículas de quilomícra provenientes das células epiteliais intestinais. Essas grandes partículas ricas em triglicerídeos são empacotadas com a apolipoproteína B-48 (apoB-48) juntamente com outras apolipoproteínas adicionais. Essas partículas são inicialmente liberadas no sistema linfático e eventualmente circulam na corrente sanguínea. Ao longo da circulação, elas recebem a atuação da lipase dominante na circulação, a lipoproteína lipase (LPL), que reside na superfície das células endoteliais. A LPL remove os triglicerídeos nucleares das partículas de quilomícra, liberando os ácidos graxos para serem usados pelos tecidos. A LPL requer a ação de um co-fator, o apoC-II, que é carreado pelas partículas ricas em triglicerídeos. A hidrólise dos triglicerídeos por fim resulta em um remanescente quilomícron. Esses remanescentes por fim são removidos pela circulação pelo fígado, um processo mediado por várias vias metabólicas. Ao longo da circulação, essas partículas podem também ser componentes de lipídios e de apolipoproteínas diversas, que se permutam com outras partículas de lipoproteínas.

C. Via endógena. A via para a circulação dos lipídios derivados do fígado (endógenos) no estado pós-absortivo começa com a produção de partículas de lipoproteína de muito baixa densidade (VLDL). Essas lipoproteínas ricas em triglicerídeos são empacotadas com uma única molécula de apolipoproteína grande, apo-B 100, juntamente com outras apolipoproteínas. A hidrólise dos triglicerídeos nucleares dos VLDLs são novamente mediados pela LPL, e a apo-C-II novamente serve como o seu co-fator. Nesse caso, os remanescentes são uma série de partículas menores relativamente enriquecidas em ésteres de colesterol, as lipoproteínas de densidade intermediária (IDL). Como essas partículas refletem graus variáveis de hidrólise dos triglicerídeos, os IDLs envolvem um espectro de tama-

Tabela 35.1 Características das principais partículas de lipoproteínas circulantes

	Quilomicra e remanescentes dos quilomicra	Lipoproteínas de densidade muito baixa	Lipoproteínas de densidade intermediária	Lipoproteínas de densidade baixa	Lipoproteína de densidade alta
Diâmetro da partícula (nm)	70-600	30-70	10-30	20-25	7-10
Densidade (g/mL)	< 0,94	< 1,006	1,006-1,019	1,019-1,063	1,063-1,21
Composição:					
Colesterol	~ 5%	~ 20%	~ 40%	~ 50%	~ 20%
Triglicerídeos	~ 90%	~ 60%	~ 35%	~ 10%	~ 5%
Fosfolipídios	~ 4%	~ 15%	~ 20%	~ 20%	~ 30%
Proteína	~ 1%	~ 5%	~ 5%	~ 20%	~ 45%
Principal componentes nucleares	Triglicerídeos	Triglicerídeos	Triglicerídeos Ésteres de colesterol	Ésteres de colesterol	Ésteres de colesterol
Principais apoliproproteínas	ApoB48 ApoCI/CII/CIII ApoE ApoAI/AII/AIV	Apo B100 ApoCII/CIII ApoE	ApoB100 ApoE	ApoB100	ApoAI/AII/AIV ApoCI/CII/CIII Apo E

Apo, apolipoproteína.

nho de partículas. A sua apolipoproteína predominante é a apoE, que serve como um ligante para a captação das partículas IDL, via sistemas de receptores no hepatócito, como a proteína relacionada com o receptor LDL (LRP) e o receptor LDL (LDLR). Por fim, o produto final da hidrólise do triglicerídeo é a lipoproteína de baixa densidade rica em colesterol (LDL), cuja única apolipoproteína é a apoB-100 derivada da partícula original VLDL. A apo B-100 serve como ligante para a importante captação do LDL, pelo fígado via LDLR. Assim como a via exógena, essas partículas podem também trocar vários componentes lipídicos e apolipoproteínas com outras partículas de lipoproteínas por toda a circulação.

D. **Via de transporte de colesterol reversa.** O colesterol proveniente dos tecidos periféricos (órgãos utilizadores de colesterol ou depósitos em outros sítios) podem ser circulados de volta para o fígado por eliminação pelo transporte reverso do colesterol. Essa é a via mediada pelas partículas de lipoproteínas de alta densidade (HDL) que se originam no fígado como partículas HDL nascentes. Conforme elas circulam, o colesterol é captado pelos tecidos periféricos e esterificados para formar os ésteres do colesterol pela aciltransferase lecitina-colesterol (LCAT). A LCAT requer como um co-fator a principal apolipoproteína das partículas HDL, apoA-I. Os ésteres assim formados então são carreados para dentro do núcleo HDL. O colesterol então circula de volta para o fígado onde os ésteres de colesterol são removidos da circulação pelos sistemas receptores, incluindo o sistema eliminador de detritos BI (SR-BI).

Como todas as demais partículas, as partículas HDL estão trocando componentes de lipídios e apolipoproteínas com outras partículas na circulação. Uma das mais importantes trocas é a transferência dos ésteres do colesterol do HDL (derivado do transporte reverso do colesterol) em partículas de LDL, IDL ou VLDL em troca por triglicerídeos derivados do VLDL em IDL, LDL ou partículas da HDL. Essa troca é mediada pela enzima bifuncional, proteína de transferência do éster de colesterol (CETP). Essa reação é em grande parte impulsionada pela carga de triglicerídeos e de ésteres de colesterol e depleta as partículas de HDL dos seus ésteres de colesterol em estados de hipertrigliceridemia. Supõe-se que esta seja uma das explicações para a estrita relação recíproca observada entre os níveis de triglicerídeos e do colesterol HDL. O enriquecimento de triglicerídeos das partículas HDL intensifica a velocidade da sua lipólise pela enzima lipase hepática (HL), uma enzima relacionada com a LPL, que não se apóia no co-fator apo C-II. O enriquecimento de triglicerídeos da LDL e a sua lipólise subseqüente pode resultar em partículas LDL menores, a chamadas densas LDL pequenas.

E. **Metabolismo intra-hepático do colesterol.** O destino do colesterol captado pelo hepatócito revela etapas regulatórias importantes. As partículas LDL captadas pelo LDLR são degradadas nas suas moléculas componentes. Uma porção do LDLR é reciclada de volta para a membrana celular, enquanto o colesterol livre que é liberado será acrescentado ao *pool* de colesterol livre intracelular. Esse *pool* é regulado pelo hepatócito, de modo que qualquer aumento no colesterol livre resulta em diminuições compensatórias em outras vias. Essas alterações incluem (a) síntese de colesterol *de novo* reduzida por meio da diminuição da enzima limitante de velocidade 3-hidroxi-3-metilglutaril coenzima A (HMG-CoA) reductase. (b) produção diminuída de colesterol livre a partir do armazenamento intracelular dos ésteres do colesterol; (c) excreção aumentada de colesterol pelo hepatócito via ácidos biliares e (d) transcrição genética diminuída para a síntese de LDLR (para reduzir a captação de LDL a partir da circulação) e da HMG-CoA reductase (para reduzir a síntese do colesterol *de novo).*

F. **Vias de eliminação de resíduos (*scavenger*).** Quando a via de captação do LDRL é sobrecarregada, o LDL pode também ser removido da circulação por uma via acessória "eliminatória de resíduos *scavenger*", mediada por receptores como o receptor *scavenger* A (SR-A), que se liga mais fortemente a partículas LDL oxidadas. Essa via é mediada por células do sistema reticuloendotelial (p. ex., monócitos, macrófagos), que respondem a sinais quimiotáticos, produzem citocinas inflamatórias e ingerem uma variedade de substâncias produzidas em locais de inflamação, incluindo as partículas oxidadas, ou de outro modo modificadas do LDL, encontradas na placa aterosclerótica em desenvolvimento. Os macrófagos eventualmente formam "células espumosas" carregadas de lipídios dentro da íntima dos vasos sanguíneos onde eles podem propagar as reações inflamatórias, o depósito de plaquetas e de fibrina, o dano endotelial em andamento e a proliferação das células dos músculos lisos vasculares na média. Isso contribui para o progressivo estreitamento luminal, aumento da fragilidade da capa fibrosa que reveste a placa, e predispõe a fissuras, ruptura e oclusão súbita.

II. **Classificação dos distúrbios lipídicos**

A. **Classificação de Fredrickson.** Tradicionalmente, os distúrbios lipídicos eram classificados de acordo com o sistema de Fredrickson de padrões de eletroforese das lipoproteínas (veja Tabela 42.6).

B. **Distúrbios lipídicos primários.** Os distúrbios lipídicos agora são classificados de acordo com as suas causas conhecidas ou suspeitas. Aqueles distúrbios não atribuíveis a condições clínicas coexistentes e possivelmente geneticamente herdadas, são conhecidas como distúrbios lipídicos primários. Esses distúrbios são resumidos na Tabela 35.2 e os distúrbios primários selecionados são discutidos.

1. **Deficiência familiar de LPL/apo C-II.** Estas são doenças raras, autossômicas recessivas devidas a mutações na LPL ou no seu co-fator, apoC-II, respectivamente. A lipólise ineficaz resulta na retenção de lipoproteínas ricas em triglicerídeos (principalmente quilomícra) e elevações extremas dos triglicerídeos (> 1.000 mg/dL). As condições geralmente se apresentam na infância com pancreatite (hiperquilomicronemia), mas algumas vezes apenas com dor abdominal recorrente sem nenhuma evidência de pancreatite. A apresentação da deficiência de apoC-II tende a ocorrer um pouco mais tarde (início da adolescência) do que a deficiência de LPL, e as suas manifestações tendem a ser algo mais leves. O nível limiar de triglicerídeos que precipita um ataque de pancreatite é altamente variável, embora o limiar para ataques recorrentes tenda a ser menor do que o do ataque inicial. A dor abdominal geralmente diminui evitando-se alimentos com alto teor de gordura. Os xantomas eruptivos e a lipemia *retinalis* podem ser observados. Pode haver hepatomegalia e esplenomegalia associadas devidas ao acúmulo de células macrofágicas em espuma. O plasma é grosseiramente lipêmico (branco-leitoso). No entanto, não existem evidências de maior risco de doença coronariana (DAC).

2. **Hipertrigliceridemia familiar.** A real incidência desta doença primária é de difícil estimativa. Enquanto a prevalência de hipertrigliceridemia grave pode ser tão alta quanto 1 a 2% de todos os encaminhados para uma clínica especializada em lipídios, a grande maioria desses casos tem contribuições de um distúrbio secundário, como o diabetes, alcoolismo ou medicações. Supõe-se que o componente secundário agrave uma predisposição genética subjacente para aumento da produção de triglicerídeos. As pesquisas sobre prevalência na população, independentemente das doenças secundárias, fornece estimativas na variação de 1 em 300 para 1 em 5.000. O modo de herança é desconhecido, mas os defeitos residem no enriquecimento aumentado do VLDL de triglicerídeos, quilomícrons ou ambos, levando a um aumento nos níveis de triglicerídeos totais. Normalmente, essa condição é discreta e assintomática, a menos que um segundo contribuinte seja adquirido, o que magnifica a hipertrigliceridemia, ocasionalmente a níveis extremos. Agora não existem padrões clínicos exclusivos para esse distúrbio. Também não há um aumento aparente no risco de DAC na ausência de fatores secundários. Os triglicerídeos geralmente estão na variação da 200 a 500 mg/dL e o colesterol HDL está diminuído. O risco da pancreatite existe para as elevações extremas dos triglicerídeos. As elevações do colesterol, na ausência de fatores secundários, estão ausentes.

3. **Disbetalipoproteinemia familiar (tipo III).** Essa síndrome clínica tem uma incidência de aproximadamente 1 em 10.000, apesar de a prevalência do genótipo predisponente E2/E2 ser tão elevado como 1%. A isoforma E2 de apoE confere uma afinidade diminuída das partículas IDL para os receptores remanescentes. Isso provoca a retenção das partículas de IDL que, em virtude do enriquecimento relativo dos ésteres de colesterol, aumentará os níveis totais de colesterol. Juntamente com outras determinantes genéticas que ainda não foram identificadas, apenas um subgrupo de indivíduos homozigotos E2/E2 expressará a síndrome clínica. Portanto, a herança segue um padrão autossômico recessivo, com penetrância reduzida. Os indivíduos afetados apresentam-se quase que exclusivamente na idade adulta. Os homens são afetados mais comumente do que as mulheres (até a menopausa), desse modo implicando fatores hormonais na expressão da doença. A obesidade aumenta os níveis de lipídios significativamente em indivíduos afetados. *A presença dos xantomatas palmares é praticamente diagnóstica da disbetalipoproteinemia*

Tabela 35.2 Distúrbios primários dos lipídeos e das lipoproteínas

Distúrbio primário	Defeito molecular	Lipoproteínas	Colesterol	Triglicerídeos
Deficiência familiar de LPL	LPL	↑↑ Quilomícrons	↔	↑↑↑
Deficiência familiar de apo CII	ApoCII	↑↑ Quilomícrons	↔	↑↑↑
Deficiência familiar de HL	HL	↑ VLDL ↑ LDL, ↑ HDL	↑	↑
Hipertrigliceridemia familiar	???	↑ VDRL, quilomícrons	↔	↑↑
Disbetalipoproteinemia familiar (tipo III)	ApoE	↑ IDL ↑ remanescentes	↑	↑
Hipercolesterolemia familiar	LDRL	↑↑ LDL (↓ HDL)	↑↑↑	↔
ApoB defeituoso familiar	ApoB100	↑↑ LDL (↓ HDL)	↑↑	↔
Hiperlipidemia familiar combinada	???	↑ VDRL ↑ LDL, ↓ HDL	(↑)	(↑)
Hipercolesterolemia poligênica	???	↑ LDL	↑	↔
Deficiência familiar de apoAI	ApoAI	↓↓ HDL	↔	(↑)
Hipoalfalipoproteinemia familiar	???	↓ HDL	↔	↔
Hiperalfalipoproteinemia familiar	???	↑ HDL	(↑)	↔
Doença de Tangier	ABCA-1	↓↓ HDL	↓	↑
Deficiência familiar de LCAT	LCAT	↓↓ HDL	↑/↓	↑/↓
Doença do olho-de-peixe	LCAT	↓ HDL	↑	↑
Deficiência familiar de CETP	CETP	↑↑ HDL	↑/↓	↑/↓
Deficiência familiar de LPL (Abetalipoproteinemia)	MTP	↓↓ VDRL ↓↓ LDL	↓↓	↓↓

ABCA-1, A-1 cassete ligante de ATP; LCAT, aciltransferase colesterol lecitina;???, desconhecida; ( ), possível aumento/diminuição; LPL, lipoproteína lipase; HL, lipase hepática; LDLR, receptor de lipoproteína de baixa densidade; CETP, proteína de transferência colesterol éster; MTP, proteína de transferência microssômica dos triglicerídeos.

tipo III familiar. Há uma associação do risco aumentado de DAC, assim como um aumento desproporcional na prevalência relativa de doença vascular periférica comparada com DAC. Os padrões laboratoriais incluem elevações combinadas de colesterol e de triglicerídeos (algumas vezes ambos na variação de 400 mg/dL, mas isso é altamente variável). Uma relação de VLDL colesterol para triglicerídeo total $\geq$ 0,3 é sugestivo. Freqüentemente, estão associados níveis de colesterol HDL baixos.

4. **Hipercolesterolemia familiar.** Os heterozigotos para esse distúrbio autossômico dominante são encontrados tão comumente em 1 em 500, consistentemente em muitas populações; os homozigotos são encontrados em aproximadamente 1 em 1 milhão. Certas populações isoladas (p. ex., judeus asquenazes, e *afrikaners* na África do Sul, libaneses cristãos no Líbano e na Síria, franco-canadenses em Quebec) têm uma incidência tão alta quanto 1 em 67. Esse distúrbio é a descrição clássica feita pelos Drs. Brown e Goldstein de mutações no gene para o LDLR. Até o momento, mais de 200 mutações foram descritas. A remoção defeituosa das partículas LDL devida a um LDLR defeituoso resulta na retenção do colesterol LDL dentro da circulação. Portanto, o *clearance* cai para a via de eliminação-*scavenger*, o que resulta na deposição de células espumosas carregadas de lipídios em sítios extravasculares como nas placas ateroscleróticas. Os pacientes geralmente são assintomáticos, mas podem manifestar uma variedade de xantomas. *Em particular, os xantomas tendinosos são bastante específicos dessa doença.* Outros xantomas podem ser observados, mas não são tão específicos. Os valores laboratoriais geralmente revelam um aumento isolado no LDL colesterol, apesar de os níveis do colesterol HDL serem também baixos. Os indivíduos heterozigotos podem se apresentar com graus variáveis de elevação do colesterol LDL (em qualquer ponto desde aproximadamente 150 a 300 mg/dL), enquanto os indivíduos homozigotos manifestam elevações extremas (colesterol LDL de aproximadamente 300 mg/dL ou acima). Os heterozigotos freqüentemente manifestam DAC por volta dos 30 a 60 anos e raramente cedo, em torno dos 20 anos; os homozigotos podem manifestar DAC na infância (nas idades de 10 a 20 anos) e raramente logo na idade pré-escolar. As drogas inibidoras do HMG-CoA são muito eficazes, mas têm uma utilidade limitada nos indivíduos homozigotos.

5. **ApoB defeituosa familiar.** Esse é um raro distúrbio autossômico dominante, mas como é de difícil diagnóstico, a sua verdadeira incidência pode ser muito maior do que a relatada. O defeito é uma mutação da apoB-100 dentro da região ligante do receptor, que provoca uma ligação defeituosa da apoB-100 ao LDLR, causando a retenção de partículas LDL, análogo ao que ocorre na hipercolesterolemia familiar. A apresentação clínica também é similar. No entanto, apesar de os LDLRs serem normais, a captação das partículas ricas em colesterol ainda pode ocorrer a um grau menor usando-se ligantes alternativos (p. ex., apoE), de modo que a gravidade da hipercolesterolemia tende a ser menor. Uma proporção significante dos casos de hipercolesterolemia familial podem, na realidade, ser casos não reconhecidos de apoB-100 defeituosa familiar.

6. **Hiperlipidemia familiar combinada.** Este distúrbio pode ser *um dos distúrbios lipídicos primários mais comuns conhecidos.* Estimativas provenientes de estudos em populações de pacientes cardiopatas são da ordem de 0,5 a 1% da população geral. A herança parece ser autossômica dominante, mas a etiologia ainda é obscura. A produção hepática aumentada de apoB-100 é um dos padrões deste distúrbio, mas esse aumento pode ou não ser associado ao aumento nos triglicerídeos. As partículas VLDL tendem a ser menores (menos ricas em triglicerídeos), comparadas com aquelas de indivíduos com hipertrigliceridemia familiar. Os pacientes afetados geralmente são assintomáticos. Freqüentemente, manifestações cutâneas estão ausentes. Os valores laboratoriais podem revelar triglicerídeos elevados, colesterol elevado, ou ambos, e um determinado paciente pode manifestar padrões diferentes em momentos diferentes. Freqüentemente há um nível baixo de colesterol HDL associado e uma associação com partículas LDL pequenas e densas que são mais prontamente oxidadas e potencialmente mais aterogênicas do que as partículas LDL maiores. Os indivíduos afetados têm *uma elevada prevalência de síndrome metabólica*, com hipertensão, diabetes, obesidade e uma história familiar positiva de DAC prematura. As anormalidades dos lipídios geralmente são leves a moderadas apenas (triglicerídeos

em torno de 200 a 400 mg/dL, colesterol HDL em torno de 25 a 35 mg/dL, colesterol LDL normal ou minimamente elevado).

7. **Hipercolesterolemia poligênica.** A verdadeira incidência deste distúrbio é obscura, mas é possivelmente tão comum quanto 1 em 20 a 1 em 100. Por definição, o seu modo de herança não é claramente conhecido, mas, presumivelmente, uma variedade de fatores genéticos juntamente influenciam a capacidade do paciente em controlar o nível das partículas que contêm colesterol na circulação. Não existem padrões clínicos específicos; raramente se observam xantomas, e os pacientes freqüentemente são assintomáticos. Nos indivíduos afetados, a hipercolesterolemia é geralmente discreta (na ausência de fatores secundários), mas, freqüentemente, há uma história familiar sugestiva (não necessariamente forte) de hipercolesterolemia ou de DAC prematura que nitidamente não se conforma com um padrão de herança autossômica dominante.

8. **Hipoalfalipoproteinemia familiar.** A incidência deste distúrbio é desconhecida, pois ele freqüentemente é diagnosticado pela exclusão de outras causas de colesterol HDL baixo. A herança provavelmente é poligênica, devida a uma variedade de fatores genéticos que influenciam o nível e função do colesterol HDL. Parece haver uma agregação familiar de perfis de colesterol HDL; aqueles com reduções leves a moderadas nos níveis de colesterol HDL tendem a ter membros na família com níveis baixos de colesterol HDL, na ausência de outros fatores secundários. O risco de DAC freqüentemente se correlaciona inversamente com o colesterol HDL, conforme esperado.

9. **Doença de Tangier.** Este é um distúrbio autossômico recessivo muito raro, apenas recentemente descoberto, causado pela mutação do transportador cassete ligador de ATP A-1 (ABCA-1). O efluxo do colesterol dos tecidos periféricos é mediado por transportadores como o ABCA-1. As mutações portanto podem resultar em liberação ineficaz do colesterol para as partículas de HDL para o transporte reverso de colesterol. Isso produz baixos níveis de colesterol HDL e retenção dos ésteres de colesterol nos tecidos. *A marca registrada clínica desta doença são as tonsilas lobuladas, aumentadas, com descoloração distinta, amarelo-alaranjada.* Pode haver esplenomegalia e hepatomegalia associadas, devidas à retenção de ésteres de colesterol dentro das células do sistema reticuloendotelial. As opacificações corneanas também ocorrem, mas estas tendem a ser mais discretas do que aquelas observadas nos estados de deficiência da apoA-I. Freqüentemente, há uma história de neuropatia periférica que pode ser lentamente progressiva ou com recaídas e autolimitada. Bioquimicamente, há uma deficiência grave (ou ausência completa) do HDL normal, níveis de colesterol total baixos, hipertrigliceridemia e níveis extremamente baixos de apoA-I. Diferente de outros estados de deficiência de HDL, há um risco apenas minimamente aumentado de DAC.

C. **Distúrbios lipídicos secundários.** As anormalidades de lipídios e de lipoproteínas podem freqüentemente ser manifestações de outras condições coexistentes. É importante reconhecê-las, isto pois o tratamento freqüentemente envolve o distúrbio subjacente como intervenção de primeira linha. As causas primárias freqüentemente não podem ser definitivamente diagnosticadas, a menos que essas condições tenham sido controladas ou descartadas. As condições que incluem anormalidades nos lipídios e nas lipoproteínas são listadas na Tabela 35.3 e distúrbios selecionados são discutidos.

1. **Obesidade.** É claro que a obesidade é uma das causas mais comuns de hiperlipidemia secundária. O perfil de lipoproteinemia típico da obesidade é o de hipertrigliceridemia e de colesterol HDL baixo, com ou sem elevações discretas no LDL e no colesterol total (uma dislipidemia combinada). Há uma associação mais forte com a obesidade visceral ("andróide"), comumente observada em homens, do que com a obesidade pélvica ("ginecóide"), comumente observada em mulheres. A primeira está mais fortemente associada ao risco de DAC do que a última. Um mecanismo possível envolve os depósitos adiposos mesentéricos apresentando os ácidos graxos diretamente ao fígado, já que a drenagem mesentérica venosa passa pela circulação portal. Esse fluxo de ácidos graxos então estimula a síntese dos triglicerídeos para a secreção do VLDL. Essa liberação aumentada de ácidos graxos pode também contribuir para um estado de resistência à insulina que pode agravar ainda mais o perfil dislipidêmico.

Tabela 35.3 Distúrbios secundários dos lipídios e das lipoproteínas

	Lipoproteínas	Colesterol	Triglicerídeos
Obesidade	↑ VLDL, ↓ HDL , (↑ LDL)	(↑)	↑
Resistência insulínica/diabetes melito tipo 2	↑ VLDL, ↓ HDL , (↑ LDL)	(↑)	↑
Diabetes melito tipo 1(não controlada)	↑ VLDL, ↓ HDL	(↑)	↑↑
Álcool	↑ VLDL, ↑ HDL	↔	↑↑
Hipotireoidismo	↑ LDL, (↑ VLDL)	↑	(↑)
Gravidez	↑ VLDL, ↑ HDL	↑/↓	↑
Síndrome nefrótica	↑ VLDL, ↑ LDL	↑	(↑)
Insuficiência renal crônica	↑ VLDL, ↑ LDL	(↑)	↑
Doença hepática obstrutiva	↑ Lp-X	↑	↔
Acromegalia	↑ VLDL, ↓ HDL , (↑ LDL)	(↑)	↑
Deficiência do hormônio de crescimento	↑ VLDL, ↑ LDL	↑	↑
Disglobulinemia	↑ VLDL, ↑ LDL	↑	↑
Doença do armazenamento do glicogênio	↑ VLDL	(↑)	↑
Deficiência da esfingomielinase	↑ LDL	↑	↔
Anorexia nervosa	↑ LDL	↑	↔
Lipodistrofias	↑ VLDL, (↓ HDL, ↑ LDL)	(↑)	↑
Porfiria aguda intermitente	↑ LDL	↑	↔
Estrogênios	↑ VLDL, ↑ HDL, ↓ LDL	↓	↑
Progesteronas	↓ VLDL, ↓ HDL, ↑ LDL	↑	↓
Androgênios	↓ VLDL, ↓ HDL, ↑ LDL	↑	↓
Glicocorticóides	↑ VLDL, ↓ HDL, (↑ LDL)	(↑)	↑
Tiazidas, β-bloqueadores	↑ VLDL, ↓ HDL, (↑ LDL)	(↑)	↑
Isotretinoína	↑ VLDL, (↓ HDL)	↔	↑
Ciclosporina	↑ LDL	↑	↔
Inibidores da protease do HIV[a]	↑ VLDL, ↓ HDL, (↑ LDL)	(↑)	↑

[a]Causalidade ainda não firmemente estabelecida.
( ) = possível aumento/diminuição; VLDL, lipoproteína de muito baixa densidade; HDL, lipoproteína de alta densidade; LDL, lipoproteína de baixa densidade.

2. **Síndrome de resistência à insulina/diabetes melito tipo 2.** As anormalidades lipídicas da resistência à insulina e diabetes tipo 2 são complexas. Além disso, esta síndrome é freqüentemente associada à obesidade visceral e freqüentemente é difícil distinguir esses efeitos daqueles da própria obesidade. A resistência à insulina e/ou hiperinsulinemia afeta a produção das partículas VLDL, o enriquecimento de triglicerídeos daquelas partículas, o metabolismo intra-hepático dos triglicerídeos, assim como os efeitos da atividade da LPL. De acordo com uma hipótese formulada por Randle, a liberação e utilização aumentada de ácidos graxos como combustível metabólico reduz a utilização celular de carboidratos, resultando em um estado de intolerância à glicose. A resistência à insulina no fígado também pode contribuir para a supressão incompleta da produção do VLDL. Os mecanismos exatos são ainda incompletamente compreendidos. A dislipidemia combinada da resistência à insulina também está fortemente associada ao fenótipo de pequenas partículas LDL densas que podem contribuir com a DAC acelerada. Isso pode ocorrer como conseqüência dos níveis aumentados de triglicerídeos intercambiando-se com os componentes nucleares de outras lipoproteínas na circulação.

3. **Diabetes melito tipo 1.** O diabetes melito tipo 1 por si mesmo raramente está associado a qualquer anomalia dos lipídios. No entanto, em estados de reposição inadequada da insulina ou de cetoacidose, a atividade lipolítica da LPL é reduzida. Os níveis elevados de hormônios contra-regulatórios associados também podem estimular a cetogênese e intensificar a produção de VLDL. O resultado pode ser a hipertrigliceridemia extrema, que se soluciona prontamente quando o paciente é tratado adequadamente com insulina.
4. **Álcool.** O álcool pode causar hipertrigliceridemia devida ao seu metabolismo como moléculas 2-carbono-acetato similares aos ácidos graxos. Esta "sobrecarga dietética de ácidos graxos" estimula a produção de lipoproteínas ricas em triglicerídeos e pode contribuir para o acúmulo de gordura no fígado. Se o paciente apresenta um prejuízo associado no *clearance* lipolítico, pode ocorrer uma hipertrigliceridemia maciça. Níveis aumentados de HDL colesterol também podem estar associados à ingestão de álcool. Esse efeito do álcool pode ser responsável em parte pela observação epidemiológica de que a ingesta moderada de álcool (em média 1 a 2 bebidas por dia) está associada a uma redução na mortalidade por todas as causas.
5. **Hipotireoidismo.** Os níveis do hormônio tireoidiano afetam a atividade dos sistemas de captação do receptor, assim como as atividades das lipases. Portanto, indivíduos com hipotireoidismo apresentam tanto aumento dos triglicerídeos quanto do colesterol, embora se observem com maior freqüência elevações do colesterol. A hipercolesterolemia resulta tanto da atividade reduzida do LDLR quanto da remoção reduzida dos remanescentes através de outros receptores. A lipólise reduzida que causa a hipertrigliceridemia algumas vezes pode ser grave, resultando em hiperquilomicronemia.
6. **Gravidez.** Os níveis mais elevados de estrogênio que uma mulher jamais terá são aqueles observados durante a gravidez. Os estrogênios normalmente elevam os triglicerídeos em mais de duas a três vezes até o termo da gravidez, então decaem para o basal por volta da 6ª semana após o parto. Os níveis do colesterol HDL elevam-se aproximadamente duas vezes por volta do meio da gestação e então caem para permanecerem aproximadamente 10% acima do basal até o momento do parto. Os níveis de colesterol LDL inicialmente caem até aproximadamente 8 semanas de gestação, elevam-se até um nível aproximadamente 50% acima do basal e então caem para o basal por volta de 6 a 8 semanas após o parto. Na maioria das mulheres, essas alterações ocorrem dentro de uma variação aceitável. No entanto, mulheres com anormalidades subjacentes ou não reconhecidas do metabolismo da lipoproteína podem manifestar anormalidades extremas, incluindo hiperquilomicronemia e pancreatite grave.
7. **Síndrome nefrótica/insuficiência renal crônica.** A perda urinária de proteína e a hipoalbuminemia na síndrome nefrótica estimulam a síntese hepática de partículas que contêm apo-B. O resultado é um aumento tanto nos triglicerídeos quanto no colesterol nas frações VLDL e LDL, respectivamente. Clinicamente, as elevações no colesterol freqüentemente são o padrão predominante. A uremia na insuficiência renal crônica está associada a mais de uma elevação nos triglicerídeos, provavelmente devida a um inibidor circulante da atividade da LPL, levando ao acúmulo de VLDL e partículas remanescentes.
8. **Doença hepática obstrutiva.** A colestase por doença biliar resulta em uma variante incomum de lipoproteína, chamada lipoproteína X (LpX), uma partícula enriquecida em colesterol livre e fosfolipídios, em virttude da esterificação ineficaz do colesterol. A partícula assemelha-se a LDL, mas é estruturalmente diferente por causa da sua composição alterada e ausência de apoB. Apesar de o colesterol estar elevado, há uma incerteza quanto ao fato de a LpX estar associada a um risco aumentado para DAC, em virtude, em parte, do número limitado de casos disponíveis para estudo e do prognóstico limitado de muitas doenças colestáticas.
9. **Drogas**
   a. **Estrogênios.** O padrão de lipoproteínas observado com a administração de estrogênios inclui elevações nos triglicerídeos, reduções no colesterol LDL, e aumentos no colesterol HDL, congruentes com os benefícios cardioprotetores percebidos do estrogênio. A administração de compostos que contêm estrogênio eleva as taxas de produção do VLDL (apesar de ainda den-

tro da variação normal, a menos que uma anormalidade preexistente do metabolismo lipídico exista). Há também uma redução na atividade da LPL, assim como aumento do *clearance* receptor-mediada das partículas ricas em colesterol. Os níveis de HDL colesterol podem estar significativamente elevados.

b. **Progesteronas.** O perfil lipídico induzido pela administração da progesterona possui mais semelhança com o dos androgênios do que com dos estrogênios. As progesteronas podem atenuar os efeitos elevadores de HDL do estrogênio (dependendo da preparação empregada) e, assim, em combinação com os estrogênios (p. ex., contraceptivos orais cíclicos), podem reduzir alguns dos benefícios do componente estrogênico, se a progesterona tiver potência suficiente.

c. **Androgênios.** O perfil lipídico observado com os androgênios é essencialmente oposto ao observado com os estrogênios: triglicerídeos reduzidos, aumento no colesterol LDL e diminuição do colesterol HDL. Deve-se frisar que essas alterações freqüentemente não excedem a variação normal e dependem da dose e preparação do androgênio administrado. No entanto, essas alterações podem ser magnificadas em pacientes com defeitos subjacentes do metabolismo lipídico não reconhecidos.

d. **Glicocorticóides.** Entre a multidão de efeitos fisiológicos induzidos pelos glicocorticóides está o efeito de realce à resistência insulínica por numerosos mecanismos diferentes. Como resultado, as alterações lipídicas observadas são compatíveis com o padrão observado em um estado de resistência à insulina.

e. **Tiazidas/β-bloqueadores.** Tanto os agentes anti-hipertensivos tiazidas quanto os β-bloqueadores podem contribuir com um estado de relativa resistência insulínica. O padrão de lipoproteína é similar.

f. **Inibidores da protease do vírus da imunodeficiência humana (HIV).** Enquanto a causalidade ainda não foi firmemente estabelecida, estudos observacionais e observações empíricas clínicas sugerem que os regimes antivirais contendo os potentes agentes inibidores da protease do HIV podem induzir alterações significativas nos perfis de lipoproteínas, sensibilidade à insulina, e uma lipodistrofia caracterizada por um acúmulo na gordura abdominal e perda periférica da gordura. As alterações das lipoproteínas são típicas do padrão de obesidade/resistência à insulina dos triglicerídeos aumentados, colesterol HDL diminuído e possíveis aumentos no colesterol LDL. O mecanismo subjacente é incerto. Ainda existem controvérsias se o efeito é diretamente atribuível às drogas ou à recuperação fisiológica de uma grave doença catabólica. Estudos mais controlados são necessários para se estabelecer a natureza da relação entre esses agentes e as alterações nas lipoproteínas.

III. Diagnóstico dos distúrbios lipídicos

A. **Características clínicas.** A *lipemia retinalis* pode algumas vezes ser observada em estados de hipertrigliceridemia extrema. As grandes partículas de quilomícra tornam o plasma leitoso (essencialmente glóbulos de gordura em uma solução aquosa), que é visto na fundoscopia como uma coloração esbranquiçada ou rósea nas colunas venosas dos vasos retinianos. Os *xantelasmas* são depósitos brilhantes amarelos, semelhantes a placas de colesterol no tecido subcutâneo da pele ao redor dos olhos. Eles têm uma aparência crostosa, aderente, não são dolorosos e correlacionam-se com um aumento da duração e da gravidade da hipercolesterolemia. No entanto, eles não são específicos para nenhum distúrbio lipídico. Um *arco corneano* pode ser visto na íris dos pacientes com elevações crônicas do colesterol, mas esse achado não é específico das dislipidemias. Os *xantomas* de várias formas também são o resultado de deposição tissular de lipídios. Os *xantomas eruptivos* freqüentemente são observados nas superfícies extensoras, como nas costas, nádegas e coxas, como múltiplas lesões pequenas, elevadas, papulares, que podem se assemelhar a acne. Elas também não são dolorosas. A sua gravidade correlaciona-se com a hipertrigliceridemia e resolve-se com o controle dos níveis de triglicerídeos. Os *xantomas tuberosos* são lesões maiores, mais significativos, globulares, observadas nas superfícies extensoras como os joelhos e os cotovelos. Eles também não são dolorosos e também não são específicos a qualquer causa de hiperlipidemia. Os *xantomas palmares* são sutis descolorações amareladas, observadas principalmente nas dobras das mãos. Eles são também não dolorosos, mas são muito mais específicos para a disbetalipoproteinemia familiar tipo III. Similarmente, *os xantomas tendinosos* são mais específicos da hipercolesterolemia familiar. Eles caracteristicamente afetam os tendões extensores, como o tendão calcâneo, e os tendões extensores das mãos e das articulações metacarpais, e correlacionam-se com a cronicidade e gravidade da elevação do colesterol LDL.

B. Perfis de lipoproteínas

1. **Colesterol total e colesterol LDL.** A medida direta do colesterol total inclui o colesterol carreado em todas as partículas circulantes. No entanto, as orientações atuais de tratamento enfocam o colesterol LDL como o seu principal alvo. A LDL na realidade é um espectro de partículas. Portanto, os valores de colesterol LDL são geralmente calculados com base na mensuração direta de outras frações usando-se a equação de Friedewald (em mg/dL):

Colesterol LDL = (colesterol total) – [(colesterol HDL) + (triglicerídeos ÷ 5)]

A equação simplesmente frisa que o colesterol total é a soma do colesterol LDL, do colesterol HDL e do colesterol carreado em outras partículas ricas de triglicerídeo. Esse colesterol, por sua vez, é uma proporção fixa da massa dos triglicerídeos total, *enquanto o nível de triglicerídeos for menor que 400 mg/dl.* Para níveis de triglicerídeos maiores que 400 mg/dL, a equação torna-se inválida, e o colesterol LDL não pode ser calculado com certeza, pois a proporção da massa de partículas ricas em triglicerídeos responsável pelo colesterol começa a se desviar da linearidade. Em tais casos, a medida direta do colesterol LDL pela ultracentrifugação é necessária, para uma mensuração acurada.

Os níveis de colesterol não são afetados por refeições prévias ao momento da coleta de sangue. No entanto, *doenças graves* (p. ex., infarto agudo do miocárdio, trauma grave, sepse), *falsamente reduzirão os lipídios séricos* em até 50% como uma resposta de fase aguda, começando em 24 horas após o início e durando por 4 a 6 semanas subseqüentemente. Apesar de isso não dever impedir uma avaliação lipídica durante a hospitalização aguda, ela deve pelo menos ser repetida após o paciente ter se recuperado.

2. **Triglicerídeos.** Os níveis de triglicerídeos aumentam após uma refeição em virtude da produção de quilomícra. Portanto, um nível elevado de triglicerídeos no estado fora do jejum não fornece nenhuma informação útil, pois isso pode ser normal. *Os triglicerídeos devem ser medidos apenas no estado de jejum* – geralmente após uma noite de jejum. O paciente deve ser instruído a não ingerir nenhuma caloria após o jantar na noite anterior (água é aceitável). Isso fornecerá um jejum de pelo menos 8 a 12 horas para a maioria dos indivíduos.
3. **Colesterol não-HDL.** Com o reconhecimento de que os triglicerídeos altos são um forte marcador de um perfil aterogênico de colesterol HDL baixo, LDL pequeno denso e aumento da retenção das partículas remanescentes, a atenção concentrou-se no uso do colesterol não-HDL como índice substituto. Este parâmetro é definido simplesmente como a diferença entre o colesterol total e o HDL:

Colesterol não-HDL = (colesterol total) – (colesterol HDL)

O colesterol não-HDL pode ser um melhor preditor de DAC do que o nível de triglicerídeo em jejum, e ele elimina a necessidade de o paciente jejuar durante a noite. Além disso, as últimas orientações do *National Cholesterol Education Program* (NCEP) reconhecem a utilidade dos níveis de colesterol não-HDL na avaliação da hipertrigliceridemia (veja Seção III.C.2, a seguir).

C. Avaliação do risco e alvos terapêuticos

1. **Risco contínuo.** A interpretação dos valores de lipídios é diferente de outros distúrbios nos quais o "normal" e o "anormal" são definidos em relação à distribuição populacional ou a associações com manifestações patológicas. Para os lipídios, um resultado é anormal enquanto ele confere um risco elevado de complicações relativas á população de base. O risco é uma variável contínua, e, portanto, definir um ponto de corte para distinguir o que é normal não é algo direto. As orientações para os alvos terapêuticos refletem este *continuum* e define alvos com base maior naquilo que é "ideal".

2. **Orientações do NCEP ATP-III.** O NCEP forneceu uma série de conferências de consenso e publicou orientações para o tratamento ótimo dos distúrbios lipídicos. Até o momento, este é o grupo de orientações mais abrangente disponível, e tem sido amplamente aceito como o padrão do tratamento desde a última década. O último grupo de recomendações é o *Third Adult Treatment Panel* (Terceiro Painel sobre Tratamento em Adultos) (ATP-III) publicado em 2001; ele se baseia nas recomendações prévias (ATP-I e ATP-II) para o controle dos lipídios e das lipoproteínas para todos os adultos nos Estados Unidos. Deve-se frisar que, por mais abrangentes que essas orientações sejam, elas não têm a intenção de ser um substituto para o julgamento clínico individual.

   a. **Rastreamento populacional.** As orientações do ATP-III recomendam um perfil completo de lipoproteínas em jejum (consistindo em colesterol total, triglicerídeos, colesterol HDL e colesterol LDL) para todos os adultos com 20 anos ou mais, pelo menos a cada 5 anos. Se qualquer uma dessas medidas for menor do que a ideal para o perfil de riscos do paciente, devem ser feitas avaliações adicionais e/ou decisões terapêuticas.

   b. **Avaliação do fator de risco.** Um padrão-chave das orientações NCEP é a avaliação do perfil de fator de risco, de modo a ter como alvo terapias mais agressivas para os pacientes de maior risco enquanto minimiza as terapias e os custos desnecessários para os pacientes de menor risco. O colesterol LDL é reconhecido como o alvo primário da terapia, pois ele possui a mais poderosa evidência como uma lipoproteína aterogênica. A classificação ATP-III dos níveis lipídicos e de lipoproteínas é listado na Tabela 35.4.

   Primeiramente, os pacientes são distinguidos com base na presença de DAC ou equivalentes de DAC. O ATP-III considera equivalentes do DAC os seguintes:

   - Doença aterosclerótica além da DAC (p. ex., doença arterial periférica, doença carotídea sintomática ou aneurisma da aorta abdominal).
   - Diabetes melito.
   - A presença de múltiplos fatores de risco que conferem um risco em 10 anos de mais de 20% (conforme determinado pelos quadros de risco de Framingham, discutidos a seguir).

   Além disso, o NCEP reconhece seis principais fatores de risco para a determinação do alvo do colesterol LDL de um paciente (Tabela 35.5). Com base nessas considerações, os pacientes são classificados em três categorias de risco que diferem no seu risco absoluto de DAC em 10 anos (Tabela 35.6).

Tabela 35.4 Classificação ATP-III dos níveis de lipoproteínas

Lipoproteína	Nível (mg/dL)	Classificação
Colesterol LDL	< 100	Ótimo
	100-129	Próximo ou acima do ótimo
	130-159	Alto, dentro do limite
	160-189	Alto
	≥ 190	Muito alto
Colesterol total	< 200	Desejável
	200-239	Alto, dentro do limite
	≥ 240	Alto
Triglicerídeos	< 150	Normal
	150-199	Alto, dentro do limite
	200-499	Alto
	≥ 500	Muito alto
Colesterol HDL	< 40	Baixo
	≥ 60	Alto

ATP-III, *Third Adult Treatment Panel*; LDL, lipoproteína de baixa densidade; HDL, lipoproteína de alta densidade.

Tabela 35.5 Principais fatores de risco para a determinação do alvo do colesterol LDL

- Tabagismo
- Hipertensão
  (PA ≥ 140/90 mmHg ou em uso de medicações anti-hipertensivas)
- Colesterol HDL baixo
  (< 40 mg/dL)
- História familiar de DAC prematura
  (DAC em um parente de primeiro grau masculino < 55 anos de idade)
  (DAC em um parente de primeiro grau feminino < 65 anos de idade)
- Idade
  (homens ≥ 45 anos de idade; mulheres ≥ 55 anos de idade)
- Nível de HDL colesterol alto considerado um fator de risco "negativo"
  (≥ 60 mg/dL; subtrair um dos fatores de risco acima)

LDL, lipoproteína de baixa densidade; HDL, lipoproteína de alta densidade; PA, pressão sanguínea; DAC, doença arterial coronariana.

c. **Sistema de escore de Framingham.** Os pacientes que recaem em categorias de risco múltiplo (2 ou mais) podem ser adicionalmente classificados de acordo com o seu risco de DAC em 10 anos usando-se o sistema de escore de Framingham. Isso identifica ainda mais o paciente cujo risco em 10 anos pode justificar um tratamento intensivo apesar de possuir um perfil de risco mais discreto e permite ter um melhor alvo de tratamento para aqueles que mais irão se beneficiar. Esse sistema de escore pode ser aplicado para os pacientes na categoria fator de risco 0-1 também, mas isso geralmente é desnecessário. O sistema de escore de Framingham especificado pelo ATP-III é um sistema baseado em pontos, mostrado nas Tabelas 35.7 e 35.8, para homens e mulheres, respectivamente. Versões eletrônicas dessas Tabelas estão disponíveis como aplicativos de *software* com base em computadores e *palm-pilot*.

   Portanto, o perfil de fator de risco do paciente é estabelecido com um processo de até 3 passos:

   1. Presença de DAC ou equivalentes de DAC.
   2. Se não presente, o número dos principais fatores de risco que estejam presentes.
   3. Se dois ou mais fatores de risco, uma avaliação do risco em 10 anos usando-se o sistema de escore de Framingham.

d. **Alvos de tratamento recomendados.** A avaliação acima categoriza o paciente em grupos de tratamento delineados na Tabela 35.9. Os níveis-alvo recomendados para a colesterol LDL são listados para cada categoria, juntamente com níveis limítrofes sugeridos para o início de terapia medicamentosa.

e. **Síndrome plurimetabólica.** Também conhecida por outros nomes (síndrome de resistência à insulina, síndrome X), a síndrome plurimetabólica é reconhecida como um fator de risco adicional para DAC fora a colesterol LDL. Os componentes dessa síndrome incluem a hipertrigliceridemia, o colesterol HDL baixo, LDL densa pequena, obesidade abdominal, hipertensão, resistência à insulina e possível intolerância à glicose, estados protrombóticos e pró-inflamatórios. Todos esses componentes requerem atenção para o excelente controle do risco

Tabela 35.6 Categorias de risco ATP-III

Categoria de risco	Risco de DAC em 10 anos
DAC e equivalentes de DAC	> 20%
Múltiplos (2 ou mais) fatores de risco	≤ 20%
0-1 fator de risco	Geralmente < 10%

ATP-III, *Third Adult Treatment Panel*; DAC, doença arterial coronariana.

Tabela 35.7 Sistema de escores de Framingham do ATP-III para homens

Idade (anos)	Pontos
20-34	−9
35-39	−4
40-44	0
45-49	3
50-54	6
55-59	8
60-64	10
65-69	11
70-74	12
75-79	13

Colesterol total (mg/dL)	Pontos				
	Idade 20-30 anos	Idade 40-49 anos	Idade 50-59 anos	Idade 60-69 anos	Idade 70-79 anos
< 160	0	0	0	0	0
160-199	4	3	2	1	0
200-239	7	5	3	1	0
240-279	9	6	4	2	1
≥ 280	11	8	5	3	1

	Pontos				
	Idade 20-39 anos	Idade 40-49 anos	Idade 50-59 anos	Idade 60-69 anos	Idade 70-79 anos
Não-tabagistas	0	0	0	0	0
Tabagistas	8	5	3	1	1

Colesterol HDL (mg/dl)	Pontos
≥ 60	−1
50-59	0
40-49	1
< 40	2

Pressão arterial sistólica (mmHg)	Pontos	
	Sem tratamento	Com tratamento
< 120	0	0
120-129	0	1
130-139	1	2
140-159	1	2
≥ 160	2	3

Adicionar pontos	
Idade	______
Colesterol total	______
Tabagismo	______
Colesterol HDL	______
Pressão arterial sistólica	______
Total de pontos	______

Total de pontos	Risco em 10 anos (%)	Total de pontos	Risco em 10 anos (%)
< 0	< 1	9	5
0	1	10	6
1	1	11	8
2	1	12	10
3	1	13	12
4	1	14	16
5	2	15	20
6	2	16	25
7	3	≥17	≥30
8	4		

ATP-III, *Third Adult Treatment Panel.*

Tabela 35.8 Sistema de escores de Framingham do ATP-III para mulheres

Idade (anos)	Pontos
20-34	–7
35-39	–3
40-44	0
45-49	3
50-54	6
55-59	8
60-64	10
65-69	12
70-74	14
75-79	16

Colesterol total (mg/dL)	Pontos				
	Idade 20-39 anos	Idade 40-49 anos	Idade 50-59 anos	Idade 60-69 anos	Idade 70-79 anos
< 160	0	0	0	0	0
160-199	4	3	2	1	1
200-239	8	6	4	2	1
240-279	11	8	5	3	2
≥|280	13	10	7	4	2

	Pontos				
	Idade 20-39 anos	Idade 40-49 anos	Idade 50-59 anos	Idade 60-69 anos	Idade 70-79 anos
Não-tabagista	0	0	0	0	0
Tabagista	9	7	4	2	1

Colesterol HDL (mg/dl)	Pontos
≥ 60	–1
50-59	0
40-49	1
< 40	2

Pressão arterial sistólica (mmHg)	Pontos	
	Sem tratamento	Com tratamento
< 120	0	0
120-129	1	3
130-139	2	4
140-159	3	5
≥ 160	4	6

Adicionar pontos	
Idade	________
Colsterol total	________
Tabagismo	________
Colesterol HDL	________
Pressão arterial sistólica	________
Total de pontos	________

Total de pontos	Risco em 10 anos (%)	Total de pontos	Risco em 10 anos (%)
< 9	< 1	18	6
9	1	19	8
10	1	20	11
11	1	21	14
12	1	22	17
13	2	23	22
14	2	24	27
15	3	≥ 25	≥ 30
16	4		
17	5		

ATP-III, *Third Adult Treatment Panel.*

Tabela 35.9 Objetivos do ATP-III do colesterol LDL e colesterol não-HDL

Categoria de risco	Objetivo do colesterol LDL (mg/dL)	Nível do colesterol LDL para início das alterações terapêuticas no estilo de vida (mg/dL)	Nível do colesterol LDL para início da terapia medicamentosa (mg/dL)	Objetivo do colesterol não-HDL (mg/dL)
DAC ou equivalentes de DAC (risco em 10 anos > 20%)	< 100	≥ 100	≥ 130 (opcional se 100-129)	< 130
2 ou mais fatores de risco (risco em 10 anos ≤ 20%)	< 130	≥ 130	**Se risco em 10 anos 10-20%:** ≥ 130 **Se risco em 10 anos < 10%:** ≥ 160	< 160
0-1 fator de risco (risco em 10 anos geralmente < 10%)	< 160	≥ 160	≥ 190 (opcional se 160-189)	< 190

ATP-III, *Third Adult Treatment Panel*; LDL, lipoproteína de baixa densidade; HDL, lipoproteína de alta densidade; DAC, doença arterial coronariana.

Tabela 35-10 Critérios ATP-III para a identificação da síndrome plurimetabólica[a]

- Obesidade abdominal
  (circunferência da cintura > 40 polegadas (102 cm) em homens, > 35 polegadas (88,5 cm) em mulheres)
  (alguns homens com circunferência da cintura 37-40 (94-102 cm) também podem estar sob risco)
- Nível de triglicerídeo
  (≥ 150 mg/dL)
- Nível de HDL colesterol
  (< 40 mg/dL em homens; < 50 mg/dL em mulheres)
- Pressão arterial
  (≥ 130 mm Hg sistólica/ ≥ 85 mmHg diastólica)
- Nível de glicose em jejum
  (≥ 110 mg/dL)

[a]A síndrome plurimetabólica é diagnosticada pela presença de três ou mais destas características. ATP-III, *Third Adult Treatment Panel*; HDL, lipoproteína de alta densidade.

DAC. O ATP-III reconhece a síndrome plurimetabólica como um alvo secundário de redução do risco DAC após o colesterol LDL e propõe critérios clínicos para a identificação da síndrome (Tabela 35.10). Para o ATP-III, a sua presença é estabelecida quando três ou mais desses padrões tiverem sido estabelecidos. Uma vez que a presença da síndrome plurimetabólica tenha sido estabelecida, os alvos terapêuticos para a hipertrigliceridemia e os níveis de colesterol HDL baixos podem ser avaliados.

(1) **Hipertrigliceridemia.** A classificação ATP-III dos níveis de triglicerídeos é listada na Tabela 35.4. Para os pacientes com níveis altos de triglicerídeos (≥ 200 mg/dL), o ATP-III recomenda o cálculo do nível do colesterol não-HDL do paciente como alvo terapêutico. Níveis aceitáveis de colesterol não-HDL são 30 mg/dL acima do nível de LDL colesterol correspondente para o perfil de fator de risco do paciente (Tabela 35.9).

(2) **Colesterol HDL baixo.** O ATP-III define níveis baixos de colesterol HDL como menores que 40 mg/dL (Tabela 35.4), mas não define um alvo de terapia de elevação do HDL. Apesar de a associação entre colesterol HDL alto e proteção contra DAC ser forte, evidências corroborando os benefícios específicos da elevação do HDL não são tão fortes. Para indivíduos com colesterol HDL baixo, o foco primário ainda é o colesterol LDL, seguido por outras características da síndrome plurimetabólica de acordo com o alvo de colesterol não-HDL.

f. **Outros fatores de risco.** O ATP-III também reconhece fatores de risco adicionais separados dos lipídios, lipoproteínas e síndrome plurimetabólica, que podem individualmente contribuir para o risco de DAC, incluindo:
- Obesidade.
- Inatividade física.
- Dieta aterogênica.
- Lipoproteína (a).
- Homocisteína.
- Fatores pró-trombóticos e pró-inflamatórios.
- Tolerância prejudicada à glicose em jejum.
- Doença aterosclerótica subclínica.

Essas condições não são individualmente empregadas para definir alvos de tratamento, mas precisam ser reconhecidas e tratadas, se presentes.

IV. Tratamento

A. **Evidência corroborativa.** A literatura está repleta de estudos que confirmam o papel central dos lipídios e das lipoproteínas na patogênese da DAC. Estudos observacionais com base populacional estabeleceram a associação independente com eventos de DAC, enquanto estudos intervencionistas nitidamente estabeleceram a eficácia de estratégias redutoras de lipídios.

1. **Estudos populacionais.** A associação entre o colesterol sérico e a incidência de DAC primeiramente emergiu a partir de grandes estudos de rastreamento populacional, como os estudos Framingham. Com base nos dados de Framingham, cada 1% de alteração no colesterol total corresponde a 2 a 3% de alteração no risco DAC. O estudo *Seven Countries Study* pesquisou mais de 12.000 homens de meia-idade internacionalmente e constatou uma correlação significativa entre as taxas de mortalidade por DAC e os níveis séricos de colesterol. Também se mostrou uma relação entre a ingesta de gorduras saturadas dietéticas e níveis séricos de colesterol. O estudo Ni-Hon-San examinou as taxas de mortes por DAC em homens de ancestralidade japonesa que moravam no Japão, Honolulu e San Francisco. As mortes por DAC foram maiores na coorte dos EUA, intermediárias na coorte havaiana e menores na coorte japonesa. Esse padrão teve paralelos com as tendências nos níveis séricos de colesterol, nas taxas de obesidade e em fatores dietéticos e de estilo de vida, fortemente sugerindo não apenas que os níveis de colesterol se correlacionavam com a DAC, mas também que fatores ambientais são um grande determinante no risco de DAC. Estudos como o estudo *Prospective Cardiovascular Münster* (PROCAM) ajudaram a delinear a importância das lipoproteínas. Os homens de meia-idade com níveis de triglicerídeos maiores do que 200 mg/dL e uma relação entre o colesterol LDL e o colesterol HDL maior do que 5 foram responsáveis por aproximadamente 25% de todos os eventos de DAC, apesar de esses indivíduos serem responsáveis por apenas 4,3% de todos os indivíduos nesse estudo. O acompanhamento a longo prazo demonstrou uma persistência da relação entre o colesterol LDL e o colesterol HDL como um marcador do risco de DAC. A relação inversa entre os níveis de colesterol HDL e o risco DAC é bem estabelecida. Estima-se que para cada 1% de elevação no colesterol HDL, há uma redução em 2% no risco em homens e 3% de redução em mulheres. A estrita relação recíproca entre os triglicerídeos e o colesterol HDL levantou a questão se os triglicerídeos altos aumentam o risco de DAC independente ou indiretamente por meio dos níveis baixos de colesterol HDL. No entanto, estudos recentes enfocaram frações de lipoproteínas aterogênicas adicionais associadas aos triglicerídeos, isto é, pequenas LDL densas e outras partículas remanescentes, que podem ser responsáveis por uma associação entre os triglicerídeos e o risco de DAC, independente do colesterol HDL.

2. **Estudos de intervenção primária.** Os estudos intervencionistas em grande escala em indivíduos sem DAC conhecida demonstraram a eficácia da redução de lipídios para a prevenção dos novos eventos de DAC. O estudo *Lipid Research Clinics Coronary Primary Prevention Trial* (LRC-CPPT), um dos primeiros desses estudos, demonstrou uma redução significativa de 19% nos eventos de DAC com 7,4 anos de tratamento com a colestiramina, comparado com apenas dieta. Similarmente, o estudo *Helsinki Heart Study* demonstrou uma redução de 34% nos eventos de DAC com 5 anos de tratamento com o gemfibrozil, comparado com a dieta apenas. Uma observação de um aumento na mortalidade sem ser por DAC nesses estudos iniciais inicialmente causou a preocupações, mas isso essencialmente foi deixado de lado pelos estudos posteriores. Supunha-se que as reduções na mortalidade total não eram observadas nos estudos subseqüentes, pois a mortalidade reduzida pela DAC era superada pelo aumento na mortalidade que não fosse pela DAC, particularmente por causas violentas ou acidentais. O número absoluto de tais casos sempre foi pequeno, e nunca houve um mecanismo plausível para explicar esse fenômeno. Em retrospectiva, essas mortes incluíam suicídios de indivíduos que saíam do estudo, tinham uma história psiquiátrica, ou tinham níveis elevados de álcool no sangue. O estudo *West of Scotland Coronary Prevention Study* (WOSCOPS) foi o primeiro estudo a mostrar uma redução significativa na mortalidade total na prevenção primária, sem um aumento nas mortes não-DAC. O estudo AFCAPS/TexCAPS estendeu os benefícios da prevenção primária às mulheres, aos idosos e àqueles com níveis "moderados" de colesterol. Indivíduos no terço inferior dos níveis de colesterol LDL derivaram benefícios iguais àqueles no terço superior. Nenhum excesso de mortalidade não-DAC foi observada.

3. **Estudos de intervenção secundária.** Evidências ainda mais convincentes provêm de estudos de prevenção secundária de pacientes com DAC diagnosticada. Alguns desses estudos usaram a angiografia coronariana quantitativa, enquanto outros examinaram as evoluções clínicas. Em geral, a redução dos lipídios resulta em alentecimento da progressão da lesão ou até mesmo uma real regressão da lesão, geralmente da ordem de 1 a 2% de regressão, comparada, grosseiramente, com 3% de progressão nos grupos controles. Os estudos com objetivos finais clínicos demonstraram reduções nos eventos de DAC recorrentes, mortalidade por DAC, assim como na mortalidade total, com reduções porcentuais muito maiores (mesmo em estudos angiográficos que não tinham potência suficiente para detectar alterações nas taxas de eventos). Essa discordância entre o grau de modificação da placa e o grau de redução dos eventos foi atribuída a alterações qualitativas, em vez de quantitativas, na natureza da placa. Existem amplas evidências de que a redução dos lipídios não somente reduz o ônus lipídico, mas também estabiliza a placa, reduz a sua atividade inflamatória, estabiliza a capa fibrosa e reduz o risco de ruptura da placa.

   Certos estudos são dignos de nota. O *Coronary Drug Project* demonstrou que 6,2 anos de tratamento com niacina reduziu significativamente os eventos DAC, mas não a mortalidade total. No entanto, 9 anos após a suspensão, constatou-se que a mortalidade total era significativamente reduzida no grupo de niacina. O estudo *Lifestyle Heart Trial* envolveu uma dieta vegetariana com teor muito baixo de gordura (< 10% de gordura, o que pode ser muito difícil para o americano médio manter a longo prazo), além de estrita supervisão com um regime de exercício e aconselhamento comportamental, mas sem agentes farmacológicos. O estudo selecionou pessoas excepcionalmente motivadas, não geralmente representativas dos norte-americanos médios, mas, no entanto, demonstrou o valor potencial de uma intensiva modificação no estilo de vida. Tanto os estudos POSCH quanto o FATS demonstraram redução significativa na progressão da lesão, assim como nas taxas de eventos de DAC, usando-se cirurgia de *bypass* ileal parcial e colestipol em combinação com niacina ou lovastatina, respectivamente. O estudo 4S foi o primeiro estudo clínico a demonstrar convincentemente que a redução dos lipídios na população de prevenção secundária reduz a mortalidade total. Não se observou nenhum excesso de mortalidade não-DAC, e nenhum outro efeito colateral significativo foi observado. A análise de subgrupo também revelou que mulheres derivaram reduções de risco comparáveis àquelas dos homens, indivíduos com mais de 60 anos derivaram benefícios comparáveis àqueles com menos de 60 anos, e, em uma análise posterior os pacientes diabéticos derivaram benefícios ainda maiores do que os pacientes não diabéticos (redução de 55% nos eventos DAC, redução de 43% na mortalidade total). Estudos mais recentes, como os estudos Post-CABG, CARE, e LIPID incluíram indivíduos com apenas níveis moderados basais de LDL-colesterol (em média 130 a 150 mg/dL). Nesses estudos, a redução agressiva do colesterol LDL até a variação de 95 a 110 mg/dL ainda reduziu eventos clínicos em comparação com o grupo placebo. No entanto, há uma significativa controvérsia se a redução do colesterol LDL abaixo de 100 mg/dL deriva em algum benefício adicional. Faltam dados sobre o nível limítrofe mínimo do colesterol LDL abaixo do qual o risco DAC não cai ainda mais, se é que tal limite existe. O estudo VA-HIT tratou homens com níveis baixos de colesterol HDL e níveis moderadamente elevados de triglicerídeos com gemfibrozil. Na ausência de alterações significativas no colesterol LDL, uma redução de 22% na mortalidade pelo DAC foi constatada, demonstrando o valor de se tratar as dislipidemias combinadas. O estudo AVERT comparou a redução do colesterol usando-se a atorvastatina com angioplastia por balão percutânea e mostrou uma redução significativa nas taxas de eventos DAC no grupo tratado clinicamente, comparados com o grupo de angioplastia. Mais recentemente, o estudo DAIS demonstrou alterações angiográficas favoráveis após redução dos lipídios com fenofibrato especificamente em pacientes tipo 2.

B. **Terapia nutricional e de estilo de vida.** A terapia para os distúrbios lipídicos deve *sempre* começar com modificações nos fatores nutricionais e de estilo de vida. Pelo fato de os tratamentos envolverem terapia a longo prazo, algumas vezes durante toda a vida, as intervenções não farmacológicas devem ser sempre a terapia de primeira linha. Infelizmente, as dislipidemias podem ser de tamanha gravidade

Tabela 35.11 Dieta terapêutica de mudança de estilo de vida

Nutriente	Ingesta recomendada
Gordura saturada (incluindo ácidos graxos *trans*)	< 7% das calorias diárias totais
Gorduras poliinsaturadas	≤ 10% das calorias diárias totais
Gorduras monoinsaturadas	≤ 20% das calorias diárias totais
Gordura total	25-35% das calorias diárias totais
Carboidratos complexos	50-60% das calorias diárias totais
Fibras	20-30 g diariamente
Proteína	~ 15% das calorias diárias totais
Colesterol dietético	< 200 mg diariamente
Calorias totais	Ingesta equilibrada com os gastos para manter o peso desejável/prevenir ganho de peso (atividade física para gastar pelo menos 200 kcal/dia)

que as modificações dietéticas e de estilo de vida isolados são freqüentemente insuficientes. No entanto, mesmo enquanto em terapia farmacológica, uma adesão continuada do paciente a modificações nutricionais e de estilo de vida ainda é importante, e deve-se fornecer reforços regulares.

1. **Terapia nutricional.** ATP-III suplantou as dietas tradicionais do *American Heart Association* etapas I e II com uma dieta *Therapeutic Lifestyle Change* (TLC) [dieta de Alteração do Estilo de Vida] (Tabela 35.11). Essa dieta assemelha-se à dieta etapa II e compõe-se de muitas das recomendações dietéticas propostas para todos os americanos. Idealmente, a educação e aconselhamento dietéticos devem ser conduzidos por nutricionistas apropriadamente treinados que podem oferecer recomendações práticas e instruções concretas.

A ATP-III recomenda que a TLC seja usada como intervenção de primeira linha por um período de até 12 semanas. A resposta do colesterol LDL deve ser avaliada após as primeiras 6 semanas, e se o colesterol LDL-alvo do paciente não tiver sido atingido, a dieta TLC deve ser intensificada com reforços, acréscimo de esteróis de plantas ou aumentando a ingesta de fibras. Uma vez que se tenha obtido uma redução máxima do colesterol LDL, o TLC deve então enfocar o tratamento da síndrome plurimetabólica, se esta estiver presente. Isso inclui ênfase adicional em:

- Controle do peso.
- Atividade física.
- Controle de outros fatores de risco não lipídicos (p. ex., hipertensão, estado pró-trombótico).
- Controle dos níveis de triglicerídeos e de HDL.

Os triglicerídeos altos (200 a 499 mg/dL) devem ser manuseados com TLC e/ou agentes farmacológicos de acordo com o objetivo de colesterol não-HDL. Para os pacientes com síndrome plurimetabólica cujo nível de triglicerídeo é alto, dentro do limite (150 a 199 mg/dL), deve-se enfatizar na perda do peso e aumento da atividade física, enquanto o uso de terapia específica redutora de triglicerídeos pode ser considerada para os pacientes de alto risco. A terapia para níveis baixos de colesterol HDL deve enfocar primeiramente a obtenção de níveis de colesterol LDL e triglicerídeos usando-se o TLC com ou sem agentes farmacológicos. A terapia farmacológica pode ser considerada para o colesterol HDL baixo *isolado* em pacientes de alto risco com DAC ou equivalentes de DAC.

Outros aspectos da terapia nutricional devem ser enfatizados:

a. **Conteúdo calórico total.** As porções e tamanhos do que é servido devem ser controlados para facilitar a perda de peso em indivíduos com sobrepeso, e para manter o peso em pacientes de peso normal. Mesmo um pequeno diário de calorias adicional multiplicado por meses e anos pode chegar a um acréscimo significativo na gordura total acumulada. Para ser mais eficaz, as alterações dietéticas devem ser encaradas pelo paciente não como uma imposição, mas como uma melhoria no estilo de vida ("uma maneira mais saudável de se viver", "hábitos alimentares mais saudáveis"), e uma série de ajustes menores que são mais facilmente toleráveis e obtidos. Alterações dietéticas extremas, como dietas com muito baixo teor calórico, da ordem de 400 a 800 kcal/dia, têm muitos efeitos adversos. Embora se possa observar uma perda de peso rápida e significativa, podem ocorrer deficiências nos nutrientes essenciais, anormalidades eletrolíticas devidas à perda de líquidos, perda de massa corporal magra e resultados adversos, como tonteira ortostática, desconforto gastrointestinal, cefaléia, intolerância ao frio, irregularidades menstruais, neuropatia periférica e morte súbita cardíaca. Sem aconselhamento apropriado, os pacientes podem recair em um ciclo repetitivo de perda e retomada rápidas do peso ("dieta do iô-iô") que também pode estar associado a resultados adversos. Independente de tais complicações, modificações dietéticas extremas freqüentemente não são bem sucedidas a longo prazo, pois podem ser difícil de manter.

b. **Composição nutricional.** As orientações nutricionais solicitam um aumento na ingesta de vegetais e de frutas, pães integrais e cereais e outras fontes de carboidratos complexos, como arroz, legumes e pastas. As gorduras saturadas elevam os níveis de colesterol total e colesterol LDL e reduzem o colesterol HDL. As gorduras poliinsaturadas, particularmente os ácidos graxos ômega-3 nos óleos de peixe, têm um efeito mais favorável. No entanto, ingestas excessivas de ácidos graxos ômega-6 estão associados a um aumento nas taxas de câncer nos modelos animais. As gorduras monoinsaturadas parecem ser relativamente neutras aos lipídios e lipoproteínas, embora um subgrupo de gorduras monoinsaturadas, os *ácidos graxos trans se comportem mais como gorduras saturadas.* Estes são encontrados em óleos vegetais parcialmente hidrogenados usados nas frituras comerciais, em gorduras usadas na confecção de massas e bolos, e em muitos produtos assados no forno. Eles elevam o colesterol LDL e reduzem o HDL colesterol quando comparados com os seus compostos poliinsaturados parentais. O colesterol dietético por si mesmo também eleva diretamente o colesterol LDL. As fibras dietéticas solúveis reduzem o colesterol VLDL e, desse modo, o colesterol LDL, e também pode haver efeitos benéficos sobre o colesterol HDL. Por si mesma, a fibra dietética reduz o colesterol apenas modestamente (aproximadamente 10% de redução do colesterol LDL). No entanto, a fibra insolúvel não parece ter nenhum efeito significativo sobre os lipídios. O uso regular do álcool também não deve ser negligenciado. O álcool aumenta tanto os triglicerídeos quanto os níveis de colesterol HDL. Supõe-se que este último efeito seja responsável por grande parte das associações cardioprotetoras observadas em estudos epidemiológicos. A mortalidade parece ser menor com o equivalente de aproximadamente duas bebidas padrão por dia. Na ausência de hipertrigliceridemia, esse nível de ingesta alcoólica não deve ser desencorajado, contanto que não haja contra-indicações para o álcool (como doença hepática, medicações específicas ou história de abuso).

c. **Suplementos dietéticos.** Os esteróis das plantas, sob a forma de pastas semelhantes a margarinas, reduzem o colesterol LDLem aproximadamente 10 a 13% quando tomados em quantidades típicas (aproximadamente 2 g por dia) e são úteis como adjuvante dietético. O ATP-III recomenda que os esteróis de plantas sejam acrescentados à terapia TLC, se necessário, para satisfazer os alvos redutores de colesterol. Outras suplementações dietéticas, como o alho, não foram bem estudadas. A suplementação com óleos de peixes podem reduzir os triglicerídeos e fornecer benefícios antiplaquetários, mas a sua eficácia a longo prazo não foi bem estudada e o seu uso não é rotineiramente recomendado.

2. **Atividade física.** A importância da atividade física regular para o equilíbrio lipídico, perda do peso e manutenção geral da saúde é bem conhecida. Os benefícios do exercício foram reconhecidos pelo ATP-III como parte integral do TLC. A atividade física moderada deve ser recomendada, de modo a gastar um mínimo de 200 quilocalorias por dia, especialmente para o tratamento da síndrome plurimetabólica, na qual a atividade física mostrou melhorar muitos dos componentes, incluindo o perfil lipídico. Como as intervenções dietéticas, a atividade física deve ser mantida a

Tabela 35.12 Recomendações ATP-III para melhorar a adesão

Fatores do paciente
Simplificação dos regimes de medicação
Instruções explícitas e aconselhamento ao paciente
Uso de lembretes para ajudar o paciente a se lembrar
Uso de sistemas para manter o contato com o paciente
Encorajar a participação da família e dos amigos
Reforçar e recompensar a adesão
Aumentar as visitas para os pacientes incapazes de atingir os objetivos
Melhorar a conveniência e acesso aos cuidados
Envolver o paciente no autocuidado e no automonitoramento
Fatores do médico
Ensinar o médico a implementar as orientações
Lembretes para os médicos atenderem ao tratamento dos lipídios
Uso dos advogados do paciente para ajudar com o cuidado em saúde
Recomendar aos pacientes a freqüentar o tratamento preventivo
Uso de planos de tratamento estruturados e padronizados
Fornecer *feedback* para implementar modificações no cuidado futuro
Lembretes de acompanhamento e de faltas nas consultas
Fatores do sistema de saúde
Uso de uma clínica dedicada aos lipídios
Uso de tratamento dos casos pela enfermagem
Uso de telemedicina
Uso de cuidados colaborativos pelos farmacêuticos
Uso de vias de cuidados intensivos nos hospitais

ATP-III, *Third Adult Treatment Panel.*

longo prazo, de modo a ser mais eficaz, e alterações extremas ao nível da atividade física podem ser difíceis de serem sustentadas. Idealmente, 30 a 60 minutos de atividade física de esforço moderado 4 a 6 vezes por semana devem ser implementados. A freqüência exata, o modo do exercício e a sua duração devem ser individualizados com base na preferência do paciente e condições médicas coexistentes, e, idealmente, devem abranger exercícios aeróbicos (p. ex., caminhada rápida, natação, ciclismo, *jogging*) e de resistência (pesos). Um aumento gradual no nível de intensidade é necessário conforme o paciente se torna mais acostumado com a atividade. Escolher atividades que sejam agradáveis para o paciente facilitará a adesão a longo prazo.

3. **Adesão.** O sucesso da terapia nutricional e de exercício (e até mesmo terapias farmacológicas) são afetadas em grande extensão pela capacidade ou incapacidade do paciente de aderir a longo prazo. O ATP-III reconhece essa limitação e propôs recomendações gerais para promover maior adesão para o cuidado a longo prazo dos pacientes com distúrbios lipídicos (Tabela 35.12).

C. **Farmacoterapia.** Quando um tratamento adequado com TLC (12 semanas) não tiver resultado na obtenção dos alvos do tratamento, a terapia farmacológica é indicada, além de uma continuação do tratamento com TLC. As características dos agentes redutores de lipídios disponíveis nos Estados Unidos são listadas na Tabela 35.13.

1. **Seqüestrantes dos ácidos biliares.** Os seqüestrantes dos ácidos biliares são ânions de troca não absorvíveis que formam complexos insolúveis com os ácidos biliares, desse modo interrompendo a circulação enteroepática dos ácidos biliares de volta para o fígado. Isso efetivamente aumenta a excreção corporal líquida de colesterol, depleta o hepatócito do *pool* intracelular de colesterol, desse modo aumentando a expressão dos LDLRs e removendo mais LDL da circulação. O efeito primário das resinas é *reduzir o colesterol LDL, com ligeiros aumentos no colesterol HDL. No entanto, pode-se observar um aumento adverso nos triglicerídeos.* As resinas são formuladas sob a forma de pó

Tabela 35.13 Agentes redutores dos lipídios

Droga	Dose	Eficácia	Efeitos colaterais	Contra-indicações
		SEQÜESTRANTES DOS ÁCIDOS BILIARES		
Colestipol (Colestid)	5-20 g diariamente	LDL-C ↓ 15-30%	Mal-estar GI	Hipertrigliceridemia
Colestiramina (Questran)	4-16 g diariamente	HDL-C ↑ 3-5%	Constipação	
Colesevelam (Welchol)	2,6-3,8 g diariamente	TG ↔ (possivelmente ↑)	Absorção das medicações	
		ÁCIDO NICOTÍNICO		
Niacina	1,5- 3,0 g diariamente	LDL-C ↓ 5-25%	*Flushing*	Doença hepática crônica
Niacina de liberação prolongada (Niaspan)	1-2 g diariamente	HDL-C ↑ 15-35%	Hiperglicemia	Gota grave
		TG ↓ 20-50%	Hiperuricemia/gota	Diabetes
			Hepatotoxicidade	Doença ulcerosa péptica
		DERIVADOS DO ÁCIDO FÍBRICO (FIBRATOS)		
Clofibrato (Atromid-S)	1.000 mg duas vezes ao dia	LDL-C ↓ 5-20% (possível ↑)	Dispepsia	Doença hepática crônica
Gemfibrozil (Lopid)	600 mg duas vezes ao dia	HDL-C ↑ 10-20%	Cálculos biliares	Doença renal crônica
Fenofibrato (Tricor)	200 mg duas vezes ao dia	TG ↓ 20-50%	Hepatotoxicidade	
			Miopatia	
		INIBIDORES DO HMG-CoA REDUCTASE		
Lovastatina (Mevacor)	20-80 mg por dia	LDL-C ↓ 18-55%	Hepatotoxicidade	Doença hepática crônica
Pravastatina (Pravachol)	20-40 mg por dia	HDL-C ↑ 5-15%	Miopatia	Possíveis interações medicamentosas
Simvastatina (Zocor)	20-80 mg por dia	TG ↓ 7-30%		
Fluvastatina (Lescol)	20-80 mg por dia			
Atorvastatina (Lipitor)	10-80 mg por dia			

LDL-C, lipoproteína colesterol de baixa densidade; HDL-C, lipoproteína colesterol de alta densidade; TG, triglicerídeos; GI, gastrointestinal.

ou como grandes tabletes que podem ser de difícil ingestão para alguns pacientes. Eles são administrados com as refeições. O pó fica melhor quando misturado com um copo de água (ou um suco, para melhorar a palatabilidade), o que pode ser incômodo ou inconveniente. A dosagem geralmente é iniciada na menor dose possível e lentamente aumentada até que sejam atingidas as doses-alvo, ou até que os efeitos colaterais se tornem recorrentes.

A constipação pode ocorrer juntamente com uma variedade de outros sintomas gastrointestinais (gases, náusea, flatulência, dor epigástrica). Raramente, a constipação pode causar impactação fecal. As resinas também podem se ligar e limitar a absorção de outras medicações. Esse efeito foi relatado com a L-tiroxina, warfarin, tiazidas, propranolol, estrogênios e progestágenos, digital, tetraciclina, penicilina G, fenilbutazona e fenobarbital, embora, em teoria, qualquer medicação oral possa potencialmente ser afetada. Em virtude disso, recomenda-se que essas medicações sejam tomadas pelo menos 1 hora antes ou até 4 horas depois de se tomar a resina. Para os pacientes em uso de múltiplas medicações com múltiplas dosagens diárias, isso pode causar grandes dificuldades nos esquemas de dosagens.

2. **Ácido nicotínico.** Embora o mecanismo de ação exato da niacina não seja inteiramente conhecido, ela possui efeitos sobre a mobilização dos ácidos graxos dentro dos tecidos adiposos, assim como na produção do VLDL do fígado, e possíveis efeitos sobre a atividade LPL. A niacina possui efeitos benéficos sobre todas as frações das lipoproteínas, de modo que ela *é indicada para pacientes com hiperlipidemias combinadas.* Uma das principais limitações da niacina é a comum reação dose-relacionada *de rubor com calores (flushing).* Portanto, é necessário iniciar com uma dose subterapêutica (250 a 500 mg) e gradualmente aumentá-la em incrementos de 250 a 500 mg a cada 3 a 7 dias para a niacina regular ou 125 a 250 mg de incrementos a cada 2 a 4 semanas para o Niaspan (tabletes de liberação prolongada), até que se atinjam as doses terapêuticas. Os pacientes devem ser advertidos da sensação de calor, e recomenda-se que eles tomem a sua dose inicial ao deitar, com ou sem ácido acetilsalicílico (aspirina 325 mg), se necessário, para reduzir o rubor. Se durante o processo de aumento da dose o rubor se tornar intolerável, o paciente *não* deve suspender a droga (conforme freqüentemente se faz), mas, em vez disso, diminuí-la até a dose menor prévia e permanecer nessa dose por 1 a 2 semanas e, então, tentar novamente aumentá-la. A suspensão requereria o reinício do processo de aumento gradual desde o começo. Esse incômodo efeito colateral é uma causa comum de não-adesão se não for discutida com os pacientes antecipadamente.

   Outros efeitos colaterais incluem prurido, cefaléia, desconforto abdominal, intolerância à glicose, hiperuricemia e elevação nas transaminases hepáticas. A intolerância à glicose tradicionalmente tem sido uma contra-indicação relativa para os pacientes diabéticos. No entanto, estudos recentes sugeriram que esse efeito pode não ser muito pronunciado. Aumentos menores nos níveis da glicose geralmente são facilmente controlados com o ajuste de terapias antidiabéticas.

3. **Derivados do ácido fíbrico.** Essas drogas são agonistas para o grupo PPARα de receptores nucleares que exercem um papel na β-oxidação peroxisomal dos ácidos graxos. Isso leva a efeitos favoráveis sobre as lipoproteínas, incluindo uma redução na produção de VLDL e da apoB, um aumento na atividade de LPL, uma síntese hepática diminuída de triglicerídeos e colesterol, e aumentos no colesterol HDL e no apoA-I. Os "fibratos" afetam favoravelmente todas as lipoproteínas, exceto por um *aumento* potencialmente paradoxal no colesterol LDL, dependendo do paciente. Eles, portanto, estão *indicados para o tratamento das hiperlipidemias combinadas.* Apesar dos possíveis efeitos adversos sobre o LDL, os estudos clínicos demonstraram efeitos favoráveis dos fibratos na redução dos lipídios, taxas de eventos de DAC e mortalidade cardiovascular.

   A redução dos lipídios geralmente é melhor se o agente for tomado com alimentos. Essas drogas geralmente são bem toleradas com apenas mínimos efeitos colaterais de intolerância gastrointestinal (diarréia, constipação, náusea), assim como os raros riscos de hepatotoxicidade (elevação das transaminases hepáticas) e a rara reação idiossincrásica de miosite, com creatino-fosfoquinase (CPK) elevada. Estes dois últimos são comuns a muitos agentes redutores de lipídios disponíveis hoje em dia, e precisam de monitoramento regular das transaminases hepáticas (aspartato aminotransferase, alanino-aminotransferase, fosfatase alcalina) juntamente com um acompanhamento regular para monitoramento de miosite. Se não detectadas e não tratadas, essas complicações podem ser ameaçadoras à vida. Os fibratos também devem ser administrados com cautela naqueles com insuficiência renal grave (*clearance* de creatinina < 50 mL/min), pois o *clearance* da droga pode ser prejudicado, assim como em pacientes com doença preexistente da vesícula biliar.

4. **Inibidores da HMG-CoA reductase.** De longe, o maior impacto sobre o tratamento dos distúrbios lipídicos na última década foi o desenvolvimento dos inibidores da HMG-CoA reductase. Essas drogas inibem a enzima limitante da velocidade da síntese *de novo* do colesterol. Ao fazer isso, o *pool* intracelular de colesterol é reduzido, resultando em uma maior expressão de proteína LDLR na superfície celular e captação aumentada das partículas LDL da circulação. As "estatinas" são os mais potentes agentes redutores do colesterol disponíveis. Podem ocorrer efeitos menores no aumento do colesterol HDL (até 10 a 15% aproximadamente) e alguma redução modesta nos triglicerídeos (5 a 30%). Assim como com as resinas, as suas *principais indicações são para a redução do colesterol LDL.*

Essas medicações geralmente são bem toleradas. Como ocorre com a niacina e os fibratos, os pacientes podem ser suscetíveis à mesma hepatotoxicidade e reações de miosite, de modo que é necessária um monitoramento regular das transaminases hepáticas e sintomas de miosite. Os níveis de transaminases geralmente são obtidos em 3 meses após se iniciar a terapia e a cada 3 meses pelo primeiro ano, e, se forem normais, o intervalo pode ser aumentado para cada 1 a 2 anos. Se não tiver ocorrido nenhuma reação nos primeiros 2 anos de tratamento, o risco de algum dia se desenvolver uma reação torna-se muito baixo, a menos que outros danos ao fígado do paciente ocorram. Se os níveis de transaminases hepáticas aumentar para mais de três vezes o limite superior do normal a droga deve ser imediatamente suspensa; os níveis das transaminases retornarão ao normal ao longo de várias semanas sem nenhum efeito adverso duradouro para o paciente.

O risco de *miosite* pode ser acompanhado usando-se os níveis séricos de CPK, mas, com a elevada incidência de elevações inespecíficas da CPK na população geral, serão obtidos muitos resultados falso-positivos se o rastreamento geral da CPK for realizado em todos os pacientes que começam a terapia com estatina. Muitos especialistas portanto medem os níveis de CPK apenas para confirmar a suspeita clínica de miosite se e quando os pacientes se queixam de sintomas sugestivos. A apresentação típica é a de mialgias generalizadas sem nenhuma outra causa definida (como trauma, exercício vigoroso ou doença semelhante à gripe), ocorrendo dias a semanas após início ou aumento das doses da terapia. Se o nível da CPK se elevar para mais de dez vezes o limite superior do normal, a droga deve ser imediatamente suspensa e o paciente deve ser acompanhado de perto. Na maioria dos casos, a *rabdomiólise* resolve-se sem nenhum efeito adverso duradouro para o paciente. No entanto, a progressão para insuficiência renal ocorrerá se a complicação não for tratada. A *cerivastatina (Baycol) foi recentemente retirada do mercado* em virtude de uma taxa inaceitável de rabdomiólise.

Deve-se ter cautela se houver uma administração associada de drogas como a eritromicina, claritromicina, cetoconazol, itraconazol e outros agentes antifúngicos imidazol, ciclosporina, nefazodona e os inibidores da protease do HIV. Essas drogas compartilham a via de *clearance* do citocromo P4503A4, juntamente com as estatinas e, desse modo, podem elevar os níveis plasmáticos das estatinas, aumentando o risco de hepatotoxicidade e rabdomiólise. No entanto, a pravastatina e a fluvastatina são metabolizadas apenas minimamente pela via 3 A4, de modo que elas não foram associadas a tais interações medicamentosas na mesma extensão, embora ainda se deva ter cautela.

A experiência a longo prazo com as estatinas tem sido excelente. Não há nada até agora que sugira que o tratamento continuado com as estatinas produza qualquer efeito adverso futuro.

5. **Combinações de farmacoterapia.** Alguns pacientes com elevações extremas ou persistentes de lipídios séricos podem não ser adequadamente controlados com um único agente redutor dos

lipídios em doses máximas. Portanto, a combinação de drogas de classes diferentes, de modo a se tomar vantagem dos efeitos aditivos ou sinérgicos, pode ser considerada em tais casos. Deve-se ter cautela, pois os riscos da hepatotoxicidade e da miosite são magnificados (talvez um risco relativo dez vezes maior), mas essas reações idiossincrásicas normalmente ocorrem com uma freqüência absoluta tão baixa que um aumento em dez vezes ainda se traduz em uma incidência relativamente baixa de eventos adversos. Em um paciente complacente sem morbidades coexistentes, que mantém visitas de acompanhamento regulares, o uso dessas combinações pode ser considerada.

Em geral, as resinas podem ser combinadas com qualquer uma das outras classes. As resinas não são sistemicamente absorvidas, de modo que elas não aumentarão os riscos da hepatotoxicidade ou da miosite. A única cautela é esquematizar a dosagem de modo que a resina não altere a absorção dos tabletes. A niacina, os fibratos e as estatinas, todos compartilham um risco potencial de hepatotoxicidade e de miosite, e, portanto, devem ser combinados com cautela. *A combinação de uma estatina com um fibrato ou niacina freqüentemente é muito eficaz em controlar a hiperlipidemia combinada e reduzir o colesterol LDL.* Nessas situações, é recomendável aumentar a freqüência de visitas de acompanhamento e medidas das transaminases hepáticas (pelo menos a cada 2 a 4 semanas, inicialmente, e, subseqüentemente, a cada 2 a 3 meses).

6. **Reposição hormonal pós-menopausa.** Muitos estudos observacionais apontam para um efeito benéfico da terapia de reposição hormonal pós-menopausa (TRH) sobre o risco de DAC. Além disso, as taxas de DAC em mulheres pré-menopáusicas saudáveis são baixas, e muitos estudos *in vitro* e em animais identificaram efeitos benéficos do estrogênio sobre os níveis lipídicos e função vascular. No entanto, estudos prospectivos concretos de intervenção não foram conduzidos até recentemente. O estudo *Heart and Estrogen-Progestin Replacement Study* (HERS), examinando mulheres com DAC estabelecida, revelou um aumento surpreendente em eventos de DAC no primeiro ano do estudo, no grupo que recebeu TRH cíclico comparado com o grupo placebo, possivelmente refletindo a tendência trombótica das preparações estrogênicas. Os riscos subseqüentemente diminuíam nos anos posteriores, de modo que a diferença global não foi significativa, apesar de o colesterol LDL ter sido reduzido em 11% e o colesterol HDL ter aumentado em 10%. Pode ser que com um acompanhamento mais longo os benefícios nas lipoproteínas por fim superarão os riscos trombóticos iniciais. Até que estudos a prazos mais longos para esclarecimento dessa questão estejam disponíveis, a *recomendação geral é não iniciar a TRH para cardioproteção em mulheres pós-menopáusicas, mas, em vez disso, que as mulheres que já estejam tomando TRH continuem.*

   Os estrogênicos transdérmicos não possuem os mesmos efeitos sobre as lipoproteínas como os preparados estrogênicos orais em virtude da absorção sistêmica que bipassa a primeira passagem pelo fígado, com o maior estímulo para a ocorrência da síntese da lipoproteína. O acréscimo de uma *progestina,* enquanto necessária para prevenir a hiperplasia endometrial, *pode atenuar alguns dos benefícios lipídicos do estrogênio.* No estudo *Postmenopausal Estrogen/Progestin Intervention* (PEPI), a medroxiprogesterona atenuou a elevação no colesterol HDL embora o colesterol LDL ainda tenha sido consistentemente reduzido em aproximadamente 20%.

D. **Tratamento da hiperquilomicronemia.** Raramente, os triglicerídeos podem se elevar a níveis bem acima de 1.000 mg/dL, geralmente em virtude dos defeitos na atividade da LPL, resultando em *clearance* prejudicado dos quilomícra. Tais anormalidades estão associadas mais a um elevado risco de pancreatite aguda do que com DAC. O mecanismo de pancreatite aguda na hipertrigliceridemia grave ainda não foi esclarecido.

Pelo fato de a pancreatite aguda ser uma emergência, é necessária uma intervenção agressiva para reduzir os níveis de triglicerídeos o mais rápido possível. A suspensão de todas as calorias enterais, deixando o paciente em jejum, interromperá qualquer produção adicional de quilomícrons e permitirá que a lipólise prejudicada do paciente elimine lentamente a carga de quilomícrons ao longo de vários dias. O suporte com líquidos intravenosos deve ser dado, e os triglicerídeos do paciente, acompanhados com freqüência. Uma vez que os triglicerídeos caiam abaixo de 1.000 mg/dL, a introdução gradual de uma dieta com um teor de gordura muito baixo (gordura total <

10% de calorias diárias) deve ser instituída. Outras causas potenciais para a pancreatite devem também ser avaliadas.

Na ausência de pancreatite, a hipertrigliceridemia grave deve ser tratada com uma dieta com teor muito baixo de gordura. Deve-se enfatizar a aderência estrita, já que a mortalidade da pancreatite aguda pode ser extremamente alta. Tais dietas são de difícil manutenção, mas os pacientes que experimentaram a dor da pancreatite aguda podem estar suficientemente motivados para evitar as recorrências. Se necessário, as medicações redutoras dos triglicerídeos (fibratos ou niacina) podem ser acrescentadas. No caso da LPL ou outros defeitos moleculares, os níveis de triglicerídeos raramente se normalizam mas uma cuidadosa aderência à terapia pode pelo menos manter o nível de triglicerídeos baixos o suficiente de modo que o risco da pancreatite recorrente possa ser minimizado.

Referências Selecionadas

Assmann G, Schulte H. Relation of high-density lipoprotein cholesterol and triglycerides to incidence of atherosclerotic coronary artery disease (the PROCAM ex-perience): Prospective Cardiovascular Munster Study. *Am J Cardiol* 1992;70:733-737.

Brown G, Albers JJ, Fisher LD, et al. Regression of coronary artery disease as a result of intensive lipid-lowering therapy in men with high levels of apolipoprotein B. *N Engl J Med* 1990;323:1289-1298.

Brunzell JD, Bierman EL. Chylomicronemia syndrome. *Med Clin North Am* 1982;66:455-467.

Buchwald H, Varco RL, Matts JP, et al. Effect of partial ileal bypass surgery on mortality and morbidity from coronary heart disease in patients with hypercholesterolemia: report of the Program on the Surgical Control of the Hyperlipidemias (POSCH). *N Engl J Med* 1990;323:946-955.

Canner PL, Berge KG, Wenger NK, et al. Fifteen year mortality in Coronary Drug Project patients: long-term benefit with niacin. *J Am Coll Cardiol* 1986;8:1245-1255.

Diabetes Atherosclerosis Intervention Study Investigators. Effect of fenofibrate on progression of coronary-artery disease in type 2 diabetes: the Diabetes Atherosclerosis Intervention Study, a randomized study. *Lancet* 2001;357:905-910.

Downs JR, Clearfield M, Weis S, et al. Primary prevention of acute coronary events with lovastatin in men and women with average cholesterol levels: results of AFCAPS/TexCAPS. Air Force/Texas Coronary Atherosclerosis Prevention Study. *JAMA* 1998;279:1615-1622.

Expert Panel on Detection, Evaluation, and Treatment of High Blood Cholesterol in Adults. Executive summary of the third report of the National Cholesterol Education Program (NCEP) Expert Panel on detection, evaluation, and treatment of high blood cholesterol in adults (Adult Treatment Panel III). *JAMA* 2001;285:2486-2497.

Farmer JA, Gotto AM. Choosing the right lipid-regulating agent: A guide to selection. *Drugs* 1996;52:649-661.

Frick MH, Elo O, Haapa K, et al. Helsinki Heart Study: primary-prevention trial with gemfibrozil in middle-aged men with dyslipidemia. Safety of treatment, changes in risk factors, and incidence of coronary heart disease. *N Engl J Med* 1987;317:1237-1245.

Frost PH, Havel RJ. Rationale for use of non-high-density lipoprotein cholesterol rather than low-density lipoprotein cholesterol as a tool for lipoprotein cholesterol screening and assessment of risk and therapy. *Am J Cardiol* 1998;81:26B-31B.

Hsia SH, Leiter LA. Obesity and dyslipidemia: epidemiology, physiology and effects of weight loss. *Endocrinologist* 1995;5:118-131.

Hulley S, Grady D, Bush T, et al. Randomized trial of estrogen plus progestin for secondary prevention of coronary heart disease in postmenopausal women. *JAMA* 1998;280:605-613.

Keys A, Ed. The Seven Countries Study. *Circulation* 1970;41(Suppl 1):I1-I24.

Lipid Research Clinics Program. The Lipid Research Clinics Coronary Primary Prevention Trial results. I. Reduction in incidence of coronary heart disease. *JAMA* 1984;251:351-364.

Lipid Research Clinics Program. The Lipid Research Clinics Coronary Primary Prevention Trial results. II. The relationship of reduction in incidence of coronary heart disease to cholesterol lowering. *JAMA* 1984;251:365-374.

Lipoprotein and lipid metabolism disorders. In: Scriver CR, Beaudet AL, Sly WS, et al., eds. *The metabolic and molecular bases of inherited diseases, 7th ed.* New York: McGraw-Hill, 1995:1841-2099.

Long-Term Intervention with Pravastatin in Ischaemic Disease (LIPID) Study Group. Prevention of cardiovascular events and death with pravastatin in patients with coronary heart disease and a broad range of initial cholesterol levels. *N Engl J Med* 1998;339:1349-1357.

Lusis AJ. Atherosclerosis. *Nature* 2000;407:233-241.

NHLBI Obesity Education Initiative Expert Panel on the Identification, Evaluation, and Treatment of Overweight and Obesity in Adults. The practical guide: identification, evaluation, and treatment of overweight and obesity in adults. NIH Publication No. 00-4084, October 2000.

Ornish D, Brown SE, Scherwitz LW, et al. Can lifestyle changes reverse coronary heart disease? The Lifestyle Heart Trial. *Lancet* 1990;336:624-626.

Pitt B, Waters D, Brown WV, et al. Aggressive lipid-lowering therapy compared with angioplasty in stable coronary artery disease. *N Engl J Med* 1999;341:70-76.

Post Coronary Artery Bypass Graft Trial Investigators. The effect of aggressive lowering of low-density lipoprotein cholesterol levels and low-dose anticoagulation on obstructive changes in saphenous-vein coronary-artery bypass grafts. *N Engl J Med* 1997;336:153-163.

Reaven GM. Pathophysiology of insulin resistance in human disease. *Physiol Rev* 1995;75:473-486.

Rubins HB, Robins SJ, Collins D, et al. Gemfibrozil for the secondary prevention of coronary heart disease in men with low levels of high-density lipoprotein cholesterol: Veterans Affairs High-Density Lipoprotein Cholesterol Intervention Trial Study Group. *N Engl J Med* 1999;341:410-418.

Sacks FM, Pfeffer MA, Moye LA, et al. The effect of pravastatin on coronary events after myocardial infarction in patients with average cholesterol levels. *N Engl J Med* 1996;335:1001-1009.

Scandinavian Simvastatin Survival Study Group. Randomised trial of cholesterol lowering in *4444* patients with coronary heart disease: the Scandinavian Simvastatin Survival Study (4S). *Lancet* 1994;344:1383-1389.

Shepherd J, Cobbe SM, Ford I, et al. Prevention of coronary heart disease with pravastatin in men with hypercholesterolemia. *N Engl J Med* 1995;333:1301-1307.

Stein JH, Rosenson RS. Lipoprotein Lp(a) excess and coronary heart disease. *Arch Intern Med* 1997;157:1170-1176.

U.S. Department of Health and Human Services. Physical activity and health: a report of the Surgeon General. Atlanta: U.S. Department of Health and Human Services, Centers for Disease Control and Prevention, National Center for Chronic Disease Prevention and Health Promotion, 1996.

Wong ND, Wilson PW Kannel WB. Serum cholesterol as a prognostic factor after myocardial infarction: the Framingham Study. *Ann Intern Med* 1991;115:687-693.

Worth RM, Kato H, Rhoads GG, et al. Epidemiologic studies of coronary heart disease and stroke in Japanese men living in Japan, Hawaii and California: mortality. *Am J Epidemiol* 1975;102:481-490.

The Writing Group for the PEPI Trial. Effects of estrogen or estrogen/progestin regimens on heart disease risk factors in postmenopausal women: the Postmenopausal Estrogen/Progestin Interventions (PEPI) Trial. *JAMA* 1995;273:199-208.

VIII. Erros Inatos do Metabolismo

36. Introdução aos Erros Inatos do Metabolismo

Stephen D. Cederbaum e Eric Vilain

I. **Princípios gerais.** Os erros inatos do metabolismo determinados geneticamente são individualmente raros, mas, coletivamente, eles afetam mais de *1* em *500* indivíduos na população. Uma anormalidade no ácido desoxirribonucléico (DNA) é expresso na produção de uma enzima deficiente na sua função de catalizar e modular a conversão de um substrato em produto. Cada anormalidade no DNA resulta em um produto de proteína singularmente diferente, algumas retendo potência enzimática plena, outras não retendo nada, e outras, algo intermediário entre estas. O quadro clínico resultante varia do normal a gravemente afetado; o primeiro pode diferir significativamente em natureza, assim como da gravidade na expressão mais profunda da mutação. A gravidade da doença clínica é influenciada por outras características genéticas e circunstâncias ambientais do paciente.

A. **Hereditariedade.** Os erros inatos do metabolismo geralmente são herdados de maneira autossômica recessiva ou, menos freqüentemente, ligada ao sexo. Os distúrbios da cadeia de transporte do elétron podem ser devidos a mutações no genoma mitocondrial e podem ser herdados matrilinearmente. Casos de erros inatos do metabolismo com herança dominante são raros, principalmente pelo fato de que 50% de atividade enzimática residual parece ser suficiente para a retenção de um fenótipo normal. Algumas mulheres portadoras de distúrbios ligados ao sexo podem expressar o fenótipo anormal bioquimicamente, provavelmente devido ao efeito da inativação do cromossomo X. A maior parte dos indivíduos afetados tem retardo mental e danos neurológicos como suas características cardinais, mas os órgãos viscerais podem ser afetados, particularmente nos distúrbios de metabolismo energético.

B. **Categorias.** Os erros inatos do metabolismo podem ser divididos em categorias diferentes (Tabela 36.1). Os distúrbios de pequenos substratos, hidrossolúveis, como os aminoácidos, ácidos orgânicos e açúcares, e os distúrbios que prejudicam a geração de energia em particular causam doença aguda, enquanto aqueles nas categorias remanescentes causam distúrbios mais insidiosos, no quais o início do dano ao órgão é mais lento e mais indolente. Categorias de doenças mais recentes estão emergindo também; elas são incluídas na lista, mas não são discutidas em detalhes. Essa discussão enfoca as primeiras três categorias, pois elas são as mais comuns, mais bem compreendidas e mais passíveis de terapia.

C. **DNA.** A explosão na aplicação dos métodos de DNA recombinante aos erros inatos do metabolismo alteraram a nossa abordagem a esses distúrbios em numerosas maneiras diagnósticas e terapêuticas (p. ex., utilizando-se exploradores de DNA para o diagnóstico pré-natal).

II. **Diagnóstico**

A. **População de pacientes.** Exceto por uma categoria especial de distúrbios cujo diagnóstico é feito freqüentemente por um rastreamento populacional amplo nos recém-nascidos, o diagnóstico de erros inatos do metabolismo é estabelecido reconhecendo-se uma população de pacientes sob maior risco, avaliada como resultado da presença de padrões clínicos específicos (Tabela 36.2). Os padrões clínicos podem variar de um colapso neonatal até uma anormalidade química que não apresenta nenhum correlato clínico. O início precoce dos sintomas são emergências médicas que precisam de intervenção terapêutica imediata. O exame dessa lista de achados clínicos e laboratoriais nos erros inatos nitidamente demonstra que eles não são exclusivos deste grupo de doenças. A escolha dos pacientes a serem mais bem estudados baseia-se em um destes três critérios:

1. Um sinal ou sintoma isolado persistindo sem explicação adequada.
2. Vários achados clínicos coexistentes sem outra base conhecida.
3. Uma crise clínica compatível com um erro inato, tornando uma avaliação completamente racional e progressiva perigosamente pouco prática.

Tabela 36.1 Classificação dos erros inatos do metabolismo

Moléculas pequenas
Aminoácidos
Ácidos orgânicos
Açúcares
Doenças do armazenamento lisossômico
Mucopolissacaridoses
Esfingolipidoses
Mucolipidoses
Distúrbio do metabolismo energético
Defeitos da oxidação
Distúrbios da mobilização e do metabolismo dos ácidos graxos
Doenças do armazenamento do glicogênio
Distúrbios peroxissômicos
Distúrbios da síntese do colesterol
Distúrbio do transporte
Distúrbios das glicoproteínas deficientes em carboidratos
Defeitos no metabolismo da purina e da pirimidina
Distúrbios no metabolismo do neurotransmissor
Defeitos nos receptores

B. Testes diagnósticos

1. **Erros inatos de pequenas moléculas e do metabolismo energético.** A Tabela 36.3 lista os testes que fazem parte da avaliação completa dos erros inatos do metabolismo intermediário. Os testes de rotina listados estão disponíveis em todos hospitais, exceto os menores, enquanto os testes especializados geralmente estão disponíveis em centros de estudo terciários para o estudo de erros inatos e, mais recentemente, em alguns laboratórios clínicos comerciais. Os estudos especializados mais comumente empregados são as análises dos aminoácidos plasmáticos e dos ácidos orgânicos urinários.

Tabela 36.2 Pistas clínicas e laboratoriais que sugerem a presença de um erro inato do metabolismo

Sinais e sintomas
Catástrofe neonatal
Retardo no desenvolvimento
Incapacidade de crescer
Distúrbios gastrointestinais
Hiperpnéia
Anormalidades neurológicas e comportamentais
Odores peculiares
Organomegalias
Anormalidades oculares e/ou auditivas
Alterações cutâneas
Anormalidades esqueléticas
Pistas laboratoriais
Urina: cetonas, substâncias redutoras
Sangue: pancitopenia, acidose, hipoglicemia, cetonemia
Curso clínico
Parada ou regressão do desenvolvimento
História familiar
Consangüinidade
Doenças similares

Tabela 36.3 Avaliação laboratorial dos pacientes com suspeita de erro inato do metabolismo

Estudos amplamente disponíveis
Glicose sanguínea
Cetonas no plasma e na urina
pH do sangue e bicarbonato real
Lactato no sangue (e piruvato)
Amônia plasmática
Estudos especializados
Aminoácidos plasmáticos
Ácidos orgânicos urinários
Carnitina plasmática
Acilcarnitinas sanguíneas (ou plasmáticas)
Análise mitocondrial do DNA

Os ácidos orgânicos urinários são mais reveladores nos casos de acidose metabólica aguda, crônica ou intermitente. Amostras pontuais geralmente são adequadas, exceto nos casos nos quais o curso é claramente intermitente. Conforme nos tornamos mais perceptivos sobre os distúrbios da oxidação dos ácidos graxos como causas de doença metabólica hereditária, a análise dos níveis da acilcarnitina plasmática e da carnitina plasmática são mais freqüentemente obtidos.

2. **Doenças do armazenamento lisossômico.** Estes distúrbios são caracterizados pelos níveis relativamente mais normais de metabólitos nos líquidos corporais e uma anormalidade mais significativa dentro das células afetadas. O diagnóstico freqüentemente é sugerido pelas características físicas dos pacientes, que incluem características físicas grosseiras, anormalidades ósseas (descritas como disostoses múltiplas) e aumento das vísceras. As abordagens laboratoriais padronizadas são listadas na Tabela 36.4. Os estudos urinários podem indicar alguns distúrbios enzimáticos lisossômicos pela detecção de constituintes celulares endógenos parcialmente hidrolisados. A biópsia pode expor um acúmulo anormal de material nas células. Em centros com experiência na leitura de biópsias da conjuntiva, esse material é preferido em relação à pele, em virtude da ampla variedade de tipos celulares representados e pela sua sensibilidade diagnóstica. O "rastreamento enzimático lisossômico" plasmático é uma bateria mal definida e variável de ensaios enzimáticos lisossômicos que geralmente diagnosticam doença da célula-I e os distúrbios cujas enzimas são mensuradas em um centro em particular. Essa abordagem carreia o risco de enganar o clínico em acreditar, falsamente, que as anormalidades das enzimas lisossômicas foram descartadas.

C. **Avaliações neurológica e oftalmológica** cuidadosas podem ser cruciais para o diagnóstico de numerosos erros inatos do metabolismo. Os testes especializados poderiam fornecer respostas auditivas e somatossensoriais evocadas, tempos de condução nervosa, eletromiogramas, eletrorretinogramas e respostas visuais evocadas. Apesar de mais prontamente disponíveis (mais reflexivamente usadas) do que algumas das medidas já observadas, a nossa experiência mostrou que os resultados dos eletroencefalogramas e dos métodos de imagem cranianos são menos úteis.

D. **Confirmação enzimática.** Alguns dos distúrbios do metabolismo intermediário envolvem a única enzima conhecida responsável pelo metabolismo de um substrato, e o ensaio enzimático diante do

Tabela 36.4 Diagnóstico das doenças lisossômicas

Estudos das mucopolissacaridoses urinárias
Cromatografia oligossacarídea urinária
Exame histológico da pele ou biópsia da conjuntiva
"Rastreamento enzimático lisossômico" plasmático

acúmulo do substrato parece uma indulgência intelectual. Em mais casos, o acúmulo do substrato pode ser devido a uma deficiência em uma das várias enzimas, de modo que uma terapia apropriada e um prognóstico acurado depende da confirmação laboratorial do defeito preciso. Exemplos de inferências incorretas pelo acúmulo dos substratos e uma compreensão atual do metabolismo normal foram repetidamente descritos. Parece, então, que a confirmação enzimática de um defeito putativo é o objetivo em qualquer caso de erro inato do metabolismo intermediário e pode ser mandatório se um diagnóstico pré-natal for contemplado.

E. **Estudos de DNA.** A disponibilidade de exploradores do DNA para muitos dos genes anormais envolvidos nos erros inatos do metabolismo levou à definição da anomalia genética primária e a meios relativamente simples de diagnóstico daqueles freqüentemente observados em certos distúrbios. Os estudos do DNA poderiam ser preferíveis para aqueles distúrbios nos quais o diagnóstico enzimático é difícil ou não é prontamente disponível, especialmente no diagnóstico pré-natal cujo acúmulo do substrato pode também ficar aquém como indicador diagnóstico. Os estudos do DNA mitocondrial são freqüentemente usados como rastreamento para distúrbios da cadeia de transporte eletrônico, mas a eficiência dessa abordagem ainda está em discussão, particularmente em pacientes nos quais a probabilidade prévia é baixa.

III. Tratamento

A. Abordagens gerais

1. **Pequenas moléculas e distúrbios do metabolismo energético.** O tratamento desses erros inatos do metabolismo é direcionado ao alívio do acúmulo do substrato ou reposição dos produtos que faltam na reação. Existem duas abordagens para isso: manipulação ambiental direta dos metabólitos, e ampliação ou estabilização dos níveis enzimáticos. As diferentes estratégias para se obter estes objetivos são fornecidos na Tabela 36.5.

   a. O tratamento mais comum para os distúrbios do metabolismo intermediário é a **dieta de eliminação**, que foi pioneira para a galactosemia há duas gerações e provavelmente mais bem associada à fenilcetonúria (FCU = PKU). Enquanto ainda se pode constituir uma dieta pobre em galactose para a galactosemia a partir de alimentos naturais, aquela para a FCU e para a maioria dos outros distúrbios é semi-sintética e derivada de produtos de marca. Nos Estados Unidos, está disponível uma variedade de compostos dietéticos do *Mead-Johnson* (Evansville, Indiana), *Ross Laboratories* (Columbus, Ohio) e *Scientific Hospital Supplies* (Bethesda, Maryland). Estes produtos podem causar desnutrição se forem inapropriadamente usados, e o tratamento é mais bem executado com a assistência de um especialista nesses distúrbios, pelo menos até que as armadilhas sejam claramente compreendidas. Diferente do que ocorre na

Tabela 36.5 Estratégias terapêuticas para os erros inatos do metabolismo intermediário

Manipulação metabólica
Limitação do substrato
Suplementação do produto
Desvio do produto
Inibição da enzima proximal
Ampliação enzimática
Suplementação da coenzima (vitamina)
Indução da enzima
Reposição da enzima
Alotransplante
Administração direta da enzima
Reator da enzima
Reposição genética

terapia antibiótica, a composição e quantidade dos diferentes compostos na dieta precisam ser individualizados para cada paciente em virtude dos princípios delineados no início deste capítulo. A terapia para um episódio agudo, ameaçador à vida, é um caso singular para a aplicação desses princípios e é delineada na seção B.

b. **Suplementação do produto** é bem ilustrada pela administração de glicose nas doenças de armazenamento do glicogênio ou de excesso de lipídios na deficiência de piruvato desidrogenase. Vários distúrbios, como a deficiência de piruvato-desidrogenase ou de piruvato-carboxilase, envolvem enzimas altamente reguladas nas quais a modulação passo a passo da transformação do substrato em produto é mandatória. Nesses casos, esforços externos para regular os níveis do metabólito são no máximo aproximações das circunstâncias na população normal, e apenas resultados subótimos podem ser esperados.

c. Mais recentemente, uma nova abordagem foi trazida para **controle dos níveis dos substratos ou dos seus precursores.** Isso envolve aumentar a restrição dos precursores com doses farmacológicas de substâncias químicas que desviam os compostos mal metabolizados em vias auxiliares, diminuindo a carga sobre a função enzimática defeituosa. Isso é mais bem ilustrado pelo uso do **benzoato de sódio e do fenilacetato de sódio** (ou fenilbutirato) no tratamento da **hiperamonemia.** O benzoato é excretado como benzoglicina (hipurato), e o fenilacetato, como fenilacetilglutamina, removendo, respectivamente, 1 a 2 moles de nitrogênio para cada mole de ácido orgânico acrescentado.

Os dois aminoácidos, quando ressintetizados no corpo, desviam a amônia que iria para o ciclo da uréia. Abordagens similares podem provar serem úteis, com a carnitina, em um distúrbio do ácido orgânico, como a acidemia metilmalônica e como a betaína na homocistinúria.

2. **Suplementação vitamínica** somente é útil naqueles distúrbios nos quais o fenótipo enzimático deficiente é responsivo à vitamina e refere-se apenas à ampliação da vitamina especificamente envolvida naquela reação. Dois tipos de erros inatos estão envolvidos.

a. No primeiro, exemplificado pela **acidemia metilmalônica** responsiva à vitamina B12, a vitamina normalmente sofre cinco ou mais etapas de processamento geneticamente controlados antes da sua função como co-fator na reação enzimática conversora do metilmalonil coenzima A (metilmalonil-CoA) em succinil-CoA. Deficiências hereditárias nestas etapas de processamento podem ser contornadas pela administração de doses enormes de vitamina B_{12} (1.000 vezes os requerimentos normais, diariamente ou várias vezes por semana).

b. No segundo tipo, a enzima deficiente é a catalítica, que, em alguns casos, responde a doses aumentadas do seu co-fator normal de vitamina. Isso é mais bem exemplificado pela **homocistinúria** responsiva à vitamina B_6 (piridoxina). A concordância da responsividade da vitamina B6 em parentes afetados em famílias individuais confirma o sítio da anormalidade na proteína enzima cistationina sintase.

c. Existem numerosas propostas ou protocolos existentes que sugerem um coquetel de vitaminas para o tratamento de distúrbios da cadeia respiratória mitocondrial. Alguns desles são racionais mas nenhum se mostrou eficaz.

3. A reposição enzimática com preparações mais novas da enzima se mostrou eficaz para a paliação da **deficiência da adenosina desaminase** e para a **doença de Gaucher.** Mais importante, os princípios envolvidos podem ser aplicáveis a outros distúrbios também, apesar dos elevados custos do tratamento, e agora existem estudos clínicos para a doença de Fabry e síndrome de Hurler, entre outras. O transplante da medula óssea e o transplante renal parecem eficazes em alguns casos de **doenças do armazenamento lisossômico,** enquanto o transplante hepático tem sido eficaz em distúrbios do metabolismo intermediário, como **tirosinose, doença de Wilson** e **distúrbios do ciclo da uréia**, nas quais a atividade da enzima faltante é, em grande parte, limitada ao fígado. A excitação e progressos contínuos nesta área são prováveis, pois todos os reagentes e modelos animais estão disponíveis para numerosos distúrbios, incluindo aqueles causados por deficiências da

hipoxantina-guanina fosforibose transferase (síndrome de Lesch-Nyhan), fenilalanina hidroxilase (FCU), ornitina transcarbamilase e arginase, assim como várias doenças do armazenamento lisossômicos.

4. Recentemente, [(2-nitro-4-trifluorometilbenzoil) 1,3-cicloexanediona] (NT-BC), um inibidor específico da 4-hidroxifenilpiruvato dioxigenase, uma enzima proximal a fumarilacetoacetato hidrolase (a enzima deficiente na **tirosinemia hepatorrenal**), mostrou-se miraculosamente eficaz neste distúrbio, presumivelmente por exaurir a via do seu metabólito tóxico.

B. Terapia do paciente agudamente enfermo

1. **Diagnóstico desconhecido.** A apresentação catastrófica aguda de um erro inato do metabolismo requer uma *intervenção* terapêutica *imediata* e decisiva, mesmo quando o diagnóstico for desconhecido. A terapia para estes bebês agudamente enfermos precisa ser iniciada imediatamente e então modificada quando o diagnóstico se torna conhecido.

   a. Ao nascimento, os **sinais e sintomas** são os de uma insuficiência multiorgânica geral e não podem ser distinguidos de outras emergências neonatais, como a sepse. Eles incluem a letargia, sonolência, irritabilidade, respirações rápidas e superficiais, agitação ou convulsões, mal controle da temperatura, acidose metabólica, hipoglicemia e hipocalcemia. Em pacientes mais velhos, os sintomas parecem uma resposta exagerada a uma infecção menor ou outros estresses e incluem sinais neurológicos, sonolência, acidose e, em algumas instâncias, hipoglicemia. Os pacientes freqüentemente são considerados como tendo a síndrome de Reye pós-infecciosa como resultado da letargia ou do coma, hepatomegalia com infiltração gordurosa, hiperamonemia, hipoglicemia e níveis elevados de transaminases plasmáticas.

   b. As amostras para o **diagnóstico** positivo precisam ser obtidos antes do início da terapia, se possível. No caso em que a vida do paciente não puder ser salva, recomenda-se uma autópsia rápida congelando-se o fígado, o rim e o cérebro a -70°C.

   c. Os princípios da **terapia** em qualquer idade são similares, mas a aplicação requer modificações de acordo com a idade e limitações fisiológicas do paciente.

      (1) *A eliminação da ingesta de proteína* é mandatória na maioria dos casos e não é prejudicial em caso algum. Para minimizar o catabolismo endógeno de proteínas e a gliconeogênese, precisa-se administrar calorias sob a forma de carboidratos e gordura, intravenosa ou intragastricamente, com insulina se ocorrer hiperglicemia.

      (2) Se estiver presente acidose metabólica, *os níveis de lactato sanguíneo* precisam ser assegurados, pois pelo menos uma forma de acidose lática piora com a administração excessiva da glicose. Nesses casos, é desejável minimizar a ingesta de glicose àquela necessária para manter a glicose sanguínea na variação normal e aumentar a gordura.

      (3) O *bicarbonato* deve ser acrescentado para manter níveis plasmáticos a 10 mEq/L ou mais. Se a situação for suficientemente séria e a morte ou dano cerebral permanente parecer iminente, a diálise peritoneal pelo menos deve ser executada. A transfusão de troca é ineficaz para distúrbios nos quais a ligação do metabólito à proteína plasmática não é um problema. Pelo menos uma troca por hora de um dialisato com osmolalidade duas vezes o normal deve ser usado. No entanto, a diálise peritoneal é menos eficaz do que a hemodiálise. Se a deterioração continuar e a morte parecer possível, doses maciças de todas as vitaminas hidrossolúveis (acima de 1.000 vezes o normal) são administradas. Em casos de acidose lática, essa mistura de vitaminas deve incluir a biotina. Uma vez que se tenha feito um diagnóstico definitivo ou provável, pode ser instituída uma terapia mais específica.

2. **Diagnóstico conhecido.** Apesar de uma dieta livre em proteínas ser apropriada para o cuidado a curto prazo intenso dos pacientes em praticamente todas as catástrofes metabólicas, logo a depleção dos aminoácidos plasmáticos causa degradação protéica e níveis excessivos de qualquer aminoácido cuja via catabólica esteja prejudicada. A regulação adequada dos níveis plasmáticos dos

metabólitos envolve uma repleção intravenosa ou nasogástrica com uma mistura de aminoácidos apropriadamente constituída para o distúrbio em particular.

a. Na **doença da urina em xarope de bordo** usa-se uma mistura de aminoácidos livres de cadeia ramificada, com análises freqüentes de aminoácidos plasmáticos para se determinar a quantidade apropriada de leucina, isoleucina e valina acrescentada, geralmente proveniente de fontes naturais. Em bebês, a ingesta total de aminoácidos deve não ser maior do que o equivalente amino em nitrogênio de 1,5 g de proteínas por quilograma por dia.

b. **Nos defeitos do ciclo da uréia** usa-se uma mistura de aminoácidos essenciais e quantidades menores podem ser necessárias para manter os níveis de amônia próximos ou na variação normal.

Na maioria dos casos, misturas específicas ou adaptáveis de aminoácidos não estão disponíveis para uso intravenoso, e a terapia enteral com apenas os aminoácidos é necessária. Felizmente, uma ingesta adequada de aminoácidos pode ser fornecida em volume extremamente baixo. As preparações de aminoácidos para muitos desses distúrbios estão disponíveis a partir de fontes comerciais, mas espere um atraso de pelo menos alguns dias.

c. **Hiperamonemia** na qual uma acidemia orgânica primária provavelmente não é a causa exige medidas especiais. Na maioria dos casos, um nível de amônia de 500 mg/dL (aproximadamente 300 μM) constitui uma séria ameaça para o sistema nervoso central e, a menos que seja transitória, deve estimular uma resposta terapêutica heróica. A chave desta resposta, conforme observado, é a diálise. Como o aumento na pressão arterial é uma complicação comum e ameaçadora, os esforços para verificá-la e acompanhá-la são necessários. Em recém-nascidos, um monitor externo de pressão ou a simples observação clínica da fontanela podem ser adequados. Em crianças mais velhas, um monitor de Bolt pode ser necessário. A terapia consiste em manitol, depleção do volume extracelular (difícil, porém não impossível com a diálise), coma com fenobarbital (eficácia não comprovada) e hiperventilação. Esta última abordagem pode ser revista se ela provar promover a captação da amônia dentro da célula. O benzoato de sódio e o fenilacetato de sódio em uma preparação combinada estão disponíveis e devem ser administrados em uma dose de 500 mg (de cada)/kg por dia. Uma dose de ataque de 250 mg/kg durante 90 minutos pode ser administrada. Quando os níveis de amônia se abatem, a infusão é reduzida para 250 mg/kg por dia.

d. Um dos produtos do ciclo da uréia é a **arginina**, e este aminoácido ordinário não essencial pode ser deficiente na maioria desses distúrbios. Em todos os casos suspeitos de defeitos no ciclo da uréia ele é suplementado a 2 mmol/kg por dia. No caso da **citrulinemia** e especialmente na **acidemia argininossuccínica**, a arginina, em doses de mais de 6 mmol/kg por dia, pode corrigir a hiperamonemia. Felizmente, o hidrocloreto de arginina está prontamente disponível como uma preparação intravenosa para os estudos do hormônio de crescimento. O seu uso pode induzir acidose hiperclorêmica, e os pacientes precisam ser estritamente monitorados quanto a isso.

C. **Terapia a longo prazo.** Esta forma é o coração do tratamento dos erros inatos do metabolismo e incorpora os mesmos princípios enumerados para o tratamento agudo dessa classe de distúrbios. Os pacientes podem precisar de restrição do substrato e de provisão do produto. Eles precisam estar adequadamente nutridos. Os níveis enzimáticos precisam ser maximizados e é melhor evitar o catabolismo. Nessa circunstância, quando não é necessária a intervenção imediata, a terapia é mais bem supervisionada por indivíduos treinados no manuseio desses distúrbios.

1. **As hiperfenilalaninemias**

a. Nenhuma família de distúrbios resume melhor os problemas e princípios na abordagem dos erros inatos do metabolismo do que as hiperfenilalaninemias. A via esquemática é ilustrada na Figura 36.1. A maioria dos pacientes com hiperfenilalaninemia tem uma deficiência parcial ou completa da apoenzima fenilalanina hidroxilase. Aproximadamente 1% ou menos dos

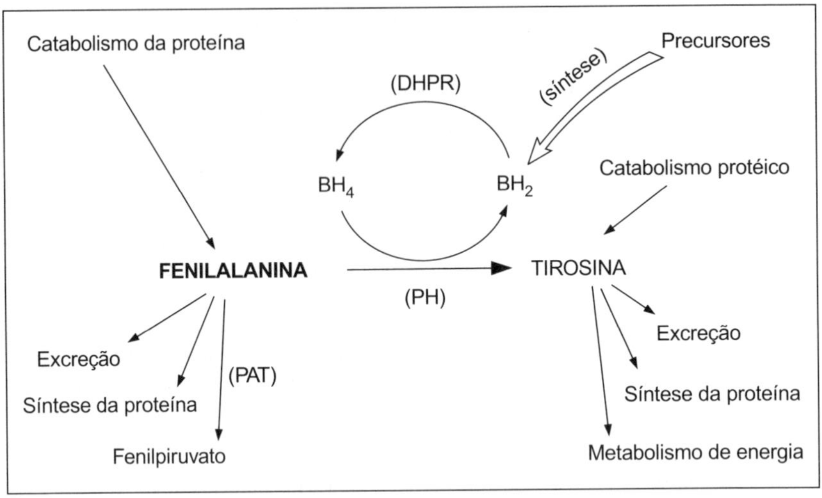

FIG. 36.1. Representação esquemática simplificada da hidroxilação da fenilalanina e a produção e destino da fenilalanina e tirosina em humanos. PH, fenilalanina hidroxilase; DHPR, diidropteridina reductase; BH_4, tetraidrobiopterina; BH_2, diidrobipterina; Síntese, agregado de reações biossintéticas responsáveis pela produção endógena de diidrobiopterina; PAT, fenilalanina aminotransferase.

pacientes são deficientes na sua capacidade de sintetizar ou reduzir o co-fator diidrobiopterina. A forma reduzida, a tetraidrobiopterina, também participa na hidroxilação da tirosina e do triptofano a L-dopa e serotonina. A deficiência enzimática causa uma deficiência nesses neurotransmissores e um distúrbio bastante diferente e menos facilmente tratável. O defeito enzimático primário em todos os pacientes hiperfenilalaninêmicos precisa ser inferido a partir de testes específicos para as anormalidades nos co-fatores.

b. A deficiência completa na fenilalanina hidroxilase geralmente provoca concentrações plasmáticas de fenilalanina de mais de 1.200 μM (20 mg/dL) e requer uma restrição dietética durante toda a vida da ingesta de fenilalanina para obter níveis de 350 μM ou menos. O distúrbio tem sido denominado **FCU clássica.** Graus menores de deficiência enzimática levam a graus menores de acúmulo da fenilalanina. O consenso entre aqueles especializados nas hiperfenilalaninemias é implementar o tratamento em pacientes cujos níveis são maiores do que 600 μM e abaixá-los para os níveis normais.

c. O tratamento consiste em redução na ingesta da fenilalanina proveniente de fontes naturais e suplementar a dieta com produtos aminoácidos que contenham pouca ou nenhuma fenilalanina. Praticamente, a dieta é vegetariana, com foco naquelas frutas e vegetais que têm um conteúdo particularmente baixo de proteínas. Diferente de uma dieta vegetariana natural, outros aminoácidos essenciais são utilizados por produtos sintéticos fornecidos em grande parte pelas fontes comerciais observadas previamente.

d. Acreditava-se anteriormente que essa dieta poderia ser suspensa aos 6 anos de idade, o momento no qual a vulnerabilidade cerebral à toxicidade pela fenilalanina teria diminuído bastante. Agora compreendemos que o cérebro permanece vulnerável aos efeitos tóxicos da fenilalanina para sempre. Com uma terapia bem mantida, acreditamos que um QI normal e um nível de desempenho próximo ao potencial inato podem freqüentemente ser obtidos. Efeitos a prazos mais longos (> 20 a 30 anos) no momento não podem ser preditos com certeza.

e. O tratamento efetivo produziu uma população de mulheres afetadas em idade fértil. Tais mulheres, com graus variáveis de hiperfenilalaninemia, têm filhos heterozigotos que estão sob alto risco de terem sérias anormalidades, como retardo mental, microcefalia e malformações cardíacas. O *tratamento dietético durante a gravidez* parece melhorar as chances de se ter um bebê normal no momento do parto. É importante enfatizar que níveis de fenilalanina compatíveis com o desenvolvimento pós-natal normal podem ser danosos para o feto. As mulheres que não precisavam de terapia prévia podem precisar entrar em uma dieta restrita em fenilalanina para manter os níveis de fenilalanina plasmática abaixo de 350 μM.

Referências Selecionadas

Fernandes J, ed. *Inborn metabolic diseases: diagnosis and treatment,* 3rd ed. New York: Springer-Verlag, 2000.

McKusick VA. *Mendelian inheritance in man.* URL: http://www3.ncbi.nlm.nih.gov/Omim.

Scriver CR, Beaudet AL, Sly WS, et al., eds. *The metabolic and molecular basis of inherited disease,* 8th ed. New York: McGraw-Hill, 2001.

37. Doenças do Armazenamento do Glicogênio

Joseph I. Wolfsdorf e David A. Weinstein

I. **Princípios gerais.** As doenças do armazenamento do glicogênio (DAG) ou glicogenoses compõem várias doenças hereditárias causadas pelas deficiências das enzimas que regulam a síntese ou a degradação do glicogênio. Como resultado, ocorre um aumento no armazenamento do glicogênio em vários tecidos, especialmente o fígado e os músculos.

A. **Estrutura do glicogênio.** O glicogênio é a única forma de armazenamento dos carboidratos em humanos e provavelmente está presente em todas as células. Ele é um polímero altamente ramificado dos resíduos da glicose, a maioria dos quais forma cadeias retas ligadas por ligações α-1,4-glicosídicas. Os ramos são criados por ligações α-1,6-glicosídicas, que ocorrem na média de uma vez em dez resíduos. Os dois principais sítios de armazenamento do glicogênio são o fígado e o músculo esquelético. Durante a alimentação com carboidratos, a concentração do glicogênio no fígado é de 5 g/100 g de peso úmido; a sua concentração no músculo é de 2 g/100 g de peso úmido. Em virtude da maior massa de músculo esquelético, mais glicogênio é armazenado no músculo do que no fígado.

B. **Síntese, degradação do glicogênio e sua conversão à glicose**

1. **Síntese e degradação do glicogênio:** no fígado seguem vias distintas que começam e terminam com a glicose-1-fosfato (Fig. 37.1). O fígado é livremente permeável à glicose, que é primeiramente convertida em glicose-6-fosfato antes de poder penetrar em uma das várias vias metabólicas. A glicose-6-fosfato pode ser reversivelmente convertida em glicose-1-fosfato, que é o ponto de início para a síntese do glicogênio. Alternativamente, a glicose-6-fosfato pode ser hidrolisada para glicose pela glicose-6-fosfatase ou pode ser metabolizada pela via glicolítica a piruvato e lactato ou, pela via pentose fosfato, para ribose-5-fosfato, um precursor da síntese dos nucleotídeos. A glicogênio sintase cataliza a formação de ligações α-1,4. Uma enzima ramificadora forma as ligações α-1,6 que tornam o glicogênio um polímero ramificado.

2. **A degradação do glicogênio** requer a interação seqüencial de várias enzimas. Primeiro, a fosforilase cliva sucessivamente as ligações 1,4 para dentro de 4 unidades glicosil do ponto de ramificação. Então a 4-α-glicanotransferase expõe os pontos de ramificação de ligação 1,6, transferindo três resíduos glicosil de outra parte da molécula do glicogênio. A amilo-1,6-glicosidase, a enzima desramificadora, divide as unidades com ligação 1,6 glicosil. Portanto, a ação seqüencial dessas enzimas libera as unidades de glicose armazenadas; a ação da fosforilase fornece glicose-1-fosfato e a enzima desramificadora libera glicose livre. Sob condições normais de jejum, uns 8% do glicogênio são mobilizados como glicose livre pela enzima desramificadora. O restante da glicose mobilizada no estado de jejum requer a presença da atividade da glicose-6-fosfatase hepática.

C. **Padrões clínicos das glicogenoses hepáticas.** Os tipos de glicogenoses hepáticas, as deficiências enzimáticas específicas, tecidos afetados os seus modos de herança e a localização cromossômica dos genes relevantes são mostrados na Tabela 37.1. A Tabela 37.2 lista as principais características bioquímicas das glicogenoses hepáticas (tipos 0, I, III, VI e IX) associadas aos diversos graus de **hipoglicemia de jejum.** Por causa da sua tendência em desenvolver hipoglicemia de jejum que, quando grave e recorrente causa outras anormalidades metabólicas, estes são os pacientes com glicogenoses que mais provavelmente chegarão aos cuidados do endocrinologista. O restante deste capítulo concentra-se principalmente em como as diversas DAG são diagnosticadas e tratadas.

II. Doenças do Armazenamento do Glicogênio

A. Deficiência da glicogênio sintase (DAG tipo 0)

1. **Natureza do defeito.** A ausência da atividade da glicogênio sintase hepática é um distúrbio raro que resulta em uma acentuada redução no conteúdo hepático de glicogênio (0,5 g/100 g de peso úmido 4 a 6 horas após uma refeição). A glicose é preferencialmente convertida a lactato, pois o carboidrato dietético não pode ser armazenado como glicogênio. O lactato é convertido de volta em glicose quando a gliconeogênese é estimulada.

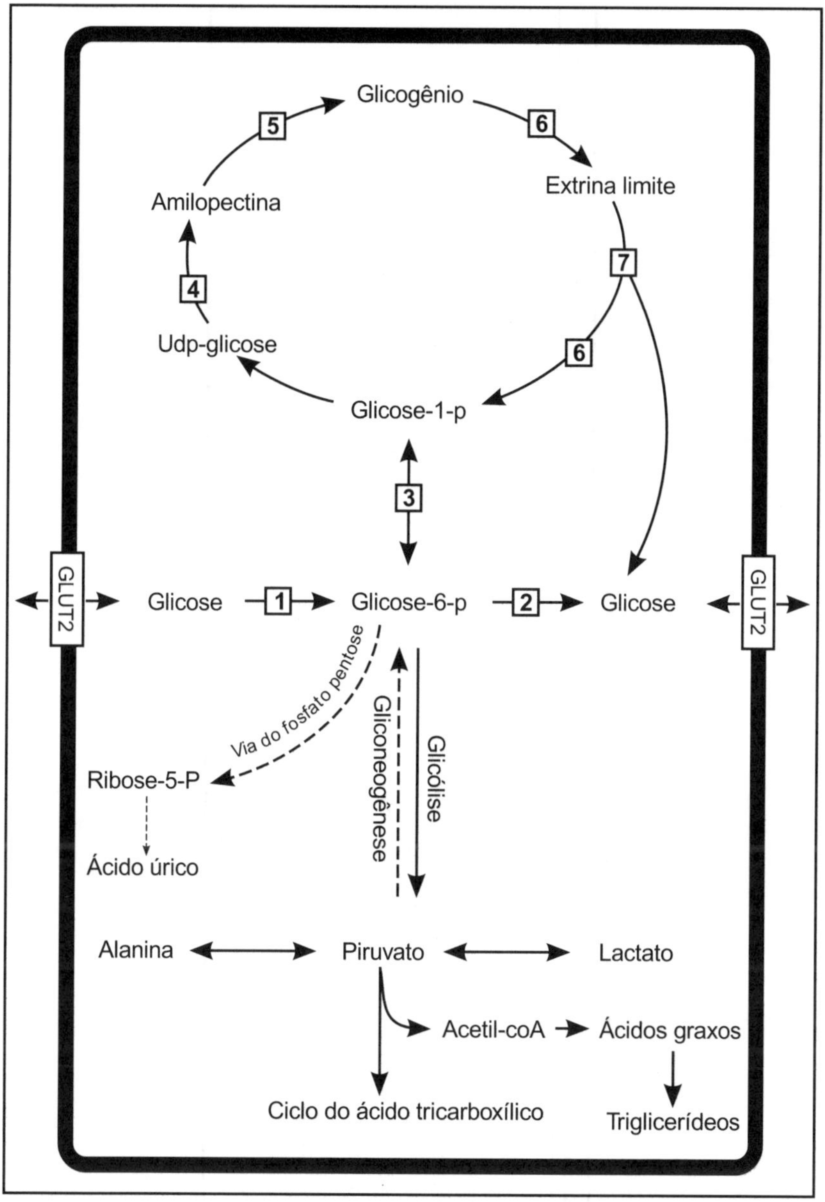

FIG. 37.1. Esquema simplificado de síntese e degradação do glicogênio. (1) hexoquinase/glicoquinase; (2) glicose-6-fosfatase (G6Pase); (3) fosfoglicomutase; (4) glicogênio sintase; (5) enzima ramificadora; (6) glicogênio fosforilase; (7) enzima desramificadora . UPD-glicose, uridina difosfoglucose; TCA, ácido tricarboxílico. (De Wolfsdorf JI, Holm IA, Weinstein DA. Glycogen Storage Diseases: Phenotypic, Genetic, Biochemical Characteristics, and Therapy. *Endocrinol Metab Clin North Am* 1999;28(4):801-823; com permissão da W.B. Saunders and Company).

Tabela 37.1 Doenças hepáticas do armazenamento do glicogênio

Distúrbio	Tecido afetado	Enzima	Herança	Gene	Cromossomo
DAG tipo 0	Fígado	Glicogênio sintase	AR	GYS2	12p12.2
DAG tipo Ia	Fígado, rim, intestino	Glicose-6-fosfatase	AR	G6PC	17q21
DAG tipo Ib	Fígado	Transportador da glicose-6-fosfatase (T_1)	AR	G6PT1	11q23
DAG tipo IIIa	Fígado, músculo, coração	Enzima desramificadora do glicogênio	AR	AGL	1p21
DAG tipo IIIb	Fígado	Enzima desramificadora do glicogênio	AR	AGL	1p21
DAG tipo VI	Fígado	Fosforilase do glicogênio	AR	PYGL	14q21-22
DAG tipo IX	Fígado, hemácias, leucócitos	Isoforma hepática da subunidade α da fosforilase quinase	Ligada ao X	PHKA2	Xp22.1-p.22.2
	Fígado, músculos, hemácias, leucócitos	Subunidade β da fosforilase quinase hepática e muscular	AR	PHKB	16q12-q13
	Fígado	Isoforma testicular/hepática da subunidade γ da fosforilase quinase	AR	PHKG2	16p11-p12

AR, autossômico recessivo.

Tabela 37.2 Características bioquímicas das glicogenoses hepáticas

	No momento da hipoglicemia			Reposta à glicose oral		Resposta ao glucagon 4-8 horas após uma refeição[a]		Resposta ao glucagon 2 horas após uma refeição	
Tipo	**Triglicerídeos**	**Ácido úrico**	**Lactato**	**Glicose**	**Lactato**	**Glicose**	**Lactato**	**Glicose**	**Lactato**
DAG-0	N	N	N	↑↑	↑↑	0-↑	0	↑	↓
DAG-I	↑↑↑	↑↑	↑↑↑	↑	↓↓	0	↑↑↑	0	↑↑
DAG-III	↑	N	N	↑	↑	0	0	↑	0
DAG-VI, IX	0-↑	N	N	↑	↑	0-↑	0	↑	0

Com indivíduos com suspeita de DAG-I não se deve permitir um jejum de mais de 4 horas.
N, normal; 0, nenhum aumento, 0-↑, aumento variável; ↑, aumento discreto; ↑↑, aumento moderado, ↑↑↑, aumento acentuado; ↓, diminuição discreta; ↓↓, diminuição moderada.
[a]Após uma refeição que forneça; glicose.

2. **Manifestações clínicas.** Os sintomas de hipoglicemia matinal aparecem com a interrupção da alimentação durante a noite. O distúrbio causa uma desordem metabólica singular caracterizada por hipoglicemia de jejum e hipercetonemia, alternando-se com hiperglicemia diurna e hiperacidemia láctica após as refeições. Diferente das outras doenças do armazenamento do glicogênio associadas à hipoglicemia, o fígado não está aumentado. O distúrbio deve ser considerado no diagnóstico diferencial de qualquer criança que se apresente com cetose e hipoglicemia.

3. **Achados laboratoriais**

   a. **Testes laboratoriais gerais.** Padrões típicos são a hipoglicemia de jejum com cetose e hiperglicemia pós-prandial e hiperlactiacidemia (hiperacidemia lática).

   b. **Testes laboratoriais provocativos.** (Veja Seção II.B.3.b para uma abordagem geral para definir as conseqüências metabólicas das deficiências enzimáticas). A glicose oral (1,75 g/kg), administrada após um jejum noturno, causa hiperglicemia e hiperlactiacidemia; enquanto que, sob as mesmas condições, a alanina oral (500 mg/kg) imediatamente aumenta a glicose sanguínea sem afetar os níveis sanguíneos de lactato. Após um jejum noturno, o glucagon (0,03 mg/kg IM) tipicamente não apresenta nenhum efeito sobre o nível da glicose sanguínea, mas, 3 horas após uma refeição que contém carboidratos, o glucagon diminui o lactato sanguíneo e aumenta os níveis de glicose sanguíneos.

   c. **Testes laboratoriais específicos.** A atividade da glicogênio sintase está ausente no fígado, mas presente no músculo, hemácias e fibroblastos da pele.

4. **Tratamento.** O objetivo do tratamento é a prevenção da hipoglicemia e da cetose durante a noite e da hiperglicemia e da hiperlactiacidemia durante o dia. A hipoglicemia de jejum é prevenida pelas alimentações noturnas de amido de milho não cozido. Durante o dia, os pacientes são alimentados freqüentemente (p. ex., a cada quatro horas). A dieta deve conter uma quantidade aumentada de proteínas para fornecer um substrato para a gliconeogênese e uma quantidade diminuída de carboidratos para minimizar a hiperglicemia pós-prandial e a hiperlactiacidemia. Tal dieta e esquema de alimentação aliviam os sintomas, revertem as anormalidades bioquímicas e melhoram o crescimento.

B. **Deficiência da glicose-6-fosfatase** (DAG tipo I; doença de von Gierke, glicogenose hepatorrenal).

1. **A natureza do defeito**

   a. O distúrbio foi primeiramente descrito por von Gierke em 1929; o defeito enzimático foi descoberto por Cori e Cori em 1952. Esta doença resulta da ausência da atividade *in vivo* da enzima microssômica hepática **glicose-6-fosfatase**, que catalisa a etapa final na produção da glicose, a partir da glicose-6-fosfato. A deficiência dessa enzima, portanto, prejudica a formação da glicose tanto pela glicogenólise quanto pela gliconeogênese. Nessa ausência, há uma produção reduzida de glicose, resultando em hipoglicemia pós-prandial, e produção aumentada de lactato, ácido úrico e triglicerídeos. O glicogênio e a gordura neutra acumulam-se no fígado, resultando em acentuada hepatomegalia.

   b. O sistema da **enzima glicose-6-fosfatase** compõe várias subunidades. A subunidade catalítica cataliza a reação terminal da glicogenólise e da gliconeogênese e a conversão da glicose-6-fosfato a glicose. A glicose-6-fosfatase está localizada na membrana do retículo endoplasmático (RE). o sítio ativo está defronte do lúmen do RE. Três sistemas de transporte transportam o substrato, G6P, e os seus produtos, fosfatos, ortofosfato orgânico e glicose, através da membrana do RE. O transportador G6P transporta o G6P para dentro do RE. Evidências atuais sugerem que o transportador do G6P também transporta fosfato para fora do RE; a glicose é transportada para fora do RE pelo GLUT2.

   c. Mais de 80% dos pacientes com DAG-1 têm atividade catalítica deficiente do sistema G6Pase, que causa **DAG tipo Ia (DAG-Ia).** Mais de 70 diferentes mutações foram encontradas no gene que codifica a G6Pase em pacientes com DAG-Ia.

d. Essas mutações não foram encontradas nos pacientes com **tipo Ib**, que é causada pela falência no transporte do G6P para dentro do lúmen do RE, devida a uma mutação no gene G6PT1 que causa deficiência do transportador da G6P. Estudos recentes mostraram que todos os pacientes com DAG-Ic,-Id e -Isp todos têm mutações nos genes que codificam o transportador G6P ou G6Pase.

2. **Manifestações clínicas**

a. A DAG-1 tem uma incidência estimada de 1 em cada 200.000 nascimentos. Ela afeta os sexos igualmente e é transmitida como um traço autossômico recessivo.

b. **Os sintomas clínicos** de apresentação desta doença variam de acordo com a idade do paciente. A **hipoglicemia** sintomática pode aparecer logo após o nascimento; no entanto, a maioria dos pacientes são assintomáticos, contanto que eles recebam alimentação freqüente que contenha glicose suficiente para prevenir a hipoglicemia. Os sintomas da hipoglicemia tipicamente somente aparecem quando o intervalo entre as mamadas aumenta, como quando o bebê começa a dormir durante toda a noite ou quando uma doença intercorrente perturba a alimentação normal.

c. A doença pode escapar da detecção até que a criança já tenha vários meses e **o fígado aumentado e o abdome protuberante** sejam observados durante um exame físico de rotina. Os pacientes podem apresentar hiperpnéia pela acidose lática e uma febre de baixo grau sem uma infecção demonstrável. Os pacientes não tratados podem ter uma aparência cushingóide, atraso no desenvolvimento e desenvolvimento motor retardado. O desenvolvimento social e cognitivo não é afetado, a menos que o bebê sofra danos cerebrais pelas convulsões hipoglicêmicas recorrentes.

(1) Durante a primeira infância a concentração da glicose sanguínea pode cair para menos de 40 mg/dL no intervalo de 3 a 4 horas entre as alimentações. Intervalos maiores entre as alimentações causa hipoglicemia mais grave acompanhada por **hiperlactiacidemia** e acidose metabólica.

(2) O soro dos pacientes sem tratamento pode ser turvo ou leitoso com **concentrações de triglicerídeos muito elevadas** e níveis moderadamente aumentados de fosfolipídios, colesterol total e LDL aumentados; o colesterol HDL é baixo. As concentrações circulantes de ácidos graxos livres são acentuadamente aumentadas. Os xantomas eruptivos podem aparecer nas superfícies extensoras das extremidades e nas nádegas. A hipertrigliceridemia grave (> 1.000 mg/dL) está associada a um risco aumentado de pancreatite aguda.

(3) **Uma tendência hemorrágica** manifestada como epistaxes recorrentes ou sangramentos pequenos após cirurgia dentária ou outras cirurgias é causada por prejuízos à função plaquetária. A adesividade plaquetária reduzida, a agregação plaquetária anormal e uma liberação prejudicada de ADP prejudicada em resposta ao colágeno e à epinefrina foram observados. Os defeitos plaquetários são secundários às anormalidades metabólicas sistêmicas e são corrigidos pela melhora do estado metabólico.

(4) Apesar de a hipoglicemia se tornar menos grave com o envelhecimento, a terapia inadequada causa um profundo **retardo no crescimento físico e atraso no início da puberdade.** No entanto, quando a terapia contínua com glicose é iniciada precocemente na vida, e o bom controle metabólico é mantido a longo prazo, os pacientes podem crescer e se desenvolver normalmente.

(5) **A nefromegalia** é prontamente demonstrada pela ultra-sonografia na DAG-1. A deficiência da glicose-6-fosfatase perturba o metabolismo das células tubulares renais, resultando em uma deficiência relativa de energia. O fluxo sanguíneo renal aumentado e a taxa de filtração glomerular podem ser mecanismos compensatórios para o déficit de energia intracelular. A disfunção tubular proximal (glicosúria, fosfatúria, hipopotassemia e uma aminoacidúria generalizada) é reversível quando o controle bioquímico da doença melhora. Alguns pacientes têm um defeito de acidificação no túbulo distal associado à hipocitratúria e hipercalciúria, o que predispõe à nefrocalcinose e cálculos renais. A excreção urinária

de albumina aumentada pode ser observada em adolescentes. Uma lesão renal mais grave com proteinúria, hipertensão e *clearance* de creatinina diminuídos em virtude da glomeruloesclerose segmentar focal e fibrose intersticial, que, por fim, causa uma doença renal em estágio terminal, pode ser observada em adultos jovens. Os pacientes com concentrações persistentes de lactato sanguíneo, lipídios séricos e ácido úrico parecem estar sob um risco maior de desenvolverem nefropatia. A normalização dos parâmetros metabólicos mostrou diminuir a proteinúria, e uma ótima terapia instituída por volta do 1º ano de idade, ou mesmo antes, pode retardar, prevenir ou lentificar a progressão da doença renal.

(6) O desenvolvimento de **adenoma(s) hepático(s)** é uma complicação comum que ocorre na maioria dos pacientes por volta da idade adulta. Enquanto habitualmente são observados na segunda e terceira décadas de vida, eles podem aparecer antes da puberdade. Os adenomas podem sofrer degeneração maligna ou hemorragia. A ultra-sonografia é o método preferido de rastreamento para os adenomas hepáticos, que aparecem como lesões focais. A ressonância magnética fornece uma maior definição quando há suspeita de malignidade devida a uma modificação na aparência de uma pequena lesão bem circunscrita para uma que é maior e mal marginada. Os níveis séricos de α-fetoproteínas são normais em pacientes com adenomas, mas podem estar elevados em alguns casos de carcinoma hepatocelular.

(7) Os estudos radiológicos demonstraram **osteopenia**, e os estudos patológicos revelam osteoporose pura sem evidências de anormalidades no metabolismo do cálcio, fosfato, paratireóide ou vitamina D. O conteúdo mineral ósseo é diminuído, comparado com o das crianças normais na mesma idade. Os distúrbios endócrinos e metabólicos, incluindo a acidose lática, os níveis elevados de cortisol, a resistência ao hormônio de crescimento e o desenvolvimento puberal retardado, podem ser responsáveis pela mineralização óssea diminuída.

(8) **Irregularidades menstruais** e hirsutismo são incomuns; no entanto, em todos os tipos de DAG, a ultra-sonografia demonstra uma alta prevalência de ovários morfologicamente policísticos cuja significância clínica ainda é obscura.

(9) **A hipertensão pulmonar** apresentando-se na segunda ou na terceira décadas de vida e levando à morte por insuficiência cardíaca progressiva foi descrita.

a. Os pacientes com **DAG-Ib** têm sintomas similares com o acréscimo de **neutropenia** constante ou cíclica, cuja gravidade varia de leve até uma agranulocitose completa e está associada a infecções bacterianas recorrentes. A neutropenia é conseqüência de uma perturbação na maturação mielóide e é acompanhada por defeitos funcionais dos neutrófilos e monócitos circulantes. Alguns pacientes desenvolvem uma **doença inflamatória intestinal** semelhante à doença de Crohn, que responde ao tratamento com o fator estimulante da colônia de granulócitos (GCSF). As crianças com DAG-Ib apresentam tendência a **complicações orais**, incluindo ulceração mucosa recorrente, gengivite e doença periodôntica rapidamente progressiva.

3. **Achados laboratoriais**

a. **Testes laboratoriais gerais.** Durante a primeira infância, a concentração da glicose sanguínea tipicamente decai para menos de 40 mg/dL 3 a 4 horas após uma alimentação e é acompanhada por hiperlactiacidemia e acidose metabólica. O soro pode ser turvo ou leitoso com níveis de triglicerídeos muito altos e níveis de colesterol moderadamente aumentados. O ácido úrico sérico está aumentado e os níveis do aspartato aminotransferase (AST) e da alanino aminotransferase (ALT) geralmente estão aumentados.

b. **Testes laboratoriais provocativos**

(1) O meio mais simples para determinar a provável natureza da deficiência enzimática em uma criança sob suspeita de ter glicogenólise é obter **amostras sanguíneas seriadas para a medida dos metabólitos** (glicose, lactato, ácidos graxos livres, cetonas e ácido úrico) por mais de 6 horas (ou até que a concentração plasmática de glicose caia para $\leq$ 40 mg/dL)

após a glicose oral (1,75 g/kg) ou 30 minutos após se interromper uma infusão intravenosa ou intragástrica contínua de glicose durante a noite toda.

(2) A glicose plasmática e as respostas do lactato sanguíneo ao **glucagon** (30 μg/kg, máximo 1 mg, IM ou em *bolus* IV) 4 a 6 horas após uma refeição ou após a administração de glicose oral, também é um teste funcional valioso para se avaliar uma criança com suspeita de DAG. As amostras de sangue para a medida das concentrações de lactato e de glicose são obtidas 1 minuto antes e então em 15, 30, 45 e 60 minutos após o glucagon ser injetado. No DAG-1, o glucagon causa pouca ou nenhuma elevação na concentração de glicose sanguínea. Em contraste, o nível de lactato sanguíneo, tipicamente já acentuadamente elevado, aumenta ainda mais (Tabela 37.2).

c. **Testes laboratoriais específicos. A análise mutacional** é recomendada para confirmação da DAG- tipo I. Uma **biópsia hepática** para a mensuração da atividade da glicose-6-fosfatase é necessária em menos de 10% dos pacientes que não têm uma mutação genética identificável. O próprio glicogênio tem uma aparência normal.

d. Em pacientes que precisam de uma biópsia hepática para o diagnóstico, a diferenciação entre os tipos requer a análise da atividade da glicose-6-fosfatase tanto nos microssomos intactos quanto nos completamente perturbados. Na DAG-Ib, a atividade da glicose-6-fosfatase é normal quando o ensaio é realizado em tecido previamente congelado, o que perturba os microssomos. A atividade enzimática é anormal quando o ensaio é realizado em vesículas microssômicas intactas.

4. **O tratamento** consiste em fornecer uma fonte dietética contínua de glicose para prevenir que a concentração de glicose sanguínea caia abaixo do limiar para a contra-regulação da glicose ou aproximadamente 70 a 75 mg/dL. Quando a hipoglicemia é prevenida fornecendo-se quantidades apropriadas de glicose durante o dia e durante a noite, as anormalidades bioquímicas são melhoradas, o tamanho do fígado diminui, reverte-se a tendência hemorrágica e o crescimento melhora.

a. **Suprimento de glicose**

(1) Uma variedade de métodos pode ser empregada para fornecer uma fonte contínua de glicose a uma velocidade suficiente para satisfazer os requerimentos de glicose no estado pós-prandial: intravenosamente, via trato gastrointestinal pela infusão intragástrica (por um tubo nasogástrico ou por um tubo de gastrostomia) ou pelo uso de alimentos com baixo índice glicêmico. O amido de milho não cozido tem as propriedades mais adequadas até o momento. A quantidade mínima de glicose necessária pode ser obtida utilizando-se a fórmula para o cálculo da taxa de produção basal de glicose: $y = 0{,}0014x^3 - 0{,}214\ x^2 + 10{,}411x - 9{,}084$, onde y = mg de glicose por minuto e x = peso corporal em quilogramas. As quantidades e/ou esquemas de glicose ou amido de milho não cozido administrados são modificados, se necessário, com base nos resultados do monitoramento clínico ou bioquímico.

(2) Em **bebês**, recomendamos alimentações a cada 2 a 3 horas de uma fórmula que não contenha lactose ou sacarose. A fórmula precisa conter um polímero da glicose (sólidos de xarope de milho, maltodextrinas) que fornecerá, após a digestão, uma quantidade de glicose igual à taxa de produção de glicose calculada. Se as alimentações noturnas se mostrarem um problema, as alimentações noturnas contínuas usando-se a mesma fórmula podem ser administradas via sonda nasogástrica ou tubo de gastrostomia com a velocidade controlada por uma bomba infusora.

(3) **Amido de milho não cozido** administrado oralmente age como um reservatório intestinal que é lentamente absorvido na circulação. Em muitos centros, o amido de milho não cozido substituiu as alimentações freqüentes diurnas de glicose ou polímeros da glicose e a alimentação contínua durante a noite por infusão intragástrica de glicose. Ele tem sido usado com sucesso nos bebês com 8 meses de idade. O amido de milho não cozido é dado em uma mistura de água ou em um líquido artificialmente adoçado (p. ex., Kool-Aid) ou em

uma fórmula para bebês, a intervalos de 3 a 5 horas durante o dia e a intervalos de 4 a 6 horas durante a noite. A quantidade administrada é determinada multiplicando-se o intervalo temporal entre as alimentações pelo requerimento horário de glicose para o peso corporal ideal. O melhor esquema e quantidades de amido de milho não cozido para os pacientes de diferentes idades são determinados empiricamente pelo monitoramento metabólico para se assegurar que os objetivos metabólicos estão sendo atingidos.

b. Quando se fornece uma glicose exógena suficiente por este método, a **hiperuricemia** e a **hiperlipidemia** significativas são restabelecidas para próximo do normal. Se uma hiperuricemia grave persistir, o alopurinol, um inibidor da xantina-oxidase (5 a 10 mg/kg por dia em dose única diária ou dividida a cada 12 horas) efetivamente reduz o ácido úrico sérico a níveis normais. Os agentes redutores dos lipídios (niacina e/ou gemfibrozil) são indicados quando a hiperlipidemia grave persistente, apesar de uma excelente dieta com glicose, impõe um risco significativo de pancreatite aguda.

c. **A gordura dietética** deve ser restrita para aproximadamente 20% da ingesta energética total, igualmente distribuída entre as gorduras monoinsaturadas, poliinsaturadas e saturadas. O colesterol dietético é restrito para menos de 300 mg/dia. Os carboidratos tipicamente fornecem aproximadamente 60 a 65% das calorias diárias. Das calorias diárias totais, 30 a 45% são prescritas (tanto a quantidade quanto o esquema) sob a forma de amido de milho não cozido. A maior parte dos carboidratos remanescentes deve ser sob a forma de amidos. Com os requerimentos de glicose prescritos, a ingesta calórica total é determinada em grande parte pelo apetite da criança, contanto que a velocidade do ganho de peso não seja excessivo. O dietista precisa se assegurar de que o paciente está consumindo uma quantidade adequada de proteínas, gordura, minerais e vitaminas para manter o crescimento ótimo. Quando se prescreve glicose adequada para se manter a normoglicemia, produtos laticínios e frutas, apesar do seu conteúdo em galactose e frutose, respectivamente, podem ser usados em quantidades limitadas, para suprir nutrientes, minerais e vitaminas essenciais.

C. **Deficiência da amilo-1,6-glicosidase** (DAG tipo III; deficiência da enzima desramificadora; dextrinose de limite; doença de Cori; doença de Forbes).

1. **Natureza do defeito**

a. Duas enzimas estão envolvidas na hidroxilação das ligações 1,6 do glicogênio. Após a fosforilase ter agido exaustivamente nos ramos exteriores, quatro resíduos glicosil permanecem distais ao ponto do ramo. Um oligo 1,4→1,4 glucan transferase transfere três resíduos glicosil da extremidade de um ramo para formar uma ligação α-1,4 com outra cadeia, dessa forma expondo a ligação 1,6. A amilo-1,6-glicosidase pode então hidrolisar a única molécula de glicose ligada α-1,6 à cadeia principal e produzir glicose livre. Uma atividade desramificadora ausente permite à degradação do glicogênio prosseguir até que sejam atingidos os pontos mais externos dos ramos, sendo que, nesse ponto, uma degradação adicional não mais é possível. Isso deixa uma dextrina limite, que consiste no núcleo da molécula que é portadora de ramos curtos de aproximadamente quatro unidades de glicose em comprimento.

b. Existem quatro isoformas da enzima desramificadora. A isoforma 1, a mais amplamente distribuída e a forma predominante no fígado, é defeituosa na DAG tipo IIIa. As isoformas 2, 3 e 4 são exclusivamente localizadas nos músculos esqueléticos e cardíacos.

c. O gene para todas as isoformas de enzimas de desramificação está localizado no cromossomo 1p21. A repartição diferencial da região 5′-não-translacionada é responsável pelas diversas isoformas; todas compartilham o mesmo sítio de iniciação de translação. As mutações adjacentes ao terminal amino estão associadas a um fenótipo mais discreto, envolvendo uma deficiência isolada da atividade da enzima de desramificação apenas no fígado (DAG-IIIb).

d. Nos Estados Unidos, 80 a 85% dos pacientes com DAG-III não possuem atividade enzimática de desramificação tanto no fígado quanto no músculo. Em contraste, a maioria dos pacientes israelenses não possui a atividade enzimática apenas no fígado.

2. Manifestações clínicas

a. A variabilidade clínica e enzimática é uma característica da deficiência da enzima de desramificação do glicogênio. Durante a primeira infância e a segunda infância, a doença pode ser indistinguível da DAG-I. A hepatomegalia, a hipoglicemia de jejum com cetose, a hiperlipidemia e o retardo no crescimento são as características predominantes. Aproximadamente 70% dos pacientes têm fraqueza muscular, mas isso geralmente não é clinicamente significativo na infância.

b. Distinções bioquímicas entre a DAG-III e a DAG-I

(1) Como se pode produzir glicose a partir dos segmentos 1,4 além dos pontos mais externos dos ramos e a partir da gliconeogênese, os pacientes com deficiência da enzima de desramificação geralmente são capazes de tolerar períodos de jejum mais longos e desenvolvem **hipoglicemia menos grave** do que aqueles com deficiência da glicose-6-fosfatase. Na verdade, a hipoglicemia é comum, mas não é invariável. Os bebês com DAG-III podem ser assintomáticos com os seus esquemas de alimentação habituais e não se tornar tão gravemente enfermos com as infecções e outros estresses que perturbam a alimentação como as crianças com DAG-I.

(2) Os bebês com DAG-III desenvolvem **cetonemia de jejum acentuada** como resultado de uma transição acelerada para o estado de inanição. **Níveis sanguíneos de lactato e de ácido úrico são normais**, porque a via da gliconeogênese está intacta e a glicólise hepática não está aumentada.

(3) **Hiperlipidemia** é menos acentuada na DAG-III do que na DAG-I.

c. Características físicas. Os achados clínicos de apresentação podem ser a hepatomegalia e o atraso no crescimento. A esplenomegalia pode ser observada em torno dos 4 a 6 anos de idade em pacientes com fibrose hepática. Os rins não estão aumentados; não ocorre disfunção renal. Os bebês não tratados e as crianças apresentam uma velocidade de crescimento linear diminuída e a puberdade é retardada. Em pacientes que não possuem a enzima no músculo, a fraqueza geralmente é mínima e não é clinicamente significativa na infância.

d. Condição crônica

(1) **Miopatia.** Com a exceção da miopatia, os sintomas e sinais caracteristicamente melhoram com o envelhecimento. A miopatia, no entanto, geralmente se torna proeminente na terceira e na quarta décadas de vida, e manifesta-se como uma fraqueza muscular lentamente progressiva envolvendo a musculatura proximal. Alguns pacientes também apresentam envolvimento dos pequenos músculos das mãos.

(2) **Cardíaca.** O glicogênio anormal (dextrina limite) pode se acumular no coração, resultando no desenvolvimento de uma miocardiopatia que se assemelha à miocardiopatia hipertrófica. Geralmente se desenvolve uma significativa hipertrofia concêntrica do ventrículo esquerdo após a puberdade. Evidências subclínicas de envolvimento cardíaco são comuns e manifestam-se como hipertrofia ventricular no ECG e anormalidades ecocardiográficas. No entanto, a função ventricular e as arritmias são causas incomuns de mortalidade cardíaca.

(3) **Hepática.** O tamanho do fígado tende a diminuir para o normal durante a puberdade. No entanto, a biópsia geralmente mostra fibrose hepática e alguns pacientes adultos desenvolvem cirrose. Os adenomas hepáticos foram encontrados em 25% dos pacientes; nenhum teve carcinoma hepatocelular.

3. Achados laboratoriais

a. Testes laboratoriais gerais. Há hipoglicemia em jejum com cetose e leve hipercolesterolemia e hipertrigliceridemia sem elevação do lactato sanguíneo e das concentrações de ácido úrico séricas. As transaminases hepáticas estão consistentemente elevadas em crianças, mas declinam na puberdade e podem ser normais em adultos.

b. **Testes laboratoriais provocativos** (veja Seção II.B.3.b para a abordagem geral). Após um jejum noturno, as concentrações de glicose e de lactato sanguíneos não se elevam após a administração do glucagon (30 μg/kg, máximo 1 mg IM ou IV). Quando o teste é repetido 2 horas após uma refeição com alto teor de carboidratos (o que alonga os ramos externos do glicogênio), desencadeia-se uma resposta glicêmica.

c. **Ensaios específicos.** A subtipagem definitiva da DAG-III requer uma biópsia do fígado e do músculo. Enquanto o envolvimento muscular pode ser inferido a partir da presença de elevados níveis de creatino-fosfoquinase sérica, um nível normal não elimina a deficiência enzimática hepática. A biópsia muscular é a única maneira de predizer com precisão no momento do diagnóstico se a doença muscular ou o envolvimento do músculo cardíaco apresenta probabilidade de se desenvolver no futuro.

4. **Tratamento.** Pelo fato de apenas uma quantidade limitada de glicose poder ser mobilizada a partir do glicogênio, a hipoglicemia desenvolve-se a partir do jejum noturno durante a primeira e a segunda infâncias. Isso ocorre apesar do aumento na gliconeogênese e da captação hepática aumentada de aminoácido gliconeogênicos, o que resulta em baixos níveis de vários aminoácidos plasmáticos.

a. Portanto, como na DAG-I, a provisão continuada de uma quantidade adequada de glicose, utilizando amido de milho não cozido (veja Seção II.B.4) combinado com uma ingesta normal de calorias totais, proteínas e outros nutrientes, corrige o distúrbio clínico e bioquímico e restabelece o crescimento normal. O amido de milho não cozido (1,75 grama por kg a intervalos de seis horas (p. ex., à meia-noite, 6 horas da manhã etc.) mantém a normoglicemia, aumenta a velocidade do crescimento e diminui as concentrações de aminotransferase sérica.

b. Para pacientes que apresentam **retardo de crescimento significativo e miopatia,** a alimentação noturna contínua de uma mistura nutriente composta de glicose, oligossacarídeos da glicose e aminoácidos combinados com alimentações intermitentes durante o dia de refeições com **alto conteúdo de proteínas** pode ser benéfica.

c. Como nos pacientes com DAG-I, as medidas anuais de **α-fetoproteína sérica** e **exames ultra-sonográficos hepáticos** devem ser realizados para rastrear os adenomas hepáticos. A ressonância magnética do fígado deve ser realizada quando um adenoma aumenta de tamanho. Os pacientes com doença muscular devem fazer avaliações cardíacas intermitentes, inclusive ECG e ecocardiograma.

D. **Deficiência do complexo da fosforilase hepática** (DAG tipo VI, deficiência da fosforilase hepática, doença de Hers; DAG tipo IX, deficiência da fosforilase quinase).

1. **Natureza do defeito**

a. A ativação da fosforilase hepática, a enzima limitante da velocidade da glicogenólise, é ativada por uma cascata de reações enzimáticas. Primeiro, a adenilato-ciclase cataliza a formação do monofosfato de adenosina cíclico (AMPc), que então ativa a proteína-quinase AMPc dependente. A proteína-quinase então fosforila uma fosforilase quinase (PHK), que converte a fosforilase hepática inativa na sua forma ativa. A fosforilase ativa mobiliza a glicose do glicogênio. Essa cascata de reações é disparada primariamente pelo glucagon.

b. As doenças do armazenamento do glicogênio causadas por uma redução na atividade da fosforilase hepática são um grupo de distúrbios heterogêneos (Tabela 37.1). O distúrbio mais comum neste grupo é uma deficiência na PHK hepática ou DAG tipo IX. Ela ocorre em aproximadamente 1 em 100.000 nascimentos e é responsável por aproximadamente 25% dos casos de DAG. A deficiência da própria fosforilase hepática é rara.

c. A PHK do fígado e do músculo é uma enzima complexa que consiste em quatro subunidades: α, β, γ e δ. A enzima é regulada pela fosforilação dos resíduos específicos da serina das subunidades α e β e pelo cálcio através da subunidade δ, um membro da família da calmodulina. A subunidade γ é cataliticamente ativa. As mutações em três genes diferentes das subunidades PHK (PHK2, PHKB e PHKG2) podem resultar em atividade deficiente da fosforilase hepática. As mutações dos genes para a isoforma hepática da subunidade α do PHK é a variante mais comum (Tabela 37.1).

2. **Manifestações clínicas.** Esses pacientes raramente têm hipoglicemia sintomática durante a infância, a menos que eles jejuem por um período prolongado. Eles então podem desenvolver hipercetose similar, mas geralmente mais leve do que a observada na DAG tipo III. A acidose metabólica é rara. O distúrbio geralmente é descoberto quando se nota hepatomegalia e abdome protuberante durante um exame físico. O crescimento físico e o desenvolvimento motor podem ser retardados como conseqüência da hipotonia muscular. Com o passar do tempo, as anormalidades clínicas e bioquímicas gradualmente melhoram e a maioria dos pacientes adultos é assintomática.
3. **Padrões laboratoriais. A hipoglicemia é incomum** e os níveis de lactato sanguíneo e de ácido úrico são normais. Uma leve hipertrigliceridemia, hipercolesterolemia e níveis elevados de transaminases podem estar presentes. A cetose ocorre com o jejum. Os testes funcionais não são especialmente úteis na avaliação desses pacientes. A administração do glucagon após jejum noturno desencadeia uma brusca resposta glicêmica sem uma elevação no nível normal do lactato sanguíneo. A resposta glicêmica ao glucagon não pode ser usada para distinguir a deficiência da fosforilase quinase da ausência da própria fosforilase. Portanto, o diagnóstico definitivo da DAG tipo IX requer a determinação da atividade da fosforilase quinase nas hemácias e nos leucócitos. Uma biópsia hepática geralmente é desnecessária. O diagnóstico da DAG tipo VI também pode ser feito pelo ensaio da atividade da fosforilase nas frações purificadas das células sanguíneas e geralmente não precisa de biópsia hepática. A atividade da fosforilase muscular é normal; a biópsia muscular e o conteúdo do glicogênio são normais.
4. **Tratamento.** A maioria dos pacientes não precisa de um tratamento; no entanto, o jejum prolongado deve ser evitado. Para a minoria de pacientes que tem tendência à hipoglicemia de jejum durante a infância, um lanchinho tarde da noite será suficiente para prevenir a hipoglicemia matinal. No paciente incomum que experimenta hipoglicemia durante a noite e cetose acentuada, o amido de milho não cozido 2 g por kg, ao deitar, previne a hipoglicemia e a cetose.

Referências Selecionadas

Calderwood S, Kilpatrick L, Douglas SD, et al. Recombinant human granulocyte colony- stimulating factor therapy for patients with neutropenia and/or neutrophil dysfunction secondary to GSD type Ib. *Blood* 2001;97:376-382.

Chen YT, Coleman RA, Scheinman JI, et al. Renal disease in type 1 glycogen storage disease. *N Engl J Med* 1988;318:7-11.

Chen YT, Cornblath M, Sidbury JB. Cornstarch therapy in type 1 glycogen storage disease. *N Engl J Med* 1984;31:171-175.

Chen YT. Glycogen storage diseases. In Scriver C, Beaudet A, Sly W, Valle D, eds. The metabolic and molecular bases of inherited disease, Vol. 1, 8th ed. New York: McGraw-Hill 2001;1521-1555.

Elpeleg ON. The molecular background of glycogen metabolism disorders. *J Pediatr Endocrinol Metab* 1999;12:363-379.

Gremse DA, Bucuvalas JC, Balisteri WF. Efficacy of cornstarch therapy in type III glycogen-storage disease. *Am J Clin Nutr* 1990;52:671-674.

Labrune P, Trioche P, Duvaltier I, et al. Hepatocellular adenomas in glycogen storage disease type I and III: A series of 43 patients and review of the literature. *J Pediatr Gastroenterol Nutr* 1997;243:276-279.

Lee PJ, Dalton RN, Shah V, et al. Glomerular and tubular function in glycogen storage disease. *Pediatr Nephrol* 1995;9:705-710.

Lei K-J, Shelly LL, Pan C-J, et al. Mutations in the glucose-6-phosphatase gene that cause glycogen storage disease type Ia. *Science,* 1993;262:580-583.

Orho M, Bosshard NU, Buist NRM, et al. Mutations in the liver glycogen synthase gene in children with hypoglycemia due to glycogen storage disease type 0. *J Clin Invest* 1998;102:507-515.

Smit GPA. The long-term outcome of patients with glycogen storage disease type Ia. *Eur J Pediatr* 1993;152:S52-55.

Visser G, Rake JP, Fernandes J, et al. Neutropenia, neutrophil dysfunction, and inflammatory bowel disease in glycogen storage disease type Ib: Results of the European study on Glycogen Storage Disease Type I. *J Pediatr* 2000;137:187-191.

Weinstein DA, Somers MJG, Wolfsdorf JI. Decreased urinary citrate excretion in type Ia glycogen storage disease. *J Pediatr* 2001;138:378-382.

Willems PJ, Gerver WJ, Berger R, et al. The natural history of liver glycogenosis due to phosphorylase kinase deficiency: a longitudinal study of 41 patients. *Eur J Pediatr* 1990;149:268-271.

Wolfsdorf JI, Keller RJ, Landy H, et al. Glucose therapy for glycogenosis type 1 in infants: comparison of intermittent uncooked cornstarch and continuous overnight glucose feedings. *J Pediatr* 1990;117:384-391.

Wolfsdorf, JI, Ehrlich S, Landy HS, et al. Optimal daytime feeding regimen to prevent postprandial hypoglycemia in type 1 glycogen storage disease. *Am J Clin Nutr* 1992;56:587-592.

Wolfsdorf JI, Laffel LMB, Crigler JF, Jr. Metabolic control and renal dysfunction in type I glycogen storage disease. *J Inher Metab Dis* 1997;20:559-568.

Wolfsdorf JI, Crigler JF, Jr. Effect of continuous glucose therapy begun in infancy on the long-term clinical course of patients with type I glycogen storage disease. *J Pediatr Gastroenterol Nutr* 1999;29:136-143.

IX. Diabetes Melito

38. Etiologia, Patogênese e Terapia do Diabetes Melito Tipo 1

Jay S. Skyler

I. **Definição. Diabetes melito tipo 1** caracteriza-se por uma destruição da ilhota β pancreática e absoluta insulinopenia. Portanto, os pacientes apresentam tendência à cetose, sob condições basais. O início da doença geralmente se dá no jovem (por isso o nome anterior de **diabetes infanto-juvenil**), mas pode ocorrer em qualquer idade. Os pacientes são dependentes da administração diária de insulina para a sua sobrevida (por isso o nome antigo de **diabetes melito insulinodependente** ou DMID).

II. **Revisão da patogênese.** A formulação atual da patogênese do diabetes tipo 1 inclui o seguinte:

A. Uma predisposição genética conferida por genes diabetogênicos no braço curto do cromossomo 6, ou como parte ou em proximidade da região do principal complexo de histocompatibilidade (MHC). Há também *loci* protetores na mesma localização. Quando tanto os genes de suscetibilidade quanto os genes protetores estão presentes, os genes protetores geralmente produzem uma proteção dominante.

B. Gatilhos ambientais putativos (possivelmente infecções virais, toxinas químicas ou exposição às proteínas do leite de vaca na primeira infância), que, em indivíduos geneticamente predispostos, pode exercer um papel no início do processo patológico.

C. Um mecanismo imune que não deu certo, ou iniciando um processo de destruição ou de perda da tolerância, levando à lentidão e perda progressiva das células β das ilhotas pancreáticas e eventual início clínico do diabetes tipo 1. A destruição imune parece ser mediada pelo subgrupo TH1 de linfócitos *helper*, enquanto o subgrupo TH2 pode conferir proteção.

III. **Genética**

A. Evidências de predisposição genética provêm de demonstrações de que a taxa de concordância para o diabetes tipo 1 é maior nos gêmeos monozigóticos do que nos dizigóticos. Além disso, o risco empírico de desenvolvimento de diabetes do tipo 1 é aumentado nos parentes de primeiro grau dos indivíduos com a doença. Entre os brancos nos Estados Unidos, o risco global é de 0,2 a 0,4%. Por outro lado, gêmeos com diabetes tipo 1 têm um risco de aproximadamente 5%, e os filhos de pais diabéticos têm um risco de 3% se a mãe tem a doença e um risco de 6% se o pai tem a doença. O risco para um gêmeo idêntico de um probando com a diabetes tipo 1 é de 30 a 50%.

B. A principal predisposição genética parece ser conferida pelo gene(s) diabetogênico(s), em um *locus* chamado *DMID1* no braço curto do cromossomo 6, ou dentro ou em proximidade com a região MHC, isto é, a região do antígeno do leucócito humano (HLA). Um segundo *locus* – *DMID2* – está no braço curto do cromossomo 11 na região que flanqueia o gene da insulina. Parece haver um certo número de outros genes diabetogênicos nos outros cromossomos.

C. A relação entre o diabetes tipo 1 e o sistema HLA é complexo.

1. Nas famílias, há, nitidamente, um elo entre o diabetes tipo 1 e o sistema HLA e certos alelos HLA, independentemente de quais alelos se manifestam em qualquer família em determinado.

2. Nas populações, existe nitidamente uma associação entre o diabetes melito tipo 1 e certos alelos HLA. Isso é particularmente verdadeiro para os genes de resposta imune também conhecidos como alelos MHC classe II. Estes incluem os *loci* HLA-DR, DQ e DP.

   a. Os alelos HLA-DR3 e DR4 do *locus* DR ocorrem mais freqüentemente nos indivíduos brancos com diabetes do tipo 1, com o HLA-DR3/DR4 sendo desproporcionalmente aumentado (40% dos indivíduos com diabetes tipo 1 comparados com apenas 3% da população geral). Mais de 95% dos indivíduos diabéticos do tipo 1 são HLA-DR3, DR4 ou DR3/DR4. Por outro lado, o HLA-DR2 confere proteção contra o desenvolvimento do diabetes tipo 1.

b. Os alelos do HLA-DQβ têm um papel importante em determinar a suscetibilidade ou resistência relativa à doença . DQB1*0602 (que está associado ao DR2) confere proteção à doença. Por outro lado, DQB1*201 (que está associado ao DR3) e DQB1*0302(que está associado ao DR4) confere um risco aumentado.

c. A estrutura da molécula DQ, em particular do resíduo 57 da cadeia β, ajuda a especificar a resposta imune contra as células da ilhota produtora de insulina. Os alelos nos quais este resíduo é o ácido aspártico parecem ter proteção contra a doença, enquanto os outros aminoácidos nesse sítio não oferecem tal proteção.

3. Existe um debate sobre como os genes da resposta humana alteram a suscetibilidade à doença. Alguns podem induzir a resposta imune contra as ilhotas, assim como ter uma elevada afinidade pelos peptídeos que, quando apresentados ao sistema imune, amplificam a resposta imune celular. Alternativamente, os genes de suscetibilidade podem ter uma baixa afinidade pelos peptídeos que estabelecem e mantêm a tolerância.

4. Por outro lado, deve-se observar que existem limitações com a hipótese do diabetes melito tipo 1 HLA. Uma relação entre o diabetes tipo 1 e o sistema HLA não foi definida, e o(s) gene(s) diabetogênico(s) não foram identificados claramente.

D. A pesquisa por genes diabetogênicos continua. Pode-ser predizer que haverá um rápido progresso nos próximos anos que desvele a genética do diabetes tipo 1, eventualmente identificando os genes diabetogênicos e, por fim, os seus produtos genéticos. Tal identificação pode permitir um melhor aconselhamento genético, amniocentese e diagnóstico fetal, identificação de indivíduos suscetíveis e, possivelmente, até mesmo a manipulação genética para alterar a suscetibilidade ou substituir a função genética.

IV. Gatilhos ambientais

A. O grau no qual os eventos ambientais são importantes na seqüência patogenética não foi determinado. Existem evidências que nos compelem a dizer que eles podem iniciar o processo patogenético em animais geneticamente predispostos, mas evidências para o seu papel no diabetes tipo 1 em humanos é menos seguro. Embora alguns tenham argumentado que a discordância substancial do diabetes tipo 1 em gêmeos idênticos indica que fatores ambientais devam exercer um papel no diabetes tipo 1 em humanos, este ponto de vista foi desafiado envocando-se o potencial da diversidade genética entre tais gêmeos "idênticos", um argumento que eliminaria a necessidade de incluir os eventos ambientais na seqüência patológica. No entanto, a maioria dos investigadores aceita que pelo menos os fatores ambientais influenciem na probabilidade de um indivíduo desenvolver diabetes tipo 1.

B. Infecções virais

1. Numerosos vírus em humanos podem infectar e danificar as células das ilhotas β nos animais experimentais, e alguns deles possuem o potencial de contribuir para o desenvolvimento do diabetes tipo 1. Em um caso, uma variante do coxsackie B foi isolado do tecido pancreático em um menino pequeno que morreu 10 dias após o início do diabetes tipo 1 e o vírus isolado produziu diabetes em animais experimentais.

2. Uma questão não resolvida é se as diferentes infecções virais, como as infecções enterovirais, podem causar diabetes tipo 1 em humanos; ou se um vírus diabetogênico único desconhecido é responsável pela maioria dos casos da doença; ou se a infecção viral meramente serve para trazer o diabetes tipo 1 para reconhecimento clínico, sem exercer nenhum papel específico na destruição da célula da ilhota β.

3. A exposição pode ser remota no tempo, a partir do início do diabetes tipo 1. Esta questão de ser remota pode até mesmo incluir exposição *in utero*; por exemplo, rubéola congênita pode resultar em diabetes tipo 1.

C. Toxinas químicas

1. Uma variedade de toxinas químicas parece ter o potencial de induzir danos às células β das ilhotas. Entre estes estão os compostos nitrosuréia. Eles são ubíquos no nosso ambiente e representam apenas uma classe de compostos químicos com o potencial de causar diabetes tipo 1.

2. Em um modelo animal de diabetes, uma série de agressões ambientais (tanto virais quanto químicos) resultou em destruição cumulativa, mas apenas nos animais geneticamente suscetíveis.

V. **Fatores imunológicos**

A. **Envolvimento imunológico.** Há muitas evidências de que a destruição das células β das ilhotas seja imunologicamente mediada. O mecanismo imunológico exato envolvido nesta via patogenética ainda não foi definido, mesmo em modelos animais. Pode haver várias seqüências patogenéticas diferentes que eventualmente causam destruição imune das células β. Por exemplo, as vias envolvidas no diabetes tipo 1 típica podem ser diferentes daquelas envolvidas quando o diabetes tipo 1 é apenas um componente de uma síndrome auto-imune poliendócrina. O diabetes tipo 1 pode ser um grupo de condições clinicamente similares que, eventualmente acarretam falha na célula β.

1. Argumentou-se que a destruição imune é "auto-imune" em natureza, que seria um caso melhor se os fatores ambientais não estivessem envolvidos. No entanto, precisa-se enfatizar que a destruição imune-mediada não necessariamente implica auto-imunidade espontânea.
2. Os eventos iniciantes ou primários para a ativação da destruição imune ainda não são conhecidos. Uma vez que começa a destruição imune, são ativadas respostas imunes, secundárias e terciárias, com praticamente todo o arsenal imunológico para atacar as células β.
3. Ainda não ficou claro se a ativação imune ocorre em virtude da apresentação de um peptídeo diabetogênico ao sistema imune e ativação de uma resposta imune ou da falha em manter a tolerância a um peptídeo diabetogênico.

B. **Insulinite.** Evidência importante de destruição imune mediada por células β das ilhotas é o achado de infiltração de células mononucleares das ilhotas (insulinite ou isletite) nos pâncreas examinados próximo ao momento de início do diabetes tipo 1. Esta lesão é compatível com uma reação imune e é similar à infiltração linfocítica encontrada em outras supostas condições auto-imunes, inclusive endocrinopatias.

1. No diagnóstico em seres humanos, a maioria das células infiltrantes são linfócitos, tanto células citotóxicas T/supressoras ativadas quanto células T *helper* com alguns linfócitos B presentes também. Os macrófagos e as células *killer* naturais (NK) também estão presentes.
2. Em uma série de pâncreas obtida próximo ao tempo de início do diabetes tipo 1, havia uma expressão aberrante das moléculas MHC. As células β mostravam expressão de classe II (HLA- DR) MHC, apesar de na microscopia eletrônica outros trabalhadores mostrarem que a expressão MHC classe II pode ser nos macrófagos que ingeriram material de célula β. O MHC classe I era hiperexpresso por várias células das ilhotas, mas apenas naquelas com algumas células β. As ilhotas com hiperexpressão da MHC classe I também mostravam interferon-α, sugerindo estimulação ambiental de células β e ativação do interferon α.

C. **Processos imunes mediados por células** são responsáveis pela destruição das células β das ilhotas.

1. Linfócitos, células NK e macrófagos/monócitos parecem estar envolvidos. As citocinas produzidas por essas células mediam os danos às células β. *In vitro*, várias citocinas (p. ex., interferon-γ, fator de necrose tumoral, interleucina-1) podem matar as células das ilhotas cultivadas. As células β podem ser particularmente vulneráveis ao dano tissular.
2. Há um reencenamento acelerado da seqüência patogenética após o transplante pancreático em gêmeos idênticos (de um gêmeo não diabético para um co-gêmeo diabético) na ausência de imunossupressão. A identidade genética impediu a rejeição (que também foi excluída porque o rim transplantado do mesmo doador continuou a funcionar, e a histologia não foi compatível com rejeição), ainda assim a insulinite (predominantemente linfócitos T) e a falência do enxerto pancreático ocorreram em um curso rápido.

D. **Anticorpos circulantes.** Uma variedade de anticorpos contra as células das ilhotas e marcadores das células das ilhotas podem ser detectadas no diagnóstico do diabetes tipo 1 e mesmo vários anos antes do diagnóstico. Estes incluem anticorpos contra as células das ilhotas detectados por imunofluorescência (anticorpos anticélulas das ilhotas ou ICAs). Insulina (auto-anticorpos contra a insulina ou IAAs) descarboxilase do ácido glutâmico (GADs), uma tirosina fosfatase da ilhota chamada IA2 ou

ICA-512, e outras. Esses anticorpos apenas refletem o dano da célula β e não são responsáveis por mediar a destruição das células β no diabetes tipo 1.

E. **Evolução da imunopatologia.** A imunopatologia da ilhota pode começar anos antes do reconhecimento clínico do diabetes tipo 1. A evidência é compatível com a idéia de que existe um processo imune lento e contínuo antedatando o diagnóstico clínico de diabetes tipo 1.

1. Nos estudos prospectivos dos parentes de primeiro grau (em grande parte parentes e irmãos, algumas vezes filhos) dos probandos com diabetes tipo 1, há um risco aumentado de desenvolvimento de diabetes tipo 1. O início clínico da doença geralmente é precedido freqüentemente em muitos anos pelo aparecimento de vários anticorpos.
2. Em estudos que envolvem gêmeos monozigóticos não afetados e outros parentes de primeiro grau dos probandos com diabetes tipo 1, os anticorpos precedem o desenvolvimento da diabetes tipo 1 clínico. Além disso, tais indivíduos têm um declínio progressivo na função da célula β da ilhota, conforme medido por uma redução na liberação precoce da insulina após uma carga IV de glicose.
3. No momento do diagnóstico, nem todas as ilhotas estão envolvidas. Histologicamente, umas poucas mostram a lesão clássica patognomônica da insulinite, mas as células intactas das ilhotas com células β podem ser encontradas, assim como uma ilhota hiperplásica ocasional. A maioria das ilhotas são pseudoatróficas (*i. e.,* pequenas ilhotas sem infiltração mononuclear e destituídas de células β, mas com células α intactas secretoras de glucagon e células δ secretoras de somatostatina). Presumivelmente, o processo inflamatório abateu-se, tendo ocorrido muito mais precocemente naquelas ilhotas com diabetes tipo 1, aparecendo apenas quando células β suficientes foram destruídas, de modo que a tolerância à glicose não mais pôde ser mantida.

F. **Modelos em animais**

1. **Diabetes espontâneo.** Existem dois modelos espontâneos em animais de diabetes tipo 1, o rato B.B. e o camundongo NOD. Ambos os modelos têm uma predisposição genética relacionada com o MHC, ambos mostraram ter uma destruição das células β imunomediada e ambos desenvolvem deficiência insulínica, hiperglicemia e cetose.
2. **Diabetes induzido.** Usando doses repetitivas e baixas de estreptozocina, pode ser induzido o diabetes tipo 1 em cepas geneticamente suscetíveis de camundongos. A destruição de células é imunomediada. Portanto, este é um modelo de doença imunomediada, desencadeada ambientalmente.
3. **Intervenção imune.** A intervenção imune resulta em prevenção ou reversibilidade da doença no rato B.B. ou no camundongo NOD, e no modelo de camundongo com estreptozocina em baixa dose.

G. **Estudos de intervenção imune em humanos**

1. Se o diabetes tipo 1 é uma doença imunologicamente mediada, então a intervenção imune deve alterar a história natural da doença e potencialmente abortar a síndrome. Isso seria verdadeiro quer a doença fosse devida a uma auto-imunidade espontânea quer fosse simplesmente imune-mediada.
2. Em seres humanos, os estudos de intervenção humana foram iniciados por pelo menos três razões: para confirmar que o sistema imune está envolvido na patogênese do diabetes tipo 1; para ajudar a esclarecer e definir os mecanismos imunes envolvidos na seqüência patogenética e para potencialmente proporcionar uma intervenção clinicamente aplicável. Muitos desses estudos foram iniciados logo após o diagnóstico, quando ainda existe alguma função residual da célula β.
3. Os primeiríssimos estudos controlados usaram a azatioprina, isolada ou com glicocorticóides, ou ciclosporina. Eles demonstraram que a intervenção imune na realidade altera a história natural da doença. Isso fornece suporte convincente para a hipótese de que os mecanismos imunes sejam importantes na etiopatogênese do diabetes tipo 1. Infelizmente, os dados são muito escassos para permitirem conclusões sobre a utilidade clínica de uma estratégia imunológica precoce em virtude do pequeno tamanho das amostras e duração curta do acompanhamento dos indivíduos. É

possível que a intervenção neste estágio seja eficaz em deter a destruição das células β, resultando em uma doença mais leve.

4. Muitas novas terapias potenciais têm como alvo pacientes com diabetes tipo 1 de início recente. A esperança é encontrar uma estratégia que permita uma intervenção específica de modo a abortar o ataque imune nas células β das ilhotas pancreáticas enquanto deixam o sistema imune intacto.
5. O tratamento do estado pré-diabético é o objetivo final lógico dos estudos de intervenção imune. Atualmente, estão sendo realizados estudos em indivíduos de alto risco (*i. e.*, parentes de primeiro grau de probandos com diabetes do tipo 1, com anticorpos e com função diminuída das células β das ilhotas, mensurados pela liberação precoce diminuída da insulina após uma sobrecarga IV de glicose).
6. Por fim, é possível projetar a seguinte seqüência:
   a. Ao nascimento, rastrear rotineiramente a população para os genes diabetogênicos ou produtos genéticos.
   b. Tendo identificado os indivíduos com o potencial de desenvolverem o diabetes tipo 1, acompanhá-los longitudinalmente, buscando evidências de início do dano imunológico às células β das ilhotas.
   c. Em tais indivíduos, procurar evidências de função alterada ou diminuídas das células β.
   d. Se identificados, tais indivíduos tornam-se candidatos para as terapias de intervenção designadas a abortar a seqüência patogenética.

VI. Estratégias para melhorar o controle da glicose

A. **O tratamento contemporâneo do diabetes melito tipo 1** modificou-se enormemente ao longo das últimas três décadas. As atuais abordagens de tratamento enfatizam a autodireção do paciente no manuseio diário sob a orientação do médico. Os regimes de insulina têm múltiplos componentes, consistindo em várias injeções diárias ou no uso de bombas de insulina. As dietas são flexíveis e individualmente modeladas às necessidades do paciente. O automonitoramento da glicose sanguínea é um componente integral do tratamento, usado para orientar a tomada de decisão em uma tentativa de se obter valores-alvo de glicose sanguínea definidos. O objetivo de tal terapia é incorporar o manuseio do diabetes no estilo de vida do paciente, sendo flexível na abordagem enquanto ainda se tenta um excelente controle glicêmico. Essa abordagem permite se atingir um meticuloso controle em muitos pacientes educados e motivados.

B. **Terapia intensiva flexível do diabetes tipo 1** é um sistema que usa esta abordagem contemporânea. Ela consiste no seguimento de dez elementos:

1. **Definir os níveis-alvo de glicose sanguínea.** Os alvos da glicose sanguínea precisam ser individualizados para cada paciente. Eles precisam ser explicitamente definidos se se deseja atingi-los. Para os pacientes jovens e saudáveis que prontamente reconhecem os sintomas hipoglicêmicos e que espontaneamente se recuperam da hipoglicemia, tais alvos podem ser bem próximos dos níveis de glicemia observados nos pacientes não diabéticos, como os valores pré-prandiais de 70 a 130 mg/dL (3,9 a 7,2 mM). Esses alvos precisam ser menores durante a gravidez e devem ser elevados em indivíduos que têm dificuldades em perceber os sintomas hipoglicêmicos, que não se recuperam espontaneamente da hipoglicemia ou nos quais a hipoglicemia possa ser particularmente perigosa (p. ex., pacientes com *angina pectoris* ou ataques isquêmicos transitórios). Em pacientes motivados, alvos realistas são obtidos em pelo menos 70 a 80% das vezes.
2. **Programa de insulina com múltiplos componentes ajustado ao estilo de vida do paciente.** Idealmente, esse programa separa os componentes da insulina que fornecem uma insulinemia basal daqueles que fornecem insulinemia prandial. Isso é obtido da seguinte maneira:
   a. Injeções pré-prandiais (ou *bolus* de bombas) de insulina de ação rápida (lispro insulina ou aspart insulina) [ou da insulina de ação curta (insulina regular)] antes das refeições. As doses devem ser ditadas pela ingesta planejada de carboidratos com a refeição e pelo nível prevalente de glicemia.

b. A insulina basal fornecida pela insulina de ação longa (glargina insulina ou insulina ultralenta) dada na hora de dormir, à noite ou duas vezes ao dia; por uma bomba de infusão de insulina (infusão contínua de insulina subcutânea, ou CSII), fornecendo uma liberação de fundo contínua de insulina; ou pela insulina de ação intermediária (NPH ou lenta) pelo menos duas vezes ao dia (na hora do café-da-manhã e na hora de dormir).

c. Outro esquema de administração de insulina pode ser usado com sucesso precocemente no curso da doença, durante o qual a secreção endógena da insulina não é completamente perdida. Essas abordagens que não chegam ao ideal incluem injeções duas vezes ao dia de combinações de insulina de ação rápida (lispro ou aspart) ou insulina de ação curta (regular) mais insulina de ação intermediária (NPH ou lenta); três esquemas de injeção consistindo em uma injeção matinal de uma combinação de insulina de ação rápida (insulina lispro ou insulina aspart) ou de ação curta (regular) mais insulina de ação intermediária (NPH ou lenta), uma injeção pré-ceia de uma insulina de ação rápida ou de ação curta e uma injeção, ao deitar, de uma insulina de ação intermediária.

3. **Equilíbrio cuidadoso da ingesta alimentar, atividade e dosagem de insulina.** Para esse propósito, os pacientes (e as suas famílias) aprendem um sistema de manutenção da ingesta de alimento como a contagem de carboidratos, as Listas de Troca para o Planejamento de Refeições ou um sistema similar. Isso lhes permite variar a sua ingesta alimentar conforme sua vontade e adaptar a sua dose de insulina de acordo com ela. Aprendendo os princípios gerais da influência dos diversos alimentos e da atividade sobre a glicemia, e como equilibrar esses componentes com a atividade, os pacientes podem obter o seu desejado controle glicêmico.

4. **Automonitoramento diário da glicose sanguínea.** Isto envolve a medida da glicose sanguínea nas amostras capilares (obtidas com um dispositivo automatizado para picar a ponta do dedo) pelo próprio paciente quatro vezes ao dia na maioria dos dias (antes das refeições e ao deitar), com amostras adicionais obtidas no meio da noite (2 h a 4 h da manhã) uma vez a cada semana ou quinzena e a qualquer momento que a dosagem noturna de insulina precisar ser alterada. Amostragens adicionais são obtidas a qualquer momento que se suspeite de hipoglicemia. Periodicamente, as amostras pós-prandiais são obtidas também.

5. **Ajustes da ingesta alimentar e da dosagem e momento de insulina feitos pelo paciente e o uso de suplementos de insulina de acordo com um plano predeterminado.** Os pacientes recebem um plano de ação para alterar a sua terapia e obter alvos de glicose sanguínea individuais. Essas ações são orientadas por determinações automonitoradas da glicose sanguínea e registros diários, e são ditadas pela glicose sanguínea prevalente, tamanho da refeição, atividade antecipada e experiência prévia em circunstâncias similares. As ações ditadas pelo plano podem incluir a alteração no tamanho ou no conteúdo da ingesta alimentar, atividade, dosagem de insulina e momento adequado das injeções em relação às refeições.

6. **Educação do paciente.** Os pacientes devem ser cuidadosamente instruídos em todos os aspectos do tratamento do diabetes, inclusive os detalhes do planejamento das refeições (particularmente conteúdo dos carboidratos), ajustes de dosagem da insulina, planejamento das atividades, monitoramento, reconhecimento e tratamento da hipoglicemia e adaptação a outros eventos intercorrentes.

7. **Contato freqüente entre o paciente e a equipe de saúde.** O paciente deve ter acesso 24 horas por dia à equipe de tratamento do diabetes e deve contatá-los quando houver alguma dúvida sobre como obter euglicemia, se uma doença intercorrente se desenvolver ou quando surgir algum problema que precise de uma consulta.

8. **Motivação.** A participação bem-sucedida em um programa de tratamento flexível, porém exigente, requer um paciente comprometido e motivado. A equipe de tratamento freqüentemente precisa fazer um esforço extra para manter a motivação. Isso freqüentemente é o componente mais difícil do tratamento.

9. **Apoio psicológico.** Os pacientes com diabetes tipo 1 de início recente e as suas famílias precisam de apoio psicológico para se ajustarem ao diabetes, assim como de auxílio à implementação e manutenção do programa de tratamento. O atendimento regular aos encontros do grupo de apoio de diabetes pode ser útil.
10. **Avaliação.** Como medida independente do controle glicêmico integrado, a hemoglobina glicosilada é usada para a avaliação metabólica. Portanto, os valores da glicose sanguínea determinadas pelo paciente são parte do tratamento, não da avaliação (mas devem ser comparados com o valor da hemoglobina glicosilada). Além disso, a compreensão, o comprometimento e a responsabilidade do paciente com o tratamento do diabetes devem ser regularmente avaliados. Periodicamente o paciente pode usar um sistema de monitoramento contínuo da glicose (CGMS), para fornecer à equipe de tratamento do diabetes um registro completo da variação da glicose ao longo de 72 horas. O uso da CGMS permite a identificação das variações glicêmicas não suspeitadas de outro modo.

VII. Perspectivas na melhoria do controle glicêmico

A. **Bombas infusoras de insulina externa.** Já em uso, deve haver maior emprego destes dispositivos, em virtude das suas vantagens farmacocinéticas em relação às injeções de insulina. Estas incluem maior reprodutibilidade da absorção da insulina e ausência de acúmulo subcutâneo de insulina, o que aumenta o risco de hipoglicemia relacionada com o exercício.

B. **Monitoramento contínuo da glicose.** As versões para pacientes de sistemas similares ao CGMS mencionado anteriormente permitirá a mensuração contínua da glicemia, com alertas sendo fornecidos se forem atingidos limiares predeterminados.

C. **Bombas de infusão de insulina implantadas.** Estas se encontram em experimentação clínica. Elas oferecem um potencial para maior conveniência ao paciente e liberação da insulina via peritônio, que está diretamente na circulação portal. Elas também fornecem uma interrogação e programação a distância pela telemetria.

D. **Sistemas de infusão de insulina controlados por sensores.** Avanços técnicos rápidos facilitam o desenvolvimento dos sensores de glicose, com o potencial de desenvolvimento de um sistema de liberação de insulina em alça fechada miniaturizado, com um sensor de glicose implantado ou periodicamente substituído, acoplado a um sistema de liberação de insulina por bomba implantável ou externo.

E. **Liberação de insulina inalada.** A insulina inalada fornece um início de ação mais rápida da insulina do que a insulina regular subcutânea. O desenvolvimento de numerosos sistemas de liberação convenientes para a insulina inalada levou a estudos clínicos de ampla escala. Estes permitem ao paciente substituir as injeções pré-prandiais pela insulina inalada.

F. **Transplante pancreático.** Este agora está sendo usado na prática clínica em indivíduos submetidos a um transplante renal simultâneo. A sobrevida do enxerto, com o paciente liberado da terapia insulínica, agora excede 80% até 10 anos após o transplante. A sobrevida do paciente atualmente excede 90%.

G. **Terapia de reposição das ilhotas.** O isolamento das ilhotas e o seu implante oferece a esperança da reversão do diabetes. Experimentos recentes de implantes de ilhotas em humanos foram promissores. No entanto, o problema da disponibilidade do tecido provavelmente limitará a aplicação em ampla escala usando-se o tecido humano *per se*. Ilhotas protegidas da rejeição por encapsulação ou por ilhotas em crescimento em capilares artificiais de fibras ocas poderiam permitir o uso de ilhotas de animais para o implante em humanos. No entanto, tais ilhotas encapsuladas freqüentemente têm sido destruídas pelas reações tissulares em modelos animais com diabetes espontâneo.

H. **Pseudocélulas β compostas por engenharia genética.** Uma possível abordagem à terapia de reposição das ilhotas é o uso de pseudocélulas β confeccionadas por engenharia genética, que possuem secreção de insulina glicose-mediada. Por abordagens de transferência genética, é possível programar células para sintetizar e secretar a insulina. Experimentos recentes, também geneticamente inserindo outros elementos, demonstraram o potencial para a programação das células para perceberem glicose. O desafio é desenvolver uma linhagem celular que responda à glicose e secrete insulina de uma maneira fisiológica, e que não seja imunogênica e não seja rejeitada.

VIII. **Controle da glicose e complicações**

A. *Diabetes Control and Complications Trial* **(DCCT): projeto de estudo.** Em junho de 1993, o DCCT relatou os seus achados ao *American Diabetes Association*. Esse estudo que durou uma década envolveu 1.441 pacientes com diabetes tipo 1, que foram randomicamente alocados ou para o tratamento convencional ou para o tratamento intensivo (similar ao descrito na Seção VI.B). O grupo intensivo recebeu três a quatro injeções de insulina diariamente ou usou uma bomba de insulina, mediu a glicose sanguínea pelo menos quatro vezes ao dia e usou os dados para fazer auto-ajustamentos para obter um alvo de tratamento de quase-normoglicemia. O grupo convencional recebeu não mais do que duas injeções de insulina diariamente, não usou dados de glicose sanguínea para fazer auto-ajustes e teve um alvo de tratamento para evitar hiperglicemia e cetose excessivos.

B. **Resultados do DCTT**

1. O DCTT demonstrou o impacto de significância dramática da terapia intensiva em reduzir as complicações da diabetes.
   a. **Doença ocular.** A progressão clinicamente importante da retinopatia foi reduzida em 62 a 76% para aqueles sem nenhuma retinopatia na entrada e por 54% naqueles com retinopatia discreta na entrada. A progressão para a gravidade com necessidade de encaminhamento a um oftalmologista para tratamento foi reduzida em 46%. O tratamento para uma retinopatia que ameace a visão, usando uma fotocoagulação com *laser*, foi reduzida em 50%.
   b. **Doença renal.** O dano renal clinicamente importante (proteinúria > 300 mg por 24 horas) foi reduzido em 56%. A nefropatia incipiente (subclínica) ou microalbuminúria foi reduzida em 46%.
   c. **Doença neurológica.** A neuropatia clinicamente importante foi reduzida em 61%.
   d. **Lipídios.** O risco de desenvolvimento de níveis de lipoproteína-colesterol de baixa densidade (LDL) acima de 160 mg/dL foi reduzida em 35%.
   e. **Cardiovascular.** Apesar de não ser estatisticamente significativo, houve uma redução em 44% nos eventos cardiovasculares no grupo de terapia intensiva.
2. Alguns **efeitos colaterais** foram observados com maior freqüência no grupo de terapia intensiva.
   a. **Hipoglicemia.** A hipoglicemia grave, requerendo a assistência de outra pessoa para o seu tratamento, aumentou em 3,3 vezes no grupo de terapia intensiva. A hipoglicemia resultante em convulsões ou coma também estava aumentada em três vezes. A preponderância dos eventos ocorreu sem aviso, ou enquanto o paciente dormia ou enquanto acordado sem sintomas.
   b. **Ganho de peso.** Houve maior ganho de peso no grupo de terapia intensiva, com um risco relativo de 1,6 para se atingir 120% do peso corporal ideal. O ganho médio de peso foi de aproximadamente 10 libras (5 quilos).

C. **Conclusão.** O DCTT demonstra que a terapia intensiva reduz o risco de complicações, mas não sem extrair um preço. Os pacientes devem ser conscientizados dos resultados do estudo, de modo que se possa fazer uma escolha informada concernente aos alvos de tratamento. Em geral, os benefícios pareceriam superar em muito os efeitos colaterais.

Referências Selecionadas

American Diabetes Association. Standards of medical care for patients with diabetes mellitus. *Diabetes Care* 2000;25(Suppl 1):S33-S49.

Bach JF Insulin-dependent diabetes mellitus as an autoimmune disease. *Endocr Rev* 1994;15:516-542.

Chowdhury TA, Mijovic CH, Barnett AH. The aetiology of type 1 diabetes. *Bailliere's Clin Endocrinol Metab* 1999;13:181-195.

Diabetes Control and Complications Trial Research Group. The effect of intensive treatment of diabetes on the development and progression of long-term complications in insulin-dependent diabetes mellitus. *N Engl J Med* 1993;329:683-689.

Farkas-Hirsch RM, ed. *Intensive diabetes management*, 2nd ed. Alexandria, VA: American Diabetes Association, 1998.

Hirsch IB. Intensive treatment of type 1 diabetes. *Med Clin N Am* 1998;82:689-719.

Hirsch IB, Farkas-Hirsch R, Skyler JS. Intensive insulin therapy for treatment of type 1 diabetes. *Diabetes Care* 1990;13:1265-1283.

Kaufman FR. Diabetes in children and adolescents: areas of controversy. *Med Clin N Am* 1998;82:721-738.

Lebovitz H, ed. *Therapy for diabetes mellitus and related disorders,* 3rd ed. Alexandria, VA: American Diabetes Association, 1998.

Rabinovitch A, Skyler JS. Prevention of type 1 diabetes. *Med Clin N Am* 1998;82:739-755.

Schade DS, Santiago JV, Skyler JS, et al. *Intensive insulin therapy.* Princeton, NJ: Excerpta Medica, 1983.

Skyler JS. Diabetic complications: glucose control is important. *Endocrinol Metab Clin N Am* 1996;25:243-254.

Skyler JS. Tactics in type 1 diabetes. *Endocrinol Metab Clin N Am,* 1997;26:647-657.

Skyler J, ed. *Medical management of type 1 diabetes mellitus,* 3rd ed. Alexandria, VA: American Diabetes Association, 1998.

Skyler JS, Marks JB. Immune intervention in type I diabetes mellitus. *Diabetes Rev* 1993;1:15-42.

39. Diagnóstico e Tratamento do Diabetes Melito Tipo 1

Stuart J. Brink

I. Objetivos do tratamento

A. Os **objetivos primários** do tratamento do diabetes melito insulinodependente do tipo 1 (DMID) é a obtenção de níveis de glicose sanguínea tão próximos ao normal quanto possíveis, crescimento e desenvolvimento normais para as crianças e adolescentes e evitar a hipoglicemia grave. Os **objetivos secundários** incluem evitar as complicações a longo prazo associadas ao diabetes tipo 1 retinopatia, neuropatia, nefropatia e eventos ateroscleróticos, como ataques cardíacos, acidentes vasculares cerebrais e aterosclerose periférica.

B. **Objetivos globais** do tratamento devem levar em conta:

1. A idade do paciente e o quanto ele(a) compreende os conceitos do tratamento.
2. Quando da insulina endógena permanece disponível.
3. As necessidades calóricas individuais para o crescimento normal e para evitar a obesidade.
4. Padrões de atividade e os seus exclusivos requerimentos energéticos.
5. Necessidades de monitoramento domiciliar de glicose e das cetonas.
6. Cinética/absorção da administração da insulina, suas idiossincrasias e orientações para ajustes.
7. Fatores psicossociais.

C. **Equipe de tratamento do diabetes.** Os objetivos da terapia geralmente são mais bem obtidos usando uma abordagem multidisciplinar para se lidar da melhor maneira com todas essas complexas questões. O diabetologista deve estar encarregado da equipe de diabetes, que inclui pediatras, internistas, médicos de família, assim como oftalmologistas, enfermeiros especialistas e praticantes, dietistas, assistentes sociais, psicólogos, psiquiatras e, freqüentemente, especialistas em exercício. Se existirem complicações específicas, outros subespecialistas (p. ex., cardiologistas, neurologistas, nefrologistas, gastroenterologistas) podem ser extremamente úteis, particularmente se eles tiverem experiência com a patologia relacionada com o diabetes.

II. Abordagem inicial ao paciente

A. Apresentação e diagnóstico

1. As manifestações clássicas do diabetes melito tipo 1 incluem:

a. **Hiperglicemia** secundária à insuficiência de insulina.

b. **Poliúria.** Conforme a glicose elevada na corrente sanguínea passa para dentro da urina, a ingesta de água precisa aumentar para equilíbrio osmótico, acarretando grandes quantidades de urina. A nictúria (e enurese em crianças menores) reflete esse mesmo mecanismo impulsionado pela glicosúria.

c. **Polidipsia.** Conforme mais água é excretada, o corpo requer mais ingesta líquida e, pelo fato de o mecanismo de sede estar intacto, a sede aumenta.

d. **Perda de peso.** Isso ocorre mais comumente naqueles com as deficiências de insulina mais agudas; no entanto, a maioria dos pacientes do tipo 1 perde algum peso, em comparação com o ganho de peso mais típico associado ao diagnóstico de diabetes do tipo 2. A perda de água, assim como a perda da massa muscular e da massa gordurosa, contribui para a perda aguda ou subaguda de peso no momento do diagnóstico de diabetes melito tipo 1. Com mais pacientes com diabetes tipo 1 sendo diagnosticados durante os programas de rastreamento de anticorpos ou com pacientes mais conhecedores se apresentando mais precocemente, pode haver uma perda menos aguda de peso no diagnóstico.

e. **Fadiga e fraqueza** provavelmente ocorrem como resultado da utilização da glicose diminuída e sutis anomalias eletrolíticas, assim como desidratação clínica e subclínica.

f. **Diabetes tipo 1 e tipo 2:** Com a epidemia de obesidade no mundo inteiro, é importante distinguir o diabetes tipo 1 do tipo 2 em crianças, adolescentes e adultos jovens, nos quais o diabetes tipo 2 também é epidêmico. Os membros das minorias populacionais dos EUA (*i. e.*, afro-americanos, índios americanos, latinos e americanos de origem asiática), mas também a população caucasiana, estão todos sob risco, especialmente se houver uma acantose *nigricans* concomitante, síndrome de ovário policístico, menstruações irregulares ou hirsutismo franco. Os mesmos grupos étnicos nos seus próprios países ou em países para os quais migraram também estão apresentando diabetes tipo 2 em uma idade mais jovem, conforme se tornam mais obesos e mais sedentários. O diabetes tipo 2 clássico em crianças e adolescentes algumas vezes se apresenta com cetoacidose, mas quase sempre com resistência à insulina moderada a acentuada, devida à obesidade. Isso é diferente do início do diabetes clássico de início na maturidade no jovem (DMMJ), com um padrão diferente de história familiar e patogênese diferente. O tratamento do diabetes tipo 2 em pacientes mais jovens enfoca a perda do peso, o maior gasto calórico e o mesmo grupo de agentes orais classicamente disponíveis para o paciente mais velho com diabetes tipo 2. Algumas vezes, a insulina é necessária ou ao deitar ou em combinação com agentes orais, se não ocorrer a perda de peso. Se a insulina for necessária inicialmente no diabetes tipo 2, ela freqüentemente pode ser suspensa nas próximas semanas do diagnóstico, conforme se reduz a resistência à insulina.

2. **Achados laboratoriais no diabetes melito tipo 1**
   a. **Glicose sanguínea em jejum.** Se o valor for maior que 126 mg/dL em 2 ou mais dias separados, o diagnóstico de diabetes melito pode ser confirmado de acordo com a última classificação diagnóstica. Valores de **glicose sanguínea colhidas ao acaso** maiores do que 200 mg/dL também são diagnósticos.
   b. **Teste de tolerância à glicose** (2 horas). Se o diagnóstico ainda for duvidoso, realize um teste de tolerância à glicose (geralmente desnecessário):
      (1) Dar 150 a 200 g de carboidratos diariamente durante 3 dias antes do teste.
      (2) Jejum durante a noite.
      (3) Solicitar que o paciente beba 75 g de glicose dissolvida em 300 mL de água em poucos minutos.
      (4) Medir os níveis de glicose sérica a intervalos de 30 minutos por 2 horas. Geralmente não é necessário medir quantitativamente os níveis de insulina, mas tubos extras de sangue devem ser colhidos e armazenados apropriadamente (geralmente congelados) caso seja necessário que os níveis atuais de glicose sejam revistos.
   c. **Auto-anticorpos e testes genéticos.** Uma variedade de auto-antígenos relacionados com as ilhotas pancreáticas podem agora ser medidos comercialmente ou em laboratórios de pesquisa, inclusive anticorpos para as células das ilhotas, anticorpos para a descarboxilase do ácido glutâmico e anticorpos para a insulina. Em combinação, tais auto-anticorpos são positivos em pelo menos 60 a 80% das vezes em crianças e adolescentes com diabetes melito tipo 1, que se supõe ser um distúrbio auto-imune. Os adultos têm menor probabilidade de ter anticorpos positivos, mas, se presentes, tornam o diabetes tipo 1, e não o tipo 2, mais provável. Os adultos com anticorpos positivos precisarão eventualmente de insulina, mas, no início do curso do que é chamado diabetes tipo 1 latente, eles podem ser apenas tratados com protocolos típicos de diabetes tipo 2, dependendo dos resultados do monitoramento da glicose e dos objetivos de tratamento da glicose sanguínea que já entraram em consenso. Tais auto-anticorpos podem também ser úteis no paciente já diagnosticado, para ajudar a distinguir a diabetes tipo 1 do tipo 2 ou para determinar se a insulina é necessária. O teste do HLA e outras formas de testes genéticos continuam sendo procedimentos de pesquisa, apesar de a haploidentidade sugerir maior risco em estudos em irmãos, particularmente se acoplados com o teste de anticorpos para prever a possibilidade do desenvolvimento do diabetes.
   d. **Peptídeo C** não é afetado por anticorpos contra a insulina exógena, de modo que a sua mensuração pode ser útil na classificação do diabetes em um paciente já diagnosticado quando colhido em jejum, pós-prandialmente (especialmente se concomitante com níveis elevados de glicose sanguínea) ou após glucagon ou teste de estimulação com Sustacal.

B. **Cetoacidose diabética (CAD).** Veja Capítulo 40.

C. **Hiperglicemia sem desidratação.** Se a desidratação não estiver presente, e não houver vômitos, a insulina pode ser iniciada em base ambulatorial ao mesmo tempo em que se planeja um programa preliminar de refeições e ensina-se o monitoramento da glicose domiciliar. Para as crianças pequenas, os pais assumem a responsabilidade direta de tal planejamento das refeições e monitoramento ambulatorial, enquanto as crianças mais velhas e mais maduras, e os adolescentes, assim como os adultos, assumem as responsabilidades de automonitoramento com a assistência de membros da família, cônjuges ou parceiros. Contatos telefônicos freqüentes e visitas diárias ao consultório são mandatórios nas primeiras 1-2 semanas se se deseja evitar a hospitalização no momento do diagnóstico ou no início da terapia com insulina. O apoio psicossocial precisa ser fornecido nesse momento.

D. **Tratamento com insulina.** A terapia agressiva com insulina com quatro ou cinco injeções de insulina de ação rápida/curta mais insulina de ação intermediária é iniciada assim que possível em uma tentativa de "repousar" as células das ilhotas danificadas e ajudar a induzir uma "remissão" ("lua de mel" veja Seção II.F.2). Há evidências de que uma rápida normalização e manutenção das glicoses sanguíneas podem permitir uma certa recuperação e prolongar a função pancreática. Nenhum efeito adverso ocorreu quando jovens e adultos com diabetes tipo 1 iniciaram programas intensivos multidoses com insulina no momento ou logo após o diagnóstico. Os análogos de ação mais novos, como a glargina (Lantus), ou insulinas detimer podem fornecer insulina basal acoplada com doses em *bolus* de análogos de ação rápida [lispro (Humalog) ou aspartat (Novolog), por volta das refeições e lanches. Outras vantagens incluem as seguintes:

1. As reações hipoglicêmicas podem ser reduzidas em número ou prevenidas, pois doses menores de insulina são necessárias em qualquer momento.
2. Um pareamento mais fisiológico da insulina com as refeições é obtido; e pode ser mais fácil ensinar conceitos mais abstratos, como o equilíbrio da insulina com o alimento e atividade, particularmente quando se usam os análogos mais novos de insulina de ação mais rápida (lispro e insulina aspart) imediatamente antes da refeição.
3. Pelo fato de 80 a 90% das crianças terem "diabetes total" em 2 a 5 anos após o diagnóstico, parece prudente iniciar um esquema de injeções duas, três ou até mesmo quatro a cinco vezes por dia no início do tratamento em um esforço para melhorar a aceitação psicológica e ensinar o conceito de se parear a insulina com a atividade e efeitos da alimentação.

E. **Outras considerações concernentes à terapia com insulina**

1. Os análogos da insulina (lispro e aspart) são os preparados insulínicos de ação mais rápida e mais fisiológicos e podem ser dados imediatamente antes ou após a alimentação para imitar a liberação prévia da insulina endógena. A insulina regular leva mais tempo para ser absorvida, atinge um pico após a injeção depois de tais análogos da insulina e, freqüentemente, tem um "efeito-cauda" mais prolongado, causando hipoglicemia tardia horas após o seu uso. Os análogos também podem ser usados em combinação com as insulinas de ação intermediária, em qualquer paciente com diabetes que demonstre hiperglicemia pós-prandial após as refeições e/ou lanches com superposição do NPH, ou lenta, fornecendo uma função de insulina basal. Elas podem ser usadas com os análogos mais novos e sustentados de ação mais longa, como a glargina e detimer, mas precisam ser administradas usando-se seringas ou canetas diferentes, pois essas insulinas de ação mais longa têm um pH diferente e não permitem misturas.
2. Dá-se insulina em um regime de três picadas ao dia, pré-café-da-manhã, pré-ceia e ao deitar. Isso mais comumente envolve uma combinação de uma insulina análoga ou regular mais uma insulina de ação intermediária antes do café-da-manhã, insulina análoga ou regular isolada antes da ceia e insulina de ação intermediária isolada ao deitar. Isso apresenta o grande benefício de evitar os picos precoces noturnos de insulina entre as 2 e 4 horas da manhã. Algumas combinações de dois tipos de insulina são usadas em duas ou três dessas injeções com base nas leituras da glicose sanguínea naquele momento.
3. As doses do análogo da insulina pré-prandial com uma insulina intermediária ou de ação longa antes da hora de dormir funcionam melhor para alguns pacientes com diabetes tipo 1 (regime de

4 a 5 doses). Esse regime tende a fornecer uma maior flexibilidade com padrões em alteração da dieta e da atividade. As doses que se superpõem das insulinas de ação intermediária podem ser combinadas com qualquer uma dessas quatro injeções com base nos dados da glicose sanguínea.

4. Em geral, as doses de insulina com a insulina análoga devem ser dadas imediatamente antes das refeições para se parear melhor a absorção do alimento e as características de absorção da insulina. Se for usada a insulina regular, ela deve ser administrada 30 a 60 minutos antes do alimento, mas isso raramente é mantido em virtude da sua inconveniência. Para as crianças muito novas, quando a ingesta alimentar é muito imprevisível, os análogos mais novos de ação mais rápida (lispro e aspart) podem ser dadas imediatamente após o alimento ser consumido, de modo que ocorre menos adivinhações e disputas quanto à hora da alimentação.
5. A absorção da insulina pode ser diferente em partes diferentes do corpo. Os diferentes fabricantes usam diferentes tampões nas suas preparações de insulina, e isso pode contribuir para um não-pareamento entre a insulina e a alimentação se as marcas mudarem com freqüência. Idealmente, a mesma marca de insulina deve ser usada, a menos que exista uma razão específica para trocar um fabricante por outro ou a disponibilidade de insulina seja problemática. A absorção da insulina é mais consistente nas regiões do abdome e das nádegas, comparadas com as extremidades. As alterações relacionadas com o exercício da absorção nas extremidades da insulina pode contribuir para um péssimo controle da glicose devido à absorção errática.
6. A lipodistrofia pela insulina ocorre quando o mesmo local é hiperutilizado. A sensibilidade individual à hipertrofia predispõe alguns indivíduos mais do que outros mesmo quando os sítios são variados. Qualquer lipodistrofia por insulina interfere na consistência da absorção da insulina e contribui para uma hiper ou hipoglicemia erráticas.
7. Com uma melhor fabricação nos Estados Unidos e na Europa, a lipoatrofia pela insulina raramente é observada com as atuais preparações animais ou humanas purificadas de insulina, apesar de isso ter sido uma complicação comum e desfigurante das injeções de insulina no passado.
8. Preparados de insulina basais mais novos (insulina glargina e detimer) tendem a reduzir os problemas da hipoglicemia durante a noite e fornecem efeitos de insulina mais consistentes, comparados com as insulinas que fazem um pico, *i. e.,* NPH e lenta, assim como a ultralenta.

F. Quanto de insulina é necessário

1. A maioria dos jovens no momento do diagnóstico precisam de aproximadamente 1,0 U/kg por dia com a dose dividida, de modo que 50 a 65% são administrados pela manhã e o restante 35 a 50%, à noite, em um clássico regime de duas vezes ao dia. Quantidades totais similares de insulina são necessárias se distribuídas em um regime de três a quatro injeções por dia com a maior dose na injeção da manhã, mas com uma quantidade substancial de insulina ao deitar.
2. O estágio de remissão (ou "**fase de lua-de-mel**") resulta de uma recuperação parcial da função das células das ilhotas (conforme medida pelo peptídeo C). Ocorre em 1 a 3 meses após o diagnóstico e pode durar semanas a alguns meses, durante os quais os requerimentos de insulina caem drasticamente para menos de 0,3 U/kg por dia e, em alguns, para nenhum requerimento de insulina. No entanto, a administração da insulina não é suspensa durante esse período, em virtude do desenvolvimento potencial de alergia à insulina (veja Seção II.G), assim como da necessidade de reforçar o conceito de que a DMID tipo 1 é uma enfermidade para a vida inteira sem potencial para verdadeira remissão com o atual tratamento. As fases de remissão duram mais tempo em adolescentes mais velhos e adultos jovens, comparados com as crianças pequenas e crianças em idade escolar.
3. Eventualmente, a maioria dos jovens requer entre 0,6 e 0,8 U/kg por dia. Em um regime de duas vezes ao dia, dois terços de uma dose total dados como uma mistura de insulina regular mais NPH (ou lenta) meia hora antes do café-da-manhã [em uma relação de aproximadamente 1 unidade de insulina de ação rápida para cada 3 a 4 unidades de NPH (ou lenta)] mais um terço da dose total dada como uma mistura de insulina de ação rápida mais NPH (ou lenta) meia hora antes da ceia (em uma relação de 1:1-2). Aplicando um regime de insulina multidose intensificado (IMD), pequenas injeções de análogos de insulina (p. ex., lispro ou aspart insulina) são usados antes das grandes refeições e lanches com algum tipo de insulina basal administrada ou ao deitar

ou em doses sobrepostas ao longo do dia e da noite. Isso pode ser iniciado no momento do diagnóstico ou introduzido quando os objetivos do tratamento são modificados.

4. Os adolescentes podem precisar até 1,0 a 1,5 U/kg por dia durante o surto de crescimento rápido em torno da puberdade; nos anos subseqüentes, eles retornam aos requerimentos menores de insulina.
5. A relação entre as insulinas de ação mais rápida e a insulina NPH ou lenta pode variar de acordo com a atividade do paciente e do tipo de carboidrato ingerido. As insulinas NPH, lenta e ultralenta são absorvidas mais irregularmente e, portanto, produzem maior efeito de pico de uma maneira muito mais variável do que as insulinas de ação mais rápida (regular e análoga). As insulinas mais novas de ação mais longa, glargina e detimer, produzem efeitos de insulina mais previsíveis. Enquanto se supõe que elas não apresentam picos, elas algumas vezes apresentarão um pequeno efeito de pico por volta de 6 a 8 horas após serem administradas, e isso pode ser determinado por um cuidadoso monitoramento da glicose durante 24 horas. Na maioria dos casos, as insulinas glargina e detimer estão associadas a menos hipoglicemia e melhores características de liberação basais.
6. As doses de insulina na hora do almoço e no meio da tarde e o número de injeções de insulina variam dependendo da intensidade da atividade e da consistência, assim como da ingestão de alimentos. Muitos jovens se dão muito bem superpondo as doses de uma análogo da insulina e NPH antes do café-da-manhã, antes do almoço, antes do jantar e NPH ao deitar. Alguns que fazem muitos lanches à tarde e têm uma atividade relativamente pequena à tarde também precisam de um análogo da insulina pré-lanche para manter os níveis de glicose antes do jantar na variação-alvo. Identificar os objetivos de glicose sanguínea específicos e individuais permite a escolha do melhor tipo de insulina e da sua dosagem mais adequada. As doses de insulina precisam ser individualizadas de acordo com o alimento e com os padrões de atividade, assim como com as características individuais de absorção da insulina. Quando se usa as insulinas glargina e detimer, algumas vezes uma pequena dose de insulina de ação intermediária ainda é necessária em outros momentos do dia se o efeito da insulina basal se desvanece e pode ser documentado por testes de glicose sanguínea.

G. **Tipos de insulina.** A insulina humana é preferida no momento do diagnóstico para reduzir a possibilidade de futuros problemas alérgicos como prurido, queimação, vermelhidão e urticária. Como a pureza da insulina parece estar relacionada com a lipoatrofia nos sítios de injeção, tais sítios atróficos podem ser completamente evitados com o uso das insulinas porcinas ou humanas puras. A lipoatrofia era muito comumente observada no final da década de 1970, mas é extremamente rara em virtude da disponibilidade das insulinas puras e preparados controlados pela qualidade, exceto em partes do mundo onde a pureza da insulina é menos do que a ideal.

H. **Alergia à insulina**

1. A alergia à insulina pode ocorrer minutos a horas após a injeção e pode se manifestar com vermelhidão, prurido, edemaciamento e calor. Ela geralmente ocorre nas primeiras semanas de terapia e é autolimitada.
2. Raramente, a alergia sistêmica à insulina ocorre com manifestações de urticária, edema angioneurótico e anafilaxia. Esse tipo de alergia à insulina pode estar relacionado com o uso prévio intermitente da insulina, como pode ocorrer durante a fase de "lua-de-mel". A reação sistêmica imediata é mais provavelmente mediada pela IgE (a alergia local tende a ser mediada pela IgG). A dessensibilização à insulina é a medida preventiva requerida. Os *kits* de dessensibilização à alergia da insulina podem ser obtidos com a maioria dos fabricantes de insulina.

I. Administração das injeções

1. Alguns problemas podem ocorrer quando se insiste que as crianças com menos de 10 a 12 anos meçam as doses de insulina e administrem as suas próprias injeções. Em geral, os adultos devem reter a maior parte da responsabilidade para o cuidado do diabetes durante esse período e, freqüentemente, mesmo com os adolescentes. A transferência gradual dessa responsabilidade começa quando a criança com diabetes demonstra uma prontidão apropriada para a idade para aceitar o ônus cotidiano de autocuidados. Forçar tais autocuidados cedo demais pode provocar resultados de glicose sanguínea falsificados e/ou omissão de insulina da parte da criança que deseja "salvar as aparências" quanto às dificuldades dietéticas, de teste ou com a insulina.

2. Os sistemas de injeção automática ou de administração com uma caneta podem ser preferidas para crianças em regimes IMD especialmente se doses durante o período da escola forem necessárias e não houver a ideal supervisão de um adulto (*i. e.*, nenhuma enfermeira escolar presente). Tais dispositivos freqüentemente diminuem os erros de dosagem e são mais confortáveis para serem usados na frente dos colegas.
3. A insulina omitida pode ocorrer em mais de 30% das vezes em adultos, assim como em crianças e adolescentes quando as doses prescritas são comparadas com os frascos distribuídos pela farmácia. A falta de compreensão da importância do controle da glicose, os distúrbios alimentares, da depressão e raiva nos pacientes, e a sensação de prostração em relação às dificuldades do moderno tratamento da diabetes, todos contribuem para a omissão da insulina. Se a omissão da insulina ocorre freqüentemente ou excessivamente, não apenas o controle da glicose é comprometido, mas a cetoacidose e a morte podem ocorrer quando os casos são extremos.

III. Monitoramento domiciliar

A. Testes de urina

1. Teste urinário permite acessar tanto o açúcar como a cetona de modo semiquantitavo. Deve-se perceber que o teste urinário de glicose não é acurado por causa de alterações do limiar renal, ingesta hídrica, e débito urinário.
2. Sistema combinados como Chemstrip uGK e Keto-Diastix permitem identificar transbordamento de glicose e cetonas. Eles são o sistema de testes urinários padrão para uso em dias de doença ou em dias quando a glicemia está marcadamente elevada (> 240 mg/dL) ou não foi testada.
3. Em partes do mundo onde a monitorização da glicemia é muito cara ou não é disponível, o teste da glicose urinária com fitas ou utilizando tubos de teste com solução de Benedict dá informações para monitoração diária da insulina e alimentação.
4. Teste urinário de cetonas permanece extremamente válida para dias de doença ou sempre que cetoacidose pode ocorrer. Sistemas combinados, como Chemstrip uGK e Keto-Diastix, podem ser utilizados, ou, alternativamente, sistema de teste urinário simples de cetonas, como Chemstrip uK ou Ketostik podem ser utilizados. Se não forem disponíveis, o antigo pó de nitroprusseato pode também ser utilizado. Todos estes sistemas testam para acetonas e acetoacetato, mas não para ácido β-hidroxibutírico, e guiam a necessidade de insulina extra nestas circunstância. Sistemas novos de capilares sangüíneos (precision extra) estão agora disponíveis e testam especialmente ácido hidroxibutínaco e podem eliminar a necessidade de testes de acetona e acetoacitato urinário, inespecíficas e fornecem dados mais precoces sobre cetonemia.

B. Monitoramento domiciliar da glicose sanguínea (HBGM) ou automonitoramento da glicose sanguínea (SBGM)

1. O melhor e mais preciso sistema domiciliar de monitoramento envolve o uso de determinações da glicose sanguínea capilar. Os injetores automáticos em lanceta (p. ex., Monojector, Penlet, Autolance e Autolet) estão disponíveis para a punção cutânea para minimizar o trauma e o desconforto. A gota de sangue obtida é colocada em uma fita reagente onde as cores são lidas a olho nu, com o uso de um metrômetro colorimétrico ou com leituras de metrômeros dos níveis de glicose sanguínea via impedância elétrica.
2. Para as tiras lidas visualmente, ou quando restrições econômicas não permitem as leituras por metrômetro, o Chemstrip bG tem sido a preferência dos pacientes e dos profissionais de saúde em virtude da facilidade na determinação das cores, da possibilidade de se cortar as tiras (em duas, três ou quatro tiras menores, dessa forma reduzindo o custo, assim como a quantidade de sangue necessário) e, finalmente, da ausência de necessidade de qualquer tipo de água para processar a amostra.
3. Os metrômetros de refletância e os metrômetros eletrônicos (LifeScan, Ultra e Profile, Abbott's Medisense Precision Xtra e séries QID; os metrômetros da série Accucheck da Roche; glicômetro da Therasense Free Style Bayer, assim como os metrômetros de séries Dex; e assim por diante) são amplamente usados graças a sua maior acurácia e facilidade de administração. Muitos diabetologistas preferem os metrômetros de memória que também podem ser "baixados" nos computadores domésticos, assim como do consultório, para análise dos dados e apresentações em gráficos

para ajudar a analisar os padrões do controle da glicose. Os metrômetros mais modernos usam quantidades diminutas de sangue capilar para reduzir a dor e o desconforto, assim como características de enchimento capilar semi-automático das suas tiras de teste. Esses padrões proporcionam um teste mais preciso.

4. O monitoramento da glicose sanguínea idealmente deve ser feito a cada 2 a 3 horas durante todo o dia, mas tais monitoramentos são impraticáveis, exceto com as atuais instalações de pesquisa contínua. Quanto mais freqüente for o monitoramento real da glicose sanguínea mais dados estarão disponíveis não somente para o monitoramento do padrão da glicose, mas também para ajustes de alimentação e/ou insulina. O monitoramento diário para a diabetes tipo 1 geralmente é recomendado antes do café-da-manhã, antes do almoço, antes do jantar e ao deitar, mais freqüentemente antes dos lanches da manhã e/ou da tarde. O monitoramento durante a noite pode ser extremamente valioso, mas geralmente é realizado intermitentemente ou em bases mensais, assim como para a solução de problemas específicos (veja Tabela 39.1 para o protocolo SBGM/HBGM).
5. Em raras ocasiões, como dias de doença ou para a solução específica de problemas, o monitoramento da glicose sanguínea a cada 1 a 2 horas foi usado para identificação de hipoglicemia sutil e/ou seus efeitos posteriores (veja Secção VII.F).
6. Não tem havido problema algum com celulite local, abscesso ou formação excessiva de calos usando este protocolo em pacientes mesmo com dois meses de idade, enquanto um razoável senso comum, rotação do local e técnica de higiene têm sido empregados.

IV. **HBGM com algoritmos de insulina e de carboidratos.** Podem proporcionar melhores decisões quanto à insulina, quantidade de alimentos e escolha dos alimentos, assim como exercício, pela utilização de algoritmos para a insulina (Tabela 39.2). Estes fornecem uma base para a flexibilidade com os análogos da insulina, assim como com a insulina regular.

A. **Estritos objetivos de glicose sanguínea incluem os seguintes:**

1. Obter níveis sanguíneos quase que normais (aproximadamente 100 mg/dL) **sem episódios freqüentes de hipoglicemia,** antes do café-da-manhã e da ceia, e durante a noite.
2. Um alvo global de 70 a 120 mg/dL pré-prandialmente e menor do que 160 mg a 180 mg/dL pós-prandialmente.

B. **Considerações na obtenção dos objetivos da glicose sanguínea**

1. Geralmente 0,5 a 1,0 U de insulina regular de ação rápida diminui os níveis de glicose sanguínea em 40 a 50 mg/dL para pacientes que tomam 20 a 40 U/d se os níveis da glicose sanguínea estiverem abaixo de 240 mg; acima de 240, o paciente pode precisar de, proporcionalmente, mais insulina para obter o mesmo objetivo (1 a 2 U para diminuir 40 a 50 mg/dL).
2. Em crianças muito pequenas, e naqueles extremamente sensíveis à insulina, preparações u100 podem ser diluídas (fazer u10 ou u20 de insulina com o diluente fornecido pelo fabricante). Então podem ser criados algoritmos usando-se incrementos de 0,1 a 0,2 U.
3. Usa-se HBGM/SBGM para verificar duas vezes os algoritmos que estão sendo aplicados.
4. Melhora (ou falta dela) é confirmada pelas medidas da hemoglobina A_{1c} (HbA_{1c}) a cada 4 a 6 semanas conforme realizado no DCCT *(Diabetes Control and Complications Trial)* (veja Seção VII.A).
5. A adesão dietética deve ser estabelecida com um *timing* razoável das refeições em relação às injeções de insulina e um consistente esquema de atividade diária.
6. Pode-se estabelecer e confirmar os algoritmos de carboidratos de uma maneira similar (p. ex., quanto de fruta ou de pão pode ser modificado para se trazer um aumento ou uma redução na glicose sanguínea).

C. **Problemas com HGBM/SBGM incluem os seguintes:**

1. Não-aceitação da necessidade de uma vigilância freqüente da glicose sanguínea e frustrações quando ao diabetes permanece difícil de ser controlado.
2. Ocasionalmente, os resultados do HBGM/SBGM serão enganosos quando realizados inapropriadamente.

Tabela 39.1 Protocolo para monitoramento domiciliar da glicose sanguínea

	Verificar antes do							
Intervalo	**Café-da-manhã**	**Lanche**	**Almoço**	**Lanche**	**Jantar**	**Lanche**	**23 horas-meia-noite**	**3:00-4:30 da manhã**
3 dias cada mês[a]	GS	GS	GS	GS	GS	GS	GS	GS
Diariamente	GS		GS	GS	GS	GS		
A cada 8 dias	GS	GS	GS	GS	GS	GS		

GS, glicose sanguínea.
[a]Nos dias de doença, acompanhe este perfil para testes, algumas vezes mais freqüentemente, e lembre-se de verificar a **presença de acetona** sempre que a glicose sanguínea estiver acima de 240 mg/dL. O perfil de solução de problemas deve ser obtido sempre que houver dúvidas sobre uma dosagem que precisa de reajuste ou alteração. Muitos pacientes podem obter 3-4 medidas de glicose a cada dia. Manter registros por escrito é importante, de modo que padrões podem ser identificados.

Tabela 39.2 Algoritmos NEDEC, recomendações para dias de doença e informações sobre hipoglicemia

ALGORITMO DE INSULINA HUMALOG (como ajustar ou VARIAR INSULINA para uma GS alta ou baixa) – este sistema de insulina intensificado somente funciona se você conhece o nível da GS e então permite ajustes para alimentos, atividade, estresse...

PARA____________________ DATA________________

GLICOSE SANGUÍNEA	HUMALOG NO CAFÉ-DA-MANHÃ	HUMALOG NO ALMOÇO	PRÉ-LANCHE DA TARDE	HUMALOG NO JANTAR	HUMALOG NO LANCHE ANTES DE DEITAR	
< 69 (SUCO)	_____	_____	_____	_____	_____	
70-100	_____	_____	_____	_____	_____	
101-150	_____	_____	_____	_____	_____	
151-200	_____	_____	_____	_____	_____	
201-250	_____	_____	_____	_____	_____	
251-300*	_____	_____	_____	_____	_____	*Verificar cetonas mesmo se não tiver doente
301-350*	_____	_____	_____	_____	_____	
351-400*	_____	_____	_____	_____	_____	
401-450*	_____	_____	_____	_____	_____	
451-500*	_____	_____	_____	_____	_____	
> 501*	_____	_____	_____	_____	_____	
INSULINA BASAL:	_____+	_____+	_____+	_____	_____	

/4/**AJUSTES DO ÍNDICE GLICÊMICO DIÁRIO:** aproximadamente 1:15 relação de insulina:cobertura de carboidratos
(EFEITOS DIFERENTES DOS ALIMENTOS NOS NÍVEIS DE GS: USAR _____ **MAIS** INSULINA HUMALOG PARA ALIMENTOS COM ELEVADO ÍNDICE GLICÊMICO, COMO: PRODUTOS DO MILHO, PRODUTOS DA BATATA, PÃEZINHOS, COMIDA CHINESA, PASTAS, PIZZA E MAIS *FAST FOOD*. SE ESTIVER SOMENTE COMENDO DEMAIS, DECIDIR SE VOCÊ PRECISA MAIS HUMALOG PARA "COBRIR" OS EFEITOS NA GS

MAS /4/ **DIMINUIÇÃO** NA INSULINA HUMALOG EM _____ UNIDADES OU ACRESCENTAR LANCHE EXTRA PARA A **ATIVIDADE** PLANEJADA

AJUSTES DIÁRIOS DA DOENÇA – NEDEC: *(VERIFICAR GS A CADA 2-3 HORAS, INCLUINDO GSS DURANTE A NOITE)*

1. PESAR-SE PELO MENOS TRÊS VEZES POR DIA. A PERDA DE PESO SIGNIFICA POSSÍVEL DESIDRATAÇÃO. BEBER MAIS LÍQUIDOS SALGADOS, COMO SOPAS
2. VERIFICAR CETONAS PELO MENOS 3-4 HORAS, SE +, MAIS INSULINA NECESSÁRIA SE OS NÍVEIS DE GS FOREM TAMBÉM ALTOS
3. INSULINA EXTRA (**PICO CAUSADO POR DOENÇA)** BASEIA-SE EM 10-20% DA DOSE TOTAL DE INSULINA ( ) SE A SUA GLICOSE SANGUÍNEA ERA 100. ESTE ESTÍMULO DE 10 A 20% DO DIA DE DOENÇA É DADO A CADA 3-4 HORAS DIA E NOITE. ISTO É MUITO MAIS DO QUE AS MODIFICAÇÕES HABITUAIS DO ALGORITMO
   10% DE PICO SE GL > 240 E CETONAS NEGATIVAS – EXTRAS
   20% DE PICO SE GL > 240 E CETONAS POSITIVAS – HUMALOG
4. CHAMAR SE NÃO ESTIVER MELHOR, OS SINTOMAS NÃO DESAPARECEREM, CEFALÉIA FOR GRAVE OU COMEÇAR A AGIR ESTRANHO, VÔMITOS NÃO PARAREM OU A PERDA DE PESO CONTINUAR, OU SE NÃO ESTIVER SEGURO DO QUE FAZER
5. RARAMENTE, COM A DOENÇA, AS NECESSIDADES DE INSULINA SÃO DIMINUÍDAS,QUANDO GS < 100
6. ***GERALMENTE, MESMO SE NÃO ESTIVER COMENDO BEM, A DOENÇA BLOQUEIA A INSULINA; PORTANTO, INSULINA EXTRA É NECESSÁRIO.***

RECONHECIMENTO E TRATAMENTO DA HIPOGLICEMIA: SE POSSÍVEL, VERIFICAR A GLICOSE

A. NUNCA IR PARA A CAMA SEM UM LANCHE. **SEMPRE COMA PROTEÍNA/GORDURA ANTES DE DORMIR** PARA PREVENIR A HIPOGLICEMIA DURANTE A NOITE (NOTURNA)!!!

B. NUNCA VÁ PARA A CAMA SEM SABER QUAL O SEU NÍVEL DE GLICOSE SANGUÍNEA

C. LEMBRE-SE DE QUE MUITOS EPISÓDIOS DE HIPOGLICEMIA NÃO PRODUZEM SINTOMAS.VERIFIQUE O SEU NÍVEL DE GLICOSE SANGUÍNEA ANTES DE UMA SONECA

D. SE CAPAZ DE FALAR E DE RESPONDER, DAR 118-177 ML (113-170G) DE SUCO OU SODA HUMALOG OU 2-3 TABLETES DE GLICOSE, OU 7 LIFESAVERS ®, OU GEL DE GLICOSE OU MEL, OU UM TABLETE DE AÇÚCAR HUMALOG. RARAMENTE ISSO NECESSITA DE REPETIÇÃO (NÃO DÊ CHOCOLATE OU OUTROS ALIMENTOS COM ALTO TEOR DE GORDURA: AÇÃO MUITO LENTA E TAMBÉM CALORIAS EXCESSIVAS)

E. DURANTE O DIA GERALMENTE NÃO HÁ NENHUMA NECESSIDADE DE UM LANCHE EXTRA APÓS TRATAR A REAÇÃO

F. SE NO MEIO DA NOITE, FIQUE MAIS SEGURO E DÊ UM LANCHE EXTRA: 1 PÃO + 1 PROTEÍNA

G. SE ESTIVER APÁTICO, TENDO UMA CONVULSÃO, INCONSCIENTE OU NÃO FOR CAPAZ DE FALAR → NÃO COLOQUE NADA NA BOCA. USAR UMA INJEÇÃO DE GLUCAGON ¼ OU 1/2 ML NO MÚSCULO, SE NÃO FICAR MELHOR EM 15 MINUTOS, CHAME-NOS – A QUALQUER MOMENTO, DIA OU NOITE; – AMBULÂNCIA, AVALIAÇÃO EM SALA DE EMERGÊNCIA E GLICOSE INTRAVENOSA DEVE SER DISCUTIDA

V. **Planejamento das refeições.** A prescrição dietética precisa levar em conta as preferências individuais e étnicas, assim como os hábitos da família da criança, adolescente e adulto com diabetes melito tipo 1. Os tipos e horários da ingesta alimentar provavelmente são mais importantes com os pacientes com diabetes melito tipo 1 do que as calorias totais, contanto que a obesidade não seja um problema associado. As antigas orientações de "forçar" lanchinhos três vezes ao dia são menos necessárias com os modernos regimes de insulina em multidoses que são projetados para parear a ingesta alimentar em vez de forçar o alimento nos picos de insulina.

A. **Carboidratos**

1. O conteúdo total de carboidratos do planejamento dietético do diabetes deve ser de 50 a 60% das calorias totais.
2. Os açúcares concentrados são evitados, exceto para o tratamento da hipoglicemia. Dez a quinze gramas de sacarose de ação curta ou glicose (*i. e.,* 4 a 6 onças de suco de laranja ou de maçã (118 a 177 ml) ou refrigerante carbonado regular, sete balas como o Lifesavers), ou 10 a 15 g de uma variedade de preparações de dextrose pré-empacotadas (Monogel, BD Tabletes, Instant Glucose, Glutose) geralmente é um tratamento adequado. Alguns especialistas em diabetes agora recomendam apenas carboidratos concentrados durantes os episódios hipoglicêmicos durante o dia, enquanto outros sugerem que o carboidrato ou a proteína extras sejam também dados, não apenas no meio da noite mas durante as horas do dia também. Este autor sugere que os carboidratos simples sejam usados para a maioria dos episódios de hipoglicemia, exceto durante a noite, quando se deve ter maior cautela.
3. Carboidratos complexos de alto conteúdo de fibras (farelo de trigo, cereais com grãos integrais e pães, legumes, vegetais e frutas) são encorajados. O tipo particular de carboidrato ou como ele é complexado à proteína ou à gordura pode ser mais importante nos seus efeitos sobre as excursões glicêmicas pós-prandiais do que a quantidade de glicose em um alimento ou em uma refeição em particular.
4. Uma pequena minoria de diabetologistas e nutricionistas recomendam uma abordagem com baixa quantidade de carboidratos e alta quantidade de proteínas para o planejamento das refeições, com base no fato de que menos insulina é necessário, e, portanto, pode ser mais fácil contrabalançar as necessidades de alimento e de insulina em tais circunstâncias. Tais abordagens são mais freqüentemente recomendadas para adultos do que para crianças e adolescentes e mais freqüentemente associados ao diabetes tipo 2 do que ao diabetes tipo 1.
5. O conceito da contagem dos carboidratos fornece uma flexibilidade adicional e diminui a restrição prévia de carboidratos individuais, permitindo trocas entre todas as fontes de carboidratos. Prestar atenção individualmente às variabilidades do índice glicêmico permite um ajuste mais apropriado da insulina de acordo com os diferentes tipos de alimentos e lanches.

B. **Proteínas**

1. O conteúdo total de proteínas no planejamento da refeição de um diabético deve ser de 15 a 20%. Pode ser prudente limitar a proteína de fonte animal em vez da proteína de fonte vegetal.
2. A proteína e a gordura podem ser muito úteis no lanche da hora de dormir para ajudar a prevenir a hipoglicemia noturna, já que elas lentificam a absorção dos carboidratos, desse modo fornecendo um efeito de carboidratos "lento" (*i. e.,* sorvete).
3. O sorvete com alto conteúdo de gordura e que contém açúcar pode ser um lanchinho ideal para a hora de deitar, pois o conteúdo de proteínas e de gordura em tais preparados de sorvetes permite uma disponibilidade glicêmica mais lenta ao longo das horas noturnas e, portanto, diminui as chances de hipoglicemia noturna. Um amido não cozido misturado com líquidos ou alimentos sólidos também pode proporcionar uma fonte de carboidratos de ação longa para prevenir uma hipoglicemia noturna.
4. Naqueles que estão bebendo grandes quantidades de leite, a redução na ingesta total de proteínas freqüentemente inclui recomendações na restrição da ingesta do leite. Também se deve prestar atenção a uma ingesta adequada de cálcio com a redução concomitante do leite.

C. **Gorduras**

1. O conteúdo total de gordura não deve exceder 25 a 30% das calorias totais. A ingesta da gordura animal saturada deve ser reduzida, enquanto a ingesta de gorduras não saturadas – particularmente de fontes vegetais – não deve ser necessariamente restrita.
2. Em muitas pesquisas de jovens com diabetes tipo 1, os valores lipídicos são aumentados, particularmente no subgrupo de pacientes cujas glicoses estão fora de controle. Isso pode ocorrer em até 40% de tais jovens, assim como em adultos com diabetes tipo 1. A maioria dessas anormalidades reflete valores de triglicerídeos pós-prandiais maiores, mas, mais importantemente, maiores valores de lipoproteína de baixa densidade (LDL) e de colesterol total, comparados com as coortes pareadas pelo sexo e idade sem diabetes (usando-se os valores dos percentis 75 a 90 para a idade como pontos de corte apropriados).
3. As seguintes orientações devem ser usadas: leite desnatado ou de baixo teor de gordura; não mais do que 2 a 3 ovos por semana (substitutos de ovo); a margarina pode não ser diferente da manteiga em termos de conteúdo de gordura saturada, de modo que ambos devem ser reduzidos; redução nas carnes vermelhas e escuras; aumentar frango, tofu, peixe e óleos com base em vegetais; encorajar os queijos feitos de leite desnatado.

D. **Considerações dietéticas gerais**

1. As calorias totais são orientadas pelo hábito corporal e pelo apetite geral. As queixas freqüentes de fome e a alimentação forçada devem ser evitados.
2. Regra geral: Começar com 1.000 kcal/dia para uma criança de 1 ano e aumentar em 100 kcal/ano subsequentemente.
3. Para os meninos, manter um aumento crescente de calorias até aproximadamente 2.600 a 2.800 kcal para uma dieta de base, mas podem ser necessárias 3.000 a 3.500 kcal diariamente para a cobertura de uma atividade atlética prolongada e regular ou várias semanas em acampamentos. Os homens no final da adolescência e os jovens adultos parecem precisar de aproximadamente 2.200 a 2.500 kcal/dia.
4. As meninas precisam começar a restrição calórica aproximadamente com 10-12 anos de idade (no início da puberdade), de modo que os planejamentos das refeições são aumentados para aproximadamente 1.800 a 2.000 kcal/d até esse estágio e então diminuído para 1.100 a 1.700 kcal/dia de acordo com as necessidades metabólicas, padrões de atividade e peso desejado, com a média de 1.200 a 1.400 kcal.
5. Para contrabalançar a atividade extra, fornece-se alimento extra, ou doses de insulina devem ser reduzidas em antecipação de tal atividade extra.
6. Deve-se tentar identificar os sinais precoces de hipoglicemia com HBGM/SBGM de modo que os carboidratos de ação rápida possam ser usados.
7. Os feriados e eventos especiais freqüentemente associados à alimentação extra podem ser permitidos com insulina extra apropriada (ou atividade contrabalançada).
8. Para dias de jejuns religiosos especiais, a educação deve ser usada para minimizar a hipoglicemia, com monitoramento apropriado e redução da insulina e da atividade durante tais períodos quando se fornece menos alimentos.

VI. **Exercícios.** Embora possa ser difícil incorporar programas de atividade em uma rotina de uma criança pequena, o objetivo do moderno tratamento do diabetes inclui a atividade diária consistente, com a esperança de se estabelecer programas de exercícios aeróbicos mais formais e regulares no final da adolescência e na idade adulta. A atividade brusca tão comumente observada na infância freqüentemente atrapalha, em vez de ajudar os pacientes com diabetes tipo 1.

A. **Atividades bruscas**

1. A atividade brusca e curta geralmente requer uma ingesta extra de carboidratos de ação curta, enquanto o exercício prolongado requer uma redução na insulina, assim como um aumento nos carboidratos, proteínas e gorduras.
2. Os padrões individuais de necessidades metabólicas existem e devem ser reconhecidos; alguns pacientes precisam de alimentos extra no início das atividades súbitas, enquanto outros precisam

de alimento extra após a atividade ser completada. Isso vale para crianças pequenas, escolares, adolescentes e adultos com diabetes do tipo 1.

B. Atividade prolongada e planejada

1. Quanto mais longa for a atividade (e quanto mais aeróbica) mais provavelmente ela causará um efeito hipoglicêmico tardio (acentuando o efeito da insulina várias horas depois); reconhecendo esse fenômeno, permite-se que seja fornecido um alimento adicional várias horas após a atividade ser completada. Sorvete, produtos de chocolate ou amido não cozido, assim como alimentos com alto teor protéico ou de gordura podem ser usados para contrabalançar tais efeitos da atividade prolongada nos níveis de glicose, presumivelmente por meio de modificações nos receptores hepáticos ou musculares.
2. Se a atividade for planejada, pode-se reduzir a quantidade de insulina tomada, especialmente daquela que faz picos horas após a atividade.

C. Considerações gerais

1. Em teoria, não deve importar se um paciente reduz a insulina em antecipação a uma atividade ou compensa com alimento extra em uma tentativa de equilibrar o gasto energético. No entanto, pelo fato de que até 20 a 30% das adolescentes do sexo feminino com diabetes tipo 1 estão mais do que 120% acima do peso ideal, pode ser prudente evitar calorias adicionais em tais circunstâncias.
2. Os esportes devem ser encorajados. Equipes de supervisão na escola ou no parque, ou no acampamento, precisam estar conscientizados da presença de uma pessoa com diabetes e devem receber uma fonte de carboidrato de ação rápida para manuseio da hipoglicemia se esta ocorrer; devem ser fornecidas orientações sobre como a hipoglicemia pode ser reconhecida e evitada.
3. Etiquetas de alerta médico precisam ser usadas em casos de emergência em todas as crianças e adolescentes, assim como em adultos que tomam insulina.

VII. Considerações especiais

A. Hemoglobina glicosilada (GHb)/HbA$_{1c}$. Este teste é um indicador do controle da glicose sanguínea durante o período prévio de 4 a 12 semanas. O sangue é usado após a lavagem com salina para detectar a porcentagem relativa de hemoglobina glicosilada presente. Os sistemas modernos são ajustados para a metodologia-padrão de HbA$_{1c}$ DCCT padrão, mas nem todos os sistemas atualmente disponíveis fornecem resultados comparáveis, de modo que comparações seqüenciais devem empregar a mesma metodologia.

1. A glicose liga-se à hemoglobina de uma maneira quase que irreversível durante a vida da hemácia (120 dias). A qualquer momento, uma amostra do sangue representará uma coleção de células recém-nascidas, de meia-idade e moribundas, de modo que o nível de hemoglobina glicosilada obtido representa um valor integrado de glicose que reflete o ambiente de glicose que confrontou a hemácia no período prévio de 1-3 meses.
2. Os métodos mais confiáveis usam a cromatografia líquida de alta pressão ou a eletroforese com gel e separa a subfração chamada HbA$_{1c}$; alternativamente, Hb$_{1a+b+c}$ (hemoglobina glicosilada total, HbA$_1$ total ou frações de hemoglobina glicosilada) podem ser separadas como um índice de controle da glicose sanguínea. A HbA$_{1c}$ ou a GHb total podem ser usados para estimar o controle médio da glicose sanguínea presente nos últimos meses. Os valores abaixo de 8% para o HbA$_{1c}$ são aceitáveis, enquanto valores de menos de 7% são ideais enquanto não ocorrerem episódios excessivos ou prolongados de hipoglicemia. De acordo com o DCCT, quanto maior o valor da HbA$_{1c}$ e maior a duração da HbA$_{1c}$ fora da variação ideal, mais prováveis serão as complicações a longo prazo do diabetes no olho, nos rins e neurológicas.
3. As determinações da HbA$_{1c}$ podem servir como um índice de contínuo controle relativo e seleção dos pacientes que precisam de uma intervenção médica ou psicossocial mais intensiva, ou ambos. Fornece aos pacientes os resultados HbA$_{1c}$ freqüentemente os ajuda a se motivarem a melhorar o seu controle glicêmico global.

B. Mobilidade articular limitada (MAL, contraturas articulares, síndrome da mão diabética). A MAL está presente em até 15 a 30% dos adolescentes com diabetes tipo 1 e pode prenunciar um subgrupo de pessoas jovens que estão sob um risco 400 a 600% maior de desenvolverem as complicações associadas à hiperglicemia, como a retinopatia, nefropatia, hipertensão e neuropatia. A MAL provavelmente reflete a glicosilação do colágeno com base nas concentrações de glicose ambiente de longa data no corpo.

1. Conforme descrito originalmente por Rosenbloom, o paciente coloca as mãos juntas na posição de oração com os antebraços paralelos ao chão. A colocação normal permite a justaposição de todos os dedos, assim como das palmas.
2. A anormalidade mais precoce parece ser uma consistência da pele esclerodermatosa, estreita, cerosa.
3. O quinto dedo é mais freqüentemente o primeiro a se tornar menos completamente extensível, apesar de, potencialmente, todos os dedos e articulações poderem ser envolvidos.
4. A classificação de Brink-Starkman é a seguinte: estágio 0: nenhuma anormalidade; estágio I: espessamento da pele sem contraturas; estágio II: contraturas bilaterais do quinto dedo; estágio III: outros dedos envolvidos bilateralmente; estágio IV: dedos e pulsos envolvidos bilateralmente; estágio V: dedos, pulsos e outras articulações envolvidas.

C. **Orientações para os dias de doença e cetoacidose.** Uma atenção especial devida a uma potencial resistência aguda à insulina e desidratação associada é necessária durante as doenças.

1. A menos que haja um componente de vômitos importante, a insulina de ação mais rápida ou a insulina regular é dada a cada 2 a 4 horas (calculada pelo acréscimo do requerimento diário de insulina total e usando uma dose adicional de dia de enfermidade de 10 a 20%), que é acrescentada à dose habitual de insulina ou dada como dose de suplementação até que o estresse adicional da infecção diminua.
2. As medicações antieméticas foram questionadas em virtude dos relatos associando esses tipos de medicamentos com a síndrome de Reye, mas os supositórios de proclorperazina (Compazine) ou trimetobenzaminde (Tigan), assim como bismuto-ácido salicílico (PeptoBismol) em preparação líquida, podem ser usados para reduzir a náusea e o vômito.
3. A provisão de grandes quantidades de líquidos salgados (sopas e cremes ou soluções eletrolíticas como Gatorade ou Lytren) talvez seja mais importante do que a insulina extra na prevenção da hospitalização pela desidratação causada pelos efeitos osmóticos da glicosúria excessiva.
4. Obter o peso freqüentemente, várias vezes ao dia, é uma técnica simples para avaliar a hidratação global e dar aos membros da família uma indicação de quanto líquido adicional é necessário; a perda aguda de peso durante um período de 1 a 2 dias é atribuível quase que completamente à perda de líquidos.
5. O HBGM é uma parte importante do monitoramento domiciliar durante os dias de doença, mas precisa ser acoplada ao teste urinário de cetonas ou dos níveis de ácido β-hidroxibutírico no sangue; níveis de glicose sanguínea maiores do que 180 a 240 mg/dL associados à cetonúria ou níveis crescentes de ácido β-hidroxibutírico exigem 10 a 20% mais insulina dada a cada poucas horas durante o dia e também durante a noite, para prevenir a hiperglicemia e a desidratação pela sua progressão.
6. A cetonúria pode ser devida a uma falta relativa de alimentação (cetose de jejum), assim como de deficiência de insulina. Os níveis de glicose sanguínea menores que 180 mg/dL com cetonúria não solicitam automaticamente insulina adicional; em vez disso, os líquidos contendo carboidratos devem ser acrescentados ao programa de tratamento domiciliar (*i. e.,* Gatorade, sucos adoçados e refrigerantes carbonados contendo açúcar) e alternados com líquidos salgados.

D. **Diabetes melito não controlado e CAD recorrente.** As crianças e adolescentes que precisam de hospitalização freqüente e líquidos intravenosos geralmente são aqueles que não são apropriadamente supervisionados por adultos, aqueles com o sangue ou a urina não testados rotineiramente em casa e aqueles que se esquecem de tomar a sua insulina. A omissão da insulina é uma causa freqüente de cetoacidose recorrente em adultos. A não-aderência e problemas psicossociais são causas importantes de cetoacidose recorrente.

E. **Hipoglicemia**

1. A maioria dos episódios de hipoglicemia é previsível e capaz de ser prevenida.

2. Crianças muito pequenas podem estar sob maior risco de reações hipoglicêmicas graves (inconsciência e convulsões) em virtude da sua incapacidade de reconhecer e/ou comunicar os sintomas sutis de hipoglicemia.
3. A combinação de bebidas alcoólicas com a insulina (geralmente em adolescentes ou adultos) pode produzir uma hipoglicemia duradoura e muito grave (p. ex., 2 a 6 h da manhã) horas após a ingesta do álcool; tal informação precisa ser disponibilizada aos adolescentes e adultos com diabetes tipo 1 de modo que a prevenção seja possível.
4. A overdose proposital de insulina está sendo reconhecida como um gesto suicida pelo adolescente ou adulto com depressão grave, mas freqüentemente não suspeitada, e/ou problemas familiares graves (*i. e.,* abuso físico, emocional ou sexual).
5. Estudos recentes sugerem uma anormalidade da resposta contra-regulatória em muitos pacientes com diabetes, o que poderia ser responsável pela hipoglicemia prolongada e imprevisível.
6. A não-percepção da hipoglicemia está associada a episódios recorrentes e graves de hipoglicemia com pouco reconhecimento dos sintomas pelo paciente. O monitoramento freqüente da glicose, algumas vezes incluindo monitoramento noturno, freqüentemente é necessário para prevenir períodos de inconsciência ou convulsões induzidas por tal hipoglicemia. A hipoglicemia recorrente gera episódios mais graves de hipoglicemia com anormalidades adicionais da contra-regulação. Os esforços para minimizar a hipoglicemia em tais circunstâncias enfocam o retreinamento [chamado treinamento de conscientização da hipoglicemia (HGAT, ou TCHG em português) ou treinamento da conscientização da glicose sanguínea (BGAT, ou TCGS em português)]. O TCHG e o TCGS utilizam monitoramento freqüente e enfocam o reaprendizado dos sinais de advertência precoces que pressagiam episódios adicionais, mais graves. Se ocorrerem episódios graves de hipoglicemia, deve-se considerar uma avaliação para a doença celíaca, insuficiência supra-renal, distúrbios tireoidianos e deficiência do hormônio de crescimento.

F. Fenômeno de Somogyi (efeito rebote)

1. O fenômeno de Somogyi é uma série de eventos causados pela hiperinsulinização. Conforme a dose de insulina é aumentada além da quantidade requerida para qualquer porção do dia, o efeito da insulina excessiva é causar ou hiperalimentação ou hipoglicemia franca, que nem sempre é reconhecida ou relatada.
2. Esse efeito excessivo da insulina desencadeia uma resposta do hormônio contra-regulatório seguido por hiperglicemia de "rebote".
3. Alguns casos de diabetes não controlado na realidade podem ser causados por essa resposta contra-regulatória, de modo que se observam amplas variações da glicemia.
4. Na sua forma mais comum, uma hipoglicemia relativamente pequena por qualquer causa ou combinação de causas (refeições ou lanches inadequados, atividade excessiva, insulina não contrabalançada, álcool) contribui diretamente para a hiperglicemia subseqüente que dura 8 a 24 horas (embora a descrição original de Somogyi tenha comentado sobre uma hiperglicemia de rebote que durou até 72 horas após a hipoglicemia).
5. Em raros casos, essa resposta contra-regulatória é tão excessiva que produz não somente cetonúria, mas também CAD.
6. O reconhecimento da possibilidade de alguns episódios de níveis elevados de glicose sanguínea serem causados por insulina demais, ao invés de insulina de menos, especialmente no meio da noite, leva à correta conclusão de que a redução da insulina pode corrigir algumas causas de hiperglicemia de jejum. Os problemas Somogyi, no entanto, não são comumente observados conforme previamente se acreditava, e grande parte da hiperglicemia matutina é causada por um efeito desvanecente da disponibilidade da insulina livre (o efeito do amanhecer, composto por um aumento do hormônio de crescimento durante a noite), e não pelo efeito Somogyi noturno.

G. Fenômeno do amanhecer

1. Muitos pacientes com diabetes melito tipo 1 demonstram uma elevação no início da manhã (4-8 h) dos níveis da glicose, que é agravada pela ingesta de alimento no café-da-manhã (mas não por causa disso) e que tende a fazer um pico no meio da manhã. Ela freqüentemente ocorre em virtu-

de do desvanecimento da disponibilidade da insulina mais o aumento concomitante do hormônio de crescimento e do cortisol durante a noite.

2. Parece não estar relacionado com a ingesta de alimentos ou a atividade, e se ele representa um aumento na produção hepática de glicose ou diminuição da sua utilização periférica (ou ambos) ainda não se sabe. Ele indica um requerimento adicional de níveis basais de insulina que idealmente podem ser tratados com infusões contínuas subcutâneas, como as fornecidas pelas bombas de insulina.
3. Pode ser confundido com o fenômeno de Somogyi. A dosagem de amostras de glicose ao longo da noite pode ajudar a diferenciar estas duas condições.
4. Alguns recomendaram uma injeção mais precoce de manhã (5-6 h), e a maioria recomendou uma injeção no final da noite (antes de dormir) de insulina de ação intermediária se não se estiver usando uma bomba de insulina. Com uma bomba de insulina, aumentando a insulina basal em um esforço de contrabalançar o fenômeno do amanhecer, geralmente é bem sucedido, mas os novos análogos de insulina de ação longa (insulinas glargina e detimer) fornecem uma insulinização mais suave sem picos durante a noite.

H. Crescimento

1. Grades de percentis para a altura e o peso precisam ser usados para corrigir o monitoramento do crescimento em crianças e adolescentes.
2. Uma velocidade diminuída do crescimento parece ser mais comum em meninos do que em meninas com diabetes tipo 1, e pode ser tão comum quanto 5 a 10% em grandes coortes de crianças e adolescentes.
3. Um atraso extremo no crescimento pode ser associado a atraso puberal e hepatomegalia (síndrome de Mauriac) causados por diabetes melito grave e crônico descontrolado como resultado da falta de insulina de longa duração ou subutilização da insulina. Isso é observado em partes do mundo onde a insulina não é consistentemente disponível ou quando a insulina é propositalmente omitida. Com tal diabetes melito crônico descontrolado, a reintrodução do controle exige uma atenção estrita à retina, de modo que não se desenvolva uma retinopatia inesperada.

I. Gravidez na adolescência e na idade adulta

1. A adolescente que tem diabetes e fica grávida tem muitos ônus que afeta tanto a si mesma quanto o seu feto. O primeiro trimestre freqüentemente é associado a episódios freqüentes ou graves de hipoglicemia, enquanto o segundo e o terceiro trimestres geralmente são associados a uma resistência insulínica rapidamente crescente, e, portanto, a dosagem da insulina se eleva significativamente.
2. As discussões sobre a contracepção e o controle da natalidade precisam ser parte do repertório dos profissionais responsáveis pelo cuidado do diabetes.
3. As pacientes prontas a conceber precisam ser conscientizadas de que uma melhora do controle da glicemia – no momento ou idealmente *antes* da concepção – reduz os riscos de anomalias congênitas, assim como de prematuridade e das suas complicações associadas.
4. O monitoramento fetal e a estrita colaboração com equipes obstétricas de alto risco são extremamente valiosos.

J. Disfunção tireoidiana e outras endocrinopatias auto-imunes

1. Os problemas tireoidianos freqüentemente coexistem com o diabetes melito tipo 1 auto-imune (veja Capítulos 31 e 53). Na população com diabetes tipo 1, 5 a 10% apresentam uma variedade de anomalias no eixo hipofisário-glândula tireoidiana, como bócios eutireoidianos, hipertireoidismo e hipotireoidismo.
2. A grande maioria dos problemas tireoidianos observados em associação com o diabetes tipo 1 é secundária à tireoidite de Hashimoto crônica, compatível com o conceito de que o diabetes melito tipo 1, em grande extensão, é um distúrbio auto-imune. Os anticorpos tireoidianos podem ser positivos em 20 a 40% dos pacientes jovens tipo 1. Portanto, os anticorpos tireoidianos devem ser verificados anualmente, juntamente com os testes de função tireoidiana.
3. A acloridria e a leve deficiência de ferro relacionada com uma possível disabsorção de ferro podem ocorrer (associadas a possíveis anticorpos gastroparietais).

4. A insuficiência supra-renal (supra-renalite) e a insuficiência ovariana (ooforite-anticorpos gonadais) também são observadas no diabetes tipo 1.
5. A doença celíaca com anticorpos transglutaminase, endomisiais ou outros relacionados com o glúten positivos (gliadina) também é significativamente mais comum em muitas coortes de pacientes com diabetes tipo 1, particularmente naquelas populações com ancestrais no Mar Mediterrâneo. A doença celíaca associada ao diabetes tipo 1 pode coexistir em 6-10%.

K. **Hipertensão**

1. A hipertensão deve ser tratada agressivamente em um esforço para se reduzir a morbidade e a mortalidade associada a complicações do diabetes.
2. A hipertensão essencial pode ocorrer em qualquer criança ou adulto jovem com diabetes tipo 1, apesar de a maioria dos casos de hipertensão estar associada à nefropatia diabética. Alguns casos de hipertensão precoce sugerem que a hiperglicemia em associação com uma predisposição genética à hipertensão produz esta hipertensão mais precocemente do que seria o caso.
3. Os diuréticos tiazídicos podem ser usados com segurança na maioria dos casos para o controle da hipertensão. Os inibidores da enzima conversora da angiotensina (ECA) agora exercem um papel não somente na normalização da hipertensão leve, mas também na redução da hiperfiltração glomerular e da microalbuminúria. Portanto, os inibidores da ECA podem ser o tratamento medicamentoso preferencial se existir hipertensão.
4. A avaliação seqüencial da função renal com uréia e creatinina no sangue, proteína urinária durante 24 horas e *clearance* de creatinina são úteis na detecção precoce da nefropatia. A microalbuminúria (15 a 30 mg até 200 a 300 mg/d obtidos em uma coleção durante a noite ou durante 24 horas, assim como rastreamentos casuais) pode identificar subpopulações sob risco de nefropatia diabética. Se anormal, a ingesta protéica pode precisar ser restrita (até tão baixa quanto 12%) apesar deste ser um planejamento de refeições difícil para muitos seguirem. Os inibidores da ECA também foram úteis sob as circunstâncias em que ocorre microalbuminúria ou proteinúria mesmo quando a hipertensão não está presente. O controle da hiperglicemia é mais importante para lentificar o dano renal e, possivelmente, reverter essas anomalias.
5. O início da proteinúria e da hipertensão nos primeiros 10 anos de diabetes tipo 1 não deve ser automaticamente considerado como indicativo de nefropatia diabética (incomum nos primeiros 10 anos de diabetes melito) e a sua etiologia deve ser vigorosamente pesquisada apesar de todos os tipos de hipertensão poderem ser eficazmente tratados com os inibidores da ECA.

L. **Lipídios.** Os níveis sanguíneos em jejum devem ser obtidos para o colesterol total, triglicerídeos e colesterol HDL, assim como para os valores do colesterol LDL direto ou calculado pelo menos a cada 6 a 12 meses para identificar que pacientes precisam de controle dietético lipídico adicional, assim como uma terapia insulínica mais intensificada. As medicações antilipídicas, inclusive as resinas, como a colestiramina e o colestipol, assim como o gemfibrozil e as medicações estatinas (p. ex., atorvastatina, simvastatina ou outras), podem ser usadas em conjunção com o tratamento insulínico com base na análise dos riscos familiares e dados de lipídios individualizados.

M. **Avaliação oftalmológica.** A avaliação oftalmológica basal, inclusive as fotografias do fundo do olho, é recomendada nos primeiros 2 a 3 anos após o desenvolvimento do diabetes e pode ser repetida a intervalos de 1 a 2 anos após 5 anos de duração do diabetes tipo 1, para que se possa avaliar as anormalidades vasculares precoces na retina. Os angiogramas com fluorosceína podem mostrar as anormalidades mais precoces da retinopatia diabética anos antes dos exames com pupilas dilatadas ou da fotografia do fundo e podem ser especialmente valiosos na coorte com os maiores valores de HbA_{1c}. O controle glicêmico é nitidamente associado a tipos mais precoces e mais graves de retinopatia. O tratamento com *laser* da retinopatia salva a visão.

VIII. Bombas de insulina, terapia IDM intensiva e novas pesquisas

A. **Considerações gerais**

1. Enquanto os pâncreas endócrinos artificiais totalmente implantáveis e os transplantes de pâncreas (parcial e de células β) continuam a ser investigados, as bombas de insulina [sistemas de infusão contínua de insulina subcutânea (IISC)] acopladas com extenso SMBG estão sendo usadas em adultos e em crianças.

2. A IISC e a terapia IDM foram aplicadas com sucesso nos contextos de pesquisa e na prática clínica em associação com equipes de saúde multidisciplinar.
3. O desenvolvimento de sensores de glicose implantáveis e não invasivos estão no horizonte e revolucionarão o atual cuidado com o diabetes. Os sensores são acoplados a sistemas de liberação programáveis de insulina, interna ou externamente situados, que potencialmente podem alimentar quantidades apropriadas de insulina ajustadas freqüentemente de acordo com as flutuações da glicose no sangue ou no interstício.

B. **Infusão de insulina subcutânea contínua**

1. Mais bombas de insulina serão prescritas com maior sucesso se forem fornecidos uma seleção apropriada de candidatos e esforços educacionais. O tratamento com a bomba de insulina pode ser iniciado de maneira ambulatorial, assim como durante uma curta hospitalização para a conversão para o tratamento com bomba de insulina. As crianças pequenas, adolescentes e adultos podem ser tratados com sucesso com as bombas de insulina. Novos modelos são resistentes à água e incluem alarmes para a oclusão, assim como liberação de escape, cateteres vazios e falha de bateria.
2. Os problemas técnicos podem aumentar nos jovens, em comparação com os adultos. Com uma apropriada supervisão de adultos (parental), é provável o sucesso, e muitos centros no mundo inteiro estão usando bombas de insulina subcutâneas em crianças pequenas sem problemas. Similarmente, os membros da família precisam dar apoio aos adultos que estão usando bombas de insulina.
3. A hipoglicemia pode ser reduzida com o uso bem-sucedido de bombas de insulina, particularmente quando análogos de insulina são usados.

C. **Terapia IDM intensiva**

1. Onde o IICS usa o análogo da insulina ou a insulina regular administrada em pequenos *bolus* ao longo de 24 horas, com *bolus* maiores antes das refeições, dadas conforme necessário, o IDM usa doses menores de insulina subcutânea em uma variedade de programas. Alguns exemplos são mostrados a seguir:
   a. Insulina análoga ou a regular dada antes do café-da-manhã, antes do lanche e antes da ceia com insulina glargina ou detimer na ceia. (Insulina de ação longa na hora de dormir com *bolus* pré-refeição).
   b. Insulina glargina ou detimer antes do café-da-manhã e novamente na hora de dormir, com uma insulina análoga ou regular antes das refeições e lanches conforme necessário (insulina de ação longa BID com *bolus* pré-refeições).
   c. Insulina análoga ou regular mais NPH (ou lenta) antes do café-da-manhã; análoga ou regular isolada antes da ceia; e NPH (ou lenta) isolada na hora de deitar [NPH BID (ou lenta) com *bolus* pré-refeições].
   d. Insulina análoga ou regular mais NPH (ou lenta) antes de todas as três refeições, mais NPH (ou lenta) isolada na hora de dormir. [Superposição da NPH (ou lenta) com misturas em *bolus* pré-refeições].
   e. Mesmo que no exemplo d, mas também com a insulina análoga antes do lanche da tarde (quando não há nenhuma atividade de tarde).
   f. Insulina análoga ou regular dada antes do café-da-manhã, antes do lanche e antes da ceia, com insulina ultralenta na ceia. (Ultralenta ao deitar com *bolus* pré-refeições).
2. Os princípios dos ajustes da insulina são similares para aqueles do IISC e exigem SBMG freqüente a cada dia para fornecer dados para ajuste da insulina, alimento e exercícios, conseqüentemente.
3. Os principais benefícios da IDM em relação ao IISC são (a) nenhuma bomba precisa ser usada e (b) não existe nenhum custo adicional para a compra das bombas ou manutenção delas.

D. **Insulina inalada** pode substituir a insulina injetada na IDM acoplada com os análogos da insulina basal ou insulinas de ação intermediária superpostas. Os análogos basais podem estar disponíveis para uso inalatório, assim como injetável, sob tais circunstâncias.

IX. **Educação continuada, grupos de apoio de pais e amigos**

A. **Educação diabética continuada**

1. A educação é um componente crítico do cuidado da diabetes. Ela deve incluir as habilidades de sobrevivência logo após o diagnóstico e evoluir em um processo contínuo com atualizações periódicas e revisões pela equipe de cuidados de saúde.
2. Toda a família do paciente deve ser incluída e incentivada a participar completamente do processo.
3. Os programas de acampamentos de diabéticos são uma extensão da educação do diabético enquanto encoraja a independência e a auto-estima. Os programas de fim de semana para adultos usam os mesmos princípios de educação e apoio que os programas de acampamento de verão, fim de semana e de inverno na infância e adolescência, com benefícios similares.

B. Grupos de apoio de pais e amigos

1. Os grupos fornecem uma oportunidade de complementação das visitas ao consultório.
2. Os grupos podem ser informacionais, de apoio e terapêuticos.
3. As organizações como a *International Diabetes Federation* (IDF), a *American Diabetes Association* (ADA) ou a *Juvenile Diabetes Foundation* (JDF) fornecem não somente apoio, mas também em melhores seguros e cuidados de saúde, melhor educação, menor discriminação e apoio para a pesquisa em tratamento e curas . A Internet tem muitos sites (p. ex., www.childrenwithdiabetes.com) disponíveis para propósitos similares e apoio internacional.

X. Resumo. Os esforços para fornecer uma educação continuada e apoio ao paciente com diabetes tipo 1 deve ter como objetivo obter níveis de glicose sanguínea os mais próximos do normal sem causar hipoglicemia excessiva. Com atenção às necessidades psicológicas das crianças e dos membros da família e com uma atitude positiva, não punitiva, da parte da equipe de saúde, mais pacientes serão capazes de viver vidas melhores, mais felizes e mais longas, livres das complicações da DMID.

Referências Selecionadas

Bougneres PF. Improvement of diabetic control and acceptability of a three injection insulin regimen in diabetic adolescents. *Diabetes Care* 1993;16:84-92.

Brink SJ, Moltz K. The message of the DCCT for children and adolescents. *Diabetes Spectrum* 1997;248-267.

Brink SJ. Diabetes camping. In: Werther G, Court J, eds. *Diabetes and the adolescent.* Melbourne, Australia: Miranova Publishers, 1998:281-294.

Brink SJ. Diabetic ketoacidosis in children and adolescents. *Acta Paediatr* 1999;88:14-24.

Brink SJ. Insulin therapy and home monitoring for type 1 diabetes mellitus. In: LeRoith D, Taylor S, Olefsky J, eds. *Diabetes mellitus, A Fundamental and Clinical Text,* 2nd ed. 2000 Baltimore: Lippincott Williams & Wilkins, 488-500.

Brink SJ. Hypoglycaemia in children and adolescents with type 1 diabetes mellitus. *Diabetes Nutr Metab* 1999;12:108-121.

Brink SJ. *Pediatric and adolescent diabetes mellitus.* Chicago: Year Book, 1987. Brink S, Siminerio L, Hinnen-Hentzen D, et al. *Diabetes education goals.* Alexandria, VA: American Diabetes Association, 1995.

Brink SJ. Pediatric and adolescent IDDM meal planning 1992: our best advice to prevent, postpone and/or minimize angiopathy. In: Weber B, Burger W, Danne T, eds. *Structural and functional abnormalities in subclinical diabetic angiopathy.* Basel: Karger, 1992:156-169.

DCCT Research Group. The effect of intensive treatment of diabetes on the development and progression of long-term complications in insulin-dependent diabetes mellitus. *N Engl J Med* 1993;329:977-986.

DCCT/Epidemiology of Diabetes Interventions and Complications Research Group. Retinopathy and nephropathy in patients with type 1 diabetes four years after a trial of intensive therapy. *N Engl J Med* 2000;342:381-389.

DCCT/Epidemiology of Diabetes Interventions and Complications (EDIC) Research Group. Beneficial effects of intensive therapy of diabetes during adolescence: outcomes after the conclusion of diabetes control and complications trial (DCCT). *Pediatrics* 2001;139:804-812.

Dorchy H. What glycemic control can be achieved in young diabetics without residual secretion of endogenous insulin? What is the frequency of severe hypoglycemia and subclinical complications? *Arch Pediatr* 1994;1:970-981.

Gonder-Frederick L, Cox D, Kovatchev B, et al. A biopsychobehavioral model of risk of severe hypoglycemia. *Diabetes Care* 1997;20:661-669.

Hirsch IB, Farkas-Hirsch R, Skyler JS. Intensive insulin therapy for treatment of type I diabetes. *Diabetes Care* 1990;13:1265-1283.

Shalwitz RA, Farkas-Hirsch R, White NH, et al. Prevalence and consequences of nocturnal hypoglycemia among conventionally treated children with diabetes mellitus *J Pediatr* 1989;115:681-685.

Siminerio LM, Charron-Prochownik D, Banion C, et al. Comparing outpatient and inpatient diabetes education for newly diagnosed pediatric patients. *Diabetes Educ* 1999;25;895-906.

40. Cetoacidose Diabética e Coma Hiperosmolar

Benjamin Fass

Cetoacidose Diabética

I. **Princípios gerais.** A cetoacidose diabética (CAD) é a emergência endócrina mais comum observada pelo médico de cuidados primários (clínico geral). Foram relatadas taxas de mortalidade de 1 a 10%, e, em crianças, é responsável por uma grande proporção das mortes relacionadas com diabetes. Todas as anormalidades relacionadas com a CAD podem ser traçadas para uma falta absoluta ou relativa de insulina que se desenvolve ao longo de várias horas ou dias. No diabético recém-diagnosticado, a falta de insulina resulta da falha da secreção da insulina endógena, enquanto no diabético insulino dependente já diagnosticado, a deficiência de insulina pode resultar de uma administração inadequada de insulina exógena ou por um aumento nos requerimentos de insulina causado pela presença de uma condição estressante subjacente. Esse estresse associado pode ser sob a forma de uma infecção intercorrente (pneumonia, infecção do trato urinário, infecção do trato respiratório superior, meningite, colecistite, pancreatite), uma patologia vascular (infarto do miocárdio, acidente vascular cerebral), uma patologia endócrina (hipertireoidismo, síndrome de Cushing, acromegalia, feocromocitoma), trauma, gravidez ou estresse emocional (especialmente em adolescentes). A secreção aumentada dos hormônios contra-regulatórios (hormônios antagônicos à ação da insulina, como a epinefrina, cortisol, glucagon, e hormônio do crescimento) poderia explicar os requerimentos adicionais de insulina em tais distúrbios. Um quarto dos pacientes que se apresentam com CAD não tem nenhuma causa precipitante identificável.

II. **Fisiopatologia da CAD**

A. **Papel da insulina**

1. A seqüência de eventos na CAD (Fig. 40.1) é uma deficiência de insulina, que causa a hiperglicemia, e uma resultante diurese osmótica, que causa a desidratação e a depleção eletrolítica.
2. A deficiência de insulina ativa a glicogenólise (degradação de glicogênio a glicose) e gliconeogênese (degradação de proteínas que provocam perda do nitrogênio e produção de aminoácidos que servem como precursores na formação de glicose nova). Além disso, a lipólise resulta na produção de ácidos graxos livres (FFAs), assim como de gliceróis, que ajudam ainda mais como combustíveis na produção de glicose nova.
3. Contribuindo ainda mais para a hiperglicemia estão a utilização diminuída de glicose periférica (secundária tanto à falta de insulina quanto à resistência à insulina) e a depleção de volume (secundária à diurese osmótica), que reduz o fluxo sanguíneo renal e, conseqüentemente, a quantidade de glicose filtrada e excretada pelos rins.
4. Os FFAs são liberados pelo fígado onde os corpos cetônicos são produzidos (cetogênese) com resultante cetonemia, que é intensificada pela utilização periférica diminuída. Isso provoca cetonúria, que depleta adicionalmente os eletrólitos por uma perda obrigatória associada de cátions.
5. A acidose ocorre quando as bases corporais são exauridas no processo de tamponamento dos corpos cetônicos que estão sendo produzidos de maneira incontrolável.

B. **Papel dos hormônios contra-regulatórios.** A hipersecreção da epinefrina, glucagon, cortisol e do hormônio do crescimento contribui para a cetoacidose por:

1. Inibir a captação da glicose insulina-mediada pelo músculo, isto é, utilização periférica (epinefrina, cortisol, hormônio do crescimento).
2. Ativar a glicogenólise e a gliconeogênese (epinefrina, glucagon, cortisol).
3. Ativar a lipólise (epinefrina, hormônio do crescimento).
4. Inibir a secreção residual da insulina (epinefrina, hormônio do crescimento).

III. **Apresentação clínica**

A. **Sinais e sintomas**

1. Polidipsia, poliúria e fraqueza são as queixas de apresentação mais comuns; a gravidade depende do grau de hiperglicemia, assim como da duração da doença.

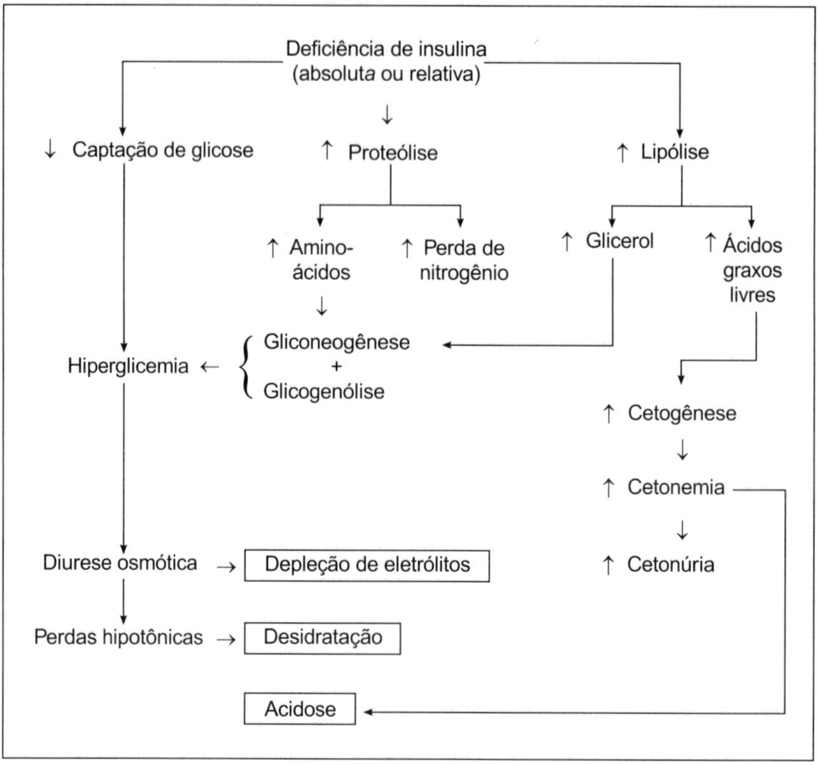

FIG. 40.1. Fisiopatologia da cetoacidose diabética (De Davidson, MD. Diabetes mellitus and hipoglycemia. In: Hershman JM ed: *Endocrine pathophysiology: a patient-oriented approach*. Philadelphia: Lea & Febinger, 1982.)

2. Anorexia, náusea, vômitos e dor abdominal (mais comum em crianças) podem estar presentes e podem simular uma emergência abdominal. Acredita-se que a cetonemia seja a responsável pela maioria desses sintomas. Alguns diabéticos que são muito sensíveis à presença até mesmo a traços de cetonas podem desenvolver náuseas e vômitos, que progridem em horas para CAD franca.
3. Íleo (secundário à depleção de potássio pela diurese osmótica em andamento) e dilatação gástrica podem ocorrer e predispõem à aspiração.
4. A respiração de Kussmaul (respiração profunda, suspirosa) está presente, assim como a compensação respiratória da acidose metabólica, e geralmente é aparente quando o pH é menor do que 7,2.
5. Neurologicamente, 20% dos pacientes não têm nenhuma alteração sensorial, enquanto 10% estão, na verdade, comatosos.

B. Exame físico

1. A hipotermia é comum na CAD. Uma febre deve ser tomada como forte evidência de infecção e vigorosamente pesquisada.
2. A hiperpnéia ou respirações de Kussmaul (a profundidade, e não a freqüência das respirações, é importante) estão presentes e estão relacionadas com o grau da acidose.
3. A taquicardia freqüentemente está presente, mas a pressão arterial geralmente é normal, exceto na presença de uma desidratação profunda.
4. Um odor de musgo (frutoso) do hálito pode freqüentemente ser detectado.
5. Um turgor cutâneo diminuído pode ser proeminente, dependendo do grau de hidratação.

6. Hiporreflexia (associada ao potássio sérico baixo) pode ser desencadeada.
7. Os sinais compatíveis com um "abdome cirúrgico", mas que se seguem a uma cetonemia grave, podem obscurecer o quadro clínico.
8. Em casos extremos de CAD, pode-se observar hipotonia, estupor, coma, incoordenação dos movimentos oculares, pupilas fixas e dilatadas e, finalmente, morte.
9. Outros sinais de doença precipitante podem estar presentes.

IV. **Dados laboratoriais**

A. **Glicose**

1. A glicose sérica geralmente está elevada acima de 300 mg/dL, apesar de os níveis variarem de quase normal a níveis muito altos, característicos de coma hiperosmolar.
2. Uma determinação importante do nível de glicose é o grau de depleção extracelular do líquido. A depleção grave resulta em fluxo sanguíneo renal diminuído e uma excreção diminuída de glicose. A diurese osmótica que resulta da hiperglicemia causa acentuada perda de líquidos e eletrólitos, desidratação e hiperosmolaridade. Em níveis normais, a contribuição da glicose sanguínea para a osmolaridade é leve. Na CAD, o grau de hiperglicemia comumente observada pode contribuir significativamente para a osmolalidade sérica elevada (geralmente acima de 340 mOsm/kg), mas não os níveis observados na síndrome hiperglicêmica hiperosmolar não cetótica (mais de 450 mOsm/kg).

B. **Cetonas.** Os três principais corpos cetônicos são o ácido β-hidroxibutírico, o acetoacetato e a acetona. Se mensurados, as concentrações totais de cetonas geralmente são maiores do que 3 mM/L e podem chegar a mais de 30 mM/L (os valores normais são de até 0,15 mM/L).

1. A concentração sérica da acetona (formada pela descarboxilação não enzimática do acetoacetato) é elevada na admissão. Geralmente é três a quatro vezes a concentração do acetoacetato. Em contraste com as outras cetonas, ela não contribui para a acidose.
2. O ácido β-hidroxibutírico e o acetoacetato acumulam-se no soro a uma velocidade de 3:1 (CAD leve) até 15:1 (CAD grave).
3. Os reagentes-padrão para o nitroprussiato [Acetesat, Ketostix, Chemstrip (uKG)] reagem com o acetoacetato, e não com o ácido β-hidroxibutírico. Eles reagem apenas fracamente com a acetona. Portanto, uma pequena leitura de cetonas não implica em ausência de cetoacidose.
4. Conforme o estado de CAD é corrigido, o ácido β-hidroxibutírico é convertido a acetoacetato, dando uma leitura mais forte ou mais positiva quando testado com nitroprussiato. No entanto, ela não indica piora do estado de CAD.

C. **Acidose**

1. A acidose metabólica é caracterizada por um bicarbonato sérico de menos de 15 mEq/L e um pH arterial de menos de 7,3.
2. Deve-se principalmente ao acúmulo dos ácidos β-hidroxibutírico e acetoacetato no soro.
3. Os corpos cetônicos são ácidos fortes que se dissociam completamente sob condições fisiológicas e, portanto, produzem acidemia.
4. Existe algum grau de acidose lática pela hipoperfusão.
5. A acidose hiperclorêmica pode existir, especialmente após a terapia intravenosa (IV) e durante a fase de recuperação da CAD (o cloreto é invariavelmente hipercorrigido).

D. **Eletrólitos**

1. O nível sérico de sódio pode ser baixo, normal ou alto. A presença de glicose sérica elevada resulta no movimento obrigatório de água do espaço intracelular para o extracelular. Essa redistribuição de água corporal pode contribuir para a **hiponatremia aparente** apesar da desidratação e da hiperosmolaridade. A presença de hipertrigliceridemia também pode contribuir para uma redução artificial de sódio sérico.
2. Os níveis séricos de potássio podem ser baixos, normais ou altos. Os níveis de potássio refletem tanto a saída de potássio das células, secundária à acidose existente, quanto o grau de contração intravascular. Em virtude disso, e de outras circunstâncias, um nível de potássio sérico normal ou alto não reflete os déficits corporais totais reais do potássio que existem uniformemente, secunda-

Tabela 40.1 Perdas médias de líquidos e de eletrólitos na cetoacidose diabética

	Requerimentos de manutenção	Perdas
Água	1.500-2.000 mL/m^2	100 mL/kg (variação de 60 a 100 ml/kg)
Sódio	45 mEq/m^2	6 mEq/kg (variação de 5-13 mEq/kg)
Potássio	35 mEq/m^2	5 mEq/kg (variação de 4-6 mEq/kg)
Cloreto	30 mEq/m^2	4 mEq/kg (variação de 3-9 mEq/kg)
Fosfato[a]	10 mEq/m^2	3 mEq/kg (variação de 2-5 mEq/kg)
Magnésio[b]		0,5-1,5 mEq/kg

[a]1 mM/litro = 1,8 mEq/litro = 3,1 mg/dL.
[b]1 mM/litro = 2 mEq/litro = 2,4 mg/dL.
Adaptado de Sperling MA. Diabetic ketoacidosis. *Pediatric Clinic Am* 1984;31:596.

riamente à diurese osmótica em andamento. Uma concentração de potássio inicialmente baixa atesta uma grave depleção e deve ser tratada agressivamente.

3. O nível sérico de fosfato pode ser normal na admissão, mas, como o potássio sérico, não reflete os déficits corporais reais que uniformemente existem enquanto os desvios do fosfato intracelular para o espaço extracelular ocorrem como parte do estado catabólico. Esse fosfato subseqüentemente é perdido na urina em virtude da diurese osmótica (Tabela 40.1).

E. **Outros testes laboratoriais**

1. Os níveis da uréia sanguínea geralmente são de 20 a 30 mg/dL, refletindo moderada depleção volumétrica.
2. A leucocitose, variando de 15.000 a 20.000/μL, ocorre freqüentemente na CAD e, portanto, não pode ser usada como uma indicação isolada de processo infeccioso.
3. Os níveis de amilase séricos podem estar elevados. A razão para isso é desconhecida, mas a elevação pode ser pancreática (mas não indicando pancreatite), ou de origem na glândula salivar.
4. As transaminases podem estar elevadas, mas a sua significância é desconhecida.
5. Os estudos da função tireoidiana na presença de CAD tendem a não ser confiáveis. Isso poderia ser outro exemplo de "síndrome eutireoidiana com enfermidade" (veja Capítulo 28).

V. **Tratamento.** Os objetivos do tratamento incluem reidratação, redução da hiperglicemia, correção dos desequilíbrios acidobásicos e eletrolíticos, e investigação dos fatores precipitantes. Existem muitas abordagens para essa correção. O fator mais importante a ser enfatizado é o monitoramento freqüente do paciente tanto clinica quanto quimicamente (contraposto a abordagem "em piloto automático") como a melhor maneira de minimizar a morbidade e a mortalidade.

A. **Técnicas gerais de tratamento**

1. Uma folha de fluxograma que inclui dados sobre a glicose e cetonas séricas, eletrólitos, uréia, creatinina, cálcio, fósforo, gases arteriais, glicose e cetonas urinárias deve ser usada. Além disso, deve-se registrar cuidadosamente uma ingesta e débito estritos, assim como o tipo de solução hidratante usada e o modo, momento e quantidade de insulina administrada. Inicialmente, os dados laboratoriais devem ser obtidos a cada 1 a 3 horas, e então menos freqüentemente, uma vez que se note melhora clínica. Os pacientes com CAD devem, em geral, ser admitidos a uma unidade de terapia intensiva, onde o monitoramento mais estrito é mais facilmente assegurado.
2. Se o paciente estiver em choque, estupor ou coma, recomenda-se o uso de uma sonda nasogástrica, especialmente se houver vômitos, e o cateter urinário também é recomendado.
3. A avaliação freqüente do potássio é vital. Um eletrocardiograma (ECG) na derivação DII é vital e pode fornecer uma avaliação rápida da hiperpotassemia (ondas T apiculadas) e hipopotassemia (ondas T achatadas e presença de ondas U). A hiporreflexia e o íleo são indicações clínicas de deficiência de potássio.

4. A cuidadosa observação do estado neurológico é vital para detectar a presença incomum, porém devastadora, do edema cerebral.
5. Com o advento dos medidores de glicose sanguínea por reflectância, as determinações de glicose podem ser rápida e acuradamente obtidas à beira do leito pelo uso da punção da ponta do dedo. Tais determinações podem ser obtidas a cada 30 a 60 minutos após o início da terapia, para ajudar a determinar a velocidade de queda na glicemia sérica e para determinar o ponto no qual a dextrose (soro glicosado a 5%) deve ser acrescentado à solução IV.

B. Terapia com líquidos e eletrólitos

1. **Princípios gerais.** A filosofia subjacente da terapia é a correção gradual dos distúrbios metabólicos característicos do estado de CAD, apesar de ajustado para cada paciente.
2. **Reposição de líquidos.** Com a hiperglicemia, a água é retirada do espaço intracelular para o extracelular, desse modo depletando o primeiro. A depleção simultânea da água extracelular (especificamente o compartimento intravascular) ocorre como resultado da diurese osmótica obrigatória. Os eletrólitos (sódio, potássio, cloreto, fosfato, magnésio) também são consideravelmente depletados, mas a diurese osmótica representa uma perda hipotônica conforme mais água do que eletrólitos é excretada. Essa perda de líquidos pode ser ainda mais agravada por outras perdas líquidas em andamento, como as que ocorrem com o vômito. O objetivo da reposição de líquidos é repletar os compartimentos extracelular e intracelular.

a. **Fase de expansão de volume**

(1) **Choque hipovolêmico grave.** O seguinte é recomendado:

(a) **Adultos.** Salina a aproximadamente 20 mL/kg durante 30 a 60 minutos ou colóide (albumina ou plasma) são administrados para manter o espaço intravascular e restabelecer a pressão arterial e a perfusão renal. Uma vez restabelecida, a velocidade de administração do líquido é reavaliada.

(b) **Crianças.** Salina a 10-20 mL/kg pode ser dada durante 30 a 60 minutos, apesar de alguns preferirem dar alíquotas de 10 mL/kg de salina normal (SN) rapidamente até que a pressão arterial seja normalizada, o tempo de enchimento capilar, melhorado (< 3 segundos), e os pulsos periféricos sejam palpáveis. Geralmente, não mais do que duas a três dessas infusões são necessárias para conseguir isso.

(2) **Expansão de volume para outras apresentações clínicas**

(a) **Adultos.** SN infundida a uma velocidade de 15 a 20 mL/kg durante uma hora (geralmente 1 a 1,5 L em um adulto médio), até que a hipotensão seja corrigida, o volume sanguíneo e a pressão arterial sejam estabilizados e o fluxo urinário se normalize (500 a 1.000 mL/h). Na ausência de insuficiência circulatória significativa, alguns recomendam menores velocidades de infusão (500 mL de SN por hora nas primeiras 2 horas), pois dados disponíveis sugeriram que essas velocidades menores resultam em correção acidobásica mais rápida.

(b) **Crianças.** Se o paciente não estiver em choque, a velocidade inicial de infusão da SN pode ser de 5 a 10 mL/kg durante a primeira hora, enquanto os resultados laboratoriais estão pendentes. O acréscimo do potássio a essas soluções depende dos níveis séricos de K+ e da ausência ou presença de oligúria.

b. **Solução de reexpansão**

(1) O líquido hidratante inicial deve ser a SN pelas seguintes razões:

(a) Conforme os níveis de glicose sérico e de tonicidade caem, a água desvia-se de volta para o espaço intracelular. Essa redistribuição pode desmascarar o grau de desidratação realmente presente no espaço intravascular, que era previamente "oculto" pelo grau de água que se desviara para dentro desse compartimento em resposta à osmolalidade sérica elevada. Esse desmascaramento pode agravar ainda mais as perdas circulatórias e, em casos graves, pode contribuir para o colapso circulatório. Portanto, o uso da SN, em vez de uma solução hipotônica, é recomendado para minimizar esse efeito.

(b) Pelo fato de os pacientes com CAD universalmente demonstrarem hiperosmolaridade, mesmo a SN pode ser hipotônica em relação à osmolalidade sérica (SN = 308 mOsm/L; 1/2 SN = 154, soro glicosado a 5%-SN = 560; soro glicosado a 5%- 1/2 SN = 406 e soro glicosaco a 5% em água = 250 mOsm/L). Se uma queda rápida na osmolalidade sérica é um contribuinte importante para o edema cerebral, redução gradual da tonicidade é desejável; isso é mais bem obtido evitando-se as soluções hipotônicas IV durante os estágios iniciais de terapia. (Alguns empregam a solução de Ringer Lactato que tem menos cloreto do que a SN, e, portanto, pode reduzir o grau de acidose hiperclorêmica que pode ser associada à terapia continuada. Ela tem 4 mEq/L de potássio e 28 mEq/L de lactato, que é lentamente metabolizado a bicarbonato. Deve-se observar que ela tem 275 mOsm/L).

c. **Fase de reidratação**

(1) **Adultos.** Após a reexpansão, a escolha subseqüente de reposição de líquidos depende do estado de hidratação, débito urinário e eletrólitos séricos. Em geral, será apropriada 1/2 SN infundida a 4 a 14 mL/kg por hora se o Na+ sérico for normal ou elevado, e SN – a uma velocidade similar –, se o Na^+ sérico corrigido for baixo. Em geral, estima-se que a reposição de líquidos em adultos corrija os déficits nas primeiras 24 horas (Tabela 40.2).

(2) **Crianças.** Em virtude do maior risco de edema cerebral nas crianças, que pode ocorrer durante a terapia da CAD, assim como uma ausência de causa óbvia, advogou-se cautela quanto à velocidade e o tipo de solução IV usada para a reidratação após a reexpansão líquida inicial. Se a ocorrência do edema cerebral é influenciada pela administração excessiva de líquidos e reposição inadequada de Na^+, muitos têm recomendado velocidades de reposição de líquido de aproximadamente 3.000 mL/m^2 por dia (variando de 2.500 a 3.500 mL/m^2 por dia), mas não excedendo 4.000 mL/m^2 nas primeiras 24 horas, independente das estimativas iniciais de déficits (apesar de isso geralmente se aproximar da manutenção mais 10% de déficit) e perdas em andamento. Outros distinguem perdas de déficits (que são necessariamente proporcionais ao peso) dos requerimentos de manutenção (que são proporcionais ao gasto energético, *i. e.*, área de superfície corporal). Eles calculam a manutenção a 1.500 a 2.000 mm/m^2 por dia e acrescentam a isso os déficits estimados de líquidos, e corrigem homogeneamente ao longo de 48 horas. Quando não se conhecem de maneira confiável os déficits de líquidos, pode-se assumir um déficit estimado de 10%. Se as perdas líquidas continuadas são consideradas excessivas, então algum grau de reposição é recomendado. Para aqueles pacientes sob maior risco para edema cerebral (idade mais jovem e apresentação inicial da diabetes) alguns sugerem que a reposição de líquido não deve exceder 2.000 a 2.500 mL/^{2} por dia. Quanto ao tipo de solução, sugeriu-se que líquidos de maior tonicidade (maior do que 1/2 SN p. ex., 2/3 SN, ¾ SN) devem ser usados durante o período de reposição inicial (primeiras 12 horas) para ajudar a prevenir a queda rápida da osmolalidade que ocorre quando as concentrações de glicose caem com a continuação da terapia. Harris sugeriu usar uma solução contendo 125 mEq/L para crianças com mais de 2 anos de idade e 100 mEq/L para bebês. Após esse período de 12-18 horas iniciais, a concentração de Na^+ é reduzida para 75 mEq/L para crianças com mais de 2 anos de idade e 50 mEq/L para bebês.

(3) Nos estágios finais da terapia pode ser usada SN 1/5 a 1/2 como líquido de reposição, pois os déficits de água livre somente são revertidos após o volume do líquido extracelular ter sido restabelecido.

(4) Se o Na^+ sérico inicial exceder 150 mEq/L, em vez da SN, uma solução com uma tonicidade menor pode ser usada (1/2, 2/3, 3/4 SN). Apesar de não ser de modo algum uma constante matemática, é útil considerar que cada elevação em 100 mg/dL na glicose sanguínea deprime o Na^+ sérico em 1,6 mEq/L. Portanto, deriva-se um Na^+ sérico "calculado".

Tabela 40.2 Resumo do tratamento da CAD em adultos e crianças

LÍQUIDOS		
Hora Fase de expansão volumétrica	0-1,2	a. Adultos: 1 litro de SN (15 a 20 mL/kg/hora) até os sinais vitais se estabilizarem. Crianças: Se houver choque: alíquotas de 10-20 mL/kg de SN rapidamente até estabilizar. Geralmente necessitam 2-3 dessas infusões, então 5-10 mL/kg de SN durante a primeira hora, dependendo do estado de hidratação b. Se o Na^+ sérico corrigido estiver abaixo de um nível que nenhuma hiperglicemia possa ser responsável ou se a hipotensão ainda estiver presente, a SN pode ser continuada c. Se o Na^+ sérico corrigido exceder 150 mEq/L então1/2, 2/3, 3/4 SN podem ser substituídas dependendo do grau de hipernatremia
Hora	2-48	a. Adultos: pode trocar para SN 1/2 dependendo do estado de hidratação, eletrólitos séricos e débito urinário. Em geral, a reposição de líquidos é calculada para repor déficits nas primeiras 24 horas Crianças: durante as horas iniciais de reposição (2-18 horas), 2/3 a 3/4 de SN é recomendada (100-125 mEq/L). Posteriormente, líquidos de menor tonicidade (1/3, 1/4, 1/2 SN) são recomendados (50-75 mEq/L) b. Velocidade de infusão: 1. Adultos:4-14 mL/kg/hora, dependendo do estado de hidratação, débito urinário e eletrólitos séricos 2. Crianças: muitos recomendam 3.000 mL/m^2, não exceder 4.000 mL/m^2 nas primeiras 24 horas de terapia. Outros recomendam *manutenção* a 1.500-2.000 ml/m^2/dia mais *déficit* (pode se estimar a 10% quando os déficits não são confiavelmente conhecidos), que é corrigido durante 48 horas 3. As perdas continuadas (tanto urinárias quanto GI) devem ser repostas quando consideradas excessivas 4. O julgamento clínico pode ditar modificações dessas recomendações c. Acrescentar soro glicosado 5 a 10% à solução IV quando a glicose sanguínea chegar a 250 mg/dL e manter a glicose sanguínea entre 200-250 mg/dL
POTÁSSIO		
Hora	0-2	a. Geralmente é melhor aguardar os resultados na admissão dos níveis de K^+ séricos antes de acrescentá-lo IV b. A menos que o K^+ inicial seja maior do que 5, 5 mEq/L, a reposição de K^+ pode ser iniciada nas primeiras 2 horas c. Adultos: se o débito urinário estiver intacto, pode-se iniciar a reposição com 20-40 mEq K^+ em cada litro de solução hidratante para manter K^+ a 4-5 mEq/litro. Crianças: se o débito urinário estiver intacto, 30-40 mEq/L de K^+ (3 mEq/kg/24 horas) é acrescentado a cada litro de solução de hidratação para manter o K^+ em mais do que 3,5 mEq/L d. Se os sinais clínicos de hipopotassemia existirem (íleo, hiporreflexia, ECG anormal) e/ou os níveis do K^+ inicial forem baixos, a depleção é grave. Em adultos, 40 mEq de K^+/hora são administrados e pode-se necessitar ainda mais para a depleção extrema. Em crianças, 4-8 mEq/kg/24 horas podem ser necessários. Na depleção extrema, pode-se não administrar a insulina até que o K^+ se eleve a mais do que 2,5 mEq/Litro. Um estrito monitoramento do ECG e níveis freqüentes de K^+ são mandatórios e. Se anúrico e hipopotassêmico, em adultos o K^+ pode ser administrado a 10-30 mEq KCl durante 1-2 horas. Em crianças, a velocidade de infusão de K^+ é de 0,25-0,5 mEq/kg/hora. É mandatória o estrito monitoramento do ECG e freqüente monitoramento do K^+
Hora	2-48	a. O potássio pode ser administrado como KCl, Kfosfato e Kacetato, geralmente em alguma combinação (2/3 KC l+ 1/3 Kfosfato, 1/2 Kfosfato + 1/2 Kacetato) b. Acompanhar os níveis de K^+ freqüentemente para ajustar a concentração da solução IV apropriadamente

(Continua)

Tabela 40.2 Resumo do tratamento da CAD em adultos e crianças *(Cont.)*

FOSFATO	a. A reposição de fosfato não é supostamente crítica na maioria dos casos, mas parece ser rotineiramente empregada b. Pode-se dar 1/3 do requerimento total de K^+ em um período de 24 horas como sal de K^+ (veja anteriormente). Se não disponível, não hesitar em repor com KCl c. Monitorar a hipopotassemia d. Não dar na presença de insuficiência renal
BICARBONATO	a. No momento, nenhuma evidência para corroborar o seu uso. No entanto: b. Pode ser considerado o seu uso se (1) hiperpotassemia ameaçadora à vida; (2) acidose lática grave complicando a CAD; (3) acidose grave (pH menor que 6,9 em adultos e menor que 7,0 em crianças), especialmente quando complicada pelo choque irresponsivo a uma terapia líquida apropriada, em uma tentativa de melhorar o débito cardíaco c. Se usado, subtrair a quantidade de Na^+ dada como bicarbonato de sódio do Na^+ nos líquidos de reposição d. Em adultos, pode-se dar 44-50 mEq durante 1-2 horas. Em crianças, as quantidades são de 1-2 mEq/kg e. Não dar como *bolus* IV
INSULINA	a. Infusão contínua: (1) 125 unidades de insulina regular/250 mL de SN para administrar 1 U/2 mL (ou outras concentrações, conforme necessário); (2) infundir via bomba de velocidade controlada. Pode fazer uma entrada via cateter IV normal; (3) Dose: 0,1 unidade/kg/hora; (4) infundir até que a cetoacidose seja resolvida. As melhoras geralmente ocorrem em 24 horas b. Injeções IM (se o acesso IV não for facilmente obtido inicialmente): (1) 10-20 unidades de insulina regular IM no deltóide como dose de ataque em adultos. Então, 5-10 unidades a cada 1 hora até que se note uma resposta adequada da glicose, então a cada 2-4 horas. Em crianças, 1/4-1 unidade/kg IM a cada 2-4 horas (se a CAD for leve, as doses são reduzidas à metade); (2) para ambos os métodos, acrescentar soro glicosado a 5 a 10% quando a glicose sanguínea chegar a 250 mg/dL
GERAIS	a. Monitoramento freqüente e estrita dos sinais vitais e do *status* neurológico b. Folha de fluxograma com resultados laboratoriais, balanço hídrico, dose e velocidade e tipo de IV c. Dosagens da glicose capilar à beira do leito (se a glicose capilar exceder 600 mg/gL, enviar amostra ao laboratório) a cada 1/2-1 hora, então a cada 2-4 horas d. Dados laboratoriais a cada 1-4 horas primeiro e, então, menos freqüentemente quando estável e. Derivação DII do ECG para monitoramento do K^+, assim como dos níveis séricos de K^+ f. A maioria dos pacientes deve estar em uma unidade de terapia intensiva

CAD = cetoacidose diabética; K^+ = potássio, SN = salina normal; GI = gastrointestinal; ECG = eletrocardiograma; Na^+ = sódio; KCl = cloreto de potássio.

[a]Para referência fácil

1. SN = 308 mOsm/L; 1/2 SN = 154; Glicose 5% - SN = 560; glicose a 5% - 1/2 SN = 406 ; glicose a 5% em água = 250
2. Estimativas da área de superfície corporal: recém-nascidos: 0,2 a 0,3 m^2; 10 kg, 0,5 m^2; 30 kg, 1,0 m^2; 50 kg, 1,5 m^2; 70 kg, 1,7 m^2.
3. Osmolalidade estimada: $2(\text{Na} + \text{K}) + \frac{\text{glicose sanguínea}}{18} + \frac{\text{uréia}}{2{,}8}$
4. *Anion gap* = Na – (Cl + HCO_3); valor normal: 8 – 16 mEq/L.
5. Na^+ sérico calculado = Na mensurado + 1,6 mEq/L $\left(\frac{\text{glicose sanguínea} - 100}{100}\right)$

3. **Potássio**

   a. Conforme a correção da acidose prossegue (por hidratação e uso da insulina), o potássio é desviado de volta para dentro das células, e os níveis séricos caem, com uma possibilidade de hipopotassemia resultante. A hipopotassemia, ao invés da hiperpotassemia, foi associada a complicações mais sérias (p. ex., arritmias ameaçadoras à vida).

   b. A reposição de potássio pode começar desde o início da terapia líquida se o débito urinário estiver intacto. Em adultos, se o K^+ sérico estiver normal na admissão, se se acrescentar 20 a 40 mEq de K^+ a cada litro de líquido IV, o K^+ sérico será mantido na variação de 4 a 5 mEq/L. Em crianças, 3 mEq/L por dia de K^+ é recomendado inicialmente. Os níveis de potássio podem cair com o início da terapia e a correção da acidose. As velocidades de infusão de potássio freqüentemente precisam ser aumentadas para manter a concentração de K^+ acima de 3,5 mEq/L. Isso geralmente é obtido acrescentando-se 30 a 40 mEq/L a cada litro de solução hidratante. O potássio pode ser acrescentado como uma combinação de cloreto de K^+, acetato de K^+, ou fosfato de K^+ (2/3 KCl e 1/3 de Kfos; 1/2 Kfos e 1/2 de K^+acetato). Se os níveis de potássio estiverem elevados na admissão ($\geq$ 5,5 mEq/L), a suplementação de potássio é suspensa e a concentração de K^+ sérico é verificada a cada hora. Os ajustes na suplementação de potássio devem ser baseados nos parâmetros eletrocardiográficos, clínicos e químicos de deficiência de K^+ que devem ser avaliados freqüentemente.

   c. Se os níveis iniciais de K^+ forem baixos, então a depleção é grave. Em adultos, se o K^+ for $\leq$ 3,3 mEq/L, 40 mEq/L de K^+ por hora são administrados (2/3 KCl e 1/3 Kfos) com a sugestão de que a insulina não seja administrada até que o $K^+ \geq$ 3,3 mEq/L. Quantidades maiores de K^+ podem ser necessárias se a depleção for muito grave (60 a 80 mEq/L de K^+ por hora). Em crianças, se a concentração sérica de K^+ for $\leq$ 3,4, então 40 a 60 mEq/L de K^+ são acrescentados à solução IV até que o K^+ seja $\geq$ 3,5 mEq. O K^+ deve ser monitorado de hora em hora.

   d. Se o paciente estiver hipopotassêmico e anúrico, a suplementação de K^+ é iniciada a 10 a 30 mEq/L de KCl, dado cautelosamente, por hora, com estrito monitoramento eletrocardiográfico. Em crianças, recomenda-se que a velocidade máxima de administração de K^+ deva ser de 0,5 mEq/L por hora, começando-se com 0,25 mEq. Quase que a toda hora, são requeridas determinações de K^+, juntamente com monitoramento eletrocardiográfico.

4. **Bicarbonato**

   a. Uma contínua controvérsia rodeia a reposição de bicarbonato. Apesar de a acidose grave poder prejudicar a contratilidade miocárdica, predispor a arritmias e diminuir a resposta cardíaca e vascular periférica ao estímulo das catecolaminas, vários fatores devem ser considerados antes de se utilizar uma terapia com álcalis.

      (1) Na cetoacidose diabética, os níveis de 2,3-difosfoglicerato (2,3-DPG) estão diminuídos (em grande parte secundariamente à depleção de fósforo) com um resultante desvio da curva de dissociação do oxigênio para a esquerda (o oxigênio é mantido mais seguro pela hemoglobina). Esse efeito é compensado pela acidose existente, de tal modo que a curva permanece essencialmente inalterada (efeito de Bohr) e o oxigênio é liberado aos tecidos normalmente. Se a terapia com o bicarbonato for iniciada, a curva desvia-se para a esquerda com teoricamente menos oxigênio sendo liberado aos tecidos.

      (2) Com a terapia com álcalis, o potássio desvia-se de volta para dentro da célula e pode potencializar a hipopotassemia.

      (3) Os corpos cetônicos são eles mesmos metabolizados pelo bicarbonato uma vez que a terapia apropriada seja iniciada (líquidos, eletrólitos, insulina), e a administração exógena de bicarbonato pode hipercorrigir, causando alcalose.

      (4) As soluções de bicarbonato comercialmente disponíveis são hiperosmolares e podem agravar a osmolalidade sérica alta já existente.

(5) A terapia com álcalis pode contribuir para os sintomas no sistema nervoso central (SNC) (desde a turvação da consciência até o coma franco). O bicarbonato combina-se com o íon hidrogênio e dissocia-se em água e dióxido de carbono. Esse dióxido de carbono facilmente cruza a barreira hematoencefálica, enquanto o bicarbonato o faz com dificuldade. Portanto, apesar da melhora nos valores do pH, uma acidose paradoxal do SNC pode ser criada ou agravada e pode afetar a consciência cerebral.

(6) Não existe qualquer evidência de que a terapia com o bicarbonato acelere a recuperação metabólica.

b. No momento, parece não haver nenhuma evidência que corrobore o uso rotineiro de bicarbonato. Situações nas quais o seu uso pode ser considerado são as seguintes:

(1) Na presença de hiperpotassemia ameaçadora à vida.

(2) Quando uma acidose lática grave complica a CAD.

(3) Em adultos com acidose grave (pH < 6,9), especialmente quando complicada por choque refratário a medidas de ressuscitação com líquido (SN, plasma, albumina, sangue total) em uma tentativa de melhorar o débito cardíaco. Em crianças, se o pH permanecer abaixo de 7,0 após a hora inicial de hidratação, parece prudente considerar o uso de bicarbonato.

c. Em adultos com pH < 6,9, 100 mmol de bicarbonato de sódio são acrescentados a 400 mL de água estéril e administrada a 200 mL/hora. Em pacientes com um pH 6,9 a 7,0, 50 mmol de bicarbonato de sódio são diluídos em 200 ml de água estéril e dados durante uma hora. Nenhum bicarbonato é necessário se o pH for maior do que 7,0.

d. Em crianças, uma dose de 1 a 2 mEq/kg é recomendada durante uma hora apesar de alguns clínicos recomendarem 1 a 3 mEq/kg ao longo de 12 horas. O bicarbonato de sódio pode ser acrescentado a 1/2 SN com qualquer K^+ necessário, e esta solução pode ser usada como solução de reidratação para aquela hora. Nenhuma terapia com bicarbonato é necessária se o pH for ≥ 7,0. Se se usa soluções de hidratação diferentes, a combinação de Na no bicarbonato de sódio e o Na na solução IV não devem exceder a concentração da SN.

5. Fosfato

a. A terapia com fosfato também é uma questão um pouco controversa no tratamento da CAD. As reservas totais de fósforo podem estar acentuadamente depletadas na CAD. No entanto, a concentração sérica de fosfato geralmente está ligeiramente elevada ou na variação normal-alta na admissão em virtude da concentração vascular. Na depleção grave (níveis séricos menores que 0,5 mg/dL) pode ocorrer uma disfunção orgânica séria (rabdomiólise, alterações da consciência, fraqueza muscular, função cardíaca prejudicada e insuficiência respiratória). No entanto, na realidade, a deficiência geralmente é clinicamente silenciosa e apenas detectada quimicamente. Também deve-se recordar que a reposição vigorosa de fosfato pode precipitar tanto a hipocalcemia quanto a hipomagnesemia. Pode-se argumentar que, para evitar a fraqueza cardíaca e muscular e a depressão respiratória devida à hipofosfatemia, em pacientes com disfunção cardíaca, anemia e depressão respiratória, e naqueles com níveis de fosfato < 1,0 mg/dL, a reposição pode ser benéfica. Atualmente, um certo grau de reposição de fosfato é rotineiramente aceito.

b. Se reposto, ele é dado como fosfato de potássio, substraindo-se esta quantidade de potássio da que é administrada como cloreto de potássio. Um requerimento mínimo de 90 mEq (50 mM) de fosfato nas primeiras 24 horas pode ser antecipado no adulto. Em crianças, a reposição de potássio pode ser calculada com segurança a 1 mEq/kg por dia. Geralmente, pode-se simplesmente dar um terço do requerimento total de potássio (Tabela 40.1) como sal de fosfato. Isso geralmente pode ser feito acrescentando-se 20 a 30 mEq/L de fosfato de potássio aos líquidos de reposição. A terapia com fosfato não deve ser empregada em pacientes com insuficiência renal.

6. Magnésio. A concentração normal de magnésio é de 1,5 a 2,5 mEq/L. Apesar de depletado (geralmente na acidose prolongada), geralmente não é um problema na maioria dos casos de CAD. Se o nível de magnésio é baixo e o paciente estiver sintomático (geralmente < 1 mEq/L), a reposição pode ser administrada como duas injeções intramusculares de 2,5 a 5,0 mL (total de 20 a 40 mEq) de $MgSO_4$ a 50% (1 mL = 4 mEq de magnésio) no adulto. Em crianças, pode-se dar aproximadamente 0,2 mL de $MgSO_4$ a 50%/kg por 24 horas, intramuscularmente em duas ou três doses divididas.

C. **Terapia com insulina**

1. A insulina pode ser administrada por vias subcutânea (SC), IM ou IV, dependendo da situação clínica. Na CAD leve (pH ≥ 7,3, CO_2 > 15 , com desidratação de 5 a 10%), especialmente se a hidratação IV for considerada desnecessária, 0,25 U/kg a cada 3 a 4 horas pode ser dada subcutaneamente. A insulina SC pode também ser usada se apenas breves períodos de hidratação IV forem antecipados, seguidos por uma hidratação oral contínua. Uma insulina de ação curta (regular) ou um análogo da insulina (Humalog) devem ser usados com monitoramento horário da glicose à beira do leito.
2. Na CAD moderada a grave, a insulina IV é a via preferida. No entanto, se o acesso IV for difícil, e a perfusão tissular for boa, pode-se dar a insulina intramuscular ou subcutaneamente.
3. A infusão de insulina em baixas doses é o modo de administração da insulina que agora é geralmente aceito para crianças e adultos. Os benefícios derivados da infusão contínua de insulina em baixas doses são os seguintes:
   a. Ela evita os prejuízos potenciais das flutuações rápidas e erráticas da glicose sérica e osmolares.
   b. Evita, em maior extensão, episódios de hipoglicemia tardia e hipopotassemia.
   c. Com uma quantidade constante de insulina, uma queda linear estável na glicose pode ser esperada (geralmente 80 a 100 mg/dL por hora, apesar de isso variar de paciente para paciente) e modificações apropriadas na solução IV antecipadas (*i. e.*, acréscimo de glicose à solução inicial de hidratação quando a concentração sérica de glicose cai para 250 mg/dL).
   d. Tem a vantagem de ajustar instantaneamente a insulina infundida em resposta a alterações clínicas e químicas súbitas.
4. **Manuseio da infusão de insulina e das concentrações de glicose IV**
   a. A insulina regular é misturada à SN para dar as concentrações desejadas (p. ex., 125 U de insulina regular em 250 mL de SN para dar 1/2 mL). Em crianças e em bebês, o volume final da diluição não deve ser excessivo, mas deve ser adequado para a administração de pequenas doses de insulina.
   b. Uma dose de ataque não é necessária, apesar de alguns darem 0,1 unidade/kg de insulina IV (não excedendo 5 a 7 U). Dar um *flushing* na tubulação IV é recomendado. Uma bomba controlada pela freqüência pode ser enrolada dentro da linha IV regular.
   c. A solução de insulina é infundida na velocidade de 0,1 U de insulina regular por quilograma por hora. Essa velocidade é calculada para diminuir a glicose sérica em 80 a 100 mg/dL por hora.
   d. O acréscimo de glicose à solução intravenosa é necessário para a correção da lipólise tissular e da acidose. Uma solução de glicose a 5 a 10% é acrescentada ao cateter IV para se evitar uma redução rápida do nível de glicose e para ajudar a manter a concentração de glicose sanguínea em aproximadamente 200 a 250 mg/dL nas primeiras 12 a 24 horas de terapia.
   e. Recomendam-se punções das pontas dos dedos a cada meia hora a uma hora para a determinação da glicose.
   f. Se o nível de glicose não melhorar após uma hora de infusão, a velocidade é duplicada até que se observe uma resposta. Se após uma hora suplementar ainda não houver nenhuma resposta, a infusão é duplicada novamente, com o adendo de que o acesso IV deve ser verificado quanto ao seu funcionamento correto.
   g. Se em 3 a 4 horas após o início da terapia (seguindo as recomendações feitas na Seção 2.f., anteriormente) não houver melhora do metabolismo (nenhuma queda na glicose sérica e nenhuma melhora, ou piora, no pH), a subidratação, a infecção oculta ou outros problemas clínicos coexistentes podem estar complicando a resposta clínica. Se essas últimas condições forem improváveis, doses crescentes de insulina podem indicar o tipo mais raro de resistência insulínica que requer doses muito altas.

h. O principal objetivo da terapia é interromper a cetogênese e reverter a acidose, além de reduzir o nível de glicose. Ao longo de horas, o nível de glicose responde à terapia mais rapidamente do que a cetoacidose. Um erro comum é diminuir consideravelmente ou fechar a infusão de insulina quando os níveis de glicose se aproximam das variações normais (glicose a 5% já tendo sido acrescentada a solução IV). Já que a meia-vida da insulina é bastante breve (4 a 5 minutos), essa situação poderia causar piora da cetoacidose. Portanto, quando confrontada com essa situação, em vez de diminuir a infusão da insulina, pode-se aumentar a velocidade de hidratação IV se os cálculos de requerimentos de líquidos permitirem ou acrescentarem mais substrato de glicose (7,5-10-12,5%) à solução IV.

i. Conforme foi previamente observado, a medida dos níveis de cetonas séricas pode não refletir a melhora no estado metabólico. A melhora no bicarbonato e no pH séricos e uma redução no *anion gap* são indicadores mais confiáveis. O *anion gap* normal (Na – (CO_2 + Cl) = 12 a 14) está aumentado na CAD.

j. Uma vez iniciada, a infusão de insulina pode ser continuada até que a acidose seja completamente corrigida e o bicarbonato sérico esteja de volta ao normal (geralmente 12 a 24 horas) antes de se trocar para a insulina SC. No entanto, se por qualquer motivo se desejar suspender a infusão de insulina e iniciar a insulina SC, um nível de bicarbonato sérico de 17 mEq/L pode ser usado como um ponto de troca adequado. Outro erro comum é o retardo entre o momento em que a infusão de insulina é suspensa e quando a primeira dose de insulina regular ou Humalog SC é dada. Deve-se dar a primeira dose SC de insulina (ou regular ou Humalog, isolada ou combinada com uma insulina de ação intermediária) aproximadamente 15 minutos antes da suspensão da infusão.

k. Após a suspensão da infusão de insulina, não é necessário trocar para a tradicional escala de cobertura de insulina regular a cada 4 horas. Em vez disso, recomenda-se o seguinte:

(1) Uma dose total de insulina de aproximadamente 0,7 U/kg deve ser administrada com uma variação de 0,5 a 1,0 U/kg por dia.

(2) Dar 2/3 dessa quantidade total 30 minutos antes do café-da-manhã (ou com o café-da-manhã com Humalog) e o restante 1/3 antes da ceia.

(3) Dar 1/4 a 1/4 das doses da manhã e da noite como regular ou Humalog e o resto como NPH.

(4) Manter em mente que quanto menor for a criança, maior a sensibilidade à insulina regular ou Humalog. Portanto, uma dose menor de qualquer uma dessas insulinas de ação curta pode ser dada primeiramente quando combinada com a NPH.

(5) Ajustar nos dias subseqüentes com base nas leituras das tiras de sangue capilar obtidas às 8 e 10 h da manhã, meio-dia, 4 h da tarde, meia-noite e 4 h da manhã, assim como pelos ajustes dietéticos.

IV. Complicações

A. Anormalidades metabólicas precisam ser vigiadas e rapidamente corrigidas (acidose grave, hipopotassemia, hipoglicemia e hipopotassemia).

B. Complicações não metabólicas também podem ser devastadoras e, portanto, precisam ser consideradas durante a avaliação do paciente.

1. **Infecção.** Apesar de um acompanhamento ocasional da cetoacidose, a infecção raramente é causa de morte. A temperatura elevada deve levar a uma séria pesquisa de um foco infeccioso.
2. **Choque.** A gravidade do choque depende do grau de depleção volumétrica e de acidose. Se o paciente não responde às técnicas de ressuscitação habituais, deve-se considerar os fatores etiológicos, como choque cardiogênico (secundário a infarto do miocárdio) e sepse por gram-negativos.
3. **Trombose vascular.** Geralmente é secundária a uma desidratação grave, viscosidade sérica alta e baixo débito cardíaco. Os vasos cerebrais parecem ser os mais suscetíveis. Ocorre horas a dias após o início da terapia.
4. **Edema pulmonar.** Pode existir em uma base não cardiogênica. Supõe-se que seja devido a uma agressiva terapia com cristalóides.

5. **Edema cerebral**

a. O edema cerebral ocorre em 1 a 2% das crianças com CAD, e o seu prognóstico é ruim. O início típico é de 4 a 16 horas após o início da terapia apesar de indicações de melhora bioquímica. Deve-se observar que alguns pacientes se apresentam com edema cerebral antes de qualquer terapia.

b. Tipicamente, no momento da admissão, nada separa esses pacientes daqueles que se dão bem com modos similares de terapia. Horas após o início da terapia, ocorrem cefaléia, letargia, estupor mental e inconsciência no paciente previamente consciente.

c. No exame, observam-se sinais de pressão intracraniana aumentada, inclusive papiledema, oftalmoplegia e pupilas fixas, dilatadas ou desiguais. O diabetes insípido e a hiperpirexia foram descritos. Essa condição leva rapidamente à morte; houve alguns poucos relatos de recuperação espontânea.

d. Diversas causas foram sugeridas como fatores etiológicos, inclusive uma queda rápida dos níveis de glicose com o movimento da água para dentro do espaço intracelular, resultando em edemaciamento das células cerebrais; diminuição rápida da pressão oncótica plasmática (secundária à administração de soluções livres de proteínas); hipóxia do SNC; e pH cerebral alterado com acidose paradoxal do líquor agravada pelo uso de bicarbonato exógeno. Alguns sugeriram que uma falha da concentração sérica de sódio em se elevar conforme as concentrações de glicose declinam é um marcador de administração excessiva de água livre, e, nesses pacientes, pode estar presente um maior risco de edema cerebral. No entanto, parece que, no momento, nenhum fator pode, com clareza, ser implicado como causador no desenvolvimento do edema cerebral. (O leitor é recomendado a revisar as referências para os pontos de vista mais abrangentes).

e. Quedas rápidas na osmolalidade sérica devem ser evitadas. Isso pode ser conseguido usando-se a SN como solução inicial de hidratação, seguida por soluções de tonicidade superiores a 1/2 SN nas primeiras horas de terapia; permitindo que os níveis de glicose sérica caiam lentamente ao longo das primeiras horas de terapia (retardar o uso de insulina por mais de 2 horas enquanto se infunde SN foi recomendado, mas isso obviamente depende do grau de hiperglicemia e de acidose, e das condições clínicas do paciente); usando uma infusão constante de insulina em baixas doses em vez de terapia em grandes *bolus*; e terapia prolongada por 48 horas, em vez de 24 horas.

f. O edema cerebral pode ser abrupto e se apresentar sem nenhuma advertência, ou pode ser prenunciado por letargia, cefaléias e incontinência. Deve-se suspeitar de edema cerebral iminente se existir um estado mental em declínio ou flutuante; desenvolvimento súbito de hipertensão não detectada na apresentação; um declínio inesperado no débito urinário sem melhora clínica ou diminuição dos líquidos IV; queda do Na^+ corrigido para níveis hiponatrêmicos ou queda da osmolalidade efetiva ($E_{osm} = 2 \times Na^+ + \text{glicose}/18$) para menos de 275 mOsm/kg. Sinais mais funestos incluem pupilas dilatadas, não responsivas, pupilas irregulares ou desiguais, hipotensão e bradicardia e coma.

g. Se o edema cerebral for diagnosticado, o tratamento envolve o uso imediato de manitol IV (0,25-0,5-1 g/kg durante 20 minutos; isso pode ser repetido a intervalos horários conforme necessário); uso de dexametasona (0,25 a 0,50 mg/kg por dia, dividido a cada 4 a 6 horas) e furosemida (1 mg/kg) apesar de não existirem evidências quanto à eficácia deles. Outras medidas incluem a elevação na cabeceira da cama; redução na velocidade de infusão IV e possível ventilação mecânica para ajudar a reduzir o edema cerebral.

Síndrome de Hiperglicemia Hiperosmolar

I. **Princípios gerais.** A síndrome hiperglicêmica hiperosmolar (SHH) é também denominada coma ou distúrbio não cetótico hiperglicêmico hiperosmolar ou síndrome de desidratação hiperglicêmica. Ocorre em pacientes de meia-idade ou idosos. A maioria destes tem diabetes tipo 2 ou nenhuma história prévia de diabetes. A ausência de cetose nesta síndrome foi tradicionalmente explicada pela presença de níveis de insulina elevados o suficiente para prevenir a lipólise e a cetogênese, mas não altos o suficiente para evitar a hiperglicemia. No entanto, outros mecanismos precisam estar em jogo, já que se observou que, em alguns casos de SHH, os níveis de insulina não são acentuadamente diferentes daqueles observados na CAD. A hiperglicemia extrema pode ser explicada pela coexistência da função renal diminuída na grande maioria desses pacientes.

II. Fatores predisponentes

A. SHH parece ocorrer espontaneamente em aproximadamente 5 a 7% dos pacientes.

B. Em 90% dos pacientes, algum grau de insuficiência renal parece coexistir.

C. A infecção (p. ex., pneumonia, infecção do trato urinário, sepse por Gram-negativo) freqüentemente é uma causa precipitante subjacente.

D. O uso de determinadas drogas foi associada a esta condição.

1. Os esteróides aumentam a gliconeogênese e antagonizam a ação da insulina.
2. Os diuréticos que eliminam potássio, como os tiazídicos e a furosemida, podem reduzir a secreção da insulina causando hipopotassemia.
3. A fenitoína inibe a secreção da insulina
4. Outras drogas, como o propanolol, azatioprina e diazóxido, também foram associadas à SHH.

E. Outras doenças clínicas, como o acidente cerebrovascular (AVC), hematoma subdural e pancreatite aguda, e queimaduras graves foram associadas à SHH.

F. O uso de soluções concentradas de glicose, como as utilizadas na hiperalimentação periférica ou na diálise renal, foram associadas à SHH.

G. Distúrbios endócrinos, como a acromegalia, doença de Cushing e a tireotoxicose, também foram associados à SHH.

III. Apresentação clínica

A. Sinais e sintomas

1. Poliúria, polidipsia, perda de peso, fraqueza e alterações progressivas no estado de consciência (presente em 50% dos pacientes) ocorrem ao longo de vários dias a semanas.
2. Aqueles que estão em coma (30%) tendem a ter uma osmolalidade sérica maior do que 340 mOsm/kg.
3. Em virtude das outras condições subjacentes (como AVC e hematoma subdural) outras causas de coma devem ser mantidas em mente, especialmente em idosos.
4. As convulsões ocorrem em 5% dos pacientes.

B. Exame físico

1. Invariavelmente está presente uma desidratação grave.
2. Vários déficits neurológicos (como coma, hemiparesia transitória, hiper-reflexia e arreflexia generalizada) comumente estão presentes. Estados alterados da consciência da letargia até o coma são observados.
3. Achados associados a problemas médicos coexistentes (p. ex., doença renal, doença cardiovascular) podem ser evidentes.

IV. Achados laboratoriais

A. Os níveis da glicose sanguínea de 600 a 2.000 mg/dL são comuns.

B. Uma osmolalidade sérica acentuadamente elevada está presente (pelo menos 320 mOsm/L e geralmente mais do que 350 mOsm/L). A osmolalidade sérica efetiva pode ser calculada a partir da seguinte fórmula:

$$\text{mOsm/litro} = 2(\text{Na}) + \frac{\text{glicose sanguínea}}{18} + \frac{\text{uréia}}{2{,}8}$$

C. A uréia pode estar elevada a níveis maiores (70 a 90 mg/dL) do que geralmente são observadas na CAD (20 a 40 mg/dL) (Tabela 40.3).

D. As cetonas séricas geralmente não são detectáveis, e os pacientes não estão acidóticos.

E. O sódio sérico pode ser elevado, normal ou baixo. Os déficits de sódio em pacientes com SHH variam de 5 a 10 mEq/kg. Com o grave grau de desidratação geralmente observado no SHH, espera-se um nível elevado de sódio sérico. No entanto, com o acentuado desvio de água do espaço intracelular para o extracelular devido à acentuada hiperglicemia, o sódio sérico pode ser normal ou até mesmo baixo. Para cada 100 mg/dL de elevação de glicose sérica, o sódio sérico tende a ser redu-

Tabela 40.3 Comparação entre o coma hiperosmolar não cetótico e a cetoacidose diabética

Quadro clínico	CDHNC	CAD
Geral	Mais desidratado, não acidótico	Mais acidótico, menos desidratado
Idade do paciente	Meia-idade a idoso	Jovem
Tipo de diabetes	Tipo 2	Tipo 1
História prévia de DM	Aproximadamente 50%	Quase sempre
Duração do declínio	Dias a semanas	Horas a dias
Sintomas neurológicos/ obnubilação mental	Muito comum: estupor/coma	Varia: alerta, sonolento, estupor/coma (incomum)
Doença renal ou cardiovascular subjacente	Muito freqüente	Não é comum
Achados laboratoriais		
Glicose sanguínea	Mais de 600 mg/dL	Mais de 250 mg/dL
Cetonas séricas	Ausentes ou poucas	Positivas
Sódio sérico	Normal, elevado ou baixo	Baixo ou normal
Potássio sérico	Normal ou elevado	Elevado, normal ou baixo
Bicarbonato sérico	> 15 mEq/L	< 15 mEq/L
Anion gap	Normal (10-12 mEq)	> 12 mEq
PH do sangue	> 7,3	< 7,3
Osmolalidade efetiva	> 320 mOsm/L	< 320 mOsm/L e variável
Uréia sérica	Maior do que na CAD	20-30 habitualmente
Mortalidade	12-46%	1-10%
Tratamento após recuperação	Dieta apenas ou com agente hipoglicemiante oral	Insulina

CDHNC, coma diabético hiperosmolar não-cetótico; CAD, cetoacidose diabética; DM, diabetes melito.
Modificado de Kozak GP, Rolla AR. Diabetic comas. In: Kozak GP et al. *Clinical diabetes mellitus.* Philadelphia: WB Saunders, 1982:12.

zido em 1,6 mEq/L. Portanto, para um paciente se apresentar com hipernatremia e grave hiperglicemia, precisa estar presente uma grave desidratação.

F. A deficiência de potássio também existe, e os déficits podem ser calculados em aproximadamente 5 mg/kg. Os níveis de potássio sérico podem ser altos (secundários aos efeitos da hiperosmolaridade conforme ela retira potássio das células), normal ou baixo (pelas acentuadas perdas urinárias pela diurese osmótica). O que prevalece depende do grau de hiperosmolaridade e do grau de diurese.

V. Tratamento

A. Técnica geral de tratamento

1. Esta condição é uma emergência médica e o paciente deve ser colocado em uma unidade de terapia intensiva.
2. Muitas das técnicas de tratamento recomendadas para um paciente com CAD são aplicáveis aqui (ver "Cetoacidose Diabética", Seção V.A.).

B. Hidratação e terapia eletrolítica

1. Reposição líquida

a. É importante recordar que são a grave hiperglicemia e o concomitante desvio obrigatório de água do compartimento intravascular para o extravascular que evitam que este último espaço entre em colapso no momento da depleção grave de líquidos. Além disso, em um paciente que esteja hiponatrêmico, a glicose sérica acentuadamente elevada pode ser o único suporte do compartimento intravascular. Com uma correção rápida demais da hiperglicemia, pode ocorrer o choque hipovolêmico em potencial (conforme o líquido se move do espaço extracelular para dentro do espaço intracelular).

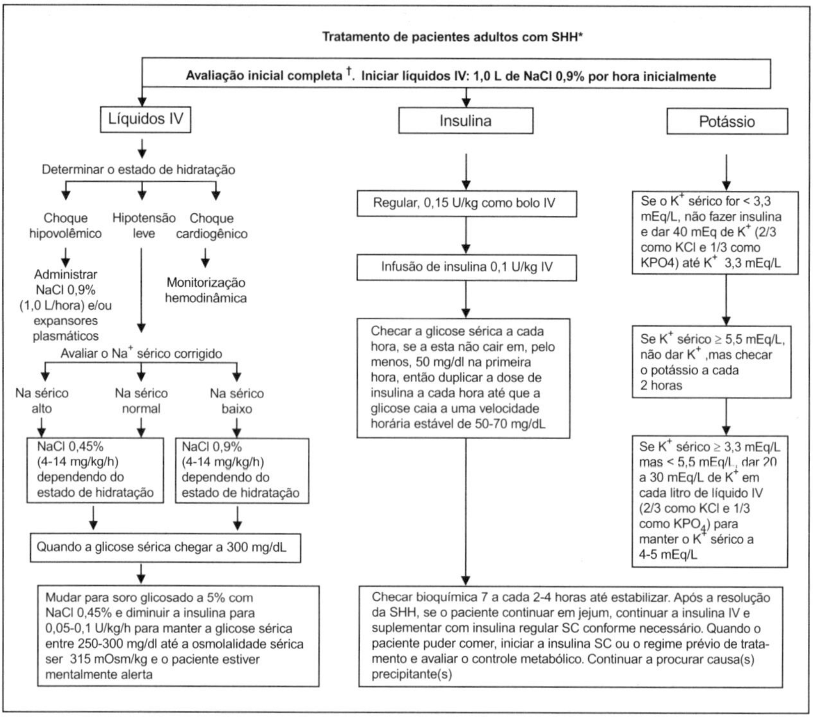

FIG. 40.2. Protocolo para o tratamento dos pacientes adultos com SHH. *Critérios diagnósticos: glicose sanguínea > 600 mg/dL; pH arterial > 7,3; bicarbonato > 15 mEq/L, osmolalidade sérica efetiva > 320 mOsm/kg H_2O e leve cetonúria ou cetonemia. Este protocolo é para pacientes admitidos com alterações no estado mental ou desidratação grave que precisam de admissão a uma unidade de terapia intensiva. Cálculo da osmolalidade sérica efetiva: 2 [Na mensurado (mEq/L) + glicose (mg/dL)/18).]† Após história e exame físico, obter gasometria arterial, leucograma completo com contagem diferencial, EAS, glicose plasmática, uréia, eletrolitos, perfil bioquímico e níveis de creatinina STAT, assim como eletrocardiograma. A radiografia de tórax e as culturas conforme necessárias.‡ O Na sérico deve ser corrigido para a hiperglicemia (para cada 100 mg/dL de glicose > 100 mg/dL, acrescentar 1,6 mEq ao valor de Na com o valor sérico corrigido). (Reproduzido de Hyperglicemic Crises in Patients with Diabetes Mellitus.)

b. É a hipovolemia grave existente e a sua potencial agravação que devem ser imediatamente atendidas pela infusão de SN para reexpandir o espaço extracelular. A velocidade recomendada de infusão é de 1 L/hora (Fig. 40.2) até que a pressão arterial e o pulso estejam estáveis e o débito urinário seja adequado. Uma vez que esses parâmetros tenham se estabilizado, usa-se SN 0,5 a uma velocidade de 4 a 14 mL/kg por hora, dependendo do estado de hidratação, resposta clínica prévia e perdas líquidas em andamento. Se o sódio sérico for normal ou alto, recomenda-se 1/2 SN; se o sódio sérico for baixo, então SN é recomendada.

c. Os pacientes que precisam de grande reposição de volume ou apresentam doença cardíaca ou renal coexistente precisam de medidas da pressão venosa central ou de pressão capilar pulmonar. Em geral, as perdas hídricas tendem a ser algo maiores aqui do que na CAD. Geralmente, a metade das perdas é reposta nas primeiras 12 horas, e o resto, nas 24 horas subseqüentes.

2. **Eletrólitos.** Uma vez que o fluxo urinário tenha sido restabelecido, o potássio deve ser acrescentado para começar a repleção dos déficits corporais totais. O cloreto de potássio 20 a 40 mEq/L é recomendado, com ajustes nas concentrações sendo feitas de acordo com os resultados das medidas freqüentes no potássio. Se o paciente estiver oligúrico e o nível de potássio for baixo, então 10

a 30 mEq/L de cloreto de potássio podem ser administrados lentamente durante 1 a 2 horas com cuidadoso monitoramento eletrocardiográfico. Já que existe depleção de fosfato e de cloreto também, a reposição de potássio pode ser dada sob a forma de sais de fosfato e de cloro.

C. **Terapia com insulina**

1. A insulina é administrada como uma infusão contínua a 0,1 U/kg por hora. Alguns administraram um *bolus* IV de 0,1 a 0,15 U/kg primeiro.
2. Pelo fato de a terapia insulínica causar uma queda nos níveis de glicose, a água desvia-se para dentro das células, e a hipotensão e oligúria existentes podem ser agravadas ainda mais. Portanto, inicialmente, alguns advogam o retardo na terapia com insulina enquanto se infunde SN (especialmente se o paciente também estiver hiponatrêmico) até que os sinais vitais tenham melhorado.
3. Se estiver presente um estresse adicional (sob a forma de infarto do miocárdio, AVC ou queimaduras graves) a concentração de insulina pode precisar ser aumentada (duplicada a cada 4 h) se uma redução apropriada na glicose não for notada. Uma vez que os níveis da glicose atinjam 200 a 250 mg/dL, soro glicosado a 5% é acrescentado à solução eletrolítica. Geralmente, uma vez estabilizadas, a maioria dos pacientes pode dispensar a insulina e ser tratada com dieta somente ou com uma combinação de dieta e agentes hipoglicemiantes orais.

IV. **Complicações.** Relata-se que a mortalidade é de 10 a 40%. Foi associada a convulsões, trombose venosa profunda, embolismo pulmonar, pancreatite e insuficiência renal. A morte geralmente é atribuível a uma doença clínica grave associada e não à hiperosmolaridade.

Referências Selecionadas

American Diabetes Association. Hyperglycemic crises in patients with diabetes mellitus. *Clinical Diabetes* 2001;19:2.

Bell DSH, Alele J. Diabetic ketoacidosis. *Postgrad Med* 1997;101:4.

Boschert S. Cerebral edema in diabetic ketoacidosis. *Pediatr News* November 2000.

Butkiewicz EK, et al. Insulin therapy for diabetic ketoacidosis. *Diabetes Care* 1995;18:8.

Cefalu W Diabetic ketoacidosis. *Crit Care Clin* 1991;7:89.

Davidson M. *Diabetes mellitus: diagnosis and treatment,* 3rd ed. New York: Churchill Livingstone, 1991.

Delaney MF, Zisman A, Kettyle WM. Diabetic ketoacidosis and hyperglycemic, hyperosmolar nonketotic syndrome. *Endocrinol Metabol Clin N Am* 2000;29:4.

Duck SC, et al. Factors associated with brain herniation in the treatment of diabetic ketoacidosis. *J Pediatr* 1988;113:10-13.

Dunger DB, Edge JA. Predicting cerebral edema during diabetic ketoacidosis. *N Engl J Med* 2001;344:4.

Finberg L. Why do patients with diabetic ketoacidosis have cerebral swelling, and why does treatment sometimes make it worse? *Arch Pediatr Adolesc Med* 1996;150.

Fleckman AM. Diabetic ketoacidosis. *Endocrinol Metabol Clin N Am* 1993;22:2.

Flordalisi I, Harris GD. Diabetic ketoacidosis. *Saunders Manual of Pediatric Practice, 2nd edition.* In press.

Foster DJ, McGarry JD. The metabolic derangements and treatment of diabetic ketoacidosis. *N Engl J Med* 1983;309:159.

Glaser N, et al. Risk factors for cerebral edema in children with diabetic ketoacidosis. *N Engl J Med* 2001;344:4.

Glaser NS, Kupperman N, Yee CKJ, et al. Variation in the management of pediatric diabetic ketoacidosis by specialty training. *Arch Pediatr Adolesc Med* 1997;151.

Gonzalez-Campy JM, Robertson BP. Diabetic ketoacidosis and hyperosmolar nonketotic state. *Postgrad Med* 1996;99:6.

Hafeez W, Vuguin P. Managing diabetic ketoacidosis: a delicate balance. *Contemp Pediatr* 2000;17:6.

Harris G, et al. Safe management of diabetic ketoacidemia. *J Pediatr* 1988;113:567.

Harris G, et al. Minimizing the risk of brain herniation during treatment of diabetic ketoacidemia: a retrospective and prospective study. *J Pediatr* 1990;117:22.

Harris GD, Fiordalisi I. Physiologic management of diabetic ketoacidosis. *Arch Pediatr Adolesc Med* 1994;148.

Israel R. Diabetic ketoacidosis. *Emerg Med Clin N Am* 1989;7:859.

Kaufman FR, Halvorson M. The treatment and prevention of diabetic ketoacidosis in children and adolescents with type 1 diabetes. *Pediatr Ann* 1999;28:9.

Lebovitz HE. Diabetic ketoacidosis. *Lancet* 1995;345.

Leonard RCF, et al. Acute respiratory distress in diabetic ketoacidosis: possible contribution of low colloid osmotic pressure. *Br Med J* 1983;286:760.

Lipsky MS. Management of diabetic ketoacidosis. *Am Fam Physician* 1994;49:7.

Matz R. Management of the hyperosmolar hyperglycemic syndrome. *Am Fam Physician* 1999;60:5.

Rosenbloom AL. Intracerebral crises during treatment of diabetic ketoacidosis. *Diabetes Care* 1990;13:1.

Rosenbloom AL. Intracerebral crisis during treatment of diabetic ketoacidosis. *Diabetes Care* 1990;13:22.

Rosenbloom AL. Letter to the editor. *J Pediatr* 1990;117:1009.

Seidel J. New protocol for DKA in the ED. Los Angeles Pediatric Society. *News* 2000;65:3.

Siperstein MD. Diabetic ketoacidosis and hyperosmolar coma. *Endocrinol Metab Clin N Am* 1992;21:45.

Sperling MA. Diabetic ketoacidosis. *Pediatr Clin N Am* 1984;31:591.

Umpierrez GE, Khajavi M, Kitabchi AE. Review: Diabetic ketoacidosis and hyperglycemic hyperosmolar nonketotic syndrome. *Am J Med Sci* 1996;311:8.

Wachtel TJ. The diabetic hyperosmolar state. *Clin Geriatr Med* 1990;6:797.

White NH. Diabetic ketoacidosis in children. *Endocrinol Metabol Clin N Am,* 2000;29:4.

Wittlesey CD. Case study: Diabetic ketoacidosis complications in type 2 diabetes. *Clin Diabetes* 2000;18.

41. SÍNDROME X: DEFINIÇÃO, DIAGNÓSTICO E TRATAMENTO

Gerald M. Reaven

I. **Resistência à insulina e hiperinsulinemia compensatória.** Postula-se que o defeito fundamental na síndrome X seja a resistência à disposição da glicose pelo músculo mediada pela insulina. Esta ação da insulina varia aproximadamente dez vezes na população não diabética, e quanto mais resistente à insulina for um indivíduo, maior o grau de hiperinsulinemia compensatória necessária para prevenir a descompensação da tolerância à glicose. É essa combinação da resistência à insulina e hiperinsulinemia compensatória que diferencia a síndrome X do diabetes tipo 2. Aproximadamente 50% da variabilidade na disposição da glicose mediada pela insulina nos não-diabéticos pode ser atribuída a influências genéticas, com variações no estilo de vida responsável pelo restante. A obesidade e a inatividade física são duas das mais importantes variáveis em estilo de vida que reduzem a ação da insulina e são responsáveis por aproximadamente 20 a 25% cada da variabilidade na ação da insulina de pessoa para pessoa. Apesar dessa estimativa poder não ser inteiramente acurada, ela representa uma aproximação razoável. O ponto crucial é que variações no peso corporal e no nível de atividade física são moduladores da ação da insulina; elas não são a causa primária da resistência à insulina.

Apesar de a hiperinsulinemia compensatória poder prevenir o desenvolvimento do diabetes tipo 2 nos indivíduos resistentes à insulina, a vitória é destituída de sentido. Em 1988, uma relação entre a resistência à insulina e um agrupamento de anormalidades relacionadas, todas as quais aumentando o risco de doença coronariana (DAC), foi identificada e designada como síndrome X. O propósito deste capítulo é resumir as evidências que ligam a resistência à insulina e a hiperinsulinemia compensatória a todas as anormalidades que agora presumivelmente compõem a síndrome X (Tabela 41.1).

II. **Anormalidades relacionadas com a resistência à insulina e a hiperinsulinemia compensatória**

A. **Metabolismo da glicose.** A maioria dos indivíduos insulinorresistentes mantém uma tolerância normal à glicose secretando grandes quantidades de insulina. Dentro dessa população, quanto maior o grau de resistência à insulina, maior a concentração plasmática de glicose. Em um subgrupo muito menor de indivíduos resistentes à glicose, o grau de hiperinsulinemia compensatória não é suficiente para manter a tolerância normal da glicose, e tais pessoas serão classificadas como tendo uma tolerância à glicose prejudicada. Em um número ainda menor de indivíduos resistentes à insulina, a função secretória da insulina falha a tal grau que permite que uma hiperglicemia manifesta se desenvolva. Tais indivíduos têm diabetes tipo 2 e devem ser distinguidos dos indivíduos com síndrome X. A síndrome X é um termo usado para descrever indivíduos com resistência à insulina que, apesar de terem uma tolerância à glicose prejudicada, não são diabéticos. Os indivíduos com síndrome X e diabetes tipo 2 compartilham a resistência à insulina, mas a designação de síndrome X deve ser limitada aos indivíduos que mantiveram função secretória suficiente de insulina para permanecerem não diabéticos.

B. **Metabolismo do ácido úrico.** Uma associação entre aumentos na concentração plasmática de ácido úrico e um risco aumentado de DAC é conhecida há muitos anos, assim como o fato de que a hiperuricemia é comumente observada em indivíduos com intolerância à glicose, dislipidemia e hipertensão. Recentemente, demonstrou-se em indivíduos saudáveis normais que existe uma significativa correlação entre a concentração sérica de ácido úrico e tanto a resistência à insulina quanto a resposta plasmática à insulina a um estímulo oral com glicose. Além disso, os voluntários saudáveis com hiperuricemia assintomática têm respostas de insulina plasmática maiores à glicose oral, maiores concentrações de triglicerídeos plasmáticos (TG) e menores concentrações de lipoproteínas de alta densidade (HDL) colesterol quando comparados aos voluntários com concentrações de ácido úrico sérico normais.

Tabela 41.1 Manifestações da síndrome X

I. Alteração glicêmica
- **A.** ± Tolerância oral à glicose
- **B.** Tolerância à glicose prejudicada

II. Dislipidemia
- **A.** ↑ Triglicerídeo plasmático
- **B.** ↓ Colesterol HDL
- **C.** ↑ Lipemia pós-prandial
- **D.** ↓ Diâmetro da partícula LDL

III. Metabolismo do ácido úrico
- **A.** ↑ Ácido úrico plasmático
- **B.** ↓ *clearance* renal do ácido úrico

IV. Hemodinâmica
- **A.** ↑ Atividade do sistema nervoso simpático
- **B.** ↑ Retenção renal de sódio
- **C.** ↑ Pressão arterial

V. Hemostático
- **A.** ↑ Ativador do plasminogênio-1
- **B.** ↑ Fibrinogênio

VI. Sistema reprodutor
- **A.** Síndrome do ovário policístico

HDL, lipoproteína de alta densidade; LDL, lipoproteína de baixa densidade.

Atualmente, parece que o aumento nas concentrações de ácido úrico plasmáticas nos indivíduos insulinoresistentes, não diabéticos, deve-se a uma redução no *clearance* de ácido úrico renal, secundário ao efeito da hiperinsulinemia compensatória sobre o manuseio do ácido úrico pelo rim. Esse é um dos vários casos nos quais ocorre a manifestação da síndrome X, onde um sistema orgânico permanece sensível à ação da insulina, neste caso, o rim, enquanto os músculos no mesmo indivíduo são resistentes à insulina.

C. **Dislipidemia.** Existem várias alterações no metabolismo lipídico em pacientes com síndrome X. A mais característica é a hipertrigliceridemia, e as outras anormalidades raramente ocorrem na ausência de um aumento na concentração plasmática de TG.

1. **Hipertrigliceridemia.** Existem fortes evidências de uma relação direta entre a resistência à insulina, a hiperinsulinemia compensatória e a concentração plasmática de TG tanto nos indivíduos hipertrigliceridêmicos quanto nos normotrigliceridêmicos. Além disso, as medidas da lipoproteína de muito baixa densidade (VLDL) hepática – síntese e secreção de TG estão correlacionadas com as concentrações plasmáticas de VLDL-TG, levando ao ponto de vista de que quanto mais resistente à insulina for um indivíduo e maior a concentração plasmática de insulina resultante, maior o aumento na síntese e secreção de VLDL-TG e mais elevada a concentração plasmática de TG. O aumento na secreção hepática de VLDL-TG na síndrome X é parcialmente devida ao efeito da elevação crônica na concentração de insulina ambiente, intensificando a conversão hepática de ácido graxo livre (FFA) em TG e um aumento no fluxo de FFA para o fígado como resultado da resistência ao efeito antilipolítico da insulina ao nível do tecido adiposo. O aumento na secreção hepática de VLDL-TG é outro exemplo de sistema orgânico, neste caso, o fígado, respondendo normalmente à hiperinsulinemia duradoura na presença de resistência do músculo e do tecido adiposo à insulina.
2. **Lipemia pós-prandial.** Quanto maior a concentração em jejum de TG, maior o acúmulo pós-prandial de lipoproteínas ricas em TG; uma vez que se desenvolva a hipertrigliceridemia em jejum em um indivíduo resistente à insulina, haverá uma acentuação da lipemia pós-prandial. Além disso, tanto a resistência à insulina quanto a hiperinsulinemia compensatória são significativamente e, independentemente, relacionadas com o acúmulo pós-prandial das lipoproteínas ricas

em Tg nos indivíduos não diabéticos. Portanto, elevações na lipemia pós-prandial são altamente correlacionadas com a resistência à insulina e hiperinsulinemia compensatória – ambas diretamente, por mecanismos ainda desconhecidos, e indiretamente, em virtude do papel exercido pela resistência à insulina e/ou hiperinsulinemia compensatória em estimular a secreção hepática de VLDL-TG e aumenta o tamanho do *pool* em jejum de TG.

3. **Colesterol HDL.** As baixas concentrações de colesterol HDL são freqüentemente associadas à hipertrigliceridemia, pelo menos parcialmente devidas ao movimento do éster de colesterol do HDL a VLDL, modulado pela proteína de transferência do éster de colesterol; quanto maior o tamanho do *pool* de VLDL, maior a transferência de éster colesteril do HDL para VLDL e menor a concentração de colesterol HDL que se segue. Além disso, quanto maior a velocidade fracional catabólica (FCR) da apolipoproteína A-I (apoA-I, a principal apoproteína de HDL), menor a concentração de colesterol HDL. Existem também evidências de que a FCR da apoA-I esteja aumentada em situações caracterizadas pela resistência à insulina e hiperinsulinemia compensatória. Com base nestes dados, parece que a resistência à insulina e a hiperinsulinemia contribuem para uma baixa concentração de colesterol HDL indiretamente por ser responsável pelo aumento no tamanho do *pool* de VLDL e diretamente pelo aumento na FCR da apo A-I.

4. **Diâmetro da partícula LDL.** A análise da distribuição do tamanho da partícula LDL mostrou que a partícula LDL na maioria dos indivíduos pode ser caracterizada por uma predominância de partículas LDL maiores (diâmetro > 255 Å, padrão A) ou LDL menores (≤ 255 Å, padrão B). Indivíduos com padrão B têm maior TG plasmático e menores concentrações de colesterol HDL e estão sob maior risco de DAC. Os voluntários saudáveis com partículas LDL pequenas, densas (padrão B), também são relativamente resistentes à insulina, intolerantes à glicose, hiperinsulinêmicos, hipertensos e hipertrigliceridêmicos, e têm uma menor concentração de colesterol HDL. Portanto, essa modificação na composição do LDL deve ser acrescentada ao grupo de anomalias que constituem a síndrome X.

D. **Hemodinâmica.** Aproximadamente 50% dos pacientes com hipertensão são resistentes à insulina/hiperinsulinêmicos. Este fenômeno provavelmente se relaciona com as alterações observadas a seguir:

1. **Atividade do sistema nervoso simpático (SNS).** A atividade cardíaca em repouso é maior nos pacientes com pressão arterial elevada, assim como previsora de hipertensão. Essa associação pode ser secundária a uma atividade do SNS intensificada em indivíduos resistentes à insulina, e existem evidências de que a injeção de insulina estimula agudamente a descarga do SNS. Além disso, tanto a resistência à insulina quanto a resposta plasmática à insulina da glicose foram significativamente correlacionadas com a freqüência cardíaca em voluntários saudáveis normotensos. Esse parece ser outro exemplo em que a hiperinsulinemia compensatória associada à resistência insulínica muscular aumenta a atividade de um tecido sensível à insulina. Nesse caso, um aumento na atividade do SNS secundário à resistência insulínica e hiperinsulinemia compensatória ajuda a explicar porque tanto a resistência à disposição da glicose mediada pela insulina (ou hiperinsulinemia) quanto um aumento na freqüência cardíaca mostraram ser previsores do desenvolvimento de hipertensão.

2. **Retenção de sódio.** A infusão aguda de insulina aumenta a retenção renal de sódio em indivíduos normais e em pacientes com pressão arterial elevada, e a retenção de sódio pelos rins induzida pela insulina é independente da capacidade da insulina de estimular a disposição da glicose pelo músculo (*i. e.*, outro caso no qual a sensibilidade tissular a uma ação da insulina é mantida apesar da perda da sensibilidade muscular à insulina). Pelo fato de a hiperinsulinemia intensificar a retenção renal de sódio, não deve ser de se surpreender que os indivíduos resistentes à insulina também sejam sensíveis ao sal, e que a retenção de sal e de água em resposta a uma elevada ingesta de sal seja marcadamente acentuada nos pacientes com hipertensão que também sejam resistentes à insulina e hiperinsulinêmicos.

3. **Hipertensão**

a. **Fator de risco.** Os indivíduos hiperinsulinêmicos resistentes à insulina estão sob maior risco de desenvolverem hipertensão arterial. A evidência que corrobora esse ponto de vista pode ser resumido como a seguir: (i) estudos em cortes cruzados repetidamente mostraram que os pacientes com hipertensão arterial são resistentes à insulina e hiperinsulinêmicos em comparação com indivíduos normotensos ; (ii) pacientes com formas secundárias de hipertensão não são resistentes à insulina, e a terapia medicamentosa eficaz dos pacientes com hipertensão arterial não restabelece a sensibilidade à insulina em pacientes resistentes à insulina com hipertensão; (iii) parentes de primeiro grau normotensos de pacientes com hipertensão arterial são resistentes à insulina e hiperinsulinêmicos em comparação com indivíduos normotensos sem uma história familiar de hipertensão; e (iv) a hiperinsulinemia prediz o desenvolvimento de hipertensão em estudos prospectivos.

b. **Incidência.** Provavelmente não mais do que a metade dos pacientes com hipertensão arterial são resistentes à insulina e hiperinsulinêmicos. Portanto, esforços para definir uma relação causal entre a resistência à insulina/ hiperinsulinemia e a hipertensão precisam levar em conta o fato de que essas anormalidades no metabolismo da insulina somente podem ter um papel no desenvolvimento da hipertensão no subgrupo de pacientes com resistência à insulina. Também é claro que nem todos os indivíduos resistentes à insulina têm hipertensão arterial, assim como o diabetes tipo 2 não se desenvolve em todos os indivíduos resistentes à insulina. A hiperglicemia apenas ocorre em pacientes com diabetes tipo 2 quando a resposta secretória da insulina não pode mais compensar o defeito da ação da insulina. Sabemos menos sobre qual mecanismo compensatório (ou mecanismos) precisa(m) fracassar de modo que a pressão arterial se eleve nos indivíduos insulinorresistentes, e a resistência à insulina não é tão comum em pacientes com hipertensão arterial como naqueles indivíduos com diabetes tipo 2. Fora essas diferenças, o papel da resistência à insulina nessas duas síndromes de doenças crônicas é bastante similar.

Apesar de apenas aproximadamente 50% dos pacientes com hipertensão serem resistentes à insulina e hiperinsulinêmicos, esses indivíduos parecem estar sob o maior risco de desenvolver DAC . Esta observação quase certamente é devida ao fato de que os membros desse subgrupo de pacientes hipertensos têm outras manifestações da síndrome X que aumentam o risco de DAC. Na verdade, é provável que a heterogenicidade dos fatores de risco de DAC em pacientes com hipertensão arterial explica porque a redução no acidente vascular cerebral sempre excedeu a redução da DAC após o tratamento anti-hipertensivo.

E. **Hemostática.** Existem evidências de que tanto a hipercoagulabilidade quanto a fibrinólise prejudicada estejam associadas à resistência à insulina/hiperinsulinemia.

1. **Inibidor do ativador do plasminogênio-1 (PAI-1).** As concentrações de PAI-1 são maiores em pacientes com hipertrigliceridemia, hipertensão e DAC, sugerindo que as concentrações de PAI-1 são relacionadas com a resistência à insulina e/ou hiperinsulinemia compensatória. Evidências epidemiológicas bastante sólidas que corroboram este ponto de vista provém do *European Concerted Action on Thrombosis and Disabilities Angina Pectoris Study*, indicando que as concentrações de PAI-1 foram significativamente associadas a hiperinsulinemia, hipertrigliceridemia e hipertensão em 1.500 pacientes com angina *pectoris*. Além disso, as mulheres com resistência à insulina têm maiores concentrações de PAI-1 associadas a maiores concentrações de insulina plasmática e menores concentrações de colesterol HDL do que as mulheres sensíveis à insulina pareadas pela idade, índice de massa corporal e obesidade abdominal. Portanto, parece-me claro que as elevadas concentrações de PAI-1 estão relacionadas com a resistência à insulina e/ou hiperinsulinemia compensatória.

2. **Fibrinogênio.** Evidências de que os níveis elevados de fibrinogênio também são parte da síndrome X não são um caso tão forte quanto o caso do PAI-1. Apesar de a resistência à insulina e os níveis de fibrinogênio terem se mostrado correlatos, a relação neste caso pode não ser independente, mas manifestação de uma reação de fase aguda em pacientes com DAC.

F. **Sistema reprodutor.** A síndrome do ovário policístico (SOP) é a anormalidade endócrina mais comumente encontrada nas mulheres pré-menopáusicas. Agora existem evidências abundantes de que a resistência à insulina e a hiperinsulinemia compensatória exercem um papel fundamental na etiologia da SOP. Este é outro exemplo de um órgão, neste caso o ovário, que responde normalmente à hiperinsulinemia pelo aumento da secreção da testosterona, em face da resistência à insulina do músculo e do tecido adiposo. Na verdade, nesta circunstância, o ovário pode até ser supersensível à estimulação pela insulina. Em qualquer caso, parece que as manifestações primárias do SOP – hirsutismo, menstruação anormal e dificuldade em conceber – são primariamente o resultado do aumento da secreção de testosterona estimulada pela insulina pelo ovário. Finalmente, é digno de nota que as mulheres com SOP estão sob risco aumentado de desenvolvimento do diabetes tipo 2.

III. **Síndrome X e DAC.** Não é possível dentro das limitações de espaço deste capítulo resumir as extensas evidências que ligam a resistência à insulina e as suas manifestações com a CAD, conforme delineado na Figura 41.1. É suficiente dizer que houve estudos nos quais a **hiperinsulinemia**, como marcador substituto da resistência à insulina, e a própria **resistência à insulina predizem o desenvolvimento de CAD.** O que ainda não ficou claro é que manifestações da síndrome X são as mais responsáveis pelos seus impactos indesejáveis. Na verdade, parece-me mais sensato neste ponto evitar a tentação de se designar primariedade a este respeito e enfocar quaisquer intervenções terapêuticas em quaisquer membros da família do grupo que existam no indivíduo.

IV. **Diagnóstico e tratamento da síndrome X**

A. **Diagnóstico.** Embora a hiperinsulinemia e a hiperinsulinemia compensatória sejam as anormalidades básicas que causam as manifestações da síndrome X, a sua mensuração não representa a abordagem mais simples para o diagnóstico. As estimativas diretas da resistência à insulina não são práticas, e não existe nenhum padrão ouro para classificação de um indivíduo como sendo hiperinsulinêmico ou que relacione uma determinada concentração de insulina ao resultado clínico. É mais simples avaliar diretamente se as manifestações da síndrome X estão presentes. Para esse propósito, a medida de (i) **concentrações plasmáticas de glicose** (em jejum e 120 minutos após um estímulo oral com 75 g de glicose), (ii) **concentrações de lipoproteínas** e (iii) **pressão arterial** fornecem um método eficaz e econômico de pesquisa da síndrome X. Se todos esses valores forem perfeitamente normais, é altamente improvável que o indivíduo tenha resistência à insulina ou seja hiperinsulinêmico. Por outro lado, a Tabela 41.2 apresenta valores que tornam bastante provável que exista uma resistência à insulina e hiperinsulinemia compensatória.

B. **Tratamento**

1. **Redução do peso.** Até agora, o único tratamento específico para a resistência à insulina em pacientes não diabéticos é uma mudança no estilo de vida. Tanto a **perda de peso** (em indivíduos obesos) quanto programas de **exercício** intensificarão a sensibilidade à insulina. Se um indivíduo obeso for resistente à insulina, a perda de peso de 10 a 15 libras (5 a 7,5 kg) será associada a uma maior sensibilidade à insulina, menores concentrações duradouras de insulina e atenuação de outras manifestações da síndrome X. Além disso, os benefícios da intervenção parecem persistir enquanto se mantêm a perda do peso.

2. **Exercício.** Uma melhora na aptidão física também intensificará a sensibilidade à insulina; um exercício aeróbico por pelo menos 30 minutos 3 a 4 vezes por semana é aproximadamente tão eficaz quanto a perda de 10 a 15 libras (5 a 7,5 kg) em melhorar a ação da insulina em indivíduos resistentes à insulina. Por outro lado, e em contraste com a perda de peso, os benefícios do programa de exercício desaparecem muito rapidamente se forem suspensos. Também é importante frisar os riscos potenciais se programas inadequados de exercício forem iniciados. Por todas essas razões, a perda de peso provavelmente é uma abordagem mais pragmática para intensificar a sensibilidade à insulina.

3. **Dieta (colesterol/gorduras).** Variações no conteúdo dos macronutrientes também são importantes no tratamento da síndrome X. A recomendação habitual concernente à reposição da gordura saturada (GS) com carboidrato (CHO) pode ser útil naqueles com concentrações elevadas de

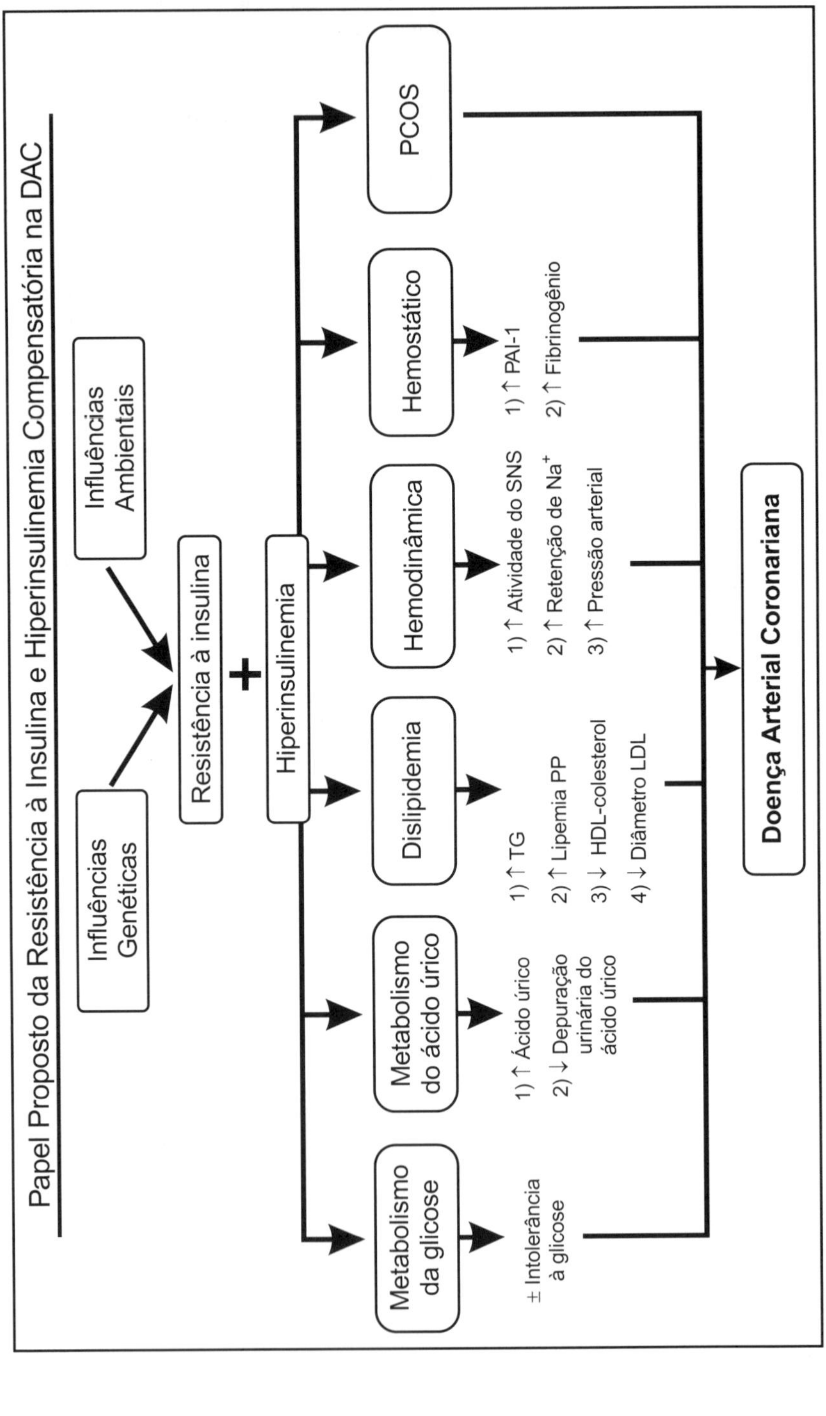
Papel Proposto da Resistência à Insulina e Hiperinsulinemia Compensatória na DAC
Influências Genéticas
Influências Ambientais
Resistência à insulina
+
Hiperinsulinemia
Metabolismo da glicose
± Intolerância à glicose
Metabolismo do ácido úrico
1) ↑ Ácido úrico
2) ↓ Depuração urinária do ácido úrico
Dislipidemia
1) ↑ TG
2) ↑ Lipemia PP
3) ↓ HDL-colesterol
4) ↓ Diâmetro LDL
Hemodinâmica
1) ↑ Atividade do SNS
2) ↑ Retenção de Na⁺
3) ↑ Pressão arterial
Hemostático
1) ↑ PAI-1
2) ↑ Fibrinogênio
PCOS
Doença Arterial Coronariana

Tabela 41.2 Valores laboratoriais indicativos de resistência insulínica

Variável	Valor (mg/dL)
Concentração em jejum da glicose	> 110 < 126[a]
Concentração da glicose pós-estímulo	> 160 < 200[b]
Concentração do triglicerídeo em jejum	> 200
Concentração de colesterol HDL em jejum	< 40

[a]Um valor > 126 mg/dL é diagnóstico de diabetes.
[b]Um valor > 200 mg/dL é diagnóstico de diabetes.

colesterol LDL, mas tornará as manifestações da síndrome X piores. Quanto maior o conteúdo de CHO em uma dieta isocalórica, mais insulina precisa ser secretada. Isso não impõe risco algum a indivíduos sensíveis à insulina, mas as dietas com GS baixas e CHO alto aumentarão significativamente as concentrações plasmáticas já elevadas da insulina em pacientes com síndrome X. Como conseqüência, as concentrações de TG plasmáticas em jejum aumentarão, assim como o acúmulo durante o dia das lipoproteínas remanescentes. Além disso, as concentrações de colesterol HDL diminuirão ainda mais, assim como o diâmetro da partícula LDL. Para evitar esse problema, a GS deve ser substituída por gordura monoinsaturada (GMIS) e gordura polinsaturada (GPIS). Essa manobra resultará em uma queda nas concentrações do colesterol LDL tão grande quanto a observada na dieta com baixa GS/CHO alto sem nenhum dos efeitos indesejáveis sobre as manifestações da síndrome X. Dada esta informação, as dietas de manutenção de peso contendo (como porcentual de calorias totais) 15% de proteínas, 40% de gorduras (< 10% GS, aproximadamente 20% de GMIS e o resto como GPIS) e 45% de CHO diminuirão as concentrações do colesterol LDL sem nenhum efeito indesejável sobre as manifestações da síndrome X.

4. **Medicações.** Atualmente a *Food and Drugs Administration* não aprovou nenhuma droga para o tratamento da síndrome X.

   a. **Síndrome X.** Apesar de os compostos tiazolidenedionas parecerem funcionar intensificando a sensibilidade à insulina, eles são aprovados apenas para o tratamento do diabetes tipo 2. Além disso, existem poucas informações disponíveis que demonstrem que eles sejam úteis no tratamento de qualquer das manifestações da síndrome X.

   b. **Triglicerídeos/HDL.** Na ausência de um tratamento farmacológico específico da resistência à insulina, o tratamento medicamentoso deve enfocar as manifestações da síndrome X. Por exemplo, o TG alto e o colesterol HDL baixo são característicos da síndrome X, e existem evidências de que o uso dos derivados do ácido fíbrico podem reduzir o risco da DAC em indivíduos com esses achados.

   c. **Hipertensão.** Aproximadamente 50% dos pacientes com hipertensão têm um ou mais componentes da síndrome X, e deve-se dar atenção para se evitar o uso de agentes anti-hipertensivos que acentuarão a resistência à insulina e/ou as suas manifestações. No entanto, deve-se observar que os diuréticos tiazídicos em baixas doses (12,5 mg de hidroclorotiazida) são eficazes em reduzir a pressão arterial sem efeitos colaterais indesejáveis sobre o metabolismo da glicose ou dos lipídios e que o uso de antagonistas dos β-receptores está indicado em pacientes com uma história de infarto do miocárdio prévio.

FIG. 41.1. Relações entre a resistência à insulina e a hiperinsulinemia compensatória, as suas conseqüências e a doença cardíaca coronariana. TG, triglicerídeos; PP, pós-prandial; HDL, lipoproteína de alta densidade; LDL, lipoproteína de baixa densidade; SNS, sistema nervoso simpático; PAI-1, inibidor do ativador do plasminogênio-1.

d. **Dislipidemia.** Finalmente, embora uma elevada concentração de colesterol LDL não seja parte da síndrome X, os pacientes podem ter uma dislipidemia combinada (um TG alto e uma concentração de HDL baixa **mais** uma concentração de colesterol LDL alta). Tais indivíduos estão sob o maior risco de DAC. Como tal, a necessidade de reduzir a concentração do colesterol não deve ser ignorada, e o uso dos inibidores da reductase do 3-hidroxi-3-metilglutaril-coenzima A (HMG CoA) deve ser considerado se somente a dieta não controlar as concentrações do colesterol LDL em pacientes com síndrome X.

V. **Conclusões.** A capacidade da insulina em estimular a captação da glicose varia amplamente de pessoa para pessoa. Em um esforço para manter a concentração ambiente da glicose plasmática entre aproximadamente 80 e 140 mg/dL, a célula β pancreática tentará secretar a quantidade exeqüível de insulina necessária para chegar a este objetivo. Quanto mais resistente for um indivíduo normal à disposição da glicose mediada pela insulina, maior deve ser o grau de hiperinsulinemia compensatória. Se a célula β não puder sustentar este efeito filantrópico, segue-se o diabetes tipo 2.

Embora a hiperinsulinemia possa evitar o desenvolvimento do diabetes tipo 2, a habilidade dos indivíduos resistentes à insulina em manter tolerância à glicose normal ou quase normal pela secreção de grandes quantidades de insulina dificilmente é benigna. A combinação de resistência à insulina e hiperinsulinemia compensatória causa um agrupamento de anormalidades que compõem a atual versão da síndrome X. Nesta formulação, a resistência à disposição de glicose mediada pela insulina e a hiperinsulinemia compensatórias, são encaradas como sendo os defeitos centrais. A tolerância à glicose normal ou quase normal pode ser mantida se os indivíduos resistentes à insulina forem capazes de manter um estado de hiperinsulinemia crônica. Infelizmente, as conseqüências desta "vitória" colocam o indivíduo sob um risco enormemente aumentado de desenvolverem as anormalidades mostradas na Fig. 41.1. Mais sobre a questão, todas as facetas da síndrome X estão envolvidas em um grau substancial na causa e no curso clínico da DAC.

Com base nas considerações acima, parece razoável sugerir que a resistência insulínica e a maneira pela qual o organismo responde a este defeito exercem papéis importantes na patogênese e no curso clínico do que freqüentemente é referido como a doença da Civilização Ocidental.

Referências Selecionadas

Abbasi F, McLaughlin T, Lamendola C, et al. Comparison of plasminogen activator inhibitor-1 concentration in insulin-resistant versus insulin-sensitive healthy women. *Arterioscler Thromb Vasc Biol* 1999;19:2818-2821.

Austin MA, Breslow JL, Hennekens CH, et al. Low-density lipoprotein subclass patterns and risk of myocardial infarction. *JAMA* 1988;260:1917-1921.

Bogardus C, Lillioja S, Mott DM, et al. Relationship between degree of obesity and in vivo insulin action in man. *Am J Physiol* 1985;248:E286-E291.

Brinton EA, Eisenberg S, Breslow JL. Human HDL cholesterol levels are determined by apoA-I fractional catabolic rate, which correlates inversely with estimates of HDL particle size. Effects of gender, hepatic and lipoprotein lipases, triglyceride and insulin levels, and body fat distribution. *Arterioscl Thromb* 1994;14:707-720.

Dunaif A. Insulin resistance and the polycystic ovary syndrome: mechanism and implications for pathogenesis. *Endocr Rev* 1997;18:774-800.

Facchini FS, Riccardo A, Stoohs A, et al. Enhanced sympathetic nervous system activity: the linchpin between insulin resistance, hyperinsulinemia, and heart rate. *Am J Hypertens* 1996;9:1013-1017.

Facchini FS, DoNascimento C, Reaven GM, et al. Blood pressure, sodium intake, insulin resistance, and urinary nitrate excretion. *Hypertension* 1999;33:1008-1012.

Facchini F, Chen YD-I, Hollenbeck C, et al. Relationship between resistance to insulinmediated glucose uptake, urinary uric acid clearance, and plasma uric acid concentration. *JAMA* 1991;266:3008-3011.

Jeppesen J, Hollenbeck CB, Zhou M-Y, et al. Relation between insulin resistance, hyperinsulinemia, postheparin plasma lipoprotein lipase activity, and postprandial lipemia. *Arterioscler Thromb Vasc Biol* 1995;15:320-324.

Juhan-Vague I, Thompson SG, Jespersen J, on behalf of the ECAT Angina Pectoris Study Group. Involvement of the hemostatic system in the insulin resistance syndrome. *Arterioscler Thromb* 1993;13:1865-1873.

Laws A, Reaven GM. Evidence for an independent relationship between insulin resistance and fasting plasma HDL-cholesterol, triglyceride and insulin concentrations, *J Intern Med* 1992;231:25-30.

Olefsky JM, Farquhar JW, Reaven GM. Reappraisal of the role of insulin in hypertriglyceridemia. *Am J Med* 1974;57:551-560.

Reaven GM. Role of insulin resistance in human disease. *Diabetes* 1998;37:1594-1607.

Reaven GM. Pathophysiology of insulin resistance in human disease. *Physiol Rev* 1995;75:473-486.

Reaven GM. Do high carbohydrate diets prevent the development or attenuate the manifestations (or both) of syndrome X? A viewpoint strongly against. *Curr Opin Lipidol* 1997;8:23-27.

Reaven GM. Insulin resistance, hyperinsulinemia, hypertriglyceridemia, and hypertension: parallels between human disease and rodent models. *Diabetes Care Rev* 1991;14:195-202.

Reaven GM, Chen Y -DI, Jeppesen J, et al. Insulin resistance and hyperinsulinemis in individuals with small, dense, low density lipoprotein particles. *J Clin Invest* 1993;92:141-146.

Reaven GM, Lithell H, Landsberg L. Hypertension and associated metabolic abnormalities: the role of insulin resistance and the sympathoadrenal system. *N Engl J Med* 1996;334:374-381.

Reaven GM, Lerner RL, Stern MP, et al. Role of insulin in endogenous hypertrigly ceridemia. *J Clin Invest* 1967;46:1756-1767.

Sheu WH-H, Jeng C-Y, Shieh S-M, et al. Insulin resistance and abnormal electrocardiograms in patients with high blood pressure. *Am J Hypertens* 1992;5:444-448.

Tobey TA, Greenfield M, Kraemer F et al. Relationship between insulin resistance insulin secretion, very low density lipoprotein kinetics, and plasma triglyceride levels in normotriglyceridemic man. *Metabolism* 1981;30:165-171.

Yip J, Facchini FS, Reaven GM. Resistance to insulin-mediated glucose disposal as a predictor of cardiovascular disease. *J Clin Endocrinol Metab* 1998;83:2773-2776.

Yeni-Komshian H, Abbasi F, Carantoni M, et al. Relationship between several surrogate estimates of insulin resistance and quantification of insulin-mediated glucose disposal in 490 healthy nondiabetic volunteers. *Diabetes Care* 2000;23:171-175.

Zavaroni I, Bonini L, Gasparini P, et al. Hyperinsulinemia in a normal population a, a predictor of non-insulin-dependent diabetes mellitus, hypertension, and coronary heart disease: the Barilla factory revisited. *Metabolism* 1999;48:989-994.

Zavaroni I, Mazza S, Dall'Aglio E, et al. Prevalence of hyperinsulinemia in patients with high blood pressure. *J Intern Med* 1999;231:235-240.

42. Diabetes Melito Tipo 2, Obesidade, Dislipidemia e Síndrome X em Crianças

Norman Lavin

Diabetes Melito tipo 2

I. **Introdução**

A. O diabetes melito tipo 2 (DM) não é mais exclusivamente uma doença de adultos, conforme evidenciado por uma emergência de **epidemia de DM tipo 2 em crianças** em muitos países do mundo. Este distúrbio é poligênico, resultante da interação entre fatores genéticos e ambientais, como obesidade, inatividade e uma dieta com alto teor de gordura e/ou calorias, causando uma resistência insulínica. Entre as crianças índias Pima, tanto o peso baixo quanto o alto ao nascer, diabetes materno durante a gravidez e alimentação com mamadeira estão associados a diabetes tipo 2. A herança não é autossômica dominante como a observada no diabetes do tipo da maturidade de início na juventude (MODY), mas supõe-se que seja um único gene autossômico no cromossomo 4Q com uma mutação no receptor β_2-adrenérgico que pode contribuir para esse distúrbio.

B. Há um risco aumentado para este DM tipo 2 em pacientes com **síndrome do ovário policístico** devido à resistência à insulina independente da obesidade. Trinta e um por cento desses pacientes têm uma tolerância à glicose prejudicada, e 7 a 16% têm diabetes tipo 2 franco.

II. **Incidência.** A maior incidência é evidente nos americanos nativos (índios), especialmente os índios Pima, hispânicos e afro-americanos. Há também uma elevada incidência familiar de diabetes tipo 2 em crianças com este distúrbio. O pico da incidência dá-se entre os 13 e 14 anos (meio da puberdade) provavelmente secundário à resistência fisiológica à insulina durante a maturação no meio da puberdade. Nas crianças afro-americanas magras com idades de 7 a 11 anos, os níveis de insulina são significativamente maiores do que nas crianças brancas pareadas pela idade, o que pode predispor este grupo à obesidade e diabetes tipo 2. Há até 30% de declínio na ação da insulina em comparação com as crianças pré-adolescentes ou adultos. Portanto, as crianças de minorias étnicas podem apresentar predisposições genéticas à resistência insulínica. A presença de elevados níveis de insulina nas meninas afro-americanas inibe a produção hepática de proteína ligante do fator de crescimento semelhante à insulina tipo 1 (IGFBP-1), dessa forma fornecendo mais IGF-I livre para promover o crescimento rápido em comparação com meninas brancas.

III. **Fatores preditivos de risco para diabetes/síndrome X.** Os fatores de risco para o desenvolvimento da síndrome de resistência à insulina (síndrome X) são mais prevalentes durante a infância do que se pensava anteriormente. A concentração da insulina sérica em jejum correlaciona-se significativamente com os lipídios séricos e com a pressão arterial, que, por sua vez, estão ligados com a obesidade e a diabetes. Há uma forte relação na infância entre a obesidade e a hiperinsulinemia subseqüente, dislipidemia e hipertensão (síndrome X). A obesidade nos adolescentes está associada a maior risco de morte prematura por doença coronariana, especialmente em homens. Um peso elevado ao nascimento é um marcador para um risco cardiovascular subseqüente. Os bebês grandes nascidos de mães diabéticas têm uma maior incidência de hipertensão e de hiperinsulinemia nas idades de 10 a 16 anos em comparação com os controles.

A vida fetal é um momento crítico para o desenvolvimento final dos fatores de risco cardiovasculares mais tarde na vida. Existe uma relação como uma curva em formato de U entre o peso ao nascimento e o desenvolvimento subseqüente de obesidade e de diabetes nos filhos comparados com bebês de peso normal.

Muitos estudos mostraram que a resistência à insulina em adultos está relacionada com o feto pequeno para a idade gestacional ou grande para a idade gestacional ao nascimento (uma curva em formato de U). Os efeitos a longo prazo das anormalidades fetais nutricionais podem resultar em posterior resistência à insulina, ou certos genes podem causar tanto baixo peso ao nascer quanto resistência à insulina.

Tabela 42.1 Diagnóstico de diabetes melito

1. Sinais e sintomas (poliúria, polidipsia) mais glicose ao acaso > 200 mg/dL
ou
2. Glicose em jejum ≥ 126 mg/dL
ou
3. Teste de tolerância à glicose oral 2 horas PG ≥ 200 mg/dL

Um baixo peso ao nascer está associado a um maior risco de síndrome de resistência à insulina (síndrome X), provavelmente evoluindo desde a subnutrição *in utero*. O risco é independente daquele associado à obesidade no adulto. A fraca nutrição fetal emana de uma desnutrição materna crônica. Quando esses bebês se tornam adultos, eles podem, por fim, ter pressão alta, hiperglicemia, hiperinsulinemia e níveis elevados de triglicerídeos.

IV. **Diabetes: fisiopatologia.** O diabetes DM tipo 2 resulta de uma combinação de resistência à insulina, aumento no débito hepático de glicose e progressivo declínio da sensibilidade à insulina em resposta à estimulação glicêmica. A hiperglicemia crônica gradualmente prejudica a função da célula β e causa mais resistência à insulina e mais hiperglicemia. A célula β perde a sua capacidade de compensar, acarretando menor concentração de insulina apesar da presença de hiperglicemia. O fracasso da célula β em continuar a hipersecretar a insulina está subjacente à transição da resistência à insulina para o DM tipo 2 (Tabela 42.1).

V. **Diagnóstico diferencial.** Tanto o diabetes tipo 1 quanto o tipo 2 têm apresentações clínicas indistinguíveis um do outro; portanto, a distinção entre os dois pode ser difícil no início. No entanto, se um paciente é tipo 1 ou tipo 2 pode ser estabelecido pela apresentação clínica. As crianças com DM tipo 1 apresentam-se com perda de peso, em vez de obesidade como no tipo 2. A poliúria e a polidipsia e uma elevada incidência de cetoacidose diabética (CAD) são mais típicas do tipo 1. A insulina é necessária à sobrevida no tipo 1, e 5% dessas crianças têm um parente de primeiro ou segundo grau com o mesmo distúrbio. Algumas crianças com DM tipo 2 apresentam-se com CAD e podem inicialmente necessitar também de insulina. A acantose *nigricans* é uma lesão de pele proeminente ao redor do pescoço e nas áreas intertriginosas encontrada em 90% das crianças com DM tipo 2. Há uma alta correlação com a resistência à insulina. A síndrome do ovário policístico também está associado à resistência à insulina e pode ser mais comum em crianças com DM tipo 2 também. Os distúrbios lipídicos e a hipertensão também são mais comuns em tais crianças.

Das crianças com DM tipo 2, 17 a 32% têm hipertensão e 4 a 32% manifestam níveis elevados de triglicerídeos. Na população de índios Pima, 22% das crianças têm uma excreção de albumina na urina anormal no diagnóstico (relação albumina/creatinina ≥ 30 mg/g de creatina).

DM atípico (conhecido como DM tipo 1,5 ou DM *flatbush*) geralmente é encontrado em crianças afro-americanas com uma história familiar positiva de DM de início recente. A insulina é necessária no seu início e pode não ser necessária nos estágios posteriores (Tabela 42.2).

VI. **Apresentação clínica do DM tipo 2 em crianças**

42% – hiperglicemia não reconhecida	Nível médio de insulina 76,8 mUI/L
58% – poliúria	Peptídeo C 5,5 ng/dL
47% – hispânicos	Colesterol total elevado
37% negros	Lipoproteína de baixa densidade colesterol (LDL-C) elevada
11% caucasianos	Obesidade centrípeta
5% asiáticos	Peso > 120% do peso corporal ideal ou índice de massa corporal (IMC) em relação ao percentil 85 para idade e sexo.

Idade média de 14,3 anos
Acentose *nigricans* 90%
80% de história familiar tipo 2
15 a 25% de hipertensão
Glicose média 397 mg/dL
Hemoglobina A_{1c} = 9,3%

Nenhuma perda de peso recente
30% CAD

VII. **Diagnóstico e avaliação para o diabetes.** Para as populações de alto risco, como membros obesos de grupos minoritários, solicito uma glicemia de jejum, níveis de insulina e de peptídeo C e, se necessário, um teste de tolerância à glicose de 2 horas.

Na apresentação, a criança com DM tipo 2 tem hiperglicemia, que geralmente não é tão alta quanto no tipo 1. Os níveis elevados de insulina e de peptídeo C, assim como uma ausência de marcadores auto-imunes como os anticorpos contra as células das ilhotas (descarboxilase do ácido glutâmico) GAD e anticorpo antiinsulina tirosina-fosfatase 1A-2 e 1A-2β (Fig. 42.1), sugerem fortemente a presença de DM tipo 2.

VIII. **Tratamento do diabetes melito**

A. A redução do peso e o exercício. A **redução da obesidade** e o aumento no **exercício físico** podem reduzir a incidência de DM tipo 2, assim como melhorar o controle desta em crianças que já têm DM tipo 2.

O objetivo é normalizar os valores da glicose sanguínea e da hemoglobina A_{1c}, assim como controlar a hipertensão e a hiperlipidemia. Se a perda de peso e a normalização da glicose não forem obtidos pela dieta e pelo exercício físico, pode-se considerar a terapia farmacológica.

B. **Drogas orais.** Muitos diabetologistas pediátricos usam agentes orais para o DM tipo 2 apesar de no momento em que este livro está sendo impresso, a *Food and Drugs Administration* apenas ter aprovado a insulina para este propósito. Existem poucas evidências de que a insulina seja superior aos agentes orais para o tratamento inicial do DM tipo 2 em crianças; no entanto, um paciente que se apresenta com desidratação e CAD provavelmente receberá inicialmente a insulina, seguida pelos agentes orais.

1. **Biguanida (metformin).** Esta droga diminui a produção da glicose hepática e intensifica a sensibilidade hepática e muscular. O primeiro agente oral que recomendo é o metformin, pois ele contribuirá com a perda de peso e não causará hipoglicemia. Também pode normalizar as anormalidades ovulatórias nas meninas com síndrome do ovário policístico. O metformin deve ser suspenso durante a administração de material radioativo ou se um paciente tiver funções renal e hepática prejudicadas, infecção grave, abuso de álcool ou gravidez. Os efeitos colaterais geralmente são distúrbios gastrointestinais, mas estes geralmente diminuem com o passar do tempo. A dosagem correta em crianças não foi completamente avaliada. Eu começo com níveis baixos como 250 mg no jantar por uma semana e então ajusto para cima até um máximo de 2.000 mg.

Tabela 42.2 Classificação do diabetes melito pela etiologia

A. Diabetes melito tipo 1 (imunomediado)
B. Diabetes melito tipo 2
  1. Resistência à insulina; deficiência insulínica; defeito secretório
  2. Diabetes do tipo da maturidade iniciado no jovem; defeitos genéticos da função da célula β
  3. Diabetes lipatrófico
  4. Fibrose cística
  5. Síndrome de Cushing
  6. Induzido por drogas (glicocorticóides)
  7. Infecções (rubéola congênita)
  8. Gestacional
  9. Outros déficits genéticos

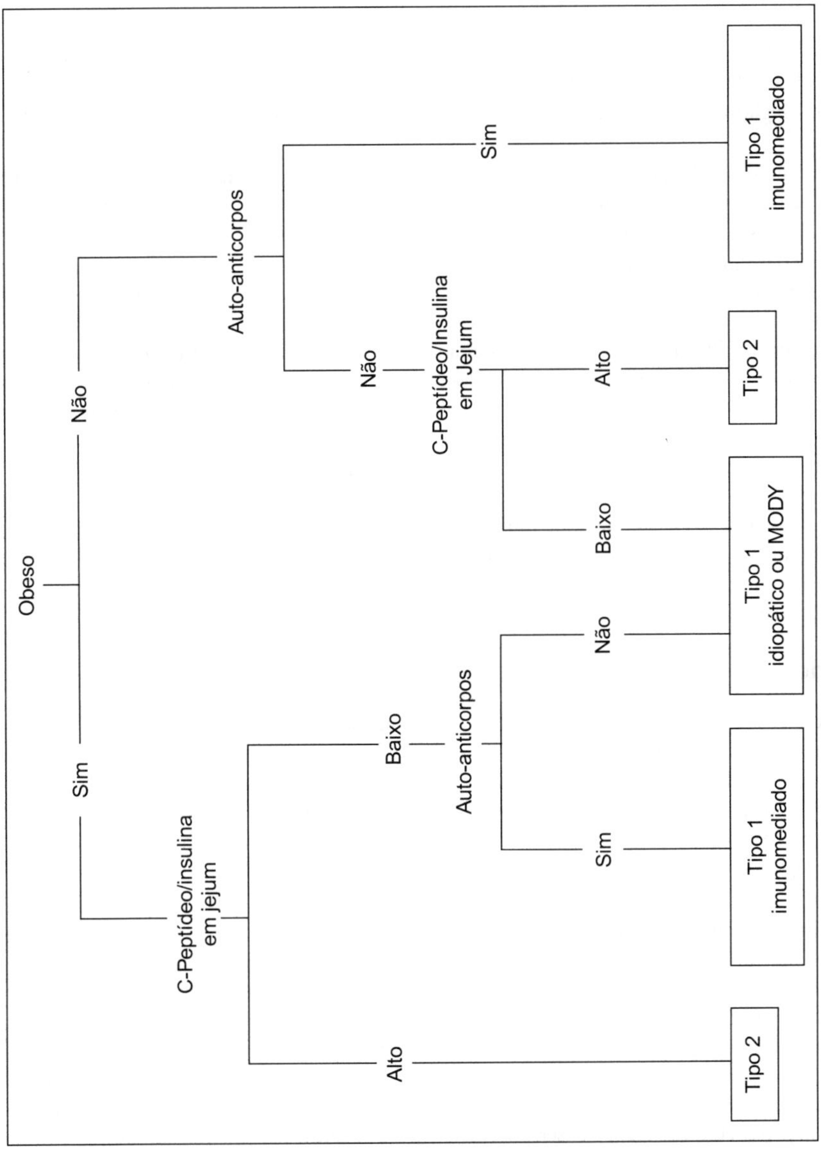

FIG. 42.1. Classificação do diabetes melito em crianças.

Se uma monoterapia com metformin for malsucedida, considere o acréscimo de uma sulfoniluréia ou de insulina. Também considere uma meglitinida ou um inibidor da glicosidase. Em adolescentes com hábitos alimentares irregulares, considere o uso da meglitinida.

Para pacientes com níveis elevados de glicose, ou que estejam muito sintomáticos ou com cetonúria, começo com a administração de insulina como em um paciente tipo 1. Então, quando se estabelece o controle da glicose, acrescento metformin enquanto reduzo a dose de insulina.

2. **Sulfoniluréias** promovem secreção da insulina e são usadas em adultos e em crianças com MODY. Estes agentes podem causar hipoglicemia e ganho de peso.
3. **Meglitinida (repaglinida).** Causa promoção a curto prazo de secreção de insulina estimulada pela glicose.
4. **Inibidores da glicosidase (acarbose; miglitol)** lentificam a absorção dos carboidratos e a hidrólise dos carboidratos complexos, que diminuem a elevação pós-prandial na glicose. Em virtude da flatulência, as crianças podem não querer usar esta medicação.
5. **Triazolidenedionas** melhoram a sensibilidade periférica à insulina e reduzem a concentração de triglicerídeos. O troglitazona foi associado à insuficiência hepática e não mais é recomendado. O rosiglitazona e o pioglitazona agora estão disponíveis.

C. **Insulina.** A insulina pode agravar um estado hiperinsulinêmico preexistente com problemas de hipoglicemia e ganho de peso. Alguns endocrinologistas recomendam o uso de agentes orais pela manhã e insulina ao deitar, o que diminui a glicose hepática noturna (reduzindo a glicose em jejum) e intensifica os efeitos da sulfoniluréia.

D. **Hipertensão.** Os inibidores da enzima conversora da angiotensina (ECA) são usados para a hipertensão e/ou microalbuminúria, pois eles podem prevenir a nefropatia diabética. Se não se obtiver normotensão, pode se instituir uma terapia combinada.

IX. **Conclusão.** Em virtude da epidemia de DM tipo 2 em crianças, os rastreamentos iniciados precocemente devem ser encorajados, e os programas de prevenção de DM em uma idade bem precoce devem ser explorados adicionalmente.

Obesidade

I. **Introdução.** As conseqüências metabólicas da obesidade freqüentemente começam na infância. De acordo com os estudos em adultos, a obesidade é um dos fatores de risco mais importantes no desenvolvimento do diabetes tipo 2 e freqüentemente está associada a níveis elevados de insulina. A obesidade infantil pode provocar doenças cardiovasculares no adulto que são independentes do peso do adulto. O início precoce da obesidade é encontrada nos índios americanos (Pima, Cherokee, Mescalero, Apache, Onandago, Navajo), assim como em outros grupos minoritários.

A obesidade, a hipertensão e a dislipidemia são componentes primários da síndrome X (síndrome de resistência à insulina), um importante precursor da doença cardiovascular nos adultos. A obesidade está fortemente correlacionada como um fator de risco para a resistência à insulina e doença cardíaca. A adiposidade e a resistência à insulina também foram demonstradas em crianças, assim como a associação entre a resistência à insulina e os níveis de lipídios. O IMC na infância correlaciona-se fortemente com o do início da idade adulta e é preditivo de resistência à insulina. Há também relatos atuais correlacionando o peso infantil com um perfil lipídico anormal do adulto (aterogênico). O *Bogalusa Heart Study,* o estudo Muscatine e o estudo *Minneapolis Children's Blood Pressure Study* mostraram evidências de anormalidades nas crianças que se desenvolvem em doença cardiovascular nos adultos.

II. **Incidência.** Trinta e três por cento dos adultos americanos estão acima do percentil 80 para o IMC. De acordo com o *National Health and Nutrition Examination Surveys* (NHNES), I, II e III, 23% das crianças americanas com idades de 6 a 17 anos estão acima do percentil 85 para o IMC e 11,07% estão acima do percentil 95. As meninas afro-americanas com idades de 6 a 11 anos apresentam maior probabilidade do que as caucasianas de estarem acima do peso.

III. **Definição.** Uma criança está acima do seu peso se o IMC estiver acima do percentil 80, e obesa se o IMC estiver acima do percentil 95. Calcula-se o IMC, uma relação altura/peso, dividindo-se o peso (kg) pelo quadrado da altura (m), ou kg/m^2. Os gráficos-padrão também são usados pela maioria dos pediatras para traçar o peso pela altura e idade, para determinar se uma criança é obesa.

IV. **Complicações.** Em crianças, assim como em adultos, existem muitas complicações associadas à obesidade.

A. **Resistência à insulina.**

B. **Diabetes melito não insulinodependente (DMNID).**

C. **Dislipidemia.**

D. **Aterosclerose prematura.** O estudo *Bogalusa Heart Study* mostrou que a aterosclerose pode ser encontrada no início da infância e que um IMC elevado está associado à formação precoce da placa; por isso a necessidade de uma intervenção precoce para prevenir a doença cardiovascular no adulto. A proteína C-reativa (PCR) e a lipoproteína (a) [Lp(a)] mostram-se promissoras como marcadores de aterosclerose em crianças.

E. **Hipertensão.** (mesmo tão pequenos quanto 2 a 5 anos em crianças acima do peso). Em um estudo, 10,6% tinham valores de pressões arteriais elevadas em comparação com indivíduos normais.

F. **Síndrome X,** ou síndrome metabólica, é um agrupamento de hipertensão, dislipidemia e resistência à insulina. Esta entidade recém-descrita é a causa mais comum de doença cardiovascular precoce (veja Capítulo 41).

G. **Baixa auto-estima.**

H. **Pseudotumor cerebral.**

I. **Apnéia do sono.**

J. **Epífise femoral capital deslizada.**

K. Esteatoepatite não alcoólica é uma causa comum de doença hepática crônica em adultos. Nos adolescentes, a causa mais comum das enzimas hepáticas elevadas é a obesidade. Até 10% das crianças obesas podem ter níveis de alanino-aminotransferase anormais. As enzimas hepáticas anormais em crianças acima do peso podem resultar de uma combinação de hiperinsulinemia, hiperlipidemia e uma redução nos níveis de antioxidantes.

Dados preliminares de Levine sugerem que a vitamina E pode normalizar os níveis de aminotransferase nesses pacientes. Uma modesta ingestão de álcool pode exacerbar a doença hepática associada à obesidade. Portanto, em uma criança com níveis de enzimas hepáticas elevadas, recomendo perda imediata de peso, suplementos de vitamina E e, obviamente, nenhuma ingestão de álcool.

V. **Avaliação diagnóstica**

A. **Descartar as diversas condições** nas quais a obesidade é um sinal, inclusive o hipotireoidismo, a síndrome de Cushing e certas síndromes genéticas (p. ex., Prader-Willi, Laurence-Moon-Biedl, Alstrom e Cohen). Enclua também certas medicações como: anticonvulsivantes, corticosteróides antipsicóticos e tricíclicos.Danos isquêmicos, embora raros, afetam o centro do apetite no hipotálamo lateral podendo causar obesidade.

B. **Testes laboratoriais**

1. Perfil lipídico.
2. Bioquímica sérica.
3. Glicose em jejum.
4. Insulina de jejum.
5. Peptídeo C.
6. Hormônio tiroxina (T_4) e hormônio estimulante da tireóide (TSH, tirotropina).
7. Níveis de cortisol (sérico; urina de 24 horas).
8. Repetir os eletrólitos e o perfil lipídico 6 a 12 semanas após o primeiro teste e iniciar, depois, o programa dietético.

VI. **Tratamento.** O tratamento da obesidade em crianças inclui um aumento no exercício físico, redução no tempo em frente à televisão e ao computador e redução da ingesta calórica. A terapia medicamentosa para redução do peso não foi bem estudada em crianças.

A. **Recomendações**

1. Desencorajar a ingestão com lanches de alto teor de gordura e líquidos com alto teor de calorias e açúcar.

2. Não são recomendadas dietas com teores muito baixos de calorias ou com alto teor de proteínas.
3. Beber leite desnatado não está associado a nenhum efeito negativo no crescimento no início da infância.
4. Substituir a atividade sedentária pelo exercício.
5. Não recomendar dieta de semijejum. Tais dietas podem fracassar, pois o corpo defende-se contra a inanição por processos metabólicos, hormonais e comportamentais, estabelecendo um ponto de ajuste ou de peso que o corpo tenta manter. Em virtude da redução da taxa metabólica, o paciente pode ganhar peso rapidamente – até mais do que o que foi perdido ("dieta do ioiô")
6. Colocar objetivos razoáveis para a perda de peso para evitar a frustração; lentificar o ganho de peso, ao invés da perda, deve ser considerado.
7. Considerar a "dieta da luz vermelha" na qual os alimentos são agrupados como de luz vermelha, amarela ou verde, de acordo com o seu potencial lipogênico.
   a. Os alimentos de luz verde (quantidades ilimitadas) incluem as frutas, vegetais sem amido, produtos laticínios sem gordura e galinha sem pele cozida ou peixe.
   b. Os alimentos de luz amarela (quantidades moderadas) incluem vegetais com amido (batata, milho, feijões), arroz, macarrão e pães.
   c. Os alimentos de luz vermelha (ingestão infreqüente) são de alto teor de gordura e açúcar ;estes incluem bolos, carnes gordurosas, pizza, sucos de fruta e outros *fast foods.*
8. A modificação no comportamento pode ser útil.
9. A criança deve ser vista por um médico e/ou nutricionista a intervalos regulares ou freqüentes.

B. **Tratamento questionável**
   1. Os programas de perda de peso que suprem alimentos geralmente não são individualizados para o gosto da criança e freqüentemente não ensinam a criança como fazer escolhas alimentares saudáveis.
   2. Os acampamentos de verão de perda de peso nem sempre são bem sucedidos, pois a criança está fora do seu ambiente familiar, que pode ser parte do problema. Portanto, a criança freqüentemente recupera o peso ao voltar para casa.
   3. Produtos herbários dietéticos contendo Ma-huang ou efedrina devem ser evitados, pois eles podem resultar em hipertensão, agitação, insônia, arritmia e morte súbita.

C. **Farmacoterapia.** A maioria dos centros pediátricos para obesidade não usa medicações para a obesidade, pois a sua eficácia a longo prazo e a segurança não foram demonstradas. Umas poucas drogas mostraram-se prejudiciais [p. ex., fenfluramina (Pondimin) e dexfenfluramina (Redux)] e foram suspensas. Atualmente, alguns centros estão explorando o uso da sibutramina (Meridia), um psicoestimulante, e orlistat (Xenical), um inibidor da lipase, que evita a absorção da gordura. Os efeitos colaterais do orlistat são a esteatorréia e o vazamento anal, enquanto os efeitos colaterais da sibutramina são nervosismo, irritabilidade, cefaléia, boca seca, náusea e constipação.

D. **Tratamento para os adolescentes morbidamente obesos**
   1. Dieta cetogênica (restrita em carboidratos)
      a. Melhora o perfil lipídico.
      b. Diminui a resistência à insulina.

E. **Riscos do tratamento.** A redução da gordura dietética na infância não altera os padrões de crescimento durante os primeiros 3 anos de vida, de acordo com o estudo STRIP na Finlândia. Da mesma maneira, o estudo de *Dietary Intervention Study in Children* (DISCL) não mostra efeito negativo na redução da gordura dietética ou no crescimento em pré-adolescentes.

VII. **Resumo.** Para prevenir a doença cardiovascular em adultos, evitar ou tratar a obesidade agressivamente na infância.

Distúrbios Lipídicos

I. **Introdução.** A doença cardiovascular em adultos tem as suas raízes na infância. Acredito que, pela correção dos distúrbios lipídicos em uma idade precoce, podemos ajudar a prevenir a doença coronariana. Ainda não existe absoluta concordância concernente a quando medir os lipídios em crianças, como

Tabela 42.3 Lipoproteínas

Lipoproteínas	Composição lipídica
Quilomícron	Triglicerídeos
Lipoproteína de densidade muito baixa	Triglicerídeos
Lipoproteína de densidade intermediária	Triglicerídeos e colesterol
Lipoproteína de baixa densidade	Colesterol
Lipoproteína de alta densidade	Colesterol

interpretá-los e que medicações usar, se for usar alguma, nas dislipidemias pediátricas. A formação de faixas de gordura começa no feto e é enormemente aumentada pela hipercolesterolemia materna, provocando aterosclerose subseqüente, de acordo com o estudo FELIC *(Fate of Early Lesions in Children).* No entanto, a intervenção redutora do colesterol da hipercolesterolemia na gravidez pode reduzir a incidência de aterogênese nas crianças. (Naturalmente, o uso das estatinas é contra-indicada na gravidez). Durante a vida fetal, a placenta pode ser permeável a certos ácidos graxos ou lipoproteínas nativas. A hipercolesterolemia materna também pode aumentar a produção de radicais de oxigênio e dos compostos peroxidativos, o que pode permear a placenta. Como resultado, os processos de sinalização, assim como a expressão e a transcrição genética na parede arterial, podem ser alterados.

II. **Fisiologia da lipoproteína.** Os triglicerídeos e o colesterol combinam-se com as apolipoproteínas e os fosfolipídios e, então, são transportados pelo corpo como lipoproteínas (Tabela 42.3). Eles entram em duas vias principais:
   A. **Via exógena.** Os triglicerídeos ancoram-se nos quilomicrans e circulam sistematicamente onde eles agiam sobre a lipase da lipoproteína. Os triglicerídeos são liberados como ácidos graxos livres e monoglicerídeos, que então são ressintetizados em tecido gorduroso onde são armazenados, subseqüentemente resultando na produção de remanescentes de quilomícrons.
   B. **Via endógena.** A lipoproteína de densidade muito baixa (VLDL) produzida no fígado também interage com a lipoproteína lipase para liberar as partículas de lipoproteína de densidade intermediária (IDL) que são removidas pelo fígado ou metabolizadas em LDL. Algumas das LDL são trazidas para o espaço subintimal onde se desenvolvem os ateromas, causando aterosclerose. O LDL-C elevado, o HDL-C diminuído e uma relação elevada do colesterol total com o HDL-C predizem um risco aumentado para a aterosclerose em adultos.

III. **Avaliação**
   A. Estudos para excluir as dislipidemias secundárias devem ser instituídos, incluindo os testes de função tireoidiana, assim como os testes de função hepática e testes de função renal.
   B. Os lipídios em todos os parentes de primeiro e de segundo grau da criança afetada devem ser medidos.
   C. Recomendo a solicitação de um painel lipídico que inclui o colesterol total, HDL, LDL e triglicerídeos.
   D. A medida do colesterol total e do HDL-C não exige jejum. Os níveis de triglicerídeos e de LDL-C devem ser medidos após um jejum noturno, mas novos métodos para medir o LDL-C diretamente não precisam de amostras em jejum (estes métodos podem ser usados para medir o LDL-C quando o nível de triglicerídeo for maior do que 400 mg/dl) (Tabela 42.4).

IV. **Interpretação e manuseio dos níveis anormais de lipídios**
   A. **Avaliação do colesterol elevado**
      1. Se o nível de colesterol total estiver entre 170 e 199 mg/dL, repetir o teste em 2 a 4 semanas e fazer uma média dos dois níveis.
      2. Se a média for maior do que 170 mg/dL ou se o nível total de colesterol for maior do que 200 mg/dL, recomendo solicitar um perfil lipídico.
         a. Se o LDL-C estiver entre 110 e 129 mg/dL, recomendo o *Step One Diet* desenvolvido pelo *National Cholesterol Education Program* (NCEP) que fornece menos de 30% da gordura total (da qual menos de 10% é gordura saturada e menos de 300 mg/d de colesterol é permitido), 55% de carboidratos e 15 a 20% de proteínas. Esta dieta é segura e não interfere no crescimen-

Tabela 42.4 Objetivos para os níveis de lipídios em crianças

Lipídio	Objetivos (mg/dL)
Colesterol	< 170
Lipoproteína de baixa densidade	< 110
Lipoproteína de alta densidade	> 45
Triglicerídeos	< 125

to. O objetivo é obter um nível de LDL-C menor que 110 mg/dL começando a *Step One Diet* e modificando para a *Step Two Diet* se não for obtida melhora significativa em 3 meses. Esta última dieta reduz a gordura saturada para menos de 7% de calorias totais e o colesterol dietético para menos de 200 mg/d. Se as intervenções dietéticas e de exercício não reduzirem o LDL-C para menos de 160 mg/dL em 6 a 12 meses, então deve ser instituída a farmacoterapia (Tabela 42.5).

Pelo fato de o acréscimo de fibra à dieta ser benigno e poder reduzir o colesterol total e o LDL C em adultos, também considerar este produto para as crianças.

b. Se o LDL-C for maior do que 130 mg/dL considerar a dislipidemia familiar e as causas secundárias de dislipidemia (Tabela 42.6).

B. **Tratamento dos triglicerídeos elevados** (Tabela 42.7). Se o nível de triglicerídeos for maior do que 300 mg/dL, especialmente com um nível de HDL-C menor que 35 mg/dL, deve-se instituir a farmacoterapia.

C. **Dislipidemias.** Associada a uma dieta e um programa de exercício, eliminar causas secundárias de distúrbios lipídicos. A hiperlipoproteína tipos 1, 3 e 5 são incomuns. Os níveis elevados de LDL-C sugerem um fenótipo Frederickson 2A. Um fenótipo Frederickson tipo 2B inclui elevações tanto nos níveis de LDL-C quanto de triglicerídeos. Estes dois tipos freqüentemente estão associados à hipercolesterolemia familiar e à hiperlipidemia familiar.

1. A hipercolesterolemia familiar é um distúrbio lipídico autossômico dominante que contém um elevado LDL-C com ou sem hipertrigliceridemia associada (1 em 500 pessoas). O LDL-C do sangue do cordão umbilical e o colesterol total são elevados em bebês com hipercolesterolemia familiar. A doença coronariana pode começar na terceira década neste distúrbio.

2. A hiperlipidemia familiar combinada (1 em 200 a 300 pessoas) é autossômica dominante com colesterol total ou triglicerídeos elevados em alguns e LDL-C e triglicerídeos aumentados em outros. A doença coronariana prematura ocorre também neste grupo.

V. **Farmacoterapia para as dislipidemias pediátricas (Tabelas 42.5 e 42.7)**

A. **Resinas ligantes de ácidos biliares** (seqüestradores) são consideradas drogas de primeira linha para o tratamento da hiperlipoproteinemia tipo 2 A (LDL-C aumentado). A colestiramina e o Colestipol são tomados com as refeições quando os ácidos biliares são secretados. Começar com um ou dois pacotes ou colheres por dia, dadas em um suco de laranja ou água com as refeições (café-da-manhã e jantar). Ele é aumentado mensalmente até que o LDL-C esteja menor do que 130 mg/dL ou a dose máxima tiver sido atingida. Como as resinas ligantes dos ácidos biliares podem elevar os triglicerídeos, elas não são indicadas na condição de hipertrigliceridemia como a encontrada na hiperlipoproteinemia tipo 2B. Lembre-se que estas resinas podem ligar outras drogas e vitaminas além dos sais biliares. Portanto, a criança não deve tomar outras medicações pelo menos 1 hora antes ou 3 horas depois de consumir as resinas.

B. **Niacina (ácido nicotínico)** tem sido efetiva em adultos com hiperlipoproteinemia dos tipos 2A, 2B, 4 e 5, e também é eficaz em crianças. Após iniciar com uma dose de 50 mg/d, aumentar a dose gradualmente em intervalos mensais até que o LDL-C seja menor que 160 mg/dL (tipos 2A, 2B) ou os triglicerídeos sejam menores do que 300 mg/dL (tipo 4), ou até que uma dose máxima de 1.500 a 3.000 mg/m^2 seja atingida sem toxicidade hepática. Dividir a dose assim que chegar a 100 mg/d.

Tabela 42.5 Farmacoterapia

		Medicação		
Lipídio	**Classe Frederickson**	**Primeira escolha**	**Segunda escolha**	**Terceira escolha**
LDL	II A	Resina ligante dos ácidos biliares	Niascina	Inibidores do HMG-Co redutase (estatinas)
LDL + triglicerídeos	II B	Niacina	(a) derivados do ácido fíbrico (b) atorvastatina	———
Triglicerídeos	IV	Niacina	Derivados do ácido fibrina	———

LDL, Lipoproteína de baixa densidade; HMG-Co = 3-hidroxi-3-metilglutanil.

Tabela 42.6 Classificação de dislipidemias de Frederickson

Fenótipo	Partícula elevada	Distúrbio lipídico	Freqüência	Etiologia
I	Quilomícron	Triglicerídeos > 1.000 mg/dL	Raro	Deficiência da lipoproteína lipase
II A	LDL	LDL > 130 mg/dL	Comum	Hipercolesterolemia familiar, hiperlipidemia combinada familiar (também DM, hipotireoidismo e nefrose)
II B	LDL, VLDL	LDL > 130 mg/dL, triglicerídeos > 125 mg/dL	Comum	
III	IDL	Colesterol total > 200 mg/dL, triglicerídeos > 125 mg/dL	Raro	Apolipoproteína E2 homozigozidade (também diabetes e doença renal)
IV	VLDL	Triglicerídeos > 125 mg/dL	Comum	Hiperlipidemia familiar combinada, hipertrigliceridemia familiar, (também diabetes, hipotireoidismo, Cushing, nefrose, drogas, p. ex., glicocorticóides, GH, androgênios)
V	VLDL, quilomícron	Triglicerídeos > 1000 mg/dL	Incomum	

LDL, lipoproteína de baixa densidade; VLDL, lipoproteína de muito baixa densidade; IDL, lipoproteína de densidade intermediária; DM, diabetes melito; GH, hormônio do crescimento.
Modificado de *Contemp Pediatr* May 1999.

Tabela 42.7 Tratamento das dislipidemias com farmacoterapia

I. Crianças com hiperlipoproteína tipo IIA ou IIB

A. LDL > 160-190 + história familiar de doença CV precoce

B. LDL > 160-190 + fatores de risco para doença CV (p. ex., hipertensão), HDL < 35 mg/dL, obesidade, diabetes melito

C. LDL > 190

II. Crianças com hipertrigliceridemia de jejum

Nível de triglicerídeo (mg/dL)	Tratamento (veja Tabela 42.5)
125-300	Redução de peso, exercício
300-500	Se HDL < 35 mg/dL, considerar medicação
500-1.000	Medicacão
> 1.000	Medicacão

HDL, lipoproteína de alta densidade; LDL, lipoproteína de baixa densidade; CV, cardiovascular.

Uma vez que o LDL-C diminua para menos de 130 mg/dL, ou os triglicerídeos caiam para menos de 125, ou diminuir a dose da niacina ou tentar uma retirada da medicação.

Os efeitos colaterais da niascina incluem doença hepática, náusea e transtornos gastrointestinais, e rubor facial. O rubor pode ser reduzido pela ingestão da aspirina, mas ela geralmente não é recomendada em crianças, especialmente se estiver presente ou se suspeitar de doença viral.

As preparações de liberação lenta de niacina incluem SLO-Niascin, Niacor, Nicolar e Niaspan, mas podem estar associadas a uma maior incidência de toxicidade hepática, pois níveis maiores de niascina são sustentados por períodos mais longos. Os testes de função hepática devem ser medidos a cada 3 meses em todas as crianças tratadas com produtos de niascina.

C. Inibidores da 3-hidroxi-3-metilglutaril coenzima A (HMG-CoA) redutase. Estas *"estatinas"* inibem a produção da HMG-CoA redutase, que controla o passo limitante da velocidade na biossíntese do colesterol. Começamos o tratamento em crianças na menor dose disponível com aumentos a cada 6-12 semanas até que o LDL-C seja menor do que 160 mg/dL ou a dose máxima do adulto seja atingida sem toxicidade. Lembre-se de reduzir a dose em proporção com o peso da criança, em comparação com o peso do adulto. Usando a lovastatina como exemplo, não excederia 40 mg/d em uma criança pequena em comparação com a dose máxima no adulto de 80 mg/d. Se o LDL-C cair para menos do que 130 mg/dL considerar a redução da dose da estatina ou a suspensão da medicação. Este grupo de drogas mostrou-se eficaz e seguro em crianças. Incluídas neste grupo estão a lovastatina (Mevacor), pravastatina (Pravachol), simvastatina (Zocor), fluvastatina (Lescol, e atorvastatina (Lipitor).

A lovastatina em garotos adolescentes com hipercolesterolemia familiar não mostrou nenhum efeito adverso sobre o crescimento ou o desenvolvimento sexual ao longo de 48 semanas de estudo.

Os efeitos colaterais incluíram a toxicidade hepatocelular e, raramente, rabdomiólise. Os testes de função hepática devem ser monitorados a cada 3 meses.

D. Derivados do ácido fíbrico. Estas drogas são úteis em adultos para tratar as hiperlipoproteínas tipo 2A, 2B, 4 e 5, mas existem poucos dados sobre o seu uso nas crianças. Elas incluem o clofibrato (Atromid-S), gemfibrozil (Lopid) e fenofibrato (Tricor). Antes de usar os derivados do ácido fíbrico em crianças para tratar um distúrbio lipídico do tipo 2, recomendo o uso de resinas ligantes dos ácidos biliares, niacina ou estatinas. Com os triglicerídeos elevados, a niacina é a primeira escolha, com o gemfibrozil e a atorvastatina como alternativas.

Os efeitos colaterais incluem mialgias, miosite, miopatia, rabdomiólise, toxicidade hepática, cálculos biliares e intolerância à glicose. O gemfibrozil é menos provável de causar cálculos biliares do que o gemfibrate. Recomendo o monitoramento dos testes de função hepática a cada 3 meses em crianças tratadas com este grupo de drogas.

E. **Resumo da farmacoterapia em crianças.** As resinas ligantes dos ácidos biliares geralmente são pouco agradáveis para as crianças. Se a adesão for ruim, ou o LDL-C permanecer maior que 160 mg/dL oferecer a seguir a niacina. Se o tratamento com a niascina for rejeitado, ou for ineficaz, continuar a terapia com uma estatina. A lovastatina, simvastatina e a pravastatina parecem igualmente eficazes e seguras em crianças com hiperlipoproteinemia tipo 2 A (não há relatos em crianças quanto ao uso de cerivastatina ou fluvastatina).

A niascina é o tratamento de primeira linha para os tipos 2B e 4, mas se ela for ineficaz ou inaceitável para a criança, especialmente naquelas com hiperlipoproteinemia tipo 2B, usar o gemfibrozil ou a atorvastatina. Na hiperlipoproteinemia tipo 4, a alternativa à niascina é o gemfibrozil.

VI. **Resumo.** Avaliar as crianças com dislipidemias a cada 3 meses para restabelecer a dieta e os programas de exercício, explorar os sintomas de toxicidade medicamentosa e revisar sinais vitais e crescimento em peso e altura.

Pelo fato de a doença cardiovascular prematura estar aumentando, estudos quanto à segurança e à eficácia das drogas redutoras de lipídios em crianças devem ser expandidos. Se o pediatra ou o generalista não estiver acostumado a interpretar os resultados dos lipídios ou a prescrever e monitorar as drogas hipolipidêmicas, o paciente deve ser encaminhado a um especialista pediátrico em lipídios.

Referências Selecionadas

American Diabetes Association. Type 2 diabetes in children and adolescents. *Pediatrics* 2000;105:671-680.

Arslanian SA. Type 2 DM in children: pathophysiology and risk factors. *J Pediatr Endocrinol Metab* 2000;13:1385-1394.

Fagot-Campagna A, et al. Type 2 diabetes among North American children and adolescents. *J Pediatr* 2000;136:664-672.

Ngyen TT, Keil MF, Russell DL, et al. Relation of acanthosis nigricans to hyperinsulinemia in overweight children. *J Pediatr* 2001;138:474-480.

Sondike SB, et al. Obesity. *Contemp Pediatr* 2000;17:133-138.

Steinberger, et al. Adiposity in childhood predicts obesity and insulin resistance in young adulthood. *J Pediatr* 2001;138:469-473.

Winter WE, et al. Hyperlipidemia. *Contemp Pediatr* 1999;16(5).

43. DIABETES MELITO TIPO 2

M. Arthur Charles

I. **Etiologia.** A origem do diabetes melito tipo 2 é multifatorial, incluindo fatores genéticos e ambientais. Estudos em gêmeos idênticos documentam a genética do diabetes melito tipo 2 no qual as taxas de concordância são de aproximadamente 50%. Os resultados em genética molecular também corroboram a suscetibilidade genética para o diabetes melito tipo 2. Fatores ambientais sem dúvida alguma interagem com a suscetibilidade genética, como a obesidade, dieta e estilo de vida. Ainda não está claro como esses fatores genéticos e ambientais relacionam-se com a origem das anormalidades metabólicas observadas com o diabetes melito tipo 2, como a resistência à insulina e a secreção diminuída da insulina. Independentemente dos mecanismos moleculares envolvidos na etiologia do diabetes tipo 2, o diagnóstico precoce e os métodos de tratamento são bem estabelecidos e nitidamente resultam em acentuadas reduções nas complicações crônicas associadas ao diabetes melito tipo 2.

II. **Patogênese.** A secreção diminuída da insulina e a resistência à insulina são as características metabólicas-chave do diabetes melito tipo 2 e têm um papel importante na terapia. Durante um acompanhamento longitudinal dos indivíduos com diabetes melito tipo 2, a secreção de insulina é maior do que o normal durante o jejum e em resposta à glicose oral ou refeições mistas; e os níveis de glicose sanguínea são levemente anormais nesse estágio precoce. Conforme a doença progride, os níveis de glicose sanguínea em jejum ou os níveis de glicose oral após 2 horas aumentam ainda mais, e a secreção da insulina aumenta substancialmente. Os níveis pós-prandiais de insulina nesse momento podem atingir três a cinco vezes os valores observados anteriormente no curso da progressão da doença. Apesar de a secreção da insulina estar aumentada, ela não está apropriadamente aumentada para os níveis elevados de glicose. Após progressão adicional, os níveis de glicose plasmática em jejum ou os níveis de glicose oral 2 horas depois excedem 200 e 400 mg/dL, respectivamente. Nesse ponto, a secreção de insulina diminui substancialmente ao ponto de ser menor do que na fase inicial da doença. Portanto, apesar de os níveis circulantes de insulina se elevarem e subseqüentemente caírem a níveis muito baixos, em todos os momentos esses níveis circulantes de insulina estão diminuídos para o nível de glicose presente quando comparados com os indivíduos normais. As concentrações de insulina circulantes aumentadas observadas antes e no início do curso do diabete melito tipo 2 são a marca registrada da resistência à insulina. A resistência à insulina resulta em atividade de insulina diminuída no fígado, assim como na gordura e no tecido muscular, resultando tanto em uma péssima disposição da glicose, perifericamente, quanto em uma produção intensificada de glicose pelo fígado, provocando hiperglicemia. Combinando a resistência à glicose com uma secreção de insulina diminuída e tem-se o palco armado para a hiperglicemia profunda. Infelizmente, os mecanismos moleculares da secreção de insulina diminuída, resistência à insulina, apesar de intensivamente estudadas nos últimos 35 anos não foram esclarecidos. No entanto, o que se sabe sobre a resistência à insulina foi aplicado ao desenvolvimento de drogas mais novas para o manuseio da hiperglicemia, como as tiazolidinedionas. Outras drogas que afetam a resistência à insulina, como o metformin, foram usados antes da descoberta da importância da resistência à insulina.

III. **Diagnóstico dos distúrbios da hiperglicemia de jejum.** Os humanos atualmente são estratificados em três categorias diagnósticas com base nos níveis plasmáticos de glicose de jejum. Essas categorias são importantes em virtude do ônus excessivo de complicações fatais e da grande redução destes eventos após o tratamento apropriado. De acordo com a *American Diabetes Association* (ADA), os indivíduos são **normais,** têm tolerância à glicose diminuída em jejum (IFG) ou são **diabéticos.** Os critérios da Organização Mundial de Saúde (OMS) permitem um diagnóstico de duas a três vezes mais pessoas com **tolerância tolerância à glicose diminuída (IGT)** do que os critérios de TPG da ADA, e duas vezes mais indivíduos com diabetes, já que a ADA revisou as suas orientações em 1997. Essas diferenças são devidas ao uso opcional de teste de tolerância à glicose oral (TTGO) pelo ADA enquanto o TTGO é a peça central do guia de orientações da OMS. Os critérios da OMS refletem uma glicose em jejum menor do

Tabela 43.1 Recomendações para o diagnóstico dos distúrbios do metabolismo da glicose

Categoria de risco do indivíduo	Glicose plasmática em jejum	Glicose pós-prandial de 2 h (após teste de tolerância oral à glicose)	Riscos CV (risco relativo)
Normal	< 90 mg/dL	< 140	
Tolerância prejudicada à glicose ou diabetes *suspeitado*	90-126	Requerida para o diagnóstico	1,40
Tolerância prejudicada à glicose *confirmada*	Não relevante	140-200	1,60
Diabetes *confirmado*	> 126	> 200	2-4

CV = cardiovasculares.

que 115 mg/dL como potencialmente normal e entre 115 e 140 mg/dL como possível TPG ou diabetes; portanto, necessita-se um TTGO de 2 horas. Um valor de TTGO de 2 horas de menos de 140 mg/dL é normal, enquanto que entre 140 e 200 mg/dL é diagnóstico de TPG e maior que 200 mg/dL é diagnóstico de diabetes. Quando esses números são comparados com as orientações de 1997 da ADA para a glicose plasmática em jejum, menos de 110 mg/dL é normal, 110 a 125 mg/dL é diagnóstico de TPG e maior do que 126 mg/dL é diagnóstico de diabetes melito; os critérios da OMS têm melhor desempenho do que as orientações da ADA. Comparando-se os critérios do ADA e da OMS em um estudo de 2.290 indivíduos, as orientações ADA falharam em reconhecer 80% dos indivíduos com TPG! Veja a Tabela 43.1 com a recomendação que combina os critérios ADA e OMS acoplados com evidências com base nos níveis de glicose sanguínea associados a aumento nos eventos cardiovasculares.

A. **TTGO.** Nos Estados Unidos, há uma necessidade maior de um teste de tolerância oral à glicose. O percentil 25 mais elevado dos indivíduos dentro da variação normal de glicose plasmática de jejum (86 a 109 mg/dL) tem um aumento de 40% nas taxas de morte cardiovasculares, comparado com o de indivíduos no percentil 25 mais baixo. Uma vez que o indivíduo tenha TPG o risco de morte cardiovascular aumenta em 60%. A única maneira de saber se o paciente tem TPG é realizando um TTGO. Portanto, os indivíduos que têm níveis de glicose plasmática em jejum repetidamente excedendo 90 mg/dL devem realizar um TTGO em virtude do potencial para um aumento no risco cardiovascular (Tabela 43.1). Uma vez que a glicose plasmática em jejum do indivíduo repetidamente exceda 126 mg/dL (critérios ADA), esta pessoa tem diabetes e não há nenhuma necessidade de um teste de tolerância à glicose. Finalmente, a hemoglobina glicosilada ou um equipamento para monitoramento domiciliar de glicose não podem ser usados para os propósitos diagnósticos citados anteriormente.

IV. **Prevalência.** Em 1998, estudos epidemiológicos em indivíduos com 20 anos de idade ou mais relataram que existem 10,2 milhões de indivíduos sabidamente diabéticos nos Estados Unidos, e outros 5,4 milhões de indivíduos têm diabetes, mas não sabem disso. Até mais alarmante é que outros 13,4 milhões de indivíduos nos Estados Unidos entre 40 e 74 anos de idade têm diagnóstico de TPG. Usando os critérios da OMS conforme descritos anteriormente e a seguir, essa estimativa nos EUA de TPG pode estar mais perto de 20 a 30 milhões de indivíduos nessa faixa etária. Se esse número de diabéticos e pacientes com TPG forem extrapolados para a população total dos Estados Unidos, o mínimo é de 30 milhões, e, possivelmente, até 50 milhões de indivíduos estão envolvidos.

V. **Características clínicas.** A chave para o desenvolvimento de um plano de tratamento global do diabetes é compreender, prevenir e/ou controlar as seis complicações *crônicas* que envolvem as três doenças microvasculares do olho, rim e nervo, assim como as três doenças macrovasculares ou ateroscleróticas que envolvem o cérebro, o coração e o sistema vascular periférico mais as duas complicações **agudas** da cetoacidose e da hipoglicemia grave (Fig. 43.1). As complicações microvasculares são exclusivas da diabetes. As complicações macrovasculares estão associadas ao diabetes e ao TPG, mas também são observadas em pacientes não diabéticos com aterosclerose. O último processo é acentuadamente agravado pelas anormalidades crônicas dos níveis de glicose sanguínea (TPG e diabetes). Para controlar todas essas

MACROVASCULARES (DM + TPG)

1. CORAÇÃO
2. CÉREBRO
3. PERNAS E PÉS

MICROVASCULARES (DM)

1. RETINA
2. RENAL
3. NERVOS

FIG. 43.1. Complicações do diabetes crônico.

complicações, existem seis fatores de risco identificados. incluindo (a) menopausa, (b) tabagismo, (c) hipertensão, (d) dislipidemias, (e) microalbuminúria e (f) hiperglicemia, das quais as últimas cinco são fatores de risco independentes para a morte. Esta abordagem aos seis fatores de risco, todos tratados ao mesmo tempo pelo mesmo profissional, é um afastamento dramático dos ensinos prévios sobre cuidados do diabetes. Esses fatores de risco nunca são excessivamente enfatizados, pois **a intervenção apropriada dos fatores de risco individuais podem reduzir a taxa de mortalidade do paciente diabético em 40 a 65%!** No passado, a hiperglicemia era tudo o que era considerado importante; portanto, o cuidado do diabetes envolvia apenas o tratamento do fator de risco da glicose.

O diabetes é um problema de saúde pública substancial nos Estados Unidos, pois é a principal causa de (a) cegueira; (b) insuficiência renal, hemodiálise e transplante renal e (c) amputações. Além disso, 60% dos pacientes diabéticos morrem de eventos coronarianos e 10%, de acidentes vasculares cerebrais. Finalmente, as complicações cardiovasculares são mais bem prevenidas pelo fato de que as mortes súbitas e mais tardias são extraordinariamente aceleradas no diabetes. Portanto, intervenções nos fatores de risco devem ser abrangentes e razoavelmente rápidas. Todas as seis complicações crônicas são reversíveis.

A. **Glicação avançada e produtos.** Mecanismos relacionando os fatores de risco com as complicações são complexos, conforme resumidos na Figura 43.2. O processo patogenético central das complicações do diabetes crônico é mediado pelos **produtos avançados terminais da glicação (AGEs)**. Esses produtos finais da glicação são um resultado direto da glicose que se liga à proteína por meio de reações não enzimáticas. A glicação das proteínas resulta em disfunção das proteínas em virtude das alterações das meias-vidas das proteínas provocadas por uma redução na clivagem enzimática e da disposição das proteínas. Quando as proteína são glicadas, o meio da glicose que glica a proteína torna-se incomumente reativo quimicamente, formando radicais livres. Esses derivados da glicose ativados como radicais livres começam a polimerizar e induzir a “reação de acastanhamento”, que é o motivo pelo qual as cicatrizes dos pacientes diabéticos são marrom-escuras quando os seus níveis de glicose são mal controlados. Os radicais livres também podem induzir ligação cruzada, dessa forma diminuindo a eficácia das enzimas degradativas normais. Naturalmente, as enzimas também são

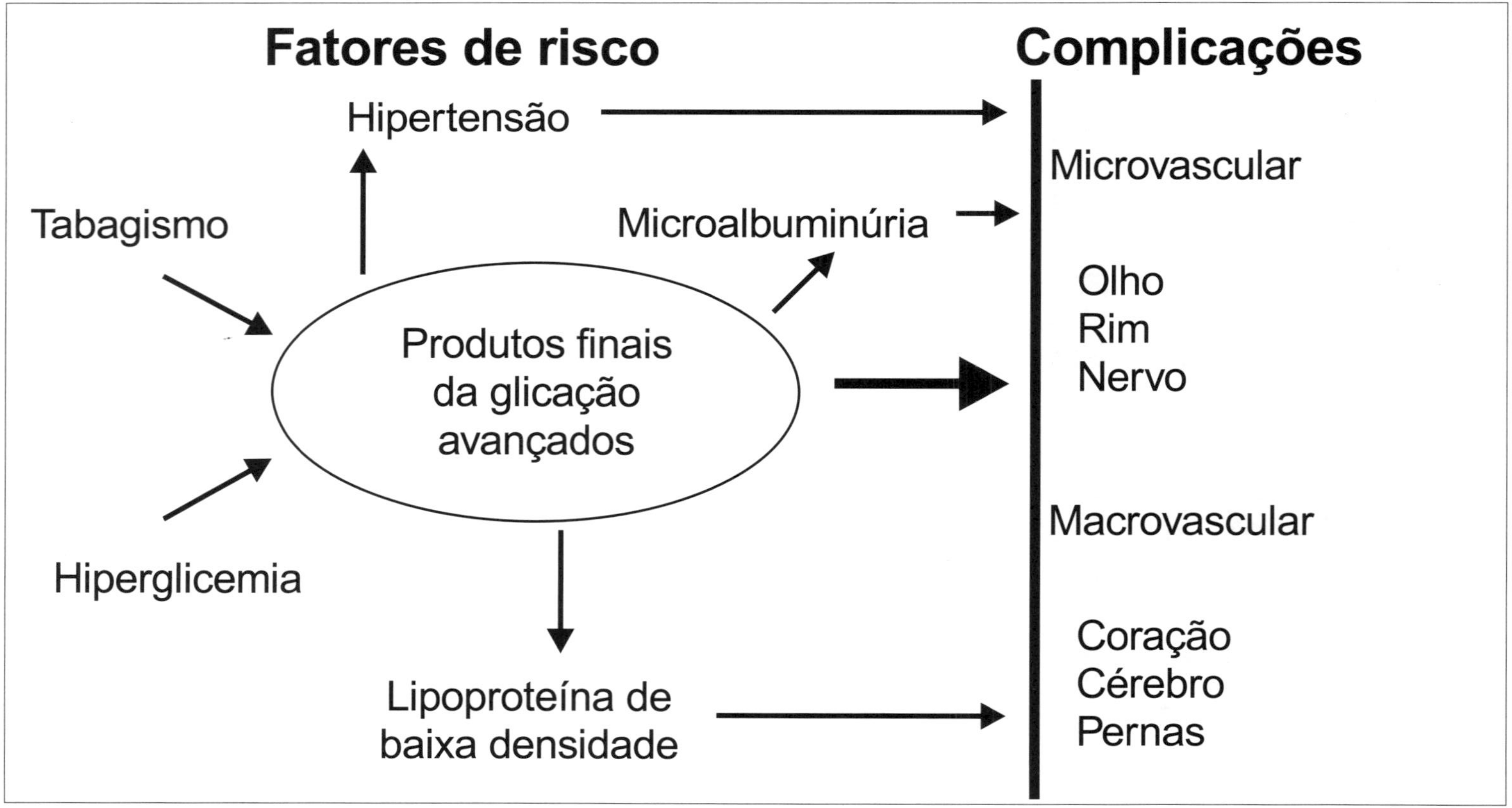

FIG. 43.2. Paradigma dos produtos finais da glicação avançados.

glicadas, tornando o processo ainda mais complexo. O único efeito benéfico é a glicação da hemoglobina, que nos permite avaliar o tratamento da hiperglicemia.

B. **Tabagismo** também pode estimular uma glicação avançada dos produtos finais, pois ele provoca inalação de material particulado composto de proteínas glicadas da planta do tabaco. Durante o tabagismo, os AGEs estão elevados no plasma.

C. **Hipertensão.** Além disso, os produtos finais glicados podem afetar as células musculares arteriolares, resultando em hipertensão. Normalmente, a síntese do óxido nítrico, que induz o relaxamento dos músculos lisos das arteríolas, previne a hipertensão. No entanto, no contexto da glicação, os níveis de óxido nítrico estão diminuídos, em virtude de um prejuízo na sua síntese, e há maior probabilidade de vasoconstricção e hipertensão associada. A partir de um ponto de vista sistêmico, a vasoconstrição causa dano microvascular no olho, rim e nervo.

D. **Rim.** Finalmente, os AGEs podem afetar a função glomerular renal novamente através de distúrbios na integridade estrutural do filtro glomerular. Tais anormalidades na filtração resultam em um aumento na pressão hidrostática no glomérulo e na excreção de albumina na urina, que, se maior que 20 mg/d, é conhecido como **microalbuminúria.**

VI. **Tratamento.** Existem muitos fatores de risco independentes de morte associados ao diabetes, inclusive o tabagismo, hipertensão, dislipidemias, microalbuminúria, hiperglicemia e, talvez, a menopausa. O fator de risco hiperglicêmico precisa ser o último desses fatores de risco a serem avaliados pelo clínico que cuida do paciente diabético (Fig. 43.2). Isso não quer dizer que o fator de risco hiperglicêmico deve ser tratado com menor agressividade e agilidade do que os outros fatores de risco. Surpreendentemente, a obesidade central e periférica são considerados como não sendo fatores de risco independentes entre os pacientes diabéticos. Na realidade, o controle do peso é mais importante antes do início do diabetes (*i. e.*, prevenção do diabetes).

Notavelmente, o tratamento de apenas um único fator de risco nos pacientes diabéticos, como a hipertensão ou a dislipidemia, pode ser associado com uma redução de 65 ou 55% na mortalidade cardiovascular, respectivamente. A redução em 55% pelo tratamento da dislipidemia também se aplica aos pacientes com TPG. De fato, a prevenção da morte cardiovascular entre os pacientes diabéticos e com TPG é mais bem sucedida do que nos pacientes não diabéticos. Embora a advertência seja que cada fator de risco precisa ser manuseado completamente e independentemente, este capítulo é restrito ao fator de risco hiperglicêmico.

A. **Objetivos do tratamento.** Estudos prospectivos a longo prazo, como o *Diabetes Control and Complications Trial* (DCCT) nos Estados Unidos, o *United Kingdom Prospective Diabetes Study* (UKPDS) e o estudo japonês nitidamente indicam que as taxas de complicações crônicas são diretamente proporcionais ao prolongamento da hiperglicemia (conforme definido pelos níveis elevados de hemoglobina glicosilada). Portanto, existem bases de evidências para o controle moderno, agressivo e intensivo da glicose para a doença **microvascular** no diabetes tipo 1, e tanto das doenças *macro quanto microvasculares* no diabetes tipo 2. Além disso, esses estudos sugerem que os eventos macrovasculares precisam de níveis de hemoglobina glicosilada menores quando comparados com complicações microvasculares. O UKPDS avaliou tanto o risco epidemiológico quanto as taxas reais de complicações observadas prospectiva e longitudinalmente. Apesar de preocupações sobre o projeto do estudo, o UKPDS e outros estudos nitidamente indicam que um fator de risco epidemiológico diminuído para a doença macrovascular está associado a níveis de glicose sanguínea no ou próximo aos valores normais (UKPDS, hemoglobina A_{1c} < 6,2%), quando comparados com níveis maiores de glicose. Os dados do UKPDS indicam ainda mais que nos pacientes tipo 2 o controle intensivo ou agressivo da glicose reduz a mortalidade e a taxa de eventos cardiovasculares. Portanto, para cada 1% de redução da A_{1c}, há aproximadamente 10 a 15% de redução na taxa de eventos cardiovasculares. Em suma, o objetivo do tratamento da A_{1c} é de 6 a 7%.

B. **Monitoramento da glicose sanguínea.** O monitoramento domiciliar da glicose sanguínea permite ajustes nas drogas e nas dosagens; os níveis da hemoglobina glicosilada indica se os ajustes resultaram no objetivo desejado.

1. **Monitoramento domiciliar da glicose.** É importante que *todos* os pacientes diabéticos tenham acesso a um monitoramento domiciliar da glicose sanguínea. Para os pacientes que usam insulina, o monitoramento pode ser necessário quatro ou mais vezes ao dia. Os indivíduos que usam agentes antidiabéticos orais com níveis de glicose sanguínea dentro da variação normal devem monitorar pelo menos uma ou duas vezes ao dia para se assegurarem que os seus níveis de glicose não excedem a variação normal ou estão muito baixos (p. ex., menos que 40 a 50 mg/dL para a maioria dos pacientes). Os clínicos devem recomendar para os seus pacientes o uso de terapia dietética somente, que é importante que seja monitorada em bases regulares mesmo que seja apenas uma a duas vezes por semana. O ponto principal do monitoramento é assegurar-se de que os níveis de glicose não excedem a variação normal (95 a 100 mg/dL para os níveis de glicose plasmática em jejum antes do café da manhã e valores pós-absorção no almoço, jantar e na hora de dormir). Portanto, o monitoramento domiciliar de glicose nesses diversos momentos deve auxiliar o profissional de saúde a determinar (a) que medicações devem ser usadas, (b) quando os pacientes devem tomar os seu medicamentos e (c) quais as doses a serem usadas, independentemente de o tratamento ser insulina ou um agente oral.

   Se o nível de hemoglobina glicosilada estiver elevado em relação aos níveis de glicose monitorados pode haver erros no uso do paciente, erros no medidor ou não-adesão do paciente; no entanto, pode haver outras causas também. Por exemplo, se o paciente esteve doente nas 2 a 6 semanas anteriores, e se os níveis de glicose estavam elevados por mais de 1 a 2 dias, isso basta para elevar a hemoglobina glicosilada por 1 a 2 meses. As últimas 1 a 2 semanas de monitoramento dos níveis de glicose domiciliar poderiam ser normais, mas a hemoglobina glicosilada aumenta, pois o remodelamento da hemoglobina é lento (aproximadamente 120 dias), pareando-se à sobrevida das hemácias. Portanto, se todas as concentrações da glicose estiverem acima de 130 a 140 mg/dL por 1 a 2 dias, o nível de hemoglobina glicosilada pode estar elevado por até 2 meses. Quando os níveis domiciliares de glicose sanguínea estiverem altos, mas a hemoglobina glicosilada estiver relativamente baixa para os níveis de glicose, o medidor pode ser o problema.

2. **Testes de hemoglobina glicosilada.** Dados provenientes do início da década de 1980 na Alemanha Oriental indicaram que os níveis de hemoglobina glicosilada eram fortemente ligados à prevalência de malformações congênitas observadas entre os filhos de mães diabéticas. Portanto, quanto maior o nível de hemoglobina glicosilada, maior a taxa de malformações congênitas. Com níveis de hemoglobina glicosilada acima de 12%, os filhos de mães diabéticas tinham uma taxa de malformações de 15%, e, com um nível de hemoglobina glicosilada abaixo de 8% ou normal para o ensaio empregado, a taxa de malformações era a mesma que a dos filhos de mães não diabéticas, em 1,5%. Para as complicações, como retinopatia e microalbuminúria, dados escandinavos no meio da década de 1980 indicaram que os níveis de hemoglobina glicosilada eram claramente o teste para se relacionar às complicações crônicas.

   Agora foi determinado a partir de vários estudos, incluindo alguns escandinavos, o DCCT e o UKPDS, que as complicações diabéticas crônicas são uma manifestação de níveis aumentados de glicose, medidos mais eficazmente como níveis de hemoglobina glicosilada elevados. Além disso, demonstrou-se que as taxas de complicações aumentam muito agudamente após a hemoglobina glicosilada exceder 8% para a doença ocular e 9% para a microalbuminúria. Digno de nota, as primeiras diferenças estatísticas nas taxas de complicações microvasculares (p. ex., para o olho) ocorrem a níveis de hemoglobina glicosilada de 6%, e, para a doença macrovascular, o limiar é de 6 a 7%. **Portanto, o único teste que pode ser usado para a prevenção ou alentecimento das complicações diabéticas microvasculares ou macrovasculares é o teste da hemoglobina glicosilada.** Finalmente, o teste da hemoglobina glicosilada pode ser alterado por uma anemia significativa ou, em algumas medidas da hemoglobina glicosilada, pelas hemoglobinopatias.

   Outra advertência importante é que existem aproximadamente 60 a 70 ensaios disponíveis para o teste da hemoglobina glicosilada, mas apenas 30 destes ensaios são, atualmente, diretamente relacionados com os dois principais estudos de complicações crônicas, o DCCT e o UKPDS. Os diversos ensaios diferem em até 3 porcentuais de hemoglobina glicosilada. Isso é um obstáculo algo complicado, porém importante. Um A_{1c} maior que 8% indica que o profissional de saúde deve tomar uma atitude em reduzir os níveis de glicose sanguínea, e um valor menor que 7% é o objetivo. Se se utiliza o ensaio errado, 7% poderia ser, na verdade, 10%. Para determinar os ensaios certificados, verificar o site da Internet http://www.missouri.edu/~diabetes/ngsp/.

C. **Dieta e exercício.** A terapia inicial é a dieta e o exercício; no entanto, já se sabe que estes passos particulares no tratamento da diabetes são muito difíceis de serem obtidos por um período de tempo longo, especialmente em pacientes que estão acima do peso. Conforme o **UKPDS** mostrou, este plano de tratamento é ineficaz a curto e a longo prazos.

D. **Agentes orais.** O próximo passo no cuidado do paciente com diabetes melito tipo 2 é a terapia farmacológica. Os clínicos devem possuir um profundo conhecimento sobre as drogas disponíveis, pois estas são praticamente o único meio pelo qual a maioria dos pacientes pode atingir confiavelmente os níveis normais de glicose sanguínea e de hemoglobina A_{1c}, dessa forma evitando as complicações microvasculares e macrovasculares do diabetes melito tipo 2. As medicações agem primariamente em quatro sítios metabólicos diferentes; portanto, elas podem ser usadas em combinações. O tratamento combinado é muito bem sucedido, conforme foi enfatizado pelo UKPDS, enquanto a monoterapia é menos que ideal. A terapia de combinação pode ter efeitos importantes no salvamento de vidas. As principais classes de drogas são:

- **Inibidores da glicosidase**, agindo no trato GI.
- **Metformin**, primariamente agindo no fígado.
- **Sulfoniluréias,** agindo primariamente nas ilhotas
- **Tiazolidinedionas, primariamente agindo em sítios dos músculos e da gordura.** Veja a Tabela 43.2 para os nomes comerciais e genéricos e doses destas drogas.

Em virtude do início de ação da droga para redução dos níveis da glicose sanguínea, recomendam-se visitas às clínicas a cada 2 semanas para ajustes de dose para insulina, inibidores da glicosidase ou sulfoniluréias, e a cada 4 semanas para o metformin ou tiazolidinedionas. Nesta última classe, podem ser necessários 3 a 6 meses para que uma dose atinja a sua ação final. Finalmente, estas drogas devem ser usadas em pacientes com uma TPG para prevenir o início da diabetes. Um estudo nos EUA em andamento indicam que a terapia de dieta e de mudança no estilo de vida reduz o início do diabetes em 58%, o metformin, em 31%, e a troglitazone, em 25%, apesar de esta última droga ter sido suspensa 26 meses antes da conclusão do estudo de 36 meses. Também a troglitazone reduziu o início do diabetes em 64% em mulheres com história de diabetes gestacional.

1. **Inibidores α_1 da glicosidase.** Estas drogas são muito eficazes, especialmente para aqueles indivíduos que têm níveis de glicose muito altos. Os inibidores da glicosidase podem reduzir os níveis da hemoglobina glicosilada em 4 a 5% se os níveis iniciais excederem 12%. Eles também se mostraram eficazes em certos grupos étnicos (p. ex., hispânicos com níveis de hemoglobina glicosilada). Estes dados sugerem que os pacientes hispânicos ingerem glicose livre significativamente na sua dieta e são mais suscetíveis à terapia com o inibidor da glicosidase. Quando os níveis de hemoglobina glicosilada são baixos (p. ex., 8% a 9%), estas drogas são eficazes em reduzir ainda mais os níveis de hemoglobina glicosilada em aproximadamente 1%. Os inibidores da glicosidase também são benéficos em indivíduos que têm diabetes de início mais recente (p. ex., diagnóstico clínico há menos de 1 ano). Deve-se lembrar que um indivíduo que tem um diagnóstico de diabetes tipo 2 já tem esta doença há aproximadamente 7 anos. Também, os inibidores da glicosidase podem ser usados como monoterapia ou em combinação ou cuidados progressivos com outras drogas, como as sulfoniluréias, ainda tendo efeitos benéficos adicionais.

   Esta droga é melhor para uso em indivíduos com hiperglicemia pós-prandial a qualquer nível anormal de hemoglobina glicosilada e/ou em indivíduos com níveis de hemoglobina glicosilada acentuadamente elevados, mas com uma hiperglicemia em jejum ou pós-prandial elevada. A droga tem ação curta e, portanto, a dosagem pode ser aumentada rapidamente; no entanto, desencorajamos isso em virtude dos efeitos colaterais gastrointestinais (GI). Mudamos as doses geralmente após 2 a 3 semanas quando a dosagem está na variação terapêutica baixa. Também estas drogas funcionam bem em dois grupos etários diferentes, apesar de que, neste contexto, os efeitos colaterais são algo mais comuns nos indivíduos mais velhos. Os principais problemas com

Tabela 43.2 Nomes comerciais e genéricos nos EUA para os agentes hipoglicemiantes orais

Classe	Genérico	Nome comercial ou de marca	Doses recomendadas	Problemas
1. Inibidores da glicosidase	Miglitol	Glyset	50-150 mg três vezes ao dia	Múltiplas doses e efeitos colaterais GI
	Acarbose	Precose	50-150 mg três vezes ao dia	
2. Metformin	Metformin	Glucophage	500-2.000 mg	Efeitos colaterais GI
				Um dano renal mínimo é *contra-indicação*
3. Sulfoniluréias				
Primeira geração	Tolazamida	Tolinase	100-1.000 mg	Primeira geração não recomendada:dosagens múltiplas diárias, baixa potência e interações medicamentosas
	Tolbutamida	Orinase	500-2.000 mg	Decididamente não recomendado: hipoglicemia grave e prolongada/SIHAD
	Clorpropamida	Diabinese	100-500 mg	
Segunda geração	Glipizida	Glucotrol	2,5-4,0 mg	Freqüentemente múltiplas doses
		Glucotrol XL	5-20 mg	Uma vez ao dia
	Gliburida	Diabeta	5-20 mg	Freqüentemente múltiplas doses
		Micronase	5-20 mg	Freqüentemente múltiplas doses
		Glynase	3-6 mg	Uma vez ao dia
	Glimepirida	Amaryl	0,5-8 mg	Uma vez ao dia, cardioprotetor
Análogos das sulfoniluréias	Repaglinida	Prandin	0,5-4 mg AC	Dosagens múltiplas
	Neteglinida	Starlix	60-180 AC	Dosagens múltiplas
4. Tiazolidinedionas	Rosiglitazona	Avandia	2-4 mg duas vezes ao dia	Geralmente são necessárias múltiplas dosagens, edema
	Pioglitazone	Actos	15-30 mg por dia	Dose uma vez ao dia, edema

os efeitos colaterais GI podem ser evitados se as doses iniciais forem baixas (p. ex., 25 mg para início ao deitar por 2 a 3 semanas, seguidos por 25 mg duas vezes ao dia por 3 a 4 semanas, e então três vezes ao dia por 4 a 6 semanas antes de aumentar a dosagem para as doses terapêuticas de 50, 100 ou 150 mg três vezes ao dia dados antes das refeições). Uma companhia fornece um *kit* de iniciante glyset (miglitol) para facilitar a adesão do paciente a doses clinicamente eficazes.

2. **Metformin.** O metformin é uma droga de ação longa. Ela leva pelo menos 1 a 2 semanas para ter o seu efeito inicial uma vez que o regime terapêutico tenha sido instituído, e deve-se aguardar um mínimo de 4 semanas antes de se elevar a dose. Portanto, não se deve esperar resultados imediatos do metformin. Isso é especialmente importante quando os pacientes estão usando o metformin como droga secundária em virtude do "fracasso" da sulfoniluréia ou inibidor da glicosidase. Se for suspenso um inibidor da glicosidase ou uma sulfoniluréia e o metformin for iniciado no mesmo dia, o paciente ficará efetivamente sem tratamento por 1 a 2 semanas, pois os efeitos do inibidor da glicosidase e da sulfoniluréia são rapidamente dissipados e o efeito do metformin não aparecerá, a não ser em 1 a 2 semanas. Portanto, os níveis de glicose podem aumentar dramaticamente. Pelo fato de recomendarmos a combinação ou tratamentos progressivos, na verdade nunca observamos este problema, pois geralmente acrescentamos o metformin quando há falha na sulfoniluréia ou no inibidor da glicosidase. O fracasso significa que o nível de hemoglobina glicosilada do paciente melhorou mas não atingiu o nível menor que 7%. Em virtude dos efeitos colaterais GI potenciais com o metformin, esta droga também é usada duas ou três vezes ao dia apesar de ter uma ação prolongada. Para alguns indivíduos, isso não é importante e o uso de doses uma vez ao dia pode ser bem sucedida, mesmo em dosagem máxima. Isso precisa ser determinado individualmente para cada indivíduo.

   O metformin pode ser usado como primeira droga, especialmente em indivíduos com obesidade, pois haverá menor ganho de peso do que em pacientes obesos que começam com insulina. As drogas que parecem aumentar menos o peso são os inibidores da glicosidase, metformin, tiazolidinedionas e uma nova sulfoniluréia, glimepiride. Todas as drogas orais serão associadas a um ganho de peso se os níveis de hemoglobina glicosilada forem reduzidos por tratamentos eficazes, pois esses pacientes estão efetivamente "em inanição" quando em hiperglicemia. O principal ponto é que o ganho de peso pode ser minimizado. Nesses pacientes, a única maneira de minimizar ou reduzir o ganho de peso é assegurar-se que eles estejam usando restrições dietéticas apropriadas no início do tratamento; no entanto, não retarde o tratamento medicamentoso enquanto o paciente está tentando perder peso. O metformin não pode ser usado em pacientes com níveis de creatinina discretamente elevados em virtude das preocupações quanto à acidose lática. Conforme demonstrado no UKPDS, o uso do metformin em indivíduos com excesso de peso tem um efeito importante na redução da mortalidade total, mortalidade cardiovascular e taxas de eventos.

3. **Tiazolidinedionas.** A classe de drogas tiazolidinedionas também se mostrou eficaz com perfis de duração da redução de glicose semelhantes aos do metformin. Essas drogas podem levar 6 meses para produzir os melhores resultados. Um dos benefícios para a pioglitazone é a dosagem uma vez ao dia. Existem pacientes específicos (*i. e.*, aqueles que são resistentes à insulina) que têm melhora do controle da glicose sanguínea após o uso da tiazolidinediona enquanto que, para outros pacientes (aproximadamente 25%), o grupo com menos resistência à insulina parece ter menor sucesso com o controle da glicose. As tiazolidinedionas podem ser usadas como monoterapia, mas elas são mais bem empregadas em combinação com outros agentes orais ou a insulina, especialmente em pacientes sob uso de altas doses de insulina. Neste último contexto, as tiazolidinedionas podem reduzir as doses de insulina em 20 a 50% se esse parecer ser um objetivo útil.

   Alguma preocupação com relação a segurança desta droga é válida, especialmente depois que a troglitazona foi retirada do mercado devida à influência hepática, óbito e/ou necessidade de transplante hepático. Existem critérios estabelecidos pelo FDA e companinhas para reduzir os efeitos consistem de toxicidade hepática. A principal consideração é a medida regular da funsão hepática antes e mensalmente após, o início desta classe de medicamentos por 6-12 meses.

4. **Sulfoniluréias.** O uso das sulfoniluréias tem sido muito bem sucedido ao longo dos últimos 50 anos. Assim como ocorre com qualquer uma das drogas citadas, nenhuma terapia isolada é a

melhor, porque muitos pacientes precisam de múltiplas drogas. As sulfoniluréias têm passado por várias fases (p. ex., drogas de primeira, segunda e terceira gerações). O uso das sulfoniluréias de primeira geração não é recomendada em virtude das interações medicamentosas comuns associadas a outras drogas tipicamente empregadas em pacientes com diabetes, como o coumadin. Além disso, certas drogas de primeira geração, especialmente a clorpropamida, foram associadas a episódios prolongados de hipoglicemia grave e à síndrome de secreção inapropriada de hormônio antidiurético. Ambas as complicações são mais comuns em indivíduos mais idosos que usam doses maiores. A segunda geração das sulfoniluréias, que agora são genéricos, pode ser a melhor escolha quando o custo é uma preocupação dominante em comparação com a redução das complicações agudas e crônicas. Sinto que a sulfoniluréia mais importante até o momento é a glimepiride. Uso esta sulfoniluréia exclusivamente na nossa clínica graças à sua eficácia em reduzir os efeitos colaterais cardiovasculares associados ao aumento da mortalidade no diabetes tipo 2. Este ponto é descrito em detalhes em uma revisão recente (veja Referências Selecionadas).

E. **Tratamento progressivo.** É importante para os pacientes usarem os inibidores da glicosidase, o metformin, as tiazolidinedionas e/ou sulfoniluréias, conforme descrito anteriormente, pois estes tratamentos podem ser usados como terapia progressiva para as pessoas com hipertensão arterial, dislipidemia e microalbuminúria. O objetivo do nível da glicose sanguínea em jejum, pré-prandial e ao deitar durante o tratamento progressivo é de 70 a 110 mg/dL. A droga usada como agente inicial (a) é de escolha do clínico, (b) depende da situação clínica do paciente e (c) é individualizada para o paciente obeso ou não. Em indivíduos obesos, o metformin ou a nova sulfoniluréia, glimepiride, podem ser agentes farmacológicos iniciais viáveis, e outras drogas podem ser acrescentadas subseqüentemente se a primeira droga não obtiver o objetivo de uma hemoglobina glicosilada de 6% (DCCT traçável). Em pacientes magros ou que não estão acima do peso, as sulfoniluréias podem ser a melhor escolha e, atualmente, são a nossa primeira escolha. As tiazolidinedionas são mais bem utilizadas mais tarde no plano de tratamento progressivo (*i. e.*, não usadas como monoterapia).

Os principais pontos no que concerne à terapia progressiva são (a) o reconhecimento do sinal para aumentar as doses da droga e (b) decidir quando é o momento para acrescentar outra droga a uma combinação de primeira ou segunda drogas. Por exemplo, se uma sulfoniluréia é a primeira droga, usaríamos a glimepiride, pois ela é a sulfoniluréia preferencial em virtude da natureza mínima de efeitos colaterais cardiovasculares, por exemplo a ausência de precondicionamento isquêmico. As sulfoniluréias de segunda geração como o gliburide, não reduzem os efeitos vasculares. O metformin também é uma excelente primeira droga especialmente em pacientes obesos. No caso da monoterapia com glimepiride, usaríamos inicialmente doses menores (p. ex., 1, 2 ou 4 mg como dose inicial dependendo dos níveis da glicose sanguínea). Portanto, em um indivíduo com níveis de glicose em jejum na variação de 120 a 130 mg/dL, usaríamos 1 a 2 mg como dose inicial. Para indivíduos com glicose sanguínea em jejum de 150 a 200 mg, talvez 3 a 4 mg seriam mais apropriados, e, para aqueles indivíduos com níveis de glicose maiores, uma dose inicial de mais de 4 mg poderia ser apropriada. Para observar o efeito imediato da droga, os níveis domiciliares de glicose sanguínea são monitorados fazendo-se uma rotação dos momentos de monitoramento, de modo que os pacientes se monitorem uma a duas vezes ao dia, como antes do café-da-manhã e no almoço em um dia e antes do jantar e antes de deitar no dia seguinte. Se não se obtivessem níveis normais de glicose após 1 a 2 semanas, acrescentaríamos mais glimepiride. Se os níveis de glicose sanguínea não melhorassem adequadamente, e permanecessem nas variações de 120 a 140 mg ou mais, em doses máximas de glimepiride (*i. e.*, 8 mg), então, após 3 ou 4 semanas de terapia com doses máximas, iniciaríamos uma segunda droga enquanto manteríamos a sulfoniluréia em dose máxima. Com glicoses sanguíneas em jejum elevadas, provavelmente selecionaríamos o metformin como a próxima droga em doses relativamente pequenas, como 500 mg uma vez ao dia naqueles com níveis de glicose entre 110 a 130 mg/dL. Para os indivíduos com glicoses sanguíneas em jejum maiores do que 150, mas que poderiam ter menos do que 200 a 300, usaríamos metformin 500 mg duas vezes ou 850 mg uma vez ao dia. Com níveis subseqüentes de glicose sanguínea permanecendo elevados após 4 semanas com metformin, escalaríamos para uma terceira dose de 500 mg dois tabletes duas vezes ao dia ou 850 mg duas vezes ao dia. A dose máxima de 850 mg três vezes ao dia ou 1.000 mg duas vezes ao dia seria usada para aqueles pacientes com níveis de glicose em jejum maiores que 110 mg/dL. Se a glicose sanguínea em jejum agora ficar dentro da variação normal (entre 70 e 110), mas o paciente ainda tiver níveis de açúcar sanguíneo no almoço ou 2 a 3 horas após as refeições e a hemoglobina glicosilada após 1 a 2 meses de tratamento estável não for menor que 6%, acrescentaríamos um inibidor da glicosidase para resolver o problema. Para os indivíduos que ainda têm uma hemoglobina glicosilada maior que 6%, acrescentaríamos medicação adicional, como uma tiazolidinediona.

F. **Insulina.** Para os indivíduos que precisam de insulina, pelo fato de eles não obterem o objetivo da hemoglobina glicosilada de 6 a 7% após uso de agentes orais ou por serem pacientes com diabetes tipo 1 que precisam somente de insulina, há várias estratégias em potencial. A principal estratégia para a administração da insulina é a criação pelo profissional de saúde de um plano de tratamento que seja projetado em torno do estilo de vida e atividades do paciente, em vez de modificar o estilo de vida e as atividades do paciente para se adequar ao regime de insulina.

1. **Insulina de ação intermediária.** Costumávamos começar com uma insulina de ação intermediária, como a NPH, e uma insulina de ação curta, como a insulina regular ou lispro, dada duas vezes ao dia (antes do café-da-manhã e antes do jantar). Este regime é um pouco difícil, pois exige que os pacientes comam as refeições em horários fixos. Por exemplo, pelo fato de a NPH da manhã fazer um pico por volta de 17-18 horas, ocorrem significativas reações hipoglicêmicas se o paciente pular um lanche ou atrasar ou pular o seu jantar. Para outros indivíduos que tomam a insulina NPH e regular duas vezes ao dia, a dose da NPH tomada no jantar pode criar hipoglicemia no meio da noite (*i. e.*, 2 a 5 horas da manhã) quando o paciente está dormindo, pois esta é a janela de tempo mais sensível à insulina de todas as 24 horas do dia. Este regime rígido e um pouco difícil de ser seguido é bom para alguns pacientes, enquanto que, para outros, é totalmente impossível de ser seguido e não deve ser imposto. Se a insulina NPH e regular ou lispro duas vezes ao dia resultar em hipoglicemia no começo da manhã, pode-se simplesmente mudar a NPH da hora do jantar para a hora de deitar.

   Também é importante apontar que os momentos ideais para o pico dos efeitos da insulina e as janelas de duração para as insulinas de ação intermediária, como a NPH, apesar de serem descritos como sendo de 8 a 12 horas, podem variar consideravelmente de paciente para paciente. Portanto, a literatura está repleta de artigos que descrevem atividades de NPH fazendo picos precocemente em 4 horas ou tardiamente em 24 ou 36 horas. O mesmo ocorrre em insulinas de certa ação (p. ex. requear), a qual o pico de atividade pode ocorrer em 1hora ou mais tardio com 36 h. O paciente alerta e o clínico saberão qual o tipo de insulina que faz pico pelos resultados do monitoramento domiciliar da glicose sanguínea. Por exemplo, quando um paciente tem um nível de glicose sanguínea na variação discretamente hipoglicêmica (p. ex., 40 a 50 mg/dL), ele ou ela podem observar o tempo de pico de ação notando o tempo até a reação em comparação com o tempo da injeção prévia de insulina. O momento pode ser ajustado para cada paciente em de insulina. Os pacientes precisam ser informados para que eles possam fazer essas observações e registrá-las no seu diário de glicose. Esses dados são importantes para o profissional de saúde no planejamento da estratégia seguinte.

2. **Insulina intermediária/regular, insulinas mistas.** As misturas de 70% de NPH e 30% de insulina regular ou 50:50 NPH/regular são comumente empregadas. Estas preparações são fáceis para o paciente e o profissional, mas geralmente não resultam em níveis de hemoglobina glicosilada suficientemente diminuídos. Apenas empregamos este regime quando iniciamos o tratamento com insulina em pacientes que apresentam barreiras ao início do regime com duas insulinas ou em pacientes idosos já além da sua expectativa de vida , ou naqueles pacientes que não podem apropriadamente cuidar de si mesmos e que não têm ninguém mais para ajudá-los. Se a insulina misturada obtiver uma hemoglobina glicosilada de menos de 6 a 7%, isso é, por definição, um sucesso. No entanto, isso é uma ocorrência rara, pois a cobertura da NPH e da regular em dose fixa não funciona, porque não existe nenhuma opção para uma escala progressiva de insulina de ação cur-

ta. Por exemplo, se a NPH for eficaz às 17 horas com uma glicose aceitavelmente normal, a glicose da hora do almoço será alta demais ou baixa demais. Trocar para 50:50 não soluciona o problema inerente. Além disso, a relação entre a insulina NPH e a regular sempre está mudando – um processo não adaptável à mistura de insulina de 70:30 ou 50:50 – em uma tentativa de se reduzir os níveis de hemoglobina glicosilada. Portanto, há apenas um uso limitado para esses preparados de insulina no cuidado atual moderno dos pacientes diabéticos motivados do tipo 1 e tipo 2.

3. **Insulinas de ação prolongada.** Para os indivíduos que sentem que a NPH dada ao deitar ou NPH ou insulina regular não são adequadas ao seu estilo de vida, outros regimes precisam ser usados. As insulinas **ultralenta e glargina** (Lantus) de ação longa são formas excelentes de tratamento com insulina. A insulina glargina está associada a substancialmente menos eventos hipoglicêmicos sintomáticos noturnos e graves, comparada à insulina NPH. A glargina tornou-se disponível em 2001. O motivo para o seu uso bem-sucedido nos pacientes diabéticos com estilos de vida não adequados para os regimes de NPH citados é que a ultralenta pode ser administrada praticamente a qualquer momento, se ela for usada em um regime de duas vezes ao dia, e a glargina pode ser dada simplesmente uma vez ao deitar. A ultralenta pode ser usada durante a manhã, mesmo cedo, como às 4 horas da manhã, ou tarde, como às 11 horas. A segunda dose da ultralenta pode ser igualmente dada à noite; novamente o momento não é crítico, de modo que ela pode ser dada, digamos, às 16 horas ou 23 horas. O momento exato da administração de HS glargina não é importante também. Este plano de utilizar a ultralenta duas vezes ao dia em dosagens equivalentes, como 10 U, pela manhã ou à noite, ou 20 U, pela manhã ou à noite, é realmente uma vantagem para muitos pacientes, pois os seus momentos de refeição são completamente flexíveis. O uso de ultralenta uma vez ao dia não é necessário e é um pouco mais complicado em virtude dos níveis de pico da insulina ultralenta em doses maiores (mais do que 20 U). Este fenômeno não é observado com a glargina. O paciente ainda pode precisar tomar duas a três injeções por dia. Por exemplo, alguns pacientes que não comem o almoço ou que almoçam uma refeição com baixo teor de carboidratos podem precisar de apenas duas injeções de insulina de ação curta. Durante o uso da ultralenta, os pacientes podem tomar a sua insulina de ação curta lispro ou regular com o café-da-manhã, e, no jantar, a ultralenta. Com a glargina, cada refeição e um lanchinho precisam ser cobertos com uma insulina de ação curta. Se o almoço for uma refeição normal no que diz respeito ao conteúdo alto de carboidratos complexos, o paciente pode tomar uma terceira injeção de insulina de ação curta. Este é um esquema bastante flexível que permite aos pacientes comerem o café-da-manhã, o almoço, o jantar ou lanchinhos sempre que quiserem, contanto que eles cubram a sua ingesta alimentar com uma insulina de ação curta.

   Os pacientes podem determinar a sua dose apropriada de ultralenta ou glargina obtendo os níveis de glicose sanguínea no início da manhã entre 2 a 4 horas da manhã para a maioria dos indivíduos. Estes dados de glicose delineiam a dose máxima da ultralenta ou glargina possível já que este é o momento em que a sensibilidade à insulina é maior durante as 24 horas. Preferimos manter as doses da ultralenta ou a glargina a 50% ou mais da dose total da insulina para nos assegurarmos de que a insulina de ação curta (p. ex., aspart ou lispro) não é excessivamente usada. São estas duas últimas insulinas que resultam nos eventos hipoglicêmicos mais graves. Esta é uma das razões pelas quais não usamos HS NPH seguidos por três injeções de insulina de ação curta antes do café da manhã, almoço e jantar. Alguns clínicos e pacientes têm sucesso com este último regime. O método é menos importante do que o fato de a hemoglobina glicosilada ficar entre 6 e 7% e a hipoglicemia grave ser evitada.

4. **Insulinas de ação curta.** A insulina regular, quando comparada com a lispro ou aspart, é um regime desajeitado para os pacientes diabéticos que usam formas mais novas de tratamento insulínico no qual eles tentam obter um controle de glicose sanguínea normal (60 a 110 mg/dL). Isso se deve ao fato de que o pico da absorção da glicose ingerida (1 a 2 horas após a refeição) ocorre 1 a 2 horas antes do pico de ação da insulina regular. Portanto, a glicose ingerida e os picos biológicos da insulina regular não são sincronizados ou não se superpõem. Esse é um dos principais motivos para os eventos hipoglicêmicos que ocorrem antes do almoço ou da hora de dormir em indivíduos que usam insulina regular antes do café-da-manhã e do jantar. Este problema em particular foi

parcialmente solucionado pelo uso da insulina lispro ou aspart, que são absorvidas mais rapidamente após serem injetadas, fazendo um pico 1 ou 2 horas (*i. e.*, em sincronismo com a absorção da glicose). Este é um regime vantajoso.

Independentemente do fato de o paciente estar usando insulina aspart ou lispro, é importante que a dosagem de qualquer uma destas insulinas seja prescrita para obter níveis normais de glicose. Para obter esse objetivo, começamos usando escalas progressivas para a insulina de ação curta antes das refeições em 1979. A terminologia e o uso da escala progressiva, conforme aplicados comumente nos hospitais pelos residentes e clínicos, para refletir a "cobertura" de insulina regular geralmente é inapropriada, pois (a) as escalas de glicose são muito altas, freqüentemente começando em 200 mg/dL ou mais; (b) elas não estão relacionadas com a ingestão de refeições, pois as ordens geralmente são de a cada 4/6 horas, em vez de antes das refeições e (c) em pacientes agudamente enfermos, uma insulina de ação curta e que faz pico rapidamente cria uma variação muito grande da glicose sem obter um nível normal de glicose. Os pacientes devem usar escalas progressivas para as insulinas de ação curta apenas antes das refeições ou talvez antes dos lanches. Portanto, a sua dose de insulina está relacionada não somente com a sua glicose sanguínea no momento da injeção de insulina de ação curta, mas também com a (a) quantidade de carboidratos, (b) qualidade dos carboidratos e (c) exercício planejado para as próximas 2 a 4 horas. Estas considerações antes da administração de insulina de ação curta são críticas em indivíduos que usam regimes modernos de insulina para obter níveis de hemoglobina glicosilada abaixo de 6 a 7%. Portanto, a escala progressiva deve ser organizada de tal maneira que os números de dosagens de insulina sejam negociados com o paciente de modo que eles sintam que podem obter as doses de insulina que o clínico recomenda. As doses em escalas progressivas não devem ser determinadas unilateralmente pelo clínico, pois as doses podem ser acentuadas demais, causando hipoglicemia significativa, ou podem ser pequenas demais, levando os pacientes a experimentarem hiperglicemia continuada ou pior. As nossas escalas progressivas começam em 80 mg/dL. A primeira "janela" na qual ocorre uma dose de aspart ou lispro é uma concentração de glicose de menos de 80 mg/dL (Tabela 43.3).

Conseqüentemente, os pacientes com níveis de glicose na variação de 60 a 80 mg/dL que estão prestes a comer uma refeição precisarão de uma certa quantidade de insulina para cobrir esta refeição independentemente de a sua glicose sanguínea estar dentro da variação normal. Isso é praticamente sempre verdadeiro, como ocorre em um indivíduo normal. Se o paciente está tendo uma leve reação à insulina, talvez nenhum *bolus* de insulina na refeição será necessário ou a dose deve ser reduzida. O conceito de que uma dose de insulina de ação curta será maior se níveis de glicose sanguínea forem maiores é óbvio ou implícito no regime de escala progressiva. Por exemplo, digamos que o paciente receba 2 U de insulina se a glicose sanguínea estiver menor que 80 mg/dL. A próxima janela de glicose é entre 80 e 100 mg/dL, mas o paciente ainda precisa de insulina antes da refeição, de modo que ele pode receber 3 U nesta janela de glicose. A próxima janela de glicose é entre 100 e 150 mg/dL, onde o paciente receberia 4 U. E esta escala progressiva continuaria aumentando em incrementos de 50 mg/dL de glicose (p. ex., 150 a 200 mg e, finalmente, 200 a 250 mg/dL). Novamente, a insulina aumentaria em incrementos iguais, subindo em uma

Tabela 43.3 Exemplo de escala progressiva de insulina de ação curta

	Dose de insulina de ação curta (unidades de insulina)			
Nível de glicose sanguínea (mg/dL)	**Café-da-manhã**	**Almoço**	**Jantar**	**Lanche**
< 80	3	2	4	0
81-100	4	3	6	1
101-150	5	4	8	2
151-200	6	5	10	3
201-250	7	6	12	4
> 250	8	7	14	5

ou mais unidades por janela de glicose. Para aqueles pacientes que estão usando mais insulina poderiam ser incrementos de 2 a 3 U por janela de glicose, mas praticamente usamos sempre as mesmas janelas de glicose.

Além de a dose de insulina de ação curta ser decidida pelo paciente para um nível de glicose na janela de, digamos, 80 a 100 mg/dL, o paciente também precisa antecipar qual será a sua atividade física nas próximas 2 a 4 horas, pois o exercício modificará a dose ainda mais. Se o nível de exercício aumentar, a dose de insulina determinada pela escala progressiva precisa ser diminuída e se o exercício diminuir, o reverso é verdadeiro (*i. e.*, mais insulina). A consideração final é o tamanho da refeição, especialmente no que concerne ao conteúdo de carboidratos e quanto açúcar livre está disponível na refeição. Para aquelas refeições com alto teor de carboidratos ou de açúcar livre, o paciente precisará tomar insulina adicional (mais insulina do que o que já foi estabelecido pela janela de glicose particular antes da refeição). Por exemplo, se a escala determinar 4 U no café-da-manhã para uma glicose de 120 mg/dL, e o paciente for às compras com uma atividade física extra, então a dose talvez precise ser diminuída em 1 a 2 U, mas, então, um café-da-manhã maior do que o habitual com maior conteúdo de carboidratos talvez eleve a dose em 1 a 2 U. O paciente então toma 4 U antes do café-da-manhã. Portanto, existem três dimensões que o paciente precisa considerar antes de selecionar a dose final de insulina a partir da escala progressiva que são (a) o nível de glicose no momento da refeição, (b) a carga de carboidratos (tanto a qualidade quanto a quantidade) e (c) a atividade de exercício antecipada nas próximas 2 a 4 horas. A escala progressiva pode também variar entre o café-da-manhã e o jantar ou entre o café-da-manhã, almoço e jantar, cada escala refletindo o tamanho habitual da refeição, o conteúdo de carboidratos e níveis de atividade. Em alguns indivíduos, os regimes de insulina citados não são satisfatórios e estratégias adicionais e mais avançadas são necessárias.

5. **Canetas de insulina.** As canetas de insulina nada mais são do que seringas de insulina sofisticadas prontas para uso. As canetas atualmente são oferecidas pelas fábricas Lilly, Becton-Dickensen, Novo Nordisk e Aventis. A sua principal vantagem é que elas reduzem os materiais que um paciente precisa carregar em comparação com os pacientes que usam frascos e seringas. As canetas incluem um cartucho de insulina que dura de 3 a 5 dias, uma agulha descartável e um botão de disparo para seleção e injeção da dose, ou até mesmo um conjunto de caneta descartável. As últimas versões de canetas de insulina podem ser usadas com insulinas aspart, lispro, NPH ou insulinas misturadas 70:30.

6. **Bombas externas de insulina.** Existe vida além das injeções rotineiras de insulina? Aproximadamente 80-90% dos pacientes da nossa clínica se dão muito bem com as insulinas glargina, aspart e/ou lispro. Portanto, 10 a 20% ainda precisam de um tratamento adicional, mais avançado para atingir o nível alvo de hemoglobina glicosilada de 6-7%. Os motivos para a falta de sucesso com as atuais estratégias de injeções subcutâneas intermitentes de insulina são obscuros, mas alguns investigadores acreditam que a previsibilidade da disponibilidade da insulina para o paciente é extremamente variável. Estas observações derivam do conceito de que múltiplas injeções intermitentes subcutâneas são altamente artificiais. Portanto:

   a. As insulinas disponíveis, com a exceção da aspart e da lispro, não permitem níveis de pico de insulina suficientes e duração para simularem a insulina liberada fisiologicamente e a absorção da glicose a partir do intestino.

   b. O local de depósito subcutâneo está associado a muitas variáveis à absorção da insulina, e tal fato deve se levar em conta para ser completamente bem sucedida a aplicação.

   c. Os sistemas fisiológicos precisam de controle de *feedback* em alça fechada onde há um *feedback* positivo direto dos níveis de glicose sanguínea sobre as velocidades de infusão de insulina.

   d. Os atuais métodos de *feedback* em alça aberta não são idealmente eficazes, pois o paciente e o profissional de saúde tentam prever a resposta da insulina a um determinado valor de glicose sanguínea.

O uso de bombas externas ou a infusão contínua de insulina subcutânea (ICIS) solucionam os problemas citados em uma certa extensão, mas estes dispositivos devem ser usados apenas em pacientes e clínicos que sejam altamente experientes com métodos modernos de controle do diabetes. As bombas externas constantemente infundem uma insulina de ação curta tamponada apenas através de uma agulha implantada ou cateter. O componente de ação longa é a velocidade basal. A velocidade basal deve compor pelo menos 50% da insulina total liberada pela bomba. O componente de escala progressiva associado à alimentação é a taxa de alimentação em *bolus*. As estratégias pré-prandiais são as mesmas para as insulinas injetadas descritas para aspart ou lispro. O monitoramento da glicose é o mesmo que o descrito anteriormente para as insulinas de ação longa.

Existem questões de segurança médica grandes e pequenas relacionadas com o uso da ICIS. As pequenas complicações incluem infecções cutâneas e outros eventos raros. Das grandes complicações observadas, a cetoacidose diabética e a hipoglicemia grave são as mais importantes.

VII. **Tratamento do paciente diabético cirúrgico.** Os pacientes diabéticos submetidos a procedimentos cirúrgicos freqüentemente apresentam um problema complicado para os clínicos, e muitos dos procedimentos-padrão fornecidos nacionalmente não se baseiam nas características clínicas relacionadas com o paciente (p. ex., estresse cirúrgico, evitar um estado catabólico, princípios de cicatrização da ferida e resistência à infecção). Existem várias áreas que são importantes para serem consideradas no tratamento do paciente cirúrgico que tem diabetes.

Primeiro e principalmente, a ingesta calórica precisa ser apropriada e acoplada à redução dos níveis de glicose sanguínea com insulina. No que concerne à ingestão calórica, é importante perceber que os pacientes que recebem menos que 800 a 900 calorias/dia estão em um processo de catabolismo protéico. Os carboidratos endógenos previamente armazenados serão utilizados rapidamente, resultando na redução da massa muscular, pois os aminoácidos podem ser derivados do músculo e convertidos a combustível pelo fígado. Este processo catabólico é muito negativo no tratamento global do paciente cirúrgico. Portanto, é importante que os pacientes recebam mais do que 1.000 calorias/dia antes, durante e após qualquer evento cirúrgico. A administração rotineira de SG 5% e salina normal fornecidas em bases de 8 h ou 6 h não fornece calorias suficientes para prevenir o catabolismo protéico. Portanto, os pacientes precisam receber um mínimo de SG 10% administrado como 1 L a cada 6 a 8 horas. Fazendo isso, o paciente obterá um mínimo de calorias para evitar o catabolismo protéico e, portanto, fará uma cicatrização muito mais eficaz e será menos suscetível à infecção. Ambos os eventos são estimulados de maneira positiva por se estar em um estado anabólico.

Para os pacientes diabéticos, isso pareceria estranho para a maioria dos médicos; por que se daria glicose a alguém que já está hiperglicêmico? O problema é administrar uma quantidade suficiente de insulina para se assegurar que os níveis de glicose sanguínea sejam mantidos normais ou próximos do normal durante a administração de SG 10%. Isso acaba sendo um processo muito fácil, pois quando o SG a 10% é administrado ao longo de um intervalo de 6 a 8 horas, há uma infusão constante de glicose, e é muito fácil cuidar desses pacientes com insulina tanto no intra-operatório quanto no pós-operatório até que eles comecem novamente a se alimentar. Apenas neste último período o tratamento do diabetes torna-se mais difícil novamente. Para os pacientes submetidos a procedimentos cirúrgicos de rotina, geralmente tento começar o SG 10% (1 L cada 6-8 horas) à meia-noite antes do procedimento, e mantenho o SG 10% correndo durante e após a cirurgia. O SG 10% deve obviamente correr até que o paciente seja capaz de reassumir a ingestão calórica suficiente para exceder 1.000 calorias/dia. Usando este regime para os pacientes que já estejam usando a insulina NPH, uma dose noturna plena de NPH pode ser dada na noite antes da cirurgia; então, geralmente na manhã da cirurgia, dou dois terços ou mais da dose de NPH de manhã sem nenhuma insulina de ação curta. Este regime também funcionará ao longo dos próximos dias com um paciente incapaz de comer em virtude de uma cirurgia gastrointestinal ou outro fator significativo.

Dois erros comuns no tratamento do paciente cirúrgico são que, (a) antes, durante e depois da cirurgia, os pacientes recebem calorias insuficientes; e (b) que eles recebem insulina regular em escalas progressivas (também em doses insuficientes), em vez da NPH. Infelizmente, as doses de insulina regular em escala progressiva, conforme utilizada comumente nos hospitais dos Estados Unidos, são ajustados a níveis de glicose tão altos que promovem processos infecciosos e reduzem o processo de cicatrização. Estudos de pesquisa em camundongos nitidamente mostraram que a cicatrização ocorre em velocidades diminuídas quando a glicose sanguínea é maior do que 150 mg/dL. Existem dados similares sobre a função neutrofílica em humanos, especialmente o aprisionamento e morte do *Staphylococcus aureus*. A função neutrofílica começa a se deteriorar significativamente quando a glicose sanguínea excede 150 mg/dL. Finalmente, um excelente controle da glicose no período perioperatório nos pacientes diabéticos que se submetem a uma cirurgia coronariana reduziu as taxas de infecção com os níveis de glicose, sendo um previsor independente da infecção. Portanto, deve ser aparente que todos os pacientes submetidos à cirurgia durante os períodos pré, peri e pós-operatórios devem ter os seus níveis de glicose mantidos bem abaixo do limite de 150 mg/dL. Novamente, isso é fácil de ser feito usando-se o regime de insulina descrito anteriormente.

Não há lugar algum para os agentes hipoglicemiantes orais no tratamento do paciente cirúrgico. Isso significa que escalas progressivas regulares que começam em 150 a 200 mg/dL também não têm nenhuma relevância nos pacientes diabéticos submetidos à cirurgia. Portanto, as escalas progressivas, se precisarem ser usadas, devem ser iniciadas em torno de 80, como no caso das escalas progressivas pré-refeições dos nossos pacientes ambulatoriais, conforme descrito anteriormente. Mas recomendaria não utilizar a insulina regular ou de ação curta neste contexto; ao invés disso, utilizar a insulina de ação intermediária, como a NPH, cujo pico de ação é muito mais suave e a probabilidade de hipoglicemia muito menor. Se o paciente estava em uso de medicação oral e subitamente precisa de cirurgia, ainda é preferível utilizar a NPH como único regime; no entanto, o médico precisará adivinhar a dose de insulina com base no peso corporal do paciente, nos níveis de glicose sanguínea e no grau de controle com agentes hipoglicemiantes orais. Estas "estimativas por adivinhação" não são assim tão difíceis, e o ponto principal é a manutenção da glicose sanguínea abaixo de 150 mg/dL, o que significa que uma quantidade significativa de insulina será necessária. Pelo fato de o paciente estar sob supervisão da equipe hospitalar para o monitoramento contínuo da glicose a intervalos de 1-2 horas, a hipoglicemia não é um problema. Portanto, melhorar a cicatrização e reduzir a infecção não são os únicos motivos para manter a glicose sanguínea abaixo de 150 mg/dL; assegurar-se de que o paciente permanece anabólico também é uma razão. A insulina é o hormônio-chave, quando combinada à glicose IV, que mantém o paciente anabólico, desse modo evitando os aspectos negativos de um estado catabólico.

O regime de insulina descrito quando dado como NPH, deve ser administrado subcutaneamente, a menos que o paciente esteja sendo submetido a uma grande cirurgia, como cirurgia cardiovascular, ou outras cirurgias nas quais a hipotensão e/ou fluxo sanguíneo diminuído para a pele ocorrem. Neste caso, a insulina de ação curta IV precisa ser usada, e isso é ainda mais fácil, pois a IV já está suprindo glicose. É simplesmente o caso de se administrar uma dose de manutenção de insulina IV após um *bolus* inicial e manter a velocidade de infusão para manter uma glicose sanguínea de 80 a 110 mg/dL. Isso pode novamente ser feito no pré, peri e no pós-operatório.

Referências Selecionadas

Alberti KGMM, Zimmet PZ for the WHO Consultation Group. Definition, diagnosis, and classification of diabetes mellitus and its complications. Part 1: Diagnosis and classification report of a WHO consultation. *Diabetes Med* 1998;15:539-553.

Brownlee M. Glycation and diabetic complications. *Diabetes* 1994;43:836-841.

Charles MA. *Diabetes management: diagnosis, risk factor assessments for complications and therapeutic options.* New York: Mary Ann Liebert Inc., 2000.

Diabetes Control and Complications Trial Research Group. The effect of intensive treatment of diabetes on the development and progression of long-term complications in insulin-dependent diabetes mellitus. *N Engl J Med* 1993;329:977-986.

Expert Committee on the Diagnosis and Classification of Diabetes Mellitus. Report of the Expert Committee on the Diagnosis and Classification of Diabetes Mellitus. *Diabetes Care* 1997;20:1183-1197.

Geiss LS, Herman WH, Smith PJ. Mortality in non-insulin-dependent diabetes. In: Harris MI, Cowie CC, Reiber G, et al., eds. *Diabetes in America,* 2nd ed. Washington, DC: US GPO, 1995:233.

Gniull D, Mingrone G, Strollo F, et al. Do the new screening and diagnostic criteria of diabetes proposed by the American Diabetes Association really match? *Diabetes Care* 1999;22:367-368.

Harris MI, Flegal KM, Cowie CC, et al. Prevalence of diabetes, impaired fasting glucose, and impaired glucose tolerance in US adults. The Third National Health and Nutrition Examination Survey, 1988-1994. *Diabetes Care* 1998;21:518-524.

Hosseini S, Bibler I, Turner D, et al. The narrow theraputic window of glycated hemoglobin. *Metabolism* 1999;48:1498-1502.

Lowe LP, Liu K, Greenland P, et al. Diabetes, asymptomatic hyperglycemia, and 22-year mortality in black and white men. The Chicago Heart Association Detection Project in Industry study. *Diabetes Care* 1997;20:163-169.

Nguyen C, Pan J, Charles MA. Preclinical studies of glimepiride. *Drugs Today* 1998;34:391-400.

Ohkubo Y, Kshikawa H, Araki E, et al. Intensive insulin therapy prevents the progression of diabetic microvascular complications in Japanese patients with non-insulindependent diabetes mellitus: A randomized prospective 6-year study. *Diabetes Res Clin Pract* 1995;28:103-117.

Ollerton R, Playle R, Luzio SD, et al. Underdiagnosis of type 2 diabetes by use of American Diabetes Association criteria. *Diabetes Care* 1999;22:649.

Olsen C, Liu G, Charles MA. Novel routes of insulin delivery. *Diabetes annual, England,* 1994:243-275.

Ratner R, Hirsch I, Neifing J, Garg S, Mecca T, Wilson C, et al. Less Hypoglycemia With Insulin Glargine in Intensive Insulin Therapy for Type 1 Diabetes. *Diabetes Care* 2000;23:639-643.

Selam JL, Bergman RN, Raccah D, et al. Comparison of the safety and effectiveness of human and bovine long-acting insulins. *Diabetes Res* 1989;12:131-134.

Selam JL, Charles MA. Devices for insulin administration. *Diabetes Care* 1990; 13:955-979.

Stamler J, Vacaro O, Neaton JD, et al. Diabetes, other risk factors, and 12-year cardiovascular mortality for men screened in the Multiple Risk Factor Intervention Trial. *Diabetes Care* 1993;16:434.

Turner RC, Millns H, Neil HAW, et al. Risk factors for coronary artery disease in noninsulin dependent diabetes mellitus: United Kingdom Prospective Diabetes Study (UKPD:23). *Br Med J* 1998;316:823-828.

UK Prospective Diabetes Study (UKPDS) Group. Intensive blood-glucose control with sulphonylureas or insulin compared with conventional treatment and risk of complications in patients with type 2 diabetes (UKPDS 33). *Lancet* 1998;352:837-853.

UK Prospective Diabetes Study (UKPDS) Group. Effect of intensive blood-glucose control with metformin on complications in overweight patients with type 2 diabetes (UKPDS 34). *Lancet* 1998;352:854-865.

44. Diabetes Preexistente e Gravidez

John L. Kitzmiller e Laurence Gavin

I. **Princípios gerais**

A. **Tratamento intensivo do diabetes** é requerido durante a gravidez para um melhor prognóstico perinatal. Os efeitos metabólicos e hormonais da gravidez aumentam a tendência tanto de cetoacidose quanto de reações hipoglicêmicas associadas à terapia insulínica agressiva. A quantidade de insulina requerida para controlar a hiperglicemia geralmente aumenta em duas a três vezes ao longo da gestação.

B. **O risco de malformações congênitas** está aumentado em bebês de mães diabéticas com hiperglicemia nas primeiras semanas da gestação. O cuidado pré-concepção intensificado do diabetes reduz este risco. Mais ao final da gravidez, **poliidrâmnio** é também comum nas mulheres diabéticas mal controladas e pode provocar parto prematuro. A **hipóxia ou asfixia fetal** pode se desenvolver no terceiro trimestre com hiperglicemia materno-fetal. Um cuidadoso monitoramento fetal precisa ser empregado para prevenir natimortos se a glicose sanguínea pré ou pós-prandial (PPBG) exceder 150 mg/dL. A hiperglicemia materno-fetal também causa hiperinsulinemia fetal e **macrossomia fetal** (peso ao nascimento maior que o percentil 90 para a idade gestacional), que aumenta tanto o potencial para um parto vaginal traumático quanto a taxa de partos cesarianos. Em contraste, o **retardo do crescimento intra-uterino fetal** pode ocorrer em mulheres diabéticas com doença vascular ou hipoglicemia freqüente e recorrente.

C. **Outros riscos neonatais** relacionados com a hiperinsulinemia fetal incluem a síndrome de angústia respiratória, hipoglicemia, hiperbilirrubinemia, hipocalcemia e má-alimentação. No entanto, estes problemas limitam-se aos primeiros dias de vida e o desenvolvimento infantil geralmente é normal. Apesar dessas possíveis complicações durante a gravidez, as mulheres diabéticas agora têm uma chance maior que 95% de terem uma criança saudável, se aderirem a um programa de cuidadoso tratamento e vigilância.

II. **Hormônio e equilíbrio energético durante a gravidez normal e efeitos sobre as mulheres diabéticas.** A gravidez produz grandes alterações na homeostase de todos os combustíveis metabólicos, que, por sua vez, afetam o tratamento do diabetes.

A. **Estado pós-absortivo ou de jejum.** As concentrações plasmáticas de glicose declinam nas mulheres normais conforme a gravidez avança em virtude do aumento na captação placentária de glicose e de limitações da gliconeogênese relacionadas com os níveis reduzidos de alanina no sangue. Apesar de a deposição de gordura ser acentuada no início da gravidez, a lipólise está intensificada pelo lactogênio placentário humano no final da gravidez, com níveis plasmáticos maiores de glicerol e de ácidos graxos livres. A cetogênese é, portanto, acentuada durante a gravidez, provavelmente secundária a um aumento no substrato de ácidos graxos livres e devida aos efeitos hormonais sobre as células hepáticas maternas.

Esta tendência aumentada à hipoglicemia pós-absortiva, assim como uma cetogênese desacelerada nas mulheres tratadas com insulina, é clinicamente importante no tratamento do diabetes tipo 1 e 2 durante a gravidez.

B. **Estado pós-alimentação.** Apesar do hiperinsulinismo na gravidez normal, a disposição da glicose fica prejudicada em virtude dos defeitos pós-receptores no músculo e no fígado, produzindo níveis de glicose sanguínea (GS) materna algo mais altos. O lactogênio placentário humano plasmático e a progesterona de origem placentária são responsáveis por estes efeitos contra-insulínicos da gestação. O glucagon é bem suprimido pela glicose durante a gravidez, e as respostas secretórias do glucagon aos aminoácidos não são aumentados acima dos níveis não gravídicos. Após as refeições, mais glicose é convertida a triglicerídeos na gravidez. Isso tende a conservar calorias e intensifica a deposição de gordura.

Nas mulheres diabéticas, a gravidez intensifica a hiperglicemia pós-prandial, que necessita de cuidadoso controle da ingestão de carboidratos e uso de doses aumentadas de insulina.

III. **Tratamento dietético das mulheres diabéticas.** A chave do estrito controle do diabetes durante a gravidez é o planejamento da refeição da diabética.

A. A ingestão calórica deve ser ajustada para evitar a perda de peso ou o ganho excessivo de peso (excesso de mais de 4 libras ou 2 kg para o primeiro trimestre e mais do que 4 libras ou 2 kg/mês no segundo e terceiro trimestres). Começar a 30 kcal/kg de peso corporal ideal. Estudos controlados indicaram um melhor balanço glicêmico com uma dieta com aproximadamente 40% de carboidratos. O planejamento da refeição deve incluir aproximadamente 100 g de proteína (a menos que o paciente tenha nefropatia diabética; neste caso, o alvo é 60 g) e encorajar a ingestão de fibras naturais. É essencial dividir as alimentações em três refeições e três lanches para evitar a hipoglicemia noturna e a pré-prandial.

B. As mulheres devem ser advertidas a não hiper-tratar as reações hipoglicêmicas de modo a minimizar a hiperglicemia rebote. Para os sintomas moderados, dar 235 ml de leite; para uma GS menor que 60 mg/dL, 10 g de carboidrato de ação rápida (dextrosols, ou 120 ml de suco de laranja, seguidos por biscoitos *crackers* ou 175 ml de leite). Para as reações graves que chegam à inconsciência, as pacientes precisam manter o glucagon à mão, e os parceiros precisam saber como injetá-lo subcutaneamente.

C. Os melhores resultados são obtidos quando a mulher consulta um nutricionista em intervalos regulares durante a gravidez para revisão dos registros de alimentos e da GS.

IV. **Tratamento com insulina.** O nível de glicose a ser atingido depende do estado de gravidez (Tabela 44.1).

A. Temos por objetivo uma glicose plasmática em jejum de 60 a 95 mg/dL e níveis pós-prandiais de 100 a 129 mg/dL, alvos ajustados para obter um crescimento fetal normal. O automonitoramento da GS capilar domiciliarmente ou no trabalho com tiras de glicose-oxidase e colorímetros de refletância portáteis são um meio importante de ajudar os pacientes a monitorarem o curso da sua terapia. A medida seqüencial da hemoglobina glicosilada fornece outro indicador de controle a longo prazo. Como a dosagem da insulina precisa ser freqüentemente ajustada para cima e para baixo durante o estado metabolicamente dinâmico do diabetes, a GS capilar precisa ser medida várias vezes ao dia. O teste pós-prandial indica os picos de excursões glicêmicas para cima relacionadas com o risco de macrossomia fetal, e as medidas pré-prandiais podem ser usadas para modificar as doses pré-refeição da insulina regular.

Tabela 44.1 Estágios do cuidado do diabetes durante a gravidez

Antes da concepção
Estabelecer a PPBG
Primeiro trimestre (PPBG < 160 mg/dL)
Reduzir o risco de aborto
Reduzir o risco de anomalias congênitas
Monitorar a presença de cetonemia
Segundo trimestre (PPBG < 130 mg/dL)
Monitorar a presença de leucina, treonina, ácidos graxos livres e valores totais da glicose
Reduzir o risco de macrossomia
Terceiro trimestre (PPBG < 130 mg/dL)
Reduzir o risco de síndrome de angústia respiratória
Reduzir o risco de natimortalidade
Monitoração da cetonemia
Pós-parto (PPBG < 180 mg/dL)
Aconselhamento sobre lactação, contracepção e desenvolvimento infantil

PPBG, glicose sanguínea pré-prandial.

Tabela 44.2 Orientações para a dosagem diária de insulina

Necessidades calculadas diárias de insulina					
DMID: antes da concepção, 0,5μ/kg peso corporal desejável; durante a gravidez (segundo e terceiro trimestres), 0,7 μ/kg peso corporal desejável					
DMNID: Peso corporal > 135% do peso corporal desejável (DMNID e DMG), duplicar a dose calculada de insulina					
Alocação-padrão de dose: 0,7 μ/kg peso corporal desejável × 60 kg = 42 U					
Antes do café-da-manhã 2/3					
(NPH:regular = 2:1)					
18 N:9 R					
Antes do jantar 1/3					
(NPH:regular = 1:1)					
7 N:7R					
Regime intensivo de insulina					
Doses básicas					
Café-da-manhã		Almoço	Jantar	Antes de deitar	
9 regular		8 regular	8 regular	17 NPH	
Relação com as refeições: (35 kcal/kg = 2.100; 45% de carboidratos = 237 g)					
Café-da-manha	(Lanche)	Almoço	(Lanche)	Jantar	(HS)
45 g	(22 g)	55 g	(30 g)	55 g	(30 g)
Relação entre os carboidratos e a insulina					
Café-da-manhã			Almoço		Jantar
5:1			7:1		7:1
Ajuste da dose de insulina básico (algoritmo GS)					
GS antes da refeição			Regular		
< 60			(–) 3		
60-80			(–) 2		
81-100			usar a dose básica		
101-130			(+) 1		
131-160			(+) 2		
161-190			(+) 3		
191-220			(+) 4		
> 220			(+) 5		

DMID, diabetes melito insulinodependente; DMNID, diabetes melito não insulinodependente; DMG, diabetes melito gestacional; GS, glicose sanguínea.

B. A maioria das pacientes insulinodependentes precisa de pelo menos duas injeções de uma mistura de insulina regular e intermediária a cada dia para prevenir a hiperglicemia de jejum e pós-prandial. Um bom ponto inicial é dar dois terços de insulina antes do café-da-manhã e aproximadamente um terço antes da ceia (Tabela 44.2). Em muitos pacientes, um melhor controle da GS em jejum é obtido retardando-se a dose noturna da insulina de ação intermediária para a hora de deitar, o que previne a hipoglicemia noturna e pode ajudar a lidar com o fenômeno do amanhecer de requerimento aumentado de insulina entre 4 h e 8 h da manhã. Outras pacientes precisam usar regimes mais estritos para a administração de insulina de ação rápida três a cinco vezes a cada dia ou pela infusão de insulina contínua por via subcutânea com uma bomba portátil para obter euglicemia.

V. **Desenvolvimento fetal**

A. A incidência de **anomalias congênitas importantes** em bebês de mães diabéticas tem sido de 6 a 12%, comparada com 2% na população não diabética. Como as mortes perinatais devidas a uma natimortalidade inexplicável ou a síndrome de angústia respiratória declinaram, as anomalias congênitas agora estão associadas à maioria das mortes fetais-neonatais em bebês de mães diabéticas. Os tipos de anomalias mais comuns em bebês de mães diabéticas e o seu momento de ocorrência

Tabela 44.3 Malformações congênitas nos bebês de mães diabéticas

Malformação	Relação de incidência (grupo de diabéticas *vs* controle)	Idade gestacional mais tardia para a ocorrência (semana após a menstruação)
Regressão caudal	252	5
Anencefalia	3	6
Espinha bífida, hidrocefalia ou outros defeitos do sistema nervoso central	2	6
Anomalias cardíacas	4	
Transposição das grandes artérias		7
Defeito nas comunicações interventriculares		8
Defeito nas comunicações interatriais		8
Atresia anorretal	3	8
Anomalias renais	5	
Agenesias	6	7
Rim cístico	4	7
Ureter duplo	23	7
Situs inversus	84	6

Modificado de Kucera J. Rate and type of congenital anomalies among offsprings of diabetic women. *J Reprod Med* 1971; 7:61; e de Mills JL, Baker L, Goldman MS. Malformations in infants of diabetic mothers occurs before the seventh gestational week:implications for treatment. *Diabetes* 1979;28:292.

durante o desenvolvimento embriogênico são listados na Tabela 44.3. O achado de que o risco excessivo de anomalias está associado ao grupo de mulheres diabéticas com hemoglobina glicosilada elevada no início da gravidez sugere que o mau controle do diabetes está relacionado com a malformação fetal. Qualquer intervenção para a redução da incidência de grandes anomalias fetais precisa ser aplicada muito precocemente na gravidez (semanas 5 a 8 após o último período menstrual). Por motivos práticos, isso significa que o bom controle do diabetes (PPBG < 160 mg/dL) precisa ser instituído **antes da concepção** nas mulheres diabéticas que estejam planejando a gravidez (Tabela 44.4). Também significa que o aconselhamento contraceptivo efetivo precisa ser oferecido a todas as mulheres diabéticas em idade fértil.

B. Com 16-18 semanas de gestação, a **α-fetoproteína sérica materna** deve ser medida, e devem ser realizados cuidadosos estudos ultra-sonográficos fetais com 20 semanas para eliminar os defeitos do tubo neural e outros defeitos, seguidos pela ecocardiografia com 20 a 23 semanas. A ultra-sonografia também é usada para estabelecer a acurácia da duração estimada da gestação e colocar um nível basal

Tabela 44.4 Prevenção das principais malformações congênitas em bebês de mulheres diabéticas nos estudos clínicos pré-concepção

	Grupo pré-concepção		Gravidez já registrada	
Autor	Bebês	Anomalias[a](%)	Bebês	Anomalias[a](%)
Fuhrmann (1983, 1984)	185	2 (1,1)	473	31 (6,6)
Goldman (1986)	44	0	31	2 (6,5)
Damm (1989)	197	2 (1,0)	61	5 (8,2)
Steel (1990)	143	2 (1,4)	96	10 (10,4)
Kitzmiller (1991)	84	1 (1,2)	110	12 (10,4)
Total	653	7 (1,1)	771	60 (7,8)

[a]Custos estimados de cuidados neonatais para os bebês com anomalias: $ 400.260 para o grupo pré-concepção; $ 3.430.900 para o grupo registrado.

para os estudos ultra-sonográficos posteriores com intervalos de 6 a 10 semanas para medir o crescimento fetal.

C. A hiperglicemia materna (PPBG > 130 mg/dL) está relacionada com um peso excessivo ao nascimento nos **bebês de mães diabéticas** e tem sido explicada pela cadeia causal de hiperglicemia fetal → hiperinsulinemia fetal → crescimento excessivo e deposição de gordura. A prevenção da hiperglicemia materna durante toda a gravidez reduziu a incidência de macrossomia apesar de outros substratos metabólicos e fatores de crescimento também poderem contribuir com o desenvolvimento da macrossomia.

D. Contrastando com a macrossomia fetal, o feto de uma mulher com diabetes e doença vascular pode sofrer de **retardo no crescimento intra-uterino.** Isso está relacionado com perfusão uteroplacentária inadequada. Todos os diâmetros corporais podem estar abaixo do normal nas medidas ultra-sonográficas; o oligoidrâmnios é comum.

VI. **Tratamento obstétrico**

A. Além dos estudos ultra-sonográficos de desenvolvimento fetal, a **vigilância fetal** *antepartum* é necessária após 26 a 34 semanas de gestação, para reduzir a chance de natimortalidade. O tempo para se iniciá-la depende dos fatores de risco materno-fetais. Os métodos incluem as determinações da atividade fetal registradas pela mulher grávida, o monitoramento da freqüência cardíaca fetal *antepartum* (testes de não-estresse ou testes de estresse de contração) e perfis biofísicos com ultra-sonografia. Para pacientes sob alto risco de angústia fetal (como péssimo controle do diabetes após 36 semanas de gestação ou grave doença vascular materna), estes testes devem ser realizados diariamente. Em pacientes com baixo risco de angústia fetal (controle excelente do diabetes), os testes podem ser realizados semanalmente.

B. A menos que surjam complicações maternas ou fetais, o objetivo para o parto deve ser 38 semanas ou mais tarde, para reduzir a morbidade neonatal pelo parto prematuro. Logo antes de um parto planejado antes desta data, se houver hiperglicemia, a **maturidade pulmonar fetal** deve ser determinada pela análise do líquido amniótico da relação lecitina/esfingomielina (L/S) ou pelo teste fosfatidilglicerol (PG) ou teste de fluorescência. O teste-padrão é a relação L/S, e um valor supranormal de 3,5 ou a presença de PG ou FLM (maturidade pulmonar fetal) dentro da variação normal prediz o menor risco de síndrome de angústia respiratória nos bebês de mães diabéticas.

C. A **via de parto** deve ser selecionada com base nas indicações obstétricas habituais. Para casos especiais de diabetes, se o feto parece grande no exame clínico ou ultra-sonográfico (peso ao nascimento maior do que 4.200 g e circunferência abdominal fetal maior do que 35 cm), deve ser realizada uma

Tabela 44.5 Orientações para o tratamento da infusão de insulina regular *intrapartum*

1. Começar líquidos IV conforme a seguir:
- **a.** Glicose sanguínea > 130 mg/dL, RL @ 125 mL/hora
- **b.** Glicose sanguínea < 130 mg/dL, começar RLSG 5% (solução de ringer lactato de soro glicosado a 5%) 125 mL/hora

2. Iniciar a infusão de insulina: misturar 25 unidades de insulina regular em 250 mL de salina normal (1 U:10 mL)

3. Algoritmo:

Glicose sanguínea (mg/dL)	Insulina(U/h)	Dose individualizada
< 70	0,0	________
71-90	0,5	________
91-110	1,0	________
111-130	2,0	________
131-150	3,0	________
151-170	4,0	________
171-190	5,0	________
> 190	verificar cetonas na urina	________

RL, solução de Ringer Lactato; SG 5%, soro glicosado a 5%.

cesariana primária em virtude do maior risco de distócia de ombro e trauma de parto no parto vaginal. Se o peso fetal estimado for de 3.800 a 4.199g, a indução de um parto deve ser executada na 38ª semana de gestação com a utilização de um monitoramento contínua da freqüência cardíaca durante o parto. A GS materna é geralmente facilmente mantida em 80 a 100 mg/dL durante o parto com as infusões intravenosas de 7,5 a 10 g/h de glicose e 0,5 a 2,0 U/h de insulina regular (Tabela 44.5). A causa do acentuado aumento na sensibilidade à insulina durante o parto e após o parto não foi determinada, mas os médicos devem ser prudentes ao darem grandes doses de insulina no período imediatamente após o parto.

D. As mulheres diabéticas devem ser encorajadas a amamentarem os seus bebês, pois a qualidade do seu leite é normal e isso pode reduzir a chance de diabetes infantil na criança. A interrupção abrupta da amamentação pode causar um aumento transitório da sensibilidade à insulina.

E. A maioria das mulheres diabéticas escolhe métodos de barreira para a anticoncepção, mas novos dados indicam que os dispositivos intra-uterinos são eficazes em pacientes diabéticas e que pílulas seqüenciais de baixas doses não têm um impacto negativo sobre os perfis glicêmicos e lipídicos, pelo menos não nas mulheres não tabagistas e com menos de 35 anos.

Referências Selecionadas

Buchanan TA, Xiang AH, Kjos SL, et al. Antepartum predictors of the development of type 2 diabetes in Latino women 11-26 months after pregnancies complicated by gestational diabetes. *Diabetes* 1999;48:2430-2436.

Chew EY, Mills JL, Metzger BE, et al. The Diabetes in Early Pregnancy Study. Metabolic control and progression of retinopathy. *Diabetes Care* 1995;18:631-637.

Combs CA, Gunderson E, Kitzmiller JL. Relation of fetal macrosomia to maternal postprandial glucose control during pregnancy. *Diabetes Care* 1992;15:1251-1257.

De Veciana M, Major CA, Morgan M, et al. Postprandial versus preprandial blood glucose monitoring in women with gestational diabetes mellitus requiring insulin therapy. *N Engl J Med* 1995;333:1237-1241.

Gold AE, Reilly R, Little J, et al. The effect of glycemic control in the pre-conception period and early pregnancy on birth weight in women with IDDM. *Diabetes Care* 1998;21:535-538.

Jansson T, Wennergren M, Powell TL. Placental glucose transport and GLUT 1 expression in insulin-dependent diabetes. *Am J Obstet Gynecol* 1999;180:163-168.

Kimmerle R, Heinemann L, Delecki A, et al. Severe hypoglycemia incidence and predisposing factors in 85 pregnancies of type 1 diabetic women. *Diabetes Care* 1992;15:1034-1037.

Kitzmiller JL. Sweet success with diabetes. The development of insulin therapy and glycemic control for pregnancy. *Diabetes Care* 1993;16(Suppl 3):107-121.

Kitzmiller JL, Buchanan TA, Kjos S, et al. Technical review. Pre-conception care of diabetes, congenital malformations, and spontaneous abortions. *Diabetes Care* 1996;19:514-541.

Kitzmiller JL, Combs CA. Diabetic nephropathy and pregnancy. In: Mogensen CE, ed. *The kidney and hypertension in diabetes mellitus,* 5th ed. Boston: Kluwer Academic Publishers, 2000.

Kitzmiller JL, Elixhauser A, Carr S, et al. Assessment of costs and benefits of management of gestational diabetes mellitus. *Diabetes Care* 1998;21(Supp12):B123-B130.

Kjos SI, Peters RK, Xiang A, et al. Contraception and the risk of Type 2 diabetes mellitus in Latina women with prior gestational diabetes mellitus. *JAMA* 1998;280:533-538.

Klein BEK, Moss SE, Klein R. Effects of pregnancy on the progression of diabetic retinopathy. *Diabetes Care* 1990;13:34-40.

Major CA, Henry MJ, de Veciana M, et al. The effects of carbohydrate restriction in patients with diet-controlled gestational diabetes. *Obstet Gynecol* 1998;91:600-604.

Mimouni F, Miodovnik M, Siddiqui TA, et al. Perinatal asphyxia in infants of insulindependent diabetic mothers. *J Pediatr* 1988;113:345-353.

Piper JM, Xenakis E M-J, Langer O. Delayed appearance of pulmonary maturation markers is associated with poor glucose control in diabetic pregnancies. J *Maternal Fetal Med* 1998;7:148-153.

Reece EA, Homko C, Wiznitzer A. Metabolic changes in diabetic and non-diabetic subjects during pregnancy. *Obstet Gynecol Surv* 1994;49:64-71.

Sacks DA, Abu-Fadil S, Greenspoon JS. Do the current standards for glucose tolerance testing in pregnancy represent a valid conversion of O'Sullivan's original criteria? *Am J Obstet Gynecol* 1989;161:638-641.

Schaefer-Graf UM, Buchanan, TA, Xiang A, et al. Patterns of congenital anomalies and relationship to initial maternal fasting glucose levels in pregnancies complicated by type 2 and gestational diabetes. *Am J Obstet Gynecol* 2000;182:313-320.

Simmons D. Persistently poor pregnancy outcomes in women with insulin-dependent diabetes. *Br Med J* 1997;315:263-264, 275-279.

Widness JA, Teramo KA, Clemons GK, et al. Direct relationship of antepartum glucose control and fetal erythropoietin in human type 1 (insulin-dependent) diabetic pregnancy. *Diabetologia* 1990;33:378-383.

45. Diabetes Melito: Desenvolvimentos Recentes e Implicações Clínicas

Steven Edelman e Dennis D. Kim

I. **Introdução.** Houve uma explosão de novos desenvolvimentos no diabetes, incluindo muitos novos medicamentos e dispositivos de monitoramento. Este capítulo delineará os avanços importantes que têm implicações clínicas significativas para a prevenção e tratamento do diabetes e das suas complicações.

II. **Avanços no monitoramento da glicose**

A. **Monitoramento domiciliar da glicose (MDG).** Durante os últimos anos, os dispositivos de MDG tornaram-se menores e mais fáceis de serem operados com capacidade de análise de dados. A análise dos dados gerada por computador pode ajudar ao cuidador e ao paciente em muitas áreas diferentes, incluindo a coleta de dados dos medidores de glicose sanguínea, determinadas bombas de insulina e outros novos dispositivos.

Os programas de *software* computadorizados também podem criar tabelas e gráficos que revelam tendências e padrões nos valores da glicose sanguínea para uma avaliação mais fácil pelo paciente e pelo cuidador. Muitos programas de *software* não apenas são fáceis para o usuário, mas também são fáceis de serem lidos e analisados pelo profissional de saúde. A Figura 45.1 representa uma folha-resumo preparada pelo programa de *software Mellitus Manager.*

Esse resumo em uma página é um relato condensado de dados de monitoramento de um indivíduo que tem como intenção uma excelente apresentação da informação. Ele fornece um gráfico diário-padrão antes e após as refeições, gráficos em formato de torta, os 14 dias precedentes em um formato de gráfico combinado (onde dieta, exercício e medicação são mostrados com os níveis de glicose sanguínea) e um gráfico linear da glicose. As variações de objetivos e as doses habituais de insulina são impressos na parte inferior da página.

B. **Hemoglobina glicosilada domiciliar.** Além do MDG, um novo dispositivo que mede a hemoglobina glicosilada em casa agora está disponível. As medidas da proteína glicosilada melhoraram enormemente o tratamento ambulatorial dos diabéticos. A hemoglobina glicosilada A_{1c} é uma medida do grau médio de controle glicêmico durante os 2 a 3 meses prévios, que costumavam precisar de uma venipunção. Os resultados não estavam prontamente disponíveis ao paciente, comumente necessitando de um retorno do profissional de saúde.

C. **Frutosamina domiciliar.** Um metrômetro de glicose domiciliar que pode ser segurado pela mão (metrômetro In Charge, LXN, Inc.), que também mede uma glicoproteína diferente, a frutosamina, que indica o grau médio de controle durante as 2 a 3 semanas anteriores, tem implicações clínicas significativas em pacientes que assumem um papel mais ativo no tratamento da sua patologia. A frutosamina pode ser mais clinicamente útil do que a hemoglobina A_{1c}, pois ela pode ser obtida em casa com uma gota de sangue, mede uma janela temporal mais clinicamente importante para a intervenção terapêutica (as 2 a 3 semanas anteriores) e está imediatamente disponível para o paciente (Fig. 45.2).

D. **Cetonas, lipoproteína e albumina domiciliar.** Dispositivos mais novos disponíveis ou a serem logo liberados no mercado terão a capacidade de medir as cetonas séricas, as lipoproteínas, a microalbumina e outras informações clínicas importantes que tradicionalmente podiam ser obtidas apenas com a venipunção ou coleta da urina e medida em um laboratório.

E. **Dispositivos para coleta do sangue.** Mesmo os dispositivos de punção da ponta do dedo usados para se obter uma gota de sangue do paciente melhoraram com a disponibilidade de lancetas ajustáveis pela profundidade, muito afiadas e finas. Duas companhias (Therasence Inc., e Amira Inc.) desenvolveram metrômetros que possuem a capacidade de obter sangue de áreas além das pontas dos dedos (p. ex., o antebraço) para o conforto e a conveniência do paciente. A tecnologia *laser* também foi projetada para facilitar a coleta do sangue para esses dispositivos domiciliares.

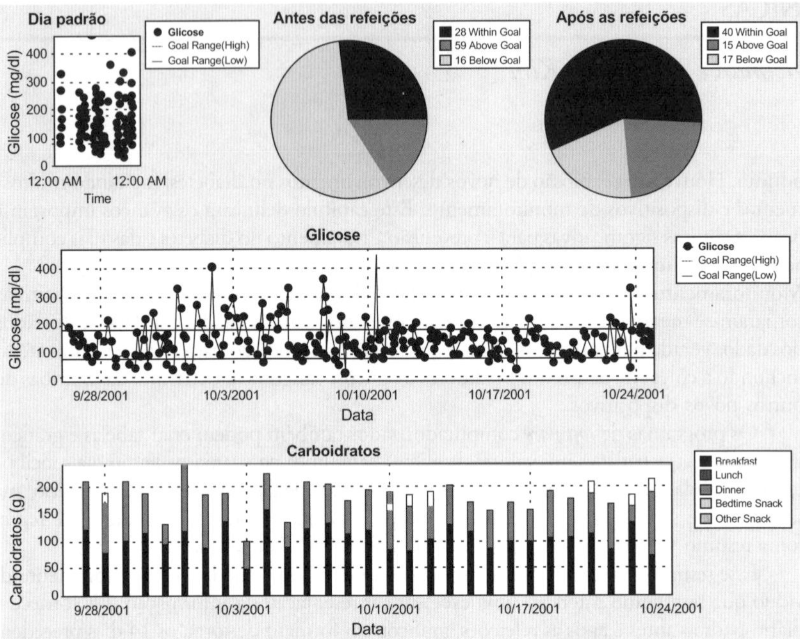

FIG. 45.1. Folha-resumo preparada com o programa de *software Mellitus Manager* (Cortesia de iMetrikus, Inc).

III. **Monitoramento contínuo da glicose.** O desenvolvimento de dispositivos para permitirem a mensuração de valores de glicose freqüentemente ou em tempo real têm implicações tremendas em termos de se permitir uma quase normalização do controle da glicose enquanto se evitam as complicações mais sérias do tratamento intensivo da glicose, isto é, a hipoglicemia. A educação do paciente e do profissional de saúde de como reagir a valores obtidos freqüentemente deve, obviamente, caminhar lado a lado com esta tecnologia.

A. **Monitoramento não invasivo da glicose.** Os valores de glicose medidos freqüentemente e de maneira não invasiva eram apenas um sonho antigamente para os diabéticos. No entanto, muitas companhias estão literalmente correndo para conseguir que o primeiro dispositivo não invasivo desse tipo chegue ao mercado de diabéticos. O primeiro dispositivo usa uma técnica minimamente invasiva que mede a glicose através da pele.

1. **O GlucoWatch** biógrafo automático da glicose (Cygnus Inc.; Fig. 45.3) fornece um meio para obter medidas de glicose freqüentes, automáticas e não invasivas – mais de 3 leituras por hora por até 12 horas após uma única medida da glicose sanguínea para calibração. Os estudos clínicos em ambientes controlados laboratoriais e domiciliares demonstraram acurácia e precisão similares aos dos metrômetros domiciliares invasivos atualmente disponíveis. O biógrafo extrai glicose através da pele por iontoforese reversa e mede a amostra extraída usando um biossensor eletroquímico. A iontoforese é uma técnica em que uma corrente elétrica de baixa voltagem é passada pela pele entre um ânodo e um cátodo. A quantidade de glicose extraída no cátodo foi demonstrada previamente a que se correlacionava com a GS nos indivíduos diabéticos.

O GlucoWatch biógrafo tem uma função de alerta ajustável de glicose baixa e alta, assim como sensores de suor, e pode armazenar vários milhares de pontos de dados. Além disso, um alarme dispara se os valores da glicose caem mais de 30% entre qualquer um dos dois valores, para ajudar a evitar uma grave reação hipoglicêmica.

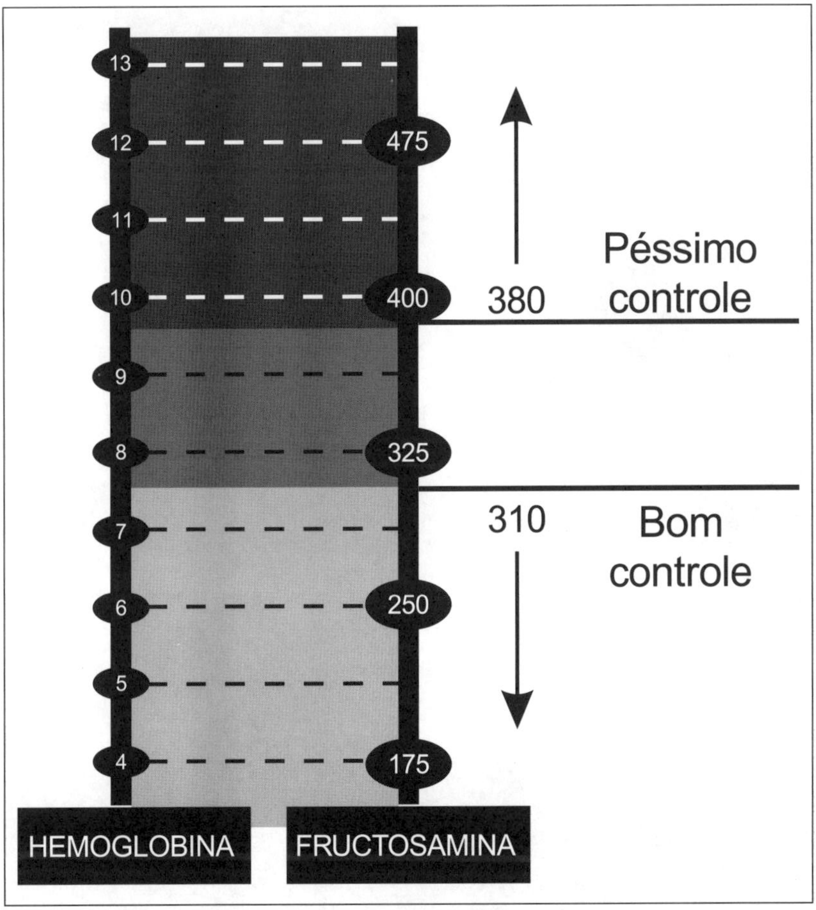

FIG. 45.2. Metrômetro In Charge (LXN Inc).

2. Existem várias outras companhias atualmente trabalhando em métodos totalmente não invasivos para medir glicose, como a tecnologia de infravermelho, ou para desenvolver um sensor implantável que seja durável e preciso.

B. **Monitoramento de glicose freqüente e invasivo.** O sistema de monitoramento contínuo da glicose atualmente disponível da Medronics Inc., é um dispositivo do tamanho de um *pager* que pode medir o valor da glicose de um paciente a cada 5 minutos por até 72 horas (Fig. 45.4). O sensor da glicose oxidase, que está localizado por dentro de uma pequena agulha, é colocado no tecido subcutâneo e descartado quando removido. O paciente não fica a par dos resultados; no entanto, quando retorna ao profissional de saúde após 3 dias, os dados armazenados podem ser analisados quanto a tendências. Esses dispositivos atualmente estão disponíveis para médicos que compraram o sistema de monitoramento. As gerações futuras deste sensor irão se comunicar com uma bomba de insulina externa e fornecerão dados em tempo real.

IV. **Avanços terapêuticos**

A. **Transplante de células das ilhotas** é uma área excitante de investigação que pode, algum dia, se tornar a linha de frente do tratamento do diabetes. A maioria das pesquisas foi realizada em animais de laboratório, e estudos em humanos foram limitados a pessoas com diabetes tipo 1 com doença renal

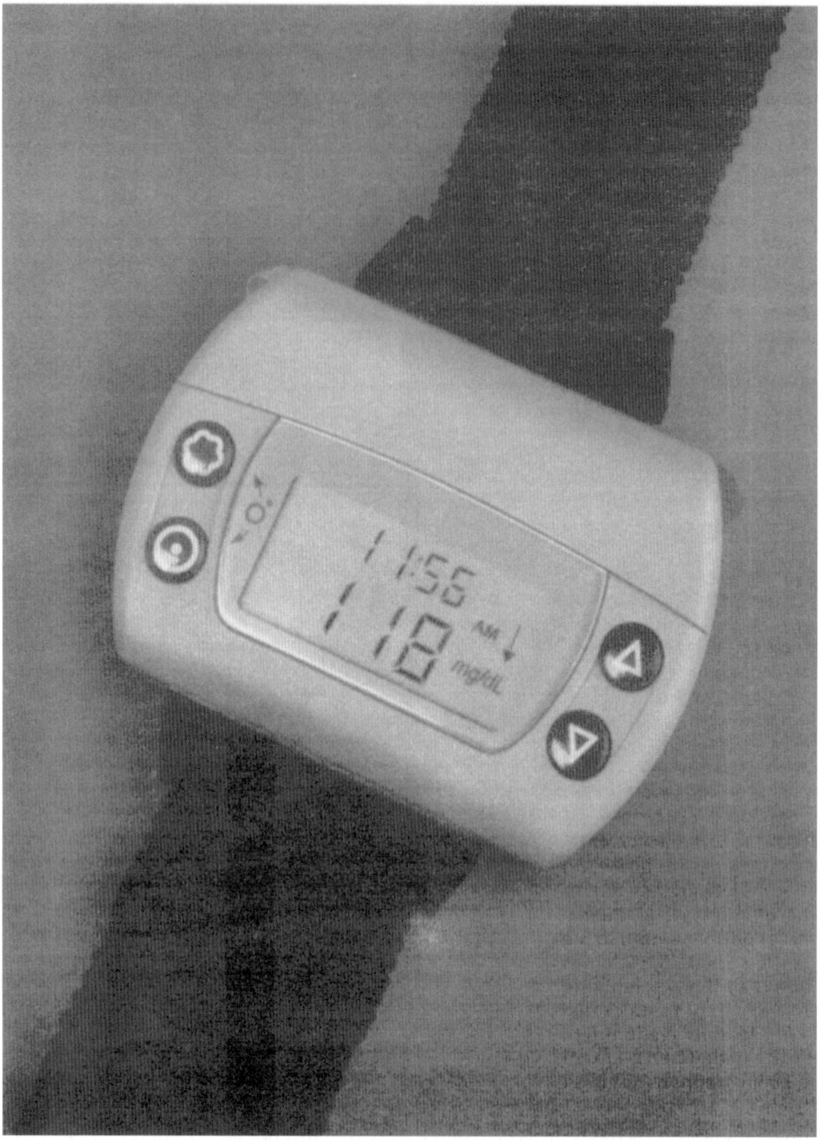

FIG. 45.3. GlucoWatch biógrafo (Cygnus, Inc).

em estágio terminal (*status*: pós ou em necessidade de transplante renal) que precisam de terapia imunossupressora. Atualmente, o transplante das células das ilhotas está indicado para pacientes que se submeteram a uma pancreatectomia total para a pancreatite crônica (auto-enxerto de células das ilhotas) ou para pacientes com diabetes tipo 1 (aloenxerto das ilhotas). Alguns dos principais problemas têm sido a colheita e a preservação de números suficientes de células das ilhotas enquanto se evitam os efeitos danosos das células digestivas produtoras de enzimas do pâncreas exócrino. As técnicas como a encapsulação das ilhotas, a criopreservação e o xenoenxertamento de espécies estranhas

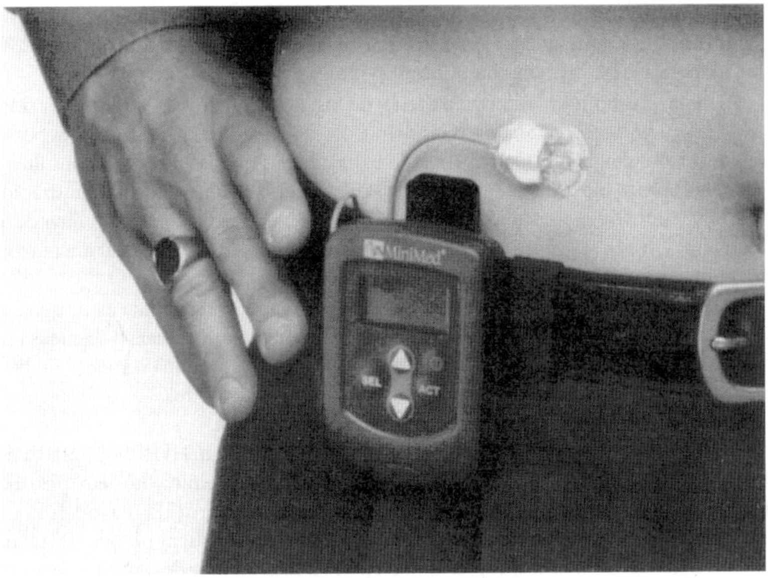

FIG. 45.4. Sistema de monitoramento contínuo da glicose, medtronics Inc.

atualmente estão sendo desenvolvidas para prevenir a rejeição imune das células das ilhotas transplantadas e intensificam a eficácia terapêutica a longo prazo. O transplante das células das ilhotas está associado a uma taxa de sobrevida da função pancreática em 2 anos de aproximadamente 80%. No entanto, o transplante do aloenxerto das ilhotas tem tido um sucesso muito limitado. Portanto, esse procedimento ainda é considerado experimental. Drogas anti-rejeição mais novas e mais eficazes com menores efeitos colaterais (p. ex., FK 506) também ajudaram a melhorar as taxas de sobrevida dos enxertos.

B. **Transplante pancreático.** O número de transplantes pancreáticos nos Estados Unidos aumentou de 79 em 1988 para 1.221 em 1998. O aloenxerto pancreático vascularizado permite um estado de euglicemia e de sobrevida independente de insulina em quase todos os receptores. A sobrevida em um ano do enxerto e do paciente é de 69% e de 88%, respectivamente. O transplante renal/pancreático simultâneo (TRP) é o procedimento mais comumente realizado e é feito em pacientes com doença renal em estágio terminal resultante dos efeitos do diabetes. O transplante pancreático nesses pacientes protege o rim recém-transplantado das complicações recorrentes do diabetes. O transplante pancreático após o transplante renal (TPAR) é realizado para o diabético tipo 1 que já se submeteu a um transplante renal prévio ou em pacientes com uma história de pancreatectomia com enxerto após um procedimento de TRP. O transplante de pâncreas isolado (TP) é indicado para os pacientes com incapacitação metabólica grave, disfunção autonômica grave e *clearance* (depuração) de creatinina maior que 30 mL/min. O objetivo do TP é melhorar a qualidade de vida e prevenir ou retardar o início da insuficiência renal franca e outras complicações do diabetes.

V. **Novos tipos de insulina**

A. **Lispro** (Humalog, Lilly) é um tipo relativamente novo de insulina regular (ou de ação rápida). Os pacientes com diabetes que precisam de insulina na população geral agora têm usado com segurança e eficácia por muitos anos. Alguns declararam que este foi um dos avanços mais importantes desde o advento do monitoramento domiciliar da glicose em termos de melhora do controle glicêmico enquanto minimiza a hipoglicemia tardia. O início de ação rápido parece ser devido principalmente a sua absorção mais rápida (fazendo pico em aproximadamente 30 a 60 minutos, comparado com

60 a 120 minutos para a insulina regular) quando injetado subcutaneamente. As suas propriedades de absorção e de ação singulares são o resultado de uma reversão em dois aminoácidos adjacentes – lisina na posição 28 e prolina na posição 29 na cadeia β.

Algumas das limitações das preparações de insulina regular mais antigas têm sido o seu início de ação lento, *clearance* retardado e o resultante controle ineficiente das excursões pós-prandiais nos níveis de glicose sanguínea. Com a elevação e queda mais rápidas no nível de insulina sérica após a injeção da lispro, supõe-se que seja mais fácil coordenar o momento de administração das injeções de insulina com a refeição subseqüente. Uma vantagem adicional a esta insulina de ação rápida é que ela também não tem uma ação tão prolongada quanto a insulina regular atualmente disponível, reduzindo a incidência de reações hipoglicêmicas retardadas.

B. **Insulina aspart** (Novolog, Novo Nordisk) é outro análogo de ação rápida da insulina que foi recentemente desenvolvido. Substituindo-se a prolina pelo aspartato na cadeia β da molécula de insulina, esta insulina será muito mais rapidamente absorvida do que a insulina regular, com benefícios similares aos da lispro. Ela recentemente completou os estágios finais dos estudos clínicos e foi aprovada para uso terapêutico nos diabéticos que precisam de insulina.

C. **Insulina glargina** (Lantus, Aventis), também conhecida como HOE-901, está sendo aclamada como o primeiro análogo da insulina de ação longa verdadeiramente sem pico de ação basal. Substituindo um aminoácido na cadeia A da insulina, dois aminoácidos na cadeia B, e existindo em um ambiente acídico, supõe-se que a glargina dura por 24 horas sem um pico. Seria uma excelente alternativa para os diabéticos que precisam ou podem se beneficiar de um nível basal estável de insulina. Os estudos iniciais de diabetes tipo 1 e tipo 2 mostraram que a droga é eficaz quando se usa a insulina regular ou a insulina lispro como insulina adjuvante na hora das refeições. No entanto, em virtude do seu pH ácido, ela não pode ser livremente misturada dentro do frasco de insulina ou da seringa de injeção com outras formas de insulina. A glargina também possui farmacocinéticas muito previsíveis que podem ajudar a minimizar as amplas variações nos valores da glicose que comumente se observam no diabetes tipo 1.

VI. **Alternativas ao sistema de administração da insulina**

A. **Insulina nasal** mostrou-se um pouco promissora, mas a absorção variável e a irritação mucosa limitaram a sua utilidade.

B. **A insulina tomada oralmente** via cápsulas enterorrevestidas com um inibidor da tripsina de soja que evita a degradação da insulina têm potencial clínico, mas grandes estudos clínicos não foram executados. A insulina humana que é quimicamente modificada, chamada hexyl insulina, usando tecnologia de conjugação própria para melhorar a sua estabilidade e a absorção oral, mostrou-se promissora. Resultados preliminares relataram que, em voluntários humanos saudáveis, a insulina hexyl causou hipoglicemia dose-dependente, mas era segura e bem tolerada.

C. **Insulina inalada** atualmente está em desenvolvimento por várias companhias farmacêuticas (Pfizer, Lilly, Novo Nordisk, e outras) para uso em pessoas com diabetes tipo 1 e tipo 2. A insulina está contida em uma pílula que é vaporizada via inalador que aerossoliza a insulina líquida. A insulina inalada pode também ser administrada via sistema de pó seco e inalada através de uma peça bucal a ser administrada à microvasculatura pulmonar. Ela fornece o incentivo óbvio para os pacientes diabéticos usarem insulina sem a necessidade de injeções. Publicações recentes indicam que a forma inalada de insulina é rapidamente absorvida e é muito similar na sua farmacocinética às insulinas lispro e aspart. A insulina inalada também demonstrou efeitos farmacodinâmicos reprodutíveis sobre a glicose sanguínea à insulina injetada subcutaneamente e geralmente é bem tolerada. Estudos de vigilância sobre a segurança pulmonar atualmente estão em andamento com testes de função pulmonar em indivíduos saudáveis com diabetes, assim como em asmáticos e tabagistas.

D. **Sistemas de administração de insulina intraperitoneal**

1. **Bombas de velocidade variável programáveis implantáveis (MiniMed)** com administração de insulina intraperitoneal atualmente estão sendo avaliadas em pacientes com diabetes tipo 1 e tipo 2 e recentemente foram aprovadas pelo *Food and Drug Administration* para uso apenas em casos

especiais. Estudos que avaliam as bombas implantáveis mostraram menos excursões glicêmicas e, subseqüentemente, menos reações hipoglicêmicas em comparação com regimes convencionais.

A bomba de insulina implantável é colocada cirurgicamente abaixo da gordura subcutânea logo acima da bainha do reto na área abdominal. A operação é breve (aproximadamente 30 minutos) e pode ser realizada sob anestesia local, geral ou espinhal alta. O cateter é colocado através da bainha do reto e flutua livremente na cavidade peritoneal. A principal vantagem dos implantes em relação às bombas de infusão subcutâneas é a maior absorção fisiológica da insulina liberada. A maior parte da insulina liberada dentro da cavidade peritoneal drena para o fígado pela veia porta, enquanto a extração hepática ocorre antes de a insulina ser liberada à circulação sistêmica. Essa forma mais fisiológica de liberação da insulina tem várias vantagens distintas. Primeiro, a insulina intraperitoneal é mais rápida e previsivelmente absorvida do que a insulina subcutânea, com efeitos diretos sobre o fígado. Segundo, em virtude dos efeitos da extração hepática, a administração peritoneal pode resultar em menores concentrações periféricas de insulina do que uma dose subcutânea equivalente de insulina. Isso pode explicar por que os pacientes com diabetes tipo 2 que foram randomizados para a insulina intraperitoneal não ganharam peso apesar de uma melhora no controle da glicose, que esteve em marcante contraste com os pacientes tratados com insulina subcutânea.

2. **O Diaport** (Disetronics) é um cateter especialmente projetado, colocado na gordura subcutânea da região periumbilical através da bainha do reto e é conectado externamente a uma bomba de insulina externa convencional. A extremidade proximal do Diaport, que se conecta à bomba de insulina externa, tem asas que estão embebidas logo abaixo da camada externa cutânea. A colocação do cateter leva alguns minutos, e a bainha interna pode ser facilmente substituída. A taxa de infecção dos estudos europeus em andamento foi relatada como sendo muito baixa.

   Os sistemas de administração intraperitoneais de insulina podem provar ter várias vantagens fisiológicas em relação aos sistemas de administração subcutânea de insulina que podem ter implicações importantes para o tratamento do diabetes tipo 1 e tipo 2.

VIII. **Agentes antidiabéticos orais.** Até 1994, as sulfoniluréias (SFUs) eram a única classe de agentes orais disponíveis para a terapia do diabetes tipo 2. Os últimos 6 anos viram a introdução de quatro novas classes de agentes antidiabéticos que modificaram significativamente a nossa abordagem aos pacientes com diabetes tipo 2.

Os indivíduos com diabetes tipo 2 manifestam a clássica tríade de anormalidades fisiopatológicas que incluem um débito de glicose hepática aumentada, secreção de insulina pancreática diminuída e resistência à insulina hepática e periférica. Sabe-se bem que o diabetes tipo 2 se agrega em famílias e que este distúrbio tem bases genéticas com determinantes ambientais contribuintes. A etiologia indubitavelmente é heterogênea e pode ter uma natureza multigênica. Enquanto a seqüência etiológica provável dos eventos ainda é controversa, o grosso dos dados disponíveis sugere que a resistência à insulina é uma das lesões iniciais que precede o desenvolvimento da hiperglicemia e do diabetes franco. Também já foi bem reconhecido que esta resistência à insulina é acompanhada por hiperinsulinemia e por uma resposta secretória excessiva da insulina à glicose (Fig. 45.5). Contanto que uma hiperinsulinemia suficiente possa ser mantida para superar a resistência à insulina, é mantido um estado compensado que resulta em tolerância à glicose normal ou prejudicada, mas não em hiperglicemia. Esses indivíduos que são incapazes de manter uma hiperinsulinemia suficiente após o desenvolvimento de falência das células β por fim desenvolvem diabetes tipo 2 franco.

A. **Secretagogos da insulina**

1. **SFUs: Ainda há controvérsias:** Os SFUs agem primariamente aumentando a secreção pancreática de insulina, e o seu uso freqüentemente é associado ao ganho de peso e hipoglicemia. Existem outras questões concernentes aos SFUs que levantam preocupações quanto ao seu emprego. A primeira é se é racional usar um agente que aumenta os níveis circulantes de insulina em uma doença que geralmente se apresenta com hiperinsulinemia em virtude da presença de resistência à insulina. Tal tratamento somente pode manter ou aumentar os níveis de insulina ainda mais. Até

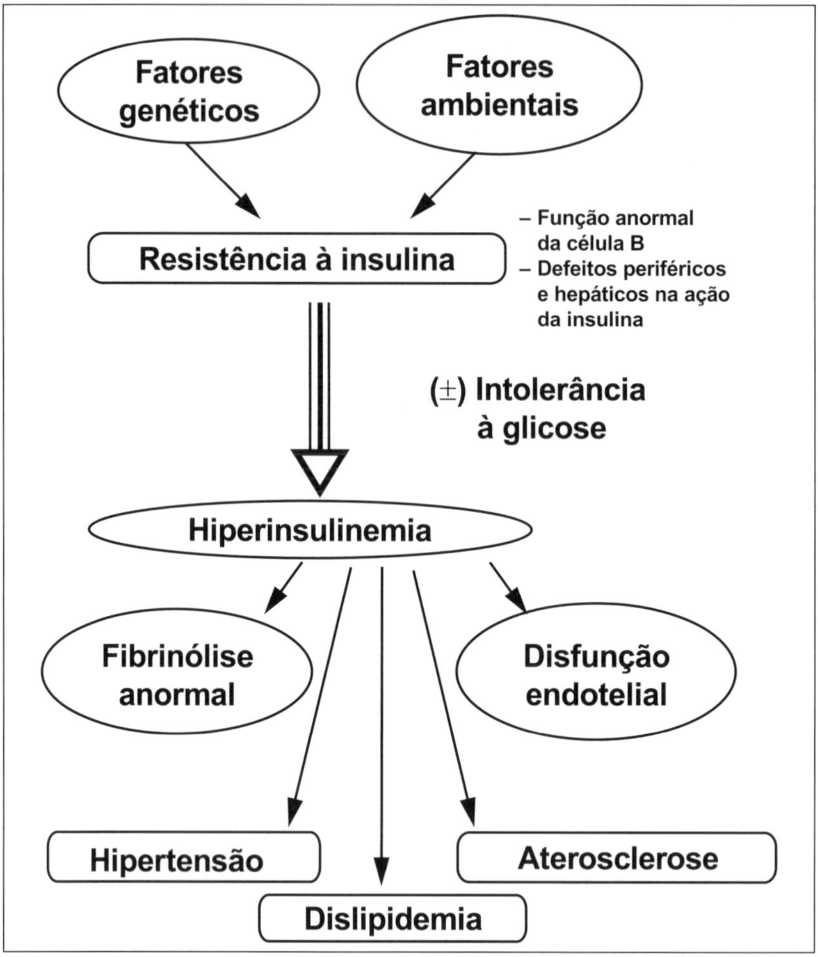

FIG. 45.5. Mecanismo proposto para a patogênese e desenvolvimento do diabetes tipo 2 e a síndrome de resistência à insulina.

que a questão da aterogenicidade da insulina seja adequadamente avaliada, seria prudente iniciar agentes que não aumentassem os níveis circulantes de insulina. Existem duas outras preocupações principais sobre as sulfoniluréias: (a) elas podem ser cardiotóxicas, aumentando a mortalidade cardíaca; e (b) o seu uso precoce pode causar uma exaustão prematura das células β. Estas preocupações atualmente estão sob investigação.

2. **Secretagogos de insulina não sulfoniluréias**

   a. Recentemente, a **repaglinida** (Prandin, Novo Nordisk), um novo agente da classe de compostos meglitinida, tornou-se disponível para a monoterapia e para combinação com outros agentes orais. Ela não está relacionada com as sulfoniluréias e é um derivado do ácido benzóico que fecha os canais de potássio sensíveis ao ATP nas células pancreáticas β. Este fechamento causa despolarização e liberação de insulina de uma maneira dependente de glicose. A repaglinida causa uma rápida elevação e queda da secreção da insulina quando ingerida 30 minutos ou menos antes de uma refeição e simula a resposta pós-prandial normal da insulina que se segue à ingestão de alimentos. A repaglinida geralmente não é recomendada em combinação com os SFUs.

b. **Nateglinida** (Starlix, Novartis) é um agente insulinotrópico de ação rápida e curta duração que melhora o controle da glicose na hora das refeições, intensificando a secreção da insulina. A ação rápida da nateglinida em intensificar a secreção precoce da insulina resulta na atenuação da hiperglicemia pós-prandial. Essa melhora na hiperglicemia pós-prandial deve-se à inibição da produção hepática de glicose e melhora da disposição da carga de glicose para dentro do músculo. Além disso, a estimulação da secreção da insulina pela nateglinida é rapidamente revertida quando os níveis de glicose caem, reduzindo os riscos de hipoglicemia. Estudos em farmacocinética e farmacodinâmica demonstraram que quando a nateglinida é tomada oralmente imediatamente antes das refeições, ela é uma terapia segura e eficaz para o tratamento do diabetes tipo 2.

B. **Agentes orais novos que não são secretagogos da insulina.** Estes agentes relativamente novos que não estimulam o pâncreas a secretar a insulina, incluem os inibidores da α-glicosidase, **acarbose,** e **miglitol**, a biguanida metformin e os "sensibilizadores da insulina" da classe tiazolidinediona **rosiglitazone e pioglitazone.** Cada um destes compostos pode ser usado como monoterapia e em combinação uns com os outros, com insulina ou com secretagogos da insulina. Estes agentes orais serão revistos brevemente.

1. **Inibidores da α-glicosidase.** Os inibidores da α-glicosidase **acarbose** (Precose, Glucobay, Bayer) e **miglitol** (Glycet, Upjohn Pharmacia) lentificam a degradação e a absorção dos açúcares complexos em monossacarídeos que ocorrem na borda escovada do intestino delgado. A resposta clássica a estes agentes é uma redução nos valores de glicose sanguínea pós-prandiais, que são caracteristicamente altos em pacientes com diabetes tipo 2. Estes "bloqueadores amido" também mostraram reduzir significativamente os níveis pós-prandiais de insulina, da hemoglobina glicosilada e dos triglicerídeos em jejum sem o desenvolvimento de hipoglicemia ou ganho de peso.

2. **Biguanidas.** As biguanidas, introduzidas na Europa no final da década de 1950, são também classificadas como anti-hiperglicemiantes, em vez de agentes hipoglicemiantes, pois elas não apresentam efeito direto sobre a secreção endógena da insulina e não causam hipoglicemia quando usadas isoladamente. O **metformin** (Glucophage, BMS) mostrou em vários estudos clínicos aumentar a captação da glicose medida pela glicose, intensificar a ação da insulina nos tecidos periféricos e suprimir a produção hepática de glicose. Ele também pode funcionar, em parte, pela redução da absorção intestinal de glicose no intestino. A ausência de ganho de peso ou, em algumas circunstâncias, uma pequena quantidade de perda de peso, foi um achado clínico consistente em pacientes obesos. A maior parte dos profissionais de saúde tem extensa experiência com o metformin, pois ele atualmente é muito comumente usado neste país em combinação com outros agentes e agora mais comumente como monoterapia. Ele agora é formulado em combinação com glyburide, e uma formulação de liberação prolongada está disponível.

3. **Tiazolidinedionas.** Esta nova classe de agentes antidiabéticos foi desenvolvida nos últimos anos; ela funciona primariamente melhorando a resistência à insulina. A **troglitazona** foi o primeiro membro desta categoria medicamentosa, mas foi removida primariamente em virtude da toxicidade hepática. **Rosiglitazone** e a **pioglitazone** atualmente são aprovadas para uso no diabetes tipo 2. Apesar de o mecanismo exato de ação das tiazoladinenedionas ser desconhecido, estas drogas parecem exercer efeitos diretos na melhora da ação da insulina no fígado, músculo esquelético e tecido adiposo, e pode fazer isso ligando-se e ativando um receptor nuclear denominado receptor γ peroxissoma ativada pelo proliferador (PPAR-γ). Ao ligar-se a este receptor, este complexo liga-se aos elementos de resposta do DNA e regula a expressão de diversos genes envolvidos no metabolismo celular da glicose e dos lipídios. Nenhuma outra classe de medicações orais especificamente melhora a resistência periférica à insulina como o fazem as tiazoladionedionas, e o seu

uso é acompanhado por reduções significativas na insulinemia de jejum e pós-prandial. A redução na hiperglicemia também foi associada a uma quase normalização das elevadas taxas de produção hepática de glicose.

As tiazoladinedionas também **afetam positivamente a síndrome metabólica cardiovascular.** Elas reduzem os níveis de lipoproteínas triglicerídeos de densidade muito baixa com um aumento nos níveis da lipoproteína de alta densidade e da lipoproteína de baixa densidade. O nível elevado da lipoproteína de baixa densidade é tipicamente associado a partículas mais leves, menos densas, que não têm tanta tendência à oxidação. Alguns estudos relataram que a pressão arterial, assim como os níveis de inibidor-1 do ativador do plasminogênio e do fibrinogênio, pode, na realidade, reduzir a exaustão das células β e ter uma taxa de falência secundária menor em virtude do seu mecanismo de ação, especialmente em comparação com os SFUs.

C. **Análogo Amylina.** A amylina é um hormônio pancreático da célula β que é co-empacotado e co-secretado com a insulina. Pramlintide (Amylin Pharmaceuticals) é um análogo da amylina humana que mostrou funcionar por vários mecanismos diferentes, incluindo o retardo na absorção dos carboidratos juntamente com a secreção fisiológica do trato gastrointestinal e supressão dos níveis pós-prandiais de glucagon. Os estudos clínicos no diabetes tipo 1 e tipo 2 demonstraram melhora significativa no controle glicêmico enquanto se induz a perda de peso, o que torna este peptídeo injetável potencialmente muito vantajoso. No momento desta publicação a pramlintide não se encontrava disponível.

D. **Análogos do peptídeo 1 semelhante ao glucagon (GLP-1).** A exendina-4 (Amylin Pharmaceuticals) é um peptídeo primeiramente isolado das secreções orais do monstro de Gila, que compartilha muitas das propriedades do GLP-1, especialmente em resposta a uma refeição. Ela tem uma duração de ação muito mais longa do que o GLP-1 e tem muitos efeitos fisiológicos que melhoram o estado de resistência à insulina. A extendina-4 sintética foi estudada em humanos e mostrou reduzir significativamente a glicose pós-prandial e em jejum e os valores dos triglicerídeos, suprimir o glucagon e lentificar o esvaziamento gástrico. Ela também pode suprimir o apetite e provocar perda do peso. Os análogos GLP-1 têm o potencial de fazer um grande impacto no tratamento do diabetes tipo 2 e da síndrome de resistência à insulina.

VIII. Estratégias de prevenção

A. **Diabetes tipo 2.** As estratégias de prevenção geralmente se baseiam na causa da doença. No caso do diabetes tipo 2, as estratégias preventivas têm como alvo a resistência à insulina, que foi reconhecida como um dos principais defeitos fisiopatológicos. Além disso, como as causas do diabetes tipo 1 e tipo 2 são tão diferentes, as estratégias preventivas também são completamente não-relacionadas.

O *Diabetes Prevention Program* (DPP) é um estudo iniciado e mantido pelo *National Institutes of Health* (NIH) que tem como alvo a prevenção do desenvolvimento do diabetes tipo 2 em pessoas que possam estar sob risco. Estima-se que aproximadamente 25 milhões de pessoas nos Estados Unidos estejam sob risco de desenvolver diabetes tipo 2. O DPP está sendo conduzido em 25 grandes universidades em todo o país e recentemente terminou mais de um ano na frente da programação graças aos resultados positivos. A conclusão geral do DPP é que modificações intensivas no estilo de vida (exercitar-se 150 minutos por semana e perder 7% do peso corporal) são mais eficazes na prevenção ou no retardo do desenvolvimento do diabetes tipo 2 em pessoas sob risco. Além disso, tanto o metformin quanto a troglitazona também preveniram o diabetes tipo 2.

O DPP é apenas um dos vários estudos preventivos mundiais que estão sendo conduzidos e que irão contribuir para a nossa compreensão a respeito de como o diabetes tipo 2 pode ser prevenido.

As intervenções que poderiam prevenir pessoas sob risco de desenvolver diabetes incluem intensivas mudanças de estilo de vida (perda de peso a longo prazo e programas de exercício) e várias medicações, como as tiazoladinedionas, inibidores da α-glicosidase e secretagogos de insulina não-sulfoniluréias.

B. **Prevenção do diabetes tipo 1.** A causa do diabetes tipo 1 não é inteiramente conhecida, mas acredita-se que, por alguma razão, genética, viral ou ambiental, são produzidos anticorpos que especificamente destroem o pâncreas.

1. As **estratégias para a prevenção** do diabetes tipo 1 têm como alvo prevenir o sistema imune de destruir inapropriadamente o pâncreas. Agora temos excelentes testes de rastreamento para ajudar a identificar as pessoas que podem desenvolver diabetes tipo 1.

2. O teste de **rastreamento** é um simples teste sanguíneo não em jejum usado para encontrar anticorpos que atacam o pâncreas (anticorpos contra as células das ilhotas). Um indivíduo que possui estes anticorpos na contagem sanguínea pode ter mais de 90% ou mais de chance de desenvolver diabetes tipo 1 nos 5 anos seguintes. As recomendações oficiais para o rastreamento, que devem ser realizados a cada 3 anos, incluem pacientes com 45 anos ou menos e que têm irmãos, filhos ou pais com diabetes tipo 1 ou com menos de 20 anos com um primo, tia ou tio, sobrinho ou sobrinha, avós ou meio-irmãos com diabetes tipo 1.

3. O *Diabetes Prevention Trial* para o diabetes tipo 1 é um estudo de 7 anos lançado pelo NIH no início de 1994. O objetivo deste estudo é determinar se podemos prevenir ou retardar o diabetes tipo 1 em pessoas que têm os marcadores imunológicos para o seu desenvolvimento. Os indivíduos cujos testes são positivos são elegíveis para se registrarem em um dos dois estudos com base no seu grau de risco para o desenvolvimento do diabetes nos próximos 5 anos. O teste de rastreamento, que é um teste de tolerância à glicose intravenoso, pode determinar quem está sob o menor ou maior risco.

   Os dois estudos incluem (a) um estudo de injeção de insulina e (b) um estudo de insulina oral. Em termos de estudo de injeção de insulina, demonstrou-se que, mesmo em indivíduos que ainda não têm sintomas de diabetes tipo 1 quando uma dose muito baixa de insulina é administrada (não suficiente para provocar hipoglicemia), os anticorpos não atacam o pâncreas tão agressivamente. No estudo de insulina oral, os participantes tomam insulina oral sob a forma de uma cápsula ou de cristais de insulina. Quando a insulina é dada oralmente, ela não apresenta nenhum efeito redutor na glicose do sangue; no entanto, demonstrou-se que ela lentifica o desenvolvimento do diabetes tipo 1 e reduz o grau de danos que os anticorpos causam. Os resultados do estudo de injeção de insulina mencionados anteriormente foram recentemente relatados como sendo negativos, sem nenhum efeito na prevenção do diabetes tipo 1. O recrutamento continua para o grupo de insulina oral.

IX. **Comentários de conclusão.** Houve uma explosão de novas medicações e dispositivos para as pessoas com diabetes nos últimos 5 anos. O advento dos novos medidores de glicose domiciliares com um *software* de análise dos dados de computador permitiu melhor tratamento não só pelos profissionais de saúde, mas também pelos pacientes. O teste domiciliar para a frutosamina é apenas um dos avanços no teste laboratorial domiciliar, que nos permitirá maior adesão aos padrões de cuidados. Os sensores não invasivos de uso freqüente levarão o cuidado intensivo do diabetes a um novo limite, enquanto se evita a hipoglicemia.

As técnicas bem-sucedidas de transplante do pâncreas estão melhorando e estamos chegando próximo ao ponto em que muitos pacientes serão capazes de se beneficiar desta tecnologia. As insulinas recém-projetadas agora estão sendo usadas para ajustar os regimes de insulina ao estilo de vida do paciente, e sistemas de administração melhorados, como as bombas implantáveis e os dispositivos inalatórios, estão no horizonte da aprovação.

O desenvolvimento de agentes mais novos e mais fisiológicos para o tratamento de pessoas com diabetes tipo 2 permitiu focalizar muitas anormalidades fisiopatológicas diferentes observadas nesta complicada doença. Com todos estes avanços terapêuticos, aprendemos muito sobre a etiologia do diabetes e desenvolvemos estratégias de prevenção como resultado.

46. Considerações Especiais sobre o Diabetes Melito no Idoso

John E. Morley e Haipeng Xiao

O diabetes melito é uma doença comum nas pessoas idosas. A prevalência do diabetes aumenta dramaticamente com a idade. Por volta dos 75 anos de idade, aproximadamente 20% da população dos EUA é afligida com esta doença. Dos indivíduos com diabetes, 44% têm mais de 65 anos de idade. Como grupo, as pessoas mais velhas com diabetes experimentam não somente um aumento na sua morbidade e mortalidade associadas, mas também uma redução na função e na qualidade da vida. Além disso, o diabetes nas pessoas mais velhas está associado a um aumento no número de quedas que causam traumas. A hiperglicemia está associada a declínio cognitivo; portanto, o diabetes provoca o desenvolvimento de demência vascular. O diabetes parece agravar o declínio relacionado com a idade na capacidade cognitiva. Os pacientes diabéticos apresentam maior probabilidade de desenvolver úlceras de pressão e insuficiência cardíaca congestiva. O diabetes é uma causa comum de incontinência e aumenta a propensão ao desenvolvimento de tuberculose. Os diabéticos idosos (aqueles com mais de 60 anos ou residentes em casas geriátricas) apresentam maior probabilidade de desenvolver coma hiperosmolar não cetótico e têm piores evoluções (maiores mortalidades) do que os diabéticos de meia-idade. O diabetes é verdadeiramente uma doença que acelera o desenvolvimento dos "gigantes da geriatria" de Isaac nas pessoas idosas. Apesar da elevada prevalência do diabetes e da sua morbidade e morte associadas nos idosos, a maioria dos estudos sobre diabetes enfocou os indivíduos de meia-idade. Apesar de existirem muitas similaridades entre o diabetes nos indivíduos de meia-idade e idosos, existem aspectos exclusivos do diabetes no idoso.

I. **Fisiopatologia da hiperglicemia no envelhecimento.** Spence primeiramente descreveu o envelhecimento em associação com aumento nos níveis de glicose sanguínea em jejum e pós-prandial. Alguns aspectos potenciais da fisiopatologia envolvida no desenvolvimento desta "hiperglicemia do envelhecimento" são brevemente discutidos a seguir:

A. **Alterações metabólicas e anormalidades auto-imunes.** Estudos recentes constataram que todos os pacientes diabéticos idosos têm liberação ausente de insulina na primeira fase. A liberação da insulina na segunda fase estava profundamente prejudicada em diabéticos tipo 2 idosos magros. No entanto, em contraste com pessoas mais jovens com diabetes, a secreção da insulina na segunda fase era relativamente preservada em diabéticos tipo 2 idosos obesos. Também comparados com indivíduos mais jovens, os diabéticos tipo 2 idosos tinham produção de glicose hepática em jejum normal, e a produção de glicose hepática em jejum estava normalmente suprimida em resposta à infusão da insulina. Diferente dos indivíduos de meia-idade, os pacientes diabéticos tipo 2 idosos magros raramente têm mínima resistência à disposição da glicose mediada pela insulina. No entanto, compatível com a evidência encontrada em indivíduos de meia-idade, uma resistência acentuada à disposição da glicose mediada pela insulina também foi observada nos pacientes diabéticos tipo 2 idosos obesos. Esses dados sugerem que um prejuízo na liberação da insulina induzida pela glicose é o defeito metabólico primário nos diabéticos tipo 2 idosos magros enquanto que, nos indivíduos idosos obesos, a anormalidade primária é a resistência à disposição da glicose mediada pela insulina, que freqüentemente ocorre nas pessoas de meia-idade com diabetes tipo 2.

Sabe-se muito bem que fenômenos auto-imunes exercem um papel importante na insuficiência da célula β pancreática no diabetes tipo 1. Um grande volume de evidências demonstrou que as anormalidades auto-imunes também podem ser um fator contribuinte importante ao acentuado prejuízo na liberação de insulina que ocorre em uma proporção significativa de diabéticos tipo 2 idosos magros. Os haplótipos do antígeno nos leucócitos humanos (HLA) com diabetes tipo 1 associado são encontrados com freqüência cada vez maior nos diabéticos tipo 2 idosos magros. Uma freqüência aumentada de anticorpos contra as células das ilhotas e anticorpos contra a descarboxilase do ácido glutâmico foi também observada nesses indivíduos. Portanto, os diabéticos idosos magros

Tabela 46.1 Comparação entre tipos de diabetes nos idosos, pessoas de meia-idade e pessoas jovens

	Tipos de diabéticos		
	Tipo 1	**Tipo 1 1/2**	**Tipo 2**
Idade	Jovem	Idoso	Meia-idade
Hábito corporal	Magro	Magro ou obesidade visceral mediana	Obeso
Coma	Cetoacidótico	Misto/acidose lática	Hiperosmolar
Liberação de insulina induzida pela glicose	Muito baixa	Baixa	Aumentada, mas insuficiente para superar a resistência à insulina
Disposição da glicose mediada pela insulina	Normal	Leve ou diminuída	Acentuadamente diminuída
Débito de glicose hepática em jejum	Aumentado	Normal	Aumentado
Anticorpos DAG	Sim	Sim	Não

DAG, descarboxilase do ácido glutâmico.

têm uma síndrome intermediária entre o tipo 1 e o tipo 2 que pode ser apropriadamente denominada diabetes tipo 1 1/2 (Tabela 46.1).

B. **Defeitos adicionais na captação da glicose não mediada pela insulina.** As captações da glicose mediadas pela insulina e não mediadas pela insulina são os dois mecanismos pelos quais o corpo humano utiliza a glicose. Sob condições basais, a captação da glicose não mediada pela insulina (CGNMI) primariamente ocorre no sistema nervoso central. Durante a hiperglicemia, a CGNMI é intensificada em maior grau no músculo esquelético. Portanto, intervenções que mostraram intensificar a CGNMI nas populações mais jovens (como a redução nos níveis de ácidos graxos livres, exercício, peptídeo 1 semelhante ao glucagon e certos hipoglicemiantes orais) podem ter importantes implicações terapêuticas para o tratamento do diabetes no idoso.

C. **Efeitos da leptina e da amylina**

1. **Leptina** é um hormônio secretado pelas células gordurosas é um regulador importante da adiposidade. Nos roedores, demonstrou-se que a leptina diminui a ingesta de alimentos e cura a obesidade do camundongo congenitamente obeso, que não consegue fabricar leptina. Em humanos, o nível da leptina no sangue correlaciona-se fortemente com o peso corporal, porcentagem de gordura corporal e índice de massa corporal. As células gordurosas abdominais parecem produzir mais leptina por célula do que as células gordurosas da coxa. Portanto, não é de se surpreender que em uma análise de dados longitudinais de 15 anos do *New Mexico Process Study* constatamos que **os níveis de leptina estavam altamente correlacionados com o desenvolvimento de resistência à insulina nas pessoas mais velhas** (R. Baumgartner *et al.*, dados não publicados, 1998). Além da relação entre a leptina e a proporção entre a cintura e o quadril, os níveis de leptina também são fortemente influenciados pelos hormônios sexuais. Os homens possuem níveis de leptina menores do que as mulheres, e a reposição de testosterona nos homens em envelhecimento com deficiência de androgênio reduz os níveis de leptina. Os dados disponíveis sugerem que a leptina é pelo menos um marcador para a resistência à insulina e a hiperglicemia do idoso, e que, de fato, ela pode exercer um papel na patogênese da síndrome metabólica.

2. **Amilina** é um hormônio peptídeo secretado juntamente com a insulina a partir das células β do pâncreas. A amilina inibe a segunda fase da secreção da insulina e inibe efeitos da insulina no fígado e no músculo. Além disso, a amilina lentifica o esvaziamento gástrico, reduz a ingesta de alimentos e modula o processamento da memória. Edwards *et al.*, demonstraram que os níveis de amilina são reduzidos na meia-idade no momento em que ocorre um aumento na adiposidade. No entanto, conforme as pessoas envelhecem, esta redução apropriada da amilina não mais é

mantido, de modo que pessoas mais velhas têm níveis maiores de amilina do que as pessoas de meia-idade. Com o envelhecimento, os níveis de amilina estão altamente correlacionados com os níveis de glicose pós-prandiais. Estes achados corroboram o conceito de que a amilina tem um papel importante na patogênese da hiperglicemia do envelhecimento.

II. **Síndrome metabólica.** A síndrome metabólica, popularizada por Reaven como síndrome X após a descrição original de Camus, é um agrupamento de fatores de risco cardiovasculares, incluindo componentes de hiperinsulinemia, hiperglicemia, hipertrigliceridemia, hipertensão, hiperuricemia e fatores de coagulação alterados. Evidências recentes emergentes indicaram novas revelações quanto à patogênese desta síndrome. A produção do fator de necrose tumoral α (TNF-α) a partir dos adipócitos foi correlacionada com o desenvolvimento de diabetes e resistência à insulina. O TNF-α e outras citocinas ativam a sintase do óxido nítrico. Existem evidências de que a sintase do óxido nítrico tem um papel na produção da resistência à insulina. Os sensibilizadores da insulina, como o metformin, e as tiazolidenedionas mostraram inibir a atividade da sintase do óxido nítrico. Os dados cada vez mais disponíveis fortemente sugerem que o óxido nítrico tem um papel importante na patogênese da resistência à insulina e na síndrome metabólica (Fig. 46.1).

III. **Monitoramento do controle a longo prazo do diabetes**

A. **Hemoglobina glicosilada.** A hemoglobina glicosilada A_{1c} (HbA_{1c}) é a medida mais amplamente empregada para monitoramento da adequação do controle da diabetes. No entanto, nos indivíduos mais idosos, não somente os níveis de HbA_{1c} aumentam em virtude da hiperglicemia do envelhecimento, mas níveis falsamente elevados de HbA_{1c} ocorrem em alguns pacientes diabéticos idosos.

B. **Frutosamina.** A frutosamina é uma albumina glicosilada que fornece informações em períodos um pouco mais curtos (2 a 3 semanas) do controle diabético do que o HbA_{1c} (3 a 4 meses). A frutosamina é barata e tem um desempenho extremamente bom nos pacientes diabéticos idosos quando

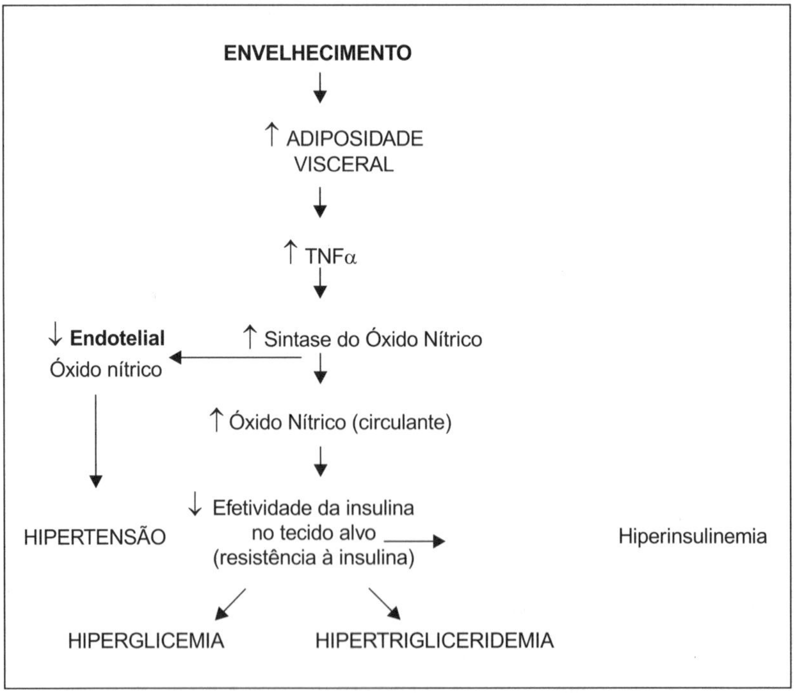

FIG. 46.1. A teoria do óxido nítrico-citocina (NO-citocina) da patogênese da síndrome metabólica. TNF-α, fator de necrose tumoral α.

corrigida pela albumina. Apenas no raro caso das paraproteinemias pode a medida dos níveis da frutosamina ser interferida. Por essas razões, acreditamos que a **frutosamina é preferível** ao HbA_{1c} para o monitoramento do controle da glicose nos diabéticos **idosos.**

IV. **Comas hiperglicêmicos.** Existem três tipos típicos de coma hiperglicêmico: o cetoacidótico, o hiperosmolar não cetótico e o acidótico láctico. Aproximadamente 10% das pessoas idosas com diabetes de início recente manifestam a forma tipo 1 da doença, e, portanto, muitos apresentam-se com coma cetoacidótico, que geralmente ocorre em indivíduos jovens. Além disso, pessoas mais velhas com diabetes tipo 2 de longa duração podem desenvolver "exaustão" das células β pancreáticas e convertê-lo em diabetes tipo 1. Portanto, os comas hiperosmolar e cetótico mistos podem ser observados nesses pacientes idosos com diabetes. O diagnóstico de coma cetótico é confirmado pela detecção de cetonas no sangue. As cetonas urinárias freqüentemente são marcadores inespecíficos da inanição se um indivíduo idoso diabético tiver um pH baixo mas cetonas negativas no sangue.

A. **Cetoacidose.** Malone *et al.* analisaram as características singulares da cetoacidose no idoso e constataram que os diabéticos idosos apresentavam maior probabilidade de estarem em uso de insulina e terem tido um episódio prévio de cetoacidose do que indivíduos mais jovens. Em contraste com as pessoas mais jovens, mais insulina era necessária em pessoas mais velhas para estabilizar os seus níveis de glicose. A taxa de mortalidade era muito maior em pacientes mais velhos do que em indivíduos mais jovens (22% *vs* 2%). Os pacientes mais velhos ficaram hospitalizados 6 dias a mais do que as pessoas mais jovens após um episódio de cetoacidose.

B. **Coma hiperosmolar não cetótico** foi primeiramente descrito e caracterizado em 1957 por Sament, DeGraef e Lips. Ele ocorre predominantemente em diabéticos tipo 2 idosos com idade entre 57 e 69 anos, nos quais a desidratação e a hiperglicemia grave podem ocorrer sem o desenvolvimento de cetoacidose. O diagnóstico é feito por uma osmolalidade sérica maior do que 320 mOsm/L e uma glicose maior do que 600 mg/dL. Achados associados podem incluir azotemia grave, acidose lática (dando uma apresentação mista) e hipernatremia ou hiponatremia (secundária à hiperglicemia inibindo a vasopressina arginina). Os residentes de casas geriátricas apresentam particularmente maior probabilidade de desenvolver comas hiperosmolares. A infecção aguda é o fator precipitante mais comum. As taxas de mortalidade são relativamente altas, e as mais recentemente relatadas foram de 14% e 17%. A hiperosmolaridade grave, a residência em casa geriátrica e a idade avançada são os principais fatores prognósticos associados à morte.

V. **Hipoglicemia.** A hipoglicemia é uma séria complicação da terapia em pacientes idosos com diabetes. A principal pela qual os clínicos tratam com menor ênfase o diabetes nas pessoas idosas é o medo da hipoglicemia, apesar de, na realidade, a hipoglicemia grave ser relativamente rara. Em um estudo recente, a taxa de hipoglicemia que precisou de hospitalização foi de 1,23 por 100 pessoas-ano para as sulfonilureías e 2,7 por 100 pessoas-ano para a insulina. O maior fator de risco para o desenvolvimento de hipoglicemia nas pessoas mais velhas estava nos 30 dias posteriores à hospitalização, com um risco relativo de 4,5 (3,5 a 5,7). Outros fatores foram a idade avançada, raça negra e polifarmácia (estar em uso de mais de cinco medicamentos).

VI. **Prevenção das complicações a longo prazo**

A. **Microvasculares.** Embora tenha sido demonstrado pelo *Diabetes Control and Complications Trial* (DCCT) e o *UK Prospective Diabetes Study* (UKPDS) que o estrito controle glicêmico diminui significativamente as complicações a longo prazo do diabetes, a questão sobre se resultados semelhantes ocorreriam em diabéticos idosos tipo 2 ainda estava em aberto. O *Veterans Affairs Cooperative trial* demonstrou a exeqüibilidade do estrito controle do diabetes nos diabéticos de meia-idade e idosos. Evidências recentes demonstraram que a progressão da retinopatia é acentuadamente diminuída com um bom controle do diabetes nas pessoas mais velhas com mais 60 anos de idade. Quase nenhuma progressão da retinopatia foi encontrada em pacientes com níveis de HbA_{1c} menores do que 7%. O estudo de olho de Wisconsin demonstrou que para cada 1% de redução nos níveis de HbA_{1c} nos diabéticos tipo 2 houve uma redução exponencial nas complicações a longo prazo do diabetes. Esses dados fornecem forte corroboração ao conceito de que um estrito controle glicêmico também é importante nos pacientes diabéticos mais velhos mesmo se o esforço resultante apenas proporcionar alterações mínimas, como a redução do HbA_{1c} de 12% para 10%.

B. **Macrovascular.** Ainda é incerto se o estrito controle glicêmico reduz as complicações macrovasculares do diabetes. Laakso demonstrou que quanto menor fosse o nível de HbA_{1c} glicosilada menos provável que os diabéticos desenvolvessem complicações da doença arterial coronariana, como infarto do miocárdio ou morte. À luz desse importante estudo, os médicos não mais precisam se preocupar com a implementação do estrito controle glicêmico nos pacientes diabéticos mais idosos.

VII. **Glicotoxicidade.** A hiperglicemia *per se* é responsável por numerosos sintomas desagradáveis no diabético idoso.

A. **Diurese osmótica.** Os níveis elevados de glicose causam diurese hiperosmolar que tem três conseqüências importantes: nictúria, incontinência e desidratação. As pessoas mais velhas têm um prejuízo na sua capacidade de reconhecer a sede. Tanto estudos em animais quanto em humanos demonstraram que isso se deve a uma falha no impulso de beber mediado pelo μ-opióide. Com a poliúria induzida pelo diabetes, a falta de uma resposta normal de sede causa uma leve desidratação, que, por sua vez, provoca uma sensação generalizada de mal-estar e hipotensão ortostática, aumentando o risco de quedas e síncope. A incontinência em muitos diabéticos mais velhos não é causada pela neuropatia autonômica, mas, em vez disso, pela poliúria. Essa incontinência é similar à incontinência induzida pelos diuréticos. A diurese osmótica causa:

1. Nictúria, desidratação e ortostatismo.
2. Incontinência.
3. Estado hiperosmolar.
4. Perda de oligoelementos, diminuição do nível sérico de zinco e magnésio.

A hiperglicemia provoca uma perda de oligoelementos na urina. Os diabéticos idosos tendem a ter deficiência de zinco. A deficiência de zinco torna-se importante quando o paciente diabético desenvolve doença vascular periférica ou úlceras de pressão. Nessa situação, o zinco é importante para a cicatrização da úlcera.

B. **Distúrbios cognitivos.** Numerosos estudos demonstraram que a hiperglicemia está associada a dificuldades cognitivas. Em camundongos diabéticos, a hiperglicemia interfere na retenção da memória, e uma única dose de insulina que normaliza os níveis da glicose reverte o déficit de atenção. Evidências indicam que o tratamento do diabetes nas pessoas mais velhas intensificava as funções cognitivas. Portanto, a hiperglicemia exerce um papel importante na modulação da adesão nas pessoas mais idosas com diabetes.

C. **Aumento das infecções, como tuberculose.**

D. **Aumento na percepção da dor.** Os níveis elevados de glicose são fortemente correlacionados com uma pior qualidade de vida. A hiperglicemia está associada a um aumento na percepção do estímulo doloroso, pois os níveis elevados de glicose interferem na capacidade da β-endorfina de se ligar ao receptor opióide e regular para baixo os impulsos dolorosos.

E **Responsividade diminuída às sulfoniluréias.** Finalmente, a glicotoxicidade pode causar uma resposta amortecida da célula da ilhota às sulfoniluréias. A redução no nível de glicose circulante com a insulina pode resultar em melhora na responsividade às sulfoniluréias.

VIII. **Diabetes e função.** O diabetes melito foi identificado como uma causa importante de dano funcional e dependência nas ADCs (atividades diárias cotidianas). Os nossos estudos mostraram que a função prejudicada é multifatorial. O diabetes, a artrite e a idade de 80 anos ou mais foram os três melhores indicadores de incapacidade de completar teste de funcionalidade das extremidades inferiores em uma população de 2.873 mexicanos-americanos com idades acima de 65 anos. O diabetes também está associado a um aumento no número de quedas e, em particular, de quedas com traumas. As causas das quedas nos diabéticos mais velhos incluem o ortostatismo, a hipotensão pós-prandial, a neuropatia sensorial periférica, problemas dos pés, alterações da propriocepção da posição e doença muscular secundária à doença vascular periférica reduzindo o fluxo sanguíneo aos músculos.

Tabela 46.2 Opções de tratamento para os diabéticos mais velhos

Educacão
Dieta
- Perda de peso cautelosa se apropriada no jovem-idoso
- Fibras
- Reposição mineral quando apropriada
- Evitar dietas terapêuticas em residentes de casas geriátricas

Exercício
- De resistência
- De força
- Equilíbrio
- Flexibilidade

Agentes orais
- Sulfoniluréias
- Meglitinida
- Biguanidas
- Tiazolidinedionas
- Inibidores da α-glicosidase

Insulina e análogos da insulina
- Injeções
- Nasal (experimental)

IX. **Disfunção sexual.** O diabetes é uma causa importante de disfunção sexual nas pessoas idosas. O diabetes produz uma redução nos níveis de testosterona em homens, o que acelera o início da síndrome de deficiência de androgênio em homens em envelhecimento (DAHE). A síndrome DAHE está associada a disfunção erétil, ejaculação retrógrada e diminuição da libido, assim como redução da força e anormalidades cognitivas. Em mulheres, o diabetes pode resultar em secura vaginal e infecções vaginais, particularmente pela *Candida.*

X. **Estratégias de tratamento.** O tratamento do diabetes no idoso é cheio de dificuldades por várias razões: hipodipsia, diminuição da capacidade de exercício, aumento na adiposidade visceral, visão diminuída, artrite, problemas cognitivos, depressão e problemas sociais. O uso de uma equipe multidisciplinar é a chave para o tratamento bem-sucedido do diabetes no idoso (Tabela 46.2).

A. **Educação.** As complicações agudas e crônicas do diabetes freqüentemente ocorrem em virtude da falta de compreensão do controle a longo e a curto prazo da glicose sanguínea ou da recusa do paciente em controlar o nível de glicose, o que pode resultar em hospitalização e alto custo médico. Portanto, o cuidado do diabetes é mais bem enfocado na prevenção das complicações relacionadas e condições comórbidas, de modo que sejam minimizados a hospitalização e os custos do cuidado. Por essa razão, a educação sobre o diabetes também deve ser colocada no primeiro degrau de tratamento no idoso. Os membros da equipe de cuidados do diabetes compartilham as responsabilidades educacionais.

B. **Exercício** é um componente chave do tratamento do diabetes. O exercício não somente intensifica o bem-estar geral, mas também aumenta a sensibilidade à insulina. Exercícios equilibrados como *tai chi*, diminuem a taxa de quedas. Os exercícios de resistência intensificam a função imune.

C. **Dieta.** O tratamento dietético nas pessoas idosas freqüentemente é problemático. Alterações dietéticas importantes em pessoas idosas com mais de 70 anos de idade foram implicados na patogênese da desnutrição protéico-calórica. Não existem evidências de que a dieta do *American Diabetic Association* seja eficaz nos residentes de casas geriátricas, e o seu uso deve ser evitado na arena do cuidado a longo prazo. No paciente diabético idoso extremamente obeso, a perda de peso lenta, com monitoramento cuidadoso para evitar o desenvolvimento de destruição protéico-calórica, é apropriada. O acréscimo cauteloso de **fibras** à dieta pode suavizar a resposta glicêmica à refeição. Doses altas de

vitamina C podem interferir na capacidade de se medir os níveis séricos de glicose. Os pacientes diabéticos tendem a ter níveis mais altos de vitamina E do que os não-diabéticos. A **vitamina E** pode reduzir a resistência à insulina e parece ser algo protetora contra a doença cardiovascular, tornando-se um agente terapêutico razoável nas pessoas mais velhas com diabetes.

D. **Sulfoniluréias.** As sulfoniluréias permanecem como excelentes drogas de primeira linha para o tratamento do diabetes tipo 2. Estes agentes estimulam a liberação pancreática de insulina sem ter efeito algum sobre a síntese de insulina. Vários preparados estão disponíveis. Teoricamente, eles diferem uns dos outros primariamente pela duração de ação, via de excreção e potência. Mas, em geral, não existem grandes diferenças na eficácia entre as diversas sulfoniluréias se a dosagem de cada agente em base de miligramas for levada em conta. Por exemplo, 5 mg de glipizida e 2,5 mg de gliburida parecem ter uma igual eficácia e produzem o mesmo grau de hipoglicemia. Três miligramas de glinase é equivalente a 5 mg de gliburide. O formato do tablete da glinase facilita às pessoas mais idosas quebrá-lo ao meio. A tolbutamida ainda é uma terapia de primeira linha apropriada para os idosos com diabetes leve. A glimepiride é um agente semelhante à sulfoniluréia de terceira geração que parece ser muito semelhante às sulfoniluréias de segunda geração.

E. **Meglitidinas.** As meglitidinas (como a repaglinidea), uma nova classe de drogas secretoras de insulina, foram introduzidas na prática clínica. Esta classe medicamentosa tem um início de ação rápido e uma duração de ação mais curta do que as sulfoniluréias e, portanto, pode oferecer uma vantagem teórica em algumas pessoas idosas.

F. **Biguanidas e tiazolinedionas.** Duas classes de drogas, as **biguanidas** e as **tiazolinedionas,** podem melhorar a sensibilidade à insulina.

1. **Metformin** é o membro da classe biguanida atualmente disponível nos Estados Unidos. Ele funciona primariamente melhorando a sensibilidade da insulina no fígado, dessa forma reduzindo a produção hepática de glicose. Efeitos benéficos adicionais incluem a redução dos triglicerídeos, aumento das lipoproteínas de alta densidade e redução do inibidor do ativador do plasminogênio. O metformin reduziu a mortalidade nos diabéticos tipo 2 obesos no estudo prospectivo de diabéticos de meia-idade e jovens no Reino Unido. No entanto, o metformin não pode ser usado em pessoas idosas com doença renal (*clearance* de creatinina ≥ 60 mg/dL ou uma creatinina sérica > 1,4 mg/dL), doença hepática ou insuficiência cardíaca classe I da *New York Heart Association*, ou em pessoas com acidose. O metformin deve ser suspenso durante a hospitalização, e pessoas com mais de 80 anos mais provavelmente não devem receber metformin.

2. **Tiazolinedionas** (troglitazona, rosiglitazona, pioglitazona e darglitazona)são um nova classe de compostos que funcionam intensificando a ação da insulina, principalmente estimulando o metabolismo da glicose não oxidativo no músculo, e, em menor grau, suprimindo a gliconeogênese no fígado. Elas não têm efeito algum na secreção da insulina. O efeito sensibilizador da insulina é atribuído à estimulação do receptor nuclear (peroxisoma proliferador – receptor γ ativado). Esta classe de drogas quando usada isoladamente mostrou melhorar a resistência à insulina em pacientes com obesidade e diabetes tipo 2 sem induzir ganho de peso. O seu efeito é aditivo aos efeitos da insulina, sulfoniluréias e metformin. Portanto, elas podem ser usadas em uma variedade de combinações. Resultados de estudos recentes com esta classe medicamentosa mostrou um efeito benéfico sobre os lipídios, pressão arterial e fluxo sanguíneo vascular. Os estudos iniciais a longo prazo sugerem que estes agentes podem prevenir a disfunção da célula β e, possivelmente, modificar a história natural do diabetes tipo 2. Estas drogas demonstraram ser eficazes e seguras quando usadas como monoterapia em pessoas mais velhas e em pacientes com disfunção renal.

   Estas drogas raramente causam hipoglicemia quando usadas isoladamente e são potencialmente drogas antidiabéticas orais ideais em pessoas mais velhas. No raro caso, ocorre uma insuficiência hepatocelular idiossincrásica. Como resultado, recomenda-se monitoramento periódico de rotina das enzimas hepáticas. Isso foi relatado predominantemente com a troglitazona, que foi retirada do mercado nos Estados Unidos.

G. **Inibidores da α-glicosidase.** Os inibidores da α-glicosidase acarbose, miglitol e volgibose exercem uma inibição competitiva dose-dependente sobre as pequenas enzimas intestinais α-glicosidase que degrada os carboidratos complexos em monossacarídeos absorvíveis. O uso dessas drogas causa um nível de glicose pós-prandial retardado e reduzido. Supõe-se que esses inibidores da α-glicosidase produzem a melhora na resposta glicêmica em parte pela liberação da incretina (estimulador da insulina) peptídeo 1 glucagon semelhante (GLP-1). Além dos sintomas gastrointestinais, eles estão associados a efeitos colaterais muito pequenos e não resultam em hipoglicemia quando usados isoladamente. Isso os torna atraentes para uso no paciente idoso. No entanto, a sua eficácia (um estudo mostrou que o miglitol tinha apenas a metade da eficácia da gliburida em pessoas idosas) e a baixa tolerabilidade podem limitar o seu uso disseminado.

H. **Insulina.** Com a disponibilidade de múltiplos agentes terapêuticos orais mais novos agora é possível obter um bom controle diabético em pessoas mais idosas, assim como interromper a terapia insulínica em numerosos diabéticos. Constatamos que a medida do peptídeo C 2 horas após uma carga de glicose oral é altamente preditiva da habilidade em tratar o paciente diabético com uma terapia oral combinada. Em pessoas cujos níveis de glicose não conseguem ser controlados por agentes orais, no entanto, o médico deve estar preparado a procurar agressivamente o uso da insulina. À luz dos estudos publicados, os clínicos não podem mais retardar a terapia com insulina por receio da hipoglicemia. Além disso, certos estudos mostraram que a insulina exógena não é aterogênica. Um estudo recente demonstrou que o uso da terapia insulínica para se obter um estrito controle glicêmico durante e imediatamente após um infarto do miocárdio resultou em uma redução significativa na mortalidade 3 a 5 anos após um evento cardíaco. A nova insulina lispro, um análogo da insulina recém-introduzida, simula mais de perto a curva tempo-ação da insulina endógena que é produzida em resposta às refeições. O seu início rápido e duração de ação curta permitem um controle adequado dos níveis pós-prandiais de glicose enquanto reduz o risco de hipoglicemia tardia pós-prandial. No entanto, na nossa prática, a insulina lispro, com seu início de ação rápido pode ser um pouco difícil de ser usada nas casas geriátricas nas quais as refeições freqüentemente não são fornecidas nas horas esperadas. O desenvolvimento aguardado das insulinas intranasais ou orais deverá ser um grande avanço para o tratamento do diabetes nos indivíduos com "fobia de agulha". Também o estimulador oral pós-insulina representa um avanço importante em potencial no tratamento do diabetes nas pessoas mais velhas.

XI. **Diabetes melito e casas geriátricas.** O diabetes é uma doença crônica extremamente comum e potencialmente devastadora entre os residentes das casas geriátricas. Nos Estados Unidos, pessoas com mais de 55 anos com diabetes têm duas vezes maior probabilidade de serem admitidos a casas geriátricas do que as pessoas que não são diabéticas. As pessoas com diabetes nas casas geriátricas têm uma maior incidência de doença comórbida do que os residentes não diabéticos. O cuidado do diabetes é prejudicado e facilitado pelos cuidados de enfermagem nas casas geriátricas. Para muitos pacientes e familiares que estão lutando para fornecer um cuidado adequado a um ente querido com diabetes e uma variedade de outros problemas de saúde e cognitivos, os cuidados em uma casa de saúde geriátrica na verdade seriam uma melhora. Por outro lado, o ajuste psicológico do paciente à residência em uma casa geriátrica, a perda da independência que isso representa e a deterioração do estado de saúde e funcional que pode ser causada pela admissão podem impor problemas em particular. A Tabela 46.3 delineia as questões e facilitadores do tratamento do diabetes nas casas geriátricas.

XII. **Diabetes melito e depressão.** Pelo menos 4% dos pacientes idosos que vivem na comunidade sofrem de um distúrbio depressivo grave e aproximadamente 15%, das formas menos graves de doença depressiva. No entanto, a co-morbidade física e psiquiátrica é alta em pacientes idosos, e a incidência de depressão pode atingir 40 a 50% em distúrbios clínicos comuns como diabetes melito ou insuficiência cardíaca. Demonstrou-se que a depressão era um fator importante causal de admissões hospitalares e morte em pessoas com diabetes melito, o que não é de se surpreender tendo em vista o papel importante que a adesão exerce no tratamento do indivíduo com diabetes. Além disso, os indivíduos depressivos com diabetes recebem os instrumentos para cometer suicídio (sulfoniluréias orais e insulina) pelos seus médicos.

Tabela 46.3 Questões de tratamento e facilitadores do cuidado do diabetes nas casas geriátricas

Questões
Fragilidade aumentada
Doenças coexistentes múltiplas
Medicações múltiplas
Imobilização
Aumento de suscetibilidade a doenças
Ausência de capacidade de comunicar necessidades/desconforto
Homeostase prejudicada
Depressão
Facilitadores
Disponibilidade de cuidados de enfermagem habilitados
Disponibilidade de planos de refeições padronizados
Adesão ao regime
Disponibilidade de monitoramento freqüente da glicose sanguínea

Portanto, é extremamente importante que todos os pacientes mais idosos com diabetes sejam avaliados para depressão. A *Geriatric Depression Scale* é um teste de rastreamento útil para este propósito.

XIII. **Resumo.** O diabetes melito é uma doença comum em pessoas idosas. Mecanismos fisiopatológicos relativamente singulares estão envolvidos no desenvolvimento da hiperglicemia do envelhecimento. A hiperglicemia produz numerosos efeitos adversos que causam mau funcionamento, redução na qualidade de vida e maior taxa de mortalidade. Há evidências crescentes de que a melhoria no controle glicêmico reduz a progressão da retinopatia e diminui os eventos relacionados com a doença coronariana e a mortalidade. Por meio de uma redução da morbidade, o melhor controle da glicemia também melhora a qualidade de vida. A disponibilidade de múltiplas modalidades de tratamento ampliou a capacidade do clínico em regular a glicose sem expor os pacientes à hipoglicemia excessiva. A terapia insulínica não deve ser evitada em pessoas idosas quando ela é necessária para se obter um controle glicêmico adequado. Os médicos devem prestar atenção particular à presença de uma disfunção cognitiva e depressão nos pacientes idosos diabéticos, e programas de educação devem enfocar o provedor de cuidados, assim como o paciente, quando se obtêm prognósticos de alta qualidade no cuidado do diabetes. Finalmente, o médico precisa estar mais consciente da necessidade de diagnosticar e tratar o diabetes nas pessoas mais velhas. A publicação do estudo *United Kingdom Prospective Diabetes Study* corrobora ainda mais esta determinação e delineia a necessidade de um controle adequado da pressão arterial.

Referências Selecionadas

Abraira C, Coiwell JA, Nuttall FQ, et al. Veterans Affairs Cooperative Study on glycemic control and complications in type II diabetes (VA CSDM): results of the feasibility trial. *Diabetes Care* 1995;18:1113-1123.

Arnetz BB, Ailner A, Theonell T The influence of aging on hemoglobin Alc. *J Gerontol* 1982;37:648-650.

Aronow WS, Ahn C. Incidence of heart failure in 2,737 older persons with and without diabetes mellitus. *Chest* 1999;115:867-868.

Beebe KL, Patel J. Rosiglitazone is effective and well tolerated in patients >65 years with type 2 diabetes. *Diabetes* 1999;118(Suppl):P111.

Bernardo AJ, Morley JE. Hyperosmolar coma in older persons. In: Arnaud MJ, Baumgartner R, Morley JE, et al., eds. *Hydration and aging.* Paris, Serdi, 1997:209-230.

Best JD, Kahn SE, Ader M, et al. Role of glucose effectiveness in the determination of glucose tolerance. *Diabetes Care* 1996;19:1018-1030.

Bourdel-Marchasson I, Dubroca B, Manciet G, et al. Prevalence of diabetes and effect on quality of life in older French living in the community: the PAQUID Epidemiological Survey. *J Am Geriatr Soc* 1997;45:295-301.

Brandies GH, Berlowitz DR, Hossain M, et al. Pressure ulcers: the Minimum Data Set and the Resident Assessment Protocol. *Adv Wound Care* 1995:8:18-25.

Colwell JA. The feasibility of intensive insulin management in non-insulin-dependent diabetes mellitus: implications of Veterans Affairs Cooperative Study on Glycemic Control and complications in NIDDM. *Ann Intern Med* 1996;124(1 Pt 2):131-135.

DeGraef J, Lips JB. Hypernatremia in diabetes mellitus. *Acta Med Scand* 1987; 157:71-78.

Edwards J, Perry HM III, Kaiser FE, et al. Age related changes in amylin secretion. *Mech Aging Dev* 1996;86:39-51.

Flood JF, Mooradian AD, Morley JE. Characteristics of learning and memory in streptozocin-induced diabetic mice. *Diabetes* 1990;39:1391-1398.

Funnel MM, Herman WH. Diabetes care policies and practices in Michigan nursing homes, 1991. *Diabetes Care* 1995;18:862-866.

Gu K, Cowie CC, Harris MI. Mortality in adults with and without diabetes in a national cohort of the U.S. population, 1971-1993. *Diabetes Care* 1998;21:1138-1145.

Harris MI. Epidemiology of diabetes mellitus among the elderly in the United States. *Clin Geriatr Med* 1990;6:703-719.

Johnston PS, Lebovitz HE, Coniff RF, et al. Advantages of a-glucosidase inhibition as monotherapy in elderly type 2 diabetic patients. *J Clin Endocrinol Metab* 1998;83:1515-1522.

Klein R, Mein BE, Moss SE. Relation of glycemic control to diabetic microvascular complications in diabetes mellitus. *Ann Intern Med* 1996;124:90-96.

Laakso M. Glycemic control and risk for coronary heart disease in patients with non-insulin-dependent diabetes mellitus: the Finnish studies. *Ann Intern Med* 1996;124:127-130.

Lai S-W, Tan CK, Ng K-C. Epidemiology of hyperglycemia in elderly people. *J Gerontol Med Sci* 2000;55A:M257-M259.

Lee A, Bray GA, Morley JE. Stimulated C-peptide and glucose levels as metabolic criteria to use insulin treatment in adult-onset type H diabetes. *Endocr Pract* 1996;2:183-189.

Leslie RDG, Pozzilli P Type 1 diabetes masquerading as type II diabetes. *Diabetes Care* 1994;17:1214-1219.

Macdonald IA. Amylin and the gastrointestinal tract. *Diabet Med* 1997;14(Suppl 2): S24-S28.

Malone ML, Gennis V, Goodwin JS. Characteristics of diabetic ketoacidosis in older versus younger adults. *J Am Geriatr Soc* 1992;40:1100-1104.

Mayfield JA, Deb P, Potter DEB. Diabetes and long-term care. In: National Diabetes Data Group, ed. *Diabetes in America,* 2nd ed. Bethesda, MD: National Institutes of Health, National Institute of Diabetes and Digestive and Kidney Diseases, NIH Publication No. 95-1468, 1995:571-590.

Meneilly GS. Pathophysiology of type 2 diabetes in the elderly. *Clin Geriatr Med* 1999;15-239-253.

Meneilly GS, Hards L, Tessier D, et al. NIDDM in the elderly. *Diabetes Care* 1996;19:1320-1375.

Mooradian AD. Caring for the elderly nursing home patient with diabetes. *Diabetes Spect* 1992;5:318-322.

Mooradian AD, Morley JE. Micronutrient status in diabetes mellitus. *Am J Clin Nutr* 1987;45:877-895.

Mooradian AD, Osterweil D, Petrasek D, et al. Diabetes mellitus in elderly nursing home patients: a survey of clinical characteristics and management. *J Am Geriatr* Soc 1998;36:391-396.

Morley JE. Nutrition and the older female. *J Am Coll Nutr* 1993;12:337-343.

Morley JE. The elderly type 2 diabetic patient: special considerations. *Diabet Med* 1998;15:S41-S46.

Morley JE, Flood JF, Farr SA, et al. Effects of amylin on appetite regulation and memory. *Can J Pharmacol Physiol* 1995;73:1042-1046.

Morley JE, Kaiser FE. Impotence in elderly men. *Drugs Aging* 1992;2:330-334.

Morley JE, Perry HM III. The management of diabetes mellitus in older individuals. *Drugs* 1991;41:548-565.

Niewoehner CB, Allen JI, Boosalis M, et al. The role of zinc supplementation in type II diabetes mellitus. *Am J Med* 1986;81:63-68.

Perry HM III, Morley JE, Horowitz M, et al. Body composition and age in African American and Caucasian women: relationship to plasma leptin levels and gonadal steroids. *Metabolism* 1997;46:1388-1406.

Pugh JA, Katz MS. Geriatric and diabetes mellitus. In: DeFronzo RA, ed. *Curre therapy of diabetes mellitus.* St. Louis: Mosby-Year Book, 1998:255-261.

Reaven GM. Pathophysiology of insulin resistance in human disease. *Physiol Rev* 1995;75:473-486.

Rost K, Roter D, Quill T, et al. Capacity to remember prescription drug changes deficits associated with diabetes. Collaborative Study Group of the Task Force on the Medical Interview. *Diabetes Res Clin Pract* 1990;10:183-187.

Saleh YM, Mudaliar SR, Henry RR. Metabolic and vascular effects of the thiazolin dione troglitazone. *Diabetes Rev* 1999;7:55-76.

Shorr RI, Ray WA, Daugherty JR, et al. Incidence and risk factors for seriou hypoglycemia in older persons using insulin or sulfonylureas. *Arch Intern Med* 1997;157:1681-1686.

Sinclair AJ. Diabetes in the elderly: a perspective from the United Kingdom. *Clin Geriatr Med* 1999;15:225-237.

Spence JC. Some observations on sugar tolerance with special reference to variations found at different ages. *Q J Med* 1920;14:314-326.

Stephens NG, Parsons A, Schofield PM, et al. Randomized controlled trial of vitamin E in patients with coronary disease: Cambridge Heart Antioxidant Study (CHAOS). *Lancet* 1996;347:781-786.

Strachan MW, Deary I, Ewing FM, et al. Is type II diabetes associated with an increased risk of cognitive dysfunction? A critical review of published studies. *Diabetes Care* 1997;20:438-445.

Strnad J, Bahro M. Depression in old age. *J Suisse Med* 1999;129:1162-1170.

Tuomilehto-Wolf E, Tuomilehto J, Hitman GA, et al. Genetic susceptibility to NIDDM and glucose tolerance are located in the HLA region. *Br Med J* 1993;307:155-159.

UK Prospective Diabetes Study (UKPDS) Group. Effect of intensive blood-glucose control with metformin on complications in overweight patients with type 2 diabetes (UKPDS 34). *Lancet* 1998;352:854-865.

UK Prospective Diabetes Study (UKPDS) Group. Intensive blood-glucose control with sulfonylureas or insulin compared with conventional treatment and risk of complications in patients with type 2 diabetes (UKPDS 33). *Lancet* 1998;352:837-853.

Wachtel TJ. The diabetic hyperosmolar state. *Clin Geriatr Med* 1990;6:797-806.

Wachtel TI, Silliman RA, Lamberton P Prognostic factors in the diabetic hyperosmolar state. *J Am Geriatr* Soc 1987;35:737-741.

Wilson MM, Morley JE. The diagnosis and management of protein energy undernutrition in older persons. *Annu Rev Gerontol Geriatr* 1995;15:110-142.

Wolf SL, Bamhart HX, Kutner NG, et al. Reducing frailty and falls in older persons: an investigation of tai chi and computerized balance training. *J Am Geriatr Soc* 1997;44:489-497.

Yesavage JA: Geriatric Depression Scale. *Psychopharmacol Bull* 1988;24:709-711.

X. Tópicos Especiais em Endocrinologia Clínica

47. Doenças Endócrinas Durante a Gravidez

Jorge H. Mestman

As doenças endócrinas, com a exceção do diabetes melito e das doenças tireoidianas, não são comuns durante a gravidez. Elas representam um desafio ao médico, não somente pelo fato de poderem complicar o curso materno da gestação, mas também porque elas podem afetar o crescimento e o desenvolvimento do feto. É imperativo que uma abordagem em equipe seja usada no manuseio destas condições; a cooperação próxima entre o obstetra, o endocrinologista e o anestesiologista oferecerá à paciente o melhor prognóstico materno e neonatal.

I. **Doenças hipofisárias.** A glândula hipófise alarga-se durante a gestação, em virtude da hiperplasia das células lactotrópicas, produtoras de prolactina (PRL); no entanto, o crescimento não apresenta repercussões clínicas, a menos que esteja presente um processo patológico.

A. **Insuficiência hipofisária anterior.** Em quase 80% dos casos a causa é secundária a um tumor hipofisário; 13% dos casos devem-se a uma doença extra-hipofisária, 1% à sarcoidose e 0,5% à síndrome de Sheehan.

A **síndrome de Sheehan** (necrose hipofisária pós-parto) deve-se a uma perda de sangue grave durante o parto. Na apresentação clínica clássica da síndrome de Sheehan, o sangramento ocorre durante o parto ou imediatamente após o parto. Em alguns casos, a insuficiência supra-renal aguda com hipotensão e choque é o quadro de apresentação; na maioria dos casos, no entanto, ocorre um início mais insidioso com anorexia e náusea, letargia, fraqueza, perda de peso, ausência de lactação após o parto, amenorréia, perda de pêlos pubianos e axilares, ou falha no crescimento do pêlo pubiano após a cesariana.

A **insuficiência hipofisária parcial** não é incomum. Em uma revisão da função da hipófise anterior em pacientes com apoplexia hipofisária devida a causas diferentes, a deficiência do hormônio de crescimento ocorreu em quase 90% dos pacientes, a deficiência do hormônio adrenocorticotrópico (ACTH), em aproximadamente 66% dos pacientes, hipotireoidismo devido à deficiência do hormônio estimulante da tireóide (TSH), em aproximadamente 42% dos pacientes, e hipogonadismo, em 65% dos pacientes; a incidência de diabetes insípido (DI) era menor do que 5%.

A **insuficiência hipofisária anterior** pode se desenvolver pela primeira vez na gravidez ou no período imediatamente após o parto. As manifestações clínicas relacionam-se com sinais e sintomas locais em virtude da expansão aguda da glândula hipófise ou da deficiências hormonais específicas. Cefaléias graves, profundas, da linha média, com náuseas, vômitos e distúrbios visuais foram os sintomas mais comumente relatados. Os sintomas da deficiência endócrina aguda estão principalmente relacionados com a deficiência do cortisol: hipoglicemia prolongada respondendo à terapia com glicocorticóides, náusea, vômitos e hipotensão. A **hipofisite linfocítica** está sendo reconhecida com freqüência cada vez maior como causa de hipo-hipofisarismo parcial ou total. Ela é considerada como tendo uma patogênese auto-imune que ocorre principalmente em mulheres durante a gravidez ou no período pós-parto. A apresentação clínica caracteriza-se por cefaléias e distúrbios visuais, relacionados com a compressão pela lesão em expansão e simulando um tumor hipofisário ou por sintomas e sinais de hipo-hipofisarismo, como a hipoglicemia, hipotensão, náusea, vômitos. Ela também pode se apresentar no período pós-parto como insuficiência hipofisária, similar à síndrome de Sheehan sem a história de um sangramento intenso. A hiperprolactinemia com insuficiência hipofisária parcial e DI com ou sem uma massa hipofisária foram relatadas. Quando disponível, a amostra patológica mostrou uma significativa infiltração linfocítica. O diagnóstico diferencial entre o tumor hipofisário e a hipofisite linfocítica é feito apenas pelo exame histológico; na realidade, em alguns casos, a cirurgia foi realizada durante a gravidez com o diagnóstico pré-operatório de tumor hipofisário. A regressão espontânea da massa hipofisária com a recuperação da função endócrina foi relatada. Com base na informação anterior, na presença de um diagnóstico clínico de hipofisite

Tabela 47.1 Efeitos biológicos relativos dos corticosteróides

	Preparações		
Esteróides	**Efeito antiinflamatório**	**Efeito carboidrato**	**Retenção de sódio**
Cortisona	1	1	1
Hidrocortisona ou cortisol	1,25	1,25	1,25
Prednisona	5	5	0
Prednisolona	5	5	0
6α-metilprednisolona (Medrol)	6	6	0
Dexametasona (Decadron)	30	30	0
Betametasona (Celestone)	30	30	0
Fludrocortisona (Florinef)	10	0,1	400
Desoxicorticosterona (Doca)	0	0,01	40

De Montoro MN, Mestman JH. Pituitary disease during pregnancy. *Infertil Reprod Med Clin N Am* 1994;5:734.

linfocítica e ausência de defeitos no campo visual, a terapia cirúrgica pode ser adiada com segurança, com reavaliação periódica da função endócrina e do tamanho da lesão. Na maioria dos casos relatados, a função gonadotrópica foi poupada, sugerindo a possibilidade de futuras gestações espontâneas.

As pacientes com hipo-hipofisarismo parcial ou total que se tornam grávidas espontaneamente ou após tratamento com gonadotropina podem manter uma gravidez normal com um bom prognóstico neonatal. Em mulheres sob terapia de reposição de glicocorticóides, não é necessário nenhum aumento da dose; a quantidade habitual de hidrocortisona em pacientes com insuficiência hipofisária é de 20 a 30 mg/dia, dois terços da quantidade total pela manhã e um terço à noite. A quantidade equivalente de prednisona é de 5,0 a 7,5 mg/dia e de dexametasona 0,5 a 0,75 mg/dia (Tabela 47.1). A secreção da aldosterona é preservada, pois a sua secreção supra-renal é independente da do ACTH; portanto, contrário à insuficiência supra-renal primária, não há nenhuma necessidade de reposição de mineralocorticóides. Na presença de deficiência tireoidiana, pode ser necessário aumentar a quantidade de L-tiroxina em relação ao início da gravidez; a dose de reposição habitual é de 0,075 a 0,15 mg/dia, e a quantidade deve ser ajustada para manter o FT_4 no terço superior da normalidade. Em pacientes com hipotireoidismo secundário (como ocorre nas mulheres com hipo-hipofisarismo), o TSH sérico não pode ser acompanhado como marcador para o requerimento apropriado de tiroxina como é o caso no hipotireoidismo primário.

B. Prolactinomas. O prolactinoma é o tumor hipofisário mais comumente diagnosticado em mulheres em idade fértil. A prolactina sérica normalmente se eleva precocemente durante a gravidez, atingindo valores de 140 ng/dL ao final da gravidez.

A terapia clínica com bromocriptina, um agonista do receptor da dopamina, é efetivo em produzir a ovulação em 80 a 90% das mulheres com hiperprolactinemia. Em mulheres que desejam ficar grávidas, é recomendável utilizar a contracepção mecânica nos primeiros meses de terapia com bromocriptina até que se estabeleça o ritmo do período menstrual.

Uma vez que tenha ocorrido a concepção, a bromocriptina deve ser suspensa e a paciente deve ser acompanhada de perto. A determinação da prolactina sérica durante a gestação não é muito útil na avaliação do crescimento tumoral; os níveis séricos de prolactina nas mulheres com hiperprolactinemia pré-gravídica permanecem inalterados durante a gravidez, com poucas exceções. Uma exceção são as mulheres cujos níveis iniciais de prolactina são maiores do que 200 pg/mL, ou que têm um resultado anormal na imagem por ressonância magnética (RM) com extensão supra-selar. Neste caso, a terapia com bromocriptina durante a gravidez deve ser continuada. As complicações perinatais em potencial devidas ao uso da bromocriptina foram relatadas; as taxas de aborto (11,1%), de gravidezes múltiplas (1,2%) e de prematuridade (10,1%) são similares às observadas nas populações inférteis. A taxa de malformações congênitas de 3,5% (lesões grandes e pequenas) é comparável com a taxa de 2,7% relatada em um grupo controle.

A amamentação não é contra-indicada em mães com prolactinoma. A cabergolina, um agonista da dopamina de duração de ação longa, foi usada em umas poucas pacientes com prolactinoma.

As complicações durante a gravidez estão diretamente relacionadas com o tamanho do tumor. Em pacientes com microadenomas, as cefaléias e os distúrbios visuais ocorreram em 1 a 4% dos pacientes. A determinação dos campos visuais durante a gravidez é indicado apenas se sinais e sintomas de alargamento do tumor estiverem presentes. Para as pacientes com macroadenoma, um alargamento adicional do tumor, a taxa de finalização é de 35%; no entanto, se o macroadenoma hipofisário for tratado antes da gravidez com cirurgia ou com radioterapia, a taxa de complicação é de 4%. As mulheres com macroadenomas devem ter os seus campos visuais examinados durante cada trimestre da gravidez. Se houver piora dos campos visuais, a RM da glândula hipófise é realizada. Se houver evidência objetiva de alargamento tumoral, reinicia-se a bromocriptina e ela é continuada durante toda a gravidez (até 20 mg/dia). Se após alguns dias não houver nenhuma melhora, indica-se dexametasona 4 mg a cada 6 horas. A cirurgia é realizada quando não há nenhuma resposta às terapias citadas. Após o parto, as mulheres devem ser cuidadosamente acompanhadas para avaliação do crescimento do tumor. Em pacientes com microadenomas, os níveis de prolactina são medidos alguns meses após o parto; a terapia medicamentosa é reinstituída na presença de hiperprolactinemia persistente. A RM deve ser repetida em casos de macroprolactinemia logo após o parto, para detectar qualquer alteração no tamanho do tumor. As escolhas de tratamento em pacientes que desejam conceber são resumidas na Tabela 47.2.

C. **Acromegalia.** As mulheres com acromegalia raramente ovulam espontaneamente; no entanto, com o advento da nova terapia medicamentosa, gravidezes bem-sucedidas foram relatadas com freqüência cada vez maior. Herman-Bonet *et al.* relataram 24 casos de gravidezes em mulheres acromegálicas.

As complicações da gravidez incluem o diabetes gestacional, a piora do metabolismo prejudicado da glicose e aumento do tumor hipofisário. Estima-se que o diabetes melito franco irá se desenvolver em 10 a 20% dos pacientes, e a tolerância prejudicada à glicose, em 30%; a hipertensão desenvolve-se em 25 a 35% dos casos. Os sintomas da síndrome do túnel do carpo podem piorar durante a gravidez.

Vários casos de gravidezes bem-sucedidas em mulheres acromegálicas tratadas com um análogo de longa duração da somatostatina (octreotídeo) foram relatados. A somatostatina foi suspensa no momento do diagnóstico da gravidez; no entanto, em dois casos, a droga foi continuada por toda a gravidez. A dose do octreotídeo é 300 a 1.500 μg em três doses divididas por injeções subcutâneas.

Tabela 47.2 Tratamento de mulheres com hiperprolactinemia antes da concepção

Tumor	Tratamento	Acompanhamento durante a gravidez
Nenhum tumor	Bromocriptina	Campo visual (?)
Microadenoma	Bromocriptina[a] ou cirurgia	Campo visual a cada trimestre
Macroadenoma	(A) Cirurgia + bromocriptina	Campo visual mensalmente
	(B) Radioterapia + bromocriptina	Campo visual mensalmente

[a]Terapia por 1 ano antes da concepcão.
Mestman JH. Endocrine diseases in pregnancy. In: Sciarra JJ, eds: *Gynecology and obstetrics.* Philadelphia: Lippincott-Raven Publishers, 1997:6.

Tabela 47.3 Apresentações clínicas diferentes do diabetes insípido durante a gravidez

1. Diabetes insípido pré-gestacional
2. Apresentando-se pela primeira vez na gravidez e persistindo subseqüentemente
3. Transitório, ocorrendo durante a gestação ou no período pós-parto imediato, associado à pré-eclâmpsia, doença hepática ou síndrome HELLP
4. Transitório, associado à gravidez, pacientes com diabetes insípido latente, manifestando-se apenas durante a gravidez em virtude do aumento da enzima placentária vasopressinase
5. Diabetes insípido pós-parto em pacientes com insuficiência hipofisária aguda como na síndrome de Sheehan ou hipofisite
6. Uma forma transitória incomum de diabetes insípido resistente à vasopressina e à administração de DDAVP

HELPP, hemólise, enzimas hepáticas elevadas e baixa contagem plaquetária;
DDAVP, 1-desamino-8-D-arginina-vasopressina.

Geralmente, recomenda-se que a terapia medicamentosa seja suspensa após a concepção, embora, até onde sabemos, não exista nenhuma informação sobre efeitos colaterais potenciais com base na avaliação dos resultados das gravidezes. Como nos casos dos prolactinomas, é recomendável realizar um exame do campo visual a cada trimestre ou conforme clinicamente indicado, como nos casos de cefaléia grave ou distúrbios visuais; a RM é reservada para aquelas pacientes que desenvolvem anormalidades do campo visual. Se for detectado um aumento no tumor hipofisário, a reinstituição da terapia medicamentosa e acompanhamento estrito são recomendados.

D. **Diabetes insípido.** As mulheres com DI isolado que antecede a gravidez e com função da hipófise anterior normal podem manter a gravidez sem eventos, e o prognóstico para o bebê é normal. A piora dos sintomas durante a gravidez ocorreu em mais de 50% dos casos, a melhora espontânea dos sintomas, em 20, e nenhuma alteração foi relatada no restante. O DI durante a gravidez pode ocorrer em diferentes contextos clínicos (Tabela 47.3).

A desmopressina (1-desamino-8-D-arginina vasopressina, DDAVP) é a droga preferencial no tratamento do diabetes insípido. A dose pré-gravídica não precisa ser modificada na maioria dos casos. Não existem efeitos colaterais para o feto, e é segura para uso em mães lactantes.

II. **Doenças da paratireóide.** As doenças da paratireóide, incomuns na gravidez, podem produzir morbidade e mortalidade perinatal e materna significativas se não forem diagnosticadas e apropriadamente tratadas.

A. **Homeostase do cálcio durante a gravidez.** O cálcio sérico total durante a gravidez é 8% abaixo do nível pós-parto, e o limite superior do normal é 9,5 mg/dL; essa diminuição no cálcio sérico total deve-se à hipoalbuminemia fisiológica secundária à expansão normal do volume intravascular observada desde o início da gravidez. No entanto, os níveis de cálcio ionizado permanecem inalterados durante a gravidez.

Os níveis maternos séricos do hormônio da paratireóide (PTH), quando medidos por um ensaio imunorradiométrico bilateralmente sensível (IRMA) que mede com precisão os níveis do PTH intacto, estão ligeiramente diminuídos na segunda metade da gravidez.

B. **Hiperparatireoidismo.** A causa mais comum de hiperparatireoidismo primário (HPP) na gravidez é o adenoma isolado da paratireóide, presente em aproximadamente 80% de todos os casos. A hiperplasia primária de todas as quatro glândulas paratireóides é responsável por apenas 15% dos casos relatados; 3% são devidos a adenomas múltiplos, e apenas quatro casos atribuíveis a carcinoma da paratireóide foram relatados na literatura de língua inglesa.

Na gravidez, pelo fato de não se realizarem determinações rotineiras do cálcio, as manifestações da doença estão presentes em aproximadamente 70% dos pacientes diagnosticados; sintomas gastrointestinais, como náuseas, vômitos e anorexia; fraqueza e fadiga; e sintomas mentais, como cefaléias, letargia, agitação, labilidade emocional, confusão e comportamento inapropriado, foram relatados. A nefrolitíase ocorreu em 36%, a doença óssea, em 19%, a pancreatite aguda, em 13%, e a hipertensão, em 10% dos pacientes.

A **pancreatite aguda** é uma complicação do hiperparatireoidismo; ela foi relatada em 13% das mulheres com HPP. A incidência nas mulheres hiperparatireoidéias não grávidas é de aproximadamente 1,5% e é menor que 1% na gravidez normal.

A crise hiperparatireóidea, uma séria complicação do HPP foi relatada durante a gravidez e no período pós-parto. Náuseas e vômitos intensos, fraqueza generalizada, modificações no estado mental e desidratação grave a caracterizam. A hipertensão pode estar presente e deve ser diferenciada da hipertensão induzida pela gravidez (HIG). O cálcio sérico freqüentemente é maior que 14 mg/dL; a hipopotassemia e a elevação na creatinina sérica são rotineiramente observadas. Se não for reconhecido e tratado imediatamente, ele pode progredir para uremia, coma e morte. Dos 12 casos relatados na literatura, 4 ocorreram no período pós-parto. A mortalidade materna e perinatal é alta.

As duas causas mais comuns de morbidade neonatal são a prematuridade e a hipocalcemia neonatal, esta última relacionada com níveis de hipercalcemia materna; nos relatos iniciais, é freqüentemente, a única pista do hiperparatireoidismo materno. Ele se desenvolve entre o segundo e o 14º ano de vida e dura por alguns dias.

A cirurgia é o único tratamento efetivo para o HPP. O tratamento apropriado do HPP na gravidez não foi uniformemente concordado. Para as mulheres grávidas assintomáticas nas quais o cálcio sérico é menor que 11 mg/dL, o estrito acompanhamento com a hidratação apropriada e a evitação das medicações que podem elevar a calcemia (os diuréticos tiazídicos) são razoáveis, apesar de não haver estudos na literatura corroborando isso ou qualquer outra abordagem. Pelo fato de a maioria das complicações neonatais terem sido relatadas em pacientes com doença sintomática, uma abordagem cirúrgica está indicada em pacientes sintomáticas, aquelas com complicações (nefrolitíase, doença óssea) e aquelas com hipercalcemia persistente maior do que 11 mg/dL. É preferível realizar a cirurgia no segundo trimestre da gravidez.

A terapia medicamentosa é reservada a pacientes com hipercalcemia significante que não são candidatas à cirurgia. A terapia com fosfato oral 1,5 a 2,5 g/dia mostrou-se eficaz no controle da hipercalcemia.

C. **Hipoparatireoidismo.** O tratamento do hipoparatireoidismo na gravidez não difere do feito no estado não gravídico. O **tratamento** inclui uma dieta normal-alta em cálcio e suplementação de vitamina D. A suplementação normal de cálcio durante a gravidez é de aproximadamente 1,2 g/dia. O requerimento de vitamina D pode diminuir em alguns pacientes em torno da segunda metade da gravidez. O calcitriol [1,25(OH) D_2] 1 a 3 µg/d é usado quase que rotineiramente na maioria dos pacientes com hipoparatireoidismo.

D. **Osteoporose.** Suspeita-se de osteoporose na gravidez ou no período pós-parto quando a paciente se apresenta com dor acentuada e persistente nas costas e nos quadris; pelo fato de não se poder obter radiografias com raios x durante a gravidez, o tratamento sintomático está indicado. Nos poucos estudos disponíveis, a densidade óssea melhorou após o parto.

Em pacientes que estão recebendo heparina, deve-se prestar atenção aos sintomas como dor nas costas ou nos quadris. A osteoporose associada à heparina foi relatada em vários casos durante a gravidez.

III. Doenças da supra-renal

A. **Síndrome de Cushing.** Em mulheres em idade fértil a causa mais comum de síndrome de Cushing é a hiperplasia supra-renal bilateral, responsável por 75% de todos os casos; 20% são devidos a tumor supra-renal, mais comumente um adenoma isolado; uns poucos são devidos à hiperplasia supra-renal nodular bilateral, e o restante deve-se à produção ectópica de ACTH. No entanto, durante a gravidez, os adenomas supra-renais são responsáveis por mais de 50% dos casos de síndrome de Cushing. O carcinoma supra-renal é raro, apesar de parecer ser mais comum do que no período não gravídico.

O diagnóstico clínico pode apresentar dificuldades durante a gravidez, pois estrias caracteristicamente similares, ganho de peso e hipertensão são observados em ambas as condições. As comparações das fotografias em *close* dos primeiros anos são úteis para detectar alterações sutis. Algumas características clínicas, como a hipertensão grave no segundo trimestre, hiperglicemia significativa, alterações mentais e fraqueza muscular podem alertar o médico para a possibilidade desta rara doença.

Uma elevação persistente no cortisol livre urinário é o melhor indicador dessa hiperprodução pela(s) glândula(s) supra-renal(ais). No entanto, deve-se ter em mente que uma ligeira elevação ocorre na gravidez normal. Os níveis de cortisol urinário livre médios de 127 μg/d (variando de 68 a 252) comparados com níveis não gravídicos de 37 μg/d (11 a 83) foram relatados.

Pouco mais de 100 casos foram relatados na literatura de língua inglesa, e a maioria deles são relatos isolados com exacerbação espontânea ou melhora dos sintomas. A morbidade e a mortalidade materna e perinatal são significativas. A hipertensão arterial ocorre em mais de 70% dos casos, o diabetes franco, em 30%, a pré-eclâmpsia, em 7%, e a insuficiência cardíaca congestiva, em 7%. A morte materna ocorre em 4% dos casos em virtude da insuficiência cardíaca congestiva no período pós-parto. A perda fetal, incluindo abortos, natimortos e morte neonatal, aproxima-se de 30%. Foi relatada prematuridade em 52% dos bebês e retardo do crescimento intra-uterino em 25%.

A modalidade do tratamento depende da gravidade da doença, de fatores etiológicos e da idade gestacional no momento do diagnóstico. Algumas evidências indicam que o tratamento durante a gravidez melhora o prognóstico fetal. O prognóstico em um grupo de 32 pacientes tratadas durante a gravidez foi comparado com aqueles de 73 mulheres não tratadas; a mortalidade perinatal foi de 6,3% no primeiro e de 15,1% no grupo não tratado. O resultado da gravidez foi significativamente melhor nos pacientes nos quais a cirurgia era realizada durante a gravidez (supra-renalectomia bilateral para a hiperplasia ou supra-renalectomia unilateral para o adenoma), com menos perdas fetais (1 de 11 *versus* 9 de 30 gravidezes) e menor prematuridade.

A cirurgia hipofisária transesfenoidal foi realizada em vários casos.

Drogas como a metirapona e, particularmente, o cetoconazol, tiveram efeitos benéficos em algumas pacientes durante a gravidez.

Em resumo, os fatores etiológicos e a idade gestacional determinam o tratamento da síndrome de Cushing durante a gravidez. Nos dois primeiros trimestres, a cirurgia da supra-renal está indicada na presença de um tumor supra-renal; se a RM localizar a lesão na hipófise, pode-se tentar a cirurgia transesfenoidal em centros especializados. Para os pacientes no terceiro trimestre ou aquelas sem localização da fonte de hipercortisolismo, a terapia medicamentosa com cetoconazol ou metirapona deve ser considerada. No entanto, a terapia medicamentosa durante a embriogênese deve ser usada com grande cautela, tendo em vista a possível teratogenicidade das drogas, particularmente do cetoconazol.

B. **Doença de Addison.** Mulheres com doença de Addison apresentam pouquíssimas complicações durante a gravidez. A dose do glicocorticóide não precisa ser aumentada durante a gravidez. O requerimento de glicocorticóide aumenta durante o estresse do trabalho de parto; os requerimentos de mineralocorticóides permanecem os mesmos por toda a gravidez.

A insuficiência supra-renal não esteroidal é rara nos bebês de mães que recebem terapia corticosteróide. Em uma revisão de 260 gestações durante as quais foram dados esteróides para as mães durante períodos variáveis, apenas um bebê supostamente tinha insuficiência corticosteróide supra-renal.

C. **Hiperplasia supra-renal congênita.** A função reprodutiva pode ser prejudicada, particularmente em mulheres com a forma perdedora de sal. As causas de baixa taxa de concepção são múltiplas. Se o feto feminino for exposto a níveis altos de androgênio durante o desenvolvimento inicial, a clitoromegalia, a fusão labioescrotal, anormalidades uretrais e virilização são achados comuns ao nascimento. A avaliação materna e o tratamento com glicocorticóides no início da gravidez podem reduzir as complicações. Duzentos e cinqüenta e oito pacientes de 235 famílias com irmãos, pais ou parentes próximos com deficiência da 21-hidroxilase foram estudados com 229 gestações com bebês nascidos vivos. O diagnóstico pré-natal foi feito pela amniocentese, medindo-se a 17-hidroxiprogesterona (17-OHP) no líquido amniótico, ou por análise molecular direta do gene 21-hidroxilase (*CYP21*) realizada após amostragem do vilo coriônico (CVS). Este último método pode ser executado na 10ª semana de gestação. O tratamento com dexametasona 20 μg por quilograma de peso corporal por dia em duas ou três doses divididas foi iniciada antes da 10ª semana de gestação naquelas mães cujos bebês poderiam ser potencialmente afetados. O tratamento era suspenso se se constatava que o bebê era do sexo masculino ou do sexo feminino não-afetado. Os autores concluíram que a dexametasona administrada na ou por volta da 10ª semana de gestação era eficaz em reduzir e, em alguns casos, prevenir a virilização. O acompanhamento de 84 recém-nascidos que foram tratados no pré-natal mostraram peso normal, comprimento e circunferência parietal normais ao nascimento, em comparação com os fetos não tratados.

D. **Aldosteronismo primário.** O hiperaldosteronismo primário na gravidez apresenta-se com alcalose metabólica, em vez de alcalose respiratória caracteristicamente observada na gravidez normal. O bicarbonato sérico no plasma é normal ou elevado, em contraste com o baixo valor observado nas mulheres grávidas normais.

O tratamento baseia-se na causa do aldosteronismo. A RM do abdome é eficaz em localizar a lesão supra-renal. Na maioria dos casos relatados na gravidez, um único tumor supra-renal era a causa; nesse caso a supra-renalectomia é o tratamento preferencial.

E. **Feocromocitoma.** Como muitas outras doenças endócrinas, o feocromocitoma em associação com a gravidez é incomum; no entanto, quando presente, impõe uma situação de ameaça à vida para a mãe e para o feto. A Tabela 47.4 lista os sintomas do feocromocitoma na gravidez. Pistas para o diagnóstico são a hipertensão paroxística, diaforese, palpitações, idade gestacional menor que 20 semanas, alterações significativas na pressão arterial pela alteração da posição supina para deitada, hipotensão postural e agravação da pressão arterial em pacientes que recebem β-bloqueador (veja Tabela 47.4). O diagnóstico diferencial do HIG poderia ser difícil, particularmente na presença de proteinúria.

Assim que o diagnóstico é confirmado, a administração de um bloqueador α-adrenérgico deve ser iniciada. Tanto a morbidade quanto a mortalidade materna e fetal melhoraram enormemente nas últimas 3 décadas desde a introdução dos agentes bloqueadores dos receptores α-adrenérgicos. A droga mais freqüentemente empregada é a fenoxibenzamina (Dibenyline) com uma dose inicial de 10 mg/dia; a dose é aumentada em 10 mg a cada 2 a 3 dias até que a pressão arterial e os sintomas sejam controlados. A dose bloqueadora é 1,0 mg por kilograma de peso corporal por dia. Ela pode precisar ser ajustada, pois tem uma meia-vida de aproximadamente 24 horas e, portanto, é cumulativa. A dose habitual de fenoxibenzamina é de 40 a 80 mg/dia; um curso de 2 semanas de um bloqueador do receptor α-adrenérgico é a pedra angular do tratamento pré-operatório. Os betabloqueadores são acrescentados ao regime quando se desenvolve taquicardia após a administração de agentes bloqueadores α-adrenérgicos. O propranolol 10 mg 3 a 4 vezes ao dia é útil para manter a freqüência cardíaca entre 80 a 100 batimentos por minuto. O labetalol não deve ser usado, pois ele tem propriedades α e β bloqueadores em uma relação de 1:5. As crises hipertensivas são tratadas por fen-

Tabela 47.4 Sintomas de feocromocitoma durante a gravidez

Sintomas	Casos (%)
Hipertensão	90
Cefaléias	70
Palpitações	40
Sudorese	35
Ansiedade	30
Visão turva	20
Convulsões	10
Dispnéia	10

De Mestman JH. Endocrine diseases in pregnancy. In: Sciarra JJ, ed: *Gynecology and obstetrics.* Philadelphia: Lippincott-Raven Publishers, 1997:24.

tolamina intravenosa em doses de 1 a 5 mg. A terapia intravenosa também pode ser usada em casos de hipertensão instável no preparo para a cirurgia. Um curso de 10 a 14 dias de α-bloqueio e um agente bloqueador β-adrenérgico é a terapia habitual em preparações para a cirurgia. Os indicadores para o controle aceitável incluem uma pressão arterial menor que 165/90 mm Hg, hipotensão ortostática, mas com pressão arterial na posição ereta maior que 90/45 mm Hg; nenhuma alteração no eletrocardiograma pelas últimas 2 semanas (nenhuma anormalidade no segmento ST ou na onda T); e menos que uma extra-sístole ventricular a cada 5 minutos.

A intervenção cirúrgica é o tratamento preferencial. A localização do tumor é imperativa; a RM é o método preferencial.

Quando o diagnóstico é feito durante o primeiro trimestre, alguns recomendam a interrupção eletiva da gravidez, seguida por excisão tumoral, enquanto outros recomendam ressecção eletiva do tumor sem interrupção da gravidez. No entanto, a incidência de abortos espontâneos é alta.

Durante os dois últimos trimestres da gravidez, o tratamento medicamentoso é preferível, com remoção do tumor no momento do parto pela cesariana. A cirurgia supra-renal laparoscópica tem sido realizada. Um anestesiologista deve ser consultado e estar envolvido no manuseio das pacientes com feocromocitoma.

F. **Virilização.** Quando sinais de hiperandrogenismo aparecem pela primeira vez na gravidez, uma investigação completa está justificada, em virtude da possibilidade, apesar de baixa, de uma lesão maligna como causa da produção excessiva de androgênios (Tabela 47.5). Uma história clínica revelará o uso de drogas que podem ser responsáveis pelo hirsutismo, o momento do início dos sintomas e sinais, história similar em gravidezes anteriores, grau de virilização e a presença de sintomas sistêmicos. A virilização do recém-nascido nem sempre é dependente da concentração de androgênios maternos.

Tabela 47.5 Causas de virilização fetal e materna durante a gravidez

Drogas
Dolantina
Danazol[a]
Progesterona
Estilbestrol[a] (grandes doses)
Lesões ovarianas
Arrenoblastomas[a]
Luteoma da gravidez[a]
Tumor de Krukenberg[a]
Cistadenomas mucinosos
Tumor das células de Leydig
Tumor das células lipóides
Tumor das células da teca-granulosa
Cistos dermóides
Hiper-reação luteinizante
Síndrome ovariana policística
Lesões adrenais
Adenoma virilizante[a]
Carcinoma virilizante[a]
Tumor produtor de aldosterona

[a]Lesões e drogas produtoras de virilização fetal.
De Mestman JH. Endocrine diseases in pregnancy. In: Sciarra JJ, ed. *Gynecology and obstetrics*. Philadelphia: Lippincott-Raven Publishers, 1997:25.

A causa mais comum de hirsutismo e de virilização na gravidez é o luteoma da gravidez, definido como um tumor ovariano dependente da gonadotropina coriônica humana (HCG) que se desenvolve durante a gravidez.

IV. **Doenças tireoidianas.** Os distúrbios tireoidianos durante a gravidez apresentam uma oportunidade singular para os profissionais de saúde usarem uma "abordagem em equipe" similar a que melhorou com sucesso o cuidado das mulheres diabéticas. A doença tireoidiana auto-imune ocorre 4 a 5 vezes mais freqüentemente em mulheres do que em homens, e o seu curso poderia ser afetado pelas alterações imunológicas que ocorrem durante a gravidez e o período pós-parto.

Desde o início da gravidez, a glândula tireoidiana materna é desafiada com um aumento na demanda por secreção do hormônio tireoidiano devido a três fatores: (a) o aumento na globulina ligadora da tiroxina (TBG); (b) o efeito estimulador do HCG sobre o receptor do TSH tireoidiano; e (c) o suprimento disponível de iodo para a glândula tireóide. Este último fator é importante em áreas de deficiência de iodo. A glândula tireoidiana normal pode compensar essas demandas aumentando a secreção do hormônio tireoidiano e mantendo os níveis séricos de hormônios livres dentro dos limites normais. No entanto, nessas situações nas quais existe uma sutil anormalidade patológica da glândula tireoidiana, como a tireoidite crônica auto-imune, os aumentos normais da produção dos hormônios tireoidianos não são satisfeitos; como conseqüência, as mulheres grávidas podem desenvolver marcadores bioquímicos de hipotireoidismo (elevação no TSH sérico) e mesmo um aumento do tamanho da glândula tireoidiana. Estudos recentes sugeriram que uma leve deficiência tireoidiana materna durante o primeiro trimestre poderia resultar em danos neurofisiológicos a longo prazo no feto. A maioria dos pacientes com ablação prévia da glândula tireoidiana em terapia de reposição de tiroxina precisa aumentar a dose de hormônio tireoidiano.

O HCG é um estimulador fraco da tireóide, agindo sobre o receptor do TSH. Em situações nas quais ocorre uma elevada produção de HCG ou variações moleculares mais potentes, como no caso de gravidezes múltiplas, mola hidatiforme e hiperêmese gravídica (HG), as concentrações livres séricas de T_4 pode se elevar a níveis observados na tireotoxicose com uma supressão transitória nos valores séricos de TSH (tirotoxicose gestacional). Portanto, além da doença de Graves, existem outras situações na primeira metade da gravidez nas quais os testes anormais podem apresentar um desafio diagnóstico ao médico (Tabela 47.6).

A. **Testes de função tireoidianos (TFTs).** Apesar das limitações na interpretação do TSH sérico no primeiro trimestre, a determinação sérica do TSH é o teste de rastreamento mais simples, prático e econômico para a disfunção tireoidiana. Um valor de TSH alto é compatível com o diagnóstico de

Tabela 47.6 Hipertireoidismo na gravidez – etiologia (baixo TSH)

1. Doença tireoidiana intrínseca
- **a.** Doença de Graves
- **b.** Adenoma tóxico

2. Hipertireoidismo iatrogênico
- **a.** Ingesta excessiva de levotiroxina

3. Tireotoxicose gestacional
- **a.** Gravidez normal (até 15%)
- **b.** Gestação múltipla
- **c.** Leves náuseas e vômitos
- **d.** Hiperêmese gravídica (hipertireoidismo transitório da hiperêmese gravídica)
- **e.** Doença trofoblástica
- **f.** Mutação no receptor TSH (um caso)

TSH, hormônio estimulante da tireóide.

hipotireoidismo primário, enquanto um valor suprimido, com raras exceções, é sugestivo de hipertireoidismo (Fig. 47.1).

Indicações para os testes tireoidianos em mulheres grávidas ou, ainda melhor, em todas mulheres em idade fértil, são mostradas na Tabela 47.7. Se o rastreamento rotineiro da tireóide é necessário é uma questão controversa. Uma determinação dos anticorpos antitireoidianos peroxidase (TPO) é indicado além do TSH, pois este é um marcador de auto-imunidade, a causa mais comum de patologia tireoidiana em mulheres em idade fértil. As mulheres com doença tireoidiana auto-imune estão sob maior risco de abortos espontâneos, desenvolvimento de hipotireoidismo *de novo* durante a gravidez e tireoidite pós-parto (TPP).

A determinação dos anticorpos contra o receptor do TSH (TSHRAb ou TRAb), imunoglobulinas estimulantes da tireóide (TSI) ou anticorpos bloqueadores da estimulação da tireóide (TSBAb) está indicada em algumas poucas situações seletivas (Tabela 47.8) de modo a prever a possibilidade de uma disfunção tireoidiana fetal ou neonatal. Estes anticorpos (imunoglobulinas da subclasse IgG) que cruzam a placenta podem afetar a função tireoidiana fetal.

B. **Aconselhamento antes da gravidez.** É importante para o profissional de saúde oferecer à paciente e a sua família dados objetivos e científicos corroborados por publicações médicas revistas por médicos. As situações clínicas podem ser resumidas como a seguir:

1. **Hipertireoidismo sob tratamento medicamentoso.** Os efeitos colaterais potenciais das drogas antitireoidianas (DATs) sobre o feto devem ser discutidos. Se a paciente escolher a terapia por ablação com ^{131}I é habitual esperar 6 meses após a dose terapêutica ser administrada antes da gravidez ser completada.
2. **Tratamento de ablação prévio para a doença de Graves.** Dois pontos são importantes: (a) como ocorre em todas as mulheres em terapia tireoidiana, a dose da terapia de reposição tireoidiana precisa ser aumentada na maioria das mulheres logo após a concepção; e (b, apesar do eutireoidismo, títulos maternos elevados para as imunoglobulinas estimulantes da tireóide podem estar presentes, com o feto estando sob risco de desenvolvimento do hipertireoidismo apesar de a mãe ser eutireoidiana. O estrito acompanhamento durante a gravidez e a comunicação entre o obstetra e os endocrinologistas são essenciais.
3. **Tratamento prévio com ^{131}I para carcinoma da tireóide.** A gravidez não afeta a história natural das mulheres previamente tratadas para o câncer da tireóide. Parece razoável para as pacientes com carcinoma da tireóide aguardar 1 ano após se completar o tratamento radioativo antes de conceber.
4. **Hipotireoidismo tratado.** As mulheres submetidas ao tratamento com hormônio tireoidiano podem precisar de doses maiores logo após a concepção. Após o parto, a dose deve ser reduzida para a quantidade pré-gravídica. Medicações comuns podem afetar a absorção da L-tiroxina, como o sulfato ferroso e o cálcio, entre outros. As pacientes devem tomar a L-tiroxina em intervalos de pelo menos 2 horas em relação às outras medicações.
5. **Tireoidite crônica eutireoidiana.** As pacientes com tireoidite de Hashimoto têm um risco aumentado de aborto espontâneo e de desenvolvimento de TPP.

C. **Hipertireoidismo.** O hipertireoidismo é diagnosticado durante a gravidez em aproximadamente 0,1 a 0,4% das pacientes. Classicamente, a doença de Graves era a causa mais comum de hipertiroxinemia na gravidez, com outros fatores etiológicos sendo incomuns (Tabela 47.6). No entanto, o hipertireoidismo transitório (tireotoxicose gestacional) está sendo cada vez mais reconhecida como a causa mais comum de hipertireoidismo durante a gravidez.

FIG. 47.1. Algoritmo para o diagnóstico de disfunção tireoidiana. FT_4, tiroxina livre; TSH, hormônio estimulante da tireóide. *Se houver suspeita clínica de hipotireoidismo secundário, a determinação do FT_4 está indicada. Nesta situação, o TSH sérico é normal na presença de FT_4 baixo.

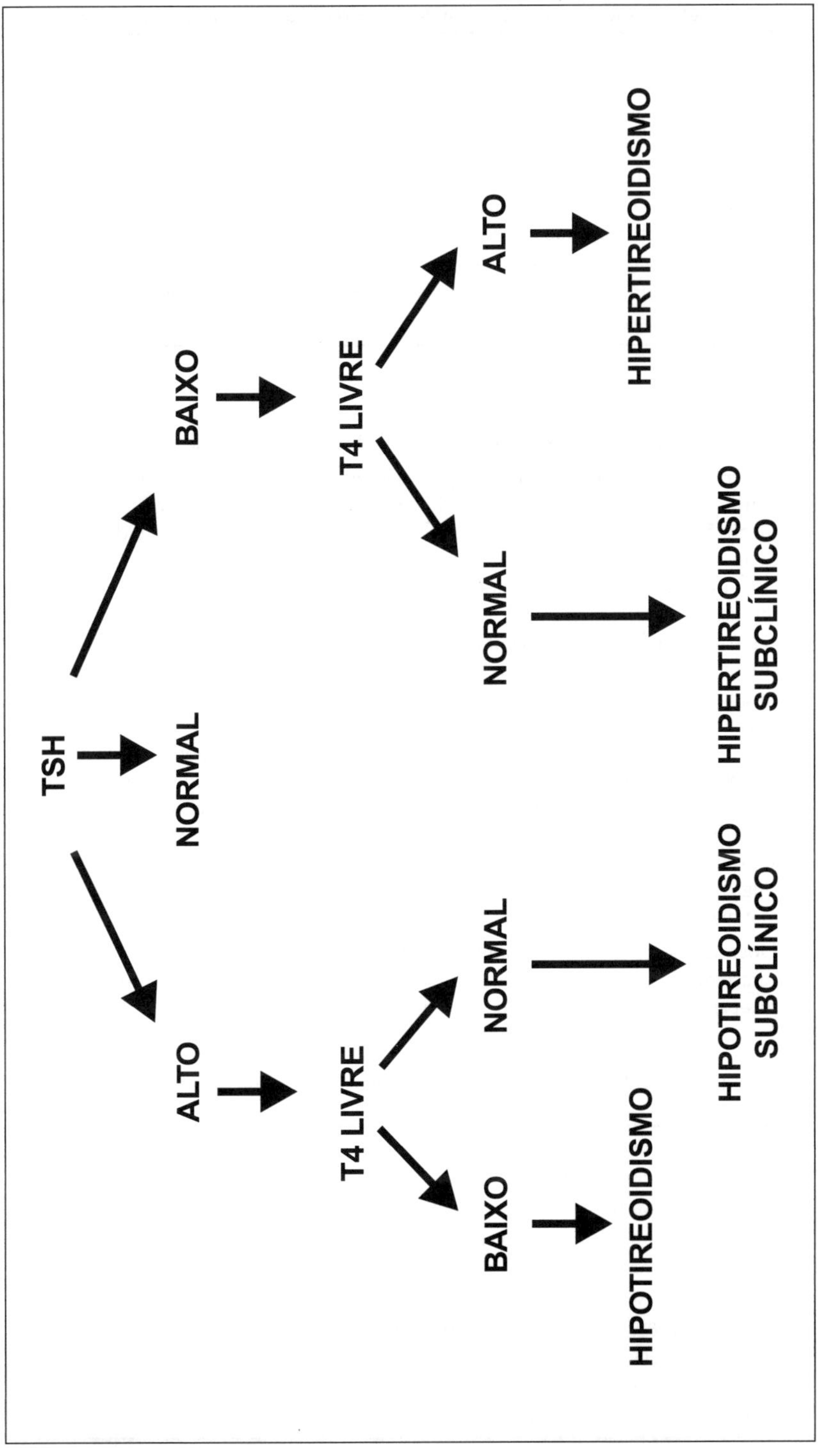
TSH
BAIXO
NORMAL
ALTO
T4 LIVRE
ALTO
NORMAL
HIPERTIREOIDISMO
HIPERTIREOIDISMO SUBCLÍNICO
T4 LIVRE
NORMAL
BAIXO
HIPOTIREOIDISMO SUBCLÍNICO
HIPOTIREOIDISMO

Tabela 47.7 Rastreamento para doença tireoidiana durante a gravidez

1. Mulheres em terapia tireoidiana
2. História prévia de doença tireoidiana
3. Presença de bócio
4. História familiar de doença tireoidiana
5. Diabetes melito tipo 1
6. Distúrbios auto-imunes (lúpus, artrite reumatóide, doença de Addison)
7. História de depressão pós-parto
8. Nascimento prévio de criança com danos intelectuais
9. História prévia de irradiação do pescoço com altas doses de radiação
10. Abortos recorrentes

O adenoma tóxico isolado e o bócio multinodular tóxico são observados em menos de 10% dos casos; a tireoidite subaguda raramente é observada durante a gestação.

1. **Hipertireoidismo transitório da hiperêmese gravídica (HTHG).** A HTHG caracteriza-se por náuseas e vômitos intensos com início entre 4 e 8 semanas de gestação, perda de peso de pelo menos 5 kg, cetonúria e, dependendo da gravidade dos vômitos e da desidratação, função hepática anormal e hipopotassemia. Os níveis de tiroxina livres estão elevados, algumas vezes até 4 a 6 vezes os valores normais, enquanto a triiodotironina livre (FT_3) está elevada em mais de 40% das mulheres afetadas. A relação T_3/T_4 é menor que 20, comparada com o hipertireodismo de Graves, para o qual a relação é maior do que 20. O TSH sérico medido por um ensaio sensível é consistentemente baixo ou suprimido. Apesar do hipertireoidismo bioquímico significativo, sinais e sintomas de hipermetabolismo são leves ou ausentes. As pacientes podem se queixar de palpitações leves e intolerância ao calor, mas a perspiração, fraqueza da musculatura proximal e movimentos intestinais freqüentes são incomuns. A normalização espontânea da hipertiroxinemia faz um paralelo com a melhora nos vômitos e no ganho de peso, com a maioria dos casos resolvendo-se espontaneamente por volta da 14ª e 20ª semanas de gestação, apesar de a persistência do hipertireoidismo além da 20ª semana ter sido relatada em 15 a 25% dos casos. O TSH sérico suprimido pode demorar mais algumas após a normalização dos hormônios tireoidianos livres (Fig. 47.2). Nenhuma medicação antitireodiana é necessária; além disso, a terapia medicamentosa é mal tolerada em virtude da gravidade dos vômitos.
2. **Doença de Graves.** O curso natural do hipertireoidismo devido a doença de Graves na gravidez é caracterizado por uma exacerbação dos sintomas no primeiro trimestre e durante o período pós-parto e melhora na segunda metade da gravidez.

Tabela 47.8 Indicações para a determinação materna de anticorpo ao receptor da tireóide

Doença de Graves
- Hipertireoidismo fetal ou neonatal nas gravidezes prévias
- Doença ativa em tratamento com drogas antitireoidianas
- Eutireoidiano, pós-ablação na presença de:
  - Taquicardia fetal
  - Retardo de crescimento intra-uterino
  - Bócio fetal incidental na ultra-sonografia

Tireoidite crônica sem bócio

Bócio fetal incidental na ultra-sonografia

Bebê nascido com hipotireoidismo congênito

Quando o hipertireoidismo é apropriadamente tratado durante a gravidez, o prognóstico para a mãe e para o feto é bom; no entanto, as complicações maternas e neonatais para as mães não tratadas ou mal controladas são significativamente aumentadas (Tabela 47.9).

Na grande maioria das pacientes nas quais o diagnóstico é feito pela primeira vez durante a gravidez, os sintomas do hipertireoidismo antedatam a concepção. O diagnóstico clínico de tireotoxicose pode apresentar dificuldades durante a gestação, pois muitos dos seus sintomas e sinais normalmente são observados nas gravidezes normais, como leves palpitações, freqüência cardíaca entre 90 e 100 batimentos por minuto, leve intolerância ao calor, respiração curta durante o exercício e pele quente. Existem algumas pistas clínicas que sugerem o diagnóstico de hipertireoidismo: presença de bócio, oftalmopatia, fraqueza da musculatura proximal, taquicardia com um pulso maior do que 100 batimentos por minuto e perda de peso, e inabilidade em ganhar peso apesar de um bom apetite.

O objetivo do tratamento é a normalização dos testes tireoidianos assim que possível e manutenção do eutireoidismo com um mínimo de medicações antitireoidianas (Fig. 47.3). Os testes tireoidianos devem ser realizados a cada 2 semanas no começo do tratamento e a cada 2 a 4 semanas quando se obtém eutireoidismo. As duas DATs disponíveis são o propiltiouracil (PTU) e o metimazol (Tapazol). Ambas as drogas são eficazes no controle dos sintomas; quando a eficácia de ambas as drogas tinha sido comparada durante a gestação, o eutireoidismo era obtido com quantidades equivalentes de drogas e no mesmo período de tempo.

A dose inicial recomendada de PTU é 100 a 450 mg/dia e de metimazol 10 a 40 mg/dia divididas em duas doses diárias. O uso do metimazol é preferível no contexto ambulatorial, pois ele é dado uma a duas vezes ao dia, permitindo uma melhor adesão do paciente ao tratamento; o PTU, em virtude da sua meia-vida mais curta, deve ser dado a cada 8 horas. Na nossa experiência, 10 mg de metimazol duas vezes ao dia ou 100 a 150 mg de PTU 3 vezes ao dia é uma dose inicial eficaz na maioria dos pacientes; aqueles com bócio muito grande e doença de longa duração podem vir a necessitar de doses maiores para início de tratamento. Aqueles com sintomas mínimos, uma dose diária de 10 mg de metimazol ou de PTU 50 mg duas a três vezes ao dia pode ser iniciada. Na maioria dos pacientes observa-se melhora clínica em 2 a 6 semanas, melhora dos testes tireoidianos nas primeiras 2 semanas de terapia, com normalização até eutireoidismo químico em 3 a 7 semanas. A resistência à terapia medicamentosa é muito incomum, mais provavelmente em virtude da má-adesão da paciente. Uma vez que ocorra melhora clínica (principalmente ganho de peso e redução na taquicardia), a dose da medicação antitireoidiana pode ser reduzida à metade da dose inicial. A dose diária da DAT é ajustada a algumas semanas de acordo com a resposta clínica e os resultados dos testes tireoidianos. O objetivo da terapia é manter o FT_4 no terço do limite superior do normal com um mínimo de medicações; se houver uma exacerbação dos sintomas ou piora dos testes tireoidianos, a dose da medicação antitireoidiana é duplicada. O TSH sérico pode permanecer suprimido durante toda a gravidez apesar das concentrações normais de FT_4. **Quantidades excessivas de DAT induziram hipotireoidismo fetal e bócio fetal.** O diagnóstico de bócio é feito pela ultra-sonografia, que mostra hiperextensão do pescoço e bócio.

Os agentes bloqueadores β-adrenérgicos (propranolol 20 a 40 mg a cada 6 horas ou atenolol 25 a 50 mg/dia) são muito eficazes em controlar os sintomas hiperdinâmicos e são indicados durante as primeiras semanas para os pacientes sintomáticos.

A tireoidectomia subtotal na gravidez pode ser realizada preferivelmente no segundo trimestre. As indicações ao tratamento cirúrgico são poucas: alergia a ambas as DATs, bócios muito grandes e preferência da paciente/médico.

A terapia com ^{131}I é contra-indicada durante a gravidez pois, quando dada após 10 semanas de gestação, pode produzir hipotireoidismo fetal. **Um teste de gravidez é mandatório em qualquer mulher em idade fértil antes de a dose terapêutica de ^{131}I ser administrada.**

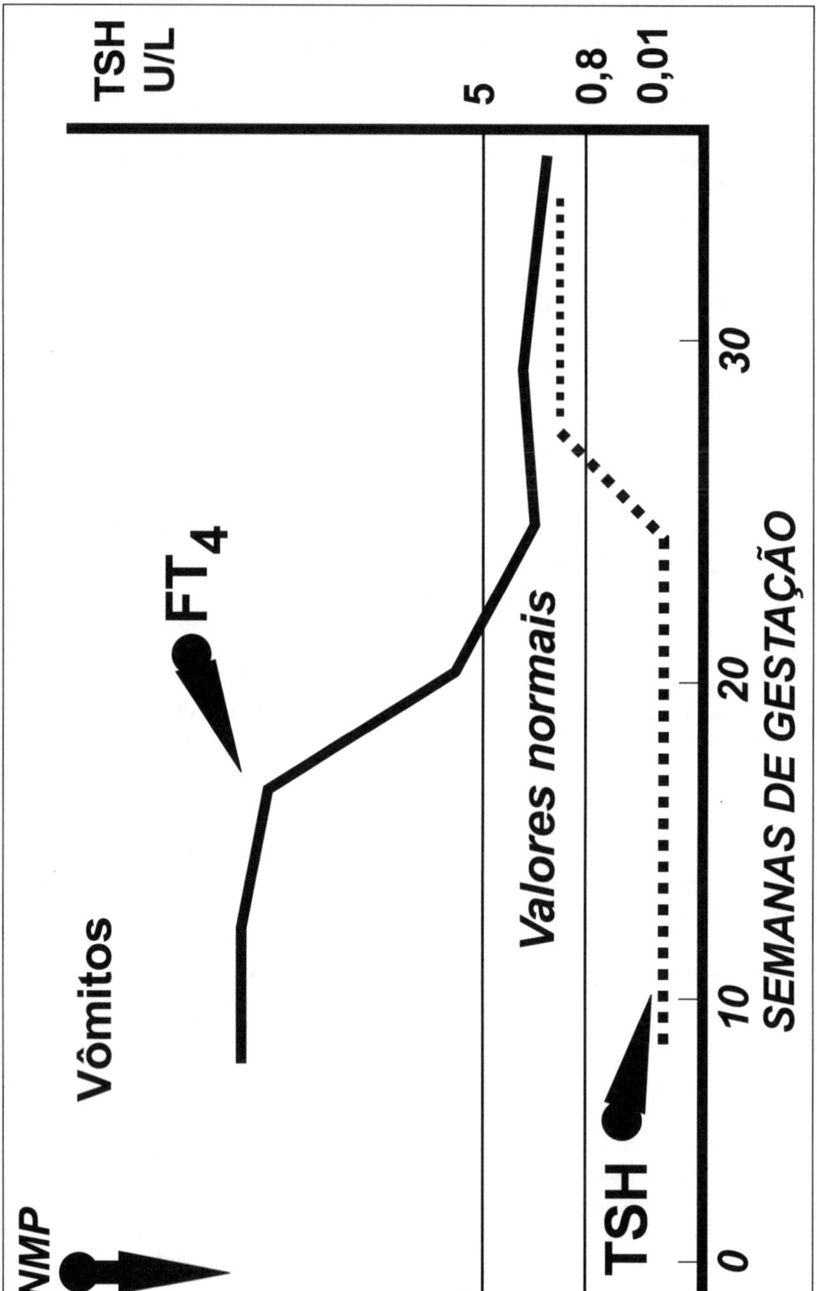
TSH U/L
5
0,8
0,01
FT4
Vômitos
Valores normais
LNMP
TSH
0
10
20
30
SEMANAS DE GESTAÇÃO
FT4
8
5
2
0,8

Tabela 47.9 Complicações maternais e fetais do hipertireoidismo

Maternas	Fetais
Abortos espontâneos	Baixo peso ao nascimento
Hipertensão induzida pela gravidez	Prematuridade
Parto prematuro	Pequeno para a idade gestacional
Insuficiência cardíaca congestiva	Retardo do crescimento intra-uterino
Tempestade tireotóxica	Natimortalidade
Descolamento da placenta	Hipertireoidismo

A amamentação deve ser permitida se a dose diária de PTU for menor do que 150 a 200 mg/dia ou metimazol 10 mg/dia.

A avaliação do bem-estar fetal com o uso da ultra-sonografia, teste de não-estresse e perfil biofísico é indicado para casos de fraco controle metabólico, na presença de taquicardia fetal e/ou retardo de crescimento intra-uterino e nas gravidezes complicadas por HIG ou qualquer outra complicação obstétrica ou clínica.

3. **Hipertireoidismo neonatal.** O hipertireoidismo neonatal pode afetar 1-5% dos bebês nascidos de mães com doença de Graves. Na grande maioria dos casos, a doença é causada pela transferência materna de títulos elevados de imunoglobulinas estimulantes da tireóide para o feto, produzindo hipertireoidismo fetal ou neonatal. Quando a mãe é tratada com medicação antitireoidiana, o feto pode se beneficiar da terapia materna, permanecendo eutireoidiano durante a gravidez. No entanto, o efeito protetor da DAT é perdido após o parto, e pode se desenvolver um hipertireoidismo clínico neonatal poucos dias após o parto. Se o hipertireoidismo neonatal não for reconhecido e tratado apropriadamente, a mortalidade pode chegar a 30%. Como a meia-vida do receptor é de apenas poucas semanas, a resolução completa do hipertireoidismo neonatal é a regra.

D. **Hipertireoidismo fetal.** Em mães com uma história de doença de Graves, previamente tratadas com terapia de ablação (cirurgia ou ^{131}I), as concentrações de TSI podem permanecer elevadas apesar do eutireoidismo materno. Os sintomas de hipertireoidismo fetal não são evidentes até a 22ª ou 24ª semana de gestação. A taquicardia fetal, o retardo no crescimento intra-uterino, oligoidrâmnios e, ocasionalmente, bócio, que é visto pela ultra-sonografia (hiperextensão do pescoço), o caracterizam. O diagnóstico pode ser confirmado pela mensuração dos níveis do hormônio tireoidiano no sangue do cordão obtido por cordocentese. O tratamento consiste em medicação antitireoidiana dada à mãe, PTU 100 a 400 mg/dia ou metimazol 10 a 20 mg/dia; a dose é orientada a partir da melhora da taquicardia fetal, resolução e normalização do crescimento fetal, que são indicadores de boa resposta terapêutica. O diagnóstico de hipertireoidismo fetal deve ser suspeitado na presença de taquicardia fetal com ou sem bócio fetal em mães com história de doença de Graves tratada com terapia de ablação e com títulos elevados de anticorpos TSI séricos.

E. **Hipotireoidismo.** A incidência de hipotireoidismo durante a gravidez, definida como qualquer elevação no TSH sérico acima dos valores normais, é de 0,19% e 2,5%. O espectro de mulheres com hipotireoidismo durante a gravidez inclui (a) mulheres com hipotireoidismo subclínico e franco diagnosticado pela primeira vez durante a gravidez; (b) mulheres hipotireóideas que suspendem a terapia tireoidiana no momento da concepção em virtude de uma recomendação médica mal feita

FIG. 47.2. Curso clínico do hipertireoidismo transitório da hiperêmese gravídica. LNMP, último período menstrual normal; FT_4, tiroxina livre; TSH, hormônio estimulante da tireóide.

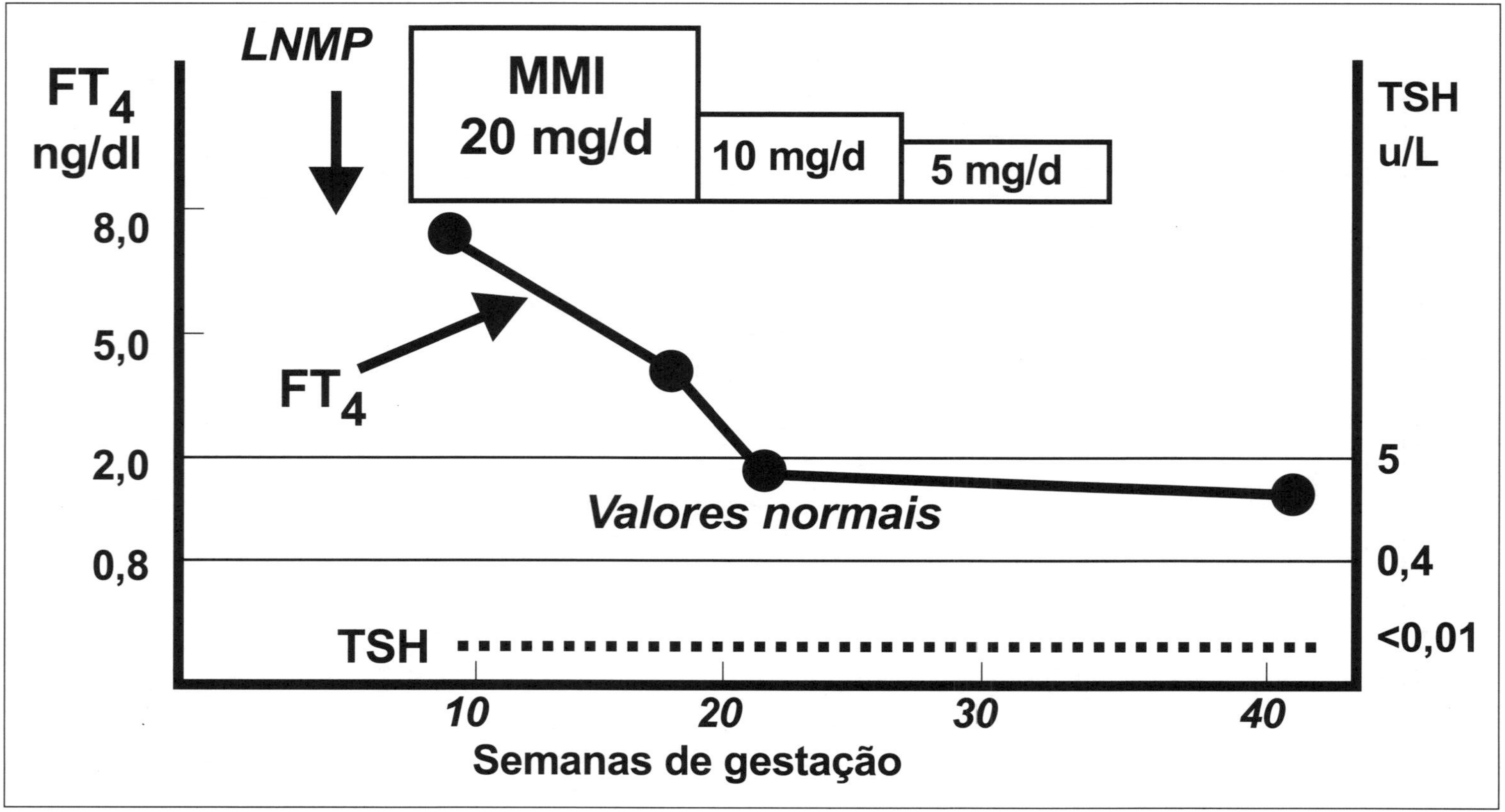

FT4
ng/dl
8,0
5,0
2,0
0,8
LNMP
MMI
20 mg/d
10 mg/d
5 mg/d
FT4
Valores normais
TSH
TSH
u/L
5
0,4
<0,01
10
20
30
40
Semanas de gestação

Tabela 47.10 Complicações maternais e fetais do hipotireoidismo

Maternais	Fetais
Hipertensão induzida pela gravidez	Baixo peso ao nascimento
Parto prematuro	Pequeno para a idade gestacional
Hemorragia pós-parto	Prematuridade
	Retardo do crescimento intrauterino
	Hipotireoidismo congênito transitório raro
	Deficiência intelectual?

ou do conceito errôneo de que a medicação tireoidiana afeta o feto; (c) mulheres sob terapia tireoidiana que precisam de maiores doses durante a gravidez; (d) aquelas previamente diagnosticadas mas não aderentes às suas medicações; (e) pacientes hipertireóideas com quantidades excessivas de DATs e (f) algumas pacientes em uso de terapia com lítio ou amiodarona (ambas as drogas podem afetar a produção da tireóide, particularmente em mulheres com tireoidite crônica).

Como é o caso do hipertireoidismo, a complicação mais comum na mulher grávida hipotireóidea é a HIG, com uma incidência de 21% em um total de 60 pacientes com hipotireoidismo franco (Tabela 47.10); as complicações são significativamente diminuídas quando as mulheres obtêm eutireoidismo antes da 24ª semana de gestação.

O impacto do hipotireoidismo materno (tanto clínico quanto subclínico) sobre o **desenvolvimento intelectual do feto** tem sido assunto de estudos recentes. Portanto, é imperativo rastrear as mães sob risco precocemente durante a gravidez e ajustar a quantidade de medicação tireoidiana. A levotiroxina é a droga preferencial no tratamento do hipotireoidismo. Tendo em vista as complicações mencionadas anteriormente, é importante normalizar os testes tireoidianos assim que possível. Uma dose inicial de 0,150 mg de levotiroxina é bem tolerada pela maioria dos pacientes. Naqueles com hipotireoidismo grave, há um retardo na normalização do TSH sérico, mas os valores normais do FT_4 sérico são obtidos durante as primeiras 2 semanas de terapia. A dose de manutenção da levotiroxina requerida pela maioria dos pacientes está entre 0,125 e 0,250 mg/dia. Doses maiores podem ser necessárias para as pacientes após tireoidectomia total para carcinoma tireoidiano, pois o objetivo nesses casos é a supressão do TSH sérico.

As pacientes sob terapia tireoidiana antes da concepção devem ter os seus TSHs verificados na sua primeira visita e a dosagem de levotiroxina ajustada de acordo. Na maioria dos casos, um aumento na dose de levotiroxina de 25 para 75 μg/dia é necessário. O TSH sérico deve ser repetido na 20ª a 24ª semanas e na 28ª a 32ª semanas. Imediatamente após o parto, as pacientes devem retornar às doses pré-gravídicas. A interferência na absorção da tiroxina foi discutida previamente.

F. **Nódulo único da glândula tireoidiana.** Estima-se que a doença nodular tireoidiana é clinicamente detectável em 10% das mulheres grávidas; na maioria dos casos, ela é descoberta durante um exame físico de rotina ou detectada pela própria paciente.

Em um estudo retrospectivo recente, uma abordagem conservadora no tratamento de um nódulo tireoidiano isolado foi recomendado. Quatorze mulheres foram operadas durante a gravidez, enquanto outras 47 mulheres se submeteram ao tratamento cirúrgico 1 a 84 meses após o parto. O acompanhamento médio foi de 22,4 anos. O tratamento e o prognóstico foram similares em ambos os grupos, isto é, aquelas operadas durante a gravidez e aquelas nas quais a tireoidectomia foi realizada após o parto. Os autores concluíram que tanto os estudos diagnósticos quanto a terapia inicial podem ser adiados até após o parto na maioria das pacientes (Fig. 47-4).

FIG. 47-3. Manuseio do hipertireoidismo, TSH, hormônio estimulante da tireóide; FT_4, tiroxina livre; LNMP, último período menstrual normal; MMI, metimazol.

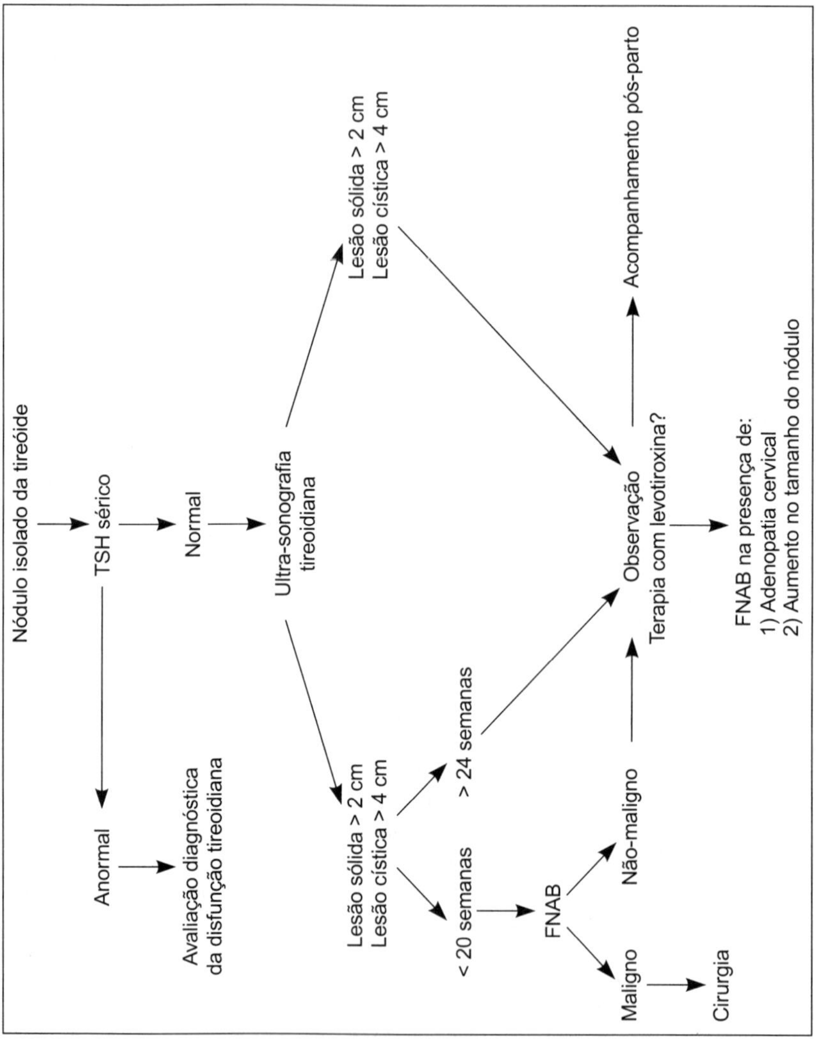

FIG. 47.4. Avaliação dos nódulos tireoidianos isolados na gravidez.

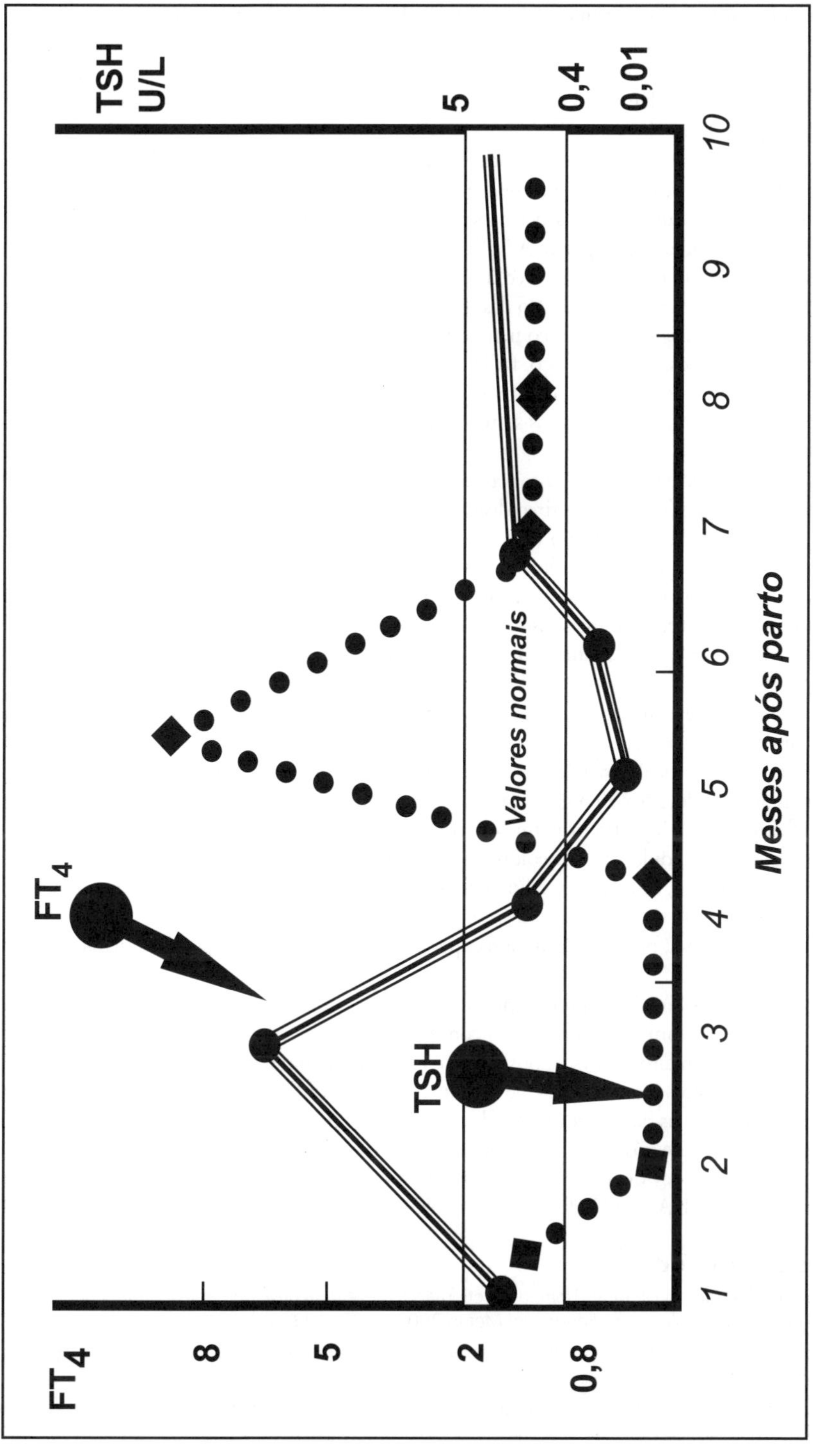

FIG. 47-5. Curso clínico da tireoidite pós-parto.

G. **Tireoidite auto-imune crônica (tireoidite de Hashimoto).** A importância de se diagnosticar a tireoidite crônica em mulheres de idade fértil relaciona-se com a repercussão potencial na gravidez e no período pós-parto. As mulheres com tireoidite crônica estão sob maior risco de terem aborto espontâneo, desenvolvimento de hipotireoidismo pela primeira vez durante a gravidez e de serem afetadas pela TPP.

As mulheres com tireoidite crônica eutireoidianas, diagnosticadas sabidamente devem ser avaliadas precocemente durante a gravidez, pois algumas podem desenvolver hipotireoidismo. A maioria das mulheres eutireoidianas permanecerá eutireoidiana durante toda a gestação.

H. **Disfunção tireoidiana pós-parto.** A TPP, uma variante da tireoidite de Hashimoto ou crônica, é a causa mais comum de disfunção tireoidiana no período pós-parto. A prevalência está entre 5 e 10% de todas as mulheres, com a exceção das mulheres com diabetes tipo 1, nas quais a incidência é próxima a 30%. O diagnóstico clínico nem sempre é óbvio, e o clínico deve ficar preocupado com sintomas inespecíficos, como cansaço, fadiga, depressão, palpitações e irritabilidade em mulheres após o parto ou aborto espontâneo ou provocado. Esses sintomas são inespecíficos, e a fadiga é a queixa mais comum. Em alguns casos, os sintomas clínicos se assemelham à síndrome de "depressão pós-parto".

A TPP caracteriza-se por sintomas de disfunção tireoidiana que se apresentam de formas diferentes: (a) um episódio de hipertireoidismo (2 a 4 meses), seguido por hipotireoidismo (4 a 6 meses) e revertendo para eutireoidismo (após o sétimo mês); (b) um episódio de hipertireoidismo (3 a 4 meses) revertendo para eutireoidismo ; (c) um episódio de hipotireoidismo (4 a 6 meses) revertendo para eutireoidismo e (d) hipotireoidismo permanente após a fase hipotireóidea (Fig. 47.5). No entanto, existem exceções a estas fases cronológicas; recomenda-se que um diagnóstico de TPP seja considerado para qualquer anormalidade tireoidiana que ocorra no período de um ano após parto ou aborto.

Pelo fato de a maioria das pacientes com disfunção tireoidiana pós-parto se recuperarem espontaneamente, o tratamento está indicado para as pacientes sintomáticas. Na presença de sintomas de hipertireoidismo, as drogas bloqueadoras β-adrenérgicas, como o propranolol 20 a 40 mg a cada 6 horas ou atenolol 25 a 50 mg a cada 24, horas são eficazes no controle dos sintomas. As DATs não são eficazes, pois a hipertireoxinemia é secundária à liberação dos hormônios tireoidianos devida à lesão aguda à glândula (hipertireoidismo destrutivo); pelo fato de não haver nenhuma produção nova de hormônio, as DATs, que funcionam bloqueando a formação tireoidiana nova, são ineficazes. Para os sintomas do hipotireoidismo, pequenas quantidades de levotiroxina 0,050 mg/dia controlará os sintomas, permitindo uma recuperação espontânea da função tireoidiana após a suspensão da droga.

A disfunção tireoidiana pós-parto também pode ocorrer em pacientes com história de doença de Graves. É comum para as mulheres com doença de Graves apresentarem exacerbações dos seus sintomas nos primeiros 2 meses após o parto. O diagnóstico diferencial nesta situação é importante, pois os tratamentos são diferentes. Se não for contra-indicada, como nas mães lactantes, uma medida de 4 ou 24 horas da captação tireoidiana de iodo radioativo será útil. Será muito baixa nas pacientes com tireoidite pós-parto, enquanto está normal-alta ou elevada nas pacientes com hipertireoidismo recorrente devido à doença de Graves. Quando se deve a uma doença de Graves recorrente, o tratamento com DAT está indicada ou o médico pode recomendar a terapia de ablação com ^{131}I.

Referências Selecionadas

Azisi F, Khoshniat M, Bahrainian M, et al. Thyroid function and intellectual development of infants nursed by mothers taking methimazole. *J Clin Endocrinol Metab* 2000;85:2333-2338.

Barbour LA, Kick SD, Steiner JF, et al. A prospective study of heparin induced osteoporosis in pregnancy using bone densitometry. *Am J Obstet Gynecol* 1994;170:862-869.

Baron F, Sprauve ME, Huddleston JF, et al. Diagnosis and surgical treatment of primary aldosteronism in pregnancy: a case report. *Obstet Gynecol* 1995;86:644-645.

Berwaerts J, Verhelst J, Mahler C, et al. Cushing's syndrome in pregnancy treated by ketoconazole: case report and review of the literature. *Gynecol Endocrinol* 1999;13:175-182.

Brent GA, Mestman JH. Physiology and tests of thyroid function. In: Sciarra J, ed. *Gynecology and obstetrics,* Vol 5. Philadelphia: Lippincott-Raven Publishers, 1999.

Buescher MA. Cushing's syndrome in pregnancy. *Endocrinologist* 1996;6:357-361.

Caixas A, Albareda M, Garcia-Patterson A, et al. Postpartum thyroiditis in women with hypothyroidism antedating pregnancy? *J Clin Endocrinol Metab* 1999;84:4000-4005.

Carbone LD, Palmieri GM, Graves SC, et al. Osteoporosis of pregnancy: long term follow up of patients and their offspring. *Obstet Gynecol* 1995;86:664-666.

Carella M, Gossain V. Hyperparathyroidism and pregnancy: case report and review. *J Gen Intern Med* 1992;7:448-453.

de Escobar GM, Obregon MJ, del Rey FE. Is neuropsychological development related to maternal hypothyroxinemia? *J Clin Endocrinol Metab* 2000;85:3975-3987.

Demeure MJ, Carlsen B, Traul D, et al. Laparoscopic removal of a right adrenal pheochromocytoma in a pregnant woman. *J Laparoendosc Adv Surg Tech A* 1998;5:315-319.

Doherty CM, Shindo ML, Rice DH, et al. Management of thyroid nodules during pregnancy. *Laryngoscope* 1995;105:251.

Durr JA, Lindheimer MD. Diabetes insipidus in pregnancy. *Endocr Pract* 1996;2 July/August.

Gagneja H, Arafah B, Taylor HC. Histologically proven lymphocytic hypophysitis: spontaneous resolution and subsequent pregnancy. *Mayo Clin Proc* 1999;74:150-154.

Garner PR. Congenital adrenal hyperplasia in pregnancy. *Semin Perinatol* 1998; 22:446-456.

Goodwin TM, Montoro MN, Mestman JH. Transient hyperthyroidism and hyperemesis gravidarum: clinical aspects. *Am J Obstet Gynecol* 1992;167:648-652.

Hadden DR. Adrenal disorders of pregnancy. *Endocrinol Metab Clin N Am* 1995;24:139.

Haddow JE, Palomaki GE, Allan WC, et al. Maternal thyroid deficiency during pregnancy and subsequent neuropsychological development of the child. *N Engl J Med* 1999;341:549-555.

Herman-Bonert V, Seliverstov M, Melmed S. Pregnancy in acromegaly: successful therapeutic outcome. *J Clin Endocrinol Metab* 1998;83:727-731.

Iwasaki Y, Oiso Y, Kondo K, et al. Aggravation of subdinical diabetes insipidus during pregnancy. *N Engl J Med* 1991;324:522-526.

Kaplan MM. Management of women on thyroxine therapy during pregnancy. *Endocr Pract* 1996;2(July/August).

Keely EJ. Pheochromocytoma in pregnancy. *Curr Obstet Med* 1995;3:73.

Kennedy S, Hall PM, Seymour AE, et al. Transient diabetes insipidus and acute fatty liver of pregnancy. *Br J Obstet Gynaecol* 1994;101:387-391.

Kupersmith MJ, Rosenberg C, Kleinberg D. Visual loss in pregnant women with pituitary adenomas. *Ann Intern Med* 1994;121:473-477.

Leung AS, Millar LK, Koonings PP, et al. Perinatal outcome in hypothyroid pregnancies. *Obstet Gynecol* 1993;81:349.

Manganiello PD, Adams LV, Harris RD, et al. Virilization during pregnancy with spontaneous resolution postpartum: a case report and review of the English literature. *Obstet Gynecol Surv* 1995;50:404-410.

Mercado AB, Wilson RC, Cheng KC, et al. Prenatal treatment and diagnosis of congenital adrenal hyperplasia owing to steroid 21-hydroxylase deficiency. *JCEM* 1995;80:2014-2020.

Mestman JH. Endocrine disease in pregnancy. In: Sciarra J, ed. *Gynecology and obstetrics,* Vol 4. Philadelphia: Lippincott-Raven Publishers, 1997:1-42.

Mestman JH. Parathyroid disorders in pregnancy. *Semin Perinatol* 1998;22:485-496.

Mestman JH. Thyroid diseases in pregnancy. *Clin Obstet Gynecol* 1997;40.

Millar LK, Wing DA, Leung AS, et al. Low birth weight and preeclampsia in pregnancies complicated by hyperthyroidism. *Obstet Gynecol* 1994;84:946-949.

Molitch ME. Medical treatment of prolactinomas. *Endocrinol Metab Clin N Am* 1999;28:143-169.

Molitch ME. Pituitary disease in pregnancy. *Semin Perinatol* 1998;22:457-470.

Montoro MN, Mestman JH. Pituitary diseases during pregnancy. *Infertil Reprod Med Clin N Am* 1994;24:41-71.

Montoro MN, Paler RJ, Goodwin JM, et al. Parathyroid carcinoma during pregnancy: *Obstet Gynecol* 2000, in press.

Moosa M, Mazzaferri EL. Outcome of differentiated thyroid cancer diagnosed in pregnant women. *J Clin Endocrinol Metab* 1997;82:2862-2866.

Neal JM. Successful pregnancy in a woman with acromegaly treated with octreotide. *Endocr Pract* 2000;6:148-150.

Perlitz Y, Varkel J, Markovitz J, et al. Acute adrenal insufficiency during pregnancy and puerperium: case report and literature review. *Obstet Gynecol Surv* 1999;54:717.

Pop VJ, Kulipens JL, van Baar AL, et al. Low maternal free thyroxine concentrations during early pregnancy are associated with impaired pyschomotor development in infancy. *Clin Endocrinol* 1999;50:149-155.

Randeva HS, Schoebel J, Byrne J, et al. Classical pituitary apoplexy: clinical features, management and outcome. *Clin Endocrinol* (Ox) 1999;51:181.

Robert E, Musatti L, Piscitelli G, et al. Pregnancy outcome after treatment with the ergot derivative, carbergoline. *Reprod Toxicol* 1996;10:333-337.

Rossi AM, Vilska S, Heinonen PK. Outcome of pregnancies in women with treated or untreated hyperprolactinemia. *Eur J Obstet Gynecol Reprod Biol* 1995;63:143-146.

Smallridge R. Symposium on thyroid disease in pregnancy and the postpartum period. *Thyroid* 1999;9:629-748.

Smallridge RC, Ladenson PW. Hypothyroidism in pregnancy: consequences to neonatal health. *J Clin Endocrinol Metab* 2001;86:2349-2353.

Stagnaro-Green A. Recognizing, understanding and treating postpartum thyroiditis. *Endocrinol Metab Clin N Am* 2000;29:417-430.

Stoffer SS, Hamburger JI. Inadvertent ^{131}I therapy for hyperthyroidism in the first trimester of pregnancy. *J Nucl Med* 1976;17:46.

Takahashi K, Sai Y, Nosaka S. Anaesthetic management for ceasarean section combined with removal of phaeochromocytoma. *Eur J Anaesthesiol* 1998;15:364-363.

Thodou E, Asa SL, Kontogeorgos G, et al. Lymphocytic hypophysitis: clinicopathological findings. *J Clin Endocrinol Metab* 1995;80:2302.

Wing DA, Miller LK, Koonings PP. A comparision of propylthiouracil versus methimazole in the treatment of hyperthyroidism in pregnancy. *Am J Obstet Gynecol* 1994;170:90-95.

Zimmerman D. Fetal and neonatal hyperthyroidism. *Thyroid* 1999;9:727-733.

48. Hormônios e Envelhecimento

John E. Morley e Haipeng Xiao

"A velhice é a mais inesperada de todas as coisas que acontecem a um homem."
Leon Trotsky – Diário no Exílio, 1935

Por volta da metade do século XXI, 16% da população mundial será idosa. Isso contrasta com apenas 5% da população mundial com mais de 65 anos em 1950.

O processo de envelhecimento é contínuo e linear, começando no início dos 30 anos e continuando durante toda a vida. Nas mulheres, o primeiro evento nítido do envelhecimento é o início da menopausa por volta dos 52 anos de idade. Demonstrou-se que a menopausa tem sido um marcador para a longevidade; quanto mais tardio o seu início, mais longa a vida da mulher. Na maioria, mas não em todos os países, as mulheres vivem mais do que os homens, mas também vivem mais anos com um certo grau de incapacitação. A pessoa mais velha comprovada por meio de documentos era uma mulher, Jeanne Calment, que viveu até os 122 anos de idade.

O início dos **sinais hormonais de envelhecimento no homem** começa no início dos 30 anos mais a diminuição da testosterona aos níveis hipogonadais não é comumente observado até que a maioria dos homens esteja em seus 60 ou 70 anos. A disfunção erétil foi encontrada em 5% dos homens de 40 anos e em 15% dos homens com 70 anos entre os 3.607 homens incluídos no *Men's Health Survey*. No entanto, a disfunção erétil parece estar mais relacionada com o desenvolvimento da doença vascular do que com o envelhecimento *per se*.

Um dos grandes enigmas a serem solucionados no século XXI é o papel dos hormônios e dos fatores nutricionais na patogênese da sarcopenia (perda muscular do envelhecimento). Baumgarten *et al.* constataram que os níveis de testosterona, do fator do crescimento relacionado com a insulina (IGF-I), a atividade física, fatores nutricionais e a idade estiveram relacionados com o desenvolvimento da sarcopenia. Também sugeriu-se que os hormônios estavam relacionados com o desenvolvimento da sarcopenia. Os hormônios também foram sugeridos como um fator no declínio cognitivo relacionado com a idade, e na patogênese da aterosclerose. Obviamente, os hormônios também estão envolvidos no desenvolvimento da osteoporose. A Fig. 48.1 fornece uma moldura conceitual dos fatores envolvidos na patogênese da fragilidade.

Este capítulo inicialmente irá revisar brevemente as alterações hormonais associadas ao envelhecimento. Ele então enfocará o papel potencial de alguns hormônios no processo de envelhecimento. Finalmente, ele revisará a fratura do quadril no idoso e a anorexia do envelhecimento.

I. Alterações hormonais associados ao envelhecimento

A. Fatores que afetam os níveis hormonais. Enquanto numerosos níveis hormonais declinam com o envelhecimento, outros aumentam, e ainda outros permanecem inalterados (Tabela 48.1). Com o envelhecimento, é particularmente importante distinguir as alterações diretamente devidas ao envelhecimento e as devidas a doenças ou desnutrição protéico-calórica, como a síndrome eutireoidiana da enfermidade. Além disso, é importante reconhecer que a polifarmácia é comum nas pessoas mais velhas e que drogas podem ter um efeito direto sobre os níveis circulantes dos hormônios (p. ex., bloqueadores β-adrenérgicos podem aumentar os níveis de tiroxina). A doença psiquiátrica também pode resultar em alterações hormonais, como, por exemplo, a psicose causa hipertireoxinemia induzida pelo estresse, e a doença de Alzheimer está associada a múltiplas alterações nos níveis hormonais.

B. Funcionamento dos órgãos-alvo. Com o envelhecimento, existem alterações na função do receptor e pós-receptor. As alterações clássicas são o declínio na função β-adrenérgica pós-receptor. Mooradian *et al.* demonstraram que havia diminuições acentuadas na responsividade tissular aos hormônios tireoidianos com o envelhecimento. Existem anormalidades no monofosfato de adenosina e no monofosfato de guanidina cíclicos urinários em relação à arginina-vasopressina e fator natriurético atrial com o envelhecimento. Esses não-pareamentos hormônio/receptor são certamente um componente da causa da elevada incidência de hiponatremia nas pessoas mais idosas.

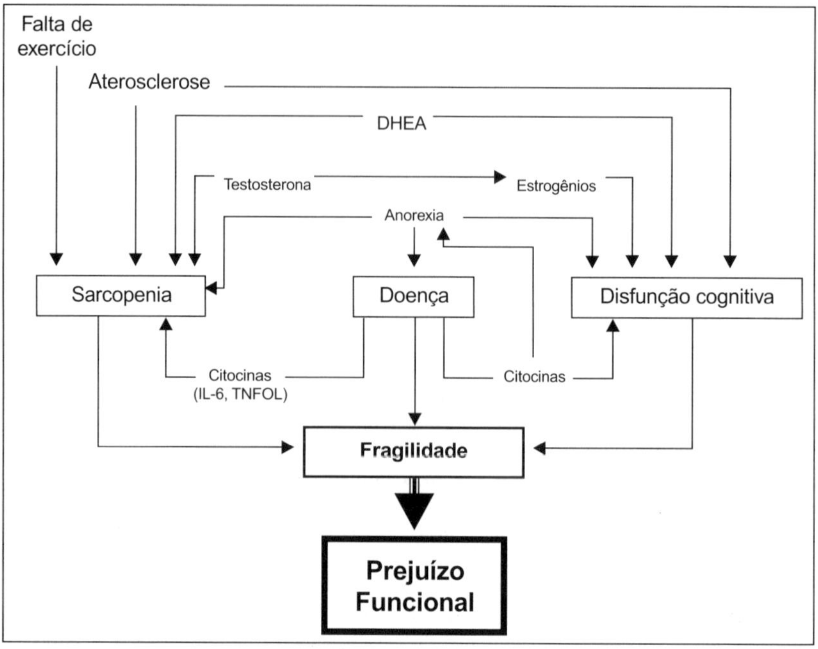

FIG. 48.1. Fatores envolvidos na patogênese da fragilidade.

C. **Ritmos circadianos.** Alterações nos ritmos circadianos são comuns com o envelhecimento. Portanto, enquanto os níveis circulantes de arginina-vasopressina (AVP) aumentam durante o dia com o envelhecimento, o pico noturno normal é atenuado. Esta atenuação do AVP é o motivo da nictúria fisiológica que se desenvolve com o envelhecimento. Nos roedores, o declínio relacionado com a idade no AVP está relacionado com o declínio na testosterona e pode ser restabelecido com reposição de testosterona.

D. **Velocidades de *clearance* plasmático.** No caso de alguns hormônios, quando a taxa de produção declina, há também um declínio na velocidade do *clearance* plasmático, resultando em uma manutenção dos níveis hormonais circulantes. Portanto, quando a taxa de produção da tiroxina declina com o envelhecimento, também assim o faz a velocidade de *clearance* plasmática, resultando em nenhum declínio nos níveis da tiroxina. Os níveis circulantes do cortisol são ligeiramente aumentados com o envelhecimento em virtude de um declínio na velocidade do *clearance*.

E. **Vitamina D.** Demonstrou-se que os níveis de 25 $(OH)_2$-D diminuem mesmo nos homens muito saudáveis que vivem em climas ensolarados. Isso resulta em um aumento no paratormônio, levando à perda de cálcio do osso e osteopenia.

F. **Hormônio estimulante da tireóide (TSH).** Há uma tendência de o TSH aumentar com o envelhecimento, mas não além da variação normal. Se o nível de TSH estiver elevado dentro do limite, um aumento nos auto-anticorpos tireoidianos estará associado à progressão para o hipotireoidismo. Em pessoas mais velhas, os níveis de TSH supersensíveis baixos não são diagnósticos de hipertireoidismo. O ensaio de TSH supersensível tem pouca sensibilidade e especificidade em pessoas mais velhas e não pode ser confiável para o diagnóstico de hipertireoidismo nestas pessoas.

II. **Deficiência de androgênio nos homens idosos (ADAM)**

A. **Mensuração da testosterona.** Agora foi claramente demonstrado em estudos cruzados longitudinais que os níveis de testosterona em homens declina com o envelhecimento. Conforme a testosterona declina, a globulina ligante do hormônio sexual (SHBG) aumenta. As modificações na SHBG com

Tabela 48.1 Alterações nos hormônios com o envelhecimento

Aumento	Nenhuma alteração	Diminuição
Hormônio luteinizante (mulheres)	Hormônio luteinizante (homens)	Hormônio do crescimento
Hormônio foliculoestimulante	Prolactina	IGF-I
Hormônio da paratireóide	Hormônio estimulante da tireóide	Testosterona
Fator natriurético atrial	Amilina	Estradiol (mulheres)
Vasopressina (basal)	Tiroxina	DHEA
Insulina	Triiodotironina	Vasopressina (noturna)
Norepinefrina	Epinefrina	
Polipeptídeo intestinal vasoativo	Peptídeo semelhante ao glucagon tipo 1	Vitamina D
Cortisol (Leve)	Peptídeos inibidores gástricos	Sulfato de DHEA
Colecistoquinina	Peptídeo relacionado com o gene da calcitonina	Melatonina

IGF-I, fator de crescimento semelhante à insulina tipo 1; DHEA, desidroepiandrosterona.

o envelhecimento fazem as alterações na testosterona total uma péssima medida da disponibilidade tissular da testosterona. Agora se aceita que em pessoas mais idosas a testosterona biodisponível (fracamente ligada) testosterona (livre e ligada à albumina) é a medida mais apropriada para o diagnóstico de hipogonadismo.

B. **Patogênese.** A causa do declínio na testosterona em homens idosos é multifatorial. Há um déficit na produção de testosterona pelas células de Leydig dos testículos. No entanto, mais importante, há uma falha na unidade hipotálamo-hipofisária. Portanto, a maioria dos homens idosos apresenta-se com hipogonadismo secundário. Com o envelhecimento, o hormônio liberador da gonadotropina (GnRH) é secretado de modo caótico, resultando em menor estímulo aos gonadotropos. Além disso, o GnRH é menos capaz de estimular a hipófise para produzir o hormônio luteinizante (LH). Portanto, apesar do baixo nível de testosterona circulante com o envelhecimento, os níveis de LH permanecem dentro dos valores normais. Nos homens muito idosos (mais de 80 anos), o hipogonadismo primário com níveis elevados de LH é mais comum.

C. **Células espermáticas.** Apesar de os níveis de espermatozóides declinarem com o envelhecimento, a maioria dos homens geralmente tem esperma suficiente para procriarem. Com o envelhecimento, há declínio na produção das células de Sertoli da inibina, levando a um aumento no hormônio foliculoestimulante.

D. **Apresentações clínicas.** Dados cruzados sugeriram que o declínio da testosterona nos homens mais velhos está associado a uma redução na libido, diminuição na força da ereção, diminuição da massa muscular e da força muscular, aumento na gordura visceral e dos níveis de leptina, disforia, diminuição da cognição, osteopenia e um declínio nos estudos funcionais. Subseqüentemente, estudos intervencionais confirmaram a capacidade da testosterona de restabelecer estas alterações relacionadas com a idade ao normal.

E. **Tratamento.** Os efeitos da testosterona em homens idosos é resumido na Tabela 48.2. A testosterona aumenta a força da parte superior do braço e possivelmente a força dos membros inferiores. Níveis baixos de testosterona foram associados à fratura por trauma mínimo no quadril e a reposição de testosterona aumenta a densidade mineral do osso. A testosterona melhorou alguns elementos cognitivos.

F. **Efeitos colaterais do tratamento.** O principal efeito colateral da terapia com testosterona nos homens mais velhos é o aumento do hematócrito. Raramente a reposição de testosterona pode estar associada à ginecomastia dolorosa, retenção de água e piora da apnéia do sono. Estudos recentes sugeriram que os níveis baixos de testosterona estão associados a uma maior prevalência de doença

Tabela 48.2 Efeitos da testosterona em homens idosos

Aumento da libido
Aumento da força da ereção
Aumento da massa corporal magra
Aumento da força dos membros superiores
Aumento da densidade mineral óssea
Diminuição da adiposidade
Diminuição da leptina
Aumento do hematócrito
Aumento da cognição
Vasodilatação arterial coronariana
Diminuição da angina

coronariana e que a reposição de testosterona causa vasodilatação arterial coronariana e efeitos positivos ou nenhum efeito sobre os lipídios. A reposição da testosterona não parece ser particularmente deletéria em homens com hipertrofia prostática benigna. A testosterona não deve ser administrada a homens com câncer prostático.

G. **Questionário ADAM.** De modo a se identificar homens mais idosos com hipogonadismo, desenvolvemos o questionário ADAM (Tabela 48.3). Este questionário demonstrou ter elevada sensibilidade e especificidade. Os principais falso-positivos devem-se à depressão. O questionário é facilmente usado no consultório do clínico geral.

III. **Hormônio do crescimento (GH)**

A. **Fisiologia.** O envelhecimento humano provoca um declínio na concentração circulante de GH e de IGF-I. Grande parte do declínio do GH ocorre antes dos 40 anos de idade, e, por volta dos 70 anos de idade, as concentrações médias de GH são aproximadamente um quarto dos valores observados em adultos por volta dos 20 anos. A secreção do GH continua a diminuir aproximadamente 1,6% por ano de vida durante toda a vida. O GH continua a demonstrar um pico noturno nas pessoas idosas. Com o envelhecimento, há redução na resposta do GH ao hormônio liberador do GH (GHRH), hipoglicemia induzida pela insulina e exercício. Globalmente, estudos em animais e em

Tabela 48.3 O Questionário da deficiência de androgênio nos homens idosos da Saint Louis University (ADAM)[a]

(Circular um)		
Sim	**Não**	*1. Você sente uma redução na sua libido (impulso sexual?)*
Sim	**Não**	*2. Você sente falta de energia?*
Sim	**Não**	*3. Você tem uma redução na força e/ou na resistência?*
Sim	**Não**	*4. Você tem perdido peso?*
Sim	**Não**	*5. Você tem notado uma diminuição do seu gosto pela vida?*
Sim	**Não**	*6. Você está triste e/ou mal humorado?*
Sim	**Não**	*7. As suas ereções estão menos potentes?*
Sim	**Não**	*8. Durante o intercurso sexual, tem sido mais difícil manter a sua ereção completa até o término do intercurso?*
Sim	**Não**	*9. Você está adormecendo após o jantar?*
Sim	**Não**	*10. Tem havido uma deterioração recente no seu desempenho durante o trabalho?*

[a]Um resultado positivo no questionário consiste em um sim para 1,7 quaisquer outras três.

humanos sugerem que, com o envelhecimento, há um aumento no tônus da somatostatina e uma redução no débito do GHRH para a hipófise, que resulta em um declínio na produção do GH.

B. **Tratamento com GH.** Rudman notou a similaridade entre os efeitos da deficiência do GH e o envelhecimento fisiológico e sugeriu que as pessoas idosas sofriam uma espécie de "menopausa" do hormônio de crescimento. Isso fez surgir uma série de estudos de reposição do GH em pessoas idosas. O GH aumenta a massa corporal magra e diminui a massa gordurosa em pessoas idosas. No entanto, essas alterações não parecem estar associadas a um aumento na força, e o GH falha em produzir qualquer benefício adicional nas pessoas mais velhas que estão se exercitando. O GH não mostrou produzir qualquer efeito positivo nítido sobre a densidade mineral óssea. O GH aumenta a espessura da pele. A terapia com GH em idosos foi associada a muitos efeitos colaterais, como a síndrome do túnel do carpo, retenção líquida, fadiga, artralgia, ginecomastia, edema das articulações e cefaléia. Esses efeitos colaterais são dose-dependentes.

C. **Tratamentos alternativos.** Em virtude dos problemas com os efeitos colaterais, numerosos estudos tentaram produzir aumentos fisiológicos no GH, estimulando o eixo hipotálamo-hipofisário. Injeções subcutâneas noturnas de GHRH por 16 semanas em pessoas idosas saudáveis aumentaram a secreção do GH e do IGF-I. O peptídeo relacionado com o GH hexarelina, que pode ser administrado oralmente, aumentou a secreção tanto do GH quanto do IGF-I em pessoas idosas. O análogo não peptídeo relacionado com o peptídeo GH (MK-677) mostrou produzir quase que uma duplicação dos níveis de GH e de IGF-I após administração crônica oral em pessoas idosas. No entanto, até o momento, nenhum estudo a longo prazo desses agentes foi publicado; portanto, a sua eficácia e efeitos colaterais potenciais permanecem obscuros.

D. **Efeitos colaterais.** De maior preocupação são os fatos de que os níveis de GH normais-altos fisiológicos no estudo dos policiais de Paris estiveram associados a maior mortalidade e que os camundongos anões Snell (deficientes em GH) vivem mais tempo do que os camundongos-controles. Esses achados sugerem que a administração a longo prazo do GH pode aumentar a mortalidade nas pessoas mais idosas. No momento, os efeitos antienvelhecimento do GH claramente não foram comprovados, e numerosos efeitos colaterais sugerem que o GH não deve ser usado para esse propósito.

IV. Desidroepiandrosterona (DHEA) e pregnenolona

A. **Fisiologia.** Tanto a pregnenolona quanto a DHEA e os seus meios sulfatos declinam dramaticamente com o envelhecimento. Por volta dos 80 anos, tanto a DHEA e o seu sulfato (DHEAS) são 20% dos valores observados em pessoas mais jovens. Esses baixos níveis séricos de DHEAS foram associados a uma mortalidade cardiovascular aumentada (em alguns, mas não em todos os estudos), câncer de mama pré-menopausa, declínio funcional, câncer gástrico e osteoporose.

B. **Tratamento com DHEA.** Pelo menos 25 estudos examinaram os efeitos colaterais da terapia de reposição com DHEA em pessoas mais idosas, com resultados mistos. A administração da DHEA provoca um aumento dos outros hormônios androgênicos circulantes, isto é, a testosterona, a androstenediona e a diidrotestosterona. A uma dose alta de DHEA (100 mg), Yen *et al.* demonstraram um aumento na massa corporal magra em homens, mas não em mulheres. Os níveis de IGF-I aumentaram em ambos os grupos. Alguns estudos constataram efeitos positivos da DHEA no sistema imune enquanto outros não. Alguns sugeriram um efeito positivo da DHEA sobre o metabolismo dos carboidratos, mas, novamente, existem dados insuficientes para se tirar conclusões.

Relatou-se que a DHEA melhora o bem-estar físico e psicológico percebido pela própria pessoa, nos homens e mulheres de meia-idade. Novamente, outros estudos falharam em reproduzir esse achado. Um estudo de rótulo aberto sugeriu que o DHEA diminuiu os sintomas disfóricos e melhorou a memória em seis indivíduos com depressão maior. Demonstrou-se claramente que a DHEA tem efeitos positivos no humor de mulheres mais jovens com insuficiência supra-renal. Os efeitos significativos da DHEA sobre a memória em camundongos ainda precisam ser demonstrados em humanos.

C. **Tratamento com pregnenolona.** A pregnenolona é o verdadeiro "hormônio-mãe", sendo a precursora de todos os hormônios esteróides conhecidos. Estudos na década de 1940 sugeriram que a pregnenolona era uma terapia segura e eficaz para muitas pessoas sintomáticas com artrite. A pregnenolona melhora o sono, diminui a fadiga e melhora a eficiência da produção. Em camundongos, a pregnenolona é a mais potente substância intensificadora da memória que foi descoberta. No entanto, o efeito da pregnenolona sobre a memória em humanos ainda precisa ser estabelecido. Em um estudo piloto, não constatamos efeito algum de uma dose diária de 50 mg de pregnenolona administrada por 12 semanas sobre a força, equilíbrio ou memória.

D. **Resumo.** Como o GH, a pregnenolona e a DHEA têm ocasionado muita excitação entre os entusiastas antienvelhecimento. No entanto, as evidências experimentais ficam muito aquém da excitação. Uma preocupação adicional é que muitos dos produtos da DHEA no mercado contêm quantidades mínimas de DHEA absorvível. Globalmente, há uma necessidade de estudos a longo prazo cuidadosamente controlados para estabelecer o papel da DHEA e da pregnenolona sobre o envelhecimento. No momento, os efeitos positivos destes hormônios em humanos ainda precisam ser convincentemente estabelecidos.

V. **Melatonina.** A melatonina é produzida pela glândula pineal. Os níveis de melatonina aumentam à noite e fazem um pico no meio da noite. A maioria dos estudos sugere que os níveis de melatonina diminuem na meia-idade e na idade avançada. A melatonina é um "devorador" de radicais livres. Os radicais livres foram considerados um fator importante no suporte do processo do envelhecimento.

Demonstrou-se que a melatonina nos animais prolonga a duração da vida. Em humanos, níveis elevados de melatonina foram correlacionados com melhor função cognitiva. Os pacientes com doença de Alzheimer têm níveis de melatonina menores do que as pessoas idosas saudáveis. Infelizmente, não possuímos estudos controlados em humanos para permitir qualquer prognosticação quanto os efeitos da melatonina sobre o envelhecimento.

VI. **Fratura do quadril**

"Chegamos ao mundo através do arco pelviano e saímos através do colo do fêmur."

Nos Estados Unidos, ocorrem aproximadamente 15 milhões de fraturas com o envelhecimento, a um custo de 13,8 bilhões de dólares. Desde 1988, as taxas de fratura do quadril entre as mulheres com mais de 65 anos aumentaram de 761 por 100.000 pessoas em 1988 para 1.003 por 100.000 pessoas em 1996 – um aumento de 32% em 8 anos. Os homens têm um risco ainda maior de morrer após uma fratura do quadril do que as mulheres.

A. **Causas.** As taxas de fratura do quadril aumentam com o envelhecimento. As causas de fratura do quadril são multifatoriais e incluem a osteoporose, quedas e desnutrição (Fig. 48.2). Um estudo recente em um hospital comunitário em Nova York constatou que menos de 5% dos pacientes admitidos com fratura do quadril recebiam tratamento para a sua osteoporose na alta, apesar do conhecido aumento do risco de uma segunda fratura do quadril nesses indivíduos.

B. **Fatores de risco.** Um fator de risco importante para a perda óssea com o envelhecimento é o declínio nos níveis de vitamina D. Constatou-se que os níveis de 25 $(OH)_2$-D declinam longitudinalmente em uma população idosa altamente saudável que vive em um clima ensolarado (Novo México). O declínio nos níveis de vitamina D com o envelhecimento tem muitas causas, inclusive uma diminuição na síntese de colecalciferol na pele envelhecida, diminuição da ingesta oral de vitamina D, diminuição da conversão de 25 $(OH)_2$D- para 1,25 (OH)-D no rim e diminuição da função do receptor da vitamina D.

C. **Tratamento.** Chapuy *et al.* constataram que uma combinação de tratamento com cálcio e de vitamina D reduzia acentuadamente as fraturas de quadril em mulheres que viviam nas casas geriátricas francesas. A prevenção das fraturas de quadril em pessoas idosas requer a administração de cálcio e de vitamina D. Quando a osteoporose está estabelecida, deve-se acrescentar o alendronato, pois ele é o único agente com o qual se demonstrou uma prevenção da fratura do quadril. O alendronato pode ser administrado uma vez por semana a uma dose de 70 mg. Isso é particularmente útil em residentes de casas geriátricas onde a supervisão diária dos residentes por meia hora após a ingestão do alendronato pode ser problemática.

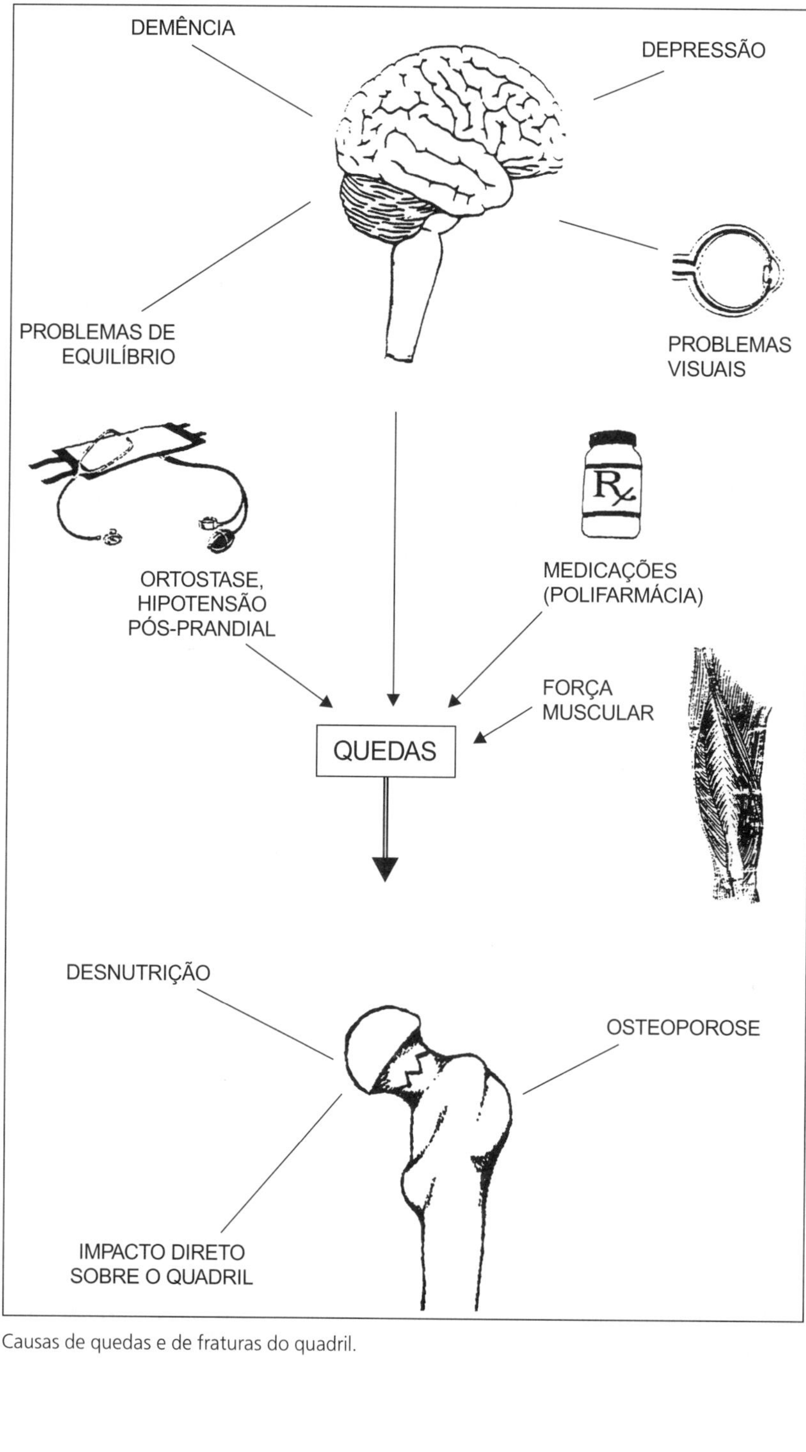

FIG. 48.2. Causas de quedas e de fraturas do quadril.

Aproximadamente 30% das quedas têm um componente ambiental e 70% têm uma causa intrínseca. As quedas de início recente freqüentemente são devidas a delírio. Causas intrínsecas para quedas incluem a fraqueza muscular, problemas com equilíbrio, problemas com o passo, hipotensão pós-prandial, depressão, problemas visuais e polifarmácia (hipnóticos, antidepressivos e antipsicóticos). Os antidepressivos inibidores seletivos do receptor da serotonina apresentam maior probabilidade de serem associados a fraturas do quadril que os tricíclicos.

A *Cochrane Collaboration* constatou em sua revisão de metanálise que as intervenções cujo objetivo é uma única causa pouco provavelmente protegerão contra uma queda. As intervenções antiquedas precisam identificar e tratar diversos fatores específicos ao paciente se se deseja que sejam bem-sucedidos. Nos residentes em casas geriátricas, o uso de protetores do quadril, quando regularmente, reduzirá as taxas de fraturas do quadril. Finalmente, após uma fratura do quadril, a suplementação protéica melhorará o resultado da reabilitação.

VII. Anorexia do envelhecimento

A. **Dieta e exercício.** A ingestão de alimentos declina ao longo da vida. Portanto, na meia-idade, quando a obesidade é endêmica nos Estados Unidos, as pessoas na verdade estão comendo menos do que quando eram jovens. Isso sugere que a principal causa da obesidade da meia-idade é uma redução na atividade física acoplada a uma pequena redução no metabolismo em repouso. Acima dos 50 anos, a perda de peso sem um programa de exercício resulta em uma perda de músculo, assim como de gordura. Com o envelhecimento, a reposição da massa corporal muscular torna-se mais difícil. Portanto, nas pessoas mais idosas, a dieta pode levar a um círculo vicioso de perda de gordura e de músculo, seguido por um novo ganho de massa gordurosa apenas. Isso pode levar ao desenvolvimento de uma síndrome do "obeso frágil". As pessoas que desenvolvem a síndrome do obeso frágil apresentam piores prognósticos do que as pessoas idosas frágeis abaixo do peso. Portanto, da meia-idade em diante, os exercícios físicos são a chave para a perda do peso. O regime de exercício deve incluir fortalecimento muscular, assim como exercícios de resistência.

B. **Anorexia.** O declínio fisiológico da ingestão alimentar ao longo da vida tem sido denominada "anorexia do envelhecimento". As causas da anorexia do envelhecimento são multifatoriais, com o envelhecimento parecendo exercer um papel pequeno na redução da ingestão alimentar. No entanto, as alterações nos sinais de saciedade provenientes do estômago parecem exercer um papel importante na saciedade precoce que ocorre com o envelhecimento.

C. **Características anatômicas.** Com o envelhecimento, a habilidade do fundo do estômago de demonstrar um relaxamento adaptativo à presença do alimento declina, o que resulta em menos ingestão de comida a cada refeição. A produção reduzida de óxido nítrico localmente no estômago em resposta ao alimento é a principal razão para o declínio relacionado com a idade no relaxamento adaptativo. Com a redução no relaxamento adaptativo, a comida enche o antro mais rapidamente, resultando em estiramento antral mais precoce e saciedade precoce.

D. **Colecistoquinina (CCK).** Além disso, os níveis circulantes do hormônio da saciedade, a colecistoquinina aumenta com a idade. A CCK também apresenta maiores efeitos de saciedade quando administrada a pessoas mais velhas. A CCK é liberada em resposta à gordura nas refeições, e esses achados explicam o declínio das calorias de gordura ingeridas conforme a pessoa envelhece.

E. **Leptina.** A leptina é um hormônio peptídeo produzido pela célula adiposa. Ela diminui a ingestão de alimentos e aumenta a taxa metabólica. Com o envelhecimento, os níveis da leptina aumentam nos homens e declinam nas mulheres. Esse aumento nos níveis de leptina em homens está associado ao declínio da testosterona relacionado com a idade, e a administração de testosterona aos homens idosos causa uma redução no nível da leptina. Os homens apresentam uma redução mais dramática da ingestão do alimento com o envelhecimento do que as mulheres, e a interação testosterona-leptina parece explicar essa diferença.

F. **Neuropeptídeos.** Além disso, estudos em animais sugeriram que o envelhecimento resulta em alterações nos níveis de responsividade de numerosos neuropeptídeos envolvidos na ingesta alimentar,

Tabela 48.4 Mnemônica *Meals on Wheels* para as causas de perda de peso nas pessoas idosas

*M*edicações (p. ex., digoxina, teofilina, cimetidina)
*E*mocional (p. ex., depressão)
*A*lcoolismo, abuso de idosos, anorexia tardia
*P*aranóia ao final da vida
*P*roblemas de deglutição
*F*atores orais
*I*nfecções nosocomiais, infecções (p. ex., tuberculose)
*D*elírio e outros fatores relacionados com a demência
*H*ipertireoidismo, hipercalcemia, hipossupra-renalismo
*P*roblemas enterais (p. ex., enteropatia pelo glúten)
*P*roblemas alimentares
*B*aixo teor de sal, baixo teor de colesterol e outras dietas terapêuticas
*C*álculos (colecistite)

inclusive o opióide kappa endógeno (dynorphin) e o neuropeptídeo Y. O neuropeptídeo Y é um dos mediadores dos efeitos da leptina sobre o sistema nervoso central.

G. **Citocinas.** As citocinas não somente produzem anorexia; elas também causam perda muscular (caquexia) e uma redução nos níveis circulantes de albumina. As citocinas mais ativas nesta questão são o fator de necrose tumoral α, a interleucina-2, a interleucina-6 e o fator neurotrófico ciliar. As pessoas mais idosas têm múltiplas doenças inflamatórias que resultam na elaboração de citocinas. Certas citocinas parecem exercer um papel importante na anorexia observada nas pessoas enfermas e frágeis.

H. **Causas tratáveis de perda de peso.** Além do câncer, numerosas doenças tratáveis resultam em anorexia e perda de peso. As causas mais comuns de perda de peso nas pessoas idosas são a depressão e a medicação (p. ex., digoxina, teofilina, reposição excessiva de L-tiroxina). As causas metabólicas de perda de peso incluem o hipertireoidismo (que pode se apresentar como tireotoxicose apatética), doença de Addison, feocromocitoma e hipercalcemia. As dietas terapêuticas podem resultar em perda excessiva de peso e desnutrição se os seus efeitos não forem cuidadosamente monitorados. A Tabela 48.4 fornece um simples lembrete das causas tratáveis da perda de peso em pessoas idosas.

I. **Tratamento da anorexia.** O tratamento da anorexia, além da identificação e manejo da causa, inclui a administração de suplementos líquidos calóricos orais. Uma metanálise demonstrou a sua eficácia em aumentar a ingestão alimentar e produzir ganho de peso. Os suplementos devem ser administrados entre as refeições. Numerosos agentes orexígenos também foram usados para aumentar a ingestão de alimentos, incluindo magestrol acetato, duranabinol e esteróides anabolizantes. Constatou-se que o magestrol aacetato diminui os níveis de citocina e aumenta a ingestão alimentar em indivíduos mais idosos. O nandrolone mostrou proporcionar melhora da nutrição em pacientes com insuficiência renal. Enquanto originalmente se supunha que o GH poderia melhorar o prognóstico em pessoas com desnutrição, Takala *et al.* sugeriram que, nos pacientes criticamente enfermos e gravemente desnutridos, o uso do GH aumentava a mortalidade.

Referências Selecionadas

Barrett-Connor E, Khaw KT, Yen SS. A prospective study of dehydroepiandrosterone sulfate, mortality, and cardiovascular disease. *N Engl J Med* 1986;315:1519-1524.

Baumgartner RN, Waters DL, Gallagher D, et al. Predictors of skeletal muscle mass in elderly men and women. *Mech Ageing Dev* 1999;107:123-136.

Chapman IM. Hypothalamic growth hormone-IGF-I axis. *Endocrinol Aging* 2000;20:23-40.

Chapuy MC, Arlot ME, Delmas PD, et al. Effect of calcium and cholecalciferol treatment for three years on hip fractures in elderly women. *Br Med J* 1994;308:1081-1082.

Gillespie LD, Gillespie WJ, Cimming R, et al. Interventions for preventing falls in the elderly [review]. *Cochrane Database of Systematic Reviews* [computer file]. (2):CD000340, 2000.

Hochberg M. preventing fractures in postmenopausal women with osteoporosis: a review of recent controlled trials of antiresorptive agents. *Drugs Aging* 2000;17:317-330.

Janowsky JS, Oviatt SK, Orwoll ES. Testosterone influences spatial cognition in older men. *Behav Neurosci* 1994;108:325-332.

Jean-Louis G, von Gizycki H, Zizi F Melatonin effects on sleep, mood, and cognition in elderly with mild cognitive impairment. *J Pineal Res* 1998;25:177-183.

Johansen KL, Mulligan K, Schambelan M. Anabolic effects of nandrolone decanoate in patients receiving dialysis: a randomized controlled trial. *JAMA* 1999;281:1275-1281.

Kamel H, Perry HM, Morley JE. Failure to manage osteoporosis in patients with hip fracture. *Am J Med* 2000, in press.

Mooradian AD, Morley JE, Korenman SG. Endocrinology in aging. *Disease-A-Month* 1988;34(7):393-461.

Mooradian AD, Wong NC. Age-related changes in thyroid hormone action. *Eur J Endocrinol* 1994;131:451 461.

Morley JE. Anorexia of aging: physiologic and pathologic. *Am J Clin Nutr* 1997;66:760-773.

Morley JE. Growth hormone: fountain of youth or death hormone? *J Am Geriatr Soc* 1999;47:1475-1476.

Morley JE. Protein-energy malnutrition in older subjects. *Proc Nutr Soc* 1998;57:587-592.

Morley JE, Alshaher MM, Farr SA, et al. Leptin and neuropeptide Y (NPY) modulate nitric oxide synthase: further evidence for a role of nitric oxide in feeding. *Peptides* 1999;20:595-600.

Morley JE, Kaiser F, Raum WJ, et al. Potentially predictive and manipulable blood serum correlates of aging in the healthy human male: progressive decreases in bioavailable testosterone, dehydroepiandrosterone sulfate, and the ratio of insulinlike growth factor 1 to growth hormone. *Proc Natl Acad Sci USA* 2000;94:7537-7542.

Morley JE, Kaiser FE, Sih R, et al. Testosterone and frailty. *Clin Geriat Med* 1997;13:685-695.

Morley JE, Perry HM III, Baumgartner RP, et al. Leptin, adipose tissue and aging: is there a role for testosterone? *J Gerontol Biol Sci* 1999;54A:B108-B109.

Morley JE, Perry HM III. Androgen deficiency in aging men: role of testosterone replacement therapy. *J Lab Clin Med* 2000;135:370-378.

Morley JE, Unterman TG. Hormonal fountains of youth. *J Lab Clin Med* 2000; 135:364-366.

Perry HM III, Horowitz M, Morley JE, et al. Longitudinal changes in serum 25-hydroxyvitamin D in older people. *Metabolism* 1999;48:1028-1032.

Rosano GM, Leonardo F, Pagnotta P, et al. Acute anti-ischemic effect of testosterone in men with coronary artery disease. *Circulation* 1999;99:1666-1670.

Rudman D. Growth hormone, body composition and aging. *J Am Geriatr Soc* 1985; 33:800-807.

Sih R, Kamel H, Hosani M, et al. Dehydroepiandrosterone and pregnenolone. *Horm Replacement Ther* 1999;15:241-259.

Sih R, Morley JE, Kaiser FE, et al. Effects of pregnenolone on aging. *J Invest Med* 1997;45:348A.

Sih R, Morley JE, Kaiser FE, et al. Testosterone replacement in older hypogonadal men: a 12-month randomized controlled trial. *J Clin Endocrinol Metab* 1997;82:1661-1667.

Snowdon D. Early natural menopause and duration of post-menopausal life. *J Am Geriatr Soc* 1990;38:402.

Snyder PJ, Peachey H, Hannoush P, et al. Effect of testosterone treatment on body composition and muscle strength in men over 65 years of age. *J Clin Endocrinol Metab* 1999;84:2647-2653.

Snyder PJ, Peachey H, Hannoush P, et al. Effect of testosterone treatment on bone mineral density in men over 65 years of age. *J Clin Endocrinol Metab* 1999;84:1966-1972.

Stratton RJ, Elia M. A critical systematic analysis of the use of oral nutritional sup. plements in the community. *Clin Nutr* 1999;18(Suppl 2):29-84.

Takala J, Ruokonen E, Webster NR, et al. Increased mortality associated with growth hormone treatment in critically ill adults. *N Engl J Med* 1999;341:785-792.

Tinetti ME, Williams CS. Falls, injuries due to falls and the risk of admission to a nursing home. *N Engl J Med* 1997;337:1249-1284.

Truica T, Sweeney M. Prevalence of erectile dysfunction with respect to age, culture and socioeconomic status as assessed by the Men's Health Survey. *Aging Male* 1998 (Suppl 1):11.

Uchida K, Okamoto N, Ohara K, et al. Daily rhythm of serum melatonin in patients with dementia of the degenerate type. *Brain Res* 1996;717:154-159.

Yeh SS, Schuster MW Geriatric cachexia: the role of cytokines. *Am J Clin Nutr* 1999;70:183-197.

Yeh SS, Wu SY, Lee TP, et al. Improvement in qualify-of-life measures and stimulation of weight gain after treatment with megestrol acetate oral suspension in geriatric cachexia: results of a double-blind, placebo-controlled study. *J Am Geriatr Soc* 2000;48:485-492.

Yen SS, Morales AJ, Khorram O. Replacement of DHEA in aging men and women. Potential remedial effects. *Ann NY Acad Sci* 1995;774:128-142.

49. SÍNDROMES APUD

Avrum Bluming

I. **Princípios gerais.** A célula APUD, um termo cunhado por Pearse em 1968, constitui uma família de células neurossecretórias amplamente distribuídas por todo o corpo, que compartilham uma via sintética comum para a produção de hormônios a partir dos quais se derivou o acrônimo APUD. Isso inclui a capacidade para captação do precursor amina (do inglês: **a**mine **p**recursor **u**ptake) e subseqüente **d**escarboxilação, resultando na síntese de aminas bioativas ou hormônios polipeptídeos. Esta classificação permanece válida apesar de a evidência experimental subseqüente ter desafiado a noção de uma origem embriológica comum para as células APUD conforme originalmente proposto por Pearse.

A. **Localização.** Elas são encontradas:

1. No sistema neuroendócrino central e periférico (do hipotálamo e hipófise até os gânglios autonômicos periféricos e medula supra-renal).
2. No trato gastrointestinal (da faringe até o ânus).
3. Na mucosa pulmonar.

B. A **função** das células APUD é a regulação neuroendócrina dos mecanismos homeostáticos normais, incluindo o tônus vasomotor, assim como do metabolismo dos carboidratos, cálcio e eletrólitos. Cada célula APUD normalmente sintetiza, armazena e secreta a sua única amina ou polipeptídeo e é responsiva ao seu ambiente para a estimulação e a secreção deste.

C. **Classificação.** São produzidas três classes de hormônios ou regulados pelas células APUD. Estes são (1) as aminas (produzidas pelas células APUD), (2) os polipeptídeos (produzidos pelas células APUD) e (3) os esteróides (produzidos pelo córtex supra-renal mesodérmico e pelas gônadas). Os esteróides não são produtos das células APUD, mas se envolvem nas síndromes APUD, pois eles são responsáveis pelas ações tróficas dos polipeptídeos APUD. Os hormônios específicos nas primeiras 2 categorias são listados na Tabela 49.1.

A hiperplasia ou os neoplasmas das células produtoras destes hormônios são chamados APUDomas, um termo primeiramente empregado por Szijj em 1969 para descrever um carcinoma medular da tireóide que estava secretando hormônio adrenocorticotrópico (ACTH).

Dependendo da localização do tumor e do produto hormonal específico, um APUDoma pode ser caracterizado como:

1. **Entópico (ortoendócrino).** A célula APUD está na sua localização normal, produzindo quantidades excessivas de seu hormônio nativo. Por exemplo, um adenoma de célula β no pâncreas hipersecreta a insulina.
2. **Ectópico (paraendócrino).** Os polipeptídeos e, ocasionalmente, as aminas são produzidas pelos tumores, geralmente malignos, que estão localizados em áreas que normalmente não produzem estas substâncias humorais. O termo *ectópico* algumas vezes é usado para descrever adenomas embriologicamente mal localizados, como os adenomas mediastinais da paratireóide ou feocromocitomas de um gânglio simpático. Nessas instâncias, a secreção é entópica, mas o tecido tumoral está, embriologicamente, erroneamente localizado. As verdadeiras síndromes provêm de tumores das glândulas endócrinas ou de órgãos não considerados endócrinos que, quando malignos, hipersecretam hormônios polipeptídeos que não são nativos daquela glândula ou tecido. Por exemplo:
   a. Uma malignidade das células da ilhota produzindo a **síndrome de Zollinger-Ellison** pela elaboração de um pró-hormônio de elevado peso molecular de gastrina, não nativo ao pâncreas.
   b. Um carcinoma *oat cells* no pulmão hipersecretando o pró-hormônio do ACTH, resultando em **síndrome de Cushing.**

Tabela 49.1 Hormônios de células APUD

I. Aminas
  1. Catecolaminas
    a. Epinefrina
    b. Norepinefrina
    c. Dopamina
  2. Serotonina
  3. Histamina
  4. Tiroxina
  5. Acetilcolina
II. Polipeptídeos
  1. Hormônios trópicos hipotalâmicos e hipofisários
    a. Hormônio adrenocorticotrópico
    b. Prolactina
    c. Hormônio de crescimento
    d. Hormônio estimulante dos melanócitos
    e. Hormônio estimulante da tireóide
    f. Somatostatina
  2. Tirocalcitonina
  3. Hormônio da paratireóide
  4. Hormônios gastropancreáticos
    a. Gastrina
    b. Secretina
    c. Colecistoquinina-pancreozimina
    d. Peptídeo inibidor gástrico
    e. Substância P
    f. Insulina
    g. Glucagon
    h. Somatostatina
    i. Polipeptídeo pancreático humano
    j. Polipeptídeo intestinal vasoativo

APUD, captação e descarboxilação dos precursores amina.

II. Síndromes APUDomas (Tabela 49.2) podem ser categorizadas como a seguir:

A. Entópico

1. Trato gastrointestinal

a. **Carcinóide.** Primeiramente descrito por Obendorfer em 1907, este tumor é o tumor mais freqüentemente encontrado do sistema APUD. A incidência de tumores carcinóides é estimada em aproximadamente 1,5 caso por 100.000 da população geral (aproximadamente 2.500 casos por ano nos Estados Unidos). Os tumores carcinóides foram identificados por todo o trato gastrointestinal, incluindo o esôfago, estômago, duodeno, jejuno, íleo, divertículo de Meckel, apêndice, cólon, reto, ductos biliares, pâncreas e fígado. Eles também foram encontrados na laringe, no timo, no pulmão, na mama, no ovário, na uretra e nos testículos.

(1) **O produto secretório** do tumor é primariamente a 5-hidroxitriptamina (serotonina), apesar de existirem relatos de outros hormônios produzidos por este tumor, inclusive a bradicinina, o hidroxitriptofano, as prostaglandinas, a substância P, a neuroquinina A (NKA), a tirocalcitonina, o polipeptídeo pancreático, o peptídeo relacionado com o gene da calcitonina (CGRP), polipeptídeos intestinais vasoativos (VIP) e a histamina.

Tabela 49.2 Síndromes APUDomas

Tipo tumoral	Síndrome clínica	Sítio	Hormônio(s)
		ENTÓPICO	
Carcinóide	Rubor/diarréia/sibilos	Parte média do intestino anterior	Serotonina
		Pâncreas/intestino anterior	
		Medula supra-renal	
Insulinoma	Hipoglicemia	Pâncreas/útero	Insulina, IGF
		Fígado retroperitoneal	
Glucagonoma pancreático	Dermatite/demência	Pâncreas	Glucagon
	Diabetes/TVP		
Gastrinoma	Doença ulcerosa	Estômago	Gastrina
		Duodeno	
Somatostatina	Diabetes/esteatorréia, colelitíase	Pâncreas	Somatostatina
Adenoma da hipófise anterior	Síndrome de Cushing	Glândula hipófise anterior	ACTH
	Hiperpigmentação		MSH
	Acromegalia, gigantismo		GH
	Galactorréia		Prolactina
Carcinoma medular		Glândula tireóide	Calcitonina
	Diarréia		Prostaglandina
Feocromocitoma	Hipertensão	Medula da supra-renal	Epinefrina
Ganglioneuroma		Gânglios simpáticos	Norepinefrina
Neuroblactoma			

ECTÓPICO			
Carcinoma broncogênico	Síndrome de Cushing	Pulmão	ACTH
Carcinóide brônquico ou intestinal		Brônquios ou intestino	
Câncer epitelial do timo		Timo	
Tumor das células das ilhotas do pâncreas		Pâncreas	
Câncer medular da tireóide		Tireóide	
Feocromocitoma		Medula supra-renal	
Gastrinoma	Síndrome de Zollinger-Ellison	Pâncreas	Gastrina
VIPoma	Diarréia aquosa Hipopotassemia Alcalose	Pâncreas	VIP

APUD, captação e descarboxilação dos precursores amina; ACTH, hormônio adrenocorticotrópico; TVP, trombose venosa profunda; GH, hormônio do crescimento, somatotropina; IGF, fator de crescimento semelhante à insulina; MSH, hormônio estimulante dos melanócitos; VIP, polipeptídeo intestinal vasoativo.

(2) Os **sintomas** associados à síndrome carcinóide clássica (que ocorre em menos de 10% dos pacientes com tumores carcinóides) incluem:

(a) **Rubor** (encontrado em 49% dos pacientes sintomáticos; uma erupção semelhante a uma pelagra em casos graves). Este sintoma habitualmente é atribuído aos efeitos da bradicinina secretada, hidroxitriptofano e prostaglandinas. Ele é ocasionalmente responsivo a uma combinação de um bloqueador H_1 difenidramina e o bloqueador H_2 cimetidina. A niacina particularmente pode aliviar a erupção semelhante à pelagra.

(b) **Diarréia** (encontrada em 83% dos pacientes sintomáticos) é atribuída aos efeitos da serotonina, prostaglandina e bradicinina. Ela também pode responder aos antagonistas da serotonina ciproeptadina ou metissergida.

(c) **Broncoespasmo** (encontrado em 6% dos pacientes sintomáticos) é atribuído à bradicinina, histamina e prostaglandinas, e também pode ser responsivo à metissergida.

Todos os seguintes são atribuídos aos efeitos do serotonina.

(d) **Espasmo da artéria coronária provocando *angina pectoris*.**

(e) **Fibrose endocárdica.**

(f) **Artropatia.**

(g) **Intolerância à glicose.**

(h) **Hipotensão.**

Apenas 7 a 10% dos pacientes com tumores carcinóides, mas até 45% daqueles com metástases hepáticas, relataram apresentar qualquer um dos sintomas citados da síndrome carcinóide. Esta observação foi atribuída à meia-vida curta da serotonina (menos de 1 minuto) e à extração hepática muito alta deste composto químico da circulação.

(3) O **diagnóstico** de um tumor carcinóide não funcionante é feito pela biópsia e corte histológico. Os pacientes com tumores carcinóides funcionantes podem ser diagnosticados medindo-se a excreção urinária de 24 horas do ácido 5- hidroxiindoleacético (5-HIAA). Um valor superior a 9 mg por 24 horas em um paciente sem má absorção ou maior do que 30 mg por 24 horas em um paciente com má absorção é relatado como diagnóstico.

(4) O **tratamento** preferencial é a excisão cirúrgica do tumor primário e, quando possível, das metástases hepáticas ou nodais, pois este tumor geralmente cresce a um passo indolente. Quando as metástases sintomáticas não podem ser removidas, a terapia paliativa com o análogo de ação longa da somatostatina (acetado de octreotídeo, Sandostatina) foi relatada como benéfica tanto para o controle dos sintomas quanto para a redução do ônus tumoral.

Uma revisão recente de 300 pacientes com tumores carcinóides tratados com interferon-? durante um período médio de 2,5 anos concluiu que este agente tem efeitos antitumorais significativos em 70 a 80% dos pacientes, conforme manifestado pelo controle bioquímico e pela inibição do crescimento tumoral. A progressão tumoral geralmente ocorreu em 3 a 9 meses após a interrupção da droga.

A taxa de sobrevida média em 5 anos para todos os casos de tumores carcinóides é de 82%. Ela é de 94% se o tumor for localizado, 64% com envolvimento dos linfonodos regionais e 18% com metástases a distância.

b. **Insulinomas.** Este tumor geralmente surge das células β das ilhotas pancreáticas de Langerhans. O tumor, que geralmente é benigno, pode ser uma lesão solitária ou parte de uma síndrome de neoplasia endócrina múltipla (NEM).

(1) Os **sintomas** são devidos à hipoglicemia por secreção excessiva ou inapropriada da insulina.

(2) O **diagnóstico** geralmente é feito pelo radioimunoensaio (RIA) ou nível de insulina plasmático, que geralmente é alto ou normal-alto.

(3) O **tratamento** é a remoção cirúrgica do tumor, se possível. Se o tumor for maligno, e não puder ser completamente excisado, os sintomas hipoglicêmicos podem ser controlados com diazóxido, corticosteróides ou o análogo de ação longa da somatostatina (Sandostatina).

c. **Glucagonoma pancreático** geralmente é devido a um tumor maligno das células α das ilhotas de Langerhans. Sessenta a 85% dos pacientes têm doença metastática no momento do diagnóstico.
   (1) O **quadro clínico** é uma erupção característica em um paciente diabético. A erupção, chamada eritema migrante necrolítico, consiste em bolhas epidérmicas superficiais, cicatriz central e disseminação periférica com uma borda definida. O eritema pode ocorrer em qualquer parte, mas tem uma predileção pela parte inferior do abdome e áreas de atrito, como a virilha ou coxas. A glossite, anemia e perda de peso foram relatados também.
   (2) O **diagnóstico** é feito pela RIA de um glucagon plasmático elevado. A insulina plasmática também freqüentemente está elevada como uma reação compensatória. O tumor pode ser localizado pela angiografia pancreática.
   (3) O **tratamento** desta síndrome catabólica é a excisão cirúrgica, quando possível. A infusão seletiva intra-arterial de estreptozocina para as metástases hepáticas sintomáticas podem ser benéficas. O controle dos sintomas e a redução dos níveis de glucagon foram relatados usando-se o análogo de ação longa da somatostatina (Sandogastrina).

d. **Gastrinoma** deve-se a uma hiperplasia da célula G (secretora de gastrina) ou carcinoma no estômago ou duodeno. O hipergastrinismo inapropriado é estimulado por uma refeição ingerida e não é afetado pela estimulação de secretina. A possibilidade de uma síndrome de gastrinoma deve ser imaginada em todos os pacientes com doença ulcerosa e naqueles com diarréia secretória inexplicada.
   (1) O **quadro clínico** varia de uma ulceração duodenal quase que assintomática até a perfuração aguda de uma úlcera jejunal. Este quadro clínico pode ser indistinguível daquele devido a um gastrinoma pancreático e, portanto, é denominado **pseudo-síndrome de Zollinger-Ellison.**
   (2) **Tratamento.** Os sintomas ulcerativos geralmente respondem completamente à antrectomia cirúrgica. As terapias alternativas incluem o omeprazol, um benzidamidazol que suprime a secreção do ácido gástrico pela inibição da ATPase sódio-potássio das células parietais, e o análogo de ação longa da somatostatina (acetato de octreotídeo, Sandostatina).

e. **Somatostatina.** A somatostatina, primeiramente identificada como um polipeptídeo do hipotálamo, é um inibidor da liberação da somatotropina (hormônio do crescimento) da hipófise anterior. Ela também está presente entopicamente no pâncreas, de onde ela inibe a liberação de insulina e de glucagon. O tumor responsável por esta síndrome geralmente é um neoplasma pancreático maligno, com 83% dos pacientes relatados com doença metastática no momento do diagnóstico.
   (1) **Sinais e sintomas** desta síndrome incluem:
      (a) Diabetes melito leve.
      (b) Esteatorréia (geralmente com dispepsia e diarréia).
      (c) Cálculos biliares.
      (d) Anemia.
      (e) Perda de peso.
   (2) O **diagnóstico** é confirmado quando os níveis plasmáticos de somatostatina estão elevados enquanto os da insulina e do glucagon estão deprimidos, distinguindo este APUDoma de um glucagonoma.
   (3) O **tratamento** consiste na remoção do tumor, se possível. A estreptozocina pode ajudar a encolher as metástases sintomáticas.

2. **Glândula hipófise anterior**
   a. **Características clínicas**
      (1) A hiperprodução de ACTH provoca síndrome de Cushing.
      (2) A hiperprodução de hormônio estimulante do melanócito causa hiperpigmentação.

(3) A hiperprodução do hormônio do crescimento provoca acromegalia ou gigantismo.
(4) A hiperprodução da prolactina provoca galactorréia.

b. O **tratamento** para todas as características citadas no item anterior é a ablação da glândula hipófise pela irradiação ou pela cirurgia seguida pela terapia de reposição apropriada.

3. **Glândula tireóide.** O carcinoma medular da tireóide produz calcitonina, que não causa sintoma algum, e a prostaglandina, que freqüentemente é responsável por diarréia.

a. O **tratamento** é a tireoidectomia total e a remoção de todos os linfonodos envolvidos.

b. Este tumor pode ser uma lesão solitária ou parte da NEM tipo 2.

4. **A medula da supra-renal e outros gânglios simpáticos.** Estes tumores variam desde o feocromocitoma relativamente bem diferenciado e benigno (que pode ser um tumor solitário ou parte da NEM), ganglioneuroma e paraganglioma até o neuroblastoma altamente maligno.

B. Ectópico

1. **Síndrome de Cushing**

a. **Esta é a síndrome APUD ectópica mais freqüentemente encontrada** e geralmente deve-se ao seguinte:
(1) Carcinoma broncogênico (mais freqüentemente do tipo pequenas células).
(2) Tumores carcinóides do brônquio ou do intestino.
(3) Carcinoma epitelial do timo.
(4) Tumores de células das ilhotas do pâncreas.
(5) Carcinoma medular da tireóide.
(6) Feocromocitoma.

Foi relatada também nas doenças malignas primárias do ovário, fígado e mama. Digno de nota, em 1928 Brown relatou estigmas clínicos de hiperatividade cortical supra-renal em um paciente com câncer do pulmão, 4 anos antes de Cushing descrever este complexo sintomático ao qual o seu nome foi anexado.

b. **Os sintomas** incluem:
(1) Hipopotassemia, freqüentemente com alcalose associada.
(2) Hiperglicemia.
(3) Hipertensão.
(4) Hirsutismo.
(5) Edema.
(6) Profunda fraqueza e atrofia muscular.

As outras características observadas na síndrome de Cushing hipofisária ou excesso exógeno de corticosteróides, como a obesidade centrípeta, estrias cutâneas, facies lunar, corcova de búfalo e pigmentação aumentada, são menos comuns e são relatadas como sendo mais comuns nos carcinóides relativamente indolentes, timomas e feocromocitomas.

c. O **diagnóstico** começa com se pensar na possibilidade do contexto clínico apropriado. Quando estão presentes as características citadas, um ACTH plasmático maior do que 200 pg/mL é altamente sugestivo de produção ectópica de ACTH. A abordagem bioquímica mais simples é obter um nível de cortisol às 8 horas da manhã e às 6 horas da tarde (nas síndromes de ACTH ectópico, estes geralmente estão acima de 40 μg/mL, mostrando a perda da variação diurna), e, depois, um nível de cortisol às 8 horas da manhã e nível de ACTH após 2 mg de dexametasona administrados a cada 6 horas por 8 doses (48 horas). Em 95% das produções hormonais ectópicas, os níveis de ACTH e de cortisol não suprimirão (*i. e.*, não cairão para mais de 60% dos seus valores prévios). Se os resultados desses estudos forem compatíveis com a produção ectópica de ACTH, uma avaliação cuidadosa para um tumor deve ser realizada e continuada até que a fonte da hiperprodução do ACTH tenha sido identificada.

d. O **tratamento** deve ser direcionado para a erradicação do tumor primário, quando possível, usando-se cirurgia, radioterapia e/ou quimioterapia conforme determinado pelas características histológicas e localização do tumor primário. Se o tratamento direcionado ao tumor primário fracassar, as drogas que inibem a produção de cortisol adrenal podem ser testadas, incluindo a aminoglutetimida, metirapone ou mitotano. Em casos raros de excesso crônico de ACTH ectópico e tumores indolentes, a adrenalectomia bilateral pode ser considerada.

2. **Síndrome de Zollinger-Ellison (gastrinoma pancreático).** Em 1955, Zollinger e Ellison descreveram dois pacientes com doença ulcerosa péptica fulminante e tumores não-células β das ilhotas do pâncreas. Supõe-se que a gastrina produzida por esses tumores pancreáticos provenha da célula D pancreática. A maioria desses tumores é multifocal dentro do pâncreas, e, apesar de aproximadamente 25% desses tumores serem adenomas benignos, 60 a 75% são malignos e já metastatizaram no momento do diagnóstico. Trinta a 50% dos pacientes pertencem a famílias com uma história de síndromes NEM.
   a. Os **sintomas** incluem:
      (1) Doença ulcerosa péptica grave, manifestada habitualmente por dor. As úlceras comumente são múltiplas, freqüentemente recorrentes e freqüentemente localizadas em locais atípicos.
      (2) Diarréia, que pode preceder os sintomas ulcerosos pode ser a característica dominante da apresentação em 15 a 20% dos casos.
   b. O **diagnóstico** é feito pelo RIA para níveis de gastrina circulantes que são 10 vezes maiores do que o normal. Em 60 a 70% dos pacientes, o tumor não pode ser localizado radiologicamente na ausência de metástases. O uso de um cateterismo venoso seletivo em associação com um estímulo provocativo como a secretina pode fornecer uma localização acurada do tumor. Em 30 a 50% dos pacientes coexistem síndromes NEM associadas.
   c. O **tratamento** compreende o bloqueio de células receptoras parietais com a cimetidina, ranitidina ou omeprazole e a completa extirpação do tumor, se possível. Se não for possível a remoção cirúrgica, a antrectomia ou a gastrectomia total podem ser necessárias.
3. **VIPoma (síndrome WDHA, também chamada cólera pancreática).** O agente hormonal responsável é um VIP normalmente secretado pela mucosa tanto do intestino delgado quanto do intestino grosso e, neste caso, ectopicamente secretado por um tumor não-célula β do pâncreas. Esta síndrome também foi observada em pacientes com carcinoma broncogênico e neuroblastoma.
   a. Os **sintomas** tipicamente incluem os seguintes (e compõem o acrônimo de síndrome WDHA):
      (1) Diarréia aquosa (do inglês: *watery diarrhea*).
      (2) Hipopotassemia.
      (3) Alcalose.
   b. O **tratamento** é cirúrgico e consiste na excisão cirúrgica, se possível. Alguns relatos implicaram as prostaglandinas na patogênese desta síndrome, e a indometacina, um inibidor da síntese das prostaglandinas, algumas vezes tem sido benéfica. Os sintomas também podem ser controlados com o análogo de ação longa da somatostatina (acetato de octreotídeo, Sandostatina).

C. **Síndromes NEM.** As endocrinopatias, entópicas ou ectópicas, podem ocorrer em combinação suficientemente freqüente para serem designadas síndromes NEM. Estas associações são geralmente genéticas e transmitidas como um traço autossômico dominante. As endocrinopatias podem se apresentar de uma maneira sincrônica com manifestações endócrinas aberrantes simultâneas ou, mais comumente, de uma maneira metacrônica, na qual um componente da NEM precede os demais por vários anos. Existem agora três associações genéticas bem estabelecidas de NEM:

1. **NEM 1** inicialmente descrita por Wermer, esta síndrome é composta de três sítios de endocrinopatias componentes: a paratireóide, a hipófise anterior e as células da ilhota pancreática. Um defeito genético, a perda alélica na região 11q12-11q13, foi ligado a este distúrbio.
   a. **Paratireóide.** Geralmente hiperplasia provocando níveis aumentados de hormônio paratireóide.
   b. **Hipófise anterior**
      (1) Aumento da prolactina, causando lactação e a amenorréia na mulher.
      (2) Aumento do hormônio de crescimento, causando acromegalia.

(3) Aumento do hormônio ACTH-estimulante dos melanócitos, causando síndrome de Cushing ou hiperpigmentação.
(4) Aumento do hormônio estimulante da tireóide, causando hipertireoidismo.
(5) Aumento nas gonadotropina, causando síndromes de feminização ou masculinização.

c. **Células das ilhotas pancreáticas**
(1) Hipergastrinemia ectópica com síndrome de Zollinger-Ellison.
(2) Liberação ectópica de VIP com síndrome WDHA.
(3) Liberação ectópica de ACTH provocando síndrome de Cushing.
(4) Hormônio da paratireóide ectópica causando hiperparatireoidismo.
(5) Hiperinsulinismo entópico.
(6) Hiperglucagonismo entópico.
(7) Liberação entópica do polipeptídeo pancreático humano. Este peptídeo, que por si mesmo não é identificado com nenhuma síndrome clínica, tem ações farmacológicas e, presumivelmente, fisiológicas, que parecem ser antagônicas à colecistoquinina-pancreazimina (*i. e.*, relaxa as contrações da vesícula biliar e inibe a liberação da enzima pancreática exócrina). Ele é deficiente nos pacientes com obesidade e com fibrose cística do pâncreas e ela é excessivamente elaborado em resposta a uma refeição nos pacientes com NEM1. Mais importante, constatou-se que ele é um excelente marcador no estado de jejum dos pacientes NEM1 com tumores das células das ilhotas.

2. **NEM2A.** Inicialmente descrita por Sipple, esta síndrome também é composta por três componentes de endocrinopatia: carcinoma medular da tireóide, feocromocitoma supra-renal e hiperplasia secundária da tireóide.

a. **Carcinoma medular da tireóide** geralmente está presente em ambos os lobos da glândula tireóide e consiste em tumores microscópicos, impalpáveis. Um padrão diagnóstico histológico é a presença de amilóide no carcinoma da tireóide, que é relatado como contendo o pró-hormônio da tirocalcitonina. Este tumor também pode elaborar o ACTH ectópico e a prostaglandina.

b. **Feocromocitoma supra-renal** é bilateral em 70% dos casos e raramente é maligno. As lesões-satélite podem estar presentes nos gânglios simpáticos, variando do mediastino até a bexiga. É importante **excluir o feocromocitoma antes de operar um carcinoma medular da tireóide,** pois a anestesia geral administrada a pacientes com feocromocitomas não tratados pode provocar crises hipertensivas e morte.

c. **Hiperplasia secundária da paratireóide** com níveis elevados de paratormônio geralmente desaparece quando o carcinoma medular da tireóide (com aumento associado da tireocalcitonina circulante) é ressecado.

3. NEM2B

a. Esta síndrome, originalmente descrita por Schimke *et al.*, é similar ao NEM2A. Adicionalmente ao carcinoma medular da tireóide e aos feocromocitomas observados nesta última síndrome, esses pacientes freqüentemente apresentam:
- Múltiplos neuromas dos lábios, boca e língua.
- Hábito marfanóide.
- Mandíbula proeminente.
- *Pectus excavatum.*

Hiperparatireoidismo geralmente não é observado nesta síndrome, que geralmente é mais agressiva do que a NEM1A.

b. O **tratamento** dos componentes tireoidianos e supra-renais nesta síndrome é cirúrgico, assim como no tipo 2A. A ressecção supra-renal bilateral e a tireoidectomia total com dissecção central do nodo são recomendados.

Referências Selecionadas

Averbuch SD, Baylin SB, Chahinian AP, et al. Neoplasms of the neuroendocrine system. In: Holland JR, Frei D III, Bast RC Jr, et al., eds. *Cancer medicine,* 3rd ed. Philadephia: Lea & Febiger, 1993.

Baylin SB. APUD cell fact and fiction. *Trends Endocrinol Metab* 1990;1:1981.

Bluming AZ, Berez RR. Successful treatment of unstable angina in malignant carcinoid syndrome using the long acting somatostatin analogue SMS 201-995 (Sandostatin). *Am J Med* 1988;85:872-874.

Brown WH. A case of pluriglandular syndrome. Diabetes of bearded women. *Lancet* 1928;2:1022.

Edney JA, Hoffmann S, Thompson JS, et al. Glucagonoma syndrome is an underdiagnosed entity. *Am J Surg* 1990;160:625.

Friesen SR. The APUD syndromes. *Prog Clin Cancer* 1982;8:75.

Gordon P, Comis RJ, Maton PN, et al. Somatostatin and somatostatin analogue (SMS 201-995) in treatment of hormone secreting tumors of the pituitary and gastrointestinal tract and non-neoplastic disease of the gut. *Ann Intern Med* 1989;110:35.

Kvols LK, Perry RR, Vinik AI, et al. Neoplasms of the neuroendocrine system and neoplasms of the gastroenteropancreatic endocrine system. In: Holland JF, Frei E III, eds. *Cancer medicine,* 5th ed. Hamilton, Ontario: BC Decker, 2000;1121.

Larsson C, Skogseid B, Oberg K, et al. Multiple endocrine neoplasia type 1 gene maps to chromosome 11 and is lost in insulinoma. *Nature* 1988;332:85.

Oberg K. The action of interferon alpha on human carcinoid tumors. *Semin Cancer Biol* 1992;3:35.

Pearse HGE. Common cytochemical and ultrastructural characteristics of cells producing polypeptide hormones (the APUD series) and their relavance to thyroid and ultimobranchial C cells and calcitonin. *Proc R Soc Lond* 1968;170:171.

Ram MD. Apudomas. *Curr Surg* 1981;38:230.

Sipple JH. The association of pheochromocytoma with carcinoma of the thyroid gland. *Am J Med* 1961;31:163.

Szijj I, et al. Medullary cancer of the thyroid gland associated with hypercorticism. *Cancer* 1969;24:16.

Temple WJ, Sugarbaker EV, Ketcham AS. The APUD system and its apudomas. *Int Adu Surg Oncol* 1981;4:255.

Vinik AI, Thompson NW, Averbuch SD. Neoplasms of the gastroenteropancreatic endocrine system. In: Holland JF, Frei D III, Bast RC Jr, et al., eds. *Cancer medicine,* 3rd ed. Philadephia: Lea & Febiger, 1993.

50. Neoplasias Endócrinas Múltiplas (Síndromes NEM)

Alfred M. Dashe

I. O termo neoplasia endócrina múltipla (NEM), que sucede à designação anterior adenomatoses endócrinas múltiplas", refere-se a um grupo de síndromes de distúrbios familiares manifestado por múltiplas anomalias endócrinas, neoplasmas (freqüentemente malignos) e freqüentemente outras displasias tissulares associadas. Elas são síndromes de "hormônios ectópicos", geralmente marcadas por múltiplas anormalidades hormonais e são consideradas distúrbios genéticos.

A. **História.** Os patologistas notaram a associação de distúrbios pluriglandulares por volta do início do século XX, mas o moderno reconhecimento é creditado por Wermer, que primeiramente propôs o termo adenomatose endócrina múltipla, descrevendo uma síndrome de tumores envolvendo a glândula hipófise, células das ilhotas pancreáticas e a glândula paratireóide. Sipple descreveu uma síndrome de carcinoma da tireóide e feocromocitoma. Schimke notou um subgrupo da síndrome de Sipple manifestado por neurofibromatoses e outras anomalias genéticas em associação com os padrões de Sipple. A síndrome de Zollinger-Ellison (ZE) apesar de aparentemente ser suposta como em separado, agora é considerada uma variante da NEM.

B. **Genéticas.** Estes distúrbios são autossômicas dominantes e altamente penetrantes, apesar de freqüentemente assincrônicos e periódicos em expressão. Apesar de a metade dos casos recém-diagnosticados serem esporádicos (*i. e.*, mutante), 50% dos filhos de tais indivíduos desenvolverão a mesma síndrome NEM dos seus pais. Os distúrbios genéticos são complexos e ainda não completamente identificados. Os estudos familiares e de "linkagem" mapearam NEM1 a deleções do braço longo no cromossomo 11 e NEM2A da região paricentromérica do cromossomo 10. Por exemplo, sugeriu-se que a NEM1 é causada por uma mutação em um gene ou genes de supressão tumoral quando duas cópias em uma célula precursora tumoral foram segmentalmente inativadas (oncogênese *two hits*). Atualmente, o teste para tais mutações apenas é possível em instalações de pesquisa. No carcinoma medular (NEM2A e NEM2B, tipo familiar), o oncogene *RET* foi identificado e é provavelmente 100% preditivo para o desenvolvimento deste tumor. Os estudos de exploração genética dos marcadores serão úteis no futuro para a identificação e avaliação de risco dos pacientes e das famílias. Estão sendo descritas e relatadas novas variações, cada uma contendo algumas das condições mutantes, mas é claro que a classificação rígida destas síndromes não é possível.

C. **Patogênese.** Em 1966, Pearse propôs a teoria APUD (captação e descarboxilação do precursor amina; veja Capítulo 49). Este conceito incorpora a presunção de que os tecidos envolvidos são de origem da crista neural e são potencialmente produtores de hormônios peptídeos. Eles compartilham a habilidade comum de captar os precursores amina e converte-os em hormônios neurotransmissores. Esta teoria é controversa e não parece se encaixar em todos os dados embriológicos e nas observações clínicas do envolvimento dos tecidos não ectodérmicos. Supõe-se que, provavelmente, é uma propensão genética do tecido à hiperestimulação à atividade neoplásica e hiperplásica mediada por fator(es) estimulante(s) do crescimento ainda desconhecido(s).

II. **As classificações NEM** são agrupadas pelo grupo de manifestações e são reconhecidas por consenso da maioria das autoridades. Conforme mencionado anteriormente, variações e exceções a esta regra são comuns. No entanto, a maior parte das autoridades sente que não há nenhum motivo para que síndromes como a de von Hippel-Lindau, neurofibromatoses periféricas e síndrome de McCune-Albright sejam agora reclassificadas como novas síndromes NEM, embora uma percepção das manifestações endócrinas desses distúrbios seja necessária.

A. NEM1

1. **Manifestações**

a. **Hiperparatireoidismo** ocorre em mais de 75% dos pacientes e é o distúrbio mais comumente associado à NEM1, como conseqüência da hiperplasia de mais de uma glândula. Os distúrbios renais e ósseos não estão freqüentemente associados.

b. **Lesões hipofisárias** ocorrem em mais de 50% desses pacientes. Geralmente, eles são tumores não funcionantes associados à hipofunção hipofisária devida à destruição mecânica da glândula, embora seja possível que muitos destes que supostamente eram não funcionantes no passado sejam prolactinomas que não foram detectados em virtude da não-disponibilidade de ensaios apropriados. Menos comumente observados são os prolactinomas funcionantes e os tumores produtores de acromegalia e de síndrome de Cushing. As lesões silenciosas freqüentemente são detectadas apenas pelas técnicas de imagem [tomografia computadorizada (TC) e imagem por ressonância magnética (RM)] realizadas em pacientes com suspeita de NEM1. A acromegalia secundária com adenoma hipofisário pode ser causada pela produção ectópica do fator liberador do hormônio do crescimento (GHRF) a partir de tumores pancreáticos, supra-renais e carcinóides e pode ser inteiramente reversível pela remoção de tais fontes.

c. **Tumores pancreáticos.** Mais de 75% dos pacientes têm tumores pancreáticos. Eles geralmente são múltiplos e podem ser originados das células β ou de outras células das ilhotas. Eles podem estar associados à hipergastreinemia (síndrome ZE). A queixa mais comum dos pacientes com estes tumores é a doença péptica. A hiperinsulinemia e o tumor secretor do polipeptídeo intestinal vasoativo ou VIPoma (cólera pancreática) também podem ser manifestações destes tumores pancreáticos.

d. **Córtex supra-renal.** Aproximadamente 40% têm adenomas da supra-renal ou hiperplasia supra-renal. Tais lesões geralmente não são funcionantes, mas são detectadas como achados incidentais.

e. **Doença tireoidiana.** Aproximadamente 20% dos pacientes têm doenças tireoidianas. Estas incluem tumores, benignos ou malignos (não medulares), ocasionalmente tireotoxicose, bócio colóide e tireoidite de Hashimoto.

f. **Lesões incomuns.** Estas incluem carcinóides, particularmente dos brônquios, assim como lipomas, pólipos gástricos, tumores testiculares e tumores da bainha nervosa.

2. **Avaliação diagnóstica e rastreamento.** NEM1 é rara antes da idade de 10 anos, mas pode se desenvolver em qualquer idade, fazendo um pico entre a segunda e a quarta décadas. O hiperparatireoidismo é a característica de apresentação habitual. O rastreamento da família deve ser realizado após o diagnóstico ter sido estabelecido em um indivíduo, e o paciente deve ser testado periodicamente para outras manifestações. Isso é especialmente importante em pacientes com síndrome ZE (50% destes têm NEM1). A hipergastrinemia pode ser associada a hiperparatireoidismo e aliviada pela paratireoidectomia.

Os testes devem incluir:

a. Cálcio sérico.

b. Prolactina sérica.

c. Gastrina e polipeptídeos pancreáticos séricos.

d. Avaliação para hipoglicemia (p. ex., glicose sanguínea de jejum).

e. TC ou RM para a hipófise para detectar lesões em fase precoce ou silenciosas. A avaliação por imagem do pâncreas é ineficiente para a detecção precoce dos tumores pancreáticos. Os diagnósticos precoces de lesões endócrinas são bioquímicos (p. ex., teste de rastreamento, refeições de estímulo após níveis basais de peptídeos pancreáticos séricos e resposta à gastrina).

B. **NEM2 ou 2A**

1. **Manifestações**

a. **Carcinoma medular da tireóide.** Este ocorre em mais de 90% dos casos. Eles geralmente são multicêntricos e são precedidos pela hiperplasia das células C. Estes tumores produzem calcitonina e, ocasionalmente, outros hormônios, inclusive o hormônio adrenocorticotrópico (ACTH) (com manifestações de Cushing) ou serotonina. A hipercalcitoninemia não tem nenhuma significância fisiológica (p. ex., não causa hipocalcemia), mas é inestimável para o diagnóstico.

b. **Feocromocitoma**

(1) Estes se desenvolvem em mais de 70% dos casos. Eles geralmente são bilaterais e são intra ou extra-supra-renais, e freqüentemente são múltiplos, com hipertensão mantida ou intermitente. Eles geralmente aparecem na terceira ou quarta décadas de vida.

(2) Zeller *et al.* observaram 11 pacientes que tiveram feocromocitoma e tumores das células das ilhotas. Esta síndrome de superposição não tinha nenhuma outra manifestação da síndrome NEM. Portanto, todos os pacientes com feocromocitomas devem ser rastreados para um tumor pancreático por imagem ou por estudos bioquímicos, ou ambos. O método de imagem com o $MIBG^{131}$(Metaiodobenzilguanidina) é particularmente útil para a detecção de tumores medulares supra-renais e dos feocromocitomas, assim como do câncer medular da tireóide. O ácido dimercaptosuccínico ^{99m}Tc também foi considerado útil.

c. **Hiperparatireoidismo** secundário à hiperplasia ocorre em aproximadamente 50% dos pacientes. Isso provavelmente não é uma resposta à hipercalcitoninemia, pois ele pode ocorrer na ausência de um carcinoma medular.

d. **Amiloidose líquen cutâneo familiar rara**, uma erupção pruriginosa localizada (escapular) com NEM2, está claramente associada e é definida como uma síndrome autossômica dominante.

2. **Avaliação diagnóstica e rastreamento.** Os indivíduos sob suspeita devem, provavelmente, ser avaliados a cada 1 a 2 anos. Os estudos devem incluir a determinação do cálcio sérico e da calcitonina plasmática, especialmente após o teste provocativo pela pentagastrina ou cálcio. Os estudos com as catecolaminas, ácido vanilmandélico e metanefrina podem ser realizados. Os ensaios de ACTH também podem ser justificados. O antígeno carcinoembriônico pode ser um bom marcador prognóstico para o carcinoma medular da tireóide, mas a determinação do gene *RET* é o teste mais valioso. O elevado valor preditivo do achado de mutação do oncogene *RET* torna o teste do paciente com uma história familiar (NEM2A e NEM2B) de carcinoma medular da tireóide extremamente importante. Tal achado justifica uma tireoidectomia total profilática mesmo em pacientes assintomáticos em uma idade ainda jovem.

C. **NEM3 ou 2B**

1. **Manifestações clínicas**

a. **Gangliomas múltiplos.** Estes ocorrem em mais de 95% dos pacientes. Eles são especialmente observados nos lábios, pálpebras e língua, produzindo a característica aparência de "lábios calombosos". Também freqüentemente observados são o hábito marfanóide, os nervos corneanos hiperplásicos e a ganglioneuromatose gastrointestinal e o megacólon. A hipertrofia ou a proeminência dos nervos corneanos podem também ser encontradas na NEM2A. Os sintomas gastrointestinais incluem diarréia e distúrbios da motilidade, como o megacólon e constipação grave. Podem se manifestar na infância, sendo, talvez, o primeiro sinal de NEM3.

b. **Carcinoma medular** da tireóide aparece quase universalmente, e a tireoidectomia precoce pode ser a única esperança de cura. A determinação do gene *RET* é confirmatória.

c. **Feocromocitoma** tem uma incidência de aproximadamente 33% na NEM3.

d. Diferente da NEM2, o hiperparatireoidismo é incomum, ocorrendo em menos de 5% dos pacientes.

2. **Avaliação diagnóstica e rastreamento.** Nesta forma de NEM, que pode ter um curso indolente, a avaliação diagnóstica mais importante é clínica. Avaliação para a hipertensão, ganglioneuromas, hipertrofia do nervo corneal e lesões gastrointestinais são a chave para o diagnóstico. Os lábios calombosos e a anormalidade da língua são patognomônicos, mas estudos de biópsia de uma pele aparentemente normal pode revelar anormalidades da bainha do nervo microscopicamente. A avaliação endócrina da NEM3 é a mesma da NEM2.

III. **Tratamento**

A. O tratamento é direcionado para as condições individuais, com as condições adicionais e complicações trazidas pela multicentricidade das lesões. Por exemplo, um carcinoma da tireóide é quase sempre multicêntrico, existindo ou não lesões palpáveis. Portanto, o tratamento precisa ser a tireoidectomia total.

B. As lesões pancreáticas também são multicêntricas; no entanto, a excisão total é impossível ou impraticável na maioria das situações. Por exemplo, o manejo cirúrgico da NEM1 pode incluir a paratireoidectomia com implante de uma das glândulas ou um fragmento dela no antebraço mais ressecção de um tumor endócrino da cauda do pâncreas e enucleação dos tumores na cabeça e no corpo do pâncreas. A pancreatectomia total deve ser evitada.

C. Muitas autoridades recomendam supra-renalectomia bilateral para o feocromocitoma em virtude da freqüente ocorrência bilateral e um elevado grau de recorrência.

D. O rastreamento de todos os componentes possíveis da síndrome deve ser realizado antes de o tratamento ser iniciado. Por exemplo, se um feocromocitoma e um carcinoma medular existem simultaneamente, a cirurgia supra-renal deve ser realizada em primeiro lugar para prevenir crises hipertensivas durante a cirurgia da tireóide. A detecção precoce da síndrome NEM é importante, pois o prognóstico e as taxas de cura são muito melhores com o reconhecimento imediato e o tratamento vigoroso, agressivo.

E. A hipergastrinemia pode ser associada a hiperparatireoidismo e aliviada pela paratireoidectomia.

Referências Selecionadas

Decker RA, Wells SA Jr. Multiple endocrine neoplasia. *Jpn J Surg* 1989;19:645-657.

Hilden JM, Watterson J, Carr CL. Genetic testing for familial cancer. A clinician's perspective. *Minn Med* 1996;79:29-32.

Lallier M, St-Vil D, Giroux M, et al. Prophylactic thyroidectomy for medullary carcinoma in gene carriers of MEN2 syndrome. *J Pediatr Surg* 1998;33:846-848.

Marx S, Spiegel AM, Skarulis MC, et al. Multiple endocrine neoplasia type I: clinical and genetic topics. *Ann Intern Med* 1998;129:484-494.

Pearse AGE. The APUD concept and hormone production. *Clin Endocrinol Metab* 1980;9:211-222.

Schimke RN. Multiple endocrine adenomatosis syndromes. *Adv Intern Med* 1976; 21:249-265.

Schimke RN. Multiple endocrine neoplasia. How many syndromes? *Am J Med Genet* 1990;37:375-383.

Schimke RN, Hartmann WH, Prout TE, et al. Syndrome of bilateral pheochromocytoma, medullary thyroid carcinoma and multiple neuromas. A possible regulatory defect in the differentiation of chromaffin tissue. *N Engl J Med* 1968;279:1-7.

Second International Workshop on Multiple Endocrine Neoplasia Type II Syndromes. Cambridge, UK, Sept. 17-20, 1986. *Henry Ford Hosp Med J* 1987;35:93-175.

Sipple JH. The association of pheochromocytoma with carcinoma of the thyroid gland. *Am J Med* 1961;31:163-166.

Third International Workshop on MEN Type II syndromes. Heidelberg, West Germany, Sept. 28-30, 1989. *Henry Ford Hosp Med J* 1989;37:98-203.

Wermer P: Genetic aspects of adenomatosis of endocrine glands. *Am J Med* 1954;16:363-371.

Zeller JR, Kauffman HM, Komorowski RA, et al. Bilateral pheochromocytoma and islet cell adenoma of the pancreas. *Arch Surg* 1982;117:827-830.

51. RADIOLOGIA, MEDICINA NUCLEAR E ENDOCRINOLOGIA

Sing-Yung Wu

I. **Modalidades de imagem relacionadas com a doença endócrina**

A. **Isotópica**

1. **Iodo radioativo.** A captação do iodo radioativo (RAIU) e a imagem revelam o *status* funcional do tecido tireoidiano, incluindo nódulos, toda a glândula tireóide e os focos metastáticos.
   a. **Iodo 131** (^{131}I). Reservado para a imagem e tratamento do câncer de tireóide e tratamento da glândula ou nódulo tireoidiano hiperfuncionantes.
   b. **Iodo 123**(^{123}I). Substitui outros isótopos do iodo para o RAIU e cintilografia de tireóide de rotina em virtude da sua meia-vida curta (13,3 horas) e baixa dose de radiação para o paciente.
   c. **Preparação do paciente**
      (1) Paciente que *não* está em uso de medicação tireoidiana (tanto o hormônio tireoidiano quanto o antitireoidiano) e que não recebeu nenhum agente contendo iodo recentemente. Preparo do paciente: nenhum.
      (2) Paciente com câncer da tireóide sob dose supressiva de tiroxina (T_4): Interromper o T_4, que tem uma meia-vida (t 1/2) de 6 a 8 dias, por 3 a 4 semanas [até que o hormônio estimulante da tireóide (TSH) > 30 mU/L]; ou parar o T_4 e trocar para a triiodotironina (T_3) (25 μg duas a três vezes ao dia; o T_3 tem um t 1/2 de aproximadamente 1 dia) por 1 mês, então interromper *todas* as medicações por 2 semanas (até o TSH > 30 mU/L). Também é uma boa prática obter-se uma medida sérica de tireoglobulina (Tg) antes da cintilografia.
      Para se evitar a morbidade do hipotireoidismo freqüentemente associado à abstinência do hormônio tireoidiano, o TSH humano recombinante (rhTSH) (Thyrogen®) foi desenvolvido para uso clínico. O paciente recebe 10 unidades (0,9 mg) de rhTSH por duas doses com intervalos de 24 horas. Vinte e quatro horas após a segunda dose, 2 a 4 mCi de ^{131}I é administrado oralmente, e uma cintilografia de corpo inteiro (uma amostra de Tg é obtida antes da dose de ^{131}I) é realizada 48 horas depois.
      (3) O paciente hipertireóideo sob medicamento antitireoidiano como o propiltiouracil (PTU) e o metimazol (MMI): Interromper PTU ou MMI por 3 dias, então, realize a captação e a cintilografia; dar a dose de tratamento do ^{131}I se indicado. Após a administração de ^{131}I (para a doença de Graves ou bócio nodular tóxico), pode ser iniciado PTU ou MMI em 48 horas.
      (4) O paciente que recebeu uma grande dose de iodo (p. ex., agente de radiocontraste): geralmente deve aguardar 2 a 4 semanas para um estudo acurado do RAIU, cintilografia de corpo inteiro com ^{131}I, ou tratamento ablativo para o câncer da tireóide.
2. **Pertecnetato de tecnécio-99^m (^{99m}Tc) (TcO_4).** Captado pela glândula tireóide, mas não organificado. Ele pode fornecer uma imagem tireoidiana razoável mesmo se o paciente estiver sob terapia de reposição hormonal. Pelo fato de não ser um verdadeiro substrato funcional, há uma discordância ocasional entre as cintilografias com o ^{99m}Tc (TcO_4^-) e as com iodo radioativo.
   Preparo do paciente: nenhum.
3. **MIBI ^{99m}Tc (2-metoxi-2-metilpropil-isonitrila).** A localização pré-operatória da glândula paratireóide anormal pode reduzir o tempo, a morbidade pós-operatória e a necessidade de repetição da cirurgia.
   Preparo do paciente: nenhum.
4. **Tálio 201 (^{201}Tl).** As técnicas de imagem usando o ^{201}Tl facilitam a detecção das lesões de câncer tireoidiano metastáticas negativas para o ^{131}I em uma cintilografia de corpo inteiro.
   Preparo do paciente: nenhum.
5. **Iodocolesterol (6-iodometil-19-norcolesterol marcado com ^{131}I, NP-59).** A imagem adrenocortical na doença de Cushing, adenoma produtor de cortisol e aldosteronismo primário.

Preparo do paciente: uma gota de solução saturada de iodeto de potássio (SSKI) ou solução de Lugol VO três vezes ao dia 1 dia antes da imagem e continuada durante o estudo. Para uma cintilografia de supressão, os pacientes recebem 2 mg de dexametasona VO a cada 6 horas começando 2 a 3 dias antes da injeção do NP-59. A medicação é continuada até que a imagem seja completada.

6. **MIBI (^{131}I ou ^{123}-I-metaiodobenzilguanidina).** A imagem e adrenomedular no feocromocitoma, tumores da crista neural (paragangliomas), carcinóide e carcinoma medular da tireóide.

   Preparo do paciente: o mesmo do iodo colesterol.

7. **Índio 111 (^{111}In) scan com octreotídeo.** O análogo da somatostatina é usado para mostrar os tumores da crista neural, inclusive o feocromocitoma, o carcinóide, o paraganglioma, o carcinoma medular da tireóide, o tumor das células da ilhota, gastrinoma.

   Preparo do paciente: suspender a terapia com análogo da somatostatina 1 semana antes do estudo. Administração de laxativos pode ser considerada.

8. **PET/SPECT com FDG^{18} (tomografia por emissão de pósitrons/tomografia por emissão de fóton único com a fluorodesoxiglicose).** A imagem por FDG pode ser útil na detecção do carcinoma de tireóide negativo para o ^{131}I e do feocromocitoma negativo para o MIBG.

   Preparo do paciente: jejum por 4 a 6 horas.

9. **Outros mapeamentos isotópicos.** A cintilografia óssea isotópica é extremamente útil na doença de Paget para determinar a localização e atividade.

   Preparo do paciente: nenhum.

B. **Não isotópica.** O "incidentaloma" supra-renal ou hipofisário encontrado pela tomografia computadorizada/ressonância magnética (CT/RM) para problemas não relacionados são freqüentemente lesões benignas não funcionante, como adenomas ou cistos.

1. **RM** é a primeira escolha de imagem da hipófise e das lesões parasselares. O ácido dietilemediaminepentaacético gadolínio tem sido usado como um agente de contraste RM.

   Preparo do paciente: nenhum. A RM é contra-indicada em pacientes com uma prótese metal endógena ou marca-passos, ou que sejam claustrofóbicos.

2. **TC** é a primeira escolha de imagem das lesões supra-renais e abdominais. Os pacientes freqüentemente recebem agente de contraste contendo iodo oral e/ou intravenoso. A TC quantitativa é a primeira escolha para a avaliação da osteoporose, particularmente na perda óssea precoce pós-menopausa.

   Preparo do paciente: Nada via oral após a meia-noite para reduzir o gás intestinal e a chance de aspiração se o paciente vomitar após receber o agente iodocontrastado. A TC com contraste está contra-indicada em pacientes alérgicos a contrastes contendo iodo ou na presença de doença renal significativa.

3. **Ultra-sonografia.** (US). Fornece imagens anatômicas excelentes e reprodutíveis para a tireóide, paratireóide e estruturas circunvizinhas. No entanto, um nódulo tireóide encontrado na US que mede menos de 1,5 cm em diâmetro e que não seja palpável geralmente é considerado um incidentaloma (em grande parte benigno). Ela pode ser usada para orientar uma aspiração com agulha fina para o diagnóstico citológico de um nódulo tireoidiano. A US endoscópica ou intra-operatória pode ser útil em fazer um diagnóstico precoce do insulinoma pancreático.

4. **Venografia (flebografia)** geralmente é acompanhada por amostragens venosas para determinar o débito hormonal proveniente de uma glândula (p. ex., supra-renal, paratireóide) ou uma área suspeita de lesão metastática funcional. As amostras venosas geralmente são obtidas antes da injeção do agente de contraste.

5. **Angiografia (arteriografia)** foi em grande parte substituída pela TC e pela RM. No entanto, a angiografia permanece uma alternativa útil para orientar o cirurgião na identificação da natureza do suprimento sanguíneo para um grande tumor endócrino. A angiografia por subtração digital é valiosa para a detecção de tumores endócrinos hiperfuncionantes, que são, caracteristicamente intensamente, hipervasculares.

6. **Radiografia simples planar** é útil para o rastreamento da idade óssea, doença óssea, tamanho da sela turca, e metástases tumorais (lesões líticas).

Tabela 51.1 Melhores modalidades de Imagem no tratamento dos distúrbios endócrinos[a]

	Isotópico									Não-Isotópico			
Ditúrbio	**Cintilografia/terapia com radioiodo ^{123}I**	**Captação/cintilografia com radioiodo (^{123}I)**	**FDG^{18}**	**MIBI ^{99m}Tc**	**Octreotídeo ^{111}In**	**MIBG**	**^{201}Tl**	**Iodocolesterol**	**Ultra-sonografia**	**TC**	**RM**	**Venografia (amostragem venosa)**	**Angiografia**
Hipofisário													
Adenoma funcional (acromegalia, Cushing, prolactinoma)										2	1		
Adenoma não funcionante										2	1		
Supra-renal													
Doença de Cushing								3		1	2		
Síndrome de Conn								3		1		2	
Feocromocitoma					2	2				1			
Síndrome adrenogenital									2	1			
Doença de Addison										1	2		
Carcinoma adrenocortical			3							1	2		
Crista neural													
Carcinóide					1	2				3			
Paraganglioma					1	2				3			

Tireóide									
Doença de Graves	2[d]	1							
Nódulos		2				1[b]			
Tireoidite									
Subaguda		1							
Indolor		1							
Hipotireoidismo congênito		1[c]							
Carcinoma	1[d]	2			3				
Paratireóide									
Adenoma			2			1		3	4
Pâncreas									
Insulinoma				4		1[e]	2	3	5
Glucagonoma				4		1	2	3	
Gastrinoma				4		1	2	3	5
Tumor das células das ilhotas						1	2	3	
Struma ovarii		1					2		

[a]Número indica a ordem de preferência de administração dos testes.
[b]A aspiração com uma agulha fina pode ser feita em associação.
[c]A captação do iodo radioativo e o teste de descarga do perclorato.
[d] Tratamento com ^{131}I.
[e]A ultra-sonografia endoscópica pode ser extremamente útil para o insulinoma na cabeça do pâncreas.
MIBG, metaiodobenzilguanidina; TC, tomografia computadorizada; IRM=imageamento por ressonância magnética; FDG, fluorodeoxiglicose; MIBI, metoxi metilpropil isonitrila.

II. **Distúrbios endócrinos.** A Tabela 51.1 é uma lista de modalidades de imagem recomendadas para as diversas patologias endócrinas.

A. **Anormalidades hipofisárias**

1. **Adenoma funcionante** geralmente é um microadenoma (< 10 mm), um adenoma de hormônio de crescimento (acromegalia), um adenoma secretor do hormônio adrenocorticotrópico (ACTH) (doença de Cushing) ou um prolactinoma. As modalidades de imagem são a RM e a TC. A localização dos microadenomas dentro da glândula hipófise permanece controversa: O diagnóstico é feito com bases clínicas e laboratoriais. A imagem é usada para excluir uma grande lesão em massa.
2. **Adenoma não funcionante** freqüentemente é um macroadenoma. As modalidades de imagem são a RM e a TC. A RM apresenta distintas vantagens em relação à TC na delineação da extensão do macroadenoma. O envolvimento do seio cavernoso e a invasão basilar do crânio são mais bem vistos nas imagens coronais.
3. **Hipo-hipofisarismo.** A RM recentemente tornou possível a delineação de anormalidades anatômicas comuns em pacientes com hipo-hipofisarismo que pode ser o resultado de fatores etiológicos desenvolvimentais, tóxicos, hipóxicos ou traumáticos.

B. **Anormalidades da supra-renal.** TC é a modalidade de imagem preferencial para a avaliação inicial em adultos; US é usada em crianças.

1. **Síndrome de Cushing.** Os estudos clínicos e bioquímicos geralmente estabelecem primeiramente o diagnóstico da síndrome de Cushing dependente do ACTH (RM da hipófise é a primeira escolha) ou tumor supra-renal. As técnicas de imagem são usadas para determinar de que lado um tumor supra-renal está localizado. As modalidades de imagem incluem:
   a. **TC**, para determinar a localização e o sítio da lesão.
   b. **RM**, para avaliar o tamanho e a extensão de uma lesão hipofisária.
   c. **Cintilografia com iodocolesterol radioiodado (NP-59)**
      (1) **Hiperplasia cortical dependente do ACTH** (70% dos casos envolvem uma secreção excessiva dos glicocorticóides). A visibilidade simétrica bilateral (NP-59) com a não-visibilidade após a supressão com a dexametasona.
      (2) **Adenoma independente do ACTH.** A visibilidade unilateral (adenoma) *versus* a hiperplasia observada com as captações heterogêneas bilaterais.
      (3) **Carcinoma.** Não-visibilidade do tumor é a regra.
2. **Aldosteronismo primário (síndrome de Conn).** Após a documentação bioquímica do aldosteronismo primário, o próximo passo é localizar a lesão e determinar se uma ou ambas as supra-renais são afetadas. As modalidades de imagem incluem:
   a. **TC** de alta resolução para diferenciar um adenoma unilateral (80% dos casos) de uma hiperplasia unilateral. Uma dificuldade é que há 2 a 8% de incidência de um pequeno adenoma supra-renal não funcionante na população em geral.
   b. **Amostras venosas.** As dificuldades técnicas e as complicações, como uma ruptura das veias supra-renais, também devem ser consideradas.
   c. **Cintilografia com iodocolesterol** é mais útil se o paciente estiver sob o uso de um protocolo de supressão da dexametasona.
3. **Feocromocitoma.** O diagnóstico precisa primeiro ser feito clínica e bioquimicamente. Aproximadamente 85% dos feocromocitomas surgem na medula da supra-renal, e 15% são encontrados em sítios extramedulares. As modalidades de imagem incluem:
   a. **TC.** Esta tem sido a modalidade de imagem preferencial; a RM é uma alternativa à TC. A sensibilidade da TC é de 94% para o tumor supra-renal e de 82% para o tumor ectópico.
   b. **Octreotídeo ^{111}In ou MIBG-^{131}I.** Estes são úteis se os achados na TC forem equívocos ou se se suspeita de recorrência ou de doença metastática. O MIBG-^{131}I também tem sido usado no tratamento de pessoas com feocromocitomas irressecáveis ou metastáticos. Globalmente, as cintilografias com octreotídeo ou com MIBG têm resultados similares no que diz respeito ao diagnóstico de feocromocitoma, ambos tendo uma especificidade de 88%.

4. **Síndrome adrenogenital.** O diagnóstico diferencial inclui a hiperplasia supra-renal congênita, a neoplasia ovariana, a doença policística ovariana e tumores supra-renais autônomos. As modalidades de imagem incluem:
   a. **TC.** Pode ser detectada hiperplasia ou tumor.
   b. **US** pode ser usada para delinear massas em crianças e adultos magros.
5. **Doença de Addison.** Uma distinção bioquímica entre as causas hipofisárias e supra-renais precisa ser estabelecida em primeiro lugar. As modalidades de imagem incluem a TC, que é valiosa em distinguir certas causas supra-renais específicas (p. ex., calcificação densa proveniente de uma doença granulomatosa prévia, hemorragia, metástase) da atrofia supra-renal idiopática.
6. **Carcinoma adrenocortical.** Este é um raro neoplasma maligno que é responsável por apenas 0,2% de todas as mortes por câncer. Os achados na TC não são específicos. O diagnóstico diferencial inclui metástases, linfoma, adenoma e infecção granulomatosa. A RM pode ser útil para diferenciar o adenoma benigno da malignidade. No que diz respeito a isso, o PET/SPECT com FDG^{18} também pode ser útil.

C. **Tumores da crista neural** (além do feocromocitoma). Estes incluem os paragangliomas, o neuroblastoma e os tumores carcinóides. O octreotídeo ^{111}In e o MIBG-^{131}I podem ser superiores à TC para a demonstração de lesões metastáticas.

D. **Tireóide**

1. **Doença de Graves.** O alargamento difuso da glândula tireóide, característico dos sinais oculares, TSH suprimido, aumento na tiroxina sérica livre e RAIU elevado geralmente confirmam o diagnóstico.
   a. **^{123}I.** Uma captação elevada em face de um T_3/T_4 sérico elevado é importante evidência para diferenciar a doença de Graves de outras entidades como a tireoidite (subaguda, indolor ou pós-parto) e a tireotoxicose induzida por iodo ou factícia. A imagem é importante na doença de Graves apenas quando o bócio nodular tóxico está no diagnóstico diferencial.
   b. ^{131}I é usado para a terapia.
2. **Nódulo tireoidiano**
   a. **US.** Para determinar se um nódulo palpável é parte de um processo focal, multifocal ou difuso; se este nódulo é sólido, cístico ou calcificado; e documentar o tamanho. A aspiração pela agulha fina (orientada pela US, se necessário) freqüentemente é usada para fazer um diagnóstico citológico nos casos que envolvem um nódulo hipofuncionante solitário.
   b. **Iodo radioativo.** ^{123}I fornece um verdadeiro quadro fisiológico do tecido tireoidiano que está sendo escaneado, pois ele determina o *status* funcional do nódulo (frio, morno ou quente). ^{131}I é usado para o tratamento do bócio multinodular tóxico.
   c. **TC** geralmente não é usada como modalidade de imagem de primeira linha neste campo, mas pode fornecer dados valiosos detalhando a extensão extratireoidiana e a invasão dos nódulos tireoidianos malignos; ela geralmente é particularmente efetiva em áreas do mediastino superior e linfonodos cervicais.
3. **Tireoidite.** O iodo radioativo e a TC têm um papel limitado no diagnóstico. No entanto, a RAIU com ^{123}I é útil para determinar as diferentes fases da tireoidite subaguda, indolor e pós-parto. Na fase aguda, quando o paciente tem T_3 e T_4 elevados, a RAIU é caracteristicamente suprimida. Na fase de recuperação, a RAIU pode se elevar mesmo acima do normal, transitoriamente. Ocasionalmente, os pacientes com tireoidite de Hashimoto e uma RAIU relativamente alta precisam de um teste de descarga do perclorato para documentar um defeito na organificação, se os anticorpos antitireoidianos forem negativos.
4. **Hipotireoidismo congênito.** A RAIU e os testes de descarga do perclorato são usados para detectar as disormogêneses, incluindo um defeito na organificação.
5. **Carcinoma.** O diagnóstico do carcinoma tireoidiano diferenciado geralmente é parte de uma avaliação diagnóstica dos nódulos tireoidianos (Seção II.D.2). O tratamento do carcinoma tireoidiano diferenciado envolve uma cintilografia de corpo inteiro com ^{131}I pós-ablação e terapia com 100 a 200 mCi de ^{131}I oral.

E. **Paratireóide.** Uma vez que se tenha feito o diagnóstico de hiperparatireoidismo primário, a localização de um adenoma da paratireóide pode ser útil ao cirurgião.

1. US fornece uma localização pré-operatória correta em 60 a 70% dos casos novos nos quais as glândulas se encontram próximas da glândula, mas é menos confiável na identificação das glândulas ectópicas no mediastino.
2. **Cintilografia com MIBI-^{99m}TC:** As cintilografias com MIBI têm uma sensibilidade e uma especificidade de 83% que se comparam favoravelmente à ultra-sonografia e RM.
3. **Venografia com amostragem venosa seletiva.** É uma técnica usada após outros procedimentos não invasivos terem falhado em localizar um adenoma.

F. **Insulinoma e glucagonoma.** Os insulinomas são incomuns em pacientes com menos de 20 anos de idade. Após o diagnóstico ser confirmado bioquimicamente, a localização radiográfica inclui a US, TC e a angiografia pancreáticas, assim como a venografia com amostragem no caso do glucagonoma. A US endoscópica pode ser extremamente útil no diagnóstico precoce do insulinoma na cabeça do pâncreas. A cintilografia do receptor da somatostatina também é um método não invasivo.

G. **Teratoma ovariano.** As modalidades para a detecção do *struma ovarii* ou teratoma produtor de tiroxina incluem a cintilografia com RAIU ou a TC.

III. **Resumo.** As técnicas discutidas neste capítulo alteraram a maneira com que diagnosticamos a doença endócrina em grande extensão. Além disso, o uso destas técnicas eliminaram a necessidade de certas formas de cirurgia endócrina ou proporcionaram maior sucesso pós-operatório.

Agradecimentos: Este trabalho recebeu verbas do U.S. Department of Veteran's Affairs.

Referências Selecionadas

Akpunonu B, Mulrow P, Hoffman E. Secondary hypertension: evaluation and treatment. *Dis Mon* 1996;42:611-722.

Ariyama J, Suyama M, Satoh K, et al. Endoscopic ultrasound and intraductal ultrasound in the diagnosis of small pancreatic tumors. *Abdom Imag* 1998;23:380.

Besser M, Thorner MO. *Atlas of endocrine imaging.* London: Wolfe, 1993.

Castro MR, Gharib H. Thyroid nodule and cancer. *Postgrad Med* 2000;107:113-124.

Delbeke D. Oncological applications of FDG PET imaging. *J Nucl Med* 1999;40:1706-1715.

Dunnick NR, Korobkin, Francis I. Adrenal radiology: distinguishing benign from malignant. *AJR* 1996;167:861-867.

Gooding GAW Higgins CB, eds. Endocrine radiology. *Radiol Clin N Am* 1993;31:967-1183.

Haugen BR, Ridgway EC, McLaughlin BA, et al. Clinical comparison of whole-body radioiodine scan and serum thyroglobulin after stimulation with recombinant human thyrotropin. *Thyroid* 2002;12:37-43.

Heinz-Peer G, Honigschnabl S, Schneider B, et al. Characterization of adrenal masses using MR imaging with histopathologic correlation. *AJR* 1999;173:15-22.

Hoefnagel CA. Metaiodobenzylguanidine and somatostatin in oncology: role in the management of neural crest tumors. *Eur J Nucl Med* 1994;21:561-581.

Ishibashi M, Nishida H, Hiromatsu Y, et al. Comparison of technetium-99m-MIBI, technetium-99m-tetrofosmin, ultrasound and MRI for localization of abnormal parathyroid glands. *J Nucl Med* 1998;39:320-324.

Maurea S, Mainolfi C, Bazzicalupo L, et al. Imaging of adrenal tumors using FDG PET: comparison of benign and malignant lesions. *AJR* 1999;173:25-29.

Schillaci O, Massa R, Scopinaro F. ^{111}In-pentetreotide scintigraphy in the detection of insulinomas: importance of SPECT imaging. *J Nucl Med* 2000;41:459-462.

Seabold JE, Gurll N, Schurrer ME, et al. Comparison of ^{99m}TC-methoxyisobutyl isonitrile and ^{201}T1 scintigraphy for detection of residual thyroid cancer after ^{131}I ablative therapy. *J Nucl Med* 1999;40:1434-1440.

52. Cirurgia para as Doenças Endócrinas

Orlo H. Clark

Nódulos tireoidianos e câncer da tireóide

I. **Princípios gerais.** Aproximadamente 4% das pessoas nos Estados Unidos têm nódulos tireoidianos, ainda assim, apenas 40 pessoas por milhão por ano desenvolvem câncer tireoidiano, e 6 pessoas por milhão por ano morrem por este tumor. Uma abordagem seletiva precisa, portanto, ser usada para determinar se um paciente se beneficiará da observação, terapia de supressão do hormônio estimulante da tireóide (TSH) ou da tireoidectomia. O tipo mais comum de câncer da tireóide (câncer tireoidiano papilar) geralmente tem um curso indolente e mais favorável, especialmente em pacientes com menos de 45 anos. No entanto, alguns cânceres da tireóide são letais.

A. Os fatores que sugerem que um nódulo tireoidiano é benigno são:
1. Bócio multinodular.
2. Bócio difuso.
3. História familiar de bócio benigno.
4. Títulos de anticorpos antitireoidianos alto (tireoidite de Hashimoto).
5. TSH aumentado.
6. Lesão cística.
7. Diminuição do tamanho em resposta ao tratamento de supressão do TSH.
8. Citologia benigna pela biópsia de aspiração.

B. Fatores que sugerem que um nódulo tireoidiano pode ser maligno são:
1. História de irradiação terapêutica de baixas doses.
2. História familiar de câncer tireoidiano, neoplasia endócrina múltipla tipo 2 (NEM 2; também denominada síndrome de Sipple, composta de carcinoma medular da tireóide, hiperparatireoidismo e feocromocitoma) ou síndrome de Cowden.
3. História de câncer da tireóide em outro lobo.
4. Nódulo solitário.
5. Homem jovem.
6. Nódulo em crescimento.
7. Nódulo duro.
8. Lesão sólida-cística ou sólida mista.
9. Linfonodos ipsilaterais palpáveis.
10. Paralisia das cordas vocais.
11. Citologia suspeita ou diagnóstica de câncer pela biópsia por aspiração.

C. Aproximadamente 13% das pessoas expostas a irradiação terapêutica com baixas doses (6,5 a 3.000 rad de dose calculada para a glândula tireoidiana) desenvolvem câncer da tireóide. Os tumores da paratireóide, os tumores das glândulas salivares e os tumores da mama também são mais comuns em pessoas foram irradiadas.

D. Aproximadamente 40% das pessoas expostas a baixas doses de irradiação terapêutica, que têm um nódulo tireoidiano definido, têm câncer da tireóide na glândula tireoidiana. Em 60%, o nódulo definido é o câncer, e, em 40%, o câncer encontra-se em outra parte da glândula tireoidiana.

E. A maioria das pessoas com nódulos tireoidianos é eutireoidiana. O teste mais sensível e custo-eficaz para determinar se um paciente é eutireoidiano é um ensaio sérico de TSH. Os níveis de TSH estão aumentados no hipotireoidismo e diminuídos no hipertireoidismo.

F. Nódulos tireoidianos benignos incluem os nódulos colóides e involucionais, os adenomas, os cistos e a tireoidite focal.

G. Os tumores malignos da tireóide incluem os cânceres papilares, papilares-foliculares mistos e o câncer folicular da tireóide, o câncer da célula de Hürtle, o câncer medular, o câncer da tireóide indiferenciado ou anaplásico, o linfossarcoma, os teratomas, o câncer de células escamosas e os tumores secundários, ou metastáticos.

II. **Avaliação do nódulo.** Os pacientes com nódulos tireoidianos solitários ou um nódulo definido ou em crescimento em um bócio multinodular devem ser avaliados por meio de um teste de TSH ultra-sensível e citologia de aspiração percutânea. Se uma lesão for maligna pelo exame citológico, a glândula tireóide e o tumor devem ser removidos; se uma lesão for benigna, ela pode ser acompanhada com segurança; e se for um neoplasma folicular, uma cintilografia radioativa com iodo é recomendada. Se o neoplasma folicular for "quente" pela cintilografia, ele pode ser acompanhado; se for "frio" e maior do que 2 cm, deve ser removido. Esta abordagem é segura e custo-eficaz. Ela não é usada em pacientes com uma história de irradiação ou uma história familiar de câncer da tireóide, pois os neoplasmas tireoidianos em tais pacientes são múltiplos. Em tais pacientes com nódulos definidos, a tireoidectomia é recomendada.

III. **Tratamento.** Os nódulos de tireóide que estão em crescimento, que ocorrem em pacientes com uma história familiar de câncer da tireóide ou que foram irradiados, que são incomumente duros na palpação ou que são suspeitos ou diagnósticos de câncer pela citologia na biópsia de aspiração devem ser cirurgicamente removidos pela lobectomia tireoidiana ou tireoidectomia.

A. **Bócios multinodulares** devem ser tratados com uma dose supressiva de tiroxina (T_4) (aproximadamente 125 μg/dia por 3 a 6 meses). Qualquer área ou nódulo suspeito em um bócio multinodular deve ser biopsiado com uma agulha fina (calibre 23) para exame citológico. Após 3 a 6 meses de tratamento com hormônio tireoidiano, muitos nódulos (aproximadamente 50%) diminuirão de tamanho. Estes pacientes devem permanecer em terapia supressiva com TSH. Se o nódulo permanecer do mesmo tamanho, geralmente deve ser rebiopsiado; se ele crescer, deve ser removido. A ultra-sonografia usando o *scanner* em tempo real de 10 MHz é um bom método para se quantificar o tamanho do nódulo e da linfadenopatia adjacente; os níveis séricos de tireoglobulina geralmente diminuem quando os nódulos diminuem.

B. **Nódulo solitário.** Se a lesão for benigna pela citologia da biópsia aspirativa, o paciente deve ser tratado com T_4 suficiente para suprimir o TSH, mas devem-se manter os níveis de T_3 (triiodotironina) e de T_4 dentro da variação normal. As lesões suspeitas de malignidade devem ser removidas junto com todo o nódulo da tireóide. Se maligna, deve-se realizar uma tireoidectomia total ou subtotal.

C. **Pacientes que sofreram irradiação.** Todos os nódulos palpáveis nestes pacientes devem ser removidos em virtude do risco aumentado de câncer (aproximadamente 40%). O tratamento deve ser a tireoidectomia total, tireoidectomia subtotal ou lobectomia tireoidiana, e uma dose supressiva de hormônio tireoidiano.

D. **Câncer tireoidiano familiar.** Pacientes com uma história familiar de câncer medular da tireóide devem realizar um teste de oncogene *RET.* Se for positivo duas vezes, justifica-se uma tireoidectomia total profilática antes dos seis anos de idade. Eles também precisam ser rastreados para o feocromocitoma. Os pacientes com uma história familiar de câncer tireoidiano não medular também estão sob risco aumentado de câncer da tireóide e devem realizar um exame físico e ultra-sonográfico cuidadoso.

E. **Tratamento cirúrgico.** Existe considerável controvérsia concernente à extensão da cirurgia para os pacientes com nódulos tireoidianos suspeitos. A operação mínima para qualquer lesão que possa ser câncer, exceto pelas pequenas lesões no istmo, é uma tireoidectomia total no lado do nódulo. A biópsia excisional é um tratamento aceitável para as lesões no istmo, mas a biópsia excisional, a lobectomia parcial ou a tireoidectomia subtotal para todas, exceto as menores lesões, devem ser desencorajadas. A tireoidectomia quase total ou total tem certas vantagens em relação à lobectomia para os cânceres tireoidianos diferenciados maiores que 1,5 cm, mas tem uma taxa de complicações maior do que a lobectomia. A tireoidectomia total deve ser realizada apenas em pacientes com câncer medular da tireóide e naqueles com câncer tireoidiano diferenciado quando pode ser feita com morbidade mínima (taxa menor que 2% de hipoparatireoidismo ou lesão do nervo laríngeo recorrente). As vantagens da tireoidectomia total são que (a) resulta na remoção de todo o câncer tireoidiano dentro da glândula tireoidiana, (b) permite o uso do iodo radioativo para ablar as micrometástases, (c) permite o uso dos níveis sanguíneos de tiroglobulina como um indicador sensível de doença persistente, (d) diminui as taxas de recorrência local, (e) não submete os pacientes adicionais a tomar hormônio tireoidiano, pois qualquer pessoa que tem câncer da tireóide deve tomar hormônio da tireóide para suprimir o crescimento do tumor tireoidiano e (f) diminui o risco de alteração de um tumor diferenciado para um tumor indiferenciado.

A lobectomia tireoidiana é uma cirurgia aceitável para os pacientes com câncer papilar da tireóide limitada a um lobo, e os resultados a longo prazo são excelentes. Os pacientes com linfadenopatia clinicamente palpável devem ser tratados com uma dissecção modificada do pescoço (preservando-se o músculo esternocleidomastóideo, o nervo espinhal acessório e a veia jugular interna) no lado das metástases linfáticas.

F. **Outros tratamentos.** Todas as pessoas com câncer diferenciado da tireóide devem ser tratadas com **hormônio tireoidiano** suficiente para suprimir o TSH. O **iodo radioativo** é usado para o mapeamento dos pacientes para determinar a extensão da doença e para a ablação de micrometástases. O tratamento ablativo com iodo radioativo é recomendado para diferenciar os cânceres tireoidianos maiores que 2 cm, para os tumores multifocais, para os tumores que se estendem para as margens da amostra ressecada, e para todos os tumores localmente invasivos ou para metástases locais (linfático) ou metástases a distância. A **radiação externa** é usada para o câncer tireoidiano invasivo ou metastático que falha em captar o iodo radioativo, para metástases a distância e para os carcinomas tireoidianos indiferenciados ou carcinomas tireoidianos medulares irressecáveis. A quimioterapia com doxorrubicina é eficaz em alguns pacientes com câncer de tireóide recorrente irressecável ou com câncer de tireóide indiferenciado e geralmente é usada em conjunção com a radiação externa.

G. **Avaliação do acompanhamento**

1. Questionar o paciente sobre a dor óssea, tosse e cefaléia a intervalos de 6 meses a 1 ano. Realizar meticuloso exame cervical para as metástases linfonodais e massas tireoidianas recorrentes.
2. Uma cintilografia com iodo radioativo é recomendada 3 meses após a tireoidectomia para os pacientes com câncer da tireóide maiores que 2 cm que foram tratados pela tireoidectomia total. O paciente deve suspender o T_3 (Cynomel, 50 a 75 μg/dia) por 2 semanas ou o T_4 (125 a 200 μg/dia) por 6 semanas antes do mapeamento, de modo que os níveis séricos de TSH estejam elevados. Uma vez que o mapeamento não revele nenhuma captação, são desnecessários mapeamentos adicionais, a menos que outros testes sugiram tumor recorrente.
3. Um TSH sensível deve ser obtido para se assegurar que o paciente está recebendo hormônio tireoidiano suficiente.
4. Um nível sérico de tireoglobulina deve ser monitorado. Se o nível estiver aumentado após a tireoidectomia, recomenda-se uma repetição da cintilografia da tireóide, pois é provável um câncer recorrente. Para os pacientes com câncer medular da tireóide, devem ser obtidos os níveis basais e estimulados pela pentagastrina ou cálcio de calcitonina sérica, assim como o nível de antígeno carcinoembriônico e oncogene *RET.* Os pacientes com câncer medular da tireóide também devem ser rastreados para o feocromocitoma.
5. Uma radiografia do tórax deve ser obtida anualmente em pacientes com carcinoma tireoidiano. Aproximadamente 60% das metástases pulmonares captam iodo radioativo, enquanto 40% não o fazem.

H. **Fatores que prevêem o prognóstico.** Os cânceres tireoidianos diferenciados (papilares, papilares-foliculares mistos e foliculares) geralmente apresentam um prognóstico favorável. Estes tumores devem ser classificados em estágios (classificação de DeGroot).

Estágio 1: Localizado à tireóide.

Estágio 2: Tireóide e linfonodos cervicais adjacentes.

Estágio 3: Invasão a estruturas adjacentes.

Estágio 4: Metástases à distância.

O prognóstico para o câncer da tireóide é pior em pacientes mais velhos (homens com mais de 40 e mulheres com mais de 50), e piora conforme o estágio progride. O câncer medular da tireóide tem um prognóstico pior (50% mortos em 10 anos) do que o câncer papilar ou folicular (20% mortos em 15 anos); o câncer tireoidiano indiferenciado tem um prognóstico extremamente ruim.

Hipertireoidismo

I. **Princípios gerais.** O hipertireoidismo geralmente é devido à glândula tireoidiana hiperfuncionante difusamente aumentada (doença de Graves) ou glândula tireoidiana nodular (doença de Plummer). O hipertireoidismo ocasionalmente pode resultar da ingestão excessiva de hormônio tireoidiano (tireotoxicose factícia) devida à liberação de hormônio tireoidiano após a lesão (tireoidite subaguda) ou, muito raramente, devida a *struma ovarii*, gravidez molar (mola hidatiforme), tumores malignos da tireóide que sintetizam o hormônio tireoidiano ou tumores hipofisários secretores de TSH. Os pacientes com doença de Graves freqüentemente apresentam manifestações extratireoidianas de doença de Graves, como exoftalmia, mixedema pré-tibial e acropatia tireoidiana (baqueteamento digital), enquanto outras formas de hipertireoidismo não o fazem.

A. As manifestações clínicas incluem sintomas de nervosismo, irritabilidade, sudorese, intolerância ao calor, palpitações, aumento da fadiga, aumento da freqüência dos movimentos intestinais, poliúria, irregularidades menstruais, infertilidade, irritação ocular, perda de peso e fraqueza. Os sinais físicos incluem pele quente e úmida, cabelo fino e alopecia, bócio, taquicardia, fibrilação atrial, ginecomastia e um tempo de reflexo do tendão calcâneo encurtado.

B. Em testes laboratoriais, os títulos de T_3, T_4, índice de T_4 livre, captação de radioiodo, tireoglobulinas, anticorpos antitireoidianos e captação do iodo radioativo (RAIU) geralmente estão aumentados. O nível de TSH é baixo e a resposta do TSH ao hormônio liberador da tirotropina (TRH) está ausente, e a RAIU tireoidiana não é suprimida pela administração exógena do T_3 (100 μg por dia por 1 semana). Outros achados incluem um nível de colesterol baixo e linfocitose, hipercalciúria e, ocasionalmente, hipercalcemia.

II. **Diagnóstico diferencial.** A neurose de ansiedade, o feocromocitoma, a anemia e a cirrose podem simular algumas das manifestações do hipertireoidismo. Bócio, taquicardia em repouso, nível sérico de T_3 aumentado e RAIU aumentada confirmam o diagnóstico de hipertireoidismo. Na tireoidite subaguda, na tireoidite factícia e em pacientes com *struma ovarii*, a RAIU pela glândula tireoidiana é suprimida, enquanto que na doença de Graves e na doença de Plummer ela é estimulada.

III. **Tratamento.** O hipertireoidismo pode ser tratado com drogas antitireoidianas, iodo radioativo ou tireoidectomia subtotal. Os pacientes com bócios pequenos e hipertireoidismo mínimo respondem bem às drogas antitireoidianas, enquanto pacientes com bócios maiores precisam de tratamento com iodo radioativo ou cirurgia. Todos os pacientes devem estar preparados com medicação antitireoidiana antes do tratamento definitivo.

A. **Terapia medicamentosa com drogas antitireoidianas**

1. Usar propiltiouracil 100 a 300 mg VO a cada 6 horas ou metimazol (Tapazol) 10 a 30 mg a cada 8 horas.
2. Após o tratamento por 18 meses, aproximadamente 30% dos pacientes permanecerão eutireoidianos quando o tratamento é suspenso. A dose da droga antitireoidiana deve ser gradualmente reduzida conforme o paciente se torna eutireoidiano.
3. Todos os pacientes devem ser advertidos a suspenderem a medicação antitireoidiana se se desenvolver febre ou dor de garganta, pois isso pode indicar uma agranulocitose dose-relacionada. Se a contagem leucocitária for menor do que 4.500 com menos de 45% de granulócitos, a droga antitireoidiana deve ser suspensa.
4. O propranolol (5 a 40 mg VO quatro vezes ao dia) é usado para preparar os pacientes gravemente tóxicos e deve ser continuado por vários dias após a tireoidectomia, já que a meia-vida da tiroxina é de 1 semana. O propranolol não deve ser usado em pacientes com asma ou insuficiência cardíaca em virtude do risco de broncoespasmo ou insuficiência cardíaca.

B. **Iodo radioativo (^{131}I)**

1. Este tratamento é usado em pacientes com mais de 45 anos com bócios difusos pequenos ou moderados, para pacientes com baixo risco cirúrgico e para pacientes com bócio recorrente.
2. Ele é **contra-indicado em mulheres grávidas**, em glândulas difusamente aumentadas que contenham um nódulo "frio" devido à incidência significativa de câncer (25% no nódulo) e, com raras exceções, em **crianças.**
3. Praticamente todos os pacientes tratados com iodo radioativo eventualmente irão se tornar hipotireóideos. A incidência no primeiro ano depende da dose de iodo radioativo. Após o primeiro ano, a incidência de hipotireoidismo aumenta a uma taxa de aproximadamente 3% por ano independente da dose empregada. A incidência de hipotireoidismo no primeiro ano após a tireoidectomia subtotal também depende do lado remanescente. Após o primeiro ano, a incidência aumenta a uma taxa menor que 1% por ano.

C. Tireoidectomia subtotal ou quase total

1. Este é o tratamento preferencial para os pacientes mais jovens (crianças e mulheres grávidas) não facilmente controlados pelas medicações antitireoidianas, para pacientes com grandes bócios difusos ou nodulares com RAIU baixa, para pacientes com nódulo tireoidiano coexistente suspeito ou com malignidade, para pacientes com exoftalmia e para pacientes física ou mentalmente incompetentes, que não tomam o hormônio tireoidiano. Também é um excelente tratamento para todos os pacientes com doença de Graves se um cirurgião experiente em doença tireoidiana estiver disponível.
2. A preparação para a cirurgia inclui a manutenção do eutireoidismo do paciente pela continuação das medicações antitireoidianas, e, então, acrescenta-se a solução de iodeto de potássio ou solução de Lugol (3 gotas duas vezes ao dia) por 10 dias antes da tireoidectomia.
3. As complicações da tireoidectomia incluem uma baixa incidência (1%) de hipoparatireoidismo ou lesão para o nervo laríngeo recorrente com permanente rouquidão. O hipotireoidismo desenvolve-se em aproximadamente 15%, e o hipertireoidismo recorrente, em 5%, apesar de a freqüência depender do lado remanescente.
4. O remanescente tireoidiano deve variar de 4 a 8 g. Para as crianças, são necessários remanescentes menores para se evitarem recorrências.

D. Situações especiais

1. **Tempestade tireotóxica (crise hipertireóidea)** caracteriza-se por manifestações tireoidianas exageradas, envolvendo os sistemas cardiovascular, gastrointestinal e nervoso central. Ela geralmente é precipitada por alguma forma de estresse físico, como infecção, cirurgia ou trauma. O **tratamento** inclui o seguinte:
   a. O manuseio da causa precipitante.
   b. Propranolol 1 a 2 mg IV para uma dose total de 2 a 10 mg. Esta dose de propranolol geralmente controla as anormalidades cardíacas e psicomotoras em 10 minutos; o seu efeito dura 3 a 4 horas.
   c. Iodeto de sódio USP 1 a 2 g IV ou iopidato de sódio a cada 8 horas bloqueia a liberação do hormônio tireoidiano.
   d. Propiltiouracil 300 mg VO a cada 6 horas reduz a conversão extratireoidiana do T_4 a T_3 e bloqueia a organificação e estágios de acoplamento da síntese do hormônio tireoidiano.
   e. Medidas de suporte geral como oxigênio, sedação, líquidos intravenosos, acetaminofen (não aspirina) para controle da febre e corticosteróides (300 mg de hidrocortisona por dia).
2. **Exoftalmia grave**
   a. Tornar o paciente eutireoidiano com medicações antitireoidianas.
   b. Quantificar o grau de protrusão, quemose e de acuidade visual.
   c. Documentar o diagnóstico preciso: o problema ocular é secundário à doença de Graves?
   d. O tratamento inclui a elevação da cabeceira da cama; metilcelulose ou colírio com lágrimas líquidas; proteção ocular da luz e da poeira com óculos escuros ou protetores oculares, corticosteróides (60 mg de prednisona por mais de 6 semanas); radiação retroorbital; tarsorrafia lateral ou cirurgia de descompressão retroorbital. Alguns especialistas recomendam a tireoidectomia total para os pacientes com oftalmopatia de Graves.
3. **Hipertireoidismo na gravidez.** O tratamento inicial para o hipertireoidismo durante a gravidez são as medicações antitireoidianas. Uma vez que a paciente esteja eutireoidiana, a escolha do tratamento é ou continuar a terapia com medicações antitireoidianas (na menor dose para manter a paciente eutireoidiana) ou realizar uma tireoidectomia subtotal durante o segundo trimestre da gravidez. Recomenda-se a cirurgia para as pacientes não aderentes que falham em acompanhar um regime medicamentoso, para as pacientes que precisam de grandes doses de medicações antitireoidianas ou para os pacientes que apresentam reações indesejáveis às medicações antitireoidianas. O uso do iodo radioativo está contra-indicado.

Outras doenças tireoidianas

I. **Tireoidite** pode ser **aguda** (supurativa), causando febre, dor e edemaciamento; **subaguda,** causando ou ausência de sintomas ou dor, edema, mal-estar generalizado e fraqueza com ou sem sintomas de hipertireoidismo; ou **crônica** (Hashimoto), causando bócio, hipotireoidismo (25%) e, ocasionalmente, uma massa focal e uma sensação de engasgamento, disfagia ou dor. A tireoidite de **Riedel** é uma forma rara de tireoidite crônica, que pode simular um câncer da tireóide indiferenciado devido a sua natureza endurecida semelhante à madeira e à invasão dos músculos adjacentes. Pode causar hipotireoidismo e, raramente, hipoparatireoidismo. A **tireoidite aguda** é diagnosticada pela biópsia de aspiração e requer drenagem cirúrgica e antibióticos apropriados. A **tireoidite subaguda** é autolimitada e geralmente não precisa de tratamento cirúrgico. Os pacientes apresentam níveis de hemossedimentação, de gamaglobulina sérica e de hormônios tireoidianos séricos elevados e uma RAIU baixa a ausente. O tratamento inclui aspirina e, algumas vezes, esteróides. Os pacientes com **tireoidite crônica** têm títulos de anticorpos antitireoidianos elevados e precisam de cirurgia apenas se existirem sintomas localizados, se se suspeita que um nódulo definido seja canceroso ou se a glândula cresce rapidamente, sugerindo um linfossarcoma.

II. **Tireóide ectópica.** A colocação aberrante do tecido tireoidiano ocorre em virtude do fracasso da migração normal da tireóide durante o desenvolvimento embriológico. Ele resulta no desenvolvimento de uma tireóide sublingual ou de um cisto do ducto tireoglosso (cisto de linha média) em qualquer parte, desde o forame cego na base da língua até a posição normal da tireóide. Os cistos do ducto tireoglosso ocasionalmente precisam ser removidos por razões cosméticas ou diagnósticas, ou por causa de infecções. Aproximadamente 1% desses cistos contém carcinoma papilar ou de células escamosas. Ocasionalmente, é difícil diferenciar histologicamente um resto tireoidiano de câncer tireoidiano metastático. Os restos tireoidianos são situados na linha média, enquanto os tecidos tireoidianos localizados lateralmente nos linfonodos (tireóide aberrante lateral) quase sempre são um câncer tireoidiano metastático.

Hipercalcemia e Hiperparatireoidismo

I. **Princípios gerais.** O hiperparatireoidismo (HPT) ocorre em aproximadamente 1 em 700 pacientes e é a causa mais comum de hipercalcemia em pacientes não selecionados. Outras causas de hiperparatireoidismo são listadas na Tabela 52.1 de acordo com a freqüência aproximada de ocorrência. A doença maligna é a causa mais comum de hipercalcemia nos pacientes hospitalizados. Estas duas patologias – malignidade e HPT primário – são responsáveis por aproximadamente 90% de todos os pacientes com hipercalcemia. O diagnóstico de HPT pode ser feito documentando-se um cálcio sérico aumentado e um nível de hormônio da paratireóide (PTH) aumentado, ou eliminando-se as demais causas de hipercalcemia.

II. **Manifestações clínicas e doenças associadas.** Os pacientes com HPT podem sofrer de "cálculos renais, ossos doloridos, cólicas abdominais, distúrbios psíquicos e problemas de fadiga". Os sintomas freqüentemente incluem a polidipsia, poliúria, nictúria, constipação, fadiga aumentada, fraqueza e dolorimentos musculoesqueléticos. As condições associadas incluem hipertensão, nefrolitíase, nefrocalcinose, gota, pseudogota, condrocalcinose, doença ulcerosa péptica e pancreatite. Apesar de a maioria dos casos de HPT serem esporádicos, o HPT pode também ser familiar. Ele ocorre em associação com NEM1 (tumores da paratireóide, pancreáticos e hipofisários) e na NEM 2 (câncer medular da tireóide, feocromocitoma e tumores da paratireóide). Em casos familiares, geralmente todas (aproximadamente 85%) as glândulas paratireóides são anormais (hiperplasia), enquanto na maioria dos demais pacientes (aproximadamente 85%) apenas uma única glândula paratireóide é anormal (adenoma).

III. **Diagnóstico**

A. **História.** Quando se avalia o paciente hipercalcêmico, precisam-se se considerar todas as causas possíveis de hipercalcemia (Tabela 52.1). Uma história acurada deve ser obtida no que concerne a:

1. A duração dos sintomas de hipercalcemia.
2. Se houve uma ingestão excessiva de produtos de leite, vitamina D ou A, antiácidos, sodas, diuréticos ou lítio.
3. Se há história de hipertensão, cólica renal, doença ulcerosa péptica, gota, pancreatite, dor óssea, perda de peso ou palpitações.

Tabela 52.1 Diagnóstico diferencial de hipercalcemia

Malignidade
- Sólida
  - Metastática para o osso
  - Secreção de proteína semelhante ao PTH
- Hematogênica
  - Mieloma, leucemia, linfoma

Endócrina
- Hiperparatireoidismo (mais a malignidade, é responsável por 90% de todos os casos de hipercalcemia)
- Outras causas endócrinas
  - Hipertireoidismo, hipotireoidismo, hipossupra-renalismo, acromegalia e VIPomas

Aumento na ingestão
- Cálcio e álcali (síndrome leite-álcali)
- Vitamina D ou A
- Tiazídicos
- Lítio
- Estrogênio

Distúrbios granulomatosos
- Sarcoidose
- Tuberculose
- Beriliose

Outros distúrbios
- Hipercalcemia hipocalciúrica familiar benigna
- Imobilização
- Erro ou artefato
- Hipercalcemia idiopática do bebê
- Insuficiência renal aguda com rabdomiólise

PTH, hormônio da paratireóide.

Uma longa história de sintomas ou de hipercalcemia documentada (um ano ou mais) torna a HPT provável, enquanto uma profunda hipercalcemia e um curso precipitado sugerem malignidade.

B. **Exame físico** geralmente não é útil no diagnóstico de HPT primário, mas ajuda a excluir outras causas de hipercalcemia. O achado mais freqüente é a hipertensão (35%). A ceratopatia em banda e uma glândula paratireóide palpável ocorrem em aproximadamente 5% das pessoas. Em pacientes admitidos em crises hipercalcêmicas, a glândula paratireóide é palpável em 40% dos casos.

C. Os **testes laboratoriais** usados para diagnosticar o HPT primário são listados na Tabela 52.2. Várias amostras de sangue devem ser obtidas em um paciente com suspeita de HPT primário, pois alguns pacientes têm hipercalcemia intermitente. Praticamente todos os pacientes com hipercalcemia persistente ou intermitente devem ter a dosagem do fósforo, cloro, PTH, fosfatase alcalina e proteína séricos; as determinações do ácido úrico, uréia e creatinina no sangue, assim como as radiografias de tórax, cálcio urinário e EAS.

1. Um nível baixo de **fósforo sérico** em um paciente hipercalcêmico sugere o diagnóstico de HPT primário. A hipofosfatemia (fósforo < 2,5 mg/dL) ocorre em 50% dos pacientes com HPT primário; ela é menos comum em pacientes com câncer e hipercalcemia profunda. Um nível de fósforo na variação normal-baixa (2,5 a 3,0 mg/dL) ocorre na maioria dos demais pacientes com HPT primário. Um nível aumentado de fósforo sugere uma causa não paratireoidiana de hipercalcemia.

2. O nível do **cloreto sérico** está aumentado (> 107 mEq/L) em 40% dos pacientes com HPT primário, e maior do que 102 mEq/L na maioria dos outros pacientes, pois o PTH aumenta a secreção tubular renal de bicarbonato, o que causa uma acidose hiperclorêmica. Uma relação cloreto/fósforo de 33 ou mais favorece o diagnóstico de HPT primário, enquanto a alcalose metabólica sugere malignidade, sarcoidose, síndrome leite-álcali ou intoxicação pela vitamina D.

Tabela 52.2 Teste laboratorial para a hipercalcemia ou possível hiperparatireoidismo

Testes gerais (séricos)
Cálcio
Fósforo
Hormônio da paratireóide
Cloreto
pH
Fosfatase alcalina
Eletroforese de proteínas
Ácido úrico
Creatinina
Hematócrito
Outros testes
EAS
Cálcio urinário de 24 horas
Radiografia de tórax
Urografia excretora
Testes especializados
Teste de supressão da hidrocortisona
1,25-diidroxivitamina D
AMP cíclico nefrogênico
Reabsorção tubular do fósforo
Filmes manuais de graduação industrial
Biópsia óssea

AMP, monofosfato de adenosina.

3. O **nível do PTH** está aumentado na maioria dos pacientes com HPT primário. Os níveis de PTH são baixos (suprimidos) em pacientes com hipercalcemia por outras causas usando-se o ensaio PTH de dois locais. A maioria dos pacientes com hipercalcemia associada à doença maligna tem níveis séricos aumentados de proteína relacionada com a paratireóide, mas níveis suprimidos de PTH. Um tumor maligno não paratireóide raro pode secretar PTH.
4. O nível da **fosfatase alcalina** está aumentado em 10% dos pacientes com HPT primário, e um nível aumentado de fosfatase alcalina sugere a presença de doença óssea. As radiografias das mãos em grau industrial devem ser obtidas em pacientes com níveis aumentados de fosfatase alcalina. Um estudo positivo demonstra reabsorção subperiosteal (mais bem observado no lado radial da falange média do segundo dedo). Quando não existem evidências de reabsorção subperióstea em pacientes com níveis de fosfatase alcalina acentuadamente elevados, outras causas de hipercalcemia precisam ser consideradas. A determinação de uma 5′nucleotidase ou de leucina aminopeptidase (enzimas produzidas pelo fígado mas não pelo osso), assim como testes de função hepática, ajudam a determinar a fonte da fosfatase alcalina aumentada.
5. Os pacientes com hipercalcemia devem ter o nível de **cálcio urinário** determinado pois alguns pacientes com hipercalcemia têm hipocalciúria hipercalcêmica familiar benigna. Nesses pacientes o nível de cálcio na urina é baixo (menor que 100 mg/24 horas), e os níveis de PTH podem estar aumentados. Os pacientes com hipocalciúria hipercalcêmica familiar benigna não parecem sofrer complicações prejudiciais pela hipercalcemia, e a paratireoidectomia falha em corrigir a hipercalcemia.
6. Outros testes como o de supressão da hidrocortisona, a biópsia óssea e os níveis de 1,25-diidroxivitamina D raramente são necessários. A hemossedimentação algumas vezes é recomendada, pois ela é normal no HPT primário, mas aumentado em algumas outras condições que causam hipercalcemia.

IV. Tratamento

A. Seleção dos pacientes para paratireoidectomia. Existe uma concordância geral de que os pacientes com HPT sintomático e aqueles com nível sérico de cálcio 1 mg/dL acima dos limites superiores do normal devem ser tratados com paratireoidectomia. Pelo fato de os pacientes assintomáticos com HPT primário receberem os mesmos benefícios metabólicos da paratireoidectomia que os pacientes sintomáticos, muitas pessoas acreditam que esses pacientes sempre devem ser tratados com a paratireoidectomia. No entanto, o tratamento cirúrgico não é urgente, e em todos os pacientes o diagnóstico deve ser certo. As pacientes grávidas e que têm HPT primário devem ser tratadas cirurgicamente durante o segundo trimestre. As pacientes com crises hipercalcêmicas devem ser tratadas cirurgicamente assim que o diagnóstico for confirmado.

B. Tratamento clínico da hipercalcemia. O paciente profundamente hipercalcêmico (crises de hipercalcemia) deve ser tratado com hidratação vigorosa com salina fisiológica e correção da hipercalcemia e da hipopotassemia. Enquanto o paciente está sendo reidratado, a determinação do problema subjacente é essencial, de modo que possa ser iniciada a terapia específica. A furosemida (Lasix) é usada uma vez que a função renal adequada seja estabelecida, pois ela aumenta a excreção do cálcio no paciente reidratado, repletado em sódio. Em muitos pacientes, o tratamento com hidratação até 8 L/dia e furosemida (100 mg duas vezes ao dia) irão adequadamente reduzir o nível sérico de cálcio. A mitramicina (25 mg/kg), a calcitonina (4 MRC unidades/kg SC a cada 12 horas) ou os disfosfonatos isolados ou em combinação geralmente são eficazes por períodos de tempo curtos no manejo da hipercalcemia independente da sua causa. Os glicocorticóides são eficazes em pacientes com insuficiência supra-renal, intoxicação pela vitamina D e A e sarcoidose. O tratamento com fosfato oral é aceitável em pacientes com risco ruim contanto que o nível sérico de fósforo permaneça dentro do normal ou ligeiramente elevado e a função renal não se deteriore. As mulheres idosas de pouco risco cirúrgico são tratadas por alguns clínicos com furosemida, fosfato e estrogênios. O tratamento com difosfonato é eficaz em alguns pacientes com hipercalcemia.

C. Localização. A localização pré-operatória dos tumores da paratireóide agora pode ser obtida por indivíduos experientes em aproximadamente 75% dos pacientes usando-se a ultra-sonografia em tempo real com 10 MHz, imagem com sestamibi ou imagem com ressonância magnética. Estes testes são especialmente úteis em pacientes que previamente realizaram operações malsucedidas para a paratireóide ou uma extensa cirurgia de tireóide. Todos os procedimentos de localização têm problemas em localizar as pequenas glândulas paratireóides anormais nos pacientes com hiperplasia. Apenas a glândula maior é vista na maioria dos casos. Pelo fato de um cirurgião experiente poder curar 95% dos pacientes com HPT primário sem utilizar testes de localização, tais testes não são necessários. Eles são úteis para os cirurgiões que realizam explorações unilaterais ou focais usando o teste PTH intra-operatório.

Os procedimentos de localização invasiva, incluindo a angiografia por subtração digital, a arteriografia simples e o cateterismo venoso seletivo para o PTH, são recomendados apenas para os pacientes que previamente se submeteram a cirurgia da paratireóide. A citologia por biópsia aspirativa via orientação ultra-sonográfica ou por tomografia computadorizada (TC) foi usada com sucesso para confirmar que uma massa observada é uma glândula paratireóide. Uma amostra também deve ser enviada para o ensaio do PTH.

D. Abordagem cirúrgica e patologia

1. A maioria dos cirurgiões recomenda a exploração bilateral do pescoço e a identificação das glândulas paratireóides normais e anormais.

   a. O adenoma solitário, que ocorre em 85% dos pacientes com HPT primário, é removido, e as glândulas paratireóides normais são identificadas. A biópsia de uma ou mais glândulas ou a remoção de uma glândula normal são aceitáveis. Hoje em dia alguns cirurgiões realizam uma exploração unilateral ou focal e determinam se o nível de PTH cai em 50% em 10 minutos após a remoção do tumor da paratireóide. Isso sugere uma cirurgia bem-sucedida.

   b. Quando todas as glândulas são hiperplásicas (12%), uma paratireoidectomia subtotal é realizada, deixando aproximadamente 50 mg (o tamanho de uma glândula paratireóide normal) da glândula paratireóide menor e mais acessível. Em tais pacientes, pode haver variações consideráveis no tamanho da glândula paratireóide. O timo superior também deve ser removido em tais pacientes.

c. Quando há mais do que uma glândula paratireóide anormal e várias glândulas paratireóides (4%) de aparência normal, todas as glândulas anormais devem ser removidas, e as glândulas normais, biopsiadas e marcadas.

d. A paratireoidectomia total e o autotransplante paratireoidiano foi recomendado por alguns especialistas para os pacientes com HPT familiar, NEM 1 e hiperplasia primária e secundária. Reservo este procedimento para os pacientes com HPT recorrente ou persistente ou em crianças com HPT neonatal.

e. As pacientes grávidas devem ser operadas durante o segundo trimestre da gravidez.

f. Quando um tumor paratireóide invade as suas estruturas circunjacentes, precisa-se suspeitar de um carcinoma da paratireóide. Esta glândula paratireóide deve ser removida juntamente com as estruturas contíguas, inclusive o lobo da glândula tireóide. O câncer da paratireóide deve ser considerado em qualquer paciente com hipercalcemia profunda e uma glândula paratireóide palpável.

2. As possíveis **complicações** da paratireoidectomia incluem hemorragia, lesão da corda vocal, hipocalcemia, infecção e, muito raramente, hipomagnesemia. Estas complicações devem ocorrer em menos de 2% dos pacientes. Os pacientes com HPT mais grave e com doença óssea extensa apresentam maior probabilidade de desenvolverem hipocalcemia após a paratireoidectomia em virtude da "fome óssea" (influxo de cálcio e fósforo dentro do osso metabolicamente ativo).

3. Os **benefícios** da paratireoidectomia incluem a cura ou melhora dos sintomas como a fadiga, artralgias, dor óssea, cólica renal, fraqueza e úlcera péptica em aproximadamente 75% dos pacientes. O cálcio, fósforo séricos a fosfatase alcalina e o PTH retornam ao normal; a reabsorção subperióstea desaparece; a osteoporose diminui; a hipertrofia ventricular esquerda e a calcificação cardíaca, assim como o cálcio urinário, diminuem. Também se relata que a expectativa de vida é melhorada.

HPT secundário

I. **Princípios gerais.** O **HPT secundário** ocorre mais freqüentemente em pacientes com insuficiência renal crônica, mas pode se desenvolver por qualquer condição que causa hipocalcemia, como a má-absorção.

A. O HPT secundário em pacientes com insuficiência renal crônica geralmente pode ser prevenido pelo **tratamento clínico**, incluindo (a) uma dieta com baixo teor de fósforo e fósforo ligante com carbonato de cálcio ou hidróxido de alumínio (Alucaps com as refeições); (b) a manutenção de um balanço positivo do cálcio com a ingesta suplementar de cálcio e elevada concentração de cálcio (3,5 mEq/L) no dialisado; e (c) tratamento com 1,25-diidroxivitamina D (Rocaltrol 0,25 a 1,0 μg VO duas vezes ao dia).

B. **Indicações para o tratamento cirúrgico** incluem (a) um produto de cálcio e fósforo de 70 ou maior, (b) osteodistrofia renal progressiva com dor óssea, (c) prurido intenso, (d) calcificação dos tecidos moles, (e) nível de cálcio acima de 11,0 mg/dL com nível de PTH acentuadamente elevado e (f) calcifilaxia.

II. Tratamento cirúrgico

A. **O tratamento cirúrgico inclui**

1. **Diálise** um dia antes da cirurgia, para corrigir as anormalidades eletrolíticas e para reduzir os níveis de potássio.

2. **Paratireoidectomia subtotal** deixando 50 a 60 mg de glândula hiperplásica acessível, histologicamente confirmada (preferida) ou paratireoidectomia total e autotransplante de 15 peças de 1 mm para bolsos musculares individuais no antebraço. O timo superior deve ser removido nestes pacientes, pois até 15% das pessoas terão uma quinta glândula paratireóide hiperplásica.

B. **Pós-operatoriamente**, esses pacientes apresentam tendências a desenvolverem tetania devido aos "ossos famintos" e um remanescente paratireoidiano pequeno. Eles devem ser tratados com 1,25-diidroxivitamina D (0,25 a 1,0 μg VO duas vezes ao dia) e suplementação de cálcio.

C. **As complicações** incluem hemorragia, hipoparatireoidismo, lesão do nervo laríngeo recorrente, infecção e hiperpotassemia com parada respiratória. Todas essas complicações são raras, exceto pela hipocalcemia.

D. O **prognóstico** após uma paratireoidectomia bem-sucedida é bom. A dor óssea e o prurido geralmente desaparecem, e os pacientes desenvolvem um melhor estado de bem-estar. No entanto, o balanço de cálcio dos pacientes precisa ser corrigido pela suplementação de vitamina D, ou se não, recorrerá o HPT secundário. Alguns pacientes com HPT secundário também desenvolvem dor óssea e têm um tipo de baixo remodelamento de osteomalacia que pode ser causado ou agravado pela toxicidade pelo alumínio. Os valores do PTH nesses pacientes, apesar de estarem aumentados pela insuficiência renal, geralmente são muito menores do que nos pacientes com osteíte fibrosa cística.

Supra-Renais

I. **Princípios gerais.** Os tumores supra-renais funcionantes e não funcionantes clinicamente importantes são raros e surgem do córtex, causando hiperaldosteronismo ou síndrome de Cushing da medula da supra-renal ou de outras células cromafins no sistema nervoso simpático, causando feocromocitoma. Os tumores da supra-renal podem secretar mais de um hormônio. Muitos dos tumores supra-renais não funcionantes são freqüentemente identificados nos dias de hoje graças ao uso da TC, ressonância magnética (RM) ou ultra-sonografia. Se esses tumores supra-renais forem assintomáticos, não funcionais, homogêneos, com uma cápsula lisa, e tiveram menos de 4 cm em diâmetro, eles podem ser acompanhados. A TC deve ser repetida em 6 meses.

A supra-renalectomia é recomendada para os tumores supra-renais funcionantes, benignos ou malignos, para tumores em crescimento ou que aumentaram de tamanho, e para os tumores supra-renais não funcionantes com mais de 4 cm.

II. **Hiperaldosteronismo primário** é responsável por 1% de todos os casos de hipertensão, é duas vezes mais comum em mulheres do que em homens e deve ser considerado em todos os casos de paciente hipertenso com fraqueza muscular, polidipsia, cefaléias e/ou hipopotassemia. O hiperaldosteronismo é causado por um adenoma supra-renal em 75% dos casos, hiperplasia, em 25% e, raramente, pelo câncer adrenocortical. A secreção excessiva de aldosterona, que é independente do sistema renina-angiotensina e do hormônio adrenocorticotrópico (ACTH) é responsável pela retenção de sódio, depleção de potássio e hipertensão. O hiperaldosteronismo primário precisa ser distinguido do **hiperaldosteronismo secundário.** No primeiro, a secreção aumentada de aldosterona é devida a um neoplasma supra-renal, e a concentração de renina sérica é baixa. No hiperaldosteronismo secundário, como o que ocorre em pacientes que recebem diuréticos e em pacientes com insuficiência renal, hipertensão essencial e maligna, insuficiência cardíaca congestiva, cirrose ou terapia esteróide contraceptiva, a secreção de aldosterona é aumentada em resposta à hiperatividade do sistema renina-angiotensina, e ocorre aumento dos níveis plasmáticos de renina.

A. **Diagnóstico**

1. As **manifestações clínicas** incluem hipertensão, cefaléia, fraqueza muscular, polidipsia, poliúria, especialmente poliúria noturna, fadiga, parestesias e outros sintomas em um paciente não-edematoso.

2. Os **testes laboratoriais** revelam uma hipopotassemia não provocada, proteinúria, alcalose, sódio sérico normal ou elevado e níveis séricos diminuídos de cloreto e magnésio. Os níveis elevados de aldosterona plasmática ou urinária e a 17-hidroxicorticosterona elevada com atividade de renina plasmática suprimida confirmam o diagnóstico. Para diagnosticar pacientes com formas mais leves de hiperaldosteronismo primário, é importante avaliar a supressibilidade da aldosterona plasmática após a sobrecarga de salina, assim como a capacidade da atividade da renina plasmática de ser estimulada por uma dieta com baixo teor de sódio, furosemida e postura ereta. Os diuréticos e as dietas com baixo teor de sódio precisam ser suspensas antes de os testes laboratoriais serem obtidos. Estes pacientes devem ser repletados em sal (1 a 2 g de cloreto de sódio em cada refeição por 4 dias). Se se desenvolver hipopotassemia, os níveis plasmáticos de aldosterona urinária ou plasmática devem ser obtidos. Um nível de potássio urinário inapropriadamente alto (maior do que 30 a 40 mEq/L) apesar da hipopotassemia é sugestivo de hiperaldosteronismo.

Outras informações que corroboram o diagnóstico de hiperaldosteronismo primário incluem:

a. Um nível de renina baixo com uma duração de 4 horas em um paciente que deambula e recebe dieta com baixo teor de sódio, que tem um nível elevado de aldosterona enquanto recebe uma dieta com alto teor de sódio (2 g de sódio por refeição por 3 a 4 dias).

b. A excreção urinária de mais de 20 μg de aldosterona em um paciente repletado em sódio e em potássio.

c. Correção da hipopotassemia após a espironolactona (Aldactone 100 mg quatro vezes ao dia por 3 dias – uma dose que não elevará o potássio sérico em indivíduos normais).

d. A localização do(s) neoplasma(s) supra-renal(ais) pela TC, pela cintilografia com o iodometil norcolesterol ^{131}I 6B (NP-59; nome abreviado: iodocolesterol) ou pelo cateterismo venoso seletivo.

B. Diferenciação entre adenoma e hiperplasia

1. É importante determinar se o nível aumentado de aldosterona é causado por um adenoma supra-renal ou por hiperplasia. Praticamente todos os pacientes com adenoma se beneficiam da cirurgia, enquanto a maioria dos pacientes com hiperplasia não o faz. A hiperplasia pode ser distinguida da doença adenomatosa, pois na hiperplasia a secreção de aldosterona não é autônoma, e, portanto, a aldosterona plasmática responderá ao nível aumentado de renina como ocorre ao se levantar. Portanto, em indivíduos normais e nos pacientes com hiperplasia, a aldosterona eleva-se com a estimulação da renina (paciente em pé das 6 horas da manhã até ao meio-dia). No entanto, no paciente com um adenoma, já que a secreção de aldosterona é autônoma e não está sob o controle da renina, o nível plasmático de aldosterona paradoxalmente decai.

2. Outro método para determinar se um paciente tem um adenoma ou hiperplasia é a amostragem seletiva da veia supra-renal para a aldosterona do sangue e níveis de cortisol.

3. Portanto, níveis de aldosterona moderadamente aumentados sugerem hiperplasia, níveis ainda maiores (maiores que 100 ng/dL) sugerem adenoma, e níveis muito altos ou acentuadamente variados, ou secreção de vários hormônios, sugerem carcinoma. Estudos de localização confirmam o diagnóstico de adenoma ou de hiperplasia pela identificação de lesões supra-renais unilaterais ou bilaterais, respectivamente.

C. Tratamento

1. **Clínico.** A **espironolactona,** um antagonista competitivo da aldosterona, ou a **amilorida**, um diurético poupador de potássio, normalizarão a pressão arterial e corrigirão a hipopotassemia. Qualquer uma dessas medicações é o tratamento preferencial para os pacientes com hiperplasia adrenocortical e para preparação dos pacientes com adenomas adrenocorticais ou carcinomas para a cirurgia. Em pacientes com discreta anormalidade bioquímica, a suplementação de potássio (8 g de cloreto de potássio diariamente) e a restrição de sódio podem corrigir a anormalidade eletrolítica.

2. **Cirúrgico**

   a. Uma vez que o paciente tenha sido preparado clinicamente para o procedimento cirúrgico, a supra-renalectomia laparoscópica é o tratamento preferencial. A abordagem posterior pela décima-segunda costela é usada quando um cirurgião laparoscopista experiente não está disponível.

   b. A supra-renalectomia total ou subtotal (deixando 30% da supra-renal esquerda) para os pacientes com hiperplasia é controversa, pois poucos pacientes ficam normotensos. Portanto, a maioria destes pacientes é tratada clinicamente.

3. **Cuidado pós-operatório**

   a. A maioria dos pacientes precisa apenas de cuidados pós-operatórios habituais.

   b. Uns poucos pacientes precisarão de suplementação salina, em virtude da deficiência transitória (1 dia a 1 mês) de aldosterona. A fludrocortisona (50 a 100 μg/dia VO) pode ser necessária.

   c. Os glicocorticóides raramente são necessários se apenas uma glândula tiver sido removida, mas uma febre alta inexplicável ou uma fraqueza profunda justificam a obtenção de um nível de cortisol plasmático e tratamento imediato com glicocorticóides.

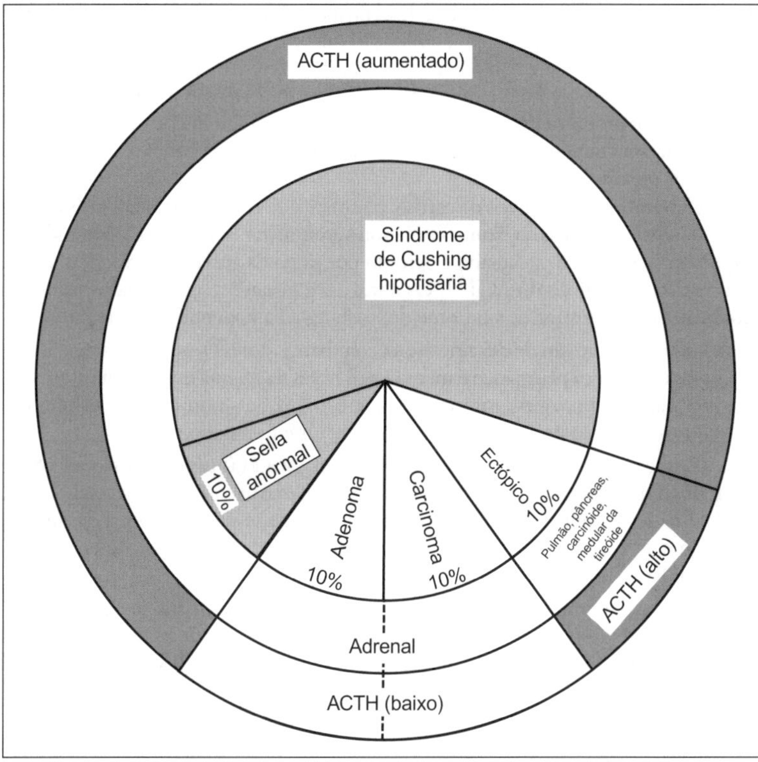

Fig. 52.1. Distribuição aproximada e níveis dos hormônios adrenocorticotrópicos em pacientes com síndrome de Cushing (Modificado de Welbourn RB. Some aspects of adrenal surgery. *Br J Surg* 1980;67:723).

D. **Prognóstico.** A taxa de resposta à supra-renalectomia geralmente pode ser predita pela resposta pré-operatória à espironolactona. A pressão arterial diminui em aproximadamente 80% dos pacientes apesar de isso poder levar vários meses, e praticamente todos os pacientes se tornam normocalêmicos. Em pacientes com hiperplasia, algum grau de hipertensão normalmente permanece, mas a hipopotassemia geralmente é corrigida.

III. **Hiperadrenocorticismo.** A síndrome de Cushing é atribuível a níveis circulantes excessivos de cortisol e de corticosterona provenientes de qualquer fonte. Pode ser causada por (a) uma secreção aumentada da hipófise de ACTH com hiperplasia adrenocortical bilateral, (b) tumores supra-renais benignos ou malignos primários secretores de cortisol, (c) tumores produtores de ACTH extra-hipofisários (Fig. 52-1) ou, mais comumente, (d) administração exógena de corticosteróides.

A síndrome de Cushing é 5 vezes mais comum em mulheres do que em homens e geralmente ocorre em pacientes com idades que variam de 20 a 40 anos. A história natural varia amplamente de uma doença leve, relativamente indolente, até a progressão rápida e morte. Aproximadamente 90% das lesões hipofisárias são adenomas benignos e 10% são hiperplasia; aproximadamente 50% dos tumores supra-renais são benignos, e 50%, malignos. Praticamente todos (98%) os tumores supra-renais são unilaterais. Os tumores supra-renais malignos são mais comuns em crianças.

A. **Diagnóstico e diagnóstico diferencial**

1. **Manifestações clínicas**

a. **Sintomas** incluem o ganho de peso, fadiga, cefaléia, fraqueza muscular, distúrbios psiquiátricos, poliúria, distúrbios visuais ou impotência e facilidade em fazer equimoses.

b. **Achados físicos** incluem obesidade centrípeta, "corcova do búfalo", facies pletórica, acne, estrias purpúricas, hipertensão, virilização (hirsutismo, calvície), pele atrófica e edema. As crianças freqüentemente têm obesidade e retardo do crescimento. O desenvolvimento rápido do hipercortisolismo com a alcalose hipocalêmica, hipertensão e edema sugerem a presença de um tumor produtor de ACTH (mais comumente carcinoma *oat-cells* do pulmão e tumor carcinóide, mas também com os tumores neuroendócrinos do pâncreas, timo, tireóide, próstata e outros órgãos.

2. **Testes laboratoriais.** Os níveis de cortisol plasmático normalmente estão mais elevados ao acordar (5 a 30 μg/dL às 8 horas da manhã) e menores ao se deitar (< 10 μg/dL). Na síndrome de Cushing hipofisária, este ritmo circadiano é perdido por causa da ausência da variação diurna do cortisol plasmático e dos níveis do ACTH. Os testes a seguir devem ser realizados seqüencialmente para confirmar o diagnóstico de síndrome de Cushing e para identificar a sua causa.

   a. O teste de supressão de dexametasona com baixas doses (1 mg de dexametasona é dada às 23 horas e o cortisol plasmático é medido às 8 horas da manhã do dia seguinte). Se o nível de cortisol não for suprimido para menos que 5 μg/dL (a síndrome de Cushing geralmente não suprimirá abaixo de 12 μg/dL), o teste a seguir é necessário.

   b. A excreção de cortisol livre na urina (normal 80 a 100 μg/d) está elevado em praticamente todos os pacientes com síndrome de Cushing. Um paciente com um cortisol urinário livre alto (> 120 μg/24 horas) e ACTH plasmático que não se suprime com a dexametasona tem síndrome de Cushing. O cortisol livre urinário é o melhor teste isolado para diagnosticar a síndrome de Cushing.

   c. A causa da síndrome de Cushing é pesquisada fazendo-se ensaios de ACTH plasmático e realizando-se um teste de supressão com dexametasona em altas doses (8 mg VO durante 24 horas). Os 17-hidroxicorticosteróides urinários (17-OHCS) são medidos durante 24 horas. Um nível normal ou alto de ACTH e a supressão do 17-OHCS significam doença de Cushing. Um ACTH alto e nenhuma supressão de 17-OHCS significam uma fonte ectópica de ACTH. Um ACTH baixo e nenhuma supressão do 17-OHCS significam um tumor supra-renal.

   d. A metirapona, que bloqueia a conversão dos compostos 11-desoxicortisóis em cortisol, algumas vezes é útil. Os pacientes normais e alguns pacientes com síndrome de Cushing respondem produzindo mais ACTH; os níveis de 17-OHCS aumentam na urina. Os pacientes com neoplasmas supra-renais e síndrome de ACTH ectópica falham em mostrar esta resposta.

   e. **Outros testes.** A TC e a cintilografia com iodocolesterol ^{131}I são úteis para localização desses tumores. O cateterismo venoso seletivo das veias petrosas ajuda a diferenciar as fontes hipofisárias das ectópicas do ACTH.

B. **Complicações** da síndrome de Cushing são o diabetes melito, o hipogonadismo, a hipertensão com insuficiência renal, distúrbios psiquiátricos, infecções por fungos e perda muscular debilitante grave e fraqueza.

C. **Tratamento.**

1. **Tratamento clínico.** O controle temporário da síndrome de Cushing pode ser obtido com o cetoconazol, metiladona e aminoglutetimida, que inibe a produção de esteróide, e com 1,1 dicloro-2-(*o*-clorofenil)-2-(*p*-clorofenil) etanol (mitotano), que é tóxico para o córtex supra-renal. O mitotano tem sido usado para os pacientes com carcinomas adrenocorticais.

2. **Tratamento cirúrgico**

   a. A síndrome de Cushing é tratada pela hipofisectomia transesfenoidal com excisão microcirúrgica do adenoma hipofisário ou com irradiação hipofisária. A excisão do adenoma hipofisário resulta em um alívio rápido dos sintomas, apesar de a deficiência de ACTH ser comum. A resposta clínica à irradiação leva mais tempo (mais de 18 meses) e freqüentemente resulta em pan-hipo-hipofisarismo.

   b. A supra-renalectomia laparoscópica é o tratamento preferencial para os pacientes com tumores supra-renais de aparência benigna com menos de 5 cm em tamanho e para alguns pacientes com síndrome de Cushing hipofisária que não respondem à irradiação hipofisária ou à microcirurgia. Antes da cirurgia, a hipopotassemia e outras anormalidades eletrolíticas devem ser corrigida e o diabetes melito controlado. Precisa-se fornecer corticosteróides exógenos.

(1) **Cirurgia.** A supra-renalectomia unilateral é usada para adenomas ou carcinomas da supra-renal. Se o comprimento do tumor for menor do que 4 cm, uma abordagem laparoscópica lateral ou posterior é preferida; de outro modo, uma abordagem anterior ou em flanco é usada. A supra-renalectomia total é recomendada para a hiperplasia supra-renal bilateral quando o tratamento cirúrgico deve ser realizado.

(2) **Cuidado pós-operatório.** O hemissuccinato de cortisol (100 mg IV a cada 8 h) é dado a todos os pacientes. Após a supra-renalectomia total, é necessária uma reposição permanente (hidrocortisona 20 mg pela manhã e 10 mg à noite). Após a supra-renalectomia unilateral, a dose de cortisol é diminuída ao longo de várias semanas até níveis fisiológicos (30 mg/dia). A dosagem então é gradualmente reduzida a tratamento em dias alternados por vários meses antes de todos os esteróides serem suspensos. O tratamento em dias alternados minimiza a inibição do ACTH endógeno e leva a um restabelecimento mais precoce do eixo hipofisário supra-renal normal. Uns poucos pacientes podem precisar de fludrocortisona (0,1 mg VO diariamente). As complicações pós-operatórias incluem infecção da ferida, deiscência da ferida, ulceração péptica com sangramento e problemas pulmonares.

(3) O **prognóstico** em pacientes após a remoção de um adenoma supra-renal e após tratamento da síndrome de Cushing hipofisária geralmente é excelente. O hipoadrenocorticismo e o pan-hipo-hipofisarismo ocorrem após a supra-renalectomia total e ablação hipofisária, respectivamente, e esses pacientes precisam de terapia de reposição de corticosteróides durante toda a vida, que precisa ser aumentada em momentos de estresse. A **síndrome de Nelson,** que causa hiperpigmentação, cefaléias, exoftalmia e cegueira devidas ao crescimento do tumor hipofisário, desenvolve-se em 20% dos pacientes após supra-renalectomia bilateral total. Quando a síndrome de Cushing se deve a um carcinoma adrenocortical, o prognóstico é grave. A paliação com mitotano, iniciada logo após a supra-renalectomia, é útil em aproximadamente 20% dos pacientes.

IV. **Feocromocitomas** são tumores da medula supra-renal e dos tecidos cromafins em outras partes do corpo e são responsáveis por 0,1 a 0,2% de todos os casos de hipertensão. Dez por cento desses tumores produtores de catecolaminas são malignos, 10% são bilaterais, e 10% são encontrados em sítios extra-supra-renais. Eles ocorrem esporadicamente e em associação com a síndrome de Sipple (carcinoma medular da tireóide, HPT e ganglioneuromatose), e em associação com as síndromes neurocutâneas (neurofibromatose, doença de Sturge-Weber, doença de von Hippel-Lindau e esclerose tuberosa). As crianças e os pacientes com síndromes familiares apresentam maior probabilidade de terem feocromocitomas múltiplos.

A. **Diagnóstico**

1. As **manifestações clínicas** dependem da quantidade e do tipo de catecolaminas (epinefrina, norepinefrina e precursores da catecolamina) secretadas. Os sintomas incluem aumento da transpiração, labilidade emocional, ansiedade, cefaléia, palpitações, rubores, dor torácica e constipação. Os sinais incluem hipertensão sustentada ou paroxística, taquicardia, palidez, febre de origem desconhecida, manchas café-com-leite, neurofibromatose ou as síndromes neurocutâneas, e, raramente, exoftalmia.

2. **Testes laboratoriais**

a. **Testes de rastreamento.** As determinações urinárias do ácido vanilmandélico (VMA) e da metanefrina são testes de rastreamentos valiosos. Os resultados de um ou de ambos os testes são positivos em mais de 90% dos pacientes. Quando positivos, os níveis de epinefrina ou de norepinefrina urinárias livres geralmente confirmam o diagnóstico. Estes testes devem ser obtidos a partir de um paciente não estressado, pois o estresse aumenta os níveis das catecolaminas ao mesmo nível daqueles encontrados em alguns pacientes com feocromocitomas pequenos ou que secretam intermitentemente. A hiperglicemia e a glicosúria corroboram o diagnóstico. As elevações espúrias no VMA ocorrem com café, chá, chocolate, extrato de baunilha e bananas, assim como com guaiacolato de glicerol, clorpromazina e ácido nalidíxico. A metildopa (Aldomet), alguns *sprays* nasais, a quinidina, a tetraciclina e alguns compostos fluorescentes elevarão falsamente os níveis de norepinefrina e de metanefrina.

b. **Testes provocativos** são potencialmente perigosos e raramente necessários. Se outros testes forem equívocos, o teste de estimulação com glucagon é o teste provocativo mais seguro.

c. A TC ou a RM são os melhores testes para a identificação dos feocromocitomas dentro das glândulas supra-renais, e a cintilografia com ^{131}I metaiodobenzilguanidina (MIBG) é o método preferido para localização dos feocromocitomas extra-supra-renais.

3. **Localização anatômica.** Os tumores secretores de norepinefrina podem estar situados em sítios ectópicos, enquanto que, quando a epinefrina constitui 20% ou mais das catecolaminas totais, se constata o tumor na supra-renal ou no órgão de Zuckerkandl. Os tumores cromafins malignos apresentam maior probabilidade de produzirem precursores do que os feocromocitomas benignos.

4. **Diagnóstico diferencial.** O hipertireoidismo, outras causas de hipertensão, síndrome carcinóide, mania aguda e lesões intracranianas causando distúrbios psicológicos precisam ser considerados.

B. **Tratamento**

1. O tratamento clínico inclui:

a. O agente α-bloqueador adrenérgico fenoxibenzamina (1 a 3 mg/kg por dia; 10 a 40 mg quatro vezes ao dia com uma baixa dose; máxima dose 300 mg/dia).

b. Fentolamina (Regitina) (1,0 a 2,5 mg IV seguidos por 1 mg/min ou 50 mg VO 4 a 6 vezes ao dia) é um α-bloqueador de ação mais curta, mas a fenoxibenzamina é preferida graças ao seu tempo de ação mais longo, melhor controle da hipertensão e menos efeitos colaterais.

c. O nitroprussiato (0,01% de infusão IV) é a droga preferencial para o manejo intra-operatório da hipertensão. O nitroprussiato substituiu a fentolamina em virtude do seu tempo de ação mais curto e pelo fato de não possuir nenhum efeito cardíaco estimulante.

d. O restabelecimento do volume sanguíneo enquanto o paciente está sendo tratado com fenoxibenzamina.

e. O propranolol (Inderal 5 a 40 mg VO a cada 6 horas), um β-bloqueador, é usado para o tratamento da taquicardia e das arritmias, mas apenas após o tratamento com a fenoxibenzamina ter sido iniciado.

2. **Tratamento cirúrgico**

a. Um cuidadoso monitoramento intra-operatório (pressão venosa central, pressão arterial e monitoramento eletrocardiográfico) em um paciente bem hidratado tratado com fenoxibenzamina por pelo menos 10 dias.

b. Uma abordagem laparoscópica é recomendada quando os tumores são menores do que 6 cm. Esses tumores podem ser múltiplos e estar em posições ectópicas, de modo que são indicados testes de localização pré-operatórios.

c. Evitar a hipotensão após a remoção do tumor, assegurando-se que o paciente está bem hidratado antes da cirurgia e adequadamente bloqueado com fenoxibenzamina.

d. **Complicações** incluem seqüelas de hipertensão (acidente vascular cerebral, insuficiência renal, infarto do miocárdio), arritmias, hipotensão, sangramento e hipoglicemia.

C. **Prognóstico.** Os resultados da cirurgia são excelentes para as lesões benignas com uma taxa de mortalidade operatória de menos de 5%. Aproximadamente 95% dos pacientes com hipertensão paroxística e 65% daqueles com hipertensão pré-operatória sustentada tornam-se normotensos. O feocromocitoma maligno tem um péssimo prognóstico. O tratamento com fenoxibenzamina e metirosina (Demser), assim como com a radiação externa ou com MIBG-^{131}I, fornece paliação efetiva.

Virilização e Feminização

I. **Princípios gerais.** A virilização e a feminização podem ser causadas pela síndrome adrenogenital (devida à hiperplasia supra-renal congênita), pelos adenomas e carcinomas adrenocorticais, pelos tumores ovarianos e testiculares, pelos distúrbios hipofisários e pelo consumo exógeno dos esteróides sexuais. A hiperplasia supra-renal congênita (síndrome adrenogenital) é a causa mais comum de virilização supra-renal. Esta condição é herdada de forma autossômica recessiva, resultando em erros enzimáticos e produção diminuída de cortisol. Seis variedades de hiperplasia supra-renal congênita existem, cada uma com um déficit enzimático específico. O tratamento do pseudo-hermafroditismo feminino com hiperplasia supra-renal congênita não é feito pela supra-renalectomia, mas com cortisol e com procedimentos de cirurgia plástica na genitália. Apesar de a síndrome adrenogenital poder aparecer em qualquer idade, ela é muito mais comum ao nascimento. O virilismo pós-natal de origem supra-renal geralmente é causado pelo adenoma ou carcinoma adrenocortical.

A. **Diagnóstico e diagnóstico diferencial**

1. **Manifestações clínicas** no bebê feminino são os de um pseudo-hermafroditismo com clitoromegalia, com fusão parcial ou completa das dobras labioescrotais. Se deixado sem tratamento, há um crescimento aumentado e maturação esquelética com aumento na massa muscular. O pêlo pubiano aparece precocemente (freqüentemente por volta do segundo aniversário), desenvolve-se acne e a voz pode ficar mais grossa. No menino na fase neonatal, há uma macrogenitossomia precoce. Quando a virilização ocorre posteriormente, há geralmente hirsutismo, clitoromegalia, alopecia com calvície, hábito masculino, atrofia mamária e menstruações escassas ou ausentes. Tumores feminilizantes raros no homem podem ser palpáveis e dolorosos e causam ginecomastia, atrofia testicular, atrofia peniana, acne e, ocasionalmente, hipertensão.

2. O **diagnóstico diferencial** das síndromes com excesso de androgênio que causam virilização inclui:

   a. Distúrbios ovarianos (síndrome de Stein-Leventhal, luteinização da teca, arrenoblastomas, tumor das células hilares ou restos hiperplásicos das células supra-renais e disgerminoma).

   b. Hiperplasia adrenocortical e adenomas ou carcinomas adrenocorticais.

   c. Distúrbios hipotalâmicos-hipofisários (acromegalia, hiperostose frontal).

   d. Distúrbios placentários (gravidez, gravidez molar ou coriocarcinoma).

   e. Outras causas (administração exógena de esteróides sexuais, tumores tímicos ou hermafroditismo verdadeiro).

3. **Testes laboratoriais**

   a. A determinação do sexo cromossômico pela análise dos cromossomas confirmará se o pseudo-hermafrodita feminino é do genótipo feminino.

   b. Anormalidades específicas nos testes de sangue e de urina na síndrome adrenogenital congênita dependem do defeito envolvido. O mais comum é o bloqueio na C_{21}**hidroxilase** e resulta em um aumento nos níveis de 17-hidroxiprogesterona. Na deficiência da **11-β-hidroxilase**, os níveis do 11-desoxicortisol plasmático (composto S) aumentam. Na **urina**, os níveis de 17-cetoesteróides, do preganetriol e da testosterona estão aumentados tanto na deficiência de 21-hidroxilase quanto na deficiência de 11-β-hidroxilase, enquanto que, na deficiência de 17-hidroxilase, os níveis de 17-cetoesteróides e de aldosterona são diminuídos, e os níveis da corticosterona e da deoxicorticosterona são aumentados.

   c. **Teste de supressão da dexametasona.** Se a dexametasona (2 a 4 mg/dia em quatro doses divididas ao dia por 7 dias) reduzir os 17-cetoesteróides para o normal, a hiperplasia, em vez da neoplasia, é o mais provável.

   d. Quando a androgenicidade é acentuada, mas os 17-cetoesteróides são normais ou ligeiramente aumentados, um nível de testosterona plasmático deve ser obtido (valores normais $< 0,06$ µg/dL). Quando os níveis basais forem maiores do que isso, eles devem ser suprimidos em mais de 50% pela dexametasona, a menos que a elevação da testosterona provenha de uma fonte ovariana ou, raramente, de um tumor supra-renal não responsivo.

e. O exame físico, a culdoscopia, TC e o mapeamento com NP-59 são úteis para a localização desses tumores incomumente grandes.

B. **Tratamento**

1. **Hiperplasia supra-renal congênita.** Inicialmente, acetato de cortisona 10 a 25 mg/VO ou 10 a 25 mg IM a cada 3 dias para bebês, 25 a 100 mg VO para crianças mais velhas. A dosagem em crianças é regulada para manter uma velocidade de crescimento normal e um nível normal de 17-cetoesteróides.
2. **Tumor.** A remoção cirúrgica desses tumores unilaterais é realizada unilateralmente via abordagem toracoabdominal anterior ou pelo flanco; o tratamento pré-operatório e pós-operatório é o mesmo da supra-renalectomia para a síndrome de Cushing.

C. **Curso.** Quando se reconhece a síndrome adrenogenital ao nascimento e ela é tratada com acetato de cortisona, os efeitos metabólicos são corrigidos e a masculinização não progride. Os procedimentos de cirurgia plástica realizados na genitália são recomendados no período neonatal. Quando a síndrome adrenogenital é causada por um tumor, a progressão das manifestações clínicas cessarão após a remoção do tumor. Evidências de masculinização, particularmente a voz grossa, algumas vezes persiste. Os tumores supra-renais malignos têm um péssimo prognóstico.

Referências Selecionadas

Burman KD. Thyroid cancer I. *Endocrinol Metab Clin N Am* 1995;24:663-904.

Burman KD. Thyroid cancer II. *Endocrinol Metab Clin N Am* 1996;25:1-213.

Clark OH, Duh QY, ed. *Textbook of endocrine surgery.* Philadelphia: WB Saunders, 1997.

Clark OH, Duh QY, Siperstein AE, eds. *Surgical Clinics of North America: endocrine surgery,* Vol 75. Philadelphia: WB Saunders, June 1995.

Greenspan FS. Thyroid diseases. *Med Clin N Am* 1991;75:1-235.

Marcus R. Hypercalcemia. *Endocrinol Metab Clin N Am* 1989;18:601-829.

McHenry CR, ed. *Surgical Clinics of North America: management of endocrine neoplasms,* Vol 7. Philadelphia: WB Saunders, October 1998.

53. Manifestações Dermatológicas dos Distúrbios Endócrinos

Anne W. Lucky

Lesões cutâneas específicas podem refletir uma variedade de distúrbios endócrinos, assim como manifestações de condições secundárias dos distúrbios metabólicos subjacentes. Esses distúrbios são discutidos no contexto dos grupos de distúrbios endócrinos.

I. **Tireóide**

A. **Hipertireoidismo**

1. **Características gerais** do hipertireoidismo incluem calor, aumento da sudorese, rubor e uma textura lisa, aveludada da pele. Em casos graves, pode haver uma hiperpigmentação generalizada devida ao depósito de melanina e de hemossiderina.
2. **Cabelos e unhas.** O cabelo torna-se fino, macio, sem vida e oleoso. Há uma oncólise distal (separação da placa ungueal do leito ungueal), caracteristicamente começando no quarto dedo (unha de Plummer).
3. **Mixedema pré-tibial (MPT, dermopatia de Graves).** O acúmulo localizado de mucopolissacarídeos ácidos (glicosaminoglicanos como o ácido hialurônico) aparecem como placas vermelhas a castanhas e amarelas, geralmente sobre as tíbias. Há uma superfície empelotada em "pele de laranja" com folículos capilares dilatados e pêlos grosseiros. As lesões são não-formadoras de cacifo, frias, não dolorosas e podem ser pruriginosas. O MPT é observada com a doença de Graves ativa, assim como nos pacientes hipertireóideos ou eutireóideos "esgotados" ou tratados. Os níveis elevados de imunoglobulinas estimulantes da tireóide foram associadas ao MPT.
4. **Acropacia tireoidiana.** O espessamento difuso das extremidades distais, baqueteamento e formação de osso novo periosteal com espículas ósseas caracteristicamente perpendiculares estão associadas à doença de Graves, freqüentemente com oftalmopatia e mixedema pré-tibial.

B. **Hipotireoidismo**

1. **Congênito.** Os sinais do hipotireoidismo congênito são sutis e devem desvanecer com o advento dos programas de rastreamento do recém-nascido. **Características gerais** incluem pele pálida, translúcida, em "alabastro", com uma tez amarelada. Essa coloração e textura devem-se a um fluxo sanguíneo diminuído, anemia, infiltração com mucopolissacarídeos, icterícia prolongada e/ou carotenemia. A sudorese está reduzida. A instabilidade térmica e a hipotermia franca são acompanhadas por uma *cutis marmorata* persistente, um mosqueamento violáceo em um padrão vascular. A hérnia umbilical, membros proximais curtos, ponte nasal deprimida e uma língua grande completam o quadro do hipotireoidismo congênito.
2. **Adquirido.** O hipotireoidismo adquirido tem muitas das características gerais observadas na doença congênita. Além disso, as crianças e adultos têm uma pele mais proeminente seca e escamosa assemelhando-se à ictiose. A sudorese é mínima, pois os ductos écrinos tornam-se atróficos. O mixedema generalizado torna a pele inchada, pálida e de consistência fofa, com um edema sem cacifo, especialmente notável ao redor da face e das pálpebras em virtude do acúmulo dos mucopolissacarídeos ácidos.
3. **Cabelo.** O cabelo do escalpo é perdido de uma maneira generalizada. O cabelo remanescente no escalpo é grosso e seco. A perda do terço lateral das sobrancelhas (sinal de Santa Ana) é característico. O pêlo pubiano e axilar é escasso. As crianças podem ter uma **hipertricose** paradoxal nos braços, costas e pernas, que é reversível com o tratamento.

II. **Supra-Renal**

A. **Hipossupra-renalismo** (insuficiência adrenocortical, doença de Addison)

1. Os pacientes gradualmente desenvolvem hiperpigmentação generalizada, freqüentemente notada como uma falha em perder o bronzeado do verão. Há um escurecimento das aréolas mamárias, da pele da genitália, de nevos preexistentes, dobras palmares e plantares, e cicatrizes recentes. Depósi-

tos pigmentares negro-azulados são observados nas gengivas da margem dos dentes e no palato duro. A etiologia da hiperpigmentação é discutível, mas provavelmente é devida à secreção excessiva de hormônio estimulante dos melanócitos (MSH).

2. **Pêlos** nas áreas pubianas e axilares tornam-se escassos. As **unhas** podem desenvolver hiperpigmentação, faixas lineares.
3. **Vitiligo** ocorreu em pacientes com doença de Addison.

B. **Hiperadrenalismo.** A síndrome de Cushing hipofisária, os tumores da supra-renal e a hiperplasia supra-renal nodular autônoma podem apresentar características dos excessos de androgênios, assim como de excesso de glicocorticóides. A síndrome de Cushing iatrogênica, resultando de uso de glicocorticóides sistêmicos ou tópicos, não tem as características androgênicas. Algumas formas de hiperplasia supra-renal congênita estão associadas a androgênios elevados e glicocorticóides normais.

1. **Excesso de glicocorticóides**

a. **Características primárias**

(1) **Características gerais** incluem pletora, telangiectasias e aumento do crescimento de pêlos *vellus* finos, macios, especialmente nas laterais da face. Com a exposição prolongada, há uma atrofia generalizada da pele e até equimoses fáceis.

(2) **Estrias** representam tanto a atrofia dérmica quanto epidérmica e ocorrem em áreas de tensão da pele. Um padrão semelhante a uma medusa sobre o abdome é típico. No excesso adrenocorticóide, elas são pigmentadas e vermelho-azuladas, pois os vasos sanguíneos dérmicos e subcutâneos mostram-se através da pele translucente, atrófica. Em alguns casos, eles podem ter se tornado pigmentados com a melanina.

(3) **Acne esteroidal** aparece na parte superior dos braços, tórax e nas costas, assim como na face. As lesões foliculares são pápulas eritematosas, hiperceratóticas apesar de nos estágios finais elas poderem se tornar pustulosas e comedonais. Elas todas fazem erupção no mesmo estágio de desenvolvimento.

(4) A redistribuição da **gordura** subcutânea para as bochechas ("facies lunar"), parte superior das costas ("corcova de búfalo"), nádegas e abdome causa o hábito corporal característico.

(5) Na doença hipofisária ou em síndromes de produção do hormônio adrenocorticotrófico ectópico (ACTH) pode haver **hiperpigmentação** como a observada na doença de Addison.

(6) Os efeitos androgênicos pelos androgênios supra-renais, como o sulfato de desidroepiandrostenediona, que pode ser convertido perifericamente para os androgênios mais potentes como a testosterona e diidrotestosterona, produzem **acne vulgar** clássica assim comp **hirsutismo e perda de pêlos** do padrão masculino em mulheres.

b. **Características secundárias**

(1) ***Tinea versicolor*** aparece como máculas escamosas, ovais e manchas sobre a parte superior do tronco, costas e braços com hiper e hipopigmentação variável. Ela é causada por uma colonização superficial com o fungo *Malassezia furfur (Pityrosporum ovale)*.

(2) **Candida (*Monilia*)**, infecções da pele e das membranas mucosas incluem a mucosa bucal (sapinho), mucosa vaginal, unhas e tecidos circunjacentes (onicomicose e paroníquia), redes interdigitais (blastomicetes, erosões interdigitais), cantos da boca (perléquia) e dobras intertriginosas (intertrigo).

(3) Há uma maior ocorrência de infecções bacterianas cutâneas com pústulas, furúnculos e abscesso, especialmente causadas pelo *Staphylococcus aureus.*

(4) A síndrome de Cushing pode acompanhar a síndrome de McCune-Albright (displasia fibrosa policística) com *grandes máculas café-com-leite,* assim como anormalidades ósseas e puberdade precoce.

c. **Adrenarca precoce (pubarca)** O desenvolvimento precoce do pêlo pubiano com elevação do sulfato de desidroepiandrosterona sérica antes de outros sinais de puberdade foi denominado adrenarca prematura. Ela ocorre primariamente em meninas. Em crianças que também têm *acantose nigricante,* ela pode representar um sinal precoce de resistência à insulina e, eventualmente, em doença ovariana policística e/ou diabetes melito não insulinodependente. Formulou-se a hipótese de que níveis elevados de insulina podem estimular as substâncias semelhantes ao fator de crescimento da epiderme que promovem a acantose (*i. e.*, hipertrofia da epiderme).

2. **Hiperplasia supra-renal congênita (HAC)**
   a. Na **primeira infância,** várias formas de HAC causadas por déficits enzimáticos na via da biossíntese para a síntese do corticóide podem ter sinais cutâneos apenas discretos, primariamente hiperpigmentação da pele dos genitais pela produção hipofisária excessiva de ACTH ou MSH, ou de ambos.
   b. Na **segunda infância,** o início precoce de pêlos pubianos e axilares e acne são sinais de excesso de androgênios.
   c. No **adulto** pós-púbere, mulheres e, talvez, em alguns homens, formas "leves" (ou "parciais" ou de "início tardio") de HAC estão agora sendo reconhecidas primariamente pelas suas manifestações cutâneas de início grave e tardio ou persistente de **acne**, **perda de pêlo** do padrão feminino e **hirsutismo** em mulheres. O hirsutismo é definido como um crescimento excessivo de pêlos em áreas androgênio-dependentes como o lábio superior, queixo, aréolas mamárias, linea alba e parte superior das coxas. A perda do padrão feminino de pilosidade (alopecia androgênica) é o afilamento do cabelo sobre a coroa do escalpo poupando relativamente os lados e a parte posterior. Os cabelos afetados são de diâmetro menor e crescem a comprimentos menores antes de entrar em uma fase de repouso e caírem. O diagnóstico de HAC é feito encontrando-se elevações do hormônio que é um substrato para a enzima deficiente (p. ex., 17α-hidroxiprogesterona na deficiência da 21-hidroxilase, 11-desoxicortisol na deficiência da 11-hidroxilase e 17α-hidroxipregnenolona na deficiência da 3β-hidroxisteróide desidrogenase). Se os níveis não estiverem elevados nas amostras basais de sangue, eles podem ser encontrados como respostas anormais à estimulação do ACTH.

III. Gônadas

A. O excesso de androgênio proveniente do **ovário** causa as mesmas manifestações cutâneas da acne, perda de pêlo, hirsutismo e alopecia androgênica que excesso de androgênio pela supra-renal. Raramente, os tumores ovarianos são a causa. A causa mais comum de excesso de androgênio do ovário é a síndrome ovariana policística. Além da acne, o hirsutismo, a alopecia androgenética e a acantose nigricante são comuns, especialmente em pacientes obesas, refletindo resistência à insulina. Tais pacientes têm sido designados como tendo a síndrome *HAIR-AN* (*h*irsutismo, *a*cne, *i*nsulino-resistência, *a*cantose *n*igricante) ou síndrome X, e estão sob risco de diabetes melito não insulino dependente, hiperlipidemia e doença cardiovascular.

B. Na **disgenesia gonadal** (síndrome de Turner), pode haver algumas características cutâneas especiais, como múltiplos nevos negro-amarronzados adquiridos, uma dupla fileira de cílios e uma linha capilar de implantação em formato de W, quarto dígito (e freqüentemente o quinto) das mãos e dos pés curtos com displasia ou ausência das unhas, e hiperconvexidade das unhas das mãos e dos pés.

IV. Diabetes melito

A. Doenças cutâneas primárias associadas ao diabetes melito

1. **Dermopatia diabética** (manchas pré-tibiais pigmentadas, manchas nas tíbias). As lesões da dermopatia diabética são menores que 1 cm e são vermelho-acastanhadas, máculas atróficas nas tíbias, que podem começar como pápulas. As membranas basais capilares parecem estar espessadas.
2. ***Necrobiosis lipoidica diabeticorum.*** Estas lesões também caracteristicamente aparecem sobre as tíbias e são placas ovais, atróficas que podem atingir vários centímetros em tamanho. Elas têm uma borda elevada, eritematosa e uma área atrófica central amarelo-acastanhada cerosa através da qual os vasos subcutâneos telangiectásicos são facilmente visíveis. Estas lesões podem ulcerar. Histologicamente, há necrobiose do colágeno e inflamação ao redor dos vasos sanguíneos. O quadro histológico é similar ao observado no granuloma anular e nos nódulos reumatóides.

3. **Granulomas anulares disseminados.** O desenvolvimento de múltiplas pequenas pápulas eritematosas até cor de carne agrupadas, que coalescem em pequenas placas cobrindo todo o corpo foi associado ao diabetes melito. No entanto, a maioria dos pacientes com granuloma anular não tem diabetes melito.
4. **Lipodistrofia**
   a. Generalizada. Do tipo congênito autossômico recessivo (Beradinelli-Seip) tem as características cutâneas da acantose nigricante, cabelo espesso, hipertricose, hiperidrose, hiperpigmentação e pele semelhante a um pergaminho com vasos sanguíneos proeminentes devidos à ausência de gordura. As marcas registradas não cutâneas são lipoatrofia grave (poupando a gordura abdominal), resistência à insulina com progressão para diabetes, elevada taxa anabólica, puberdade precoce, massa muscular grande, triglicerídeos altos, cirrose hepática, miocardiopatia e morte precoce. A forma adquirida (Lawrence-Seip) tem características similares, porém mais discretas. Constatou-se que alguns desses pacientes têm defeitos pós-receptores de insulina.
   b. **Lipodistrofia parcial** também pode ser congênita ou adquirida, e pode envolver a face e a parte superior do corpo ou as extremidades inferiores (Dunningan-Kobberling). A acantose nigricante é comum.
   c. Distúrbios hereditários raros do receptor da insulina incluem leprechaunismo (síndrome de Donohue) com acantose nigricante, lipoatrofia generalizada, atraso no desenvolvimento, facies élfica e grave resistência à insulina; e a síndrome de Rabson-Mendenhall com acantose nigricante, hipertricose, facies grosseira, puberdade precoce, resistência à insulina e, eventualmente, diabetes.
   d. A lipoatrofia localizada e a lipoipertrofia podem aparecer em locais de injeção da insulina. O mecanismo para isso é obscuro. As injeções locais dos glicocorticóides também podem causar lipoatrofia no sítio da injeção.
5. **Acantose nigricante** e a resistência à insulina podem estar associados à síndrome do ovário policístico em mulheres jovens (tipo A) com a presença de anticorpos aos receptores da insulina e outros fenômenos auto-imunes (tipo B). Esses pacientes tipicamente têm diabetes melito tipo 2 (não insulinodependentes) e estão sob risco para doença cardiovascular.
6. **Bolhas *diabeticorum*.** O desenvolvimento de bolhas tensas que aparecem subitamente em pele aparentemente normal, geralmente nas extremidades, ocorre em diabéticos. Histologicamente, as bolhas podem ser intra-epidérmicas ou subepidérmicas. As lesões podem tender a ulcerar.
7. **Xantomas eruptivos** são acúmulos de lipídios em macrófagos para formar pápulas amarelas a vermelhas disseminadas, que podem ocorrer em um arranjo linear em resposta ao trauma (o fenômeno de Koebner). Essas lesões aparecem em pacientes com diabetes melito mal controlada que têm hipertrigliceridemia maciça.
8. **Escleroderma** (*adultorum* de Buschke) é uma condição rara observada no diabetes melito grave insulinodependente no qual ocorre um espessamento do colágeno da derme e depósito dos mucopolissacarídeos ácidos entre os feixes de colágeno. As lesões clínicas são áreas largas de edema sem cacifo e endurecimento da pele, especialmente sobre a face, pescoço e parte superior do tronco.
9. **Hemocromatose idiopática,** um distúrbio do armazenamento excessivo do ferro, consiste em uma tríade composta de cirrose hepática, insuficiência cardíaca e diabetes. Há uma marcante hiperpigmentação devida ao aumento do depósito de melanina na camada basal da epiderme.
10. **Pele espessada e "bolhas nos dedos".** Pele espessada, cerosa, especialmente no dorso das mãos e pequenas pápulas ("bolhas") na ponta dos dedos são característicos tanto do diabetes tipo 1 quanto do tipo 2. A rigidez articular e as contraturas freqüentemente evitam a aposição completa de ambas as palmas. Os mecanismos desses achados não foram elucidados, mas presume-se que sejam devidos a alterações no colágeno e/ou nos mucopolissacarídeos dérmicos.

B. **Distúrbios cutâneos secundários**

1. Infecções pela *Candida* da pele e das membranas mucosas ocorrem em localizações similares às descritas para os excessos de glicocorticóides.
2. As infecções bacterianas cutâneas, especialmente as infecções **estafilocócicas**, como a foliculite, a furunculose e a formação de abscessos francos, ocorre em pessoas com diabetes mal controlado.
3. As infecções oportunistas por organismos fúngicos como o *Mucor e Rhizopus* (ficormicose) são raramente observadas em diabéticos. Tais lesões podem ser fatais.
4. ***Tinea pedis*** é uma infecção dermatofítica que afeta os espaços da dobra interdigital dos pés. Ela é comum em diabéticos, e as fissuras que se seguem entre os pés servem como portas de entrada para as bactérias, especialmente estreptococos, produzindo celulite dos pés e da parte inferior dos pés.
5. **Úlceras diabéticas.** Ulcerações de fraca cicatrização, especialmente na parte inferior das pernas e nos pés, são comuns. Na sola, elas podem ser profundas e penetrantes, e podem resultar em osteomielite devida à neuropatia diabética e perda de sensação (mal perfurante?). Eventualmente, alterações isquêmicas graves (gangrena) devidas à angiopatia podem necessitar de amputações.

V. **Pseudo-hiperparatireoidismo (PHP). (Osteodistrofia hereditária de Albright) e pseudopseudo-hiperparatireoidismo (PPHP).** PHP é um distúrbio de resistência hormonal devido, na maioria dos casos, a mutações genéticas na proteína $G_{\alpha S}$. O fenótipo clássico inclui baixa estatura, desenvolvimento retardado, braquidactilia com um quarto metacarpo curto, hiperfosfatemia e hipocalcemia devida à resistência do órgão-alvo ao hormônio da paratireóide. O *osteoma cutis* e a *calcinosis cutis,* a deposição ectópica de osso e cálcio, respectivamente, na derme, são as marcas registradas cutâneas desta doença. Elas podem preceder as alterações bioquímicas na chamada PPHP.

VI. **Distúrbios endócrinos variados**

A. **Candidíase mucocutânea** foi associada à síndrome de endocrinopatia múltipla dos distúrbios auto-imunes, incluindo o hipoparatireoidismo, a doença de Addison, a falência prematura dos ovários, diabetes e tireoidite de Hashimoto. O **vitiligo**, a perda completa da pigmentação em manchas, e a **alopecia areata**, perda de cabelos em áreas que pode progredir para perda total do cabelo do escalpo *(alopecia totalis)* ou de todo o pêlo corporal *(alopecia universalis)*, também foram observados em associação com estas endocrinopatias.

B. **Alopecia** foi relatada em associação com o raquitismo resistente à vitamina D em alguns poucos estudos familiares bem estudados.

C. **Neuromas mucosos múltiplos** são encontrados nas síndromes de neoplasias endócrinas múltiplas em associação com um hábito marfanóide, lábios espessos, níveis de calcitonina elevados, carcinoma medular da tireóide e feocromocitoma (veja Capítulo 12).

D. A **síndrome do glucagonoma** consiste em uma erupção eritematosa difusa, em escamas, brilhante, composta de placas giradas, serpiginosas, com centros claros e escamas superficiais. As lesões tendem a se expandir; por isso, o nome de **eritema migratório necrolítico.** Tais lesões são observadas em associação com neoplasmas malignos das células α do pâncreas e regrediram quando o tumor havia sido removido cirurgicamente.

E. **Acantose nigricante** foi associada a uma ampla variedade de distúrbios endócrinos, incluindo a síndrome de Cushing hipofisária, tumores hipofisários, acromegalia, doença de Addison e doença ovariana policística. A maioria dos pacientes com acantose nigricante tem uma resistência à insulina subjacente.

Referências Selecionadas

Bijlmer-lest JC, van Vloten WA. Thyroid and the skin. *Curr Prob Dermatol* 1991; 20:34-44.

Freinkel RK. Diabetes mellitus. In: Freedbert IM, Eisen AZ, Wolff K, et al., eds. *Dermatology in general medicine,* 5th ed. New York: McGraw-Hill, 1999:1969-1975.

Heymann WR. Advances in the cutaneous manifestations of thyroid disease. *Int J Dermatol* 1997;36:641-645.

Ibanez L, Potau N, Zampolli M, et al. Hyperinsulinemia in postpubertal girls with a history of premature pubarche and functional ovarian hyperandrogenism. *J Clin Endocrinol Metab* 1996;81:1237-1243.

Kirk JM, Brain CE, Carson DJ, et al. Cushing's syndrome caused by nodular adrenal hyperplasia in children with McCune-Albright syndrome. *J Pediatr* 1999;134:789-792.

Krook A, O'Rahilly S. Mutant insulin receptors in syndromes of insulin resistance. *Baillieres Clin Endocrinol Metab* 1996;10:97-122.

Lucky AW Cutaneous manifestations of endocrine, metabolic and nutritional disorders. In: Schachner LA, Hansen RC, eds. *Pediatric dermatology,* 2nd ed. New York: Churchill Livingstone, 1995.

Lucky AW Hormonal correlates of acne and hirsutism. *Am J Med* 1995;98(Suppl 1A):89S-94S.

Prendiville JS, Lucky AW, Mallory SB, et al. Osteoma cutis as a presenting sign of pseudohypoparathyroidism. *Pediatr Dermatol* 1992;9:1-18.

Rosenfield RL, Lucky AW Acne, hirsutism and alopecia in adolescent girls. *Endocrinol Metab Clin N Am* 1993;22:507-532.

Schwartz RA. Acanthosis nigricans. *J Am Acad Dermatol* 1994;31:1-19.

Seip M, Trygstad O. Generalized lipodystrophy, congenital and acquired (lipoatrophy). *Acta Paediatr Suppl* 1996;413:2-28.

Thiboutot DM. Dermatological manifestations of endocrine disorders. *J Clin Endocrinol Metab* 1995;80:3082-3087.

54. SÍNDROMES ENDÓCRINAS AUTO-IMUNES

Aristides K. Maniatis e George S. Eisenbarth

I. **Princípios gerais.** As síndromes imunoendócrinas incluem (em ordem de prevalência decrescente) as síndromes auto-imunes poliglandulares tipo II (SAP tipo II), a síndrome auto-imune tipo I (SAP tipo I), síndrome de anticorpos anti-receptores da insulina, síndrome POEMS (discrasia de células plasmáticas com *p*olineuropatia, *o*rganomegalia, *e*ndocrinopatia, gamopatia da proteína M e alterações da pele), tumores tímicos com endocrinopatia associada e gamopatias monoclonais com anticorpos aos íons ou hormônios. As doenças poliglandulares são uma série de patologias auto-imunes órgão-específicas. Duas síndromes adicionais têm sido descritas (SAP tipos III e IV), mas as suas associações patológicas se superpõem significativamente com as da SAP tipos II e podem simplesmente representar variantes da síndrome tipo II. Tanto a SAP tipo I quanto a tipo II têm um grande componente genético, e associações patológicas estabelecidas permitem aos médicos suspeitarem e rastrearem doenças adicionais não reconhecidas nos pacientes e nos membros da sua família. A Tabela 54.1 é um simples esquema que pode ser dado aos pacientes com SAP tipo II com instruções para serem distribuídos aos seus parentes.

A. **Síndrome auto-imune poliglandular tipo II.** Também conhecida como síndrome de Schmidt, a SAP tipo II é caracterizada pela clássica tríade de doença de Addison (70 a 75% dos pacientes), doença tireoidiana auto-imune (doença de Graves ou hipotireoidismo primário; 65 a 70% dos pacientes) e diabetes tipo 1 A (imunomediada), 50 a 55% dos pacientes. Outras doenças observadas nesses pacientes incluem o hipogonadismo primário, a anemia perniciosa, alopecia, serosite, miastenia grave, doença celíaca e síndrome do homem rígido. O início da doença se dá na idade adulta e, como muitas patologias auto-imunes, há uma predominância feminina. A herança é autossômica dominante com penetrância incompleta, e há uma forte associação com o antígeno do leucócito humano (HLA) alelos DQ e DR, especificamente DR3, DQB1* 0201 e DR4, DQB1*0302 (com DR4 mais freqüentemente DRB1*0404 para a doença de Addison). Dentro das famílias, a herança da suscetibilidade à doença freqüentemente está ligada à herança de haplótipos HLA em comum. Outras doenças associadas ao HLA-B8, DR-3 como a síndrome de Sjögren, deficiência seletiva de IgA, dermatomiosite juvenil, dermatomiosite, hepatite crônica ativa e dermatite herpetiforme também indicam que um paciente é suscetível às doenças da síndrome do tipo II (mais comumente doença tireoidiana auto-imune).

B. **Síndrome auto-imune poliglandular tipo I.** Também conhecida como APECED (*a*uto-imune *p*oli*e*ndocrinopatia-*c*andidíase-*e*ctodérmica-*d*istrofia), esta síndrome caracteriza-se pela tríade clássica de hipoparatireoidismo (80 a 85% dos pacientes), doença de Addison (70 a 75% dos pacientes) e candidíase mucocutânea (90 a 100% dos pacientes). Outras doenças auto-imunes observadas nesses pacientes incluem hipotireoidismo primário (mas não a doença de Graves), o diabetes melito tipo 1A, o hipogonadismo primário, a hepatite crônica ativa, a anemia perniciosa, as síndromes disabsortivas, a queratopatia, o vitiligo e a alopecia. A candidíase crônica pode se desenvolver em carcinoma de células escamosas oral, e evidências de alterações ectodérmicas incluem o esmalte dentário hipoplásico e unhas corroídas e distróficas. Em contraste com a síndrome tipo II, o início da APECED dá-se na primeira ou na segunda infância. Ela possui uma distribuição sexual igual, nenhuma associação com o HLA e é mais comum nas populações de ascendência finlandesa e judia iraniana. A herança é autossômica recessiva. A APECED é uma doença auto-imune com um único defeito genético, o gene *AIRE* (*a*uto-*i*mune *re*gulador) no cromossomo 21q22.3. A caracterização precoce revelou dois motivos de zinco no homeodomínio da planta semelhante a dedos (PHD) e um motivo SAND ligante de DNA putativo sugerindo que o produto do gene é um fator de transcrição. Pesquisadores especulam que ele, por fim, pode estar envolvido na regulação das células T.

Tabela 54.1 Doenças associadas encontradas nos parentes

Doença	Sinais e sintomas
Hipotireoidismo	Ganho de peso, pressão alta, sensação de frio
Hipertireoidismo	Perda de peso, olhos saltados, sensação de calor e de ansiedade
Anemia perniciosa	Baixa contagem sanguínea de células, incapacidade dos nervos com desequilíbrio e problemas nos movimentos finos
Insuficiência supra-renal	Escurecimento da pele, perda de peso, tonteiras, náuseas e fraqueza
Insuficiência testicular	Diminuição do interesse sexual, infertilidade
Insuficiência ovariana	Diminuição do interesse sexual, infertilidade, calores e períodos menstruais diminuídos/ausentes
Diabetes melito	Aumento da diurese, aumento da sede e do apetite

C. **Síndrome do anticorpo anti-receptor da insulina.** Também conhecido como *resistência à insulina tipo B*, esta síndrome é caracterizada por uma acentuada resistência à insulina, hiperglicemia e acantose nigricante. Aproximadamente um terço dos pacientes também tem outras doenças auto-imunes. Além dos anticorpos anti-receptores da insulina, há também uma acentuada redução na afinidade ao receptor da insulina para os monócitos circulantes. Paradoxalmente, os anticorpos anti-receptores da insulina também podem levar a episódios de *hipo*glicemia via efeito agonista parcial. Em contraste com a resistência à insulina tipo B, a *resistência à insulina tipo A* não se caracteriza pela presença de anticorpos antiinsulina.

D. **Síndrome POEMS.** Esta síndrome é caracterizada por polineuropatia sensoriomotora grave, organomegalia (fígado, baço e linfonodos), endocrinopatia, produção de proteínas M monoclonais com lesões ósseas secundárias a uma discrasia das células plasmáticas e alterações cutâneas (hiperpigmentação, hipertricose, esclerose e fenômeno de Raynaud). As endocrinopatias incluem o hiperestrogenismo provocando impotência e ginecomastia em homens (70 a 100% dos pacientes), amenorréia (70 a 100% dos pacientes), hipotireoidismo primário (40 a 60% dos pacientes) e diabetes melito (40 a 50% dos pacientes). O início da doença dá-se na idade adulta (quarta ou quinta décadas). Ela tem uma predominância masculina e é mais comum na população japonesa. Como os sinais extramedulares melhoram após o tratamento do plasmocitoma, os pesquisadores especulam que um fator de crescimento dos plasmócitos solúvel relacionado com as interleucinas-6 pode estar envolvido.

E. **Tumores tímicos.** Os timomas são associados a doenças auto-imunes em aproximadamente 40% dos pacientes. As doenças auto-imunes mais comuns incluem a miastenia grave, a aplasia das hemácias, a hipogamaglobulinemia. Ocasionalmente, também o diabetes tipo 1 A, a doença de Addison, a doença tireoidiana auto-imune e a síndrome do homem rígido também estão associadas. Os timomas têm se mostrado expressar neurofilamentos anormais que têm epítopos comuns com titina (uma proteína do músculo estriado) e um canal no retículo sarcoplásmico responsável pela liberação do cálcio. Os auto-anticorpos a estes epítopos podem explicar a sua associação com certas doenças auto-imunes, como a miastenia grave.

F. **Anticorpos antiíon ou anti-hormonais.** Estas são síndromes raras que às vezes resultam em doença franca em virtude de tentativas inapropriadas para modificar os valores laboratoriais em um paciente assintomático. Em pacientes com mieloma múltiplo, tanto a hiperfosfatemia quanto a hipercalcemia foram relatadas secundariamente à ligação iônica pelas paraproteínas IgG_{κ}. A hipercalcemia assintomática é caracterizada pelo Ca^{2+} total elevado e um Ca^{2+} ionizado (livre) normal. A terapia agressiva para reduzir o Ca^{2+} pode resultar em tetania. Similarmente, a hipercalcemia assintomática foi relatada em pacientes com macroglobulinemia de Walderström, mas, em contraste com o mieloma múltiplo, a paraproteína ligante de íons nesta doença é da classe IgM. Em termos de anticorpos anti-hormonais, uns poucos pacientes (particularmente do Japão) foram descritos com anticorpos antiinsulina de ocorrência espontânea e *hipoglicemia.*

II. **Avaliação**

A. Como regra geral, dado um paciente com uma ou mais doenças da SAP tipo II, a probabilidade de se desenvolver uma doença adicional da síndrome tipo II no paciente ou na família do paciente reflete a prevalência da doença na população geral aumentada em 10 a 100 vezes. Aproximadamente um em cada seis parentes dos pacientes com SAP tipo II tem uma doença não suspeitada, mais comumente hipotireoidismo. Portanto, recomenda-se um rastreamento do hormônio estimulante da tireóide a cada 5 anos para pacientes de outro modo assintomáticos e os membros da sua família. Ensaios para os auto-anticorpos 21-hidroxilase podem ter um elevado valor preditivo positivo para a doença de Addison com elevada sensibilidade (> 90%). Enquanto os auto-anticorpos podem ser específicos para a doença (p. ex., anticorpo antitireoglobulina), eles também podem estar envolvidos em múltiplas doenças. Tanto a *síndrome do homem rígido* (um raro distúrbio neurológico envolvendo contrações musculares dolorosas do pescoço, tronco e membros) quanto o diabetes tipo 1 A têm em comum o auto-anticorpo descarboxilase do ácido glutâmico (GADAA). Aproximadamente 30% dos pacientes com síndrome do homem rígido desenvolverão diabetes tipo 1 A, e eles também estão sob maior risco de outras doenças SAP tipo II. Portanto, pacientes com qualquer tipo de doença SAP tipo II devem se submeter à história regular direcionada e exame físico para as doenças associadas. Além disso, a avaliação para os auto-anticorpos órgão-específicos ou mesmo a tipagem HLA das famílias pode ser útil na detecção dos indivíduos sob o maior risco. Por exemplo, um estudo recente revelou que se poderia predizer o risco de desenvolvimento do diabetes tipo 1 entre os parentes em primeiro grau dos diabéticos usando-se uma combinação de 3 auto-anticorpos: auto-anticorpo contra a insulina (AAI), GADAA e auto-anticorpo contra as células das ilhotas (ICA5bdc/12AA) (Fig. 54.1). Para parentes positivos para dois ou mais auto-anticorpos, o risco em 3 a 5 anos de desenvolvimento do diabetes foi de 39 a 68%, respectivamente. Os pacientes com diabetes tipo 1 ou com parentes em primeiro grau com diabetes tipo 1 também estão sob o maior risco de desenvolverem doença celíaca, que freqüentemente é assintomática nesta população de pacientes

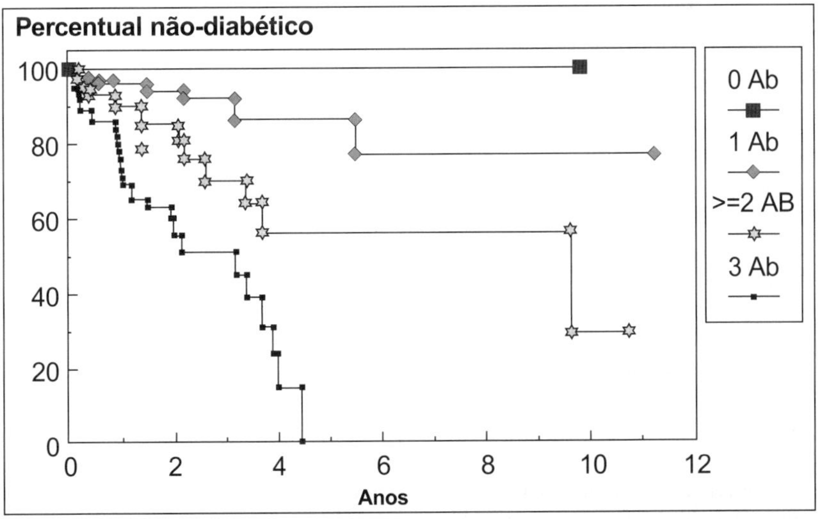

FIG. 54.1. A sobrevida livre de diabetes dos parentes de primeiro grau, de acordo com o número de auto-anticorpos (Ab) presentes no basal, considerando-se os auto-anticorpos à insulina, o auto-anticorpo descarboxilase do ácido glutâmico e auto-anticorpo às células das ilhotas (De Verge CF, et al. Prediction of type I diabetes in first-degree relatives using a combination of insulin, GAD and ICA512 bdc/IA-2 autoantibodies. *Diabetes* 1996;45:930).

"sob risco". Além disso, os pacientes celíacos estão sob risco aumentado para linfoma gastrointestinal. Na doença celíaca, a transglutaminase tissular foi identificada como um dos principais antígenos para o auto-anticorpo endomisial. Ela catalisa a ligação cruzada da gliadina por meio da ligação com a glutamil-lisina. Um auto-anticorpo transglutaminase positivo entre as crianças assintomáticas sob risco tem um valor preditivo positivo de 70 a 80% para a biópsia do intestino delgado com evidência de doença celíaca, e o nível de anticorpo está diretamente relacionado com a probabilidade de positividade da biópsia. Portanto, o rastreamento dos pacientes de alto risco pode levar à descoberta de uma doença assintomática, e o início de uma intervenção (p. ex., dieta livre de glúten) pode reduzir o risco de subseqüentemente se desenvolver uma patologia ameaçadora à vida, como o linfoma.

B. A primeira apresentação mais comum na APECED é a candidíase mucocutânea persistente com envolvimento endócrino quase universalmente presente nos meses a vários anos subseqüentes. A síndrome quase universalmente se apresenta antes dos 20 anos de idade. Isso contrasta com a candidíase que se apresenta nos adultos, que é freqüentemente associada a um timoma ou imunodeficiência (p. ex., síndrome de imunodeficiência adquirida). Os irmãos estão sob maior risco de contraírem doenças componentes, e avaliações periódicas para a hipocalcemia, deficiência de cortisol e anormalidades das enzimas hepáticas estão indicadas.

C. Os anticorpos anti-receptores da insulina devem ser suspeitados em um paciente com hiperinsulinemia acentuada (antes da terapia insulínica), resistência à insulina intravenosa em um teste de tolerância intravenoso e (raramente) hipoglicemia de jejum. Laboratórios especializados podem diretamente quantificar os anticorpos anti-receptores para ajudar no diagnóstico diferencial.

D. A demonstração radiológica de uma lesão óssea esclerótica em um paciente com outros sintomas associados é fortemente sugestivo de síndrome POEMS.

E. Os pacientes com anemia aplásica ou miastenia grave com doença endócrina auto-imune associada devem realizar uma tomografia computadorizada do tórax para pesquisa de timoma. A remissão transitória da síndrome freqüentemente se segue à timectomia.

F. A suspeita de que anticorpos antiíon ou anti-hormonais estejam alterando valores laboratoriais começa com o achado de valores laboratoriais acentuadamente anormais na ausência de sintomas específicos. A avaliação do íon "livre" ou hormônio seguido por testes específicos para anticorpos deve permitir o diagnóstico. A discriminação entre os anticorpos antiinsulina de ocorrência espontânea e o uso factício de insulina são extremamente difíceis e requerem equipamentos laboratoriais especializados.

III. **Tratamento**

A. Em pacientes com doença de Addison sem tratamento e hipotireoidismo, os esteróides devem ser administrados antes da reposição de tiroxina (T_4) para se evitar precipitação de uma crise supra-renal. A reposição de tiroxina aumenta o metabolismo do cortisol residual remanescente nos pacientes com insuficiência supra-renal, dessa forma piorando a insuficiência. Nos pacientes, e seus parentes, com SAP tipo I e SAP tipo II, a detecção precoce do hipotireoidismo, insuficiência supra-renal e anemia perniciosa antes da morbidade é um objetivo importante.

B. Além da terapia de reposição hormonal apropriada, os pacientes com hepatite associada à APECED também devem ser colocados em terapia imunossupressiva. Em virtude dos efeitos adversos sobre o crescimento em crianças com glicocorticóides crônicos, a azatioprina pode ser preferida, mas o monitoramento cuidadoso e o cuidado especializado são essenciais, pois a cirrose freqüentemente é prevenível com terapia apropriada.

C. O curso clínico dos pacientes com anticorpo anti-receptor de insulina tem sido extremamente variado grave, com alguns pacientes apresentando remissão, outros desenvolvendo hipoglicemia e outros não apresentando nenhum benefício de doses maciças de insulina intravenosa. Nenhuma terapia imunológica é de eficácia comprovada.

D. A terapia da síndrome POEMS inicialmente é direcionada ao plasmacitoma, que é muito responsivo à radioterapia ou à radioterapia mais cirurgia. A escolha da quimioterapia deve evitar agentes neurotóxicos como a vincristina.

E. A ressecção cirúrgica dos tumores tímicos pode resultar em, pelo menos, uma remissão temporária da doença auto-imune associada ameaçadora à vida.

F. Freqüentemente não é necessária nenhuma terapia endócrina com anticorpos para hormônios ou íons, pois as concentrações de hormônio livre ou de íon são normais.

IV. **Fronteiras.** Está sendo feito um considerável progresso na definição dos genes HLA associados à doença e no rastreamento populacional para os genótipos sob risco. Por exemplo, usando-se o rastreamento rápido do sangue do cordão umbilical do recém-nascido para os alelos HLA, o *Diabetes Autoimmune Study in the Young* (**DAISY**) identificou genótipos de alto risco e de risco moderado para o desenvolvimento do diabetes tipo 1A entre 20.000 recém-nascidos em Denver, Colorado. Os testes de rastreamento dos auto-anticorpos já estão disponíveis para numerosas doenças, inclusive para o diabetes tipo 1A, a doença celíaca e a doença de Addison. No entanto, o objetivo do rastreamento deve ser acoplado a uma intervenção apropriada uma vez que os pacientes sob risco sejam identificados. Para esta finalidade, o estudo nacional multicêntrico *Diabetes Prevention Trial* está examinando se a intervenção com insulina parenteral ou oral durante o período prodrômico pode prevenir ou retardar o início do diabetes tipo 1A. Por fim, o uso da tipagem HLA e o rastreamento dos auto-anticorpos podem ajudar a identificar os pacientes suscetíveis a certas doenças auto-imunes, e, com avanços nas intervenções precoces, pode-se, potencialmente, alterar o início ou o curso destas doenças.

Referências Selecionadas

Aaltonen J, Bjorses P. Cloning of the *APECED* gene provides new insight into human autoimmunity *Ann Med* 1999;31:111.

Annesley TM, Burzitt MJ, Kyle RA. Artifactual hypercalcemia in multiple myeloma. *Mayo Clin Proc* 1982;57:572.

Bao F, et al. One third of HLA DQ2 homozygous patients with type I diabetes express celiac disease-associated tranaglutaminase autoantibodies. *J Autoimmun* 1999;13:143.

Betterle C, et al. Type 2 polyglandular autoimmune disease (Schmidt's syndrome). *J Pediatr Endocrinol Metab* 1996;9:113.

Combs RM. Malignant thymoma, hypothyroidism and immune disorder. *South Med J* 1968;61:337.

Eisenbarth GS, Verge CF. The immunoendocrinopathy syndromes. In: Wilson P, Kronenberg H, Larson R, eds. *Williams Textbook of endocrinology,* 9th ed. Philadelphia: WB Saunders, 1998.

Ellis TM, Atkinson MA. The clinical significance of an autoimmmune response against glutamic acid decarboxylase. *Nat Med* 1996;2:148.

Finnish-German APECED Consortium. An autoimmune disease, APECED, caused by mutations in a novel gene featuring two PHD-type zinc-finger domains. *Nat Genet* 1997;17:399.

Howell WM, et al. HLA-DRB, -DQA, and -DQB polymorphism in celiac disease and enteropathy-associated T-cell lymphoma: common features and additional risk factors for malignancy. *Hum Immunol* 1995;43:29.

Kahn CR, Harrison LC. Insulin receptor autoantibodies. In: Randle PJ, Steiner DF, Whelan WJ, eds. *Carbohydrate metabolism and its disorders,* Vol 3. London: Academic Press, 1981:279-330.

Keller RJ, Eisenbarth GS, Jackson RA. Insulin prophylaxis in individuals at high risk of type I diabetes. *Lancet* 1993;341:927.

Lernmark A. Glutamic acid decarboxylase-gene to antigen to disease. *J Intern Med* 1996;240:259.

Mandry JM, et al. Hyperphosphatemia in multiple myeloma due to a phosphatebinding immunoglobulin. *Cancer* 1991;68:1092.

Keufeld N, Maclaren NK, Blizzard RM. Two types of autoimmune Addison's disease associated with different polyglandular autoimmune (PGA) syndromes. *Medicine* 1981;60:355.

Perheentupa J, Miettinen, A. Autoimmune polyendocrine syndrome type I (APECED). In: Eisenbarth GS, ed. *Molecular mechanisms of endocrine and organ specific autoimmunity.* Austin, TX: RG Landes, 1999.

Redondo MJ, Eisenbarth, GS. Autoimmune polyendocrine syndrome type II. In: Eisenbarth GS, ed. *Molecular mechanisms of endocrine and organ specific autoimmunity.* Austin, TX: RG Landes, 1999.

Rewers M, et al. Newborn screening for HLA markers associated with IDDM: diabetes autoimmunity study in the young (DAISY). *Diabetologia* 1996;39:807.

Side L, et al. Hypercalcemia due to calcium binding IgM paraprotein in Waldenström´s macroglobulinaemia. *J Clin Pathol* 1995;48:961.

Soubrier MJ, et al. POEMS syndrome: a study of 25 cases and a review of the literature. *Am J Med* 1994;97:543.

Verge CF, et al. Prediction of type I diabetes in first-degree relatives using a combination of insulin, GAD, and ICA512bdc/IA-2 autoantibodies. *Diabetes* 1996;45:926.

55. Tratamento de Alguns Cânceres Hormônio-Dependentes com Análogos de Hormônios Hipotalâmicos

Ana Maria Comaru-Schally e Andrew V. Schally

Câncer da Próstata

I. Princípios gerais

A. O carcinoma da próstata é a malignidade não cutânea mais comum e a segunda causa principal de morte relacionada com o câncer entre os homens americanos adultos. A cada ano nos Estados Unidos, um número estimado de 32.000 de homens morrerão de câncer de próstata e aproximadamente 180.000 novos casos serão diagnosticados. O adenocarcinoma da próstata é raro antes dos 40 anos, mas a incidência aumenta com o envelhecimento. Os homens com parentes de primeiro grau com câncer de próstata e homens afro-americanos têm um risco aumentado durante toda a sua vida de desenvolverem câncer de próstata. O carcinoma de próstata é androgênio-dependente em aproximadamente 70% dos casos. Vinte por cento a 30% dos pacientes com câncer de próstata já possuem doença metastática quando são diagnosticados pela primeira vez.

II. Avaliação

A. **Testes de rastreamento** para o câncer de próstata oferecem a melhor chance para o diagnóstico precoce da doença confinada ao órgão, potencialmente curável. A *American Cancer Society* atualmente recomenda que tanto o teste no sangue para o antígeno prostático específico (PSA) quanto o exame retal digital (ERD) sejam realizados anualmente, começando aos 50 anos para os homens com uma expectativa de vida de pelo menos 10 anos. A *American Urology Association* também recomenda atualmente que os homens afro-americanos e todos os homens com história familiar de câncer da próstata realizem os testes de rastreamento iniciando aos 40 anos.

B. **Exame retal digital.** O ERD é usado rotineiramente para o diagnóstico e para a avaliação da extensão local do câncer de próstata. O valor preditivo positivo do ERD para o câncer de próstata é de 15 e 30% e varia relativamente pouco com a idade. O valor preditivo do ERD intensifica-se em combinação com os resultados do PSA.

C. **Antígeno prostático específico.** O PSA e o ERD são complementares na detecção do câncer de próstata. Demonstrou-se que o PSA e o ERD combinados aumentam a taxa de detecção em 81% em relação ao ERD isolado e em 22% em relação ao PSA isolado. Os níveis de PSA acima de 4,0 ng/mL são freqüentemente considerados suspeitos de câncer prostático. O PSA é uma glicoproteína produzida pelas células prostáticas e é específico da próstata, mas não ao câncer da próstata. Portanto, o PSA não é detectado no soro de 30% dos pacientes com câncer de próstata e é encontrado em quantidades aumentadas no soro de 20% dos homens que não têm câncer de próstata. Os níveis de PSA também podem estar elevados na hiperplasia prostática benigna e por várias semanas após uma prostatite aguda, biópsia por agulha transretal, retenção urinária aguda e cirurgia prostática. O PSA é mais sensível do que a fosfatase ácida prostática (PAP) para a detecção do câncer prostático e é útil no monitamento das respostas e recorrência após a terapia.

D. **Exame ultra-sonográfico transretal (USTR) da próstata.** A USTR é útil para detecção de pequenas lesões e para orientar os procedimentos de biópsia, mas não é recomendado para o rastreamento. A USTR raramente detecta o câncer na presença de ERD e PSA normais, e deve ser reservada para avaliação adicional em pacientes com resultados anormais de ERD e/ou nível de PSA.

E. **Tomografia computadorizada (TC) e/ou imagem com ressonância magnética (RM).** A TC e a RM da pelve e/ou do abdome têm sido usadas extensivamente para o estagiamento do câncer da próstata; no entanto, elas não podem facilmente detectar a extensão microscópica do câncer e devem ser realizadas apenas em pacientes com sinais de câncer avançado.

F. **Cintilografia óssea radioisotópica.** Uma cintilografia óssea é o método mais sensível para a detecção das metástases ósseas. Ela é relativamente inespecífica e deve ser usada em conjunção com o exame radiológico.

G. **Linfadenectomia pélvica.** As metástases para os linfonodos pélvicos freqüentemente são assintomáticas e raramente são vistas mesmo com as modalidades de imagem radiológica mais sofisticadas. Foram desenvolvidas orientações para avaliação das probabilidades de um paciente ter uma metástase nodal com base na combinação de um estadiamento tumoral clínico, PSA e graduação da biópsia pelo método de Gleason. Tal informação permite que um estadiamento da linfadenectomia pélvica seja realizado seletivamente naqueles pacientes nos quais este procedimento provavelmente influencie nas decisões de tratamento.

III. **Tratamento do câncer da próstata.** O tratamento do câncer de próstata baseia-se no estágio clínico da doença do paciente. O estágio clínico geralmente é designado ao paciente com câncer de próstata de acordo com a classificação do sistema TNM (tumor primário, linfonodos regionais e metástases).

A. **Câncer de próstata clinicamente localizado.** A melhor terapia para os pacientes com câncer de próstata clinicamente localizado ainda precisa ser determinada. As opções para o manejo dos pacientes com câncer de próstata clinicamente localizado (estágio T_1-$T_2N_0M_0$) incluem uma espera vigilante, prostatectomia radical, irradiação externa e terapia hormonal. A espera vigilante é oferecida a pacientes com uma expectativa de vida menor de 10 anos que se apresentam com cânceres pequenos e bem diferenciados. A prostatectomia radical, a irradiação externa e a braquiterapia são recomendadas a pacientes com uma expectativa de vida de mais de 10 anos. Estas modalidades de tratamento estão associadas à disfunção urinária e sexual.

1. **Curso clínico.** A recorrência do câncer de próstata após a terapia local está se tornando um problema clínico significante. A graduação do tumor, o estágio patológico e a taxa de alteração do PSA são fatores importantes para a previsão da recorrência. A recorrência do PSA geralmente precede a recorrência clínica em vários anos.

2. **Acompanhamento.** Os pacientes devem ter os seus níveis de PSA monitorados periodicamente após a terapia local para o câncer de próstata. Diversos estudos mostram que, após a prostatectomia radical, uma elevação no PSA prediz um fracasso eventual. A erradicação do tumor pós-radiação está associada a um PSA menor que 0,5 ng/mL.

3. **Uso dos análogos do hormônio liberador do hormônio luteinizante (LHRH) após recaída após terapia local.** O tratamento com agonistas do LHRH agora é recomendado em homens com um nível de PSA em elevação após cirurgia ou radioterapia. No entanto, o acompanhamento a longo prazo é necessário para determinar os benefícios do tratamento hormonal adjuvante em termos de controle local, progressão da doença e melhora na sobrevida do paciente.

B. **Câncer de próstata localmente avançado.** Existem diversas opiniões quanto ao melhor modo de terapia para homens com doença não-metastática localmente avançada (T_3). Os indivíduos com doença estágio T_3, especialmente aqueles com tumores pouco diferenciados, geralmente são tratados com terapia hormonal coadjuvante combinada com uma modalidade cirúrgica ou não cirúrgica. Os agonistas LHRH podem ser usados em combinação com um antiandrogênio antes da prostatectomia radical em pacientes com câncer de próstata T_3. Além disso, a terapia neoadjuvante com agonistas LHRH começada no início da radioterapia com feixes externos e continuada por 3 anos pode melhorar a sobrevida em 5 anos dos pacientes com câncer de próstata localmente avançado.

C. **Câncer de próstata avançado.** O tratamento de pessoas com câncer de próstata avançado é paliativo e baseia-se na produção de privação androgênica. A terapia endócrina melhora a qualidade de vida e prolonga a sobrevida. As terapias-padrão para o câncer de próstata avançado consiste em orquiectomia bilateral ou administração a longo prazo de agonistas LHRH com ou sem um antiandrogênio. Aproximadamente 70 a 80% dos pacientes com câncer de próstata mostram respostas sintomáticas e objetivas à ablação androgênica. A privação androgênica leva a uma redução na libido, impotência, "calores" e osteopenia. Além disso, a castração cirúrgica tem impacto psicológico. A aceitação dos análogos LHRH é excelente, e em pesquisas com pacientes para os quais se oferece uma escolha entre a orquiectomia e os agonistas do LHRH, os análogos são selecionados como tratamento primário em mais de 70% das vezes. No entanto, como os agonistas superseletivos do LHRH inicialmente estimulam a liberação das gonadotropinas e dos esteróides sexuais, uma recaída ocasional da doença durante a primeira semana de administração foi observada. Isso pode ser uma preocupação em pacientes com metástases vertebrais e/ou obstrução urinária, que pode causar problemas neurológicos ou aumento da obstrução urinária. A administração dos antiandrogênicos antes e durante a fase precoce da terapia com os agonistas pode prevenir uma recaída da doença.

D. **Uso dos antagonistas LHRH em homens com câncer de próstata avançado.** Os estudos clínicos em pacientes com câncer de próstata avançado também foram executados com o antagonista do LHRH, sertalidina (acetil-D-2-nafitilanalanila-D-4-clorofenilalanila-D-3-piridilalanila-seril-tirosil- D- citrulila-leucil-arginila-prolila-D-alanilamida) (disponível comercialmente como Cetrotide; Asta Medica). A sertalidina e outros antagonistas do LHRH poderiam ser benéficos como monoterapia para os pacientes com câncer de próstata e metástases no cérebro, coluna vertebral, fígado e medula óssea nos quais os agonistas do LHRH não podem ser usados como drogas únicas em virtude da possibilidade de recaídas. Esses antagonistas agem nos mesmos sítios receptores do LHRH e causam uma inibição imediata da liberação das gonadotropinas e dos esteróides sexuais. Pelo fato de a inibição do LH e dos esteróides sexuais poder ser induzida com uma única injeção de um potente antagonista LHRH como a sertalidina, o momento do início dos efeitos terapêuticos é enormemente reduzido.

E. **Câncer de próstata refratário aos hormônios.** A maioria dos pacientes com carcinoma prostático metastático eventualmente apresentam recaídas, pois todas as terapias hormonais que têm como alvo a privação androgênica, inclusive a orquiectomia bilateral, os antiandrogênios, os análogos LHRH e as suas combinações, somente podem produzir remissão de duração limitada. A recaída manifesta-se clínica, radiológica e bioquimicamente por uma elevação dos níveis séricos de PSA. Esses pacientes eventualmente morrem de câncer de próstata independente do androgênio. Esse crescimento independente do androgênio das células do câncer de próstata é aparentemente causado por diversos fatores de crescimento. O prognóstico para os pacientes com câncer de próstata refratário aos hormônios é muito ruim e não existe nenhum tratamento eficaz até o momento. A quimioterapia apresenta péssima resposta, apesar de terem sido relatadas recentemente respostas paliativas ao mitoxantrone mais prednisona. O cetoconazol, docetaxel e suramina também podem melhorar o prognóstico clínico nesses pacientes.

F. **Novas abordagens.** O fator de crescimento epidérmico (EGF), o fator de crescimento semelhante à insulina (IGF-I) e dos seus receptores podem estar envolvidos na transformação neoplásica. A interferência com fatores de crescimento endógenos e com os seus receptores pelos análogos da somatostatina, antagonistas da bombesina/GRP (peptídeo liberador da gastrina) e antagonistas do GHRH ou o uso dos análogos peptídeos citotóxicos com alvos poderia inibir o crescimento dos cânceres de próstata independentes dos androgênios e melhorar o prognóstico de tratamento do tumor.

G. **Preparações dos agonistas LHRH usados clinicamente na terapia tumoral**

1. Decapeptil (Triptorelin): (pyro) Glu-His-Trp-Ser-Tyr-D-Trp-Leu-Arg-Pro-Gly-NH_2 (D-Trp-6-LHRH), Debiopharm, Ferring, Ipsen-Biotech, Akzo-Organon, Ache.
2. Buserelina (Suprefact): (pyro)Glu-His-Trp-Ser-Tyr-D-Ser(Bu^t)- Leu-Arg-Proetilamida, Hoechst-Marion-Roussel, Aventis (Canada).
3. Leuprolida (Lupron): (pyro)Glu-His-Trp-Ser-Tyr-D-Leu-Leu-Arg-Proetilamida (D-Leu-6-Des-Gly-10-LHRH etilamida), Abbott-Takeda, TAP Pharmaceuticals.
4. Zoladex (Goserelina): (pyro)Glu-His-Trp-Ser-Tyr-Ser-(Bu^t)-Leu-Arg-Pro-Azgly-NH_2 (ICI 118630), ICI, Zeneca Pharmaceuticals, Astra Zeneca.
5. Os regimes terapêuticos baseiam-se nas formulações de depósito de ação longa, que consistem em de análogos dispersos em microcápsulas ou implantes de polímeros biodegradáveis. O depósito de Lupron e o decapeptil LP encontram-se disponíveis sob a forma de formulações de liberação lenta contendo 3,75 mg de análogo em microcápsulas de poli(D,L-lactídeo-*co*-glicolida) e administrado intramuscularmente a intervalos mensais por meio de uma agulha calibre 18 a 22.

Recentemente, formulações de depósito do acetato de leuprolídeo 22,5 mg e do decapeptil LP contendo 11,25 mg de droga ativa foram desenvolvidos. Essas formulações liberam a droga durante 3 a 4 meses na mesma dose diária das preparações mensais.

O implante de Zoladex contendo 3,6 mg de goserelina é projetado para injeção subcutânea com liberação contínua durante um período de 28 dias. O análogo é dispersado em uma matriz de D, L-ácido lático e ácido glicólico copolímero e suprido como um cilindro de 1 mm de diâmetro pré-carregado em uma seringa de uso único com uma agulha calibre 16. O implante de goserelina Zoladex de 3 meses contém 10,8 mg de goserelina e é projetado para implante subcutâneo com liberação contínua durante um período de 12 semanas. Ele é fornecido como um cilindro de 1,5 mm pré-carregado em uma seringa de uso único com uma agulha calibre 14. O depósito Suprefact (buserelina depósito de 2 meses) é suprido com um aplicador contendo dois bastonetes de implante equivalente a um total de 6,3 mg de buserelina e é injetado subcutaneamente na parede lateral abdominal a cada 8 semanas. Aproximadamente 7 dias antes da primeira injeção de preparações de depósito dos agonistas LHRH, um antiandrogênio deve ser administrado de acordo com as recomendações do fabricante. Esta comedicação deve ser continuada por 2 a 4 semanas após a injeção do primeiro agonista até que os níveis de testosterona tenham sido reduzidos para o nível da castração cirúrgica.

Câncer de Mama

I. **Princípios gerais**

A. O câncer de mama é a doença maligna mais comum entre as mulheres americanas. A *American Cancer Society* estima que anualmente aproximadamente 185.000 novos casos de câncer de mama são diagnosticados nos Estados Unidos e aproximadamente 41.000 pacientes morrem da doença. Embora menos de 10% das pacientes com câncer de mama sejam diagnosticadas como tendo doença avançada no momento da apresentação, as estatísticas de câncer indicam que 40 a 70% eventualmente desenvolvem metástases no curso da doença. O tratamento endócrino isolado ou em combinação com quimioterapia foi utilizado para a paliação do câncer de mama avançado, assim como a terapia coadjuvante à cirurgia e radioterapia em pacientes com o câncer de mama primário.

II. **Câncer de mama primário e fatores de risco para recaídas.** Existem problemas clínicos especiais concernentes à avaliação inicial das pacientes com câncer de mama em estágio inicial. Um número significante dessas pacientes estão sob risco de recaída após o tratamento local. Portanto, é importante avaliar os fatores de risco de recidiva no momento do diagnóstico. Para os pacientes com risco de recidiva, o tratamento coadjuvante com base na terapia hormonal, quimioterapia ou as suas combinações devem ser dados imediatamente após o tratamento local. O painel da 6ª *International Conference on Adjuvant Therapy of Primary Breast Cancer* identificou os fatores a seguir como definidores das pacientes sob risco aumentado no momento do diagnóstico:

A. O *status* nodal (câncer de mama nódulo-positivo) e o número de linfonodos regionais envolvidos são considerados os fatores mais importantes para a estimativa do risco.

B. Para as pacientes sem evidência do envolvimento de linfonodos (doença nódulo-negativo), os seguintes fatores são relevantes: o tamanho tumoral, graduação histológica e nuclear, *status* dos receptores do hormônio esteróide, presença de invasão linfática e/ou vascular e idade da paciente no momento do diagnóstico.

C. **Receptores hormonais.** A expressão dos receptores de estrogênios (RE) e dos receptores de progesterona (RP) nas células tumorais é o fator decisivo que prevê a resposta ao tratamento à terapia endócrina. As pacientes com tumores RR-positivos parecem ter taxas de sobrevida mais longas comparadas com aquelas com tumores RR-negativos que estão sob alto risco de recaída.

III. **Terapia endócrina.** A terapia endócrina é usada como uma terapia adjuvante à terapia e irradiação em pacientes com câncer de mama primário, assim como na paliação do câncer de mama avançado. Aproximadamente 30% das pacientes pré-menopáusicas não selecionadas com câncer de mama têm tumores estrogênio-dependentes e podem ser tratadas com abordagens hormonais como ooforectomia cirúrgica, o aniestrogênio tamoxifeno e agonistas do LHRH.

A. **Câncer de mama em estágio precoce.** O tamoxifeno como adjuvante foi extensivamente usado nas pacientes pré-menopáusicas e pós-menopáusicas com o câncer de mama precoce que apresentam RE detectável nos tumores. O tratamento prolongado com os análogos LHRH ou ooforectomia cirúrgica está sendo investigado em estudos randomizados. O uso do tamoxifeno após a quimioterapia pode também ser considerado para pacientes com níveis mínimos/traços de RE ou RP.

B. **Câncer de mama avançado.** O tamoxifeno é a terapia preferencial para o tratamento inicial das mulheres pré-menopáusicas e pós-menopáusicas com câncer de mama avançado, particularmente aquelas com tumores RE-positivos. No entanto, para as mulheres pré-menopáusicas, alguns clínicos preferem ooforectomia ou o uso dos análogos LHRH. As remissões tumorais após a terapia com os agonistas de LHRH ocorrem primariamente em mulheres com doença bem diferenciada, crescimento lento e tumores positivo para RE. Um grande estudo nas mulheres pré-menopáusicas com câncer de mama, usando-se implantes de depósito do Zoladex, demonstrou 53% de respostas tumorais objetivas. As combinações dos agonistas nas preparações de depósito de ação longa e tamoxifeno também eram usados em mulheres pré-menopáusicas com câncer de mama. Os antagonistas de LHRH, como o sertalidina, mostraram-se, no tratamento dos cânceres de mama experimentais, mas não foram avaliados clinicamente.

IV. **Quimioprevenção.** Recentemente, a FDA aprovou o uso do citrato de tamoxifeno (Novaldex) para mulheres sob alto risco do câncer de mama. No entanto, o tamoxifeno não antagoniza completamente o efeito dos estrogênios ovarianos e pode contribuir para um aumento nos carcinomas endometriais. Um estudo clínico muito grande de tamoxifeno e raloxifeno, que está marcado para registrar 22.000 mulheres pós-menopáusicas com um alto risco de câncer de mama, avaliará a eficácia de câncer de mama e a segurança endometrial desses agentes. O raloxifeno (Evista) é um modulador receptor do estrogênio seletivo (SERM), e tem-se suposto que, na base dos seus efeitos antiestrogênicos na mama e no útero previne os cânceres de mama e do endométrio.

A. **Uso dos análogos de somatostatina radiomarcados para a localização e tratamento dos tumores.** Os análogos radioiodinados da somatostatina, como [^{111}In-DTPA-D-Phe^{1}]-octreotídeo (OctreoScan) podem ser usados clinicamente para o estudo de imageam dos tumores que expressam receptores para a somatostatina. Portanto, a presença dos receptores da somatostatina, particularmente os subtipos 2 e 5, sobre os tumores, pode permitir a sua localização usando-se técnicas de mapeamento. A cintilografia dos receptores da somatostatina agora tem sido executada em milhares de pacientes, e está bem estabelecido que vários tumores primários, neuroendócrinos ou não neuroendócrinos contendo números elevados de receptores da somatostatina, podem ser localizados *in vivo*. Além disso, os sítios de disseminação metastática também podem ser vistos pela cintigrafia com análogos radiomarcados da somatostatina. Os tumores neuroendócrinos que podem ser localizados com OctreoScan incluem os tumores hipofisários secretores de GH, gastrinomas, insulinomas, glucagonomas, carcinoma medular da tireóide, neuroblastomas, feocromocitomas, carcinóides e câncer pulmonar de pequenas células. Entre os tumores não neuroendócrinos que poderiam ser estudados pela cintilografia estão o câncer do pulmão de pequenas células, os meningiomas, o câncer de mama e os astrocitomas. Informações provenientes da cintilografia tornam possível o planejamento da terapia.

B. **Uso dos análogos da somatostatina radiomarcados para terapia tumoral.** Estão sendo feitas tentativas de usar os análogos da somatostatina marcados com radionuclídeos como o Índio^{111} ou Ítrio^{90} para a terapia do câncer. Os análogos radiomarcados da somatostatina tornam exeqüíveis o tratamento dos tumores positivos para o receptor da somatostatina pela liberação de doses terapêuticas de um isótopo radioativo para a célula cancerosa.

Referências Selecionadas

Aaltonen J, Bjorses P. Cloning of the *APECED* gene provides new insight into human autoimmunity. *Ann Med* 1999;31:111.

Annesley TM, Burzitt MJ, Kyle RA. Artifactual hypercalcemia in multiple myeloma. *Mayo Clin Proc* 1982;57:572.

Bao F, et al. One third of HLA DQ2 homozygous patients with type I diabetes express celiac disease-associated tranaglutaminase autoantibodies. *J Autoimmun* 1999;13:143.

Betterle C, et al. Type 2 polyglandular autoimmune disease (Schmidt's syndrome). *J Pediatr Endocrinol Metab* 1996;9:113.

Combs RM. Malignant thymoma, hypothyroidism and immune disorder. *South Med J* 1968;61:337.

Eisenbarth GS, Verge CF. The immunoendocrinopathy syndromes. In: Wilson P, Kronenberg H, Larson R, eds. *Williams Textbook of endocrinology,* 9th ed. Philadelphia: WB Saunders, 1998.

Ellis TM, Atkinson MA. The clinical significance of an autoimmmune response against glutamic acid decarboxylase. *Nat Med* 1996;2:148.

Finnish-German APECED Consortium. An autoimmune disease, APECED, caused by mutations in a novel gene featuring two PHD-type zinc-finger domains. *Nat Genet* 1997;17:399.

Howell WM, et al. HLA-DRB, -DQA, and -DQB polymorphism in celiac disease and enteropathy-associated T-cell lymphoma: common features and additional risk factors for malignancy. *Hum Immunol* 1995;43:29.

Kahn CR, Harrison LC. Insulin receptor autoantibodies. In: Randle PJ, Steiner DF, Whelan WJ, eds. *Carbohydrate metabolism and its disorders,* Vol 3. London: Academic Press, 1981:279-330.

Keller RJ, Eisenbarth GS, Jackson RA. Insulin prophylaxis in individuals at high risk of type I diabetes. *Lancet* 1993;341:927.

Lernmark A. Glutamic acid decarboxylase-gene to antigen to disease. *J Intern Med* 1996;240:259.

Mandry JM, et al. Hyperphosphatemia in multiple myeloma due to a phosphatebinding immunoglobulin. *Cancer* 1991;68:1092.

Keufeld N, Maclaren NK, Blizzard RM. Two types of autoimmune Addison's disease associated with different polyglandular autoimmune (PGA) syndromes. *Medicine* 1981;60:355.

Perheentupa J, Miettinen, A. Autoimmune polyendocrine syndrome type I (APECED). In: Eisenbarth GS, ed. *Molecular mechanisms of endocrine and organ specific autoimmunity.* Austin, TX: RG Landes, 1999.

Redondo MJ, Eisenbarth, GS. Autoimmune polyendocrine syndrome type II. In: Eisenbarth GS, ed. *Molecular mechanisms of endocrine and organ specific autoimmunity.* Austin, TX: RG Landes, 1999.

Rewers M, et al. Newborn screening for HLA markers associated with IDDM: diabetes autoimmunity study in the young (DAISY). *Diabetologia* 1996;39:807.

Side L, et al. Hypercalcemia due to calcium binding IgM paraprotein in Waldenström´s macroglobulinaemia. *J Clin Pathol* 1995;48:961.

Soubrier MJ, et al. POEMS syndrome: a study of 25 cases and a review of the literature. *Am J Med* 1994;97:543.

Verge CF, et al. Prediction of type I diabetes in first-degree relatives using a combination of insulin, GAD, and ICA512bdc/IA-2 autoantibodies. *Diabetes* 1996;45:926.

APÊNDICES

Apêndice A. PROTOCOLOS PARA TESTES DE ESTIMULAÇÃO E DE SUPRESSÃO COMUMENTE USADOS NA ENDOCRINOLOGIA CLÍNICA

Naftali Stern e Dennis Griffin

Hipófise Anterior

I. Teste de estimulação do hormônio de crescimento (GH)

A. Teste de hipoglicemia induzida pela insulina

1. **Propósito.** Avaliação da secreção do GH e do eixo hipotalâmico-hipofisário-supra-renal (HHA).
2. **Procedimento**
   a. Realizar o teste pela manhã após um jejum noturno.
   b. Um cateter intravenoso (IV) de demora deve ser colocado e mantido patente, de modo que uma solução de glicose a 50% possa ser administrada imediatamente, se necessário.
   c. As amostras sanguíneas para a glicose e para o GH devem ser imediatamente obtidas antes e em 15, 30, 45, 60 90 e 120 minutos após a injeção da insulina. [Se a avaliação da reserva do hormônio adrenocorticotrópico (ACTH) também for desejada, amostras para o cortisol devem ser obtidas antes e com 30, 60, 90 e 120 minutos após a injeção da insulina].
   d. Injetar insulina regular 0,1 U/kg IV. Doses maiores (0,15 U/kg ou 0,2 U/kg) podem ser necessárias em estados de resistência à insulina como a obesidade, síndrome de Cushing hipofisária ou acromegalia. Uma dose menor é recomendável (0,05 U/kg) em pacientes com suspeita de hipo-hipofisarismo.
   e. Este teste pode ser realizado em seqüência com um teste de tolerância à arginina. Também pode ser realizado simultaneamente com os testes do hormônio liberador da tirotropina (TRH) e do hormônio liberador do hormônio luteinizante (LHRH), se indicado.
3. **Interpretação**
   a. Este teste é considerado o teste-padrão ouro no diagnóstico da deficiência de GH. Os níveis de GH geralmente fazem um pico em 40 a 90 minutos após a administração de insulina. Deve-se prestar atenção ao tipo de ensaio de GH usado. Os ensaios imunorradiométricos mais novos (IRMAs) ou ensaios imunofluorométricos (IFMAs) são mais sensíveis e específicos e fornecem resultados que são 30 a 50% menores do que os radioimunoensaios tradicionais (RIAs). Em crianças avaliadas para baixa estatura, a maioria dos endocrinologistas pediátricos usa uma concentração sérica de corte de 10 ng/mL como evidência de uma resposta normal. Em adultos, níveis de pico de GH de < 3 ng/mL são considerados evidência inequívoca para a deficiência do GH, enquanto níveis ≥ 5 ng/mL são observados em indivíduos normais. Para a estimulação apropriada da secreção do GH, uma queda nos níveis séricos de glicose de pelo menos 50% dos níveis basais (*i. e.*, < 40 mg/dL) geralmente é necessária. Portanto, leves sintomas de hipoglicemia (p. ex., nervosismo, sudorese ou taquicardia) são de se esperar e não precisam da interrupção do teste.
   b. Na avaliação do **eixo hipófise-supra-renal**, um nível de glicose menor do que 40 mg/dL fornece um estímulo apropriado para uma liberação suficiente de ACTH/cortisol. Um cortisol pico que excede 18 a 20 μg/dL implica em uma resposta hipofisária/supra-renal intacta. Uma resposta subnormal sugere insuficiência supra-renal primária ou secundária. Este teste tem sido particularmente confiável em pacientes com terapia glicocorticóide prévia.
   c. Em pacientes com **depressão grave** com níveis plasmáticos e urinários elevados de corticosteróides que são relativamente resistentes à supressão pela dexametasona, a resposta do cortisol plasmático à hipoglicemia induzida pela insulina é preservada. A ausência de resposta ao cortisol é característica em pacientes com síndrome de Cushing.

4. **Precauções.** Pode ocorrer hipoglicemia grave, particularmente se o eixo hipofisário-supra-renal também estiver prejudicado. Portanto, um monitoramento estrito é indicado, e uma refeição deve ser dada após ser terminado o teste. Este teste é contra-indicado em pacientes com epilepsia ou doença arterial coronariana, e geralmente recorremos a testes alternativos em pacientes com mais de 55 anos para evitar o risco de uma doença isquêmica oculta.

B. L-Dopa

1. **Propósito.** Avaliação da secreção de GH.
2. **Procedimento**
   - **a.** Realizar o teste na manhã após um jejum noturno (A hiperglicemia abranda o aumento normal do GH).
   - **b.** Colher uma amostra basal de sangue para o GH.
   - **c.** Administrar 500 mg VO de L-dopa.
   - **d.** Colher amostras de sangue para o GH a 30, 60, 90 e 120 minutos.
3. **Interpretação.** Uma resposta normal é um incremento de pelo menos 5 ng/mL ou nível de pico de GH de pelo menos 7 ng/mL. Valores menores que 5 ng/mL são anormais, enquanto aqueles entre 5 e 7 ng/mL são equívocos. A piridoxina, α-metildopa, clorpromazina e neurolépticos podem inibir o estímulo do GH pela L-dopa, assim como a obesidade, hipotireoidismo, síndrome de Cushing e depressão. Pelo fato de alguns pacientes não responderem à L-dopa, um teste estimulatório adicional deve ser usado para confirmar o diagnóstico de deficiência do GH.
4. **Precauções.** Efeitos colaterais menores, como náuseas e vômitos, vertigem e cefaléias leves podem ser minimizados deitando o paciente. A L-dopa deve ser dada com cautela a pacientes com doença coronariana.

C. **Teste de infusão da arginina**

1. **Propósito.** Avaliação da secreção do GH.
2. **Procedimento**
   - **a.** Realizar o teste pela manhã após um jejum noturno.
   - **b.** Colher uma amostra de sangue basal para o GH.
   - **c.** Infundir uma solução estéril de hidrocloreto de arginina (0,5 g/kg IV, não excedendo 30 g) durante 30 minutos.
   - **d.** Obter amostras de sangue para o GH em 30, 60, 90 e 120 minutos.
   - **e.** Em homens e mulheres após a menopausa, a resposta à infusão de arginina melhora pelo pré-tratamento com premarin 5 mg (2,5 mg em pacientes < 30 kg) duas vezes ao dia por 2 a 3 dias.
   - **f.** Este teste pode ser realizado em seqüência com um teste de hipoglicemia induzido pela insulina (veja Seção B). Um método é infundir arginina conforme descrito anteriormente, e, após colher a amostra de 60 minutos, seguir com a hipoglicemia induzida pela insulina.

     Uma variação recente do teste de infusão da arginina é a combinação da arginina administrada conforme delineado anteriormente com o hormônio liberador do GH, dados intravenosamente junto com a arginina em *bolus* (1 μg/kg).
3. **Interpretação.** Em adultos, os níveis de pico de GH menores que 3 ng/mL são considerados anormais, e aqueles entre 3 e 5 ng/mL são equívocos. Apenas 65 a 75% dos indivíduos saudáveis apresentam respostas normais apesar de as mulheres pré-menopáusicas geralmente apresentarem uma resposta mais consistente à arginina do que os homens. A resposta é melhor em homens e mulheres após a menopausa que receberam um pré-tratamento com estrogênio. Conforme ocorre com outros testes de estimulação do GH, o hipotireoidismo e a obesidade inibem a estimulação do GH pela arginina. Em crianças, os níveis de pico devem ser 10 ng/mL ou maiores. Pelo fato de as crianças normais poderem falhar em um único teste de estimulação do GH, um teste provocativo adicional deve ser realizado antes de o diagnóstico de deficiência de GH ser estabelecido. Sempre que for considerada a possibilidade de um retardo constitucional no crescimento e na puberdade (RCCP) em uma criança pré-púbere com baixa estatura, o estímulo com hormônio sexual, como o estrogênio ou o androgênio, freqüentemente separará a deficiência grave do GH do RCCP; no RCCP, a res-

posta do GH é normalizada após o estímulo, enquanto que na deficiência grave ela não é afetada por esta manobra. Em adultos normais, a administração combinada de hormônio liberador de GH e arginina provoca uma resposta mais potente do que a da insulina, arginina ou hormônio liberador do GH isolado. O nível de corte para o teste combinado foi ajustado em 9 ng/mL. Não existem dados normativos para este teste em crianças.

4. **Precauções.** A hipoglicemia tardia devida à estimulação com a insulina pode ocorrer. A arginina deve ser dada com cautela em pacientes com doença hepática ou renal grave.

II. **Teste de tolerância à glicose para a acromegalia**

A. **Propósito.** Ajudar a estabelecer o diagnóstico de acromegalia.

B. **Procedimento**

1. O paciente deve jejuar durante a noite. A deambulação deve ser mínima antes e durante o teste.
2. Colher amostras de sangue basais para a glicose e o GH.
3. Dar ao paciente 75 g de glicose (ou 1,75 g/kg até um máximo de 75 g) VO.
4. Colher amostras de sangue para a glicose e GH em 30 minutos, 1, 2 e 3 horas.

C. **Interpretação.** Em indivíduos normais, o GH cai para níveis de menos de 1 ng/mL em 30 minutos a 2 horas, usando-se o método IRMA. Se for utilizado o ensaio de GH ultra-sensível (limite de detecção 0,002 ng/mL), os níveis pós-glicose oral caem para < 0,71 ng/mL em mulheres normais e para < 0,06 ng/mL em homens normais. Os pacientes com acromegalia demonstrarão ou nenhuma supressão, supressão incompleta ou uma elevação paradoxal nos níveis de GH. Os níveis de GH freqüentemente serão maiores do 5 a 10 ng/dL durante o teste em pacientes acromegálicos. Além disso, os níveis de glicose sanguínea comumente mostram intolerância à glicose. O exercício, a deambulação, a cirurgia e a hipoglicemia podem elevar os níveis de GH em jejum. O estresse pode resultar em um teste falso-positivo. Uma leve acromegalia, concomitante infarto hipofisário ou terapia prévia para acromegalia podem levar a resultados falso-negativos. O diagnóstico de acromegalia pode ser excluído se o GH após carga de glicose for menor do que 1 ng/mL e se o nível do fator de crescimento semelhante à insulina i (IGF-I) for normal.

III . **Testes de TRH**

A. **Teste de TRH (TSH)**

1. **Propósito**

a. Avaliação da secreção do hormônio hipofisário estimulante da tireóide (TSH) como meio de se detectar insuficiência hipofisária ou hipertireoidismo, ou hipotireoidismo equívoco.

b. Teste ancilar no diagnóstico de acromegalia.

c. Avaliação dos tumores hipofisários aparentemente não funcionantes.

2. **Procedimento**

a. Colher uma amostra de sangue para dosagens basais de TSH, GH ou LH/FSH (hormônio foliculoestimulante) e suas subunidades β.

b. Dar TRH sintético 400 mg por injeção IV.

c. Colher amostras de sangue para o TSH em 30 a 60 minutos após a administração do TRH; para o GH ou LH, FSH, β-LH e β-FSH em 15, 30, 60, 90 e 120 minutos após a injeção de TRH.

3. **Interpretação**

a. **Avaliação da resposta do TSH.** Após a administração do TRH, o TSH normalmente se eleva em 5 mU ou mais, com a resposta-pico média do adulto sendo 15 a 60 mU (20 a 40 minutos após a injeção do TRH). Em homens com mais de 40 anos, a resposta é menor, e incrementos de 2 mU ou maior acima do basal são considerados normal neste grupo.

Com o desenvolvimento de ensaios de TSH altamente sensíveis e específicos, a avaliação dos níveis de TSH induzidos pelo TRH tornou-se em grande parte obsoleta. Nem os valores de TSH baixos nem altos precisam de verificação pela estimulação com o TRH. Além disso, o teste do TRH não distingue as origens hipofisárias e hipotalâmicas de hipotireoidismo central. A única indicação remanescente para o teste de secreção do TSH estimulado pelo TRH é a consideração de hipotireoidismo central sutil, como os observados em sobreviventes da irradiação na infância ou trauma craniano. As doses farmacológicas dos glicocorticóides, L-dopa, bromocriptina, contraceptivos orais, ácido acetil-salicílico e ciproeptadina, todas reduzem a resposta do TSH ao TRH. Também podem ser observadas respostas diminuídas em pacientes com insuficiência renal, depressão e hipogonadismo hipogonadotrópico. O TSH tipicamente permanece baixo e não responsivo ao TRH por várias semanas após a suspensão da reposição do hormônio da tireóide ou após tratamento da tireotoxicose.

B. **Avaliação da resposta ao GH.** Em indivíduos normais, os níveis de GH não são afetados pelo TRH, apesar de as respostas "falso-positivas" terem sido relatadas em meninas adolescentes normais. Na maioria dos casos de acromegalia, os níveis de GH estarão acima dos níveis basais. O teste pode ser útil quando os níveis basais de GH e/ou IGF-I são limítrofes, mas geralmente isso é desnecessário e menos bem padronizado do que o teste oral de tolerância à glicose nesta doença.

C. **Avaliação da gonadotropina e outros adenomas hipofisários clinicamente não funcionantes.** Em indivíduos normais, o TRH não tem nenhum outro efeito sobre a secreção da gonadotropina. Um LH e um FSH aumentados acompanhados por concentração normal a elevada de testosterona em um homem com massa hipofisária sugere o diagnóstico de um adenoma de origem gonadotrópica. Esse diagnóstico é ainda mais fortalecido se o LH e/ou FSH se elevarem em resposta ao TRH em 30 a 50% ou mais. Em mulheres pós-menopáusicas com massas hipofisárias, o LH e FSH altos *per se* são de valor diagnóstico limitado, mas um aumento na secreção da gonadotropina em resposta ao TRH é novamente indicativo do adenoma gonadotrópico. Finalmente, com a estimulação com o TRH, a maior parte dos adenomas hipofisários não funcionantes liberam β-LH, β-FSH, ou ambos. Portanto, um aumento de 50% ou mais nestas subunidades de gonadotropinas em indivíduos portadores de uma massa hipofisária é compatível com o diagnóstico de adenoma hipofisário não funcionante. No entanto, a utilidade deste teste é limitada em virtude da falta de ensaios comerciais para o β-LH, β-FSH, e do fato de que atualmente as medidas destes peptídeos são restritas a muito poucos laboratórios.

D. **Precauções.** Náusea transitória, calor ou sensação de rubor, cefaléia leve ou urgência urinária podem ocorrer. Ocasionalmente, os indivíduos podem apresentar grandes aumentos nas pressões arteriais sistólica e diastólica. Não realizamos este teste se a pressão arterial sistólica exceder 150 mmHg ou se a pressão diastólica for maior do que 100 mmHg.

IV. **Teste do hormônio liberador da gonadotropina (GnRH)**

A. **Propósito.** Avaliação da secreção da gonadotropina hipofisária.

B. **Procedimento**

1. Estudos em mulheres devem ser preferivelmente realizados na fase folicular precoce do ciclo menstrual (dias 1 a 7).
2. Em virtude da conhecida liberação pulsátil das gonadotropinas, pelo menos duas amostras de sangue devem ser obtidas 15 minutos antes e imediatamente antes da administração do GnRH. A média de duas amostras serve como o LH e o FSH basais.
3. Dá-se GnRH 100 μg em *bolus* SC ou por injeção IV rápida.
4. Colher amostras de sangue para o LH e o FSH em 30, 60, 90 e 120 minutos após a injeção de GnRH. Pelo fato de o pico de resposta ser muito variável, amostragem adicional em 15 e 45 minutos pode intensificar a confiabilidade deste teste.

C. **Interpretação**

1. A resposta do LH ao GnRH geralmente é mais pronunciada e é observada mais precocemente do que a resposta ao FSH. **Em adultos normais**, os picos de LH geralmente são encontrados em 15 a 45 minutos, enquanto os picos de FSH podem ocorrer mais tardiamente em alguns pacientes. Em adultos, os níveis de LH pelo menos duplicarão após a administração do GnRH, e mesmo incrementos maiores são comuns. Em mulheres, a resposta do LH ao GnRH (mas normalmente não a resposta ao FSH) é afetada significativamente pela variabilidade do ciclo menstrual, com maior estimulação do LH observada durante a fase lútea. Em adultos, a elevação dos níveis de FSH geralmente é da magnitude de 1,5 a 2,0 vezes de aumento, mas não é incomum se observarem poucas alterações nos níveis do FSH mesmo em indivíduos normais.

2. O teste do GnRH é útil na avaliação da capacidade funcional e da resposta das gonadotropinas hipofisárias em adultos, mas não em crianças pré-puberais nas quais tanto os níveis de gonadotropina basais quanto estimulados pelo GnRH tipicamente são baixos. O teste não diferencia os distúrbios hipofisários dos hipotalâmicos, pois uma resposta diminuída das gonadotropinas plasmáticas pode indicar ou uma doença hipofisária ou uma deficiência endógena prolongada de GnRH. Além disso, uma resposta ausente, prejudicada ou normal ao teste pode ser observada em pacientes com distúrbios hipotalâmicos ou hipofisários conhecidos. No entanto, uma resposta normal implica que a hipófise é suscetível de liberação gonadotrófica quando estimulada. A **hiper-responsividade** do LH ao GnRH é observada **em homens com hipogonadismo primário** e em mulheres com **síndrome do ovário policístico.**

D. **Precauções.** Uma sede transitória durante o teste foi relatada.

V. **Testes combinados da glândula hipófise anterior.** Embora testes específicos para a capacidade secretória dos hormônios da hipófise anterior tenham sido tradicionalmente realizados separadamente, agora já se acumularam evidências suficientes para justificar **testes dinâmicos simultâneos** de vários hormônios hipofisários. Estes testes mostraram ser seguros, reprodutíveis e, mais significativamente, fornecer resultados idênticos aos obtidos pelo teste das mesmas funções hipofisárias-hipotalâmicas em dias separados. Enquanto os benefícios de custo-eficácia são óbvios, o número de relatos publicados do teste combinado na doença é limitado.

A. **Protocolo I**

1. **Procedimento**
   a. Colocar um cateter na fossa antecubital. Manter o cateter pérvio por meio de uma infusão muito lenta de salina ou de um scalp heparinizado.
   b. Obter amostras basais de GH, TSH, prolactina, (Prl), LH, FSH e cortisol (ou ACTH).
   c. Injetar insulina IV (0,15 U/kg), TRH (400 μg) e LHRH (GNRH) (100 μg) consecutivamente o mais próximo possível por meio de três seringas em separado.
   d. Obter amostras repetidas de sangue em 30, 60, 90 e 120 minutos.
2. **Interpretação.** Critérios para a interpretação dos resultados obtidos do teste combinado devem ser os mesmos indicados para os testes correspondentes quando executados separadamente.

B. **Protocolo II**

1. **Procedimento**
   a. Administrar metirapona como dose única VO (se peso corporal < 70 kg, 2 g; 70-90 kg, 2,5 g; > 90 kg, 3 g) à meia-noite.
   b. Às 8 horas da manhã seguinte, obter amostras de sangue para o cortisol e 11-desoxicortisol. A mesma amostra de sangue também deve servir para o basal para o TRH, GnRH e testes de L-dopa.
   c. Administrar TRH, L-dopa e GnRH conforme descrito para os testes individuais, e obter amostras de sangue de acordo com os seus protocolos individuais.
2. **Interpretação**
   a. Se o nível de cortisol cai abaixo de 5 μg/dL, a concentração sérica de 11-desoxicortisol deve ser maior do que 7 μg/dL. Os níveis de 11-desoxicortisol abaixo de 5 μg/dL são indicativos de insuficiência supra-renal primária ou secundária (ver "A glândula supra-renal", Capítulo 11).
   b. A interpretação dos testes de TRH, GnRH e de L-dopa é delineada para cada um destes testes individualmente. A resposta do Prl não pode ser avaliada por este método, pois a L-dopa, um agente dopaminérgico, suprimirá os níveis de Prl.

Hipófise Posterior

I. **Teste de privação de água**

A. **Propósito.** Diagnóstico e diagnóstico diferencial do diabetes insípido.

B. **Procedimento**

1. Este teste é para ser realizado em pacientes internados apenas. É necessário um estrito monitoramento para se assegurar de uma abstinência completa dos líquidos e monitorar o *status* do paciente.

2. Suspender os líquidos desde 6 horas da manhã. Registrar o peso corporal.
3. Obter amostras horárias de urina para a osmolalidade até que o incremento na osmolalidade urinária observada a partir de duas determinações consecutivas seja menor do que 30 mOsm/kg ou até que a osmolalidade plasmática tenha atingido 295 a 300 mOsm/kg. Isso normalmente ocorre no início da tarde. Registrar o peso corporal de hora em hora.
4. Neste momento, obter uma amostra de sangue para a osmolalidade e registrar o peso corporal. Então administrar vasopressina aquosa (Pitressin) 5 unidades SC ou 10 μg de 1-desamino-8-D-arginina-vasopressina por insuflações nasais.
5. Obter amostras de sangue e de urina repetidas para osmolalidade 30 e 60 minutos depois.

C. **Interpretação**
1. Uma resposta normal consiste em uma osmolalidade urinária máxima variando de 800 a 1.400 mOsm/kg ao final do teste de desidratação e apenas uma pequena elevação, se houver (< 9%), na osmolalidade urinária após a vasopressina. A osmolalidade urinária máxima é maior do que a osmolalidade plasmática, tanto antes quanto depois da administração de vasopressina. Em princípio, indivíduos com polidipsia primária têm uma resposta essencialmente normal, mas um período de desidratação mais longo pode ser necessário. Ainda assim, a osmolalidade máxima da urina na polidipsia primária (500 a 600 mOsm/kg) freqüentemente cai aquém da resposta normal (800 mOsm/kg) em virtude da lavagem parcial do gradiente real intersticial medular e *down regulation* da secreção do hormônio antidiurético (ADH). Em pacientes com doenças crônicas debilitantes, a osmolalidade urinária máxima pode ser tão baixa quanto 450 a 800 mOsm/kg, mas a resposta à vasopressina é normal. Os pacientes com deficiência de ADH apresentam alguma capacidade endógena para a concentração da urina (*i. e.*, osmolalidade urinária máxima é maior do que a osmolalidade plasmática antes da injeção de vasopressina), mas, em resposta à vasopressina, a osmolalidade urinária aumenta significativamente (*i. e.*, > 9%).
2. Com deficiência grave de ADH e diabetes insipido nefrogênico, a osmolalidade urinária máxima é menor do que a osmolalidade plasmática. No entanto, em resposta à vasopressina, a osmolalidade urinária aumenta em mais de 50% na deficiência grave de ADH, mas apenas em menos de 45% no diabetes insípido nefrogênico. Uma diferença mais notável entre o diabetes insípido central parcial e o diabetes insípido nefrogênico neste contexto é que a urina permanece muito diluída nesta última condição, enquanto os pacientes com deficiência de ADH geralmente atingem osmolalidade urinária de 300 mOsm/kg ou maior.

D. **Precauções.** Uma perda acentuada de peso e desidratação podem ocorrer em pacientes com diabetes insípido verdadeiro. Não se deve permitir que a perda de peso exceda 5% do peso corporal inicial. No entanto, os sintomas podem ocorrer mesmo após 3 a 5% de desidratação, e medidas imediatas para restabelecer a hidratação devem ser tomadas.

Pâncreas

I. **Diabetes melito**

A. **Teste oral de tolerância à glicose (TOTG).** As novas recomendações do *American Diabetes Association* (ADA) de 1997 sugeriram um uso limitado do TOTG em virtude da baixa reprodutibilidade e enfocaram a glicose de jejum como chave para o diagnóstico de diabetes melito. No entanto, o nível

Diabetes mellitus	Níveis normais (mg/dl)	Tolerância prejudicada ao jejum (mg/dl)	Diabetes mellitus (mg/dl)
Jejum	< 110	≥ 110; < 126	≥ 126
2 horas pós TOTG	< 140	≥ 140, < 200	> 200

do TOTG 2 horas depois ainda é considerado um dos critérios para o diagnóstico da diabetes melito nestas recomendações. Além disso, a Organização Mundial de Saúde (OMS) sugere o uso continuado da TOTG em pacientes com valores de glicose sanguínea na variação incerta. Portanto, é muito provável que o uso deste teste continue.

1. **Propósito.** Diagnóstico do diabetes melito.
2. **Procedimento**
   a. Este teste deve ser reservado para os indivíduos ambulatoriais sem febre ou infecção. O conteúdo de carboidratos na dieta deve ser pelo menos 150 g/d nos últimos 3 dias antes do teste.
   b. O teste deve ser realizado de manhã, após um jejum de pelo menos 10 horas, mas não excedendo 16 horas. Permite-se água durante o jejum. Café deve ser evitado.
   c. Os indivíduos devem permanecer sentados durante todo o teste e devem se abster de fumar.
   d. A glicose, 75 g (1,75 g/kg de peso corporal ideal, não excedendo 75 g), é dada VO a adultas não grávidas. As mulheres grávidas recebem 100 g VO.
   e. As amostras de sangue para a determinação da glicose são obtidas antes da ingestão da glicose, assim como em 30, 60, 90 e 120 minutos. Nas mulheres grávidas, obter amostras em 0, 60, 120 e 180 minutos.
3. **Interpretação** (níveis de glicose no plasma venoso)
   a. **Adultas não-grávidas**

      O **diagnóstico de diabetes melito** pode ser estabelecido com base em um nível de glicose em jejum sem TOTG. Também, **um nível ao acaso de glicose de ou mais 200 mg/dL estabelece o diagnóstico.** Finalmente, se a glicose pós-TOTG em 2 horas for ≥ 200 mg/dL, o diagnóstico de diabetes melito pode ser feito.
   b. **Mulheres grávidas.** O diagnóstico de diabetes é estabelecido se dois ou mais dos seguintes valores forem atingidos ou excedidos.

	Variação normal (mg/dL)	Diabetes gestacional (mg/dL)
Jejum	< 105	≥ 105
1 hora	< 190	≥ 190
2 horas	< 165	≥ 165
3 horas	< 145	≥ 145

Na maioria das circunstâncias, o diagnóstico completo de TOTG nas mulheres grávidas é precedido por **um teste de rastreamento no qual 50 g de glicose é administrada** oralmente e a glicose plasmática venosa é determinada **1 hora depois.** Se a glicose ≥ 140 mg/dL prossegue-se para um teste diagnóstico completo de 3 horas. Este processo em dois passos foi endossado pelo relato ADA. No entanto, em mulheres de alto risco, deve-se prosseguir diretamente para o teste diagnóstico.

II. Insulinoma

A. Teste de jejum prolongado

1. **Propósito.** Avaliação da hipoglicemia devida a uma suspeita de insulinoma.
2. **Procedimento**
   a. O paciente deve ser hospitalizado para este teste e colocado em jejum de 72 horas. Apenas água e refrigerantes dietéticos (bebidas não calóricas, sem cafeína) são permitidas durante o teste. A atividade não é restrita. Alguns investigadores até preferem exercitar levemente o paciente ao final do jejum.
   b. As amostras sanguíneas para a glicose, insulina, peptídeo C e pró-insulina (se disponível) devem ser obtidas a cada 6 horas. Além disso, as amostras de sangue devem ser colhidas quando os sintomas hipoglicêmicos ocorrerem. Portanto, o paciente deve ser mantido em estrita observação durante todo o teste.
   c. Se algum sintoma neuroglicopênico ou outro sintoma hipoglicêmico sério ocorrer, amostras de sangue para a insulina e a glicose devem ser colhidas e o teste deve ser imediatamente terminado. Também, o teste deve ser terminado quando a concentração de glicose plasmática cair abaixo de 45 mg/dL.

d. Ao final do jejum (72 horas ou antes, conforme especificado anteriormente), uma amostra para o β-hidroxibutirato plasmático e a sulfoniluréia também é coletada (além de glicose, insulina e peptídeo C).

e. Neste momento, 1 mg de glucagon é administrado IV, e amostras para a glicose plasmática são coletadas 10, 20 e 30 minutos depois.

f. O paciente deve ser alimentado antes de receber alta hospitalar.

3. **Interpretação.** No paciente normal, os níveis de insulina serão apropriados para o nível de glicose sérica. Os níveis normais de glicose sérica durante o jejum de 72 horas podem cair para uma variação de 30 mg/dL em mulheres e para 50 mg/dL ou menos em homens. No entanto, pacientes com glicose sérica dentro destas variações geralmente terão níveis de insulina séricos baixos (< 4μU/mL) ou indetectáveis. Em contraste, pacientes com insulinoma não somente desenvolvem sintomas (alguma vezes graves) de hipoglicemia, mas se apresentam com níveis inapropriadamente altos (> 10 μU/mL) de insulina sérica. Uma insulina plasmática de ≥ 6 μU pelo RIA ou ≥ 3 μU pelo IRMA em conexão com a glicose plasmática de < 45 mg/dL fornece evidências suficientes para um excesso de insulina. Os níveis de peptídeo C (> 0,2 nm/dL) diferenciarão a hiperinsulinemia endógena da exógena. Em virtude dos efeitos anticetogênicos da insulina, pacientes com insulinoma têm níveis de ácido β-hidroxibutírico plasmáticos baixos (< 2,7 nmol/L) apesar do jejum prolongado. Os níveis elevados de sulfoniluréias sugerem hiperinsulinemia factícia. Finalmente, pelo fato de as reservas hepáticas de glicogênio estarem inteiramente depletadas nos indivíduos normais sujeitos a um jejum prolongado, nenhum aumento significativo na glicose (< 25 mg/dL) é normalmente esperado após a injeção do glucagon no final do jejum. Em contraste, pacientes com hiperinsulinemia crônica têm reservas hepáticas de glicogênio maiores em virtude do efeito antiglicogenolítico da insulina. Portanto, em pacientes portadores de insulinomas, a glicose eleva-se em 25 mg/dL ou mais após a administração do glucagon.

4. **Precauções.** A glicose para a injeção IV rápida deve estar prontamente disponível. Os sintomas de hipoglicemia graves são uma indicação para a interrupção do teste e implementação de medidas corretivas imediatas.

Glândula Supra-Renal

I. **Teste de supressão da dexametasona durante a noite com uma única dose baixa**

A. **Propósito.** Teste de rastreamento para a síndrome de Cushing

B. **Procedimento**

1. Dar 1 mg de dexametasona VO entre 23 horas e meia-noite. Um sedativo não barbitúrico também pode ser dado para ajudar o paciente a dormir.

2. Colher sangue para o cortisol sérico às 8 horas da manhã seguinte antes da ingesta de alimentos.

C. **Interpretação.** Os indivíduos normais devem suprimir os níveis plasmáticos de cortisol a menos de 2 μg/dL após 1 mg de dexametasona. Um cortisol plasmático de 8 horas da manhã de mais de 10 μg/dL na manhã seguinte à administração de dexametasona indica hipercortisolismo; níveis entre 3 e 7 μg/dL podem excluir hipercortisolismo, mas podem ser uma área incômoda de interpretação envolvendo depressão mental, assim como ativação adrenocortical induzida pelo estresse, resultando em distúrbios pseudoCushing. Muitos pacientes com Cushing hipofisário são bastante sensíveis à dexametasona e suprimem para valores normais. Um novo grupo de critérios coloca o ponto de corte para a supressão do cortisol plasmático como 1,8 μg/dL. Este teste isolado pode não confirmar ou excluir a síndrome de Cushing. Variações no metabolismo da dexametasona, incluindo os metabolizadores rápidos de drogas de rápida metabolização, como a fenitoína, fenobarbital e rifampicina podem dar resultados falso-negativos. A supressão do cortisol pode ser incompleta na insuficiência renal crônica. Em casos equívocos, o teste de supressão de dexametasona com baixa dose-padrão [dexametasona 0,5 mg a cada 6 horas durante 2 dias com medidas dos 17-hidroxicorticosteróides urinários (17-OHCS) ou cortisol livre] pode ser executado, mas mostrou-se de pouco auxílio em corrigir as armadilhas do teste durante toda a noite.

II. Teste-padrão de supressão com a dexametasona

A. Propósito. Diagnóstico e diferenciação da síndrome de Cushing

B. Procedimento: urina

1. Os níveis urinários de creatinina devem ser obtidos em todas as amostras de urina para determinar a adequação da coleta. Os volumes urinários devem ser registrados.
2. **Dia 1:** Obter amostras de urina de 24 horas para o cortisol livre e 17-OHCS urinários.
3. **Dia 2:** Repetir dia 1.
4. **Dia 3:** Obter uma amostra de urina de 24 horas para o cortisol livre e 17-OHCS. Imediatamente antes de iniciar a coleta de urina, dar dexametasona 0,5 mg VO a cada 6 horas por 24 horas com uma dose total de 2 mg de dexametasona diariamente.
5. **Dia 4:** Repetir dia 3. O sangue também pode ser colhido para a medida dos níveis de cortisol sérico e de ACTH plasmático 6 horas após a última dose de dexametasona (no momento em que se completa a coleta da urina).
6. **Dia 5:** Amostragem de urina de 24 horas para o cortisol livre urinário e 17-OHCS. No começo desta coleta de urina, dar dexametasona 2,0 mg VO a cada 6 horas por 24 horas para uma dose total de 8 mg de dexametasona diariamente.
7. **Dia 6:** Repetir dia 5. O sangue para a medida do cortisol e do ACTH pode ser colhido como no dia 4.

   Em muitos casos, a parte de "baixa dose" do teste de supressão de dexametasona padrão (dias 3 e 4) pode ser pulada se ela tiver sido precedida por um teste de supressão da dexametasona durante a noite.

C. Interpretação

1. A resposta normal à dexametasona em baixa dose (2 mg/d) é a supressão a partir dos valores basais para menos de 10 μg/d para o cortisol livre na urina e menos de 2,5 mg por 24 horas para o 17-OHCS no segundo dia em uso de dexametasona. A supressão raramente ocorre em pacientes com síndrome de Cushing e cortisóis livres urinários, e os níveis de 17-OHCS permanecerão elevados. Uma concentração de cortisol de menos de 5 μg/dL e um nível de ACTH de menos de 5 pg/mL também são compatíveis com supressão normal do eixo HHA e podem ser usados como evidências confirmatórias de normalidade, contanto que uma redução adequada no cortisol urinário tenha ocorrido com dexametasona em "dose alta" (8 mg/dia) no final do dia 6, os pacientes com síndrome de Cushing, devida a um adenoma ou carcinoma da supra-renal ou secreção ectópica de ACTH, ainda terão uma excreção excessiva de esteróides, enquanto, em pacientes com doença de Cushing (*i. e.*, produção excessiva hipofisária do ACTH), os níveis de cortisol livre urinário e de 17-OHCS geralmente irão suprimir para menos de 50% dos valores basais. Este ponto de corte tradicional foi redefinido, pois aproximadamente 70% dos pacientes com doença de Cushing suprimem o cortisol livre urinário em mais de 90% e o 17-OHCS em mais de 64%. No entanto, até 15 a 30% dos pacientes com doença de Cushing falham em mostrar supressão a este grau. Níveis elevados e não supressíveis de 17-OHCS urinários são freqüentemente encontrados em indivíduos com carcinoma da supra-renal. Da mesma maneira, a maioria dos pacientes com tumores secretores de ACTH ectópico apresenta uma excreção alta e não supressível de cortisol livre e de ACTH. Uma exceção importante são os pacientes com tumores carcinóides brônquicos secretores de ACTH, 50% dos quais podem responder à dexametasona em altas doses como o fazem os pacientes com doença de Cushing. Tumores secretantes de ACTH menos comuns, como os hepatomas, feocromocitomas e tumores carcinóides tímicos, da mesma forma podem suprimir a secreção do cortisol urinário/17-OHCS de uma maneira que recorda a doença de Cushing. Os pacientes com doença de Cushing geralmente têm supressão para menos de 10 μg/dL em dexametasona em altas doses, enquanto os pacientes com síndrome de Cushing resultante de adenoma, carcinoma ou produção ectópica de ACTH raramente mostram supressão.

Resultados falso-positivos podem ser obtidos, particularmente no teste com baixas doses de dexametasona em pacientes com depressão, naqueles que estão tomando difenilidantoína ou barbituratos, ou naqueles sob acentuado estresse emocional ou físico. Todos os testes para a síndrome de Cushing são sujeitos a erros relacionados com variações nas taxas de secreção hormonais, que foram relatadas em todas as formas de hipercortisolismo. Portanto, a maneira mais segura de se resolver os resultados incoerentes é repetir os testes basais e dinâmicos até que emerja um padrão consistente.

2. O sulfato de desidroepiandrosterona (DHEAS) sérico pode ser útil na identificação de pacientes com síndrome de Cushing devida a um adenoma supra-renal. Nestes pacientes, os valores são caracteristicamente baixos, geralmente menores que 0,4 μg/mL. No entanto, já que os níveis séricos de DHEAS podem também ser menores que 0,4 μg/mL antes da puberdade, na menopausa, em pacientes que recebem terapia de ablação da supra-renal ou naqueles que recebem terapia com esteróides, o DHEAS deve ser avaliado por ensaios apenas se o nível sérico de cortisol for constatado como sendo não supressível.

III. **Teste de supressão da dexametasona 8 mg durante a noite.** Este teste pode ser usado no lugar do teste de supressão de 2 dias de dexametasona (8 mg/dia), pois ele provavelmente possui uma acurácia e especificidade similares.

A. **Procedimento.** Obter um cortisol plasmático às 8 horas da manhã como base e então dar dexametasona 8 mg entre 23 horas e meia-noite, e colher outra amostra de sangue para o cortisol plasmático na manhã seguinte às 8 horas da manhã.

B. **Interpretação.** Uma redução de mais de 50% do cortisol plasmático a partir do nível basal fortemente indica a presença de doença de Cushing, e nessas condições, os níveis geralmente são reduzidos para menos de 5 μg/dL.

IV. ***Testes* de estimulação do hormônio liberador da corticotropina (CRH)**

A. **Teste de estimulação do CRH**

1. **Propósito.** Diagnóstico diferencial da síndrome de Cushing.
2. **Procedimento.** Uma dose em *bolus* de CRH ovino 1 μg/kg (ou uma dose fixa de 100 μg) é administrada intravenosamente. As amostras sanguíneas para o cortisol e o ACTH são coletadas 15 minutos, assim como imediatamente antes da injeção e 5,10, 15, 30, 45, 60, 90 e 120 minutos após a administração de CRH.
3. **Interpretação.** Este teste é útil em diferenciar a doença de Cushing dos tumores ectópicos secretores de ACTH. Na maioria dos pacientes com doença de Cushing, tanto o ACTH quanto o cortisol elevam-se após a administração do CRH, enquanto nem o ACTH nem o cortisol são afetados pelo CRH em pacientes com síndrome de Cushing ectópica dependente do ACTH (ausência de receptores CRH) ou nos pacientes com tumores da supra-renal (supressão completa do ACTH pela secreção autônoma prolongada de cortisol).

B. **Teste combinado de CRH/dexametasona em baixa dose**

1. **Propósito.** Distinguir a doença de Cushing dos estados pseudoCushing
2. **Procedimento**
   a. Pacientes recebem dexametasona 0,5 a cada 6 horas, começando às 12:00 h, por dois dias, para uma dose total de 2 mg diariamente.
   b. Duas horas após a última dose, o CRH ovino é injetado (8:00h) intravenosamente, (100 μg como uma dose em *bolus*).
   c. As amostras de sangue são coletadas para o cortisol 15 minutos e logo antes da injeção do CRH (tempo 0), assim como 15, 30, 45 e 60 minutos depois (tempos +15, +30, +45, + 60).
3. **Interpretação.** Em pacientes com *status* pseudoCushing como depressão e alcoolismo, os níveis de cortisol permanecem totalmente suprimidos. Em contraste, nos pacientes com doença de Cushing, o cortisol plasmático eleva-se acima de 1,4 μg/dL. Este critério é particularmente útil no ponto temporal + 15. Apesar deste teste ser muito potente, nem todos os ensaios de cortisol têm sensibilidade e confiabilidade suficientes nesta extremidade da variação de cortisol. Além disso, em muitos centros o custo do CRH restringe o seu uso, assim como o do teste prévio a casos verdadeiramente excepcionais.

A. **Teste de amostragem do CRH no seio petroso inferior**

1. **Propósito.** Diagnóstico diferencial da síndrome de Cushing: distinguir a doença de Cushing dos tumores produtores de ACTH ectópico.
2. **Procedimento.** Como a realização deste teste é limitada aos pouquíssimos centros médicos com experiência técnica na amostragem do seio petroso inferior, apenas os princípios gerais do procedimento são fornecidos. O teste consiste na amostragem para os gradientes venosos de ACTH durante o cateterismo do seio petroso. Pelo fato de as veias hipofisárias serem drenadas para dentro dos seios petrosos inferiores, pode ser esperado um gradiente significativo na concentração de ACTH entre as amostras de sangue coletadas neste local e uma veia periférica. Este gradiente pode ser ainda mais intensificado pela administração do CRH (100 μg), contanto que a fonte da hipersecreção do ACTH seja a hipófise (*i. e.*, tumores hipofisários secretantes de ACTH).
3. **Interpretação.** Uma relação pós-CRH do seio petroso inferior (SPI)–periférico (P) maior do que 3,0 confirma a presença de um tumor hipofisário secretor de ACTH. Os indivíduos com uma relação SPI/P de 1,8 ou menos têm uma fonte ectópica. O teste com CRH é necessário, pois até 15% dos tumores hipofisários não mostrarão um gradiente basal anormal. Em uns poucos paciente,s mesmo este procedimento falha em identificar corretamente os tumores produtores de ACTH ectópico. Apesar de a amostragem bilateral de ambos os seios petrosos ser executada rotineiramente, a sua realização na lateralização dos microadenomas hipofisários foi questionada por vários investigadores.

V. **Teste de estimulação do ACTH [teste de cosintropina (Cortrosina)]**

A. **Teste ACTH padrão (250 μg)**

1. **Propósito**
   a. Avaliação da função adrenocortical. Este teste é realizado em casos de suspeita de insuficiência supra-renal.
   b. Diagnóstico de hiperplasia supra-renal congênita de início tardio ou leve (HAC) secundária à deficiência de 21-hidroxilase.
2. **Procedimento**
   a. Colher o sangue para a medida basal de cortisol sérico (aldosterona e ACTH são opcionais).
   b. Injetar 0,25 mg de Cortrosina IV (diluído em 2 a 5 mL de salina durante 2 minutos).
   c. Colher o sangue para o nível sérico de cortisol a 30 e 60 minutos após a injeção de ACTH (determinação da aldosterona em 30 minutos é opcional).
   d. Quando o teste é realizado para detecção da HAC, as amostras de sangue para a 17-hidroxiprogesterona (e, menos comumente, 11-desoxicortisol e 17-hidroxipregnenolona) são colhidas antes e 60 minutos depois da administração do ACTH.
3. **Interpretação**
   a. **Avaliação da função adrenocortical.** A resposta normal à Cortrosina consiste em um cortisol plasmático de pico de 30 a 60 minutos excedendo 18 μg/dL. Uma resposta normal descarta a insuficiência supra-renal primária. Em pacientes com insuficiência supra-renal secundária a resposta é variável, e uma resposta normal (um teste falso-negativo) foi relatada em mais de dois terços dos pacientes com doença hipofisária em secreção prejudicada do ACTH, particularmente em hipossupra-renalismo parcial ou secundário. Se for obtida uma resposta subnormal, a avaliação da resposta à aldosterona e dos níveis de ACTH pode ser útil na diferenciação entre a insuficiência supra-renal primária e secundária. Na insuficiência supra-renal primária, os níveis basais de aldosterona são baixos, e não há nenhuma resposta à Cortrosina. Na insuficiência supra-renal secundária, os níveis basais de aldosterona podem ser baixos ou normais, mas em 30 minutos há um aumento na aldosterona de pelo menos 4 ng/dL em resposta a Cortrosina. Os níveis basais de ACTH na insuficiência supra-renal primária geralmente são maiores do que 250 pg/mL, enquanto os níveis na insuficiência supra-renal secundária (hipofisária) são baixos ou normais-baixos (< 50 pg/mL).
   b. **Diagnóstico de HAC não clássica.** A deficiência da 21-hidroxilase é a forma mais comum de HAC de início tardio/leve detectada pelo teste de ACTH. A resposta exagerada da 17-OH-progesterona (o composto proximal ao bloqueio enzimático) a níveis maiores do que

10 ng/mL (em 60 minutos) é a marca registrada desta condição. Em indivíduos normais, os níveis são menores do que 10 ng/mL. Os heterozigotos para as diversas formas de deficiência da 21-hidroxilase podem ter níveis pós-ACTH em 60 minutos tão baixos quanto 5 ng/mL, que se sobrepõem com a população em geral. Os pacientes com formas mais graves podem se apresentar com níveis basais altos de 17-OH progesterona que não são adicionalmente estimulados pelo ACTH exógeno. Menos comumente, o diagnóstico de formas relativamente raras de HAC pode ser estabelecido usando-se o teste do ACTH. Em pacientes com deficiência da 11β-hidroxilase, os valores estimulados pelo ACTH do 11-desoxicortisol, o esteróide mais proximal ao passo de 11β-hidroxilação, são muito altos (> 1 μg/dL) em comparação com a população normal. Na deficiência de 3β-hidroxisteróide desidrogenase, o nível de 17-OH-pregnenolona eleva-se mais lentamente do que em indivíduos normais após a injeção de Cortrosina, resultando em uma relação de 17-OH-pregnenolona para 17-OH-progesterona maior que 10 (e geralmente maior do que 20).

B. **Teste de estimulação do ACTH com baixa dose 1 μg**

1. **Propósito.** Um teste de rastreamento para o eixo HHA prejudicado.
2. **Procedimento**
   a. O teste pode ser realizado a qualquer hora do dia.
   b. Colher uma amostra de sangue para o cortisol. Uma amostra para o ACTH é opcional.
   c. Injetar 1 μg de ACTH intravenosamente. Como nenhum pacote padronizado desta dose atualmente está disponível, a ampola de 250 μg de Cortrosina precisa ser serialmente diluída em salina até um volume final de 2 mL contendo 1 μg de ACTH.
   d. Colher sangue para o cortisol sérico 15, 20 30 e 40 minutos após a injeção de ACTH.
3. **Interpretação.** Em indivíduos normais, os níveis de pico de cortisol são 18 μg/dL ou maiores. Níveis de pico menores sugerem uma função HHA prejudicada. Este teste é mais sensível e mais preciso do que a dose de 250 μg de ACTH em detectar a insuficiência parcial da glândula supra-renal, especialmente insuficiência supra-renal secundária. A dose de 250 μg de ACTH produz concentrações farmacológicas maciças de ACTH excedendo as concentrações sanguíneas de 10.000 pg/mL, que está além da necessária para estimular a resposta supra-renal de cortisol. Supõe-se então que a dose de 250 μg apenas testa a capacidade supra-renal máxima e sobrepuja qualquer perda parcial da função do cortisol. Mais evidências indicam que o teste de cosintropina com 1 μg deve substituir a dose de 250 μg para o rastreamento da função do HHA, pois ele pode ser capaz de detectar formas parciais ou mais sutis de insuficiência supra-renal, particularmente a insuficiência supra-renal secundária resultante da terapia crônica com esteróides ou a doença hipofisária. Este teste não é confiável durante as primeiras semanas após a cirurgia hipofisária, pois o córtex supra-renal mantém uma reserva quase normal mesmo se a secreção de ACTH declinar.

VI. **Teste de metirapona em dose única**

A. **Propósito.** Avaliação da integridade funcional do eixo hipófise-supra-renal. Este teste é usado para estabelecer ou confirmar o diagnóstico de insuficiência supra-renal, primária (supra-renal) ou secundária (hipofisária). Ele também pode ajudar na identificação da causa da síndrome de Cushing.

B. **Procedimento**

a. Uma única dose de metirapona é dada oralmente à meia-noite (2 g para pacientes ≤ 70 g; 2,5 g para pacientes que pesam de 70 a 90 kg e 3 g se o peso corporal for > 90 kg). Um lanche leve deve ser dado ao mesmo tempo para reduzir a náusea que então ocorre com o uso desta droga.

b. Às 8 horas da manhã seguinte colher sangue para o cortisol sérico e 11-desoxicortisol (Composto S).

C. **Interpretação**

1. Pelo fato de a metirapona inibir a conversão do 11-desoxicortisol em cortisol, levando ao seu acúmulo via estimulação do ACTH (secundária à queda no cortisol circulante), o 11-desoxicortisol sérico normalmente se elevará substancialmente a níveis maiores que 7 μg/dL. Os pacientes com insuficiência adrenocortical primária ou secundária geralmente terão níveis menores que 5 μg/dL. Para uma interpretação válida deste teste, é imperativo demonstrar uma inibição efetiva da

11-hidroxilase, isto é, os níveis de cortisol precisam ser menores que 5 μg/dL. Os níveis de cortisol maiores que 5 μg/dL na presença de uma elevação inadequada no 11-desoxicortisol indica uma inibição ineficaz, como a que pode ser encontrada em pacientes com dosagem ou absorção inadequadas ou em pacientes com metabolismo intensificado da metirapona (p. ex., devido à difenilidantoína). Apesar de um teste da metirapona anormal não diferenciar a insuficiência supra-renal primaria da secundária, a insuficiência supra-renal secundária é fortemente sugerida naqueles que respondem aos testes de estimulação ao ACTH, mas não à metirapona. Apesar de não ser parte do teste formal, o nível de ACTH colhido juntamente com o cortisol e o 11-desoxicortisol pode ser útil neste contexto; se a resposta do 11-desoxicortisol for menor que 7 μg/dL, níveis baixos a normais de ACTH serão observados no hipossupra-renalismo secundário, enquanto níveis muito altos serão compatíveis com insuficiência primária.

2. O teste de metirapona pode ser útil no diagnóstico diferencial da síndrome de Cushing estabelecida. Após a administração da metirapona, a queda no cortisol circulante falhará em induzir um aumento agudo no 11-desoxicortisol em pacientes com neoplasia adrenocortical (adenoma ou carcinoma) em virtude da supressão crônica da hipófise pelo corticotropo. Portanto, enquanto os pacientes com síndrome de Cushing hipofisária exibem níveis de 11-desoxicortisol pós-metirapona normais (geralmente maiores do que 10 μg/dL), os pacientes com neoplasia adrenocortical tipicamente têm concentrações suprimidas de 11-desoxicortisol (< 10 μg/dL).

D. **Precauções.** Os pacientes com fortes suspeitas de terem uma insuficiência supra-renal primária devem ser estritamente observados durante o teste, de modo que as medidas de suporte possam ser instituídas se ocorrer uma crise supra-renal. Alguns investigadores minimizam este risco primeiramente demonstrando a habilidade da glândula supra-renal em responder ao ACTH exógeno (teste da Cortrosina).

VII. **Testes de metirapona-padrão (múltiplas doses)**

A. **Propósito.** Avaliação da capacidade funcional do eixo hipófise-supra-renal. Este teste é usado para se estabelecer ou confirmar o diagnóstico de insuficiência supra-renal primária ou secundária. Também pode ser útil no diagnóstico diferencial da síndrome de Cushing estabelecida.

B. **Procedimento: soro**

1. Administrar metirapona 750 mg VO a cada 4 horas por 6 doses das 8 horas da manhã na primeira manhã até 4 horas da manhã seguinte.
2. Quatro horas após a última dose de metirapona (às 8 horas da manhã), colher sangue para cortisol sérico e níveis de 11-desoxicortisol.

C. **Procedimento: urina**

1. **Dia 1:** Começando às 8 horas da manhã, coletar uma amostra de urina de 24 horas para creatinina e níveis de 17-OHCS basais.
2. **Dia 2:** Repetir dia 1. (Alguns investigadores pulam o dia 2 e usam apenas a coleta de urina de 24 horas no dia 1 para as determinações basais).
3. **Dia 3:** Repetir dia 1. Além disso, começando às 8 horas da manhã, dá-se metirapona 750 mg VO a cada 4 horas por 6 doses.
4. **Dia 4:** Repetir dia 1.

D. **Interpretação**

1. A resposta normal é um nível sérico de 11-desoxicortisol de 10 μg/dL ou mais. Os níveis do cortisol plasmático devem estar abaixo de 5 μg/dL, indicando um bloqueio eficaz pela metirapona. Se uma resposta normal de 11-desoxicortisol não for observada e os níveis de cortisol estiverem acima de 5 μg/dL o teste deve ser repetido.
2. A resposta normal, usando-se o teste de urina, é um aumento de duas a quatro vezes do 17-OHCS no dia do tratamento com metirapona ou no dia seguinte. Geralmente, o 17-OHCS aumentará em pelo menos 6 mg em relação aos níveis basais. Em pacientes com insuficiência supra-renal primária ou secundária, pouco ou nenhum aumento na excreção de 17-OHCS é observado.
3. Em virtude do metabolismo intensificado de metirapona, os pacientes em uso de fenitoína (Dilantin) geralmente apresentam elevações subnormais nos níveis de 11-desoxicortisol sérico após a administração-padrão de metirapona. Isso pode ser corrigido pela administração de uma

dose dupla de metirapona [750 mg a cada 2 horas (12 doses) em vez de 750 mg a cada 4 horas (6 doses)]. Os pacientes que estão recebendo estrogênios (ou que estão grávidas), assim como aqueles com hipotireoidismo, insuficiência renal, cirrose hepática ou desnutrição, podem todos ter respostas do 17-OHCS urinário subnormais à metirapona. Foi encontrado um pico plasmático de 11-desoxicortisol exagerado em mulheres que estavam recebendo anticonceptivos orais ou indivíduos com hipotireoidismo, diabetes melito, insuficiência renal crônica e insuficiência cardíaca congestiva.

E. **Precauções.** A irritação gástrica induzida pela metirapona, causando náuseas e vômitos, pode ser reduzida pela administração da droga com alimentos ou leite. As cefaléias e tonturas podem ser observadas com testes com múltiplas doses e podem ser aliviadas pelo repouso no leito. Deve-se ter cautela quando se administra metirapona a pacientes com suspeita de insuficiência supra-renal primária, pois há riscos de crise supra-renal. Eles devem ser estritamente observados durante o teste, de modo que as medidas de suporte possam ser tomadas, se necessário.

VIII. **Teste de supressão dos mineralocorticóides**

A. **Propósito.** Teste de rastreamento para o hiperaldosteronismo

B. **Procedimento**

1. Se possível, suspenda todas as medicações anti-hipertensivas 2 semanas antes do teste. Os pacientes podem estar em dieta regular.
2. Obter uma amostra basal para a aldosterona sérica ou uma amostra de urina de 24 horas para a aldosterona urinária.
3. Administrar acetato de desoxicorticosterona (DOCA) 10 mg IM duas vezes ao dia ou 9α-fludrocortisona (Florinef) 0,2 mg VO três vezes ao dia por 3 dias consecutivos.
4. Na manhã após o terceiro dia de administração de mineralocorticóides, colhe-se uma amostra para a aldosterona sérica. Se for preferida a aldosterona urinária, devem ser feitas coletas de urina por 24 horas para a aldosterona durante o terceiro dia de administração dos mineralocorticóides.

C. **Interpretação.** Em indivíduos que recebem fludrocortisona, os níveis séricos da aldosterona normalmente caem para 3 ng/dL ou menos, e a excreção da aldosterona urinária diminui para menos de 20 µg por 24 horas. A resposta normal à supressão da DOCA é uma queda nos níveis de aldosterona sérica a menos de 8,5 ng/dL e uma diminuição nos níveis da aldosterona urinária à variação normal de menos de 18 a 20 µg por 24 horas. Os pacientes com hiperaldosteronismo geralmente não têm supressão para estes níveis.

D. **Precauções.** Os mineralocorticóides devem ser administrados com cautela para pacientes com hipopotassemia ou doença cardíaca ou renal. É recomendável normalizar o K^+ sérico antes do teste e verificar o K^+ sérico diariamente durante os 3 dias de teste.

IX. **Teste de supressão com alta ingesta de sódio**

A. **Propósito.** Teste de rastreamento para o hiperaldosteronismo

B. **Procedimento.** Este teste pode ser facilmente realizado em pacientes ambulatoriais.

1. Instruir os pacientes a acrescentarem 10 a 12 g NaCl diariamente à sua dieta regular por 5 dias.
2. No 5º dia, coletar toda a amostra de urina de 24 horas para a excreção do sódio e da aldosterona.

C. **Interpretação.** Se for verificada uma elevada ingesta de sódio, a taxa de excreção do sódio urinário é igual ou excede 250 mEq por 24 horas. Uma taxa de excreção da aldosterona de ≥ 14 µg/24 horas justifica testes adicionais para o hiperaldosteronismo primário.

X. **Teste de supressão salina**

A. **Propósito.** Teste de rastreamento para o hiperaldosteronismo

B. **Procedimento**

1. Sempre que possível, todas as medicações anti-hipertensivas devem ser suspensas por 2 semanas antes do teste. Os pacientes podem permanecer em dieta regular. O K^+ sérico deve ser normalizado a pelo menos 3,5 mEq/L antes de o teste ser iniciado.
2. Os pacientes devem ficar na posição supina por pelo menos 1 hora antes da infusão salina. Um cateter venoso de demora deve ser colocado pelo menos 30 minutos antes da infusão.

3. Amostras basais para os níveis da aldosterona sérica e para o K+ são colhidas antes de se iniciar a infusão.
4. Administra-se solução salina isotônica 2 L (500 mL/hora) durante 4 horas das 8 horas da manhã até o meio-dia.
5. Repetir as amostras de aldosterona e de potássio plasmáticas no final da infusão.
6. Um nível de K+ sérico é recomendado 2 horas depois para verificar qualquer redução acentuada durante a infusão.

C. **Interpretação.** Nos indivíduos normais, os níveis de aldosterona pós-supressão com salina caem 50 a 80% a partir dos níveis basais para 10 ng/dL ou menos e geralmente são suprimidos para menos de 5 nd/dL. Os níveis plasmáticos de aldosterona pós-salina de mais de 10 ng/dL são altamente sugestivos de hiperaldosteronismo. Níveis entre 5 e 10 ng/dL compõem uma "zona cinzenta". Como encontram-se ocasionalmente tanto resultados falso-positivos quanto falso-negativos, este teste deve ser usado em conjunção com outros achados clínicos e laboratoriais para determinar o diagnóstico apropriado.

D. **Precauções.** Este teste deve ser evitado em pacientes com comprometimento da função cardíaca ou renal. Devem ser feitas tentativas de se corrigir a hipopotassemia até valores próximos do normal antes do teste pois a sobrecarga de salina induz uma acentuada calicerese em pacientes com hiperaldosteronismo.

XI. Teste de estimulação da renina

A. **Propósitos.** Teste de rastreamento para detectar formas de hipertensão com renina baixa, incluindo as síndromes de excesso de mineralocorticóides, e para confirmar o diagnóstico de hipoaldosteronismo hiporreninêmico.

B. **Procedimento**

1. Este teste deve ser realizado entre 8 horas da manhã e o meio-dia. Os pacientes podem estar em dieta regular. Se possível, todas as medicações anti-hipertensivas devem ser suspensas por 2 semanas antes do teste.
2. O paciente deve repousar em posição supina por pelo menos 30 minutos, e uma amostra de sangue para a renina plasmática deve então ser colhida.
3. Lasix 60 a 80 mg VO é administrado. O paciente então deve deambular por 3 a 4 horas, após as quais uma amostra para análise da renina plasmática é tirada com o paciente na posição sentada ou ereta.

C. **Interpretação.** Os níveis basais menores que 1 ng/mL por hora e níveis estimulados menores que 2 ng/mL por hora são considerados supressões. Os níveis suprimidos são tipicamente observados em pacientes com aldosteronismo primário, hipertensão essencial com baixos níveis de renina, síndrome de Cushing, ingestão de mineralocorticóides, formas de HAC com deficiência de 11-hidroxilase e 17-hidroxilase e síndrome de Liddle. A falta de um aumento na renina também pode ser observado no hipoaldosteronismo hiporreninêmico.

XII. Teste de supressão da clonidina

A. **Propósito.** Avaliação de suspeita de feocromocitoma.

B. **Procedimento**

1. Se possível, todas as medicações devem ser suspensas pelo menos uma semana antes do teste.
2. O paciente deve jejuar durante a noite antes do teste e proibido de ingerir café ou de fumar no dia do teste.
3. Um cateter venoso de demora mantido aberto com salina normal deve ser inserido para coleta do sangue por no mínimo 30 min antes do teste.
4. O paciente deve ser mantido em posição supina em ambiente sossegado por pelo menos 30 minutos antes e durante todo o teste.
5. Colher amostras basais para epinefrina e norepinefrina duas vezes a intervalos de 5 minutos. Uma pressão arterial basal e freqüência cardíaca devem ser também obtidos.
6. Dar 0,3 mg VO de clonidina com água.
7. Colher amostras de sangue para níveis de epinefrina e norepinefrina a intervalos horários por 3 horas. A medida da pressão arterial e da freqüência cardíaca devem ser obtidas a cada 30 minutos.

C. **Interpretação.** Os pacientes geralmente têm reduções significativas na pressão sanguínea e na freqüência cardíaca que são máximas 3 a 4 horas após a administração de clonidina. Tipicamente, em pacientes com feocromocitoma, os níveis basais altos de norepinefrina não são afetados pela clonidina. Em contraste, pacientes sem feocromocitoma podem ou não ter valores de norepinefrina basais elevados, mas os níveis caem significativamente após a administração da clonidina para menos de 500 pg/mL. Estas respostas também são geralmente, mas não invariavelmente, observadas com a epinefrina.

D. **Precauções.** Hipotensão, algumas vezes acentuada, foi descrita durante este teste e pode ser um problema particular em pacientes que receberam medicações anti-hipertensivas poucos dias antes do teste. Os pacientes devem ser observados durante todo o teste e devem-se obter leituras freqüentes da pressão arterial. **A clonidina não é recomendada para uso durante a gravidez.**

XIII. **Teste de estimulação com glucagon**

A. **Propósito.** Avaliação de suspeita de feocromocitoma.

B. **Procedimento**

1. Um cateter IV de demora deve ser colocado em uma veia para permitir a injeção do glucagon e, se necessário, de fentolamina (Regitina) IV. As ampolas de fentolamina devem estar preparadas para contrabalançar qualquer elevação extrema na pressão arterial.
2. A amostra sanguínea para as medidas das catecolaminas é coletada no tempo 0.
3. O glucagon 1 mg é dado como dose em *bolus*.
4. Dois minutos após a injeção, uma segunda amostra de sangue é coletada.
5. A pressão arterial deve ser monitorada continuamente a intervalos de 1 minuto a partir de 10 a 20 minutos após a injeção.
6. Os pacientes podem ser pré-tratados com prazosin ou nifedipina em preparação para este teste se o diagnóstico de feocromocitoma parecer provável. O teste pode ser realizado antes do teste de supressão com clonidina (em uma sessão), mas deve-se dar um intervalo de 1 hora antes dos níveis basais para o teste de clonidina serem colhidos.

C. **Interpretação.** Um nível de pico de norepinefrina maior do que 2.000 pg/mL ou um aumento de três vezes ou mais em relação à norepinefrina basal estabelecem o diagnóstico de feocromocitoma.

A glândula Tireóide

Para os testes hormonais para a glândula tireóide, veja Hipófise Anterior, Seção III.

I. **Teste de estimulação com a pentagastrina**

A. **Propósito.** Teste de rastreamento e de diagnóstico para o carcinoma medular da tireóide (CMT). No passado, os testes de estimulação com pentagastrina ou cálcio IV para elevar a calcitonina sérica eram a principal medida de rastreamento para o carcinoma medular da tireóide. Pacientes sob alto risco de neoplasia endócrina múltipla tipo 2 (NEM 2) foram sendo testados anualmente até os 35 anos. Os testes genéticos amplamente disponíveis para as mutações *RET* tornaram estes testes obsoletos. No entanto, poucas indicações ainda são aplicáveis:

1. As raras famílias NEM2 sem nenhuma deleção *RET* detectável.
2. Crianças pequenas com NEM2 cujos pais desejam adiar a tireoidectomia.
3. Pacientes ocasionais com NEM2 que já se submeteram à tireoidectomia, mas que estão sob avaliação para o aparecimento de uma nova lesão no pescoço ou em outra parte.

B. **Procedimento**

1. O paciente jejua durante a noite.
2. Na manhã seguinte, colher uma amostra de sangue basal para calcitonina
3. Dar pentagastrina (Peptavlon) 0,5 μg/kg em *bolus* IV em menos de 5 segundos.
4. Coletar amostras para os níveis de calcitonina em 2, 5 e 15 minutos após a injeção de pentagastrina.

C. **Interpretação**

1. Valores normais basais para a calcitonina são dependentes do ensaio, mas geralmente menores que 70 pg/mL. As respostas máximas ao estímulo com a pentagastrina geralmente ocorrem em 2 minutos após a injeção, e os níveis retornam ao normal ou são indetectáveis em 10 a 30 minutos.

Os níveis estimulados em indivíduos normais raramente excedem a variação normal. Os pacientes com CMT cujos níveis basais estão elevados geralmente mostram uma resposta acentuada (mais de 20 vezes de aumento acima dos níveis basais) à pentagastrina e têm valores estimulados claramente anormais. Muitos pacientes com CMT podem ter valores normais ou no limite do basal, mas mostrarão uma resposta similarmente marcante. Além disso, alguns indivíduos com uma calcitonina basal baixa, mas uma resposta pronunciada à pentagastrina com um valor de pico ainda dentro da variação normal, podem, na realidade, abrigar um CMT em fase precoce ou uma hiperplasia das células C.

2. Um paciente ocasional com CMT pode não responder à pentagastrina ou ao cálcio (veja a seguir); portanto, ambos os procedimentos devem ser usados antes de o diagnóstico ser descartado. O teste seqüencial ao longo de meses ou anos pode ser necessário para se confirmar ou descartar o diagnóstico. Como o teste de infusão de cálcio, a pentagastrina não é específica para o CMT, e uma variedade de condições pode estar associadas a níveis elevados de calcitonina (veja a seguir).

D. **Precauções.** A pentagastrina comumente produz efeitos colaterais, incluindo sensações vagamente definidas, desagradáveis, náusea, aperto epigástrico, vômitos e diarréia, desconforto torácico, cefaléia, tonteiras, fraqueza, rubor e hiperventilação. Todos os efeitos colaterais são breves, geralmente não durando mais do que uns poucos minutos. É recomendável evitar este teste em pacientes hipocalcêmicos.

II. **Testes de infusão do cálcio**

A. **Propósito.** Rastreamento e teste diagnóstico para CMT.

B. **Procedimento: infusão breve de cálcio**

1. O paciente jejua durante a noite.
2. Na manhã seguinte, colher uma amostra de sangue para a calcitonina basal.
3. Infundir 150 mg de cloreto de cálcio (em 50 mL de solução de NaCl a 0,9%) durante 10 minutos.
4. Colher amostras de sangue a intervalos de 10, 20, 30 e 60 minutos após iniciar a infusão.

C. **Procedimento: infusão-padrão de 4 horas**

1. O paciente jejua durante a noite.
2. Na manhã seguinte, colher uma amostra de sangue para o nível basal da calcitonina.
3. Infundir um total de 15 mg de cálcio por kilograma de peso corporal como gluconato de cálcio em 500 mL de 0,45% de solução de NaCl durante um período de 4 horas (*i. e.*, 125 mL/hora).
4. Colher amostras de sangue 60, 120, 180 e 240 minutos após iniciar a infusão.

D. **Interpretação.** Em indivíduos normais, os níveis basais de calcitonina são menores do que 70 pg/mL e raramente se estimulam além da variação normal. Aqueles pacientes com CMT cujos níveis basais são elevados, geralmente mostram uma resposta acentuada (mais de 20 vezes de aumento acima dos níveis basais) ao cálcio e têm valores nitidamente supernormais estimulados. Uma resposta similar é também observada em muitos pacientes com CMT que têm valores normais ou limítrofes basais. Uma resposta pronunciada à estimulação do cálcio, mesmo se os valores estimulados ainda estiverem dentro dos limites normais, pode indicar a presença de CMT em fase precoce ou hiperplasia das células C. O teste seqüencial ao longo de meses ou anos pode ser necessário para confirmar ou descartar o diagnóstico.

Níveis aumentados de calcitonina podem ser observados durante a gravidez, estados hipercalcêmicos, insuficiência renal, tireoidite subaguda, anemia perniciosa, diversas doenças ósseas e uma variedade de tumores, particularmente o carcinoma tipo oat-cells do pulmão e o carcinoma da mama.

E. **Precauções.** A quantidade de cálcio infundido no teste de 4 horas é grande, e o cálcio sérico freqüentemente é elevado vários miligramas por decilitro em um curto tempo. A fadiga e a letargia são efeitos colaterais comuns. *Flushing*, náusea, vômitos e elevação significativa na pressão arterial também podem ocorrer e podem durar vários minutos. Precisa-se ter cautela particular em pacientes com arritmia cardíaca e naqueles tratados com glicosídeos digitálicos. O **teste de infusão de cálcio curto** é relativamente isento de efeitos colaterais, e os níveis de cálcio sérico geralmente não são aumentados mais do que 1 mg/dL.

APÊNDICE B. **VALORES LABORATORIAS NORMAIS DE REFERÊNCIA PARA A QUÍMICA ENDÓCRINA**

Analito	Líquido	Unidades MGH	Unidades SI	Método ou instrumento	Fator para a conversão a unidades SI
Aldosterona					
Em pé (dieta normal de sal)	S, P	4-31 ng/dL	111-860 pmol/L	Imunoensaio	27,74
Deitado (dieta normal de sal)	S, P	< 16 ng/dL	< 444 pmol/L	Imunoensaio	27,74
Dieta normal de sal (100-180 mEq de sódio)	U	6-25 µg/dL	17-69 nmol/d	Imunoensaio	2,774
Dieta com baixo teor de sal (10 mEq de sódio)	U	17-44 µg/d	47-122 nmol/d	Imunoensaio	2,774
Dieta com alto teor de sal	U	0-6 µg/d	0-17 nmol/d	Imunoensaio	2,774
Androstenediona	U	60-260 ng/dL	2,1-9,1 nmol/L	Imunoensaio	0,0349
Hormônio antidiurético (vasopressina arginina)	P	1,0-13,3 pg/mL	1,0-13,3 ng/L	Imunoensaio	1
Calcitonina	S			Imunoensaio	1
Mulher		0-20 pg/mL	0,20 ng/L		
Homem		0-28 pg/mL	0-28 ng/L		
Catecolaminas					
Dopamina	U	65-400 µg/d	424-2.612 nmol/d	Cromatografia líquida	6,53
	P	0-30 pg/mL	0-196 nmol/L	Cromatografia líquida	6,53
Epinefrina	U	1,7-22,4 µg/d	9,3-122 nmol/d	Cromatografia líquida	5,458
Supina	P	0-110 pg/mL	0-600 pmol/L	Cromatografia líquida	5,458
Em pé	P	0-140 pg/mL	0-764 pmol/L	Cromatografia líquida	5,458
Norepinefrina	U	12,1-85,5 µg/d	72-505 nmol/d	Cromatografia líquida	5,911
Supina	P	70-750 pg/mL	0,41-4,43 nmol/L	Cromatografia líquida	0,005911
Em pé	P	200-1.700 pg/mL	1,18-10,0 nmol/L	Cromatografia líquida	0,005911
Gonadotropina coriônica (HCG) (não-grávida)	S	< 10 mUI/mL	< 10 UI/L	Imunoensaio	1
Corticotrofina (ACTH)	P	6,0-76,0 pg/mL	1,3-16,7 pmol/L	Imunoensaio	0,2202
Cortisol	P			Imunoensaio	27,59

Jejum 8 horas da manhã-meio-dia		5,0-25,0 µg/dL	138-690 nmol/L		
Meio-dia-20 horas		5,0-15,0 µg/dL	138-410 nmol/L		
20 horas-8 horas da manhã		0,0-10,0µg/dL	0-276 nmol/L		
Cortisol livre	U	20-70 µg/dL	55-193 nmol/L	Imunoensaio	2,759
Peptídeo C	S	0,30-3,70 µg/d	0,10-1,22 nmol/L	Imunoensaio	0,33
11-desoxicortisol (após metirapona)	P	> 7,5 µg/dL	> 216 nmol/L	Imunoensaio	28,86
1,25-diidrovitamina D	S	16-42 pg/mL	38-101 pmol/L	Imunoensaio	2,4
Eritropoietina	S	< 19 mUL/mL	≤ 19 U/L	Imunoensaio	1
Estradiol	S, P			Imunoensaio	3,671
Mulher					
Adulta pré-menopáusica		23-361 pg/mL	84-1.325 pmol/L		
Adulta pos-menopáusica		< 30 pg/mL	< 110 pmol/L		
Pré-puberal		< 20 pg/mL	< 73 pmol/L		
Homem		< 50 pg/mL	< 184 pmol/L		
Gastrina	P	0-200 pg/mL	0-200 ng/L	Imunoensaio	1
Hormônio do crescimento	P	2,0-6,0 ng/mL	2,0-6,0 µg/L	Imunoensaio	1
Hemoglobina A_{1c}	P	3,8-6,4%	0,038-0,064%	Cromatografia líquida	0,01
Ácido homovanílico	U	0,0-15,0 mg/d	0-82 µmol/d	Cromatografia líquida	5,489
17-Hidroxicorticosteróides	U			Colorimetria	2,759
Mulher		2,0-6,0 mg/d	5,5-17 µmol/d		
Homem		3,0-10,0 mg/d	8-28 µmol/d		
Ácido 5-hidroxiindoleacético (menor em mulheres do que em homens)	U	2-9 mg/d	10-47 µmol/d	Colorimetria	5,23
17-hidroxiprogesterona	S			Imunoensaio	3,026
Mulher					
Pré-puberal		0,20-0,54 µg/L	0,61-1,63 nmol/L		
Folicular		0,02-0,80 µg/L	0,61-2,42 nmol/L		
Lúteo		0,90-3,04 µg/L	2,72-9,20 nmol/L		
Pós-menopausa		< 0,45 µg/L	< 1,36 nmol/L		
Homem					
Pré-puberal		0,12-0,30 µg/L	0,36-0,91 nmol/L		
Adulto		0,20-1,80 µg/L	0,61-5,45 nmol/L		
25-hidroxivitamina D	S	8-55 ng/ml	20-137 nmol/L	Imunoensaio	2,496

(Continua)

APÊNDICE B. **VALORES LABORATORIAS NORMAIS DE REFERÊNCIA PARA A QUÍMICA ENDÓCRINA** ***(Continuação)***

Analito	Líquido	Unidades MGH	Unidades SI	Método ou instrumento	Fator para a conversão a unidades SI
Insulina	S	0-29 μU/mL	0-208 pmol/L	Imunoensaio	7,175
Esteróides 17-cetogênicos	U			Colorimetria	3,467
Mulher		3,0-15,0 mg/d	10-52 μmol/d		
Homem		5,0-23,0 mg/d	17-80 μmol/d		
Esteróides 17-cetogênicos	U			Colorimetria	3,467
Mulheres e homens ≤ 10 anos		0,1-3,0 mg/d	0,4-10,4 μmol/d		
Mulheres e homens 11-14 anos		2,0-7,0 mg/d	6,9-24,2 μmol/d		
Mulheres ≥ 15 anos		5,0-15,0 mg/d	17,3-52,0 μmol/d		
Homens ≥ 15 anos		9,0-22,0 mg/d	31,2-76,3 μmol/d		
Metanefrinas, total	U	0,0-0,90 mg/d	0,0-4,9 μmol/d	Espectrofotometria	5,458
Hormônio da paratireóide	P	10-60 pg/mL	10-60 ng/L	Imunoensaio	1
Proteína relacionada com a paratireóide	P	< 1,5 pmol/L	< 1,5 pmol/L	Imunoensaio	1
Pregnanediol	U			Cromatografia gasosa	3,12
Mulher		0,2-6,0 mg/d	0,6-18,7 μmol/d		
Fase folicular		0,1-1,3 mg/d	0,3-5,3 μmol/d		
Fase lútea		1,2-9,5 mg/d	3,7-29,6 μmol/d		
Gravidez		Dependente do período gestacional	Dependente da idade gestacional		
Homem		0,2-1,2 mg/d	0,6-3,7 μmol/d		
Pregnanetriol	U	0,5-2,0 mg/d	1,5-6,0 μmol/d	Cromatografia gasosa	2,972
Prolactina	S			Imunoensaio	1
Mulher		0-15 ng/mL	0,15 μg/L		
Homem		0-10 ng/mL	0-10 μg/L		
Atividade da renina	P			Imunoensaio	0,2778
Ingesta normal de sódio					
Posição deitada por 6 horas		0,5-1,6 ng/mL/hora	0,14-0,44 ng/(L.s)		
Posição ereta por 4 horas		1,9-3,6 ng/mL/hora	0,53-1,00 ng/(L.s)		
Ingesta baixa de sal					

Posição deitado por 6 horas		2,2-4,4 ng/mL/hora	0,61-1,22 ng/(L.seg)		
Posição ereta por 4 horas		4,0-8,1 ng/mL/hora	1,11-2,25 ng/(L.seg)		
Posição ereta por 4 horas, com diuréticos		6,8-15,0 ng/mL/hora	1,89-4,17 ng/(L.seg)		
Somatomedina C	P			Imunoensaio	1
Mulher					
Pré-adolescente		60,8-724,5 ng/mL	60,8-724,5 μg/L		
Adolescente		112,5-450,0 ng/mL	112,5-450,0 μg/L		
Adulta		141,8-389,3 ng/mL	141,8-389,3 μg/L		
Homem					
Pré-adolescente		65,5-841,5 ng/mL	65,5-841,5 μg/L		
Adolescente		83,3-378,0 ng/mL	83,3-378,0 μg/L		
Adulto		54,0-328,5 ng/mL	54,0-328,5 μg/L		
Testosterona, total, amostra matinal	P			Imunoensaio	0,03467
Mulher		20-90 ng/dL	0,7-3,1 nmol/L		
Homem, adulto		300-1.100 ng/dL	10,4-38,1 nmol/L		
Testosterona livre, amostra matinal	P			Diálise de equilíbrio	34,67
Mulher, adulta		0,09-1,29 ng/dL	3-45 pmol/L		
Homem, adulto		3,06-24,0 ng/dL	106-832 pmol/L		
Tiroglobulina	S	0-60 ng/mL	0-60 μg/L	Imunoensaio	1
Hormônio da tireóide – índice de ligação		0.83-1,17	0,83-1,17	Resina de carvão	1
Hormônio estimulante da tireóide	S	0,5-5,0 μU/mL	0,5-5,0 mU/L	Imunoensaio	1
Tiroxina livre	S	0,8-2,7 ng/dL	10-35 pmol/L	Diálise por equilíbrio direto	12,87
Globulina ligadora da tiroxina	S	Dependente do sexo e da idade	Dependente do sexo e da idade	Imunoensaio	
Tiroxina livre, índice		4,6-11,2	4,6-11,2	Cálculo	1
Tiroxina, total (T_4)	S	4-12 μg/dL	51-154 nmol/L	Imunoensaio	12,87
Triiodotironina, total (T_3)	S	75-195 ng/dL	1,2-3,0 nmol/L	Imunoensaio	0,01536
Ácido vaniilmandélico	U	1,4-6,5 mg/d	7,1-32,7 μmol/d	Cromatografia líquida	5,046

S, soro; P, plasma; U, urina.
De Jordan CD, et al. Normal reference laboratory values. *N Engl J Med,* 1992;327:718.

Índice Remissivo

Atenção: Números em *itálico* referem-se às Tabelas.